Parey

Lehrbuch der Schweinekrankheiten

Begründet von Hans Plonait
und Klaus Bickhardt

Herausgegeben von
Karl-Heinz Waldmann
und Michael Wendt

Mit Beiträgen von
Klaus Bickhardt, Karl Heinritzi, Karl Heinz Lahrmann,
Hans Plonait †, Karl-Heinz Waldmann, Michael Wendt,
Werner Zimmermann

4. Auflage

318 Abbildungen, davon 57 farbig
63 Tabellen

Parey Verlag · Stuttgart

Bibliografische Information
Der Deutschen Bibliothek

Die Deutsche Bibliothek verzeichnet diese Publikation in der Deutschen Nationalbibliographie; detaillierte bibliografische Daten sind im Internet über http://dnb.ddb.de abrufbar.

Anschrift der Herausgeber:

Professor Dr. med. vet. Karl-Heinz Waldmann
Professor Dr. med. vet. Michael Wendt
Klinik für kleine Klauentiere und forensische Medizin und Ambulatorische Klinik
Tierärztliche Hochschule Hannover
Bischofsholer Damm 15

30173 Hannover

1. Auflage 1988
2. Auflage 1997
3. Auflage 2001

© 1988, 2004 Parey Verlag in
MVS Medizinverlage Stuttgart GmbH & Co. KG
Oswald-Hesse-Str. 50, D-70469 Stuttgart

Unsere Homepage: www.parey.de

Printed in Germany

Umschlaggestaltung: Thieme Verlagsgruppe
Umschlagfotos: Andreae/Hannover, Neufeld/Lüneburg, Klinik für kleine Klauentiere/Hannover
Satz: Cicero Lasersatz, Dinkelscherben
Druck und Bindung: Druckhaus Köthen

ISBN 3-8304-4104-5   1 2 3 4 5 6

Wichtiger Hinweis:
Wie jede Wissenschaft ist die Veterinärmedizin ständigen Entwicklungen unterworfen. Forschung und klinische Erfahrung erweitern unsere Kenntnisse, insbesondere was Behandlung und medikamentöse Therapie anbelangen. Soweit in diesem Werk eine Dosierung oder eine Applikation erwähnt wird, darf der Leser zwar darauf vertrauen, dass Autoren, Herausgeber und Verlag große Sorgfalt darauf verwandt haben, dass diese Angabe dem **Wissensstand bei Fertigstellung des Werkes entspricht.**

Für Angaben über Dosierungsanweisungen und Applikationsformen kann vom Verlag jedoch keine Gewähr übernommen werden. **Jeder Benutzer ist angehalten,** durch sorgfältige Prüfung der Beipackzettel der verwendeten Präparate – gegebenenfalls nach Konsultation eines Spezialisten – festzustellen, ob die dort gegebene Empfehlung für Dosierungen oder die Beachtung von Kontraindikationen gegenüber der Angabe in diesem Buch abweicht. Eine solche Prüfung ist besonders wichtig bei selten verwendeten Präparaten oder solchen, die neu auf den Markt gebracht worden sind. Vor der Anwendung bei Tieren, die der Lebensmittelgewinnung dienen, ist auf die in den einzelnen deutschsprachigen Ländern unterschiedlichen Zulassungen und Anwendungsbeschränkungen zu achten. **Jede Dosierung oder Applikation erfolgt auf eigene Gefahr des Benutzers.** Autoren und Verlag appellieren an jeden Benutzer, ihm etwa auffallende Ungenauigkeiten dem Verlag mitzuteilen.

Geschützte Warennamen (Warenzeichen®,) werden **nicht immer** besonders kenntlich gemacht. Aus dem Fehlen eines solchen Hinweises kann also nicht geschlossen werden, dass es sich um einen freien Warennamen handelt.

Das Werk, einschließlich aller seiner Teile, ist urheberrechtlich geschützt. Jede Verwendung ist ohne Zustimmung des Verlages außerhalb der engen Grenzen des Urheberrechtsgesetzes unzulässig und strafbar. Das gilt insbesondere für Vervielfältigungen, Übersetzungen, Mikroverfilmungen oder die Einspeicherung und Verarbeitung in elektronischen Systemen.

Der Erinnerung an unsere Vorgänger gewidmet

Die Krankheiten der Schweine.

von

Dr. Wern. Theod. Jos. Spinola.

Lehrer an der Königl. Thierarzneischule zu Berlin ꝛc.

Berlin, 1842.

Verlag von August Hirschwald.

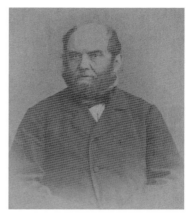

Dr. Werner Theodor Josef Spinola
(1802–1872)

Die Krankheiten des Schweines

von

Dr. med. vet. **K. Glässer.**

Hannover 1912.
Verlag von M. & H. Schaper.

DISEASES OF SWINE

EDITED BY

HOWARD W. DUNNE

Professor of Veterinary Science
in Charge of Veterinary Research
Pennsylvania State University

The Iowa State College Press,

Ames, Iowa, U.S.A. 1958

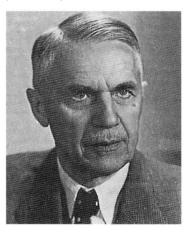

Regierungsveterinärrat
Dr. Karl Glässer (1881–1963)

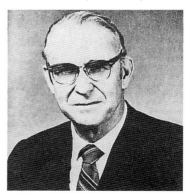

Howard W. Dunne,
D.V.M., Ph.D. (1913–1974)

Autorenverzeichnis

Prof. Dr. med. vet. Klaus Bickhardt
ehem. Klinik für kleine Klauentiere
und Forensische Medizin
und Ambulatorische Klinik
Tierärztliche Hochschule Hannover
Bischofsholer Damm 15
D-30173 Hannover

Prof. Dr. med. vet. Karl Heinritzi
II. Medizinische Tierklinik der
Ludwig-Maximilians-Universität München
Lehrstuhl für Krankheiten des Schweines
Veterinärstraße 13
D-80539 München

Prof. Dr. med. vet. Karl Heinz Lahrmann
Klinik für Klauentiere
Freie Universität Berlin
Königsweg 65
D-14163 Berlin

Prof. Dr. med. vet. Hans Plonait †
Klinik für Klauentiere
Freie Universität Berlin
Königsweg 65
D-14163 Berlin

Prof. Dr. med. vet. Karl-Heinz Waldmann
Klinik für kleine Klauentiere
und Forensische Medizin und
Ambulatorische Klinik
Tierärztliche Hochschule Hannover
Bischofsholer Damm 15
D-30173 Hannover

Prof. Dr. med. vet. Michael Wendt
Klinik für kleine Klauentiere
und Forensische Medizin und
Ambulatorische Klinik
Tierärztliche Hochschule Hannover
Bischofsholer Damm 15
D-30173 Hannover

Priv.-Doz. Dr. med. vet. Werner Zimmermann
Klinik für Nutztiere und Pferde
Veterinärmedizinische Fakultät
der Universität Bern
Bremgartenstraße 109 A
CH-3012 Bern

Vorwort zur vierten Auflage

Unerwartet schnell ist auch die dritte Auflage des Lehrbuches für Schweinekrankheiten nahezu vergriffen, und ebenso rasch haben sich in letzter Zeit neue Vorgaben in der Arzneimittelgesetzgebung entwickelt, die vor allem veterinärmedizinische Belange in der landwirtschaftlichen Nutzviehpraxis betreffen. Dies war Grund genug, das Lehrbuch für eine nächste Auflagenerweiterung durchzusehen und insbesondere hinsichtlich der Neuerungen zur Arzneimittelanwendung zu aktualisieren. Neu ist auch die Zugehörigkeit zur Thieme-Verlagsgruppe, die mit einem veränderten Äußeren des Lehrbuches einhergeht. An der bewährten Konzeption des Buches hat sich dadurch jedoch nichts geändert. Damit hat das von Hans Plonait und Klaus Bickhardt begründete Werk seine Kontinuität bewahrt und steht nun als 4., durchgesehene Auflage wieder allen Studierenden und Praktikern zur Verfügung.

Hannover, im Frühjahr 2004

Karl-Heinz Waldmann
Michael Wendt

Vorwort zur ersten Auflage

Das kranke Tier – in unserem Buche das Schwein – steht auch in der intensiven Tierproduktion im Zentrum tierärztlichen Handelns. Erste und wichtigste Grundlage diagnostischer, therapeutischer und prophylaktischer Entscheidungen ist deshalb das Krankheitsbild, wie es sich am Patienten und in seinem Verlauf im Bestand darbietet.

Diesem Ansatz liegt die Überzeugung zugrunde, daß Krankheiten an typischen Erscheinungen erkennbar sind und daß Tierbestände biologische Einheiten darstellen.

Krankheitsbilder zu beschreiben, die zugrunde liegenden Vorgänge verständlich zu machen und Anleitungen zum praktischen Handeln zu geben, ist Zweck dieses Buches.

Seine Gliederung soll sowohl einen Überblick der Problematik und des gegenwärtigen Wissensstandes von Schweinekrankheiten vermitteln, als auch bei gezielt abschnittsweisem Lesen die Examensvorbereitung oder die Lösung eines Praxisproblems ermöglichen.

Demgegenüber tritt die Darstellung der Ätiologie und Pathomorphologie, aber auch von Medikamenten, Dosierungen und Instrumenten zurück. Die zitierte Literatur soll die Angaben im Text nach Möglichkeit belegen und auf wichtige, ergänzende Aspekte hinweisen. Sie konnte beim gegebenen Umfang des Buches weder Vollständigkeit anstreben, noch Prioritäten berücksichtigen, wofür wir um Verständnis bitten.

Die Quellen von Abbildungen und Daten sind in den Legenden genannt. Für unveröffentlichte Photographien sei den Autoren gedankt.

Wertvolle Ergänzung und Korrektur fand das Manuskript durch zahlreiche Fachkollegen, die einzelne Abschnitte vor Drucklegung durchsahen. Wir danken hierfür den Kollegen AMTSBERG und BOLLWAHN/Hannover, BRONSCH und DÄMMRICH/Berlin, DIMIGEN/Hamburg, ELLENDORFF/Mariensee, HEINRITZI/München, HEYDORN, HÖRCHNER und VON MICKWITZ/Berlin, POHLENZ/Hannover, SCHEIN/Berlin, SCHMIDT/Münster, SCHNEIDER und ROHLOFF/Berlin, VANDEPLASSCHE/Gent und WITTE/Arnsberg. Auch die Hilfe unserer Mitarbeiter ALT, LAHRMANN und WALLNER bei den Korrekturen verdient Anerkennung. Sicherlich hat der Text durch diese gemeinsame Arbeit nicht nur an sachlichem Gehalt, sondern auch an Verständlichkeit gewonnen.

Für Fleiß, Sorgfalt und Geduld bei der Reinschrift des Textes danken wir Frau Drescher. Die Skizzen und Literaturvorlagen der Zeichnungen wurden von Frau Oehrlein verständnisvoll bearbeitet. Allen Mitarbeitern des Verlagshauses Paul Parey, die an der Drucklegung des Buches beteiligt waren, gilt unser Dank, besonders den Herren Doktoren Georgi und Etmer für die großzügige Gestaltung sowie Herrn Lemke für sachkundige herstellerische Betreuung und Hilfsbereitschaft.

Berlin, Hannover, im Herbst 1987

H. Plonait,
K. Bickhardt

Inhaltsverzeichnis

Autorenverzeichnis		VII
Vorwort zur vierten Auflage		IX
Vorwort zur ersten Auflage		X

1	**Der Tierarzt im Schweinebestand**		1
	H. Plonait		
1.1	**Aufgaben des Tierarztes**		1
1.2	**Bestandsuntersuchung**		2
1.2.1	Anamnese		2
1.2.2	Bestandsbesichtigung		5
1.2.3	Klinische Untersuchung und Probenentnahme		7
1.2.4	Diagnose und Behandlungsplan		7
1.2.5	Protokollführung		8
1.3	**Bestandsbetreuung**		8
2	**Einfluß der Haltungsbedingungen auf das Krankheitsgeschehen**		11
	H. Plonait		
2.1	**Einleitung**		11
2.2	**Stallklima**		11
2.2.1	Temperatur		11
2.2.2	Luftgeschwindigkeit		12
2.2.3	Luftbestandteile		13
2.2.4	Luft der Atmosphäre		14
2.2.5	Luftfeuchtigkeit (Wasserdampf, H_2O)		15
2.2.6	Kohlendioxid (CO_2)		16
2.2.7	Ammoniak (NH_3)		16
2.2.8	Schwefelwasserstoff (H_2S)		16
2.2.9	Lüftungsverfahren		17
2.2.10	Zuluftführung		17
2.2.11	Abluftführung		18
2.2.12	Unterdruck oder Überdruck?		19
2.2.13	Bemessung und Regelung der Lüftung		19
2.2.14	Umweltbelastung durch Abluft		21
2.2.15	Licht		22

2.3	**Fußböden und Einstreu**	25
2.3.1	Einstreu	25
2.3.2	Fußböden	25
2.4	**Versorgung mit Futter und Wasser**	27
2.4.1	Nahrungsaufnahme als Symptom	27
2.4.2	Futterangebot und -aufnahme	28
2.4.3	Wasserversorgung	29
2.4.4	Futterqualität	29
2.5	**Haltungsbedingte Verhaltensanomalien**	31
2.5.1	Aggressives Fehlverhalten	31
2.5.2	Schwanzbeißen (Kannibalismus)	31
2.5.3	Rangordnungskämpfe	34

3	**Umgang mit Schweinen, Zwangsmaßnahmen und Operationsvorbereitung**	39
	H. PLONAIT	
3.1	**Vom Umgang des Tierarztes mit Schweinen**	39
3.2	**Zwangsmaßnahmen**	41
3.3	**Anästhesie und Narkose**	44
3.3.1	Narkoseindikation	44
3.3.2	Barbituratnarkose	44
3.3.3	Azaperon-Metomidat-Kombination	45
3.3.4	Lumbosakralanästhesie	47

4	**Therapeutische Technik**	49
	H. PLONAIT	
4.1	**Medikamentöse Behandlung einzelner Tiere**	49
4.1.1	Äußerliche Anwendung (kutan, perkutan)	49
4.1.2	Orale Verabreichung	49
4.1.3	Rektale Applikation	51
4.1.4	Intranasale Spray- und Inhalationsbehandlung	51
4.1.5	Intrauterine Infusion	51
4.1.6	Intravenöse Injektion	51
4.1.7	Intramuskuläre Injektion	51
4.1.8	Subkutane Injektion	53
4.1.9	Intrakutane Injektion	53
4.1.10	Epi- und subdurale Injektion in das Foramen lumbosacrale	53
4.1.11	Intraabdominale Injektion	53
4.2	**Gruppenbehandlung von Schweinen durch Medikation von Futter oder Trinkwasser**	54
4.2.1	Futtermedikation mit Anthelminthika	54
4.2.2	Antibakterielle Futtermedikation	56
4.2.3	Medikation des Trinkwassers	58
4.2.4	Dosierungsempfehlungen	59
4.2.5	Schlußbetrachtung	59

5	**Hautkrankheiten und Hautveränderungen**	61
	H. Plonait	
5.1	**Die Untersuchung von Haut, Haarkleid und Ernährungszustand**	61
5.2	**Erbliche und angeborene Störungen**	63
5.2.1	Dermatosis vegetans (Dermatosis vegetans)	63
5.2.2	Epitheliogenesis imperfecta (Epitheliogenesis imperfecta)	63
5.2.3	Haarlosigkeit (Hairless pigs)	64
5.2.4	Pityriasis rosea (Pityriasis rosea)	64
5.3	**Virusinfektionen**	65
5.3.1	Bläschenkrankheit (Swine vesicular disease)	65
5.3.2	Maul- und Klauenseuche (Foot and mouth disease)	66
5.3.3	Schweinepocken (Swine pox)	68
5.4	**Bakterielle Infektionen und Mykosen**	70
5.4.1	Abszesse (Abscesses)	70
5.4.2	Nekrosen im Lippen- und Backenbereich (Facial necrosis)	71
5.4.3	Staphylococcus-hyicus-Infektion (Exsudative epidermitis, Greasy pig disease)	72
5.4.4	Aktinomykose (Actinomycosis)	74
5.4.5	Dermatomykosen (Fungal skin diseases)	77
5.5	**Ektoparasitenbefall**	78
5.5.1	Sarkoptesräude (Sarcoptic mange)	78
5.5.2	Demodikose (Demodectic mange)	81
5.5.3	Läusebefall (Lice)	81
5.6	**Alimentäre Störungen**	82
5.6.1	Biotinmangel (Biotin deficiency)	82
5.6.2	Parakeratose (Parakeratosis)	84
5.7	**Haltungsbedingte Schäden**	85
5.7.1	Stallbodenbedingte Hautveränderungen (Skin lesions caused by floor surface)	85
5.7.2	Schleimbeutelbildung (Bursa auxiliaris, Adventitious bursae)	86
5.7.3	Hauterosionen und Drucknekrose (Decubitus, Calluses, Pressure sores)	87
5.7.4	Verbrennung, Verätzung (Burns, Caustic lesions)	88
5.7.5	Sonnenbrand (Sunburn)	89
5.8	**Krankheiten ungeklärter Ätiologie**	89
5.8.1	Fettnekrose (Fat necrosis)	89
5.8.2	Lipome in der Subkutis (Subcutaneous lipoma)	90
5.8.3	Othämatom (Aural haematoma)	90
5.8.4	Schwanznekrose der Saugferkel (Tail necrosis)	91
5.8.5	Ulzerierende Dermatitis (Ulcerative dermatitis)	91
6	**Fieberhafte Allgemeinerkrankungen**	93
	H. Plonait	
6.1	**Diagnostische Bedeutung der Körpertemperatur**	93
6.2	**Virusinfektionen**	94
6.2.1	Afrikanische Schweinepest, ASP (African swine fever)	94
6.2.2	Klassische Schweinepest, KSP (Swine fever, Hog cholera)	97

6.3	**Bakterielle Infektionen**	104
6.3.1	Milzbrand (Anthrax)	104
6.3.2	Rotlauf (Erysipelas)	105

7 Erkrankungen des Atmungsapparates ... 111
W. Zimmermann und H. Plonait

7.1	**Einführung in die Klinik der Respirationstrakterkrankungen**	111
7.1.1	Bedeutung der Atemorganerkrankungen	111
7.1.2	Pathogenese und Immunologie	111
7.1.3	Epidemiologie	113
7.1.4	Klinische Symptome und Diagnostik	114
7.2	**Virusinfektionen**	121
7.2.1	Einschlußkörperrhinitis (Porcine cytomegalovirus – PCMV)	121
7.2.2	Schweineinfluenza, SI (Swine influenza)	123
7.2.3	Chronisch rezidivierende Pneumonie unter Beteiligung des PRRS-Virus (Porcine reproductive and respiratory syndrome)	126
7.2.4	Infektion mit Respiratorischem Coronavirus (Porcine respiratory coronavirus, PRCV)	128
7.3	**Bakterielle Infektionen**	130
7.3.1	Bordetella-bronchiseptica-Pneumonie (Pneumonia by Bordetella bronchiseptica)	130
7.3.2	Actinobacillus-Pleuropneumonie, APP (Pleuropneumonia)	131
7.3.3	Mykoplasmen- oder Enzootische Pneumonie, EP (Enzootic pneumonia)	135
7.3.4	Chlamydieninfektion (Chlamydial infection)	142
7.3.5	Progressive Rhinitis atrophicans, PRa (Atrophic rhinitis)	142
7.4	**Parasitäre Erkrankungen**	148
7.4.1	Lungenwurmbefall (Lungworm infection, Metastrongylosis)	148
7.5	**Fütterungsbedingte Erkrankungen**	149
7.5.1	Lungenödem durch Fumonisinvergiftung (Porcine pulmonary oedema syndrome)	149

8 Erkrankungen des Herz-Kreislauf-Systems ... 151
K. Bickhardt

8.1	**Pathophysiologie und Diagnostik**	151
8.2	**Krankheitsbilder**	156
8.2.1	Herzinsuffizienz (Cardiac insufficiency, Heart failure)	156
8.2.2	Kongenitale Mißbildungen (Congenital heart malformations)	159
8.2.3	Myokarditis und Enzephalomyokarditis (Myocarditis, Encephalomyocarditis)	160
8.2.4	Myokarddegeneration und Kardiomyopathie (Myocardial degeneration and necrosis)	161
8.2.5	Maulbeerherzkrankheit – diätetische Mikroangiopathie (Mulberry heart disease)	161
8.2.6	Plötzlicher enzootischer Herztod (Enzootic cardiac failure)	163
8.2.7	Perikarditis (Pericarditis)	163

| 8.2.8 | Endokarditis und Endokardiose (Endocarditis) | 164 |
| 8.2.9 | Kreislaufinsuffizienz, Schock (Cardiovascular failure, Shock) | 164 |

9 Blutkrankheiten ... 169
K. HEINRITZI und H. PLONAIT

9.1	**Pathophysiologie und Diagnostik**	169
9.1.1	Indikationen für hämatologische und klinisch-chemische Blutuntersuchungen	169
9.1.2	Probenbehandlung	171
9.1.3	Untersuchungsmethoden und Probenversand	172
9.1.4	Interpretation der Untersuchungsergebnisse	174
9.2	**Blutentnahme**	176
9.2.1	Entnahme aus der Ohrvene	177
9.2.2	Entnahme aus der Schwanzvene	177
9.2.3	Entnahme aus der V. jugularis	178
9.2.4	Entnahme aus der V. cava cranialis	179
9.2.5	Komplikationen	180
9.2.6	Fortlaufende Blutentnahme aus Venenverweilkathetern	181
9.3	**Erbliche und angeborene Störungen**	182
9.3.1	Hämatoporphyrie (Porphyria)	182
9.3.2	Hämophilie (Haemophilia)	182
9.3.3	Leukose (Leukosis)	182
9.3.4	Thrombozytopenische Purpura (Thrombocytopenic purpura)	183
9.4	**Bakterielle und parasitäre Erkrankungen**	184
9.4.1	Babesiose (Babesiosis)	184
9.4.2	Eperythrozoon-suis-Infektion (Eperythrozoonosis)	185
9.5	**Alimentäre Störungen**	188
9.5.1	Eisenmangelanämie (Piglet anaemia, Iron deficiency)	188
9.5.2	Kupfervergiftung (Copper toxicity)	192
9.5.3	Vergiftung mit Kumarinderivaten (Warfarin poisoning)	193
9.5.4	Vitamin-K-Avitaminose (Vitamin K deficiency)	194
9.5.5	Nitritvergiftung (Nitrite poisoning)	194
9.5.6	Kohlenmonoxidvergiftung (Carbon monoxide poisoning)	195

10 Erkrankungen und Störungen des Zentralnervensystems ... 197
M. WENDT und K. BICKHARDT

10.1	**Pathophysiologie und Diagnostik des Zentralnervensystems**	197
10.2	**Erbliche und angeborene Störungen**	203
10.2.1	Ferkelzittern (Congenital tremor, Jumpy pig disease, Shaker pig)	203
10.2.2	Tremor bei Mast- und Zuchtschweinen (Muscle tremors in fattening and breeding pigs)	205
10.3	**Virusbedingte ZNS-Erkrankungen**	206
10.3.1	Aujeszkysche Krankheit (Pseudorabies)	206
10.3.2	Tollwut (Rabies)	213
10.3.3	Enterovirus-Enzephalomyelitis der Schweine (Teschen/Talfan disease, Benign enzootic paresis)	214

10.4	**Bakteriell bedingte ZNS-Erkrankungen**	217
10.4.1	Tetanus (Tetanus)	217
10.4.2	Listeriose (Listeriosis)	219
10.4.3	Enzootische Streptokokkenmeningitis (Streptococcal meningitis)	220
10.4.4	Otitis und Meningitis (Otitis and meningitis)	222
10.4.5	Hypophysenabszeß-Syndrom (Hypophyseal abscess syndrome)	224
10.5	**Intoxikationsbedingte ZNS-Störungen**	225
10.5.1	Kochsalzvergiftung (Salt poisoning, Sodium ion toxicosis, Water deprivation)	225
10.5.2	Selenvergiftung (Selenium toxicosis)	226
10.5.3	Arsanilsäurevergiftung (Arsanilic acid toxicosis)	228
10.5.4	Furazolidonvergiftung (Furazolidone toxicosis)	230
10.5.5	Insektizidvergiftung (Poisoning by insecticides)	231
10.5.6	Zoalenvergiftung (Zoalene toxicosis)	232
10.5.7	Quecksilbervergiftung (Mercury toxicosis)	232
10.6	**Sonstige ZNS-Erkrankungen**	233
10.6.1	Hypoglykämie und Hypothermie der Saugferkel (Neonatal hypoglycaemia and hypothermia, Baby pig disease)	233
10.6.2	Pantothensäuremangel (Pantothenic acid deficiency)	235
10.6.3	Unspezifische Paralysen und Paresen (Paralysis and paresis of unspecific etiology)	235
10.6.4	Enzephalitische Erscheinungen bei anderen Erkrankungen (Symptoms of encephalitis in other diseases)	237

11	**Muskelerkrankungen**	239
	K. Bickhardt	
11.1	**Pathophysiologische Grundlagen**	239
11.2	**Diagnostik der Myopathien**	240
11.3	**Erbliche und angeborene Störungen**	241
11.3.1	Belastungsmyopathie und Rückenmuskelnekrose (Porcine stress syndrome, Back muscle necrosis)	241
11.3.2	Atrophie der kaudalen Oberschenkelmuskulatur (Asymmetric hindquarter syndrome)	251
11.3.3	Grätschen bzw. Spreizen der Saugferkel (Splayleg)	252
11.4	**Parasitäre Veränderungen**	254
11.4.1	Sarkosporidiose (Sarcocystis infection)	254
11.4.2	Trichinose (Trichinellosis)	254
11.5	**Alimentäre Störungen**	255
11.5.1	Ernährungsbedingte Muskeldegeneration durch Vitamin-E- und Selenmangel (Muscular dystrophy, vitamin E and selenium deficiency)	255
11.5.2	Muskeldegeneration der Saugferkel nach Eisenapplikation (Muscle degeneration in baby pigs after iron injection)	257
11.6	**Sonstige Muskelerkrankungen**	258
11.6.1	Muskelrisse (Muscle ruptures)	258
11.6.2	Seltene Myopathien (Rarely occurring muscle disorders)	259

12	**Gliedmaßen- und Skeletterkrankungen**	261
	K. H. Lahrmann und H. Plonait	
12.1	**Klinische Diagnostik**	261
12.2	**Erbliche und angeborene Erkrankungen**	266
12.2.1	Arthropathia deformans (Osteochondrosis, „Leg weakness")	266
12.2.2	Epiphyseolysis (Epiphyseolysis)	270
12.2.3	Apophyseolysis (Separation of the ischial tuberosity)	272
12.2.4	Ulnaosteochondrose (Dyschondroplasia of the ulna)	274
12.2.5	Gliedmaßenanomalien	275
12.2.5.1	Krummsteifbeinigkeit (Arthrogryposis, Congenital articular rigidity)	275
12.2.5.2	Dickbeinigkeit (Congenital thick legs)	275
12.2.5.3	Polydaktylie, Digitale Asymmetrie (Polydactylism)	276
12.3	**Bakterielle Erkrankungen**	277
12.3.1	Polyarthritis der Saugferkel (Polyarthritis of baby pigs)	277
12.3.2	Glässersche Krankheit – Polyserositis (Glässer's disease, Polyserositis)	279
12.3.3	Mykoplasmen-Polyserositis (Mycoplasma hyorhinis polyserositis)	281
12.3.4	Mykoplasmen-Polyarthritis (Mycoplasma hyosynoviae arthritis)	283
12.3.5	Arthritis purulenta (Purulent arthritis)	284
12.3.6	Osteomyelitis (Osteomyelitis)	286
12.4	**Sonstige Erkrankungen**	287
12.4.1	Klauenerkrankungen (Foot lesions)	287
12.4.1.1	Mangelhafte Abnutzung – Stallklauenbildung	287
12.4.1.2	Übermäßige Klauenabnutzung	288
12.4.1.3	Verletzung durch schadhafte Böden	289
12.4.1.4	Schäden an der Klauenwand – Hornspalte, Hornkluft, Ausschuhen	289
12.4.1.5	Klauenrehe – Pododermatitis aseptica diffusa	291
12.4.1.6	Oberflächliches Panaritium – Pododermatitis cutanea	291
12.4.1.7	Tiefes Panaritium – Pododermatitis articulare et ossale	292
12.4.1.8	Klauenamputation	294
12.4.1.9	Klauenverband	295
12.4.2	Mineralstoffmangel-Osteopathien (Bone mineral deficiency)	296
12.4.3	Wirbelsäulenerkrankungen (Diseases of the vertebral column)	301
12.4.4	Gliedmaßenfrakturen (Fractures)	305
13	**Erkrankungen der Verdauungsorgane und des Abdomens**	307
	K.-H. Waldmann und H. Plonait	
13.1	**Pathophysiologie der Diarrhoe**	307
13.2	**Klinische Diagnostik am Verdauungstrakt und Abdomen**	309
13.3	**Erbliche und angeborene Zustände**	314
13.3.1	Gaumenspalten (Cleft palate)	314
13.3.2	Atresia ani (Atresia ani)	314
13.3.3	Hernia scrotalis und Hernia inguinalis (Inguinal hernia, „Rupture")	315
13.3.4	Hernia umbilicalis (Umbilical hernia)	320
13.3.5	Hernia abdominalis (Abdominal hernia)	323
13.4	**Virusinfektionen**	324
13.4.1	Erbrechen und Kümmern der Saugferkel (Vomiting and wasting disease)	324

13.4.2	Transmissible Gastroenteritis, TGE (Transmissible gastroenteritis)	326
13.4.3	Epizootische Virus-Diarrhoe, EVD (Epidemic diarrhoea)	331
13.4.4	Rotavirusinfektion (Rotavirus infection)	332
13.5	**Bakterielle Infektionen**	**335**
13.5.1	Kolidiarrhoe, „Koliruhr" (Enteric colibacillosis, Neonatal diarrhoea)	335
13.5.2	Kolisepsis (Neonatal E. coli septicaemia)	340
13.5.3	Kolienterotoxämie (Oedema disease)	341
13.5.4	Salmonelleninfektion und Salmonellose (Salmonella infection, Salmonellosis)	344
13.5.5	Nekrotisierende Enteritis der Saugferkel (Clostridium perfringens type C enteritis)	348
13.5.6	Dysenterie (Swine dysentery)	350
13.5.7	Proliferative Enteropathie – Porziner intestinaler Adenomatosekomplex, PIA (Proliferative enteropathy)	355
13.5.8	Tuberkulose (Tuberculosis)	357
13.5.9	Yersinia-enterocolitica-Infektion (Infection with Yersinia)	358
13.6	**Parasitäre Erkrankungen**	**359**
13.6.1	Askaridose (Ascariasis)	359
13.6.2	Hyostrongylose (Hyostrongylosis)	362
13.6.3	Ösophagostomose (Oesophagostomiasis)	363
13.6.4	Strongyloidose (Strongyloides ransomi infection)	365
13.6.5	Trichurose (Trichuris suis infection)	367
13.6.6	Bandwurmzysten in Leber und Bauchhöhle (Hepatitis cysticercosa)	367
13.6.7	Leberegelbefall (Fascioliasis, Liver fluke disease)	368
13.6.8	Balantidiose (Balantidium coli)	369
13.6.9	Kokzidiose (Coccidiosis)	369
13.6.10	Kryptosporidieninfektion (Cryptosporidial infection)	371
13.7	**Alimentäre Störungen**	**372**
13.7.1	Diätetische Diarrhoe (Diarrhoea caused by incorrect diet)	372
13.7.2	Magenulkus (Gastric ulceration)	373
13.7.3	Schlundverstopfung (Obstruction of the oesophagus)	374
13.7.4	Haarbälle und Teigbälle im Magen (Hairballs and doughballs)	375
13.7.5	Tympanie bei Hefegärung (Bloat by yeast fermentation)	375
13.8	**Toxisch bedingte Erkrankungen**	**376**
13.8.1	Leberschäden (Hepatosis)	376
13.8.2	Aflatoxikose (Aflatoxicosis)	378
13.8.3	Trichothecentoxikose (Trichothecene toxicosis)	380
13.9	**Ätiologisch ungeklärte Krankheiten**	**382**
13.9.1	Enterohämorrhagisches Syndrom durch Darmverlagerung (Intestinal haemorrhage syndrome)	382
13.9.2	Torsion des Magens oder Kolonkegels (Torsion of abdominal organs)	383
13.9.3	Mastdarmstenose und Mastdarmstriktur (Rectal stricture)	384
13.9.4	Mastdarmvorfall (Rectal prolapse)	384
14	**Erkrankungen der Harnorgane**	**387**
	M. WENDT und H. PLONAIT	
14.1	**Pathogenese und Diagnostik**	**387**
14.2	**Bakterielle Infektionen**	**388**

14.2.1	Zystitis und Pyelonephritis (Cystitis and pyelonephritis)	388
14.3	**Fütterungsbedingte Veränderungen**	**392**
14.3.1	Mykotoxische Nephropathie (Ochratoxicosis)	392
14.3.2	Perirenales Ödem durch Fuchsschwanzvergiftung (Perirenal edema)	393
14.3.3	Vitamin-D-Vergiftung (Vitamin D toxicosis)	394
14.3.4	Urolithiasis	395
14.4	**Traumatische Schäden**	**396**
14.4.1	Deckverletzung, Blasenperforation	396

15 Fortpflanzungsphysiologie und Gynäkologie der Sau 399
H. PLONAIT

15.1	**Östrus und ovarieller Zyklus (Estrus and ovarian cycle)**	**399**
15.1.1	Symptome des Östrus	399
15.1.2	Östruserkennung	399
15.1.3	Östrusbeeinflussung durch die Umwelt	400
15.1.4	Pubertät	400
15.1.5	Endokrinologie des ovariellen Zyklus bei der Sau	401
15.1.6	Zeitlicher Ablauf des ovariellen Zyklus	404
15.2	**Zyklusinduktion, Brunstsynchronisation und terminorientierte Besamung (Induction and synchronisation of estrus)**	**406**
15.2.1	Zielsetzung	406
15.2.2	Brunstsynchronisation	406
15.2.3	Pubertätsinduktion	408
15.2.4	Zyklusinduktion beim Absetzen	408
15.2.5	Terminorientierte Besamung	408
15.2.6	Biologische Problematik hormoneller Zyklusbeeinflussung	409
15.3	**Die Untersuchung von Fertilitätsstörungen bei Sauen (Examination of reproductive failure in sows)**	**411**
15.3.1	Bedeutung der Datenerfassung für den Vorbericht	411
15.3.2	Definition und Aussage von Fruchtbarkeitskennzahlen	414
15.3.3	Gynäkologische Untersuchung der Zuchtsau	416
15.3.4	Postmortaler Untersuchungsgang	422
15.3.5	Labordiagnostische Methoden	425
15.3.5.1	Bestimmung von Steroidhormonen	425
15.3.5.2	Vaginalbiopsie	426
15.4	**Störungen der Ovarfunktion und ihre Therapie (Functional disorders of the ovary)**	**427**
15.4.1	Follikelatresie und abnorme Ovulationsraten	427
15.4.2	Verzögerung der Pubertät und Verlängerung des Absetz-Brunst-Intervalls	427
15.4.3	Anöstrie	429
15.4.4	Zystenbildung an den Eierstöcken	429
15.4.5	Persistierende Gelbkörper	432
15.4.6	Nymphomanie	432
15.5	**Hermaphroditismus (Hermaphroditism)**	**433**
15.6	**Hyperöstrogenismus (Estrogen toxicity, Zearalenone toxicity)**	**438**
15.7	**Zuchtsauenkachexie (Thin sow syndrome)**	**441**

15.8	**Embryonalsterblichkeit und Umrauschen (Embryonic mortality, Return to service)**	443
15.8.1	Östruskontrolle und Paarungstermin	444
15.8.2	Genetische Effekte	446
15.8.3	Hormonelle Einflüsse	446
15.8.4	Endometritis und bakterielle Besiedelung des Genitaltraktes	447
15.8.5	Eileiterverschluß	449
15.9	**Fruchttod und Abort (Embryonic death, Fetal death, Abortion)**	450
15.9.1	Pathogenese des SMEDI-Syndroms	450
15.9.2	Pathogenese des Aborts	453
15.10	**Infektion mit dem porzinen Parvovirus (PPV) (Porcine parvovirus infection)**	455
15.11	**Intrauterine Infektion mit porzinen Enteroviren (PEV) (Porcine enterovirus infection)**	459
15.12	**Weitere Erreger des SMEDI-Syndroms (Other viruses causing SMEDI)**	460
15.13	**Brucellose (Brucellosis)**	461
15.14	**Leptospirose (Leptospirosis)**	462
15.15	**Saisonale Aborte (Autumn abortion syndrome)**	465
15.16	**Spätabort, Totgeburten und perinatale Mortalität infolge PRRS-Infektion (Porcine reproductive and respiratory syndrome)**	466

16	**Geburt, Puerperium und perinatale Verluste** H. PLONAIT	471
16.1	**Die physiologische Geburt (Physiological parturition)**	471
16.2	**Geburtsinduktion (Induction of farrowing)**	474
16.2.1	Prostaglandinwirkung und zusätzliche Einflüsse	475
16.2.2	Anwendung der Geburtsinduktion	476
16.3	**Geburtshilfliche Untersuchung (Obstetrical examination)**	476
16.4	**Scheidenvorfall (Vaginal prolapse)**	477
16.5	**Eklampsie (Eclampsia, Puerperal tetany)**	479
16.6	**Pathologischer Geburtsverlauf (Dystocia)**	480
16.7	**Wehenschwäche (Weak labour)**	483
16.8	**Schnittentbindung (Caesarean section, Hysterotomy)**	485
16.9	**Atypische Formen des Geburtsverlaufs (Unusual course of parturition)**	489
16.10	**Gebärmuttervorfall (Uterine prolapse)**	490
16.11	**Puerperalpsychose (Puerperal psychosis)**	492
16.12	**Mastitis-Metritis-Agalaktie (MMA)-Syndrom (Lactation failure, Agalactia, MMA-syndrome)**	493
16.13	**Laktationshyperthermie (Hyperthermia during lactation)**	502
16.14	**Perinatale Sterblichkeit (Perinatal mortality)**	503
16.14.1	Totgeburt	504
16.14.2	Perinatale Sterblichkeit lebend geborener Ferkel	506
16.15	**Kohlenmonoxidvergiftung (Carbon monoxide poisoning)**	507
16.16	**Angeborene Schäden (Congenital defects)**	508
16.16.1	Häufigkeit und Art der Defekte	508
16.16.2	Multiple Ätiologie gleichartiger Defekte	509

16.16.3	Erkennung und Ausmerzung von Anlageträgern	509
16.16.4	Strahlenschäden	510
16.17	**Myxödem (Myxedema)**	511

17 Erkrankungen des Gesäuges 513
H. PLONAIT

17.1	**Untersuchungsmethoden**	513
17.2	**Erbliche und angeborene Störungen**	515
17.2.1	Stülpzitzen (Inverted nipples)	515
17.2.2	Zitzenmängel und -schäden (Teat malformations)	516
17.3	**Bakterielle Infektionen**	517
17.3.1	Akute Mastitis (Mastitis)	517
17.3.2	Chronisch-abszedierende Mastitis (Mammary abscesses)	520
17.4	**Haltungsbedingte Schäden**	521
17.4.1	Ergotismus (Ergotism)	521
17.4.2	Zitzennekrose der Saugferkel (Teat necrosis)	522
17.4.3	Trittverletzungen am Gesäuge (Teat damage)	523

18 Erkrankungen und Operationen an den Fortpflanzungsorganen des Ebers 525
H. PLONAIT

18.1	**Untersuchung der Geschlechtsorgane und der Zuchttauglichkeit des Ebers**	525
18.1.1	Klinischer Untersuchungsgang	525
18.1.2	Untersuchung der Zuchttauglichkeit	527
18.2	**Impotentia generandi und herabgesetzte Fertilität**	528
18.2.1	Erkrankungen der Geschlechtsdrüsen (Orchitis, Epididymitis)	528
18.2.2	Pathospermie und Oligozoospermie (Semen quality)	529
18.3	**Erkrankungen der Präputialhöhle**	530
18.3.1	Dilatation des Präputialbeutels (Dilatation of the preputial sac)	530
18.3.2	Präputialbeutelgeschwüre (Preputial ulceration)	531
18.3.3	Entzündung der Präputialschleimhaut (Posthitis)	532
18.3.4	Vorfall der Präputialschleimhaut (Prolapse of the preputial mucosa)	533
18.4	**Erkrankungen des Penis**	534
18.4.1	Penishypoplasie und persistierendes Frenulum (Hypoplasia of the penis, Persisting preputial frenulum)	534
18.4.2	Erektionsschwäche (Erection failure)	534
18.4.3	Penisverletzungen – Hämospermie (Penis injuries)	535
18.5	**Störungen des Sexualverhaltens (Abnormal sexual behaviour)**	536
18.6	**Kryptorchismus (Cryptorchidism)**	536
18.7	**Die Kastration männlicher Schweine (Castration)**	542
18.8	**Funikulitis (Funiculitis)**	546
18.9	**Sterilisation und Penisverlagerung (Teaser boars)**	547

19	**Infektionsschutz, Sanierung und planmäßige Bestandsbehandlung**	549
	H. PLONAIT	
19.1	Einleitung	549
19.2	Offener oder geschlossener Bestand?	549
19.3	Das SPF- und andere Sanierungsverfahren	551
19.4	Sanierungseffekt bei arbeitsteiliger Ferkelproduktion (Multiple isolated site production, Segregated early weaning, Sow pool System)	555
19.5	Infektionsschutz des geschlossenen Bestandes	557
19.6	Risikominderung durch vertikale Integration	559
19.7	Horizontale Gesundheitssicherung	559
19.8	Tierzugänge und Tierlieferungen	560
19.9	Bestandsgliederung zur Hemmung enzootischer Infektionen	564
19.10	Metaphylaktische Behandlung	566
19.11	Vakzination und Durchseuchung	569
20	**Anhang** **Infektion mit dem Porzinen Circovirus Typ 2 (PCV2)** (Porcine Circovirus)	575
	M. WENDT	

Sachwortverzeichnis 579

Farbtafeln I–V nach Seite 386

1 Der Tierarzt im Schweinebestand

H. Plonait

1.1 Aufgaben des Tierarztes

Mit zunehmender Betriebsgröße und Intensivierung der Schweinehaltung tritt für den Tierarzt die Behandlung einzelner kranker Schweine an Bedeutung zurück zugunsten einer Denk- und Handlungsweise, die den Bestand als biologische und wirtschaftliche Einheit erfaßt. Die vom Schweinehalter erwarteten Problemlösungen können dabei von der Rettung kranker Tiere, die er selbst vergeblich vorbehandelt hatte, bis zur Planung eines Prophylaxeprogramms, vom Attest über die Unfruchtbarkeit eines Zuchtebers bis zur Organisation und Durchführung risikofreien Austausches von genetischem Material zwischen Zuchtherden mittels Schnittentbindung oder Embryotransfer reichen.

Weltweit findet Schweinehaltung zunehmend in enger Zusammenarbeit aller am Produkt Schweinefleisch beteiligten Betriebe und Organisationen statt. Nur durch Einordnung in diese Zusammenhänge und deren genaue Kenntnis wird der Tierarzt seine Leistungen voll zur Geltung bringen und weiterentwickeln können.

Im Vordergrund stehen die Prophylaxe oder Therapie der häufig oder regelmäßig im Bestand vorkommenden Krankheiten, die vom Tierhalter aufgrund tierärztlicher Diagnose nach festgelegten Schemata behandelt werden. Das Spektrum der Krankheitsbilder und Maßnahmen, für welche dieses Vorgehen angebracht ist, erweitert sich in Großbeständen mit Betriebsleitern, die aufgrund eigener Beobachtungen erhebliche Erfahrungen sammeln konnten. Es sollte sich im Kleinbetrieb auf einfachste Prophylaxe beschränken.

Die Fähigkeit des Tierhalters, Abweichungen von bekannten Krankheitserscheinungen zu erkennen, ist allerdings begrenzt, und Behandlungsversuche mit den für Routinebehandlungen vorgesehenen Medikamenten sind zu erwarten. Die Behandlung und vor allem die Diagnose seltener und neu auftretender Krankheitsbilder fällt dem Tierarzt zu.

Aufgrund gesetzlicher Regelungen dem Tierarzt bzw. Amtstierarzt vorbehalten sind die Maßnahmen der Tierseuchenbekämpfung und die Applikation von Impfstoffen soweit keine Ausnahmegenehmigung erteilt wurde. Hinzu kommen alle chirurgischen Eingriffe, für die eine Schmerzausschaltung vorgeschrieben ist.

Die Kontrolle von Zuchtbeständen auf das Freisein von bestimmten enzootischen Infektionskrankheiten ist ein weiteres Arbeitsfeld des Tierarztes. Sie erfolgt durch regelmäßige Bestandsbesuche sowie stichprobenweise Untersuchung von Organmaterial oder Blutproben, die in der Regel von Tierärzten der Schweinegesundheitsdienste entnommen und beurteilt werden.

Daneben gewinnt die Rückmeldung von Schlachtbefunden eine zunehmende Bedeutung für die Beurteilung des Gesundheitszustandes von Schweinebeständen.

Für das mit dem Stichwort Bestandsbetreuung beschriebene Tätigkeitsfeld bestehen ökonomische, gesundheitspolitische und ethische Grenzen, die nicht überschritten werden können oder dürfen. Im wirtschaftlichen Bereich ist der medizinische Aufwand durch den erzielbaren Nutzen begrenzt. Gesundheitspolitisch – man denke an Rückstandsprobleme – oder im Bereich des Tierschutzes steht der klinisch tätige Tierarzt oft im Konflikt zwischen den wirtschaftlich bestimmten Interessen seiner Klienten und seinen Berufspflichten als Angehöriger der Heilberufe.

Sobald man es mit größeren Tierbeständen zu tun hat, ist es meist wesentlich schwerer, die langfristige Wirkung einer Entscheidung zuverlässig vorauszusagen als bei der Prognose eines Einzelfalles. Da stets viele Tiere betroffen sind, steigt die Verantwortung in wirtschaftlicher und moralischer Hinsicht. Tierärztliche Maßnahmen oder Unterlassungen haben überdies häufig einen Alles-oder-nichts-Charakter, was bei Ausbruch einer Seuche und ihrer möglichen Verbreitung besonders deutlich wird. Dem Schweineproduzenten, der gewohnt ist, ungünstige Entwicklungen, z. B. in der Züchtung oder Fütterung, kurzfristig und ohne Nachwirkungen korrigieren zu können, fehlt für diese Probleme oft das Verständnis.

Es steht aber außer Zweifel, daß auch unter den Bedingungen intensiver Schweineproduktion der Tierarzt bereit und fähig sein muß, Krankheiten und Leiden zu erkennen, zu behandeln und möglichst zu verhüten. Das Ziel muß immer die Erhaltung eines gesunden und leistungsfähigen Tierbestandes sein.

1.2 Bestandsuntersuchung

Tierärztliche Entscheidungen sollten sich stets auf klinische Befunderhebung und Diagnosestellung stützen. Im Fall der Abgabe verschreibungspflichtiger Medikamente an den Tierhalter ist dies sogar zwingend vorgeschrieben. Umfang und Ausrichtung der Befunderhebung unterscheiden sich nach der Zielsetzung:
– Erarbeitung eines umfassenden Gesundheitskonzeptes (Behandlungs- und Prophylaxeplan) für einen noch weitgehend unbekannten Betrieb;
– Routinebesuch zur Überprüfung und Fortsetzung der Behandlungsmaßnahmen in einem bekannten Bestand mit Schwerpunktsetzung in Problembereichen;
– Untersuchung und Bekämpfung eines neu aufgetretenen Krankheitszustandes in einem Bestand mit länger bekanntem Betriebsablauf und Gesundheitsstatus.
– Der Vollständigkeit halber zu nennen wäre noch die Beschränkung der Untersuchung und Behandlung auf ein bestimmtes Tier (z. B. Operation) oder eine Gruppe akut erkrankter Tiere auf Wunsch des Besitzers, ohne Einbeziehung des übrigen Bestandes.

Um Wiederholungen zu vermeiden, sollen hier die wesentlichen Gesichtspunkte einer umfassenden Bestandsuntersuchung stichwortartig dargestellt werden. Die Schwierigkeit, mit einem vertretbaren Aufwand an Zeit und Kosten zu einer fundierten Entscheidung zu kommen, wird deutlich, wenn man bedenkt, daß in einem kleinen Betrieb mit unkontrollierten Tierzugängen ein multikausales Krankheitsgeschehen vorliegen kann, das aber nur bei wenigen Schweinen klinische Symptome auslöst, während sich in einem geschlossenen Großbestand wenige Infektionskrankheiten in typischer Weise an zahlreichen Tieren manifestieren und so relativ sicher erkannt werden können.

Die in der Literatur vertretene Auffassung, daß die Bestandsuntersuchung stets die Untersuchung aller Krankheitsaspekte des gesamten Bestandes umfassen soll, geht wohl zu weit, weil das zuviel Zeit erfordern würde. Die Befunderhebung muß jedoch immer eine ausreichende Begründung für die getroffene tierärztliche Entscheidung liefern und differentialdiagnostisch abgesichert sein. Es muß mindestens die Tiergruppe, für die eine Diagnose gestellt wird, vom Tierarzt selbst klinisch untersucht werden.

1.2.1 Anamnese

Die Erhebung des Vorberichts steht logisch am Anfang jedes Untersuchungsgangs. Sie gliedert sich in die Abschnitte: Verlauf im Bestand, Vorbehandlung, Epidemiologie, Fütterungsanamnese und Produktionsdaten.

In einem noch unbekannten Betrieb kann es zweckmäßig sein, zusätzliche Fragen zum Vorbericht während der Bestandsbesichtigung zu stellen, weil sie dann situationsgerechter ausfallen und nicht vom Wunschdenken des Tierhalters fehlgeleitet werden. Wenn exakte Produktionsdaten vorliegen, sollten diese schon vor dem Bestandsbesuch durchgearbeitet werden. Gelegentlich, z.B. bei Fruchtbarkeitsstörungen, sind vom Züchter vorab Auswertungen (z. B. mittels EDV „Sauenplaner") vorzunehmen.

Verlauf im Bestand
Beschreibung der beobachteten Krankheitserscheinungen, Zeitpunkt des ersten Auftretens und weiteren Verlaufs im Bestand sowie der betroffenen Altersgruppe bzw. Stallabteilungen, bei chronischen Problemen jahreszeitliche Schwankungen. Zeitlicher Zusammenhang mit Wechsel der Betreuungsperson, Änderungen des Betriebsablaufs oder Stallumbauten. Auswertung bereits vorliegender Sektionsergebnisse und anderer Laborbefunde.

Vorbehandlung
Als Vorbehandlung sind zunächst medikamentöse oder haltungshygienische Maßnahmen zu erfragen, die an den derzeit kranken Schweinen vorgenommen wurden. Daneben müssen die im Bestand regelmäßig erfolgenden vorbeugenden Behandlungen festgestellt werden. Dazu gehören Impfungen, Parasitenbehandlung, antibakterielle Chemotherapie über Futtermedikation oder Injektion, aber auch sogenannte wachstumsfördernde Futterzusätze sowie der Vitamin- und Spurenelementgehalt des Futters, Anämieprophylaxe und sogenannte Vitaminstöße.

Dabei sind Angaben über Behandlungsversuche bei akuten Krankheitsfällen und die Regelmäßigkeit vorgesehener Prophylaxemaßnahmen gelegentlich mit Skepsis zu bewerten. Mehr Behandlungen mit anderen Medikamenten unbekannter Herkunft und Einsparungen bei der Prophylaxe sind nicht selten.

Epidemiologie
Tierzugänge können sich vor allem durch Infektionsübertragung und fehlende immunologische Anpassung sowie genetisch auswirken. Die Herkunft regelmäßig oder gelegentlich zugekaufter Schweine ist zu klären. Noch risikoreicher als der Zugang von Zuchttieren oder Mastläufern, weil weniger beachtet und kontrollierbar, sind Vorgehensweise und Ort der Verladung von Schlachtschweinen und Kadavern. Infektionen aus benachbarten Stallungen können durch freilaufende Hunde und Katzen, aber auch Ratten und Vögel verschleppt werden.

Aus Drucktanks versprühte oder verregnete Gülle und Abluft aus infizierten Ställen oder besetzten Transportfahrzeugen als Quelle aerogener Infektion ist bei hochinfektiösen Erregern ebenfalls in Betracht zu ziehen (Morbus Aujeszky, Influenza, PRRS).

Neben dem Personenverkehr (Kleidung, Schuhe) sind an Tieren gebrauchte Instrumente Überträger von Infektionen zwischen Beständen (Spritze, Tätowierzange). Die Angaben des Betriebsleiters zu epidemiologisch wichtigen Betriebsabläufen – z. B. Rein-Raus-Prinzip, Zugang zum Stall, Treibwege, Tierverladung, Kadaverlagerung – sind bei der Betriebsbesichtigung zu überprüfen. Grundsätzlich als richtig erkannte Regeln werden oft nicht eingehalten, oder sie sind nur teilweise durchführbar und dadurch unwirksam.

Fütterung
Sowohl betriebseigenes Futter als auch Handelsfutter kann durch fehlerhafte Zusammensetzung oder Verderb Krankheiten auslösen. Zeitliches Zusammenfallen von Futterwechsel oder -lieferung mit dem Krankheitsbeginn macht einen ursächlichen Zusammenhang wahrscheinlich. Speiseabfälle als Futter (Schweinepest, afrikanische Schweinepest), die in Kleinbetrieben auch aus dem eigenen Haushalt stammen können, sowie Fahrzeuge und Personal von Mischfuttertransporten kommen als Infektionsträger in Frage. Einwandfreies Futter kann bei unzweckmäßiger Fütterungstechnik oder bei Störungen der Wasserversorgung Schäden verursachen (Kolienterotoxämie, Kochsalzvergiftung). Angaben zur Rationsbemessung und Verabreichungstechnik sind bei der Betriebsbesichtigung zu überprüfen. Die

Qualität von Handelsfuttermitteln kann zwischen aufeinanderfolgenden Chargen trotz gleicher Deklaration wechseln („geschlossene Formel").

Produktionsdaten

In der bäuerlichen Schweineproduktion liegen Produktionsdaten vor allem in Form der von den Beratern der Erzeugerringe aufgestellten Jahresabschlüsse sowie der laufenden Listen der Zuchtbuchführung vor. Ihre Aussagen sind neben unterschiedlicher Verläßlichkeit der Datenerfassung mit der Problematik verzögerter Auswertung und statistischer Unsicherheit wegen kleiner Tierzahlen behaftet. Nicht selten betrachtet der bäuerliche Schweineproduzent bereits die Bestandsgröße als Betriebsgeheimnis, weil er Steuern oder Beiträge sparen möchte. Die Zuverlässigkeit und Aktualität verbessern sich erheblich bei Betriebsführung auf Kleincomputern („Sauenplaner"). Kurzfristige, prozentuale Abweichungen vom angestrebten Betriebsergebnis, wie sie sich im Krankheitsfall ergeben, bleiben jedoch – statistisch bedingt – unzuverlässige Kriterien. In Großbetrieben, die Erfolgskontrollen auf verschiedenen Stufen der Produktion durchführen, sind infolge größerer Zahlenbasis bei differenzierter Auswertung Aussagen über die wirtschaftliche Bedeutung eines Krankheitsproblems und den Nutzen von Präventiv- oder Behandlungsmaßnahmen möglich. Auswertungen großer Datenmengen sind andererseits sehr aufwendig und können den praktischen Nutzen übersteigen. Ob eine positive oder negative Änderung der erfaßten Werte im Krankheitsfall oder nach Behandlung tatsächlich allein auf diesen Faktor zurückgeführt werden kann, bleibt oft unklar, wenn man von Versuchen mit Behandlungs- und Kontrollgruppe absieht.

Soweit vorhanden, sollten Aufzeichnungen über die Produktionsergebnisse jedoch zur Beurteilung der Betriebssituation herangezogen werden. Der Abfall eines mehrjährig guten Jahresdurchschnitts z. B. muß eine Erklärung finden. Zusätzliche Auswertungen werden (mit Ausnahme von Fertilitätsproblemen) selten den damit verbundenen Arbeitsaufwand rechtfertigen. Hinzu kommt, daß die Auswertungsverfahren verschiedener Organisationen sich unterscheiden. Der Vergleich mit dem Ergebnis anderer Betriebe oder dem Durchschnitt als Richtschnur möglicher Verbesserung ist nur sinnvoll, wenn Betriebsziel und Aufwand übereinstimmen.

Die im Bestand an den Sauen gezählte Ferkelzahl oder die Gleichmäßigkeit von Mastgruppen verraten über die Produktivität eines Betriebes oft mehr als eine betriebsinterne Auswertung, die möglicherweise der Selbstdarstellung oder Rechtfertigung des Betriebsleiters dient.

Schlachtbefunde

Die Untersuchung einer Stichprobe von subklinisch oder chronisch erkrankten Schweinen anläßlich der Schlachtung wurde zur Kontrolle des SPF-Status bzw. der Freiheit von Rhinitis atrophicans in Zuchtbeständen eingeführt. Gelegentlich kam sie auch zur Aufklärung von Bestandserkrankungen des Urogenitaltraktes von Sauen zur Anwendung. Dieses Vorgehen ist jedoch sehr arbeits- und zeitaufwendig, wenn die Schlachtung und Untersuchung bestimmter Tiergruppen organisiert werden muß. Deshalb wird es zunehmend durch Probenentnahmen oder Untersuchung im Bestand ersetzt (Serologie, Tupferproben, Ultraschall).

Eine neue und umfassendere Bedeutung gewinnt die Routineerfassung und Auswertung von Organbefunden bei der Schlachtung im Rahmen der integrierten Qualitätssicherung. Die bei der Fleischuntersuchung anfallenden Organbefunde werden dabei neben den Schlachtkörperdaten für jedes Schwein erfaßt und an den Schweineproduzenten, gegebenenfalls auch an dessen Organisation zurückgemeldet (Abb. 1-1). Der Betrieb in Zusammenarbeit mit dem betreuenden Tierarzt, aber auch Erzeugerorganisationen insgesamt können daraufhin geeignete Präventivmaßnahmen ergreifen und dies schrittweise optimieren.

Bestandsuntersuchung

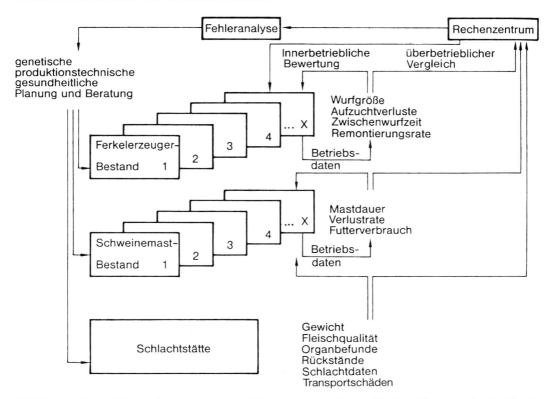

Abbildung 1-1 Bei der integrierten Qualitätssicherung dienen Rückmeldungen der Schlachtergebnisse und -befunde dem Betriebsleiter und seinem Tierarzt als Entscheidungsgrundlage. Durch überbetriebliche Vergleiche können Beratungsmaßnahmen koordiniert, optimiert und in ihrer Wirksamkeit beurteilt werden (PLONAIT, 1992).

1.2.2 Bestandsbesichtigung

Wertvolle oder größere Bestände sollten nur nach Anziehen betriebseigener Stiefel und körperdeckender Schutzkleidung betreten werden (Overall). Plastiküberschuhe und Kittel verhindern bei direktem Kontakt mit Schweinen weder die Übertragung von Infektionen noch die Verschmutzung von Hosen und Schuhen.

Der Rundgang beginnt bei den jüngsten Tieren, weil dann die Schutzkleidung noch sauber und das Risiko der Infektionsverschleppung innerhalb des Bestandes am geringsten ist. Man folgt dann den Stufen der Aufzucht und kommt zuletzt zum Deckzentrum und zu den tragenden Sauen.

Um Schreckreaktionen zu vermeiden, sollte der Besucher sich vor Betreten einer Stallabteilung durch Geräusche bemerkbar machen. Beim Durchwandern des Stallganges werden die Tiere zunächst möglichst im Ruhezustand beobachtet und die Boxen nicht betreten. Auffällige Tiere werden möglichst schon jetzt durch einen Farbstift am Stock oder Spray gekennzeichnet. Auf dem Rückweg werden die Schweine aufgetrieben, und Saugferkel werden stichprobenweise in die Hand genommen. Die zu eingehender klinischer Untersuchung, Probenentnahme oder Sektion ausgewählten Tiere werden mit Farbstift oder -spray gekennzeichnet. In Mastbetrieben kann es sinnvoll sein, nach Beobachtung des Ruheverhaltens die Fütterung anzuschließen. Sie muß dann aber vorverlegt stattfinden, weil restriktiv gefütterte Schweine zur Futterzeit sehr unruhig sind. Wo eine zeitlich versetzte Fütterung möglich ist, kann eine damit schritthaltende Besichtigung und spätere Beurteilung des Ruhezustandes erfolgen.

Auch die zutreffende Beurteilung des Stallklimas setzt einen Ruhezustand und über längere Zeit geschlossene Türen voraus. Nach Ausmisten oder Füttern entsteht ein verfälschter Eindruck.

Neben den am Einzeltier erfaßbaren Merkmalen des Allgemeinbefindens: Anteilnahme, Ernährungszustand, Haarkleid, Hautfarbe, Atemtyp, Haltung und Bewegung, Klauenabnutzung, Hautschäden, ist der Gesamteindruck der Gruppe in der Box zu beachten: Belegdichte, situationsgerechtes Gruppenverhalten (Ruhe, soziale Körperpflege, Spiel), Verteilung auf der Liegefläche, Verschmutzung von Stallboden und Tieren, Futterreste, Kotbeschaffenheit und Ausgeglichenheit der Entwicklung. Vereinzeltes Husten und Niesen ist akustisch zu lokalisieren.

Tränken und Fütterungsvorrichtungen sind auf Funktionsfähigkeit, Fußböden auf Qualität und Schadstellen zu prüfen. Die minimale Stallklimabeurteilung besteht in Ablesung des Stallthermometers und bewußter Beachtung von Ammoniakkonzentration und Zugluft. Prinzip, Erhaltungszustand und Funktionsfähigkeit der Zwangslüftung sind zu überprüfen. Bei Verdacht von Mängeln ist die Feststellung der durchschnittlichen Schadgaskonzentration über 24 Stunden mit Langzeitprüfröhrchen sowie der Temperaturextreme mittels Minimum-Maximum-Thermometer zu empfehlen (dem Betrieb übergeben, Ergebnisse abfragen).

Wenn Schadwirkungen durch die Fütterung in Frage kommen, sind alle Stufen der Futterlagerung und -verteilung vom Silo bis zum Trog zu besichtigen, Futterqualität, Aussehen, Geruch, evtl. auch Geschmack zu überprüfen, der Vorgang der Futterzuteilung nachzuvollziehen, die individuelle Futterration in Zweifelsfällen nachzuwiegen. Auch eingestreutes Stroh wird gefressen und kann Schäden hervorrufen (Schimmel).

Bei der Entnahme von Futterproben zur Untersuchung ist das Mischen mehrerer Stichproben, die an verschiedenen Stellen aus der Tiefe der gelagerten Menge entnommen wurden, für ein repräsentatives Ergebnis sinnvoll. Regreßansprüche gegenüber Lieferanten mutmaßlich schädigenden Futters sind nur durchsetzbar, wenn ein zugelassener Probennehmer beauftragt wurde.

Zur Aufklärung von Infektionsketten innerhalb des Bestandes (z. B. Rotlauf, Parasitenbefall, Atemorganerkrankungen), sind die Tierbewegungen zwischen den Stallabteilungen gegebenenfalls auch Ausläufen, der Ablauf von Fütterungs- und Reinigungsarbeiten einschließlich Desinfektion von Abteilungen oder Boxen nachzuvollziehen und auf direkte sowie indirekte Kontakte zu überprüfen.

Schutzmaßnahmen gegen Infektionseinschleppung von außen müssen von der Einrichtung her zwingend vorgegeben, zumindest aber durchführbar und wirksam sein. Ein geschlossener Bestand ist nur so geschützt wie seine schwächste Seite, und das sind meist die Verladestellen produzierter oder verendeter Tiere. Die Verladestellen müssen sich außerhalb des Stalles befinden und desinfizierbar sein. Desinfektionsmatten haben an Profilstiefeln lediglich Symbolwirkung. Selbst in Mastbetrieben mit regelmäßigen Tierzugängen ist auf die Vermeidung ausschaltbarer Infektionsrisiken zu achten.

Im Deckstall sind Bewegungsmöglichkeit, Eberkontakt und vielfältige Umweltreize (Licht, Stallwechsel, Gruppenhaltung, Einstreu) bei Vermeidung von anhaltender Streßbelastung entscheidend für die Fruchtbarkeit. Gliedmaßenschäden bei Sauen und Ebern sowie geeigneten Laufflächen ist besondere Beachtung zu schenken. Bei der Haltung der tragenden Sauen ist auf Vermeidung von Rangordnungskämpfen und ausgeglichenen Ernährungszustand zu achten. Bei einstreuloser Haltung müssen die Stalltemperaturen im Bereich von 18 °C liegen. Hinweise auf Aborte und Absatz blutigen Harns gewinnt man eher aus dem Vorbericht.

1.2.3 Klinische Untersuchung und Probenentnahme

Umfang und Art der gründlichen Untersuchung einzelner Schweine ergeben sich aus der Aufgabenstellung des Bestandsbesuchs. Die Messung der Rektaltemperatur an einer Stichprobe von Schweinen, die ein irgendwie gestörtes Allgemeinbefinden gezeigt haben (Farbmarkierung s. o.), ist unerläßlich. Bei Tieren mit pathognomonischen Krankheitsanzeichen schließt sich an die Feststellung des Allgemeinbefindens die spezielle Untersuchung des betroffenen Organsystems gemäß den Hinweisen der betreffenden Kapitel an.

Der Untersuchungsablauf am Schwein folgt den Regeln:
– Adspektion, Auskultation, Palpation,
– von kranial nach kaudal, von distal nach proximal.

Der Patient ist möglichst nicht aus seiner gewohnten Umgebung zu entfernen. Beunruhigende oder schmerzhafte Maßnahmen erfolgen nach Abschluß der Ruhewerte erfordernden Untersuchungen (s. Umgang mit Schweinen, Kap. 3). Wenn ausgeprägte Symptome fehlen, oder bei Verdacht latenter Krankheitsverläufe sollten etwa 5 in Betracht kommende Tiere stichprobenartig gründlich untersucht werden. Für den Ausschluß einer Infektion sind unabhängig von der Bestandsgröße mindestens 20 Tiere zu überprüfen. Ausnahmen von dieser Faustregel sollten die vermutete Prävalenz und die Tierzahl der Risikogruppe berücksichtigen. Das gilt auch für serologische und parasitologische Untersuchungen sowie Organe (Oberkiefer, Lunge, Urogenitaltrakt), sofern eine Bestandsbeurteilung angestrebt wird. Die Probenentnahme erfolgt zunächst an Tieren mit typischen Symptomen oder einem entsprechenden Vorbericht (z. B. R. a., Abort). Kosteneinsparungen durch Mischprobenuntersuchung gehen zu Lasten der Sicherheit, weil die Empfindlichkeit der Laboruntersuchung in der Regel geringer wird. Ob und wie Mischproben entnommen und eingesandt werden können, ist mit dem untersuchenden Labor vorab zu klären.

Wenn sich Sektionen als notwendig erweisen, sind typisch erkrankte, möglichst unvorbehandelte Tiere vom Tierarzt selbst auszuwählen und dauerhaft zu kennzeichnen (Ohrmarke). Wenn das dem Schweinehalter überlassen wird, kommen aus Sparsamkeit irgendwelche chronisch kranken oder mehrfach vergeblich behandelten Tiere zur Untersuchung.

1.2.4 Diagnose und Behandlungsplan

Ziele des Bestandsbesuchs sind Diagnose und Entscheidung über das weitere Vorgehen. Trotz scheinbarer Symptomarmut am einzelnen Schwein, die sich bei gründlicher Untersuchung überdies als Vorurteil erweist, ermöglicht die gründliche klinische Untersuchung einer richtig gewählten Stichprobe in der Regel zutreffende Diagnosen der im Bestand vorliegenden Krankheitszustände, da die an mehreren Tieren übereinstimmend gefundenen Symptome sich im Sinne einer Mosaikdiagnose ergänzen.

Bei Einbeziehung aller Nebenbefunde lassen sich in einem Schweinebestand stets mehrere Krankheiten diagnostizieren. Sie sind gedanklich in drei Rangordnungen zu bringen:
– bezüglich ihrer Bedeutung für die betroffenen Tiere und deren wirtschaftlichen Nutzen,
– bezüglich ihrer Therapie oder Prophylaxe unter den im Bestand gegebenen Bedingungen.
– in Hinsicht darauf, sie zukünftig zu vermeiden („Gesundheitsmanagement").

Weiter ist zu überlegen, ob der Entscheid nur die klinisch kranken Tiere betreffen soll, ob Maßnahmen im gesamten Bestand erforderlich sind oder ob eine Gruppe züchterisch zusammenarbeitender oder benachbarter

Bestände informiert oder einbezogen werden muß.

Nach Abwägen dieser Gesichtspunkte werden Diagnose und Prognose formuliert und Vorschläge zur Behandlung und/oder Prophylaxe mit dem Tierhalter erörtert. Das übereinstimmend für erforderlich, wirtschaftlich und durchführbar angesehene Vorgehen wird schriftlich festgelegt (= Behandlungsplan). Zur tierärztlichen Behandlung akut erkrankter Tiere kommt die Einweisung des Schweinehalters in Folgemaßnahmen, wobei auf Risiken (Wartezeiten) und erforderliche Rückmeldungen, z. B. bei Rezidiven oder geändertem Krankheitsbild, hingewiesen wird.

In Anbetracht der weitreichenden Bedeutung von Bestandsdiagnosen kann es richtig sein, den Entscheid unter dem Vorbehalt ausstehender Sektions- oder Laborbefunde zu treffen, die z. B. zur Abklärung eines Infektionsverdachts oder zur Antibiogrammbestimmung vor einer kostspieligen Bestandsbehandlung eingeleitet wurden.

1.2.5 Protokollführung

Die Pflicht des Tierarztes, über seine Tätigkeit Aufzeichnungen zu führen, ist angesichts der Fülle von Beobachtungen bei einem Bestandsbesuch besonders schwierig. Die in der Einzeltierpraxis verbreitete Beschränkung auf Diagnose und Verordnung ist unbefriedigend, weil sie den quantitativen Aspekt und die Umweltbeurteilung völlig unberücksichtigt läßt. Ausformulierte Besuchsprotokolle sind für die Routine zu arbeitsintensiv, wären aber bei erstmaliger Beratung größerer Bestände auch zur Klarstellung der Ausgangssituation gegenüber dem Schweinehalter angebracht.

Formblätter im Durchschreibeverfahren mit vorformulierten Sachverhalten, die durch Ankreuzen oder Zahlenangaben spezifiziert werden (Checklisten), sind für die Arbeit von Schweinegesundheitsdiensten und regelmäßige Bestandsbetreuung entwickelt worden. Sie sollten einen Freiraum für ergänzenden Text, z. B. Diagnose, Behandlungsvorschlag, eingeleitete Probenuntersuchung, enthalten.

Bestandsbesuche sollen immer nach dem gleichen Schema, mit der Checkliste vor Augen, durchgeführt werden, damit nichts vergessen wird, und unmittelbar nach Verlassen des Stalles in endgültiger Form festgehalten werden. Unklarheiten können dann noch mit dem Betriebsleiter besprochen werden. Jede Übertragung von Notizen erfordert zusätzliche Arbeit und unterbleibt daher gelegentlich. Es kommt zu Fehlern und Lücken. Ein einseitiges Formular (DIN A4) oder eine entsprechende Maske auf einem tragbaren Computer sind zu empfehlen, weil damit übersichtliche, abheftbare Dokumente entstehen. Der Gebrauch von Diktiergeräten oder die Protokollführung im Stall während der Bestandsbesichtigung sind nicht praktikabel.

1.3 Bestandsbetreuung

Die Schweinehaltungshygiene-Verordnung schreibt vor, daß jeder Tierbesitzer im Rahmen der betriebseigenen Kontrollen seinen Bestand durch einen Tierarzt betreuen lassen muß. Dies hat mindestens zweimal im Jahr oder einmal je Mastdurchgang zu erfolgen (§ 7). Eine optimale veterinärmedizinische Versorgung unter der Beachtung der gesetzlichen Grundlagen (Arzneimittelgesetz, Verordnung über tierärztliche Hausapotheken) ist jedoch nur bei häufigeren Bestandsbesuchen in ca. 4wöchigen Abständen gewährleistet. Die Bestandsuntersuchung sollte im Rahmen eines Betreuungsvertrages erfolgen, für den die Tierärztekammern in der Bundesrepublik Deutschland Muster erarbeitet haben, ist jedoch nicht daran gebunden, sofern die oben genannten Untersuchungsintervalle eingehalten werden.

Nachdem über ein Jahrzehnt lang Medikamente an die Schweineproduzenten häufig ohne Bestandsuntersuchung abgegeben wurden, ja sogar durch Handelsvertreter stattfand (grauer Arzneimittelmarkt), haben gesetzliche Auflagen und strenge Kontrollen durch die Veterinärverwaltung inzwischen dazu geführt, daß verschreibungspflichtige Medikamente nur noch im Zusammenhang mit einer ordnungsgemäßen tierärztlichen Behandlung und nur für bestimmte Zeiträume (7 bzw. 31 Tage, s. Arzneimittelgesetz) abgegeben werden dürfen.

Partnerschaftliche Formen der Zusammenarbeit, welche eine vom spezialisierten Schweinezüchter oder -mäster gewünschte, qualifizierte tierärztliche Beratung, die keine professionellen Geheimnisse zurückhält, mit einer Einkommenssicherung verbinden, die es dem Tierarzt erlaubt, ausschließlich als Schweinespezialist tätig zu sein, sind bisher nur in Ansätzen vorhanden.

Vorwiegend liegt das Problem darin, daß der Tierarzt die Anwendung hochwirksamer Medikamente durch den Tierbetreuer im Grunde ablehnt, während der Schweineproduzent das aus Kostengründen für unerläßlich ansieht. Da der Tierhalter nach einmal erworbenen und aus seiner Fachpresse ergänzten Grundkenntnissen auch die Beratung des Tierarztes nicht mehr honorieren will, versucht dieser, sein Einkommen über die Medikamentenabgabe zu sichern, oft ohne eine Beratung über die optimale Anwendung.

Diese Entwicklung hat sich trotz intensiver Bemühungen um tierärztliche Fortbildung, z.B. die Ausbildung und Anerkennung einer großen Zahl von Fachtierärzten für Schweine in Deutschland, bisher fortgesetzt.

Kommerzielle (industrieähnliche) wie kooperative (bäuerliche) Organisationen in der Schweineproduktion betrachten die mit der Gesundheit zusammenhängenden Sachverhalte als Teil ihrer Produktqualität und versuchen, diese zentral, nach einheitlichen Richtlinien zu steuern. Bei Zuchttieren bezieht sich das vor allem auf das Risiko der Verbreitung chronischer Infektionskrankheiten, bei Endprodukten auf Rückstandsproblematik und Fleischqualität. Der Produktionsfaktor Gesundheit soll in Zukunft möglichst als Serviceleistung angeboten werden.

Um solche Ziele verwirklichen zu können, muß nicht nur gesichert sein, daß die für erforderlich gehaltenen medizinischen Maßnahmen situationsgerecht und zuverlässig erfolgen, sondern es müssen der koordi-

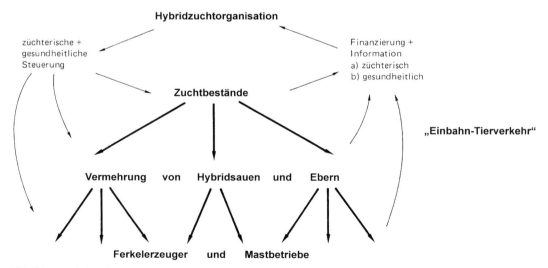

Abbildung 1-2 In der „Vermehrungspyramide" einer Hybridzuchtorganisation werden die im „Einbahnverkehr" von der Zuchtstufe über die Vermehrer zur Produktionsstufe weitergegebenen Tiere von organisatorischen und gesundheitlichen Servicemaßnahmen begleitet, deren Planung und Durchführbarkeit von der Rückmeldung züchterischer und epidemiologischer Daten abhängt.

nierenden Instanz fortlaufend Informationen über die gesundheitliche Situation der Bestände zufließen, welche die Fortentwicklung der Gesamtkonzeption ermöglichen (Abb. 1-1 und 1-2).

Die Kenntnis solcher Zusammenhänge und ihrer Entwicklungstendenzen, die je nach Agrarstruktur in verschiedenen Staaten unterschiedlich, aber doch in ähnlicher Richtung verlaufen, ist für jeden, der in der intensiven Schweineproduktion als Tierarzt tätig sein will, unerläßlich.

Literatur

Anon, (1985): Richtlinien für die tierärztliche Behandlung und Betreuung von Tierbeständen. Dtsch. Tierärztebl. **33**, 73-76.

BLAHA, TH., und M. L. BLAHA (1995): Qualitätssicherung in der Schweinefleischerzeugung. Jena: Gustav Fischer Verlag.

BLAHA, TH. (1993): Erfassung pathologisch-anatomischer Organbefunde am Schlachthof. Fleischwirtsch. **73** (8), 877-881.

BOLLWAHN, W. (1980): Betreuung von Schweinebeständen im Sinne der Gesetzgebung. Dtsch. tierärztl. Wschr. **87**, 66-68.

BOLLWAHN, W. (1988): Arzneimittelrechtliche Probleme in der Nutztiermedizin. Prakt. Tierarzt **69**, 18-23.

BOLLWAHN, W. (1994): Rechtliche Probleme bei der tierärztlichen Versorgung großer Tierbestände. Tierärztl. Umsch. **49**, 701-707.

CHRISTENSEN, J., B. ELLEGAARD, B. KIRKEGAARD-PETERSEN, P. WILLEBERG and J. MOUSING (1994): Pig health and production surveillance in Denmark: Sampling design, data recording, and measures of disease frequency. Prev. Vet. Med. **20**, 47-61.

EICH, K.-O. (1973): Erfahrungen mit dem Betreuungsvertrag in der Schweinepraxis. Tierärztl. Umsch. **28**, 295-298.

GOODWIN, R. F. W. (1971): A procedure for investigating the influence of disease status on productive efficiency in a pig herd. Vet. Rec. **88**, 387-392.

GROSSE BEILAGE, E. (1990): Aspekte zur Bestandsbetreuung und Datenerfassung in Schweinebeständen. Tierärztl. Umsch. **45**, 791-795.

HILL, J. R. and D. W. B. SAINSBURY (ed.) (1995): The health of pigs. Harlow, U. K.: Longman Group Ltd.

KALM, E. (1978): Planung und Bewertung eines kooperativen landwirtschaftlichen Zuchtunternehmens für Hybridschweine. Ein Beitrag zur Zuchtplanung in der Tierzucht. Schriftenreihe des agrarwissenschaftlichen Fachbereichs der Universität Kiel, Heft 58. Hamburg, Berlin: Verlag Paul Parey.

MUIRHEAD, M. R. (1980): The pig advisory visit in preventive medicine. Vet. Rec. **106**, 170-173.

PLONAIT, H. (1992): Krankheiten und Bestandshygiene. In: GLODEK, P. (Hrsg.): Schweinezucht. 9. Aufl. Stuttgart: Verlag Eugen Ulmer.

PRINTON, A. M., A. R. MERCY, L. BACKSTROM and G. D. DIAL (1992): Disease surveillance at slaughter. In: LEMAN, A. D., et al. (eds.), Diseases of Swine, 7th ed., 968-987. Ames: Iowa State University Press.

SCHULZE, W. (1983): Zur Auswertung eines Bestandsbesuches. Prakt. Tierarzt **64**, 286-290.

STADLER, E. (1977): Rechtliche und wirtschaftliche Aspekte zum Betreuungsvertrag für Massenschweinehaltungen. Tierärztl. Prax. **5**, 59-67.

STEIN, TH., G. P. MARTINEAU, R. MORRIS and R. CHARETTE (1987): A new approach to managing health in swine operations. Can. Vet. J. **28**, 355-362.

STRAW, B. E. and D. J. MEUTEN (1992): Physical examination. In: LEMAN, A. D., et al. (eds.), Diseases of Swine, 7th ed., 793-807. Ames: Iowa State University Press.

VINSON, R. A. (1992): Veterinary services. In: LEMAN, A. D., et al. (eds.), Diseases of Swine, 7th ed., 993-1002. Ames: Iowa State University Press.

WERNER, J., und R. WÖRNER (1993): Neue Wege in der tierärztlichen Bestandsbetreuung. Berl. Münch. tierärztl. Wschr. **106**, 227-230.

2 Einfluß der Haltungsbedingungen auf das Krankheitsgeschehen

H. Plonait

2.1 Einleitung

Alle Haltungsverfahren für Schweine, die sich in der Praxis durchgesetzt oder einige Zeit gehalten haben, ermöglichen eine Schweineproduktion, deren Krankheitsprobleme sich in vertretbaren Grenzen halten, sofern sie sachverständig betreut werden. Probleme entstehen bei mangelhafter Bauplanung, Kombination unvereinbarer Einrichtungen, Unverständnis für technische Zusammenhänge und vor allem fehlender täglicher Sorgfalt.

Dieses Kapitel soll auf die krankheitshemmende oder -begünstigende Wirkung einzelner Umweltfaktoren und Haltungsverfahren aufmerksam machen, die sowohl bei der Planung von Schweineställen als auch im täglichen Betrieb beachtet werden sollten. Angesichts der Vielfalt bewährter und ständig neu entwickelter Haltungssysteme geht es dabei weniger um Stallpläne und Zahlenangaben, so wichtig sie für den Einzelfall auch sind, als vielmehr um Fehlerquellen und Verbesserungsmöglichkeiten, Entwicklungsrichtungen und Zusammenhänge medizinischer und technischer Art.

2.2 Stallklima

2.2.1 Temperatur

Schweine fühlen sich nur wohl, wenn eine optimale Stalltemperatur in engen Grenzen eingehalten wird. Ferkel sind gegen Unterschreitungen des Optimums besonders empfindlich, ältere Mastschweine und Zuchttiere besonders gegen zu hohe Temperaturen. Bei einstreuloser Haltung, besonders auf Spaltenböden, müssen die in Tabelle 2-1 angegebenen Optimalwerte, mit Ausnahme kurzfristiger Überschreitungen im Sommer, in einem Bereich von ± 2 °C eingehalten werden. Reichliche Einstreu erlaubt 5 °C tiefere Werte im Winter. Niedrige Stalltemperaturen zwingen die Tiere, zusätzliche Wärme zu erzeugen, wodurch der Futteraufwand steigt.

Tabelle 2-1 Behaglichkeitszonen der Stalltemperatur*

Abferkelstall (Sau)	18 °C
Saugferkel 1. Woche	32 °C
Saugferkel 2.–4. Woche	28 °C
Absatzferkel 4. Woche	27 °C
Absatzferkel 8. Woche	22 °C
Vormaststall	20 °C
Maststall	18 °C
Zuchtschweine	18 °C

* bei einstreuloser Haltung ± 2 °C einhalten, mit Einstreu –5 °C unschädlich

Kurzfristige Abkühlung oder Zugluft schädigen die Schweine durch Kältestreß, der chronische Atemorganinfektionen begünstigt oder Rezidive von deren chronischen Formen auslöst. Temperaturschwankungen über 3 °C innerhalb von 24 Stunden wirken sich deshalb belastender aus als gleichbleibend etwas kühlere Luft.

Neugeborene Ferkel, deren Thermoregulation noch unvollkommen ist, reagieren auf Abkühlung mit Hypothermie und verenden im hypoglykämischen Koma. Auch an Enteritis erkrankte Ferkel sind besonders wärmebedürftig. Wahrscheinlich verringern warme, trockene Liegeflächen auch die Übertragung von Magen-Darm-Infektionen. Zusammendrängen und Übereinanderliegen weisen auf ein Wärmedefizit hin.

Unter dem Einfluß zu hoher Stalltemperaturen verringern Schweine die Futteraufnahme, um die Wärmeproduktion aus dem Stoffwechsel einzuschränken. Weitere Leistungseinbußen kommen durch intensivere Atmung zustande, die der Kühlung dient. Verschmutzen der Liegefläche, um sich zu suhlen, und zunehmender Kannibalismus sind als Zeichen zu hoher Stalltemperatur zu deuten. Bei weiter zunehmender Wärmebelastung kommt es zum Hitzschlag, der durch Kreislaufversagen bei Körpertemperaturen über 42 °C gekennzeichnet ist.

Zuchtsauen und -eber reagieren auf hohe Umgebungstemperaturen mit Fertilitätsstörungen, die im Spätsommer beobachtete herabgesetzte Fruchtbarkeit ist aber auch Ausdruck eines saisonalen Sexualgeschehens (s. Licht, Abschn. 2.2.15). Die Häufung akuter Rotlauferkrankungen im Hochsommer erklärt sich aus dem Zusammentreffen von Resistenzschwächung durch Hitzestreß mit günstigen Bedingungen für die Vermehrung des Erregers in mangelhaft gereinigten Ställen. Auch Kältestreß kann Rotlauf begünstigen.

Bei der Flatdeck- oder Batteriehaltung frühabgesetzter Ferkel erhält man bei einer Lufttemperatur von 27 °C ausgeglichenere Tiergewichte als bei 24 °C, weil anfänglich kleinere Ferkel bei hohen Temperaturen gut gedeihen, während die schwereren weniger fressen. Bei 24 °C nehmen die größeren Tiere gut zu, während kleinere schon geschädigt werden können, wodurch die Gruppe auseinanderwächst. Im Sommer muß die Lüftung gewährleisten, daß die Temperatur im Stall nicht mehr als 3 °C über der Außentemperatur liegt.

Zur richtigen Beurteilung der Stalltemperatur sind die über 24 Stunden auftretenden Maximal- und Minimalwerte wichtiger als einzelne Ablesungen des Thermometers während der Arbeitszeit. Jeder Stallraum sollte daher mit mindestens einem Minimum-Maximum-Thermometer ausgestattet sein, das unbeeinflußt von Sonnenbestrahlung, Heizung und Zuluftströmen angebracht werden muß.

Die Aufzeichnung des Temperaturverlaufs über 24 Stunden oder auch über eine Woche ist mit einem Thermographen auf Papierstreifen oder mit automatisierten Datenloggern möglich. Meist wird von solchen Geräten gleichzeitig die Luftfeuchte registriert (Thermo-Hygrograph). Für die laufende Überwachung sind solche Geräte wegen ihres Preises und der unerläßlichen Wartung nicht geeignet.

Temperaturextreme bzw. starke Tag-Nacht-Schwankungen treten auch in den kritischen Jahreszeiten (Winter, Hochsommer) nur zeitweise und unvorhersehbar auf. Um sie zu erkennen, sind die täglich am Minimum-Maximum-Thermometer abgelesenen Temperaturwerte eines Stalles vom Betriebsleiter über einen Monat hinweg in eine Temperaturliste einzutragen. Gleichzeitiges Notieren der Außentemperatur zeigt, bei welchen Witterungsbedingungen die Regelung des Stallklimas versagt.

2.2.2 Luftgeschwindigkeit

Luftbewegung ist vor allem in großen, dicht belegten Ställen unbedingt notwendig, um Frischluft zum Tier hin- und Schadgase von ihm wegzuleiten. Sie soll aber nicht als Zugluft fühlbar werden, weil dadurch Wärmeverluste entstehen, die bei Schweinen als Kältestreß wirken. Nur bei übermäßig hoher Lufttemperatur kann diese Abkühlung erwünscht sein; es ist jedoch darauf zu achten, daß bei abklingender Hitze, z. B. in der Nacht, auch wieder normale Luftgeschwindigkeiten im Aufenthaltsbereich der Tiere eintreten.

Bei Lufttemperaturen im Optimalbereich sollen in der Umgebung von Schweinen Luftgeschwindigkeiten zwischen 0,1–0,2 m/s herrschen.

Hohe Luftgeschwindigkeiten von 5–10 m/s, die an den Zuluftöffnungen erforderlich sind, um die Luftverteilung im Stall zu gewährleisten, dürfen nicht auf die Tiere gerichtet sein, sondern müssen an der Stalldecke entlang oder in erheblicher Höhe in den Stallraum geleitet werden. Besonders in Stallräumen mit niedriger Decke sollten die Boxentrennwände im Bereich der Liegefläche Schutz vor Zugluft bieten und verhindern, daß die zur Lüftung erforderliche Luftumwälzung die Tiere trifft.

Ein häufiger Fehler ist es, den Luftstrahl aus Heizgebläsen direkt auf die Schweine zu richten. Die Warmluft ist, wenn sie beim Tier ankommt, nur wenig wärmer als die übrige Stalluft und wirkt bei hoher Geschwindigkeit abkühlend.

Die an heißen Tagen erwünschte Abkühlung durch erhöhte Luftgeschwindigkeit ist mit sonst zugfrei arbeitenden Lüftungsanlagen schwer zu erreichen. Die in Abbildung 2-1 wiedergegebenen Werte sind ohne zusätzliche Ventilatoren nicht erreichbar und kaum exakt einzuhalten. Zusammengefaßt kommt es unter den Bedingungen der Intensivhaltung bei Luftgeschwindigkeiten unter 0,1 m/s zur Belastung der Schweine durch Schadgasansammlung: Ammoniak reizt die Atemwege und CO_2 beeinträchtigt das Wohlbefinden. Es ist auch vorstellbar, daß der Infektionsdruck aerogener Infektionen zunimmt.

Über 0,2 m/s treten Wärmeverluste auf, die als Kältestreß wirken können und dann für Atemorganerkrankungen prädisponieren. Zugluft im Bereich der Liegefläche löst vermehrte Unruhe aus, die Kannibalismus zur Folge haben kann.

Auch die Staubkonzentration in der Stalluft ist sowohl bei sehr niedrigen als auch bei sehr hohen Luftgeschwindigkeiten größer als in deren Optimalbereich. Zur Messung niedriger Luftgeschwindigkeiten, wie sie im Aufenthaltsbereich der Schweine angestrebt werden, ist ein thermisches Anemometer erforderlich. Das Gerät besitzt einen Meßfühler, in dem die Abkühlung eines geheizten Widerstandes durch den Luftstrom elektrisch gemessen wird.

Erhöhte Luftgeschwindigkeiten (> 0,2 m/s) können an der Ablenkung von Zigarettenrauch oder Nebel aus Strömungsprüfröhrchen erkannt werden. Auf der Haut spürbarer Luftzug ist stets ein Zeichen erhöhter Luftgeschwindigkeit. Luftströmungen im Stallraum, vor allem die Verteilung der Zuluft, lassen sich mit Nebelgeräten darstellen.

2.2.3 Luftbestandteile

Bei mangelhafter Frischluftzufuhr und -verteilung sammeln sich im Stall Luftbestandteile an, welche die Tiere belasten und schädigen:
– Kohlendioxid (CO_2) aus der Atemluft und Gärung der Fäkalien, Wasserdampf (H_2O) vorwiegend durch Atmung abgegeben, Ammoniak (NH_3) durch bakteriellen Abbau von Harnstoff entstehend,
– Schwefelwasserstoff (H_2S), der nur beim Aufrühren von Gülle in größeren Mengen auftritt (Vergiftungsgefahr!),

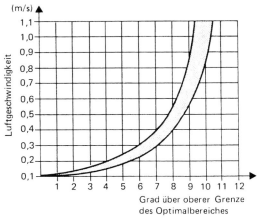

Abbildung 2-1 Die Kühlwirkung erhöhter Luftgeschwindigkeit ist nur dann erwünscht, wenn die optimale Umgebungstemperatur überschritten wird (Bereich rechts der Kurve). Zur Durchmischung genügen 0,1–0,2 m/s. Im Bereich oberhalb der Kurve wird Wärmeabgang erzwungen, es kommt zum Kältestreß (aus MEHLHORN, 1979).

– Kohlenmonoxid (CO) bei fehlerhafter Einstellung von Gasstrahlern.

Der für bestimmte Tierarten und Entmistungsverfahren typische Geruch kommt durch ein Gemisch von Fettsäuren, Estern, Aminen und Phenolen zustande, die sich bereits in sehr geringer Konzentration bemerkbar machen. Von den zuvor genannten Gasen ist nur Ammoniak daran beteiligt, dessen Geruchsschwelle bei 0,5 ppm, unter Stallbedingungen aber höher, liegt.

Neben den chemisch nachweisbaren Bestandteilen findet sich in der Stalluft Staub, der aus Hautabschilferungen, Futter-, Einstreu- und Kotpartikeln besteht. Weitgehend an diese oder an Wassertröpfchen gebunden schweben Bakterien, Pilzsporen und Viren in der Stalluft, verteilen sich im Stall und werden eingeatmet oder mit dem Futter aufgenommen.

Luftgetragene Keime haben eine entscheidende Bedeutung bei der Infektion zwischen Tieren, die im gleichen Stallraum leben. Die für Krankheitsprobleme wichtigen Erreger sind in der Stalluft allerdings schwer nachweisbar, während eine Gesamtkeimzahl, die vorwiegend ubiquitäre Keime erfaßt, keine Aussage über das Infektionsrisiko erlaubt.

Der Endotoxingehalt des Stallstaubes wird für asthmaartige Atembeschwerden von Menschen, die in Schweineställen arbeiten, verantwortlich gemacht. Außerdem kann es zur Allergisierung kommen. Ob die staubhaltige Luft Schweine in gleicher Weise belastet, ist unklar. Gute Lüftung verringert sowohl den Infektionsdruck spezifischer Erreger als auch die Staubbelastung. Bei hoher Luftgeschwindigkeit kann der Staubgehalt jedoch auch ansteigen.

Bei ungenügender Frischluftzufuhr tritt kein Mangel an Sauerstoff ein, und in Versuchen mit einzelnen der hier als belastend aufgeführten Faktoren sind Schäden erst bei recht hohen Konzentrationen nachweisbar. Wahrscheinlich ist es das Zusammenwirken aller Komponenten über lange Zeiträume, welches die in der Praxis bei schlechter Lüftung beobachteten Nachteile ergibt und zur Einhaltung von Grenzwerten zwingt, die deutlich unter den maximalen Arbeitsplatzkonzentrationen (MAK) für Menschen liegen (Tab. 2-2). Die an den MAK-Werten orientierten Grenzwertangaben der DIN 18910, Klima in geschlossenen Ställen, entsprechen nicht den Bedürfnissen von Tieren, die diesen Bedingungen lebenslang ausgesetzt sind. Die Schweinehaltungsverordnung von 1994 trägt dem Rechnung.

Die folgenden, für einzelne Luftbestandteile nachgewiesenen und vermuteten Wirkungen sind daher vor allem in Hinsicht auf die Art der Belastung oder Schädigung interessant. Sie stellen dagegen keinen Beweis für die Unschädlichkeit bei niedrigeren Konzentrationen dar.

Tabelle 2-2 Grenzwerte der Schadgaskonzentration

	v. Mickwitz (1974) Kalich (1977)	DIN 18910 1974	Schweinehaltungsverordnung 1994
NH_3 (ppm)	< 10	50	20
CO_2 (Vol.–%)	< 0,15	0,35	0,3
H_2S (ppm)	< 5	10	5

2.2.4 Luft der Atmosphäre

Die in den Stall gelangende Zuluft enthält 21 % Sauerstoff (O_2), 78 % Stickstoff, 1 % Argon und 0,03 % Kohlendioxid (CO_2). Eine Belastung (< 15 % O_2) oder Schädigung (< 12 % O_2) durch Sauerstoffmangel ist nur in luftdicht geschlossenen Räumen, in Tierställen dagegen selbst bei Ausfall der Lüftung nicht zu erwarten. Wesentlich gefährlicher wären dann die Ansammlung von CO_2 (s. u.) und im Sommer der Temperaturanstieg.

Stickstoff und Argon sind ohne Bedeutung für die Lüftung. Es ist üblich, die Konzentration von Luftbestandteilen in Volumenanteilen (V/V), in Prozent (%) oder in Parts per million (ppm) anzugeben. Eine Ausnahme bildet Wasserdampf, für den die Aufnahmefähigkeit der Luft stark wärmeabhängig ist, wobei Unterschreitungen der Sättigungstemperatur sofort zur Niederschlagbildung führen. Hier sind Angaben in Prozent relativer Feuchte (% rel. Feuchte) oder Gramm Wasser pro Kubikmeter Luft (g/m^3) üblich. In Verbindung mit der Lufttemperatur ergeben sich folgende Zusammenhänge für 100 % relative Feuchte:

Tabelle 2-3 Wassergehalt der Luft bei 100 % rel. Feuchte

Temperatur (°C)	−20	0	+20
H_2O (g/m^3)	0,9	4,9	17,3
H_2O (Vol.-%)	0,1	0,6	2,3

2.2.5 Luftfeuchtigkeit (Wasserdampf, H_2O)

Der Wasserdampfgehalt der Luft wird als Nebel oder Kondenswasser sichtbar, sobald die temperaturabhängige Sättigungsgrenze (= Taupunkt bei 100 % relativer Feuchte) überschritten wird.

Nur sehr niedrige Luftfeuchtigkeit, unter 40 % relativer Feuchte, schädigt Schweine unmittelbar durch Austrocknung der Schleimhäute und Behinderung der Zilienaktivität in den Atemorganen. Es kommt zu Reizhusten und verringerter Futteraufnahme. Hohe Luftfeuchtigkeit über 80 % wirkt indirekt, indem bei niedrigen Umgebungstemperaturen die Wärmeableitung erhöht, bei hohen die evaporative Thermoregulation behindert wird.

Unter optimalen Umgebungstemperaturen sind Schwankungen zwischen 50 und 80 % relativer Feuchte ohne Einfluß auf das Wohlbefinden. Temperaturabweichungen werden im Bereich von 60–70 % besser toleriert. Obwohl die Staubentwicklung und damit der Keimgehalt der Luft bei niedriger Luftfeuchte steigt, nimmt die Überlebensfähigkeit pathogener Keime infolge Austrocknung ab. Umgekehrt fördert eine hohe Luftfeuchte (> 85 %) die Ausbreitung von Infektionen, mangelhafte Trocknung verschmutzter Liegeflächen oder auch Kondenswasserbildung auf der Einstreu.

Die Kondenswasserbildung auf mangelhaft wärmegedämmten Flächen der Stallwand (Kältebrücken), im Inneren schlecht abgedichteter Außenwände und auf Metallteilen der Stalleinrichtung hat Gebäudeschäden, weitere Verschlechterung der Wärmeisolation und beschleunigten Verschleiß zur Folge.

Die im Stall nachweisbare Luftfeuchtigkeit stammt größtenteils aus der Atemluft der Tiere und der Zuluft, weniger aus Fäkalien. Die Kühlwirkung versprühten Wassers auf Schweine bei großer Hitze wirkt günstiger, wenn die Tiere direkt berieselt werden. Verdunstung auf dem Stallboden senkt zwar die Stalltemperatur, erschwert aber die respiratorische Thermoregulation durch Ansteigen der Luftfeuchtigkeit.

Kalte Luft (bei Frostwetter) enthält wenig Wasser und nimmt nach Erwärmung auf Stalltemperatur viel Feuchtigkeit auf. In schwach besetzten, geheizten Ställen kann die Luft dann zu trocken werden. Probleme mit zu hoher Luftfeuchtigkeit sind vor allem bei naßkalter Witterung über dem Gefrierpunkt und gedrosselter Lüftung zu erwarten.

Zur Messung der relativen Luftfeuchtigkeit dienen Haar-Hygrometer oder elektronische Feuchtemeßgeräte. Man kann sie auch durch Bestimmung des absoluten Wassergehaltes der Luft mit dem Gasspürgerät unter Berücksichtigung der Temperatur ermitteln. Eine fortlaufende Registrierung zur Erfassung tageszeitlich bedingter Schwankungen ermöglichen der Thermo-Hygrograph oder Datenlogger.

2.2.6 Kohlendioxid (CO_2)

Kohlendioxid (CO_2) ist geruchlos. Konzentrationen bis zu 1 % CO_2 ergeben keine eindeutig nachweisbaren Reaktionen bei den Tieren. Bei 1–2 % CO_2 in der Atemluft werden Apathie und Freßunlust beobachtet. Erhöhte Atem- und Herzfrequenz ergeben sich bei 4 %, ab 10 % Narkoseeffekte (Schlachttierbetäubung) und über 20 % sind Todesfälle möglich.

Es wird angenommen, daß bereits erheblich niedrigere Konzentrationen durch Synergismus mit anderen Schadgasen belastend wirken und auch Kannibalismus auslösen. Als besonders gefährdet gelten Jungtiere. Die CO_2-Konzentration dient als Indikator der Lüftungsintensität.

Kohlendioxid reichert sich in schlecht belüfteten Stallabschnitten an, aber auch dort kommt es nicht zu einer Schichtbildung in Bodennähe, die aufgrund des hohen spezifischen Gewichts zu erwarten wäre.

Das in Gülle gebildete Gas besteht hauptsächlich aus CO_2, wodurch bei Flüssigmistlagerung im Stall ein erhöhter CO_2-Anfall für die Lüftung berücksichtigt werden muß. Besonders viel CO_2 wird beim Umrühren der Gülle frei. Gefährlicher ist aber der gleichzeitig freigesetzte Schwefelwasserstoff (H_2S).

2.2.7 Ammoniak (NH_3)

Die Schwelle der Geruchswahrnehmung für Ammoniak (NH_3) liegt zwischen 0,02 und 0,5 ppm. Im Bereich von 30–50 ppm sind Reizerscheinungen an den Konjunktiven und Schleimhäuten der Atemwege sowie Leistungsminderungen und Anfälligkeit gegen Atemorganinfektionen infolge Zilienlähmung und verminderter Erregerclearance zu erwarten. Der Ammoniakgeruch wird dann deutlich und unangenehm fühlbar. Über 100 ppm sind Futteraufnahme und Zunahmen vermindert. Es kommt bei chronischer Belastung mit NH_3 zur Gewöhnung, die durch Bildung einer Lipoidschutzschicht in den Alveolen erklärt wird. Diese kann jedoch den Gasaustausch insgesamt erschweren und leistungsmindernd wirken.

Ammoniak entsteht durch bakteriellen Abbau von Harnstoff, bevorzugt bei hoher Temperatur und Luftzutritt, also auf harnbedeckten Flächen und in feuchter Einstreu im Sommer. Er schädigt Metallteile der Stalleinrichtungen durch Korrosion.

2.2.8 Schwefelwasserstoff (H_2S)

Bereits bei niedrigen Konzentrationen (0,005 ppm) macht sich Schwefelwasserstoff (H_2S) durch seinen Geruch nach faulen Eiern bemerkbar. Im toxischen Bereich lähmt das Gas die Geruchsnerven und wird dann nicht mehr wahrgenommen.

Schwefelwasserstoff bildet sich bei anaerobem Abbau schwefelhaltiger Eiweißbestandteile, besonders also in Gülle, jedoch in wesentlich geringerer Menge als CO_2 oder NH_3, so daß in ausreichend gelüfteten Ställen keine schädlichen Konzentrationen erreicht werden. Eine Ausnahme bildet das Umrühren (Ablassen, Auspumpen) im Stall gelagerter Gülle, bei dem plötzlich große Mengen von H_2S (und CO_2) freiwerden und zur Güllegasvergiftung mit plötzlichen Todesfällen bei Tieren und Menschen führen können. Bei solchen Gelegenheiten ist unabhängig von der Witterung für maximale (= Sommer-)Lüftung zu sorgen. Gesicherte Kenntnisse über Schäden durch Konzentrationen unter 20 ppm H_2S bestehen nicht.

Chronische Einwirkung von 20–50 ppm sollen bei Schweinen Appetitlosigkeit, gesteigerte Erregbarkeit und Lichtscheu hervorrufen. Im Bereich von 50–200 ppm werden Erbrechen, Diarrhoe, Blutdruckabfall, Konjunktivitis, Bronchitis und Lungenödem beobachtet.

Plötzliche Todesfälle werden durch 500 bis 1000 ppm H_2S in der Atemluft verursacht, die bereits nach wenigen Atemzügen zur Lähmung des Atemzentrums im Zentralnervensystem führen, aber auch die Blockierung von Atmungsenzymen bewirken. Das Sektionsbild solcher Tiere zeigt keine Organveränderungen.

2.2.9 Lüftungsverfahren

Sobald Schweine in wirtschaftlich sinnvollem Umfang im Stall gehalten werden, ist Zwangslüftung mittels Ventilatoren unentbehrlich. Der Gasaustausch durch strohbedeckte Bretterdecken ist selbst im Winter meist unzureichend, Fensterlüftung erzeugt Zugluft im Liegebereich, und die Schwerkraftlüftung über Abluftschächte funktioniert nur in der kalten Jahreszeit zufriedenstellend.

Üblicherweise wird zwischen folgenden Lüftungsverfahren unterschieden:
– Überdrucklüftung, d. h., der Ventilator arbeitet im Zuluftstrom,
– Unterdrucklüftung, d. h., der Ventilator ist in der Abluftöffnung angebracht, und
– Gleichdrucklüftung, d. h., beide Prinzipien werden gleichzeitig angewendet.

Die Unterschiede zwischen diesen Lüftungsverfahren treten vor allen in kleinen Ställen, die mit wenig Aufwand belüftet werden sollen, in Erscheinung. Beim Neubau größerer Ställe sind gleichwertige Lösungen mit jedem Verfahren möglich. Entscheidend sind in jedem Fall die richtige Position und Gestaltung der Zuluftöffnungen für die Luftverteilung im Stall und die Lage der Zu- und Abluftöffnungen außerhalb des Stalles. Von letzterer hängt nicht nur das Funktionieren der Lüftung bei verschiedenen Witterungslagen, sondern auch der Grad der Geruchsbelästigung in der Umgebung ab.

2.2.10 Zuluftführung

Zuluftöffnungen sollten die Luft über dem Stallfirst oder an Wänden, die im Schatten liegen, ansaugen. Soweit möglich sollte die Pufferwirkung von Vorräumen bzw. Verbindungsgängen oder eines Luftbrunnens zum Ausgleich von Temperaturschwankungen ausgenutzt werden, wie dies z.B. bei „Stallganglüftung" in Abbildung 2-6 gezeigt wird.

Zuluft aus dem Dachraum ist im Sommer wegen der Aufheizung nachteilig und bringt im Winter bei richtiger Deckenisolierung keine Vorteile.

Die Zuluftöffnungen im Stall sollten so hoch wie möglich angebracht sein und sich der geförderten Luftmenge in ihrer Weite anpassen können. Nur wenn diese Anpassung je nach Witterung durch Pendel-

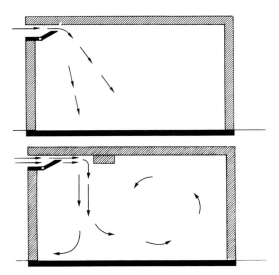

Abbildung 2-2 Nur bei ausreichender Eintrittsgeschwindigkeit strömt kühle Zuluft zunächst an der Stalldecke entlang und gelangt mit optimaler Geschwindigkeit und Temperatur in den Aufenthaltsbereich der Tiere. Bei geringer Geschwindigkeit sinkt Kaltluft auf die Tiere (oben). Ein Zuluftstrom, der auf Hindernisse prallt, wird nach unten abgelenkt, trifft auf die Tiere und erzwingt Wärmeverluste (unten). Hinter dem Hindernis entsteht ein Sekundärwirbel mit mangelhaftem Luftaustausch.

klappen oder Handeinstellung erfolgt, wird die Zuluft drei- bis viermal so weit im Stall verteilt, wie die Öffnung hoch liegt. Zu weite Öffnungen lassen kalte Luft vorzeitig auf die Tiere absinken, zu enge erhöhen den Stromverbrauch, ohne daß genügend Luft einströmen kann (Abb. 2-2).

Hohe Stallräume und zahlreiche, eng beieinander liegende Zuluftöffnungen machen die Frischluftversorgung unproblematisch (Abb. 2-3). Bei niedriger Stalldecke und in breiten Ställen kann eine gleichmäßige Lüftung ohne zusätzliche Zuluftkanäle unmöglich sein (Abb. 2-4). Aus Zuluftkanälen oder einer unter der Decke aufgespannten Folie kann die Luft auch nach dem Rieselprinzip durch poröses Material oder feine Öffnungen in den Stall geleitet werden.

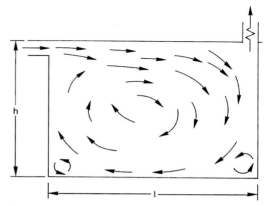

Abbildung 2-4 und 2-5 Nur wenn die Höhe der Zuluftöffnung mehr als ein Drittel der Stallbreite beträgt (h ≥ 1/3 l), ist eine gleichmäßige Verteilung der Frischluft möglich. In niedrigen Ställen, die über 3mal so breit wie hoch sind, bilden sich Sekundärwirbel (b), in denen kein Luftwechsel stattfindet. Die Lage der Abluftöffnung hat keinen Einfluß auf die Zuluftverteilung (nach Arbeitskreis Klimatechnik, 1974).

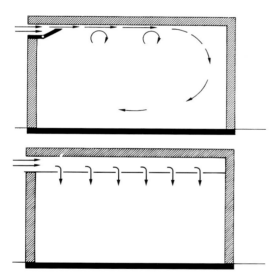

Abbildung 2-3 Eine optimale Luftverteilung im Stall gelingt mit einer verstellbaren Düse unterhalb einer glatten Decke, an welcher der Luftstrom „klebt" und weit in den Stall hinein gelangt, bevor er sich durchmischt und absinkt (oben). Die Zuluft kann auch durch Poren in einer Zwischendecke oder einem breiten Kanal verteilt werden (unten). Düsen werden bevorzugt bei Unterdrucklüftung und in hohen Ställen eingesetzt, Kanäle und poröse Decken kommen überwiegend bei Vorwärmung und Überdrucklüftung in niedrigen Ställen zum Einsatz.

2.2.11 Abluftführung

Die Lage der Abluftöffnungen im Stall ist auf die Luftverteilung im Stall ohne nennenswerten Einfluß. Die Bewegung der abströmenden Luft ist 1 m von der Öffnung entfernt kaum noch nachweisbar. Während die Zuluft wie ein Wasserstrahl in den Stallraum eindringt, versinkt die Luft langsam in der Abluftöffnung wie Wasser in einem Abfluß. Es ist deshalb für die Luftbewegung ohne Bedeutung, ob der Ventilator in der Zuluft- oder Abluftöffnung sitzt (s. a. Abb. 2-4 und 2-5).

Eine fehlerhafte Zuluftführung kann nicht durch die Position der Abluftöffnung verbessert werden. Da keine Schichtbildung der Schadgase im Stall eintritt, lohnt es sich auch nicht, die Abluftöffnungen besonders tief, im Spaltenbodenbereich, oder für Sommerlüftung noch zusätzlich unter der Decke anzubringen. Man muß aber damit rechnen, daß bei zeitweiligem Stillstand der Lüfter oder ungünstiger Windrichtung

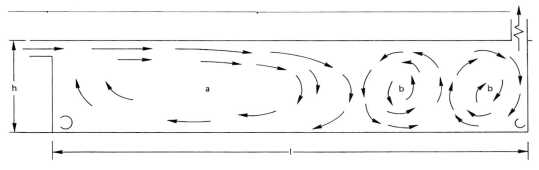

Abbildung 2-5

unbeabsichtigt Kaltluft durch die Abluftöffnung eindringt. Diese sollte sich deshalb nicht unmittelbar über oder unter Liegeflächen befinden.

Abluftöffnungen in der Stallwand sind hierfür besonders anfällig. Sie ergeben außerdem eine am Erdboden entlangziehende Geruchsfahne und verschmutzen das Gebäude durch Staubablagerung.

Zahlreiche über den Stallfirst verteilte Abluftöffnungen mildern die Geruchsbelästigung durch Verdünnung in der Außenluft. Eine zusätzliche Verteilung in senkrechter Richtung wird durch Weitwurfdüsen erreicht. Die dafür erforderliche hohe Luftgeschwindigkeit kann bei Winterlüftung durch Zumischen von Frischluft (Bypass-Verfahren) aufrechterhalten werden.

Grundlage für die Bewertung und Verminderung von Geruchsbelästigungen durch Schweinehaltung ist die VDI-Richtlinie 3471. Mit der Abluftreinigung durch Filter befassen sich die VDI-Richtlinien 3477 und 3478.

2.2.12 Unterdruck oder Überdruck?

Das Unterdruckverfahren läßt sich in einfachster Form durch Einbau des Ventilators in die Stallwand anwenden. Wenn die Luft durch richtig angebrachte Zuluftöffnungen eingeleitet wird, können unregelmäßige, langgestreckte Ställe zuverlässig belüftet werden. Durch das Absaugen der Luft entsteht aber ein Unterdruck, der auch durch alle zufällig vorhandenen Öffnungen (Türen, Luken usw.) Luft einströmen läßt. Die beabsichtigte Luftführung tritt dann nicht ein. Durch Staubablagerung auf dem Ventilator und eventuell vorhandenen Windabweisern kann die Leistung sinken.

Eine einfache Überdrucklüftung besteht aus einem Radialventilator, der, möglichst hoch über einer quadratischen Stallfläche angebracht, die Luft nach allen Seiten in den Raum schleudert. Die Höhe gewährleistet auch bei langsamem Lauf im Winter eine noch ausreichende Luftverteilung und vermeidet bei maximaler Sommerlüftung Zuglufterscheinungen. In Verbindung mit einem Abluftventilator, der von demselben Motor getrieben wird, ergibt sich eine Gleichdrucklüftung. Die Überdrucklüftung ist auch in undichten Ställen anwendbar. Sie gestattet es, die Luftverteilung im Stall durch Beimischung von „Umluft" zu verbessern. In niedrigen Ställen sind Zuluftkanäle mit seitlich gerichteten Öffnungen (Deckenluftverteiler) oder „Foliendecken" erforderlich, in die der Ventilator die Zuluft hineindrückt.

2.2.13 Bemessung und Regelung der Lüftung

Die Leistung der für die Zwangslüftung erforderlichen Ventilatoren ergibt sich aus der Forderung, die vom maximalen Tierbesatz erzeugte Wärme im Sommer aus dem Stall zu schaffen und dabei eine Stalltemperatur einzuhalten, die nicht höher als 2–3 °C über die Außentemperatur ansteigt. Berechnungsgrundlage hierfür ist die DIN-Vorschrift 18 910. Die Lüfter laufen daher mit voller Leistung, solange die Außentemperatur nicht 2 °C unter die Optimaltemperatur im Stall abfällt.

Bei weiter sinkender Außentemperatur wird die Lüftung nun von einem elektrischen Temperaturfühler so geregelt, daß die Optimaltemperatur im Stall aufrechterhalten bleibt. Bei kalter Witterung kann die Lüftung nicht beliebig eingeschränkt werden, weil es sonst zur Ansammlung von Schadgasen und Wasserdampf im Stall kommen würde. Auch die Zuluftverteilung im Stall würde versagen. Man vermeidet das, indem neben der Optimaltemperatur auch eine Mindestleistung der Ventilatoren eingestellt wird, die meist 20 % der Sommerlüftung beträgt.

Bei Kenntnis der Wärmedämmung des Gebäudes und des Tierbesatzes läßt sich errechnen, ob die Optimaltemperaturen bei minimal erforderlicher Lüftung im Winter gewährleistet sind. Wenn nicht, muß ge-

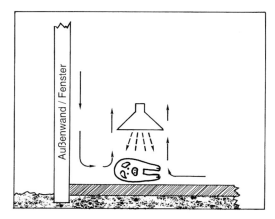

Abbildung 2-7 Kaltluftabfall an schlecht isolierten Wänden und Kaltluftzustrom am Fußboden bei frei aufgehängten Wärmelampen. In kalten Räumen bewirkt bereits die Körperwärme ungünstige Luftströmungen („Zugluft"). Außerdem verlieren die Tiere durch Strahlung Wärme an kalte Wände.

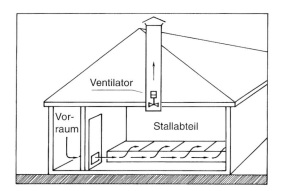

Abbildung 2-6 Sogenannte Stallgang- oder Türlüftung. Nur bei Vorwärmung der Luft im Vorraum (Versorgungsgang) und geschlossenen Boxenwänden erfolgt eine tiergerechte Lüftung. Die Abluftöffnung mit Ventilator liegt über dem Stallgang, um das Risiko eines unbeabsichtigten Einfalls von Kaltluft zu verringern.

heizt werden. Diese Berechnung sollte bei Einrichtung des Stalles erfolgt sein. Sie wird spätestens erforderlich, wenn suboptimale Temperaturen und spürbare Schadgasansammlung im Stall auftreten. Es gibt kein Lüftungsverfahren, das einen kalten, stinkenden Stall erwärmen könnte.

Zur Überprüfung der Lüftung dienen

– im Sommer:
  Differenz zwischen Außentemperatur im Schatten und Innentemperatur an einem heißen Nachmittag;
– im Winter:
  Feststellung des Temperaturminimums im Stall während einer kalten Nacht mit dem Minimum-Maximum-Thermometer sowie Messung der Kohlendioxidkonzentration der Stalluft mittels Gasspürgerät bei gleicher Einstellung der Lüfter.

Der Ammoniakgehalt der Luft ist zur Lüftungsüberprüfung im Winter weniger geeignet als CO_2, weil in kalter Umgebung weniger NH$_3$ entsteht. Wenn erhöhte NH$_3$-Konzentrationen spürbar oder nachweisbar werden, sind sie allerdings auch ein Hinweis auf unzureichende Lüftung.

In ausgedehnten, niedrigen Stallräumen kann es zur Benachteiligung einzelner Bereiche durch Lüftungsschatten sowie unterschiedliche Wärmedämmung des Gebäudes oder unterschiedliche Verteilung von Tieren und Exkrementen kommen. Um diese zu erkennen, sind mehrere über den Stall verteilte Meßpunkte in Tierhöhe zu überprüfen.

2.2.14 Umweltbelastung durch Abluft

In erster Linie wird man bei Umweltbelastung durch Abluft an die Geruchsbelästigung der Anwohner in der Nähe von Schweineställen denken. Bei Neubauten müssen daher Mindestabstände eingehalten werden, die sich nach der Tierzahl und einer Bewertungsskala des Haltungsverfahrens richten (VDI-Richtlinie 3471). Grob vereinfacht wird danach eine Entfernung von 500 m in den meisten Fällen als ausreichend angesehen (Abb. 2-8). Bei langsamer Luftbewegung und Inversionswetterlage (Warmluft über kalter Luft am Boden) wird der typische Schweine-

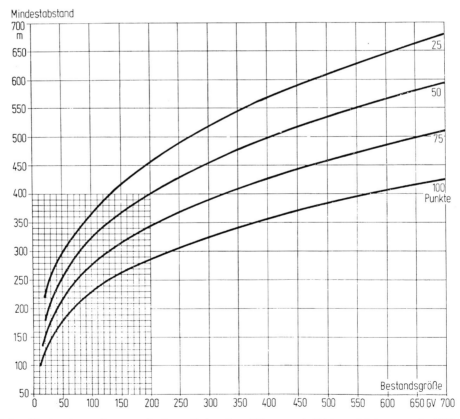

Abbildung 2-8 Abstandsregelung zwischen Schweineställen und Wohngebieten nach VDI-Richtlinie 3471. Bestandsgröße in Großvieheinheiten (GV) (Zuchtschwein = 0,3 GV, Mastschwein = 0,13 GV); Punktbewertung nach geruchsmindernden Haltungs- und Lüftungsverfahren

stallgeruch aber gelegentlich auch weiter entfernt wahrnehmbar. Da die geruchsintensiv wirkenden organischen Verbindungen vorwiegend an feinsten Staub und Tröpfchen (Aerosol) gebunden verbreitet werden, besteht im Radius der Geruchswahrnehmung, also bis zu 500 m, auch ein hohes Risiko der Infektionsübertragung zwischen benachbarten Schweinebeständen (Abb. 2-9).

Ein Zusammenhang zwischen der Staubemission und allergischen Erkrankungen bei Menschen in Gebieten mit hoher Viehdichte wird vermutet.

Der durch bakteriellen Abbau von Harnstoff entstehende Ammoniak verursacht außerhalb von Ställen kaum Geruchsbelästigung. In der unmittelbaren Umgebung von Ställen und offenen Güllelagern (Lagunen) kann er Pflanzen, besonders Nadelbäume, schädigen. Im Gegensatz zu diesen vereinzelten, sichtbaren Schäden ist die Ammoniakemission das schwerwiegenste, durch intensive Tierhaltung verursachte Umweltproblem. Ammoniak ist, an Schwefeldioxid bzw. Sulfitionen gebunden, ein Teil des sauren Regens und führt zu unerwünschter Düngung naturbelassener Flächen und Gewässer. Teilweise vermeidbar ist dieses Problem durch gasdichte Lagerung der Gülle und deren sofortige Einarbeitung bei der Düngung (Eindrillen). Dies schränkt auch Geruchsprobleme ein.

Mit dem Versprühen von Gülle (Ausbringung mit Druckfässern auf Weiden oder Verregnung) sind nicht nur Geruchsprobleme, sondern auch Infektionsrisiken für nahe gelegene Bestände verbunden.

2.2.15 Licht

Die Intensität des sichtbaren Lichts und die tägliche Beleuchtungsdauer wirken in zweierlei Weise auf das Schwein ein. Als tagaktives Tier reagiert es auf die Beleuchtungsintensität mit stärkerem Betätigungsdrang. Dämmerlicht oder Dunkelhaltung dämpfen diesen und auch die Sexualfunktionen.

Daneben sind zu- oder abnehmende Tageslichtlängen Zeitgeber für jahreszeitliche Einflüsse auf die Fortpflanzung. Die biologisch ebenfalls gegebene Steuerung der zirkadianen Zyklen durch Licht hat keine praktische Bedeutung für die

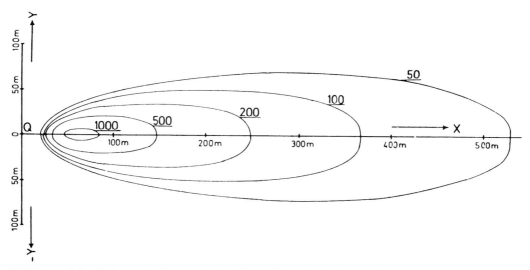

Abbildung 2-9 Keimausbreitung mit der Abluft. Höhe der Lüftungsöffnung 10 m, Ausstoß von 10^6 Keimen/s, Keimzahlbestimmung/m³ in 1,5 m Höhe, mittlere Windgeschwindigkeit ≈ 1 m/s. Die Ellipsen umranden Bereiche gleicher Keimkonzentration (MÜLLER u. M., 1978).

Schweinehaltung, da die Fütterungs- und Pflegeperioden den Tagesrhythmus auch bei weitgehend fehlender Beleuchtung aufrechterhalten.

Wellenlängen außerhalb des sichtbaren Spektrums, das vom Schwein im gleichen Bereich wie beim Menschen wahrgenommen wird, sind bei der Stallhaltung entbehrlich. Ultraviolettes Licht für die Vitamin-D-Synthese wird vom Schwein nicht benötigt. Die Wärmewirkung infraroter Strahlung wird bei Saugferkeln oft angewandt, kann aber durch andere Heizungsarten ersetzt werden. Leuchtstoffröhren mit Tageslichtqualität sind biologisch günstiger als Glühbirnen und sparen außerdem Energie.

Dem natürlichen Licht wird bei Auslauf- und Weidehaltung ein resistenz- und vitalitätssteigernder Einfluß zugeschrieben. Dem stehen als Nachteile Sonnenbrandrisiko und Parasitenbefall gegenüber. Ausreichende Helligkeit im Stall fördert auch indirekt die Gesundheit von Schweinen, indem sie die Beurteilung des Verhaltens, die Erkennung von Krankheitserscheinungen, die exakte Durchführung von Pflegemaßnahmen und die sorgfältige Reinigung der Ställe ermöglicht.

Lichtintensität

Beleuchtungsstärken von 100 Lux und mehr über 10 bis 12 Stunden am Tag ermöglichen Schweinen, die in fensterlosen Ställen leben, ungestörte Lebensvorgänge einschließlich des Pubertätseintritts bei Jungsauen. Dieser ist bei Beleuchtung mit weniger als 20 Lux verzögert. Jedoch genügen 20 Lux, die durch Fenster einfallen, noch als Zeitgeber für die jahreszeitliche Periodizität.

Die Dämpfung der Bewegungsaktivität bei Dunkelhaltung kommt offenbar durch Orientierungsschwierigkeiten der Schweine zustande. Insofern entspricht ihre Lichtempfindlichkeit der des menschlichen Auges.

Bei Kannibalismusproblemen soll Dämmerlicht, durch blau angestrichene Fenster gefiltert, beruhigend wirken. In abgedunkelten, ruhigen Abferkelställen setzt die Geburt bei der Mehrzahl der Sauen bereits am Nachmittag ein, was die Überwachung erleichtert.

Die Schweinehaltungsverordnung von 1994 schreibt für Schweineställe ausnahmslos mindestens 8 Stunden Beleuchtung von mindestens 50 Lux vor, welche dem Tagesrhythmus angeglichen ist.

Die Messung der Beleuchtungsstärke wird mit photoelektrisch arbeitenden Luxmetern vorgenommen. Als Anhaltspunkte für eine Schätzung kann man angeben, daß Dämmerlicht von 1 Lux noch eine Orientierung in Räumen ermöglicht, Tierbeobachtungen etwa 20 Lux erfordern und ermüdungsfreies Lesen ab 100 Lux gelingt.

Änderung der Beleuchtungsdauer

Tiere mit jahreszeitlich wechselnder Sexualaktivität reagieren auf allmähliche Zu- oder Abnahme der Tageslänge, die als Signal für biologisch optimale Fortpflanzungsbedingungen wirken. Beim Schwein verkürzen abnehmende und möglicherweise auch zunehmende Beleuchtungsperioden das Absetz-Beleg-Intervall der Sau und steigern die Testosteronproduktion beim Eber. Die bisher auf Wärmestreß zurückgeführten Unfruchtbarkeitsprobleme im Hochsommer könnten auch durch anhaltende Langtagsbedingungen ausgelöst sein. Mit einem Lichtprogramm, durch das die Beleuchtungsdauer ab Mai allmählich verkürzt wird, konnte das Absetz-Beleg-Intervall während des Sommers signifikant verringert werden. Unter einer über das Jahr konstanten Beleuchtungsdauer verschwanden saisonale Unterschiede der Fruchtbarkeit von Jungsauen. Da abnehmende Tageslängen 4 bis 6 Wochen herrschen müssen, bevor die Sauen darauf reagieren, ist die praktische Anwendung von Lichtprogrammen beim Schwein schwierig.

Für die gleichbleibende Beleuchtung ist die optimale Dauer pro Tag nicht eindeutig geklärt. Langtagsbedingungen (> 12 Stunden) wirken jedenfalls auf die Fruchtbarkeit ungünstig.

Fenster für Sauenställe sollten nach Südosten gerichtet sein und mindestens 1/20 der Stallfläche einnehmen. Damit sind bis zu 6 m Entfernung etwa 50 Lux und Tageslichtquotienten im Bereich von 0,5 bis 1,0 % erreichbar. Weniger natürliches Licht stimuliert nicht mehr ausreichend, läßt aber die jahreszeitlichen Schwankungen fortbestehen.

Literatur

Anon. (1994): Verordnung zum Schutz von Schweinen bei Stallhaltung (Schweinehaltungsverordnung). Bundesgesetzblatt, Teil I, 312-315.

ADAM, T., und U. ANDREAE (1973): Toleranzgrenzen für gasförmige Umweltfaktoren bei landwirtschaftlichen Nutztieren. Züchtungskunde **45**, 162-178.

AENGST, C., H. G. HILLIGER und E. ROKICKI (1983): Zur Durchführung von Stalluftuntersuchungen aus tierärztlicher Sicht (Feldstudie). Dtsch. tierärztl. Wschr. **90**, 509-512.

VAN ALSTINE, W., W. O. COOK and T. L. CARSON (1985): Carbon monoxide-induced fetal death in swine: Diagnosis and prevention. Vet. Med. Small Anim. Clin. **80**, 68-73.

Arbeitskreis der Dozenten für Klimatechnik (1974): Lehrbuch der Klimatechnik. 2. Aufl. Karlsruhe: Verlag C. F. Müller.

BARTUSSEK, H. (1985): Das Stallklima im Winter – ein Problem in Theorie und Praxis. Wien. tierärztl. Mschr. **72**, 386-399.

BRESK, B., U. REHMANN und J. STOLPE (1983): Tier-Umwelt-Beziehungen und ihre Bedeutungen für die Stallklimagestaltung und Ökonomie in der Mastschweineproduktion. Monatsh. Veterinärmed. **38**, 942-947.

CLARK, J. A. (ed.) (1981): Environmental aspects of housing for animal production. London: Butterworths.

CURTIS, S. E. (1983): Environmental management in animal agriculture. Ames: Iowa State University Press.

CURTIS, S. E. and L. BACKSROM (1992): Housing and environmental influences on production. In: LEMAN A. D., et al. (eds.), Diseases of Swine, 7th ed., 884-900. Ames: Iowa State University Press.

DRUMMOND, J. G., S. E. CURTIS and J. SIMON (1978): Effects of atmospheric ammonia on pulmonary bacterial clearance in the young pig. Am. J. Vet. Res. **38**, 211-212.

GROTH, W. (1984): Der Einfluß des Stallklimas auf Gesundheit und Leistung von Rind und Schwein. Zbl. Vet. Med. B **31**, 561-584.

HENSCHLER, D. (1983): Atemgifte. In: FORTH, W., D. HENSCHLER und W. RUMMEL (Hrsg.): Pharmakologie und Toxikologie. 4. Aufl., 641-650. Mannheim: Bibliographisches Institut.

HARTMANN, F. (1980): Experimentelle Untersuchungen über die atmosphärische Ausbreitung von Luftkeimen aus Stallanlagen und aus künstlichen Keimquellen. Hohenheim: Diss.

HARTUNG, J. (1988): Ammonium in rainwater collected around a farm and in a suburban area. In: NIELSEN, V. C., J. H. VOORBURG and P. L'HERMITE (eds.), Volatile emissions from livestock farming and sewage operations, 144-151. London – New York: Elsevier Applied Science.

HARTUNG, J. (1995): Gas- und partikelförmige Emissionen aus Ställen der Tierproduktion. Dtsch. tierärztl. Wschr. **102**, 259-298.

HILLIGER, H. G. (1990): Stallgebäude, Stalluft und Lüftung. Stuttgart: Ferdinand Enke Verlag.

LAHRMANN, K.-H. (1986): Die Bedeutung von Licht für die Fruchtbarkeit beim Schwein. Dtsch. tierärztl. Wschr. **93**, 347-350.

MARSCHANG, F. (1973): Hitzestreß und tierische Leistung bei industriemäßiger Zucht und Haltung. Vet. Med. Nachr. 183-203.

MEHLHORN, G. (Hrsg.) (1979): Lehrbuch der Tierhygiene, Teil I und II. Jena: VEB Gustav Fischer Verlag.

MICKWITZ, G. V. (1980): Mindestanforderungen an die Haltung, Möglichkeiten zur Untersuchung und Beurteilung. In: SCHULZE, W., et al. (Hrsg.): Klinik der Schweinekrankheiten. 407-432. Hannover: Verlag M. und H. Schaper.

MOUNT, L. E. (1968): The climatic physiology of the pig. London: Arnold.

MÜLLER, W., P. WIESER und H. KÜHME (1978): Zur Frage der Ausbreitung von Luftkeimen aus Tierställen. Zbl. Vet. Med. B, **25**, 216-224.

O'DONOGHUE, J. G. (1961): Hydrogen sulphide poisoning in swine. Can. J. Comp. Med. Vet. Sci. **25**, 217-219.

SENG, W. (1975): Untersuchungsergebnisse zur Optimaltemperatur für Mastschweine bei einstreuloser Haltung. Monatsh. Veterinärmed. **30**, 364-368.

VAN DEN WEGHE, H. (1993): Technische Möglichkeiten zur Emissionsminderung in der Schweinehaltung. Züchtungskunde **65**, 444-454.

2.3 Fußböden und Einstreu

2.3.1 Einstreu

Wirkungsweise
Für das Wohlbefinden von Schweinen hat die Einstreu mehrere Vorteile:
- Wärmedämmung gegenüber der Liegefläche, die durch Aufhäufen oder Wegschieben verändert werden kann;
- elastische Unterlage, die sich der Körperform anpaßt und Bodenrauhigkeiten abdeckt;
- Aufsaugen von Harn mit verbesserter Trittsicherheit und geringerer Geruchsentwicklung;
- Abreagieren des Beschäftigungsdranges, wobei Stroh auch gefressen wird.

Als hygienischer Nachteil ist die Anreicherung von Parasiten und anderen Infektionserregern zu nennen, die vor allem in Tiefstreu zu erwarten ist. Ein konsequentes Rein-Raus-Verfahren in Abferkel- und Läuferställen ist mit Einstreu schwer zu vereinbaren. Das Risiko einer Enteritis bei frühabgesetzten Ferkeln ist nur bei Käfighaltung beherrschbar. Die Anwendung von Tiefstreu oder Wechselstreu ist auf planbefestigte Böden beschränkt. Für Teilspaltenböden kommen Häcksel oder Holzspäne als Magerstreu in Frage. Auch getrockneter Kot und Futterreste wirken hier als Einstreu.

Streumaterial
Getreideanbauenden Betrieben steht Stroh als für Schweine ideale Einstreu zur Verfügung. Reichliche Strohstreu kann die klimatischen Nachteile schlecht wärmegedämmter Ställe teilweise ausgleichen. Der teilweise aerobe bakterielle Abbau in strohreichem, durchlüftetem Mist mildert die Geruchsbelästigung durch Schweinekot. Die Ammoniakbildung im Stall kann allerdings erhöht sein.

Da restriktiv gefütterte Zuchtschweine erhebliche Strohmengen verzehren, ist darauf zu achten, daß kein verschimmeltes Stroh gegeben wird, da dies Vergiftungen zur Folge haben kann.

In der gewerblichen Schweinehaltung werden oft Säge- oder Hobelspäne eingestreut. Die Wärmedämmung dieses Materials beträgt die Hälfte einer gleich dicken, zusammengedrückten Strohschicht. Auf Holzeinstreu gehaltene Mastschweine entwickeln oft tuberkulöse Veränderungen der Darmlymphknoten, die auf Verunreinigung des Holzes mit aviären und atypischen Mycobakterien beruhen.

Es ist vorstellbar, wenn auch nicht erwiesen, daß Schleifstaub aus der Möbelfabrikation bei Ferkeln Fremdkörperpneumonie hervorrufen kann, wie man sie bei Versuchstieren kennt. Torf ist bei gleicher Wärmedämmung weicher und saugfähiger als Holzspäne. Nachteilig sind die Bildung schmieriger Beläge aus nassem Torf und die auffällige, schwarze Staubentwicklung.

2.3.2 Fußböden

Je nach ihrer Nutzung als Versorgungsgang, Freßplatz, Liegefläche oder Kotfläche bestehen sehr unterschiedliche Anforderungen an die Eigenschaften des Stallbodens. Im Vordergrund für die Gesundheit und das Wohlbefinden der Schweine stehen Liege- und Kotfläche, an die sie in der Intensivhaltung eng gebunden sind. Besonders bei einstreuloser Haltung gelingt es trotz erheblicher Fortschritte in Material und Verarbeitung nicht, die teilweise einander widersprechenden Forderungen von seiten der Tiere einerseits und der Betriebstechnik andererseits zu erfüllen.

Geschlossene Böden
Planbefestigte Liegeflächen haben eine Oberfläche aus Beton oder Spezialestrich. Die Oberfläche sollte eine Struktur besitzen, welche das Ausgleiten der Tiere vermeiden hilft, aber weder Verletzungen verursacht noch die Reinigung erschwert. In der Nähe der Tröge muß das Material gegen

Milchsäure beständig sein, die sich in Futterresten bildet. Frisch hergestellte Zementböden wirken ätzend. Sie müssen sorgfältig abgespült und zumindest anfänglich mit Einstreu bedeckt werden. Durch Säuberung von Liegeflächen, die längere Zeit kotbedeckt waren, mit dem Hochdruckreiniger können Rauhigkeiten freigelegt und erzeugt werden, die Lahmheiten verursachen.

Dauerhafte, belastungsfähige Liegeflächen sind nicht mit guter Wärmeisolierung herstellbar. Ohne Einstreu oder Fußbodenheizung sind sie als Liegeflächen für Ferkel ungeeignet. Das Fehlen einer elastischen Unterlage ist auch für ältere Schweine, besonders für Sauen in Zuchtkondition, problematisch. Es bilden sich Liegeschwielen und Druckstellen. Gummi- oder Kunststoffmatten sind nicht brauchbar, weil sie von Schweinen zernagt werden. Auf Liegeflächen von Teilspaltenbodenställen sammelt sich trockener Kot an, der als Einstreu wirkt. Das Trockenhalten von Liegeflächen in Laufboxen wird erreicht durch:
– Gefälle zum Kotplatz hin,
– niedrige Luftfeuchtigkeit,
– ausreichenden Tierbesatz und
– undurchlässige Trennwände zur Nachbarbox.

Auf Kotflächen bei Einstreuhaltung ist eine glatte Oberfläche erforderlich, um das Entmisten zu erleichtern. Hierunter leidet die Rutschsicherheit. Eine Wärmedämmung ist nicht erforderlich.

Perforierte Böden
Die arbeitssparende, einstreulose Haltung auf Spaltenböden setzte sich zunächst im Maststall durch. Als Material haben sich Betonbalken und Gußeisenroste bewährt. Drahtgitter und Roste aus runden Stäben < 9 mm Ø sind nicht mehr zulässig.

Für gute Mastergebnisse sind optimale Stalltemperaturen und zugfreie Lüftung entscheidend. Besonders in Vollspaltenbodenställen sind ein hoher Luftraum und Heizung an kalten Tagen wichtig. Stallklimamängel haben gehäufte Pneumonieerkrankungen durch Kältestreß zur Folge.

Um Klauenschäden zu vermeiden, ist auf gratfreie Kanten, stufenlose Verlegung der Spaltenbodenelemente und optimale Spaltenweiten (s. Klauenerkrankungen, Abschn. 12.4.1) zu achten.

Die Haltung der Absatzferkel auf perforierten Böden in Flatdecks oder Batteriekäfigen ist mit einer Verringerung von Enteritis und Atemorganerkrankungen verbunden, sofern sie im Rein-Raus Verfahren in kleinen Räumen mit optimalem Klima erfolgt. Als Böden werden hier Kunststoffroste oder Lochbleche verwendet. Schwereres Material ist wegen gesteigerter Wärmeableitung nicht geeignet. Verletzungen sind durch rauhe Verzinkung und Rostschäden möglich. Besonders vorteilhaft sind Teilspaltenböden mit beheizten Liegeflächen.

Häufige Fehler sind
– suboptimale Temperatur mit der Folge von Kältestreß und Erkrankungen der Atemorgane,
– Überbelegung und mangelhafte Lüftung mit der Folge von Kannibalismus.

Glatte Spaltenböden und enge, überbelegte Boxen führen durch Bewegungsmangel zu Gliedmaßenschäden.

Im Abferkelstall sind Gußeisenroste mit einer Spaltenbreite, die dem Saugferkel angepaßt ist, aber auch Betonspalten brauchbar. Sie ermöglichen mittleren Beständen die Einrichtung von Abferkelabteilen für 6 bis 10 Sauen, die im Rein-Raus-Verfahren belegt werden. Die Häufigkeit und der Verlauf von Atemwegsinfektionen und Koliruhr der Ferkel werden dadurch günstig, das MMA-Syndrom der Sau jedoch nicht eindeutig beeinflußt.

Die Wärmeableitung durch den Spaltenboden ist für die Saugferkel ohne zusätzliche Liegeplatte und Heizung zu hoch, für die viel Wärme produzierende Sau dagegen zu gering. Häufig wird der gesamte Abferkelstall geheizt, statt nur die Liegefläche der Ferkel. Für die Sau ergibt das eine umso stärkere Wärmebelastung, je weniger Wärme der Spaltenboden ableitet.

Spaltenböden für tragende Sauen in Deckzentren gleichen denen für Mastschweine (Beton, Gußeisen). Sie ergeben in Verbindung mit Einzelstandhaltung eine zusätzliche Einschränkung der Bewegungsaktivität, die fruchtbarkeitsmindernd wirkt. Die Schweinehaltungsverordnung schreibt für Sauen mindestens vier Wochen Bewegungsmöglichkeit nach dem Absetzen vor.

In Deckzentren sind Gliedmaßenschäden zu befürchten, wenn Laufflächen als Spaltenböden gestaltet werden. Hier ist Haltung auf Einstreu zu bevorzugen. Die Eignung von Schweinen für einstreulose Haltung ist individuell und rassebedingt unterschiedlich. Zuchtschweine, die einstreulos gehalten werden sollen, müssen vom Läuferalter an so aufgezogen werden. Es wird auch beobachtet, daß das Kotverhalten in Teilspaltenbodenställen rasseabhängig unterschiedlich ist.

Literatur

Anon, (1994): Verordnung zum Schutz von Schweinen bei Stallhaltung (Schweinehaltungsverordnung). Bundesgesetzblatt, Teil I, 312-315.

ALGERS, B. (1984): Animal health in flatdeck rearing of weaned piglets. Zbl. Vet. Med. A **31**, 1-13.

ANTON, W., und E. WOLL (1974) : Neue Graugußspaltenböden für Schweine. Monatsh. Veterinärmed. **29**, 401-405.

GRAUVOGL, A. (1985): Zur Beurteilung von Haltungssystemen für Schweine aus ethologischer Sicht. Tierärztl. Umsch. **40**, 772-783.

GRAVAS, L. (1976): Animal behaviour studies used in investigations of draining floors for finishing pigs. 27th Ann. Meet. Europ. Ass. Anim. Prod., Zurich, M30.

LOEFFLER, K., und D. MARX (1983): Haltungs- und zuchtbedingte Schäden am Bewegungsapparat landwirtschaftlicher Nutztiere. Tierärztl. Prax. **11**, 23-26.

LORENZ, J. (1982): Einstreulose Ferkelproduktion. 2. Aufl. Münster-Hiltrup: Landwirtschaftsverlag.

MARX, D. (1987): Tiergerechte Haltung frühabgesetzter Ferkel. Prakt. Tierarzt 69, Sondernummer: Collegium Veterinarium XVIII, 113-119.

MARX, D., K. LOEFFLER, M. BUCHHOLZ und U. KAMINSKI (1989): Untersuchungen über die tiergerechte Gestaltung der Schweinehaltung – eine zusammenfassende Darstellung eigener Ergebnisse. Berl. Münch. tierärztl. Wschr. **102**, 218-223.

MUIRHEAD, M. R. (1983): Pig housing and environment. Vet. Rec. **113**, 587-593.

PENNY, R. H. C. (1979): Environmental disease manifested in pig behaviour. Locomotor problems associated with the environment. In: 30th Ann. Meet. Europ. Ass. Anim. Prod., Harrogate, M5.1.

STEIGER, A., B. TSCHANZ, P. JAKOB und E. SCHOLL (1979): Verhaltensuntersuchungen bei Mastschweinen auf verschiedenen Bodenbelägen und bei verschiedener Besatzdichte. Schweiz. Arch. Tierheilk. **121**, 109-126.

WAL, P. G. VAN DER, P. KOOMANS, P. C. VAN DER VALK en A. S. GOEDEGEBUURE (1984): Beengebreken bij varkens: klinische veranderingen die zijn toe te schrijven aan het type vloer. Tijdschr. Diergeneeskd. **109**, 1038-1043.

Weitere Literatur zum Einfluß von Fußböden und Einstreu siehe unter den Abschnitten Biotinmangel, 5.6.1, Haltungsbedingte Hautveränderungen, 5.7, und Klauenerkrankungen, 12.4.1.

2.4 Versorgung mit Futter und Wasser

2.4.1 Nahrungsaufnahme als Symptom

Bei der klinischen Untersuchung wird die Futteraufnahme in der Regel erfragt und eine Appetitlosigkeit diagnostisch bewertet. Auch die vermehrte Wasseraufnahme kann auf Erkrankungen hinweisen, ist allerdings unter Praxisbedingungen kaum feststellbar.

Futterverweigerung ganzer Gruppen offensichtlich klinisch gesunder Schweine wird meistens bereits vom Tierhalter mit der Futterqualität in Verbindung gebracht. Wesentlich schwieriger sind Situationen, in denen zu klären ist, ob ein schlechter Ernährungszustand oder geringe Zunahme zahlreicher Tiere durch Mängel der Fütterung oder Erkrankung bedingt ist.

Der Tierarzt hat hier neben seiner selbstverständlichen Aufgabe einer gründlichen Untersuchung der betroffenen Tiere die Qualität und angebotene Menge des Futters, die Fütterungstechnik und die Wasserversorgung zu überprüfen. In der Regel wird es für den Tierarzt dabei nicht um eine Beratung mit dem Ziel einer optimalen Mischfutterrezeptur gehen, sondern um die Aufdeckung grober Fehler, die der Betriebsleiter aus Unwissen begeht oder aus Betriebsblindheit übersieht. Besonders schwierig erkennbar sind Mängel des zugekauften Mischfutters, deren Auswirkungen sich erst zeigen, wenn bereits die folgende, oft wieder qualitativ bessere Lieferung erfolgt ist.

2.4.2 Futterangebot und -aufnahme

Zunahmen, die nicht den Erwartungen entspechen, oft in Verbindung mit unterschiedlicher Körperkondition bei zahlreichen Tieren einer Nutzgruppe („Auseinanderwachsen"), legen bei fehlenden Krankheitsanzeichen den Verdacht ungenügender Energie- und Nährstoffversorgung nahe. Zu knapp bemessene oder energiearme Rationen führen zur Mangelversorgung der rangniederen Tiere. Beispiele für solche Situationen wären Tagesrationierung an Breifutterautomaten und Flüssigfütterung von Gruppen. Bei Flüssigfütterung kann die Futtersuppe am Ende der Leitung dünner sein. Aus einem gemeinsamen Trog können schnelle Fresser auch dann mehr Flüssigfutter aufnehmen, wenn Einzelfreßplätze vorhanden sind.

Im Trog verbliebenes oder herausgewühltes Futter weist auf mangelnde Akzeptanz hin. Das kann auf Ansammlung verdorbener Futterreste im Trog bzw. Automaten, Verderb im Silo oder der Mischanlage, aber auch auf neuartigen, geschmacksintensiven Futterkomponenten beruhen. Einwandfreies Futter wird dann von den Tieren, die hungrig sind, sofort gefressen.

Es ist daran zu denken, daß Geschmackskorrigenzien gewöhnungsbedürftig sind. Das Geschmackskorrigens wird mit dem gewohnten, bekömmlichen Futter assoziiert und führt dann zur Akzeptanz von neuen Futterkomponenten, die für sich allein problematisch wären. Es ist dagegen wenig aussichtsreich, bei Futterverweigerung ein Geschmackskorrigens erstmalig zuzusetzen. Zuchtschweine und ältere Mastschweine sind Geschmacksabweichungen gegenüber kritischer als Läufer und zeigen dabei ausgeprägte individuelle Unterschiede. Bei restriktiver Fütterung in Gruppenhaltung fressen dann einige viel, andere weniger, ohne daß dies an Resten erkennbar wäre. Beispiele für abgelehnte Futterbestandteile wären Fusarientoxine, Rapsschrot, Gartenbohnen, Unkrautsamen, Mineralstoffüberdosierung (Kalk) und, nicht zuletzt, Medikation.

Nachwiegen der Tagesration und gegebenenfalls Umrechnen der Gesamtmenge auf das einzelne Tier sowie Feststellung des Energiegehalts bilden die Grundlage für das Erkennen derartiger Fehlerquellen. Die Beobachtung des Verhaltens bei regulären Fütterungszeiten, aber auch bei einem außerplanmäßigen Futterangebot kann Hinweise auf die Benachteiligung einzelner Tiere geben. Zahl und Zugänglichkeit (Sauberkeit) der Freßplätze sind auch bei Ad-libitum-Fütterung für eine gleichmäßige Versorgung bei Gruppenhaltung wichtig. Mindestanforderungen dafür sind:

Tier/Freßplatz-Verhältnis
– restriktiv 1:1
– tagesrationiert 1:2
– ad libitum, trocken 1:4
– Breifutterautomaten, Transponder < 1:4

Schweine fressen bevorzugt gleichzeitig. Sobald „Freßstimmung" aufkommt, werden rangniedrige Tiere benachteiligt, wenn es nur wenige Plätze gibt. Verfahren, bei denen die Schweine nacheinander fressen sollen, (Breifutterautomaten, Transponder) sind zumindest gewöhnungsbedürftig.

Zu eingeschränkter Futteraufnahme kommt es auch, wenn nicht genügend Wasser zur Verfügung steht.

2.4.3 Wasserversorgung

Wasser soll den Schweinen ständig frei zur Verfügung stehen. Bei freiem Zugang trinken Schweine individuell unterschiedlich viel. Entscheidenden Einfluß auf den Mindestwasserbedarf haben neben der Menge aufgenommenen Trockenfutters auch dessen Proteingehalt und die Stalltemperatur. Über 20 °C deckt das übliche Wasser-Trockenfutter-Verhältnis von 3:1 nicht mehr den Bedarf. Bei Selbsttränken sind vor allem deren Durchflußrate, Bauart und Funktionsfähigkeit, für Haltung in Großgruppen auch deren Zahl (entsprechend Schweinehaltungsverordnung mindestens eine pro 12 Tiere) und gute Zugänglichkeit (räumlich getrennt, verschieden hoch) für die tatsächliche Wasserversorgung entscheidend. Die Durchflußrate ist mit Meßgefäß und Uhr zu überprüfen und sollte etwa folgenden Werten entsprechen:
– für Absatzferkel etwa 500 ml/min,
– für Mastschweine und tragende Sauen 700–1000 ml/min und
– für laktierende Sauen 1,5–2 l/min.

Das Wasserangebot bei zu hoher Flußrate und zu hohem Druck kann nicht getrunken werden, Wasservergeudung und zu hoher Gülleanfall sind die Folge. Fließt zu wenig Wasser, ermüden die Schweine, besonders laktierende Sauen, bei der Bedienung und nehmen zu wenig Wasser auf. Verringerte Wasseraufnahme hat stets einen verringerten Trockenfutterverzehr zur Folge. Einschränkung des Wasserangebots ist tierschutzwidrig und, falls sie bewußt herbeigeführt wird, Tierquälerei.

Die Wasserversorgung laktierender Sauen ist besonders kritisch, weil der Wasserbedarf wegen der meist hohen Stalltemperatur und des leistungsgerecht hohen Nährstoffangebots sehr hoch ist. Besonders zur Zeit der Geburt bedienen die Sauen nur ungern ausreichend lange die Selbsttränken. Es ist zusätzlich Wasser im Trog anzubieten. Tragende Sauen trinken recht viel, möglicherweise um das Hungergefühl bei restriktiver Fütterung zu kompensieren. Das unterbinden manche Sauenhalter (entgegen der Schweinehaltungsverordnung) durch Abstellen der Tränken zwischen den Fütterungszeiten, um den Gülleanfall einzuschränken. Zwar ist damit wahrscheinlich noch der physiologisch notwendige Mindest-Wasserbedarf gesichert, der geringe Harnfluß begünstigt jedoch das Auftreten von Harnwegsinfektionen, für das bei tragenden Sauen in Standhaltung ohnehin ein Risiko besteht (s. Bakterielle Infektionen, Abschn. 14.2).

Auch die Wasserqualität kann die Wasseraufnahme beeinflussen. Grundsätzlich sollte Tränkwasser Trinkwasserqualität haben. Hohe Sulfat- und Eisengehalte können die Aufnahme beeinträchtigen. Die Wasserqualität wird zunächst grobsinnlich beurteilt (Auffangen in einem sauberen Glas). Für die chemische Überprüfung gibt es Schnellteststreifen (pH-Wert, NO_3, SO_4). Der mikrobiologische Status (koliforme Keime) kann durch Einsendung, orientierend auch mittels Eintauch-Nährboden (für Urinuntersuchung) ermittelt werden.

2.4.4 Futterqualität

Bei vermuteten Mängeln der Futterqualität, die zu Leistungsminderung und/oder Gesundheitsstörungen führen, erfolgt als erster Schritt die grobsinnliche Prüfung des Futters (Aussehen, Geruch, Griff) auf den verschiedenen Stationen, die das Futter im Betrieb durchläuft. Bei eigenem Getreide, evtl. auch anderen Futtermitteln, das Lager

und die Aufbereitung (Mühle, Mischer), dann die Silos nebst Rohrleitungen, Fütterungsanlage und Trog. Geachtet wird auf:
- Schimmel- und Klumpenbildung,
- Zerfall von Pellets,
- Beimengungen von Katzen- und Nagerkot,
- Gärung bevorrateter Flüssigfuttermittel (Blasenbildung) sowie auf
- faulende Futterreste in der Mischanlage, im Rohrsystem und in den Trögen.

Weitere Faktoren wie Korngröße, Trockensubstanzgehalt und Mischgenauigkeit sind ohne Hilfsmittel nicht exakt zu erfassen und werden meist die Einsendung zur Untersuchung erfordern.

Mehr noch gilt das für die Ursachen verdorbenen Futters und schädliche Beimengungen, obwohl sich dazu aus der grobsinnlichen Untersuchung bereits Vermutungen ergeben. Besonders aufwendig und ohne Hinweise aus Vorbericht oder Klinik meist ergebnislos ist die exakte Gehaltsbestimmung von Nähr- und Zusatzstoffen. Dabei sind Unterdosierungen in der Regel ein ökonomisches Problem (niedriger Preis → Minderleistung), während Überdosierungen zu Schäden führen können (z.B. hoher Kalziumgehalt → schlechte Futteraufnahme, Hyperkalzämie und -urie, evtl. Parakeratose, Überdosierung von Leistungsförderern: Chinoxaline, Ionophore).

Die Einsendung zur Untersuchung von Futtermitteln ist zu aufwendig, als daß sie stets mit einem breiten Anforderungsprofil in Auftrag gegeben werden könnte. Nach Diskussion des Problems mit dem Labor kann man sich in der Regel auf wenige Parameter beschränken, die zur Bestätigung oder zum Ausschluß der im Betrieb erarbeiteten Verdachtsdiagnose führen. Das gilt nicht nur für Schadfälle, sondern auch für produktionsbegleitende Kontrollen der Futterqualität, wenn die Einhaltung zugesicherter Gehalte stichprobenartig zur Ermittlung des Durchschnittswerts überprüft werden soll (z. B. Lysin: teuer, oft zu wenig, Kalzium: = Billigmacher, oft zu viel). Die Probenentnahme zur Sicherung von Regreßansprüchen gegenüber einem Futtermittellieferanten muß durch einen amtlichen, vereidigten Probennehmer mehrfach, nach dem Zufallsprinzip über die beanstandete Futterpartie verteilt erfolgen, um Beweiskraft zu haben. Daraus werden drei Sammelproben gebildet: Eine wird zur Untersuchung eingesandt, eine verbleibt beim Betrieb, die dritte beim Probennehmer für eventuelle weitere Untersuchungen in Streitfällen. Im Schadensfall interessiert unter Umständen nicht der Durchschnitt einer umfangreichen Lieferung, sondern ein Probenmuster, das dem bereits verbrauchten (schädlichen Futter) am nächsten kommt.

Literatur

BAUER, W., G. OBER und G. SCHLENKER (1978): Zum Tränkwasserverbrauch wachsender Schweine. Monatsh. Veterinärmed. **33**, 497-500.

BECKER, R. (1993): Untersuchungen über Faktoren, welche die Aufnahme von Fütterungsarzneimitteln beim Schwein beeinflussen. Berlin: Freie Universität, Diss.

BROOKS, P. H., J. L. CARPENTER (1990): The water requirement of growing-finishing pigs – theoretical and practical rations. Rec. Adv. Anim. Nutr. 115-136.

KAMPHUES, J. (1991): Unbefriedigende Futteraufnahme bei Schweinen. Deutsch. Geflügelwirtschaft u. Schweineproduktion **43**, 1258-1259.

KAMPHUES, J. (1993): Nutzen und Risiken von Leistungsförderern für Schweine. Prakt. Tierarzt, Collegium Veterinarium XXIV, 96-100.

KAMPHUES, J., M. COENEN, PETRA WOLF und H. HAHN (1994): Reduzierte Futteraufnahme und Verdauungsstörungen in Schweinebeständen nach Einsatz von Mischfuttern mit Gartenbohnen (Phaseolus species). Monatsh. Veterinärmed. **49**, 275-280.

KAMPHUES, J. (1995): Kontrolle von Futter und Fütterung im Schweinebestand – Möglichkeiten und Grenzen. Prakt. Tierarzt, Collegium Veterinarium XXV, 59-62.

KAMPHUES, J., E. MÜLLER und W. DROCHNER (1990): Klinische Effekte einer extremen Ca-Überdosierung im Ferkelaufzuchtfutter. Tierärztl. Prax. **18**, 251-254.

KAMPHUES, J., und CLAUDIA RADE (1996): Tierärztlich relevante Aspekte der Wasserversorgung von Schweinen. Vechta: Belapharm Report.

LANGHANS, W. (1986): Pathophysiologie der Inappetenz. J. Vet. Med. A **33**, 414-421.

NIENABER, J. A. and G. L. HAHN (1984): Effects of water flow restriction and environment factors on performance of nursery-age pigs. J. Anim. Sci. **59**, 1423-1429.

2.5 Haltungsbedingte Verhaltensanomalien

2.5.1 Aggressives Fehlverhalten

Angriffe auf Stallgenossen, gelegentlich auch auf den Menschen, können bei Schweinen in Form von spielerischem Kämpfen oder Kneifen bis zu lebensgefährlichen Verletzungen auftreten. Auslösend oder begünstigend wirken sehr verschiedenartige Situationen, deren Beherrschung, soweit sie im Umgang mit Schweinen eine Rolle spielen, im Kapitel 3, „Zwangsmaßnahmen und Operationsvorbereitung", abgehandelt werden. Auch das aggressive Fehlverhalten von Schweinen gegeneinander ist durchaus unterschiedlichen Ursprungs. Da es meist zu Verletzungen führt, ist die Sammelbezeichnung „Kannibalismus" naheliegend, aber irreführend.

Am häufigsten so genannt wird das Schwanzbeißen (s. u.), welches unter suboptimalen Bedingungen der Intensivhaltung junger Schweine sehr verbreitet ist. Ähnlich in den Auswirkungen ist das Beknabbern der Ohrspitzen, das jedoch nur auftritt, wenn vernarbende Wunden Juckreiz erzeugen, wozu eine lokalisierte Form der Infektion mit *Staphylococcus hyicus* in der Regel den Anlaß gibt (s. dort). Die gleiche Ursache kann zu tiefen Verletzungen im Nacken- oder Flankenbereich führen. Zu nahe am Ohrrand eingesetzte Plastikmarken oder Operationswunden im Inguinalbereich sind weitere Auslöser für Erkundungs- und Betätigungsdrang junger Schweine. Ohrmuschel und Nacken sind auch bevorzugtes Angriffsziel bei Rangordnungskämpfen (s. u.) von Absatzferkeln. Verdrängungskämpfe am Gesäuge führen zu Verletzungen im Masseterbereich, die nach Infektion Nekrosen von Haut und Subcutis zur Folge haben können (s. Hautkrankheiten, Kap. 5). Zur Verletzung der Schamlippen kommt es, wenn Sauen sich gegenseitig aus Freßständen vertreiben wollen.

Einer Mißdeutung als Mangelernährungssymptom ausgesetzt war in der Vergangenheit das sogenannte Ferkelfressen der Sau, das zutreffender als Puerperalpsychose bezeichnet wird (s. Abschn. 16.11). Dabei greift die Sau neugeborene Ferkel, die in ihren Kopfbereich kommen, an, tötet sie oft, verzehrt sie in der Regel jedoch nicht. Diese Sauen verhalten sich den Ferkeln gegenüber ängstlich-aggressiv, empfinden sie in der Geburtssituation offenbar als Bedrohung.

Aggressivität ferkelführender, meist älterer Sauen dem Menschen, vor allem Fremden gegenüber, kann Trittverletzungen bei den Ferkeln zur Folge haben, ist grundsätzlich aber ein physiologisches Verhalten, wie die Angriffslust älterer Eber untereinander und dem Menschen gegenüber.

2.5.2 Schwanzbeißen (Kannibalismus)

Das Beknabbern, Verletzen und schließlich Abbeißen des Schwanzes ist ein weitverbreitetes Problem bei der Aufzucht von Schweinen in der Intensivhaltung, dessen Ursache primär in ungünstigen Umweltbedingungen zu suchen ist.

Ätiologie und Pathogenese

Die weitgehend gefühllose Schwanzspitze von Stallgefährten ist in reizarmer Umgebung für wache, junge Schweine offenbar ein anziehendes Spielobjekt. Alle Faktoren, welche die Zeit verlängern, in der die Tiere wach und unruhig sind, erhöhen den Erkundungs- und Betätigungstrieb, der bei einstreuloser Haltung nur den Körper der Kumpane zum Gegenstand haben kann.

Die allgemeine Aktivität und damit die Neigung zum Kannibalismus erhöhen sich als Folge von:
– ungünstigem Stallklima (zu hohe Temperatur-, Luftgeschwindigkeits- oder Kohlendioxidwerte),
– Überbelegung der Box oder Überfüllung der Liegefläche,
– anhaltendem Juckreiz durch Ektoparasiten,
– Überdosierung der Futterzusätze Carbadox oder Olaquindox,
– heller Beleuchtung,
– frühem Absetzen (gegenseitiges Besaugen).

Kleine, rangniedere Tiere haben besonders dann Anlaß und Gelegenheit, sich mit den Schwänzen der Boxgenossen zu beschäftigen, wenn sie nicht gleichzeitig mit der Gruppe ans Futter gelangen können. Es scheint auch unruhige, zum Schwanzbeißen neigende Zuchtlinien zu geben. Sobald blutende Verletzungen entstanden sind, wird vermehrtes Interesse erregt, und es liegt nahe, einen Lerneffekt zu vermuten, der die Zahl aktiv und passiv am Schwanzbeißen Beteiligter steigert. Der Juckreiz abheilender Schwanzverletzungen führt in einem weiteren Stadium dazu, daß auch das Beknabbern der sensiblen, proximalen Schwanzabschnitte geduldet wird. In diesem Stadium werden die Schwänze von Schweinen auch quer in die Mundspalte genommen und mit den Prämolaren abgebissen (Abb. 2-10).

Klinisches Bild und Verlauf

Das Anfangsstadium einer leicht geröteten Haut der Schwanzspitze wird meist übersehen, so daß erst tiefere Verletzungen, die Blutspritzer auf Boxgenossen und Wänden hinterlassen, bemerkt werden. Eine phlegmonöse Entzündung, die den Schwanz kolbenartig verdickt, breitet sich in Richtung Schwanzwurzel aus, während das Ende abgebissen wird. Im Extremfall werden Schwanzwurzel und Perinealbereich angefressen (Abb. 2-11).

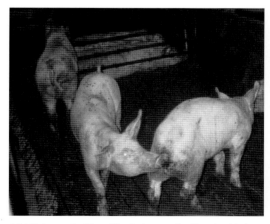

Abbildung 2-10 Ein Schwanzbeißer in Aktion. Dieses Tier beißt rücksichtslos mit den Prämolaren zu. Milde Fälle beginnen als Besaugen und Beknabbern.

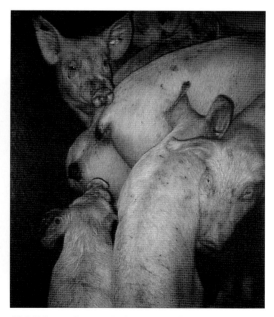

Abbildung 2-11 Folgen des Ohr- (links oben und unten) und Schwanzkannibalismus (Mitte)

Eitererreger können sowohl in den Rückenmarkskanal aufsteigen, wodurch es zur Lähmung der Hintergliedmaßen kommen kann, als auch hämatogen verbreitet werden, was zu abszedierender Pneumonie und multipler Abszeßbildung im gesamten Organismus führt (s. Farbtafel III, Abb. 1c). Als Folge der Pyämie ist eine fieberhafte Allgemeinerkrankung zu erwarten. Bei der bakteriologischen Fleischuntersuchung erwies sich ein hoher Prozentsatz von Schweinen mit Schwanzverletzungen als positiv.

Prophylaxe und Therapie
Durch das allgemein übliche Kupieren des letzten Schwanzdrittels bei Saugferkeln (gemäß Tierschutzgesetz bis zum 4. Lebenstag) wird die Schwanzspitze entfernt, an der die Schweine Beknabbern ohne Reaktion dulden, und so das Risiko des Schwanzbeißens herabgesetzt. Da es aber unter suboptimalen Umweltbedingungen weiterhin zu befürchten ist, wurde bei Mastschweinen in der DDR der gesamte Schwanz abgesetzt.

Das Belassen von zwei Dritteln des Schwanzes erleichtert die Handhabung der Tiere und hat möglicherweise eine Schutzwirkung für After und Vulva. Tritt Kannibalismus trotzdem auf, so müssen die Haltungsbedingungen überprüft werden (s. o.). Ablenkung der Schweine durch bewegliche Metallteile (Kugeln, Ketten, Aufhängen alter Schultergurte), Verfüttern von Stroh oder Futterzusätzen verschiedenster Art, hat bestenfalls vorübergehende Wirkung.

Verringern der Beleuchtungsintensität auf tiefe Dämmerung (unter 1 Lux) nimmt den Schweinen weitgehend die visuelle Orientierung und dämpft sowohl die Bewegungsaktivität als auch die Neigung zu Kannibalismus. Diese Bedingungen sind nach der Schweinehaltungsverordnung von 1994, die mindestens 50 Lux über 8 Stunden vorschreibt, nicht mehr zulässig.

Ist es zu Kannibalismus gekommen, dann müssen die verletzten Schwänze mit desinfizierenden, für Schweine abstoßend schmeckenden Lösungen oder Sprays (Repellenzien), notfalls mit Holzteer, behandelt werden. Tiere mit phlegmonösen Veränderungen oder Fieber werden bis zur Besserung systemisch behandelt (z. B. mittels Penicillin-Streptomycin-Injektion).

Nekrotische Schwanzenden werden im gesunden Bereich zwischen zwei Wirbeln amputiert. Das Absetzen unter Anästhesie erfolgt mit einem schneidenden Emaskulator (z. B. nach HAUSSMANN). Das chirurgisch korrekte Herauspräparieren eines Schwanzwirbels und Vernähen oder Klammern überstehend belassener Hautlappen trägt zur Blutstillung bei und beschleunigt die Heilung.

Wünschenswert, aber meist nicht durchführbar ist das Absondern einerseits der betroffenen Tiere und andererseits der aktiven „Beißer". Ersteres erfordert zusätzlichen Stallraum, der in Mastbetrieben selten vorhanden ist. Das Beobachten und zuverlässige Erkennen des oder der Schuldigen dagegen ist sehr schwierig, da Kannibalismus meist eingestellt wird, sobald Menschen erscheinen.

Literatur

BERG, J. VAN DEN, U. NARUCKA, J. F. M. NOUWS, B. D. OKMA, J, P. J. PEELEN and A. E. E. SOETHOUT (1981): Lesions in slaughtered animals. II. Inflammation of the tail and embolic pneumonia in pigs. Tijdschr. Diergeneesk. **106**, 407-410.

DIMIGEN, J., und EVA DIMIGEN (1971): Aggressivität und Sozialverhalten beim Schwein. Dtsch. tierärztl. Wschr. **78**, 461-466.

KALICH, J. (1976): Immer, wenn der Mief zunimmt. Top Agrar (3), S. 16.

PRANGE, H. (1970): Untersuchungen zum Kannibalismus von Mastschweinen. Monatsh. Veterinärmed. **25**, 583-589.

VOLLMAR, H. (1985): Kannibalismus beim Mastschwein unter Berücksichtigung ethologischer Aspekte. Prakt. Tierarzt **66**, 1015-1024.

2.5.3 Rangordnungskämpfe

Schweine bilden bereits als Neugeborene am Gesäuge, später dann als Jungtiere und bei Gruppenhaltung von Sauen stabile Rangordnungen aus. Die Hierarchie wird beim Zusammenkommen fremder Schweine durch Kämpfe hergestellt und bleibt dann in Gruppen bis zu 20 Individuen ohne wesentliche weitere Auseinandersetzungen stabil, vor allem in Bezug auf die Spitzen- und Endposition.

Ein weiterer Anlaß für intensive Kämpfe ist die Revierverteidigung, wobei die Bewohner eines Stalles Neuankömmlinge angreifen. Die Unterscheidung der Parteien erfolgt dabei aufgrund des Geruchs, weshalb gleichartige Kämpfe auch beim Zusammenbringen von Schweinen verschiedener Herkunft (Boxen oder Beständen) in neuer Umgebung (Stall, Transportfahrzeug, Schlachthof) zu erwarten sind. Die Verteidigung einer gewohnten Umgebung gegen Eindringlinge erfolgt allerdings besonders erbittert. Neugruppierung von Schweinen sollte daher immer in einer für alle Tiere fremden Umgebung erfolgen, welche durchaus die Nachbarbox sein kann. Besprühen mit stark riechenden Substanzen erleichtert die geruchliche Angleichung der verschiedenen Herkünfte.

Neben diesen Grundsätzen ist zur Vermeidung von Gruppenkämpfen und Verringerung der Rangordnungskämpfe die Anwendung von Psychopharmaka angebracht. Zur Injektion kann das Azaperon verwendet werden. Enger Körperkontakt während der Sedation trägt zur Geruchsangleichung bei.

In Gruppen von 15 bis 30 Schweinen ist die Rangordnung nicht stabil. Es kommt ständig zu erneuten Rangordnungskämpfen, die möglicherweise auf Erkennungsschwierigkeiten der Individuen untereinander beruhen (Abb. 2-12). Unklar ist auch, ob die mit steigender Gruppengröße nachlassenden Mastleistungen verhaltensbedingt sind.

In Gruppen über 50 Tieren sind keine ernsten Rangordnungskämpfe zu befürchten, wahrscheinlich weil die anonyme Masse flüchtende Tiere schützt. Schwächere Tiere werden jedoch u. U. von Futter- und Liegeplätzen verdrängt.

Bei Gruppenhaltung abgesetzter und tragender Sauen am Transponder sind Liegeflächenbereiche für 8–10 Sauen abzuteilen, auf denen sich eine Subgruppenbildung vollzieht. Zugänge und Abgänge der Großgruppe sollten die Tierzahl der Subgruppen haben.

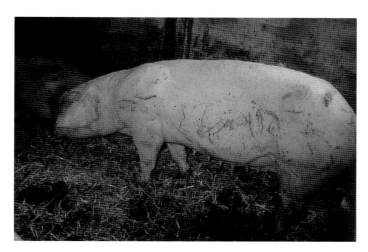

Abbildung 2-12 Streifenförmige Hautabschürfungen durch Rangordnungskämpfe zwischen Sauen. Man findet diese seitlich, in Kopfhöhe. Oft sind die Spuren von zwei Schneidezähnen nebeneinander zu sehen. Das unterscheidet sie von schlagbedingten Läsionen auf dem Rücken.

Aus dem pausenlosen Ablauf von Revier- und Rangordnungskämpfen eines zufällig in eine fremde Stallbox gelangten Schweins mit allen Insassen erklärt sich der meist tödliche Ausgang derartiger Zwischenfälle. Beliebiges Mischen von Schweinen, z. B. beim Zurücktreiben in den Stall nach Reinigungsarbeiten oder Behandlungen, ist grob fahrlässig, auch wenn sich die Schweine außerhalb der Box friedlich begegneten. Ohne Rangordnungskämpfe oder sonstige Aggressivität verläuft das Zusammenbringen von Schweinen deutlich verschiedener Größe, z. B. von einer Altsau zwischen Jungsauen oder Läufern zwischen älteren Mastschweinen.

Gelegentlich werden einzelne Tiere ohne ersichtlichen Anlaß von ihren Boxgenossen angegriffen und getötet. Die in solchen Fällen neben Anzeichen des Kreislaufversagens (s. Belastungsmyopathie, Abschn. 11.3.1) gefundenen akuten Organveränderungen lassen vermuten, daß es sich um ursprünglich ranghohe Tiere handelt, die infolge Erkrankung ihre Rangposition nicht mehr verteidigen konnten und einem „Abstiegskampf" mit zahlreichen Konkurrenten ausgesetzt waren.

Ziel der mit den Schneidezähnen ausgetragenen Beißereien unter Jungtieren und Sauen sind Ohransatz und Hals, wo oberflächliche Schrammen und – bei Schlachtschweinen besonders unerwünscht – Blutergüsse entstehen. In offenen Freßständen stehende Sauen werden von Futterkonkurrentinnen auch in die Vulva gebissen (Abb. 2-13). Bei rationierter Fütterung, wenn nur wenige Freßplätze oder nur eine Tränke für viele Schweine zur Verfügung stehen, gewinnt die Rangordnung verstärkt an Bedeutung. Ranghohe Tiere verdrängen dann bereits durch Drohgebärden oder ihre Anwesenheit die rangniederen.

Saugferkel verletzen sich bei Rangordnungskämpfen am Gesäuge (besonders bei Milchmangel der Sau) gegenseitig im Masseterbereich. Diese Wunden sind Infektionspforte für *Staphylococcus hyicus* und nekrotisierende Entzündungen. Da

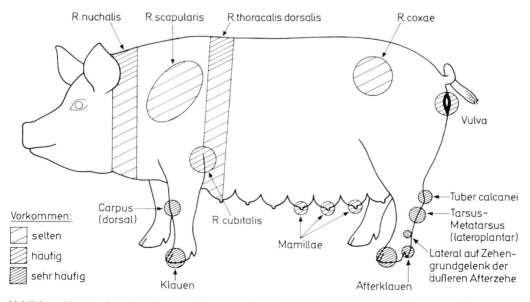

Abbildung 2-13 Lokalisation von Hautwunden und Verletzungen von Muttersauen bei einstreuloser Haltung (BERNER, 1986)

Beißereien außerdem die Sau beunruhigen und zur Ausbreitung der Gesäugeaktinomykose beitragen, ist das Abkneifen der Haken- und Eckschneidezähne in den ersten Lebenstagen weit verbreitet. Weil dabei unvermeidlich die Pulpahöhle eröffnet wird und der Zahnstumpf oft splittert, ist diese Maßnahme umstritten (Abb. 2-14). Es kommt in der Folge zu Verletzungen an Zahnfleisch und Zunge sowie lokalen und generalisierten Infektionen (Polyarthritis) mit Wachstumsverzögerung. Schonender können die Zähne durch Abschleifen gekürzt werden (Abb. 2-15 und 2-16). Die Berechtigung zu diesem Eingriff ist aus der Sicht des Tierschutzes fragwürdig, da anhaltender Schmerz zugefügt wird, und er gehört nicht zu den gesetzlich gebilligten Routineoperationen.

Rangordnungskämpfe zwischen Ebern werden ebenfalls mit den Hakenzähnen (Hauern) ausgetragen. Die Gegner stehen Kopf an Schulter einander gegenüber und schlagen seitlich von unten aufeinander ein.

Beim Wildschwein („Keiler") ist dieser Bereich von besonders dicker Haut, dem „Schild", bedeckt, so daß nur harmlose Wunden entstehen. Hausschweineber besitzen diesen Schutz nicht in gleichem Maße. Sie fügen sich tiefe, schlecht heilende Verletzungen zu. Ein Zusammenkommen

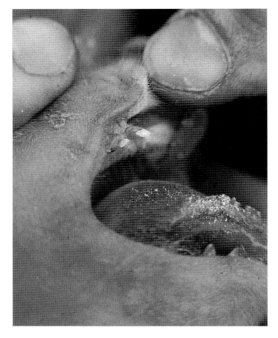

Abbildung 2-15 Beim Abschleifen der Eckzähne wird zwar auch die Pulpahöhle eröffnet, es entsteht jedoch eine glatte, durch Reibungswärme keimarme Oberfläche, unter der sich ein Demarkationswall bilden kann.
(Fotos 2-14 bis 2-16: HEINRITZI, München)

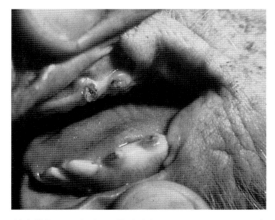

Abbildung 2-14 Pulpitis gangränosa nach Abkneifen der Eck-und Hakenzähne beim Saugferkel. Oft sind die Zähne gesplittert.

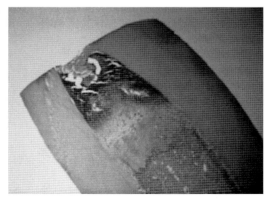

Abbildung 2-16 Schnitt durch einen abgeschliffenen Eckzahn (s. a. Abb. 2-15)

erwachsener Eber, das unvermeidlich, ob im Freien oder im Stall, einen derartigen Kampf auslöst, ist unbedingt zu verhüten. Dazwischentretende Menschen sind äußerst gefährdet (s. Zwangsmaßnahmen, Abschn. 3.2). Die kämpfenden Eber sind durch kalte Wassergüsse abzulenken und mit dazwischengeschobenen Gattern, Schaufeln oder dergleichen zu trennen. Schläge sind wirkungslos.

Von Jugend aneinander gewöhnte Eber können in Gruppen gehalten werden, wenn sie stets gleichzeitig entsamt werden.

Literatur

BERNER, H. (1988): Die Gruppenhaltung des Schweines aus tierärztlicher Sicht. Prakt. Tierarzt **6**, 16-28.

BOLLWAHN, W., und ANGELIKA BURGER (1984): Beitrag zur pathogenetischen Bedeutung zootechnischer Eingriffe beim Ferkel. Prakt. Tierarzt **65**, 1087-1089.

DIMIGEN, J., und EVA DIMIGEN (1971): Aggressivität und Sozialverhalten beim Schwein. Dtsch. tierärztl. Wschr. **78**, 461-466.

HANSEN, L. L. and ANNE METTE HAGELSÖ (1979): Environmental influence on the social hierarchy function in pigs. 30th Ann. Meeting EAAP, Harrogate, M5.2.

HASELDONCKX, J., und E. EMBRECHTS (1983): Die Anwendung von Chlorprothixen zur Vorbeuge der Rangkämpfe bei Läufern. Tierärztl. Umsch. **38**, 205-210.

HEINRITZI, K. (1994): Tierschutz im Warte- und Abferkelstall. Prakt. Tierarzt **10**, 860-869.

HEMSWORTH, P. H. and J. L. BARNETT (1987): The human-animal relationship and ist importance in pig production. Pig News and Information **8**, 133-136.

LEHMANN, B. (1990): The ban on permanent single housing of sows and its ethological effects. Pig News and Information **11**, 19-21.

STAMER, S., und E. ERNST (1992): Untersuchungen zur Artgerechtigkeit der Einzel- und Gruppenhaltung von Zuchtsauen. Dtsch. tierärztl. Wschr. **99**, 151-154.

SYMOENS, J. (1970): Vorbeugen und Heilung von Aggressivität und Streß bei Schweinen durch das Neuroleptikum Azaperone. Dtsch. tierärztl. Wschr. **77**, 144-148.

3 Umgang mit Schweinen, Zwangsmaßnahmen und Operationsvorbereitung

H. Plonait

3.1 Vom Umgang des Tierarztes mit Schweinen

Hausschweine zeigen die wesentlichen Verhaltensweisen ihrer wilden Stammform, des europäischen Wildschweines, wenn auch meist in abgeschwächter Form. Sie sind tagaktive Tiere, die mit Ausnahme des Ebers in Gruppen von 10–20 Individuen zusammenleben. Die Verhaltensweisen und Lautäußerungen sind alters- und situationsabhängig recht vielfältig. Sie sollen hier aus der Sicht des Tierarztes beim Bestandsbesuch geschildert werden.

Die Reaktion von Schweinen auf das Betreten eines Stallraumes ist stark abhängig von der Vertrautheit der Tiere mit der Anwesenheit von Menschen, aber auch von deren Bekanntheit und Zahl.

Bei einstreuloser Haltung und automatischer Fütterung sind Kontakte von Ferkeln und Mastschweinen mit Pflegepersonal eine Ausnahme. Nachdem der Eintretende bemerkt wird, ertönt ein bellender Warnlaut, woraufhin besonders die jüngeren Tiere aufspringen und wild hin- und herlaufen. Danach tritt oft eine abwartende Stille ein, aus der heraus dann lebhafte Spontanaktivität oder zögerndes Erforschen des Ankömmlings folgen. Klopfen an der Tür und Einschalten der Beleuchtung vor Betreten des Stalles sind angebracht, wenn ein Eindruck vom normalen Verhalten gewonnen werden soll.

Ältere Zuchtschweine und Tiere, die auf Einstreu gehalten werden, sind an den Menschen gewöhnt und reagieren auf Betreten des Stalles kaum. Bei Kontrollgängen im ruhigen Stall, z. B. bei Nacht, kann das ungestörte Allgemeinbefinden überprüft werden, indem ein ungewohntes Geräusch erzeugt wird, z. B. Klirren mit einem Schlüsselbund. Öffnen der Augen und leichtes Anheben der Ohren sind zu erwarten.

Schweine unterliegen einem Schlaf/Wach-Rhythmus ähnlich dem des Menschen von 60–90 Minuten Dauer, der nachts deutlich ausgeprägt ist, aber in reizarmer Umgebung und besonders bei Saugferkeln auch den Tag beherrscht. Während eines Schlafzyklus rutscht das zunächst in Brustlage ruhende Schwein allmählich in die Seitenlage. Im Tiefschlaf, der wenige Minuten anhält, ist die Muskulatur vollkommen entspannt, nur Lippen und Nase zeigen Zuckungen, die an Schnüffeln oder Futteraufnahme erinnern. In diesem, der Traumphase des Menschen entsprechenden Zustand können Saugferkel beim Aufheben vollkommen schlaff und reaktionslos bleiben. Es folgt ein plötzliches Erwachen mit einer von den Umständen abhängenden Aktivität, z. B. Aufstehen und Defäkation.

Die Orientierung von Schweinen in ihrer Umgebung ist weniger vom Auge als von einem äußerst leistungsfähigen Geruchssinn (dressierte Schweine zur Trüffelsuche im Waldboden) und gutem Gehör bestimmt. Stimm- und wohl auch Gehörsumfang entsprechen etwa dem der menschlichen Stimme. Ruhiges Sprechen erleichtert die Kontaktaufnahme des Tierarztes mit Schweinepatienten, und lebhafte Unterhaltung im

Stall wird von benachbarten Schweinen bald von Interesselauten, dem Grunzen, begleitet. Zwischen wachen Schweinen einer Stallbox werden ähnliche Signale ausgetauscht, die von ständigem Schnüffeln am Stallboden begleitet sind. Einzeln aus der Gruppe entfernte Schweine geben Standortlaute gleicher Stimmlage, aber längerer Dauer ab, die von Pausen in lauschender Erwartung einer Antwort unterbrochen sind.

Wenn Schweine aus der Box geholt werden müssen, um sie ungestört vom Erkundungsverhalten der Gruppenmitglieder zu untersuchen, sollte man ein Schwein als Begleiter zugesellen. Die Patienten sind dann ruhiger und dulden auch Berührungen eher, vor allem wenn man zwischen die nebeneinanderstehenden Tiere greift.

Es ist zwecklos, ein Schwein, ganz gleich welchen Alters, zur Untersuchung festhalten zu wollen. Nach einigen Minuten ruhiger Annäherung lassen sich meist die erforderlichen diagnostischen Handgriffe anbringen. Zuchtschweine beiderlei Geschlechts reagieren auf Massage der Gesäugeregion mit Niederlegen in Seitenlage, doch ist dazu eine ruhige Ausgangssituation und Vertrautheit Voraussetzung. Das Kratzen auf dem Rücken dagegen führt, selbst wenn Juckreiz vorliegt, nicht zur Ruhigstellung, da das Schwein mit Scheuerbewegungen reagiert. Klopfen oder Streicheln wird im Gegensatz zu anderen Tierarten mit Ausweichen oder Flucht beantwortet.

Während jüngere Schweine beim Betreten der Box zunächst mit Flucht und dann mit zudringlichem Beschnuppern und Beknabbern reagieren, neigen Zuchtschweine dabei zum Teil zur Revierverteidigung. Bei ferkelführenden Sauen in Laufboxen und älteren Ebern ist das am ausgeprägtesten. Die aggressive Stimmungslage deutet sich dabei durch Mißtrauensschnaufen, Unwillensknurren und, besonders beim Eber, Drohschmatzen an. Ein mit erhobenem Kopf und geöffnetem Maul ausgestoßener rauher Verteidigungslaut geht dem Angriff unmittelbar voraus oder begleitet die erste Attacke. Die Sau stößt dabei auf den Eindringling zu und beißt mit den Schneidezähnen – unangenehm aber meist ungefährlich. Seltener schnappt sie nach der Seite, z. B. im Abferkelkäfig. Der Eber schlägt nach seitlich von unten nach oben mit den dreikantig aneinander scharfgewetzten Eckzähnen. Es entstehen tiefe, schlecht heilende Wunden unterhalb des Kniegelenks.

Der wirksamste Schutz gegen Unfälle durch aggressive Zuchtschweine ist eine 50 × 70 cm große Sperrholzplatte mit Griffschlitz. Sie dient auch dazu, solche Tiere beim Treiben zu leiten, indem sie, seitlich in deren Augenhöhe gehalten, als scheinbares Hindernis wirkt. Bei überraschendem Angriff bietet Festhalten am Schwanz und Mitgehen bis zur Flucht eine relativ sichere Position.

Es ist falsch, angreifende oder fliehende Schweine durch Schläge aufhalten oder lenken zu wollen. Es wird lediglich die Erregung gesteigert und ein entschlossenes Durchbrechen provoziert. Respektiert werden lückenlos erscheinende Hindernisse, auch wenn sie nicht fest sind, z. B. Schürzen oder lose aufgestellte Holzplatten. Durchsichtige Gitter dagegen müssen fest sein, weil sie offenbar mangelhaft erkannt und ggf. umgerannt werden.

Zögernde Schweine können durch rhythmisch klatschende Schläge auf die Kruppe mit der flachen Hand oder einem Gurt angetrieben werden. Es ist unzweckmäßig, Schmerzen zuzufügen (z. B. mit einem elektrischen Treibstab), weil die Tiere dadurch erregt werden und dazu neigen, in entgegengesetzter Richtung durchzubrechen. Allenfalls kann eine größere Gruppe durch Antreiben der Letzten auf einem eingegrenzten Weg, z. B. einer Rampe, schneller vorangebracht werden. Beim Treiben einzelner Schweine sollte eine ruhige Erkundung der fremden Wegstrecke toleriert werden. Vor Türöffnungen, Stufen und losen Bodenplatten wird stets gezögert. Eine ranghohe Sau verläßt eher die Box als eine rangniedere.

Säugende Sauen folgen ihren im Korb vorangetragenen Ferkeln. Mit einem über den Kopf gestülpten Kübel können aggressive Sauen zum Zurückweichen veranlaßt und dabei mit Kraft am Schwanz gesteuert werden.

Miteinander kämpfende Eber sind durch dazwischengehaltene große Schaufeln zu trennen und durch Wassergüsse aus Eimern abzulenken und zu beruhigen.

Literatur

DIMIGEN, J. (1970): Über die Lautäußerungen des Schweines. Dtsch. tierärztl. Wschr. 77, 140-144.

3.2 Zwangsmaßnahmen

Da Schweine bereits auf feste Berührung mit heftigen Abwehrbewegungen reagieren, sind für viele Behandlungs- und Untersuchungsverfahren zuverlässige Zwangsmaßnahmen unumgänglich.

Beim Saugferkel reicht fast immer die mit bloßen Händen ausgeübte Kraft, um eine Ruhigstellung zu erreichen. Über 20 kg Körpermasse bietet nur die Oberkieferschlinge Gewähr für sichere Fixation.

Saugferkel werden durch Aufheben am Schwanz, Ohr oder einem Hinterbein gefangen.

Das langsame Hochheben am Schwanz bietet am ehesten Gewähr, daß keine Angstschreie vom Ferkel ausgestoßen werden, die unvermeidlich das Aufspringen von Sauen mit bellendem Schrecklaut und Unruhe im gesamten Stall zur Folge haben würden. Unbedingt zu vermeiden ist es, den Brustkorb des Ferkels zu umfassen. Hierbei wird der Angstschrei reflektorisch ausgelöst (Schutzreaktion gegen Erdrücken durch die Sau).

Besondere Handgriffe ermöglichen das einhändige Festhalten von Ferkeln bei intramuskulärer Injektion in die Nackenmuskulatur (Abb. 3-1) und eventuell in den Oberschenkel sowie die Kastration in der ersten Lebenswoche (Abb. 18-18). Für die subkutane Injektion in die Kniefalte (Abb. 3-2), die

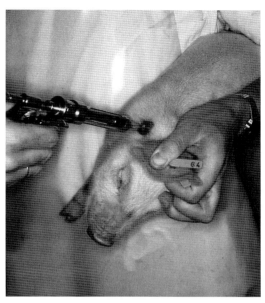

Abbildung 3-1 Injektion in die Nackenmuskulatur bei einem Saugferkel; Stichrichtung kaudomedial. Durch Zug am Ohr wird der Hals abgebeugt und die Haut angespannt.

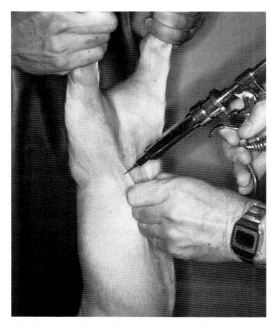

Abbildung 3-2 Fixieren eines Saugferkels durch einen Helfer zur subkutanen Injektion in die Kniefalte

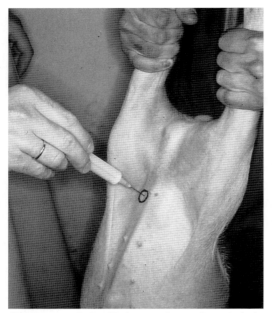

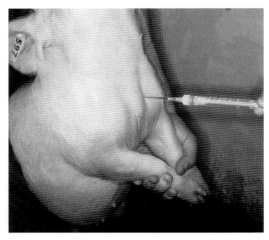

Abbildung 3-4 Fixieren eines Absatzferkels zur Blutentnahme, hier aus der Vena cava cranialis (s. a. Abschn. 9.2.4)

Abbildung 3-3 Fixieren eines Saugferkels durch einen Helfer zur intraabdominalen Injektion kraniolateral des letzten Zitzenpaares.

intraabdominale Injektion (Abb. 3-3), die Blutentnahme aus der Vena cava cranialis (s. u., Abb. 3-4, und Abb. 9-1) sowie für die Kastration älterer Ferkel (Abb. 18-19) ist eine Hilfsperson erforderlich.

Absatzferkel und Läuferschweine werden an Ohr und Schwanz gleichzeitig gefaßt, um sie emporzuheben, oder an einem Hinterbein gefangen und an beiden Hinterbeinen hochgezogen. Der Rücken des Schweines ist dabei dem Haltenden zugewandt. Der Kopf und Hals werden zugänglich, wenn die Lendenregion zwischen die Oberschenkel geklemmt wird und der Rüssel sowie die Vordergliedmaßen von je einer Hand gehalten werden (Abb. 3-4). Kurzfristig kann das mit einer Hand an den Hinterbeinen gehaltene Schwein auch mit dem anderen Arm am Brustkorb unterstützt oder umfaßt werden.

Die Anwendung der Oberkieferschlinge bei jungen Schweinen (bis zur Geschlechtsreife) ist durch das Fehlen der Eckzähne erschwert, weil sie leicht abgleitet. Ein fest angezogenes Strohband oder die Drahtschlinge finden Halt an den Querrillen des harten Gaumens (Rugae palatinae). Damit nicht ständig starker Zug ausgeübt werden muß, ist das Tier am Ausweichen nach rückwärts zu hindern. Es wird dazu entweder von hinten gestützt, oder man gibt dem Rückwärtsdrang vorsichtig solange nach, bis das Schwein in einer Ecke steht (Abb. 3-5). Der

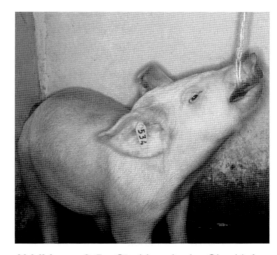

Abbildung 3-5 Strohband als Oberkieferschlinge bei einem Läuferschwein

Oberkiefer sollte mit der Schlinge möglichst nahe an einen Gitterstab oder anderen festen Punkt gezogen werden. Jeder Spielraum wird zu wiederholten Befreiungsaktionen durch Schlagen mit dem Kopf ausgenutzt. Bei dieser, wie bei allen anderen Zwangslagen gilt, daß einmal gelungenes Entkommen zu ständig wiederholten, mitunter tobsuchtartigen Befreiungsversuchen führt.

Ältere Schweine, deren Gewicht und Kraft die Halteperson nicht mehr sicher gewachsen ist, dürfen nicht mit rohrgeführten Drahtschlingen gehalten werden, da die behandelnde oder untersuchende Person durch plötzliches Hin- und Herschlagen des Metallrohrs verletzt werden kann. Da bei diesen Tieren Eckzähne ausgebildet sind, ist das Fixieren mit einem kräftigen Strick zuverlässig möglich und gefahrloser (Abb. 3-6).

Auch das Einfangen aggressiver Tiere ist mit der rohrgeführten Schlinge nicht wesentlich einfacher oder sicherer, da ältere Tiere die Schlinge kennen und geschickt ausweichen.

Man stellt sich in solchen Fällen neben die Schulter des Tieres und führt die ca. 15 cm weite Schlinge mit beiden Händen über dem Kopf des Tieres rasch vor den Oberkiefer und dann nach kaudal in die Maulspalte (Abb. 3-6 und Abb. 9-2). Es folgen sofortiges Anziehen des freien Endes und Rückwärtsgehen mit dem Tier.

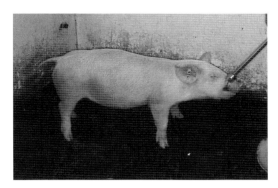

Abbildung 3-7 Halten eines Läuferschweins mit der rohrgeführten Drahtschlinge

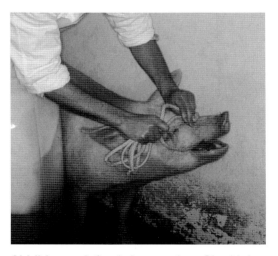

Abbildung 3-6 Anlegen der Oberkieferschlinge bei einem Zuchtschwein. Außer dem hier gezeigten Hanfstrick mit angearbeiteter Schlaufe sind geflochtene Geburtsschlingen aus Polyamid (Nylon®) geeignet.

Für besondere Zwecke, meist chirurgische Eingriffe, sind Spezialeinrichtungen entwickelt worden, die eine längere, zuverlässige Fixation ermöglichen sollen. Neben verschiedenen Haltegeräten für die Kastration älterer Ferkel ohne Hilfsperson sind hier besonders das Aufhängen an der Leiter mit gespreizten Hinterbeinen (Abb. 13-6, Operation der Hernia scrotalis) und das Anschnallen mit Gurten an Hals und Rumpf zusätzlich zur Oberkieferschlinge zu nennen. Man muß dabei jedoch bedenken, daß die Anstrengung durch längere Fesselung bei der Veranlagung heutiger Schweinerassen zur Belastungsmyopathie ein erhebliches Risiko mit sich bringt, das durch vorherige Narkose verringert werden sollte. Diese ist für die meisten Eingriffe aus Gründen des Tierschutzes ohnehin geboten. Trotz Narkose sind Oberkieferschlinge, Gurte und ggf. Fesselung der Gliedmaßen spielraumfrei anzuziehen, da sonst bei nachlassender Narkose periodische Abwehrbewegungen erfolgen.

Eine Ausnahme stellt das Ruhen in einer hängemattenähnlichen Konstruktion mit freischwebenden Gliedmaßen und von der Matte unterstütztem Kopf dar, das z.B. bei physiologischen Experimenten mitunter tagelang gut vertragen wird. Käfigstände und auch Stoffwechselkäfige dürfen kein Umdrehen der Schweine ermöglichen, nicht einmal in vertikaler Richtung durch Überschlagen. Auch hier gilt, daß nach einmaligem Gelingen beharrlich versucht wird, diesen Erfolg immer wieder zu erzielen.

3.3 Anästhesie und Narkose*

3.3.1 Narkoseindikation

Obwohl Schweine schmerzhafte Zustände klaglos ertragen, sofern diese keine äußere Ursache haben, reagieren sie auf zugefügte Schmerzen und Zwangslagen mit heftigen Abwehrbewegungen und fortgesetzter Widersetzlichkeit. Eine zuverlässige und einfach durchführbare Schmerzausschaltung und Ruhigstellung ist deshalb nicht nur für chirurgische Eingriffe, sondern auch für viele diagnostische Maßnahmen unerläßlich. Hinzu kommt, daß im Tierschutzgesetz eine Betäubung auch für Operationen vorgeschrieben ist, bei denen sie zur Durchführung nicht unbedingt erforderlich wäre. Ausnahmen bilden für das Schwein nur das Kastrieren anatomisch normaler Eberferkel unter 4 Wochen und das Kupieren des Schwanzes bis zum vierten Lebenstag.

Für die Praxis steht die Einfachheit der Handhabung neben einem geringen Risiko unerwünschter Reaktionen bzw. deren Beherrschbarkeit im Vordergrund. Außerdem gilt, daß die Sicherheit eines Narkoseverfahrens mit der Erfahrung in seiner Anwendung wächst.

Daher scheidet die in der experimentellen Chirurgie, vor allem an Miniaturschweinen viel verwandte Halothannarkose bereits wegen ihres apparativen Aufwandes für die Anwendung bei Routineoperationen aus. Für Lebensmittel liefernde Tiere ist Halothan nicht zugelassen. Sie ist bei fleischreichen Rassen zudem mit einem hohen Risiko der malignen Hyperthermie belastet, einer Erscheinung, die in enger Beziehung zur Belastungsmyopathie steht (s. Abschn. 11.3.1).

Zahlreiche Kombinationen von Neuroleptika miteinander und mit Barbituraten, durch welche sich operationstüchtige Zustände beim Schwein erzielen lassen, sind zum mindesten infolge der Anwendung mehrerer Substanzen umständlich und unübersichtlich oder arzneimittelrechtlich nicht zugelassen. In der Regel muß außerdem das Risiko der Krampfauslösung oder Exzitation durch die eine Komponente mit der Gabe mindestens einer zweiten kompensiert werden, die mehr oder weniger ungünstige Wirkungen auf den Kreislauf hat.

Zur Fernbetäubung (z.B. Wildschweine) kann die Kombination von Ketamin und Xylazin (Rompun-Trockensubstanz®, Umwidmung) versucht werden, die Anwendung von Xylazin beim Schwein birgt jedoch die Gefahr von paradoxen Reaktionen. Die Kombination von Tiletamin und Zolazepam (Tilest®) kann ebenfalls hoch konzentriert werden und ist wirksam, besitzt aber für lebensmittelliefernde Tiere keine Zulassung.

Unter Berücksichtigung des aktuellen Arzneimittelrechtes engt sich das scheinbar breite Spektrum der beim Schwein prinzipiell anwendbaren Anästhesieverfahren für die Praxis auf die Injektion von Barbituraten* oder die Kombination von Azaperon mit Ketamin ein, welche durch Lumbosacraloder Infiltrationsanästhesie ergänzt werden können.

3.3.2 Barbituratnarkose*

Drei Wirkstoffgruppen müssen in der Anwendung eindeutig unterschieden werden:
– klassische Barbiturate,
– N-methylierte Barbiturate und
– Thiobarbiturate.

---

* Anmerkung zur Anästhesie und Narkose auf Seite 48 beachten!

Klassische Barbiturate

Klassische Barbiturate haben eine lange Wirkungsdauer. Die Wirkung tritt auch bei intravenöser Injektion derart verzögert ein, daß eine Dosierung anhand der Kontrolle von Reflexen bei der Narkoseeinleitung leicht zur Überdosierung führt. Das strikte Einhalten einer der Körpermasse entsprechend errechneten Dosis ist erforderlich. Neben der allen Narkosen beim Schwein gemeinsamen Nebenwirkung der Atemdepression wird der Blutdruck durch Vasodilatation und verminderte Kontraktionskraft des Herzens gesenkt. Das Toleranzstadium dauert etwa 30 Minuten, der Nachschlaf mehrere Stunden. Typische Vertreter waren Narcoren®, Nembutal®.

N-methylierte Barbiturate

Unter N-methylierten Barbituraten wie z.B. Eunarcon® tritt die Wirkung ohne merkliche Verzögerung ein. Man kann im Rahmen einer vorausberechneten Maximaldosis die Injektion fortsetzen bis zum Toleranzstadium unter Kontrolle von Lidschlagreflex (erloschen), Pupille (verengt), Nasenscheidewandreflex (stark gedämpft) jedoch erhaltenem Cornealreflex. Sollte dieser erloschen und die Pupille weitgestellt sein, sind unverzüglich Maßnahmen zur Atemstimulation und Vasokonstriktion einzuleiten. Auftretender Atemstillstand wird durch rhythmische Kompression des Thorax und intravenöse Injektion eines zentralen Analeptikums behandelt. Die Nebenwirkungen entsprechen denen der klassischen Barbiturate. Ein Toleranzstadium von etwa 15 Minuten und Nachschlaf von 30 Minuten sind zu erwarten. Typische Vertreter waren Eunarcon® und Evipan®. Sie sind durch die Thiobarbiturate weitgehend ersetzt worden.

Thiobarbiturate

Auch Thiobarbituraten ist ein schneller Wirkungseintritt und damit Dosierbarkeit nach Wirkung (Reflexkontrolle) eigen. Infolge vasokonstriktiver Wirkung kommt es unter Thiobarbituraten nicht zum Blutdruckabfall. Ihre atemdepressive Wirkung und damit das Risiko eines Atemstillstandes bei geringer Überdosierung ist deutlich ausgeprägt und zu beachten. Das Toleranzstadium dauert je nach Präparat 5–15 Minuten, der Nachschlaf zehn Minuten bis zwei Stunden. Typische Vertreter der Thiobarbiturate waren Surital®, Penthotal®.

Durch Nachinjektion oder Einträufeln in die geöffnete Bauchhöhle können Barbituratnarkosen verlängert und im Falle der Kurznarkotika auch in Grenzen steuerbar gemacht werden. Bei Thiobarbituraten wächst allerdings nach mehrfacher Narkoseverlängerung das Risiko einer irreversiblen Überdosierung, da Thiobarbiturate relativ langsam abgebaut und ausgeschieden werden, während das rasche Abklingen der Wirkung auf einer Speicherung im Fettgewebe beruht. Sobald die Fettdepots aufgefüllt sind, ist die Wirkung der gleichen Dosis plötzlich stärker. Eine schematische Nachdosierung ist daher zu vermeiden.

Bei der Einleitung von Barbituratnarkosen ist etwa die Hälfte der errechneten Dosis zügig zu injizieren, um eventuell auftretende Exzitationen kurz zu halten. Man setzt für eine Minute die Spritze ab und hält die Kanüle am Ohr fest, bis der Patient entspannt ist und setzt dann die Injektion ruhig unter Reflexkontrolle fort.

3.3.3 Azaperon-Metomidat-Kombination*

Weniger kritisch in der Dosierung als die Barbiturate und stets exzitationsfrei ist die Narkose mit der Kombination von Azaperon (Stresnil®) mit Metomidat (Hypnodil®) beim Schwein. Azaperon hat allein gegeben eine sedative Wirkung, die zur Aggressionsdämpfung und Streßabschirmung führt. Behandelte Tiere reagieren auf Schmerzen verzögert, jedoch sehr plötzlich und unkontrolliert. Metomidat würde in der zur

---

* Anmerkung zur Anästhesie und Narkose auf Seite 48 beachten!

Tabelle 3-1 Narkosedosierung beim Schwein

Typ	Beispiels-präparat	Dosis in mg pro kg KM intravenös	Dosis in mg pro kg KM intraperitoneal	Besonderheiten
Klassische Barbiturate	Narcoren®	10–25	(25)	nicht nach Wirkung dosierbar
Thiobarbiturate	Surital®	15–20		
Azaperon-Metomidat	Stresnil® Hypnodil®	0,5 2–4	1,0 (i.m. = 2,0) 10–15	als Gemisch anwendbar
Ketamin	Ursotamin®	5–10	(i.m., s.c. = 10–20)	

Die höheren Dosisangaben gelten für Tiere von 20 kg KM, die niedrigen für 100 kg KM. Bei schweren Tieren sollte eine 150 kg entsprechende Anfangsdosis nur durch Nachdosierung anhand der Verträglichkeit und des Bedarfs überschritten werden.

Narkose verwendeten Dosis beim Schwein klonische und tonische Krämpfe auslösen, die erst nach Azaperongabe erlöschen und hat außerhalb dieser Kombination keine Indikation.

Die Injektion von Azaperon-Metomidat kann als Gemisch intravenös erfolgen. Das Gemisch trübt sich milchartig, was keine Folgen für die Wirkung hat. In höherer Dosis (s. Tab. 3-1) kann auch zunächst Azaperon intramuskulär und nach eingetretener Sedation bei jungen Schweinen Metomidat intraabdominal injiziert werden. Da nach Azaperon die Ohrvenen stark hervortreten, wäre auch die intravenöse Injektion von Metomidat erleichtert. Es wirkt stark gewebsreizend und darf nicht intramuskulär verabfolgt werden. Insofern ist die verbreitete intraabdominale Injektion von Metomidat oder beider Substanzen nicht unbedenklich, bleibt aber offenbar ohne nachteilige Folgen. Der Wirkungseintritt nach intravenöser Azaperon-Metomidat-Applikation ist rasch und kann während der Injektion verfolgt werden. Zur Beurteilung eingetretener Anästhesie ist die Pupillenweite nicht geeignet. Der Lidschlagreflex sollte erloschen, der Nasenscheidewandreflex deutlich abgeschwächt sein. Das Toleranzstadium bei intravenöser Azaperon-Metomidat-Narkose dauert etwa 20 Minuten, der Nachschlaf 2–3 Stunden. Durch Nachinjektion von Metomidat wird das Toleranzstadium verlängert. Es ist dann mit wesentlich verlängertem Nachschlaf zu rechnen, der bei mehrfacher Nachdosierung über 24 Stunden dauern kann.

Die Sedation bei intramuskulärer Azaperoninjektion beginnt in 3–4 Minuten, die Wirkung intraperitonealer Metomidatgabe setzt nach 5 Minuten ein, vertieft sich bis zur zehnten Minute und hält über eine halbe Stunde an. Der lange Nachschlaf ist für die Wundheilung günstig, falls die Patienten bis zum vollen Erwachen einzeln gehalten werden. Bei sofortiger Rückkehr in die Gruppe ist eine Kurznarkose mit Barbiturat günstiger, weil im Nachschlaf die Wunden angeknabbert werden. Die Reflexfreiheit der Narkose mit Azaperon-Metomidat reicht bei anspruchsvoller Chirurgie nicht aus, genügt aber für die Routineeingriffe in der Schweineproduktion.

Ausnahmen bilden die Schnittentbindung infolge langen Nachschlafs der Ferkel sowie Klauenamputation und Mammektomie wegen einer ohne Infiltrationsanästhesie unzureichenden Schmerzausschaltung.

Die Narkosebreite, d.h. der Bereich gefahrlos anwendbarer Überdosierung, ist bei Azaperon-Metomidat größer als bei Barbituraten. Trotzdem muß man auf Atemstillstand infolge Vagusreizung oder Überdosierung gefaßt sein und zentral wirksame Stimulantien zur i.v.-Injektion bereithalten. Daneben ist künstliche Beatmung vorzunehmen.

Wegen der fehlenden Duldsamkeit des wachen Schweines gegenüber Zwangssituationen ist die Lokalanästhesie nur als Ergänzung einer Narkose sinnvoll. Sie wird zur Klauenamputation als Leitungsanästhesie mittels zirkulärer Umspritzung, bei der Amputation aktinomykosebefallener Gesäugekomplexe als rautenförmige Um- und Unterspritzung und gelegentlich als winkelförmige Abriegelung des Operationsfeldes nach dorsal und kranial beim Flankenschnitt eingesetzt. Es werden meist zweiprozentige Präparate (ohne vasokonstriktive Zusätze) in Mengen bis zu 80 ml verwendet.

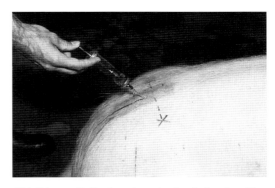

Abbildung 3-8 Lumbosakralanästhesie. Einstich etwas kaudal einer Verbindungslinie zwischen den Hüfthöckern; Kontrolle der Position durch Aspiration (Liquor, Blut?); Injektion von Luft (Reaktion) und widerstandsloses Abfließen des Anästhetikums (Foto: Klinik für kleine Klauentiere, Hannover)

3.3.4 Lumbosakralanästhesie

Die spinale Anästhesie erfolgt beim Schwein durch das Foramen lumbosacrale und ergibt Schmerzfreiheit kaudal einer vom Ende der Brustwirbelsäule über den Rippenbogen zur Kniefalte reichenden Zone. In der Regel wird sie als Ergänzung einer flachen Narkose gesetzt. Sie kann auch am stehend fixierten, wachen Tier vorgenommen werden, jedoch löst der Einstich erhebliche Schmerzäußerungen und Erregung aus, und die Ruhigstellung von Kopf und Vordergliedmaßen bliebe problematisch. Als Instrumente sind 1–2 ausreichend lange Kanülen (10–15 cm) mit Mandrin sowie 1–2 leichtgängige Spritzen (10–20 ml) erforderlich.

In Narkose gelegte Tiere sind in Brust-Bauch-Lage zu bringen, mit leicht nach vorn gegrätschten Hintergliedmaßen. Der Kopf ist leicht in der Längsachse zu drehen, um nicht durch Druck auf den Kehlkopf Atemstillstand infolge Vagusreizung auszulösen.

Die Einstichstelle liegt einige Zentimeter kaudal der Verbindungslinie zwischen den höchsten Punkten der Darmbeinschaufeln (Abb. 3-8). Nach Reinigung und Desinfektion wird die hier sehr dicke Haut mit einer kräftigen Kanüle durchstoßen. Erst dann wird die mit Mandrin versehene Kanüle mit leichter Neigung nach kranial vorgeschoben, wobei man genau hinter dem Patienten steht (bzw. hockt) und die Kanüle mit beiden Händen führt. Das Durchstoßen des Lig. interarcuale ist am Überwinden eines Widerstandes und anschließend leichterem Vordringen zu erkennen, außerdem erfolgt eine Schmerzreaktion, die selbst in Narkose meist noch wahrnehmbar ist. Trifft man vor Durchstechen des Lig. interarcuale auf Knochen, so ist die Kanüle wieder vollständig zurückzuziehen und ein weiterer Versuch mit geändertem Neigungswinkel vorzunehmen. Für die Lumbosakralanästhesie ohne Narkose wird empfohlen, den ersten Einstich zur Injektion von Lokalanästhetikum zu nutzen, sobald Widerstand fühlbar wird, um die obengenannte Reaktion zu dämpfen.

Leichtes Einblasen von Luft mit einer leeren Spritze sowie ein Aspirationsversuch, der bei subduralem Sitz Liquor, bei Verletzung eines Wirbelblutleiters Blut ergibt, dienen der Positionskontrolle. Tritt Blut aus, ist die Kanüle vor der Injektion etwa 10 mm zurückzuziehen oder neu einzustechen, um eine kreislaufgefährdende, intravenöse Injektion zu vermeiden. Wurde Liquor aspiriert, muß die Dosis von 0,7 auf 0,5 ml pro 10 cm Körperlänge verringert werden. Ein rasch wirkendes Lokalanästhetikum, z.B. Isocain® wird in zweiprozentiger Konzentration verwendet. Nach der Injektion muß der Patient noch 10 Minuten in vertikaler Position bleiben, um eine symmetrische Verteilung des Anästhetikums zu erreichen. Sofortiger Übergang in die Seitenlage, etwa zur Vorbereitung des Operationsfeldes in der Flanke, würde die Anästhesie bevorzugt an der unten liegenden Seite eintreten lassen. Bis zur vollen Wirkung vergehen bei extraduraler Applikation 10, bei subduraler 5 Minuten. Die Wirkung bleibt 30–60 Minuten bis eine Stunde erhalten. Nach 2 Stunden ist das Stehvermögen normalisiert.

Literatur

BENSON, G. J. and J. C. THURMON (1979): Anaesthesia of swine under field conditions. J. Am. Vet. Med. Ass. **174**, 594-596.

BOLLWAHN, W. (1963): Experimentelle und klinische Untersuchungen zur Rückenmarksanaesthesie beim Schwein. Tierärztl. Umsch. **18**, 271-279.

BOLLWAHN, W. (1980): Anästhesie und Sedation. In: SCHULZE, W. et al. (Hrsg.): Klinik der Schweinekrankheiten. Hannover: Verlag M. u. H. Schaper.

BOLLWAHN, W., und A. S. HAZEM (1975): Schnittentbindung der Sau unter flacher Allgemeinnarkose (Stresnil-Hypnodil-Kombination) und Rückenmark-Anaesthesie. Berl. Münch. tierärztl. Wschr. **88**, 281-284.

BRAUN, W. (1993): Anesthetics and surgical techniques useful in the potbellied pig. Vet. Med. **88**, 441-447.

DIMIGEN, J., und I. REETZ (1970): Versuche zur Schmerzausschaltung beim Schwein mit dem Neuroleptikum Azaperon und dem Hypnotikum Metomidat. 1. Mitteilung. Dtsch. tierärztl. Wschr. **77**, 470-473.

ELLENDORFF F., N. PARVIZI und D. SMIDT (1975): Anästhesie beim Göttinger Miniaturschwein – ein Erfahrungsbericht. Dtsch. tierärztl. Wschr. **82**, 67-70.

FREY, H.-H. (1963): Sammelreferat: Die Bedeutung der Verteilung im Organismus für die Wirkungsdauer intravenöser Kurznarkotika. Dtsch. tierärztl. Wschr. **70**, 642-654.

GANTER, M., und K. RUPPERT (1990): Über die Wirkung des Anästhetikums Tilest beim Schwein. Dtsch. tierärztl. Wschr. **97**, 360-364.

HEINRITZI, K., und H. E. KÖNIG (1988): Anästhesie beim Schwein. Tierärztl. Prax. **16**, 45-52.

KO, J. C. H., J. C. THURMON, G. J. BENSON, W. J. TRANQUILLI and W. A. OLSON (1993): A new drug combination for use in porcine cesarean sections. Vet. Med. **88**, 466-472.

MIETH, K. (1963): Lumbosakralanästhesie beim Schwein. Monatsh. Veterinärmed. **18**, 342-348.

PORTER, D. B. and C. A. SLUSSER (1985): Azaperone: A review of a new neuroleptic agent for swine. Vet. Med. **80**, 88-92.

Anmerkung

In den letzten Jahren ist die Anwendung zahlreicher Wirkstoffe bei Tieren, die der Lebensmittelgewinnung dienen, auf Grundlage der Verordnung (EWG/Nr. 2377/90) „Zur Schaffung eines Gemeinschaftsverfahrens für die Festsetzung von Höchstmengen für Tierarzneimittelrückstände in Nahrungsmitteln tierischen Ursprungs" verboten worden. Darunter fallen auch eine Reihe von Stoffen, die bislang für Sedation und Narkose beim Schwein eingesetzt wurden, für die jedoch keine Rückstandshöchstwerte (Maximum Residue Limits, MRL) festgelegt wurden (z. B. verschiedene klassische und N-methylierte Barbiturate, Metomidat, Tiletamin/Zolazepam u. a.). Für Thiamylal und Thiopentalnatrium sind zwar MRL-Werte festgelegt, zur Zeit gibt es jedoch keine entsprechend zugelassenen veterinärmedizinischen Präparate in Deutschland.

Die im Kapitel 3.3 aufgeführten Narkosemöglichkeiten für das Schwein müssen deshalb kritisch unter den o. a. Aspekten betrachtet werden und können z. T. nur noch eingeschränkt empfohlen werden (z. B. experimentelle Chirurgie). Für die Praxis steht zur Zeit nur die Narkose mit der Kombination Azaperon (2 mg/kg KGW i.m., Stresnil®) und Ketamin (10–20 mg/kg KGW i.m., Ursotamin®) zur Verfügung. Bei Verfügbarkeit des Thiamylals kann diese Kombination durch das Thiobarbiturat (2,5–10 mg/kg KGW i.v.) ggf. ergänzt oder die Narkose auch nur mit Thiamylal (15–20 mg/kg KGW i.v.) durchgeführt werden. Für mögliche andere Kombinationen zur Erzielung einer chirurgischen Toleranz mit Stoffen, die nicht für das Schwein zugelassen sind (z. B. unter Verwendung von Levomethadon oder Xylazin), können unter Beachtung der arzneimittelrechtlichen Vorschriften (Umwidmung) nur Arzneimittel eingesetzt werden, die für andere lebensmittelliefernde Tierarten zugelassen sind.

UNGEMACH, F. R., K. HEINRITZI, C. M. KERSJES und W. ERHARDT (1997): Anwendungsverbot für Metomidat (Hypnodil®) bei Schweinen. Tierärztl. Prax. **25**, 417–423.

4 Therapeutische Technik

H. Plonait

4.1 Medikamentöse Behandlung einzelner Tiere

Die weitaus häufigste Form gezielter Behandlung einzelner Schweine sind parenterale Injektionen, unter denen wiederum die intramuskuläre Applikation im Vordergrund steht. Diese sind, trotz geringen Schadensrisikos im Einzelfall, vor allem wegen der Häufigkeit, mit der sie gegenwärtig zur Anwendung kommen, letzten Endes nicht unproblematisch. Alternativen sollten daher vom Tierarzt beherrscht und nach Lage des Falles eingesetzt werden.

4.1.1 Äußerliche Anwendung (kutan, perkutan)

Sie findet in Form von Streupudern (Läuse) und Sprüh- sowie Tauchbehandlung (Räude) gegen Ektoparasiten Anwendung. Auch die perkutane Resorption systemisch wirksamer Substanzen mittels des „Pour-on"-Verfahrens gewinnt beim Schwein an Bedeutung.

Bei der Ektoparasitenbehandlung ist darauf zu achten, daß bei Tauchbehandlung auch der Kopf (äußerer Gehörgang) und bei Sprühbehandlung stehender Tiere auch Unterbauch und Zwischenschenkelbereich erreicht werden.

Die lokale Behandlung entzündlicher Prozesse mit adstringierenden oder hyperämisierenden Medikamenten hat wegen des damit verbundenen Arbeitsaufwandes beim Schwein geringe Bedeutung.

4.1.2 Orale Verabreichung

Sie kann bei Tieren mit ungestörter Futteraufnahme durch Einmischen des Medikaments in Futter oder Trinkwasser erfolgen. Sofern individuelle Fütterung erfolgt (Zuchttiere), wird das Medikament mit einem Becher bekannten Volumens zugemessen und über das Futter gestreut (Top dressing). Dies hat im Gegensatz zum Medizinalfuttereinsatz den Vorteil, in der Dosierung von der Futtermenge unabhängig zu sein. Wegen fehlenden Festfutterverzehrs beim Saugferkel und der Neigung älterer Schweine, ungewohnt schmeckendes Futter zu verweigern, ist dieses Verfahren aber nur begrenzt anwendbar.

Die orale Zwangsbehandlung ist zur Diarrhötherapie von Saugferkeln allgemein üblich. Sie sollte auch zur systemischen Behandlung von Saugferkeln bevorzugt werden, da viele injizierbare Präparate Nekrosen verursachen. Bei der Anwendung von Dosierpumpen oder Plastik-Injektoren ist darauf zu achten, die Schlauch- oder Konusöffnung über den Zungenwulst hinweg einzuführen, damit das Medikament nicht ausgespuckt werden kann. Kleine Ferkel werden dabei gehalten, indem man mit der linken Hand von kaudo-dorsal den Schädel umgreift und durch Druck mit Daumen sowie Mittelfinger auf die Backen die Kiefer spreizt (Abb. 4-1).

Pasten können auch mit einem Holzspatel (humanmedizinischer Zungenspatel) in die Rugae palatinae gestrichen werden, wo sie klebenbleiben und allmählich abgeleckt werden (Abb. 4-2). Dragees schiebt man mit einer Kornzange oder großen Arterienklemme über den Zungenwulst.

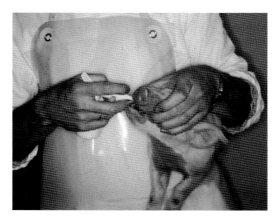

Abbildung 4-1 Orale Behandlung eines Saugferkels mit der Dosierpumpe. Es sollte ein Schlauchansatz vorhanden sein, der lang genug ist, um über den Zungenwulst in den kaudalen Abschnitt der Mundhöhle geschoben zu werden.

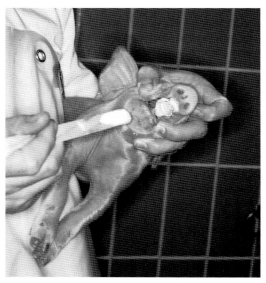

Abbildung 4-2 Orale Applikation von Paste mit einem Spatel in die Rugae palatinae, aus denen heraus die Paste abgeleckt wird

Dünnflüssige Medikamente lassen sich aus einer Injektionsspritze über die Nase eingeben (pernasale Applikation, Abb. 4-3). Der Kopf des Patienten muß gut fixiert sein (ab Läuferalter Oberkieferschlinge) und leicht angehoben, aber nicht so stark gestreckt werden, daß das Schlucken behindert wird. Beim Ansetzen des Spritzenkonus an das Nasenloch sollte der medial gelegene, reflexauslösende Knorpelvorsprung möglichst nicht gereizt werden. Die Finger einer Hand liegen von ventral auf der Kehlkopfregion und kontrollieren das Abschlucken des langsam einlaufenden Medikaments bzw. versuchen es durch leichten Druck auszulösen.

Zur Anwendung einer Schlundsonde wird der Kopf mittels Oberkieferschlinge seitlich so an ein Gitter gebunden, daß ein Beißholz oder Maulgatter mit entsprechender Bohrung in die Maulspalte geschoben werden kann (s. Abb. 13-3). Man verwendet Gummisonden für Fohlen. Der richtige Sitz ist durch Einblasen von Luft, die mit typischem säuerlichen Geruch zurückströmt, bzw. anhand fehlender Atemluftströmung zu beurteilen. Wegen erheblicher Belastung des Patienten durch die erforderliche Fesselung, findet die

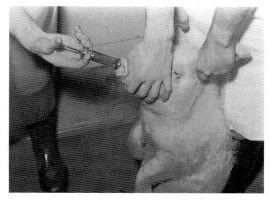

Abbildung 4-3 Pernasale Applikation. Das Abschlucken wird durch Palpation des Kehlbereichs kontrolliert.

Schlundsonde zur Medikamentenapplikation beim Schwein kaum Verwendung, sie dient aber zur Diagnose der Schlundverstopfung und könnte für Experimente eingesetzt werden, bei denen die exakte Verabfolgung großer Volumina erforderlich ist.

4.1.3 Rektale Applikation

Sie ist durch Infusion ins Darmlumen (Klysma) mittels Schlauch (besser Gummisonde) und Irrigationsgefäß oder in Form von Suppositorien, die resorbiert werden, möglich, hat jedoch geringe Bedeutung.

4.1.4 Intranasale Spray- und Inhalationsbehandlung

Wegen enger Nasenöffnung und reflektorischer Abwehrbewegungen bei deren Reizung ist die intranasale Anwendung von Sprays mit lokaler oder systemischer Wirkung wenig aussichtsreich.

Bei Ferkeln werden Lebendvakzinen teilweise intranasal appliziert (AK, *B. bronchiseptica*).

Das Einatmen von Vakzinen in Aerosolform mit dem Ziel einer vereinfachten Massenbehandlung junger Schweine hat sich als gut wirksam erwiesen, setzt aber eine entsprechende Behandlungskammer und Vernebelungseinrichtung voraus.

4.1.5 Intrauterine Infusion

Besamungskatheter zum Einmalgebrauch werden leicht dorsal gerichtet eingeführt, um nicht in die besonders im Puerperium weite Harnröhrenöffnung zu gelangen. Um das gesamte Uteruslumen zu erreichen, sind Volumina von 200 ml und post partum noch mehr erforderlich.

4.1.6 Intravenöse Injektion

Allgemein üblich ist die Injektion in die laterale Ohrrandvene (Vena auricularis lateralis), welche zur Punktion mit einer Schlinge an der Ohrbasis oder durch Fingerdruck eines Helfers gestaut wird. Fixierung des Kopfes mittels Oberkieferschlinge ist zu empfehlen, weil das Durchstechen der Venenwand in der Regel eine Schmerzreaktion auslöst. Die

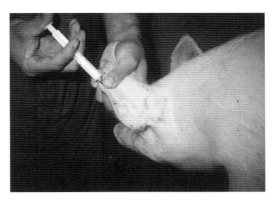

Abbildung 4-4 Intravenöse Injektion in die Ohrvene. Die Kanüle wird möglichst weit distal eingestochen und in ganzer Länge eingeführt. Sie wird mit dem Daumen am Konus fixiert und unter leichtem Zug am Ohr gegen den Spritzenkonus gedrückt. (Foto: Zimmermann, Bern)

Einstichstelle sollte möglichst weit distal liegen, um erforderlichenfalls noch Gelegenheit zur Wiederholung zu haben. An dem wegen seines Durchmessers günstig erscheinenden Venenabschnitt nahe des Ohrgrundes rollt das Gefäß. Dem Venenverlauf mit der Spitze folgend, wird die Kanüle bis zum Konus eingeführt und dann während der Injektion mit leichtem Zug nach distal gehalten (Abb. 4-4).

Das bei den Techniken zur Blutentnahme beschriebene Anlegen eines Venenkatheters oder einer Braunüle®, ermöglicht problemlose wiederholte Injektionen, deren Durchführbarkeit anderenfalls wegen Verlegung des Venenlumens zweifelhaft ist.

Die zur Blutentnahme beschriebenen Techniken gestatten zwar prinzipiell auch die intravenöse Injektion, jedoch besteht dort keine Kontrolle über Ausmaß und Konsequenzen einer eventuellen paravenösen Applikation.

4.1.7 Intramuskuläre Injektion

In allen Altersgruppen anwendbar ist die Injektion in die Halsmuskulatur, bei der an

Abb. 7). Das ist einerseits vorteilhaft, weil Muskelnekrosen durch reizende Substanzen vermieden werden, stellt andererseits aber die zuverlässige Resorption in Frage, wenn bereits mehrere Injektionen stattgefunden haben. Die gelegentlich mangelhafte Wirkung von Substanzen mit kurzer Halbwertzeit würde sich so erklären.

Als weitere Komplikation wird Abszeßbildung beobachtet, die sowohl von mangelhafter Verträglichkeit des Medikaments wie auch von einer Verschmutzung von Haut und Injektionskanüle herrühren kann (Abb. 4-6). Während tiefgelegene Abszesse klinisch wenig auffallen und erst bei der Schlachtung zutage treten, löst die Infektion der Subkutis eine Phlegmone aus, nach deren Abheilung Abszesse entstehen.

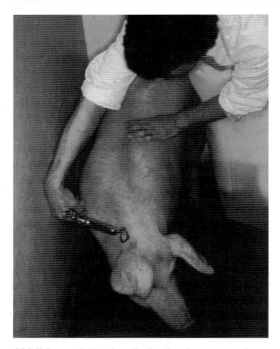

Abbildung 4-5 Am freilaufenden, erwachsenen Schwein werden Injektionen auf der dem Tierarzt abgewandten Seite ausgeführt. Der Patient wird von der Richtung des Eingriffs überrascht und am Ausweichen nach links durch die Knie des Behandelnden gehindert, der in der Regel näher am Tier steht, als in der Abbildung gezeigt.

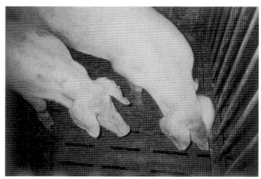

Abbildung 4-6 Abszeßbildung bzw. phlegmonöse Schwellung nach Injektion in die Nackenmuskulatur

der kaudalen Begrenzung des dünnbehaarten Bereichs hinter dem Ohransatz in medialer, leicht kaudaler Richtung eingestochen wird (Abb. 4-5). Nach kranial könnte das Periost des Hinterhaupts, nach ventral der Parotiszipfel getroffen werden. Der Einstich im Bereich der beginnenden Vorwölbung des Nackenmuskels ist schmerzhafter, neigt zu Blutungen und beschädigt ggf. infolge Gewebsreaktionen auf das Medikament einen größeren Anteil des Nackenkoteletts.

Die Injektion von Tuschelösungen mit der oben beschriebenen, allgemein anerkannten Technik in die Tiefe der Nackenmuskulatur hat gezeigt, daß die Medikamente dabei vor allem in das zwischen den Muskeln gelegene Bindegewebe gelangen (s. Farbtafel IV,

Die Reinigung und Desinfektion der Injektionsstelle sowie die Verwendung steriler Kanülen sind beim Schwein nicht zwingend notwendig. Bei Massenbehandlungen sind andererseits in der Regel von Bucht zu Bucht die Kanülen zu wechseln, und sichtbar verschmutzte Haut sollte mit Zellstoff gereinigt werden. Zur Reinigung und Desinfektion der Kanüle haben sich bei Massenimpfungen alkoholhaltige Erfrischungstücher bewährt. Bei Verwendung von Schraubkanülen an Dosierspritzen oder

Schlauchverbindungen ist die bei anderen Spezies übliche Überprüfung unbeabsichtigter intravasaler Injektion nicht möglich. Sichtbare Schäden hierdurch sind nicht zu befürchten.

Ein weiterer Ort für intramuskuläre Applikation wäre die Oberschenkelmuskulatur. Sie ist möglichst zu vermeiden, und nur bei Ferkeln bis zur dritten Lebenswoche darf dort injiziert werden, weil später Verfärbungen oder Gewebsveränderungen im Schinken bis zur Schlachtung zurückbleiben können.

Der Einstich erfolgt in die lange Sitzbeinmuskulatur auf der Verbindungslinie vom Sitzbeinhöcker zur Ferse nach kraniolateral, um die in der Tiefe liegenden N. tibialis und N. fibularis nicht zu schädigen. Vor dem Einstich ist die Haut anzuspannen, damit das Medikament nicht aus dem Stichkanal zurückfließt. Bei der Behandlung von Saugferkeln sind angemessen dünne und kurze Kanülen zu verwenden, um unkontrollierte Verletzungen zu vermeiden.

Wenn Injektionen bei vielen, unzugänglich aufgestallten Schweinen erforderlich sind (z. B. Sauen in Kastenständen), können stabförmige Kanülenträger („Impfstäbe") zur Arbeitserleichterung und Arbeitssicherheit beitragen. Fehlerquellen sind dabei ein ungenauer, meist zu weit kaudaler Einstich sowie Unterdosierung durch Medikamentenverlust.

4.1.8 Subkutane Injektion

Beim Saugferkel bietet sich hierzu die Kniefalte an, deren Haut vor dem Einstich zwischen den Fingern mit einer Rollbewegung zu verschieben ist. Der subkutane Sitz der Kanüle ist zu überprüfen. Ein unkontrollierter Einstich kann auch eine Injektion in die Rumpffaszie oder den Hautmuskel ergeben, von denen Anteile die Kniefalte durchziehen. Wenn das keine Rolle spielt (z. B. Behandlung mit Eisendextran), ist die Injektion in die Kniefalte ohne Hilfsperson möglich.

Bei erwachsenen Schweinen ist der wenig behaarte Bereich verschieblicher Haut kaudal des Ohransatzes für die subkutane Injektion zu bevorzugen. Die Stichrichtung ist dorso-ventral bei Beachtung freier Beweglichkeit der unter der Haut fühlbaren Kanüle. Injektion in das lose Gewebe kaudal des Ellenbogens oder in die Kniefalte ist auch möglich, setzt aber eine Fixation des Patienten voraus.

Diese ist in der Regel für i.m. und s.c. Injektionen bei Schweinen über 100 kg entbehrlich, wenn die Injektion auf der Seite des Tieres, die dem Behandelnden abgewandt ist, erfolgt und zuvor ein stumpfer Druck auf die Injektionsstelle ausgeübt wird. Man steht dabei neben der Schulter des Tieres (Abb. 4-5).

4.1.9 Intrakutane Injektion

Für den intradermalen Tuberkulintest wird am fixierten Schwein eine Hautfalte auf der Höhe der Ohrmuschelwölbung gebildet und mit dem Kutimeter gemessen. Die intrakutane Applikation in die recht dünne Haut (Faltendicke etwa 4 mm) gelingt mit den für Rinder konstruierten Spritzen am ehesten, wenn man in die Falte hinein- und auf halbem Wege wieder hinausticht. Es muß eine linsengroße Quaddel entstehen.

Die intradermale Druckinjektion hat sich bei der Vakzination mit Lebendimpfstoffen bewährt (A. K.-Impfung).

4.1.10 Epi- und subdurale Injektion in das Foramen lumbosacrale

Diese nur zur Anästhesie und eventuell zur Liquorpunktion erforderliche Technik wird in Abschnitt 3.3 (Anästhesie und Narkose) und Abbildung 3-8 beschrieben.

4.1.11 Intraabdominale Injektion

Die intraabdominale (= „intraperitoneale") Injektion ermöglicht die Verabreichung größerer Flüssigkeitsmengen (z. B. Elektrolyt-Glukose Lösung bei dehydrierten Saugferkeln). Auch gewebsreizende Medikamente werden so appliziert und erzeugen offenbar keine bleibenden Schäden.

Um Einstich und Injektion in Därme zu vermeiden, sollten die Patienten gefastet haben und müssen an den Hinterbeinen hängend gehalten werden. Das gelingt nur bis etwa 25 kg und beschränkt die intraabdominale Injektion auf Ferkel und Läuferschweine. Der Einstich erfolgt kraniolateral des letzten Zitzenpaares (s. a. Abb. 3-3) in kraniomedialer Richtung.

Eine unbeabsichtigte Punktion der Harnblase ist, besonders bei Saugferkeln, nicht selten. Bei Austritt von Harn aus der Kanüle bzw. Aspiration mit der Spritze sollte etwas weiter kranial und lateral erneut eingestochen werden. Die gezielte Punktion der Blase durch Einstich zwischen den letzten Zitzenpaaren könnte zur Harngewinnung für Rückstandskontrollen Bedeutung gewinnen.

4.2 Gruppenbehandlung von Schweinen durch Medikation von Futter oder Trinkwasser

Zur oralen Gabe mit dem Futter oder Trinkwasser beim Schwein werden vor allem Chemotherapeutika verwendet, die sich gegen bakterielle Krankheitserreger richten. Außerdem gibt es zahlreiche Präparate zur Bekämpfung des Endoparasitenbefalls.

Weitere Anwendungsbereiche, wie die Bekämpfung der Ektoparasiten durch systemisch wirkende Präparate und die Steuerung des Fortpflanzungsgeschehens über Futtermedikation, gewinnen an Bedeutung, sollen hier aber nicht näher behandelt werden.

Selbst wenn Präparate zur Verfügung stehen, die eine der Indikation entsprechende Wirkung mit geringer Toxizität und Nebenwirkungsfreiheit verbinden, ist noch nicht gesichert, daß die erforderliche Dosis mit dem Futter zuverlässig aufgenommen wird. Chemische Stabilität in der Futtermischung, besonders bei Lagerung oder Naßfütterung, geschmackliche Akzeptabilität für das Schwein, Stabilität und Resorbierbarkeit (oder Nichtresorbierbarkeit) im Verdauungstrakt und vor allem die Regelmäßigkeit der Futteraufnahme durch alle Schweine einer Gruppe sind entscheidende Voraussetzungen für den Erfolg einer Futtermedikation. Eine ergänzende Injektionsbehandlung oder Trinkwassermedikation wird daher in vielen Fällen sinnvoll sein.

Etwas überspitzt kann man meinen, daß Futtermedikation sich am besten zur Behandlung klinisch gesunder Schweine eignet. Da wir aber in der intensiven Tierhaltung klinische Erkrankungen soweit wie möglich durch vorbeugende Maßnahmen verhüten wollen, wobei die medikamentelle Metaphylaxe am klinisch noch gesunden Tier eine entscheidende Rolle spielt, ist der angeführte Satz nicht so paradox, wie er dem engagierten Therapeuten zunächst scheinen mag.

4.2.1 Futtermedikation mit Anthelminthika

Wenden wir uns einem Bereich zu, in dem wir seit jeher klinisch unauffällige Tiere behandelt haben, der Entwurmung.

Bekanntlich stehen zur Behandlung des Magen-Darm-Wurmbefalls heute zahlreiche Präparate mit breitem Wirkungsspektrum zur Verfügung, von denen mehrere sowohl den Strongyloidesbefall erfassen als auch eine Teilwirkung auf wandernde Larvenstadien im Organismus entfalten.

Geeignete Behandlungszeitpunkte für eine Entwurmung mittels Futtermedikation sind das Läuferalter (Einstellung zur Mast) und die Hochträchtigkeit der Sau vor Einstellung in die Abferkelbox.

Neben der Indikation zur anthelminthischen Behandlung, die sich auf Kotunter-

Tabelle 4-1 Endoparasitenbehandlung (Beispiele nach Herstellerangaben)

Wirkstoff (Präparat)	Behandlungs-dauer (d)	Tagesdosis mg/kg KGW	Dosis mg/kg Futter	Bemerkungen*
Febantel (Rintal® Pellets 1,9%)	1	5		
Fenbendazol (Fenbenda TAD® 5%)	1	5	100	Läufer (20 kg)
	10	0,5	10	Läufer (20 kg)
	15	0,33	6,7	Läufer (20 kg)
Flubendazol (Flubenol®)	1	5	100	Läufer (20 kg)
	5	1,5	30	Läufer (20 kg)
	15	0,5	10	Läufer (20 kg)
	10	0,3	30	Sauen (200 kg)
Ivermectin (Ivomec Prämix®)	7	0,1	2	Läufer (20 kg)
	7	0,1	10	Sauen (200 kg)

*Futteraufnahme: Läufer 1 kg/Tag, Sauen 2 kg/Tag

suchungen stützen sollte, und der Wahl des Präparats, sind für die Durchführung der Futtermedikation zwei weitere Gesichtspunkte wichtig:
– die Entscheidung zwischen Einmal- oder Langzeitbehandlung und
– das unterschiedliche Verhältnis von Körpergewicht und Futteraufnahme bei Läufern und tragenden Sauen.

Bei Langzeitbehandlung enthält das Futter an 5 bis 15 aufeinanderfolgenden Tagen das Anthelminthikum in niedriger Konzentration. Die insgesamt verabreichte Dosis ist dabei nicht größer als bei einmaliger Behandlung (Beispiele s. Tab. 4-1). Bei Gruppenfütterung wird so eine gleichmäßige Aufnahme durch alle Tiere gewährleistet. Eine niedrigere Konzentration über längere Zeit vermeidet das bei Sauen häufige Verweigern fremdartig schmeckenden Futters bei einmaligem Angebot. Dieses bei der Gabe von Piperazin im Futter häufig bei Sauen zu beobachtende Verhalten ist bereits wegen der niedrigeren Konzentration moderner Anthelminthika kaum zu erwarten. Eher kann der Futterwechsel eine Rolle spielen, wenn das Medikament in einem Fütterungsarzneimittel enthalten ist, dessen Futterbestandteile von der gewohnten Mischung abweichen.

Langzeitbehandlung setzt voraus, daß das Medikament im Futtergemisch haltbar ist. Unter dieser Voraussetzung, die bei einer Reihe älterer Präparate nicht gegeben ist, können auch Fütterungsarzneimittel für die Entwurmung vom Hersteller vorrätig gehalten werden, wodurch Einmisch- und Dosierprobleme für den Tierhalter weitgehend entfallen, da der gleiche Futtertyp in gewohnter Menge an die Tiere verabreicht wird.

Da Läuferschweine pro Kilogramm Körpergewicht wesentlich mehr Futter aufnehmen als hochtragende Sauen (Tab. 4-2), muß die Konzentration des Medikaments im Sauenfutter entsprechend höher sein, um vergleichbare Dosen pro Kilogramm Körpergewicht zu erreichen (Tab. 4-1). Eine ausreichende Dosis pro Kilogramm Körpergewicht ist besonders wichtig, wenn das Medikament systemisch, d. h. nach Resorption, auf wandernde Larvenstadien wirken soll.

Durch die Langzeitentwurmung von Läuferschweinen ergibt sich die Möglich-

Tabelle 4-2 Trockenfutterverzehr und Wasserbedarf in Abhängigkeit vom Körpergewicht (Faustzahlen)

	Körpergewicht kg	Trockenfutter pro Tag kg	Trinkwasser pro Tag l
Läuferschwein	10	0,5	1,5
	20	1,0	3
Mastschwein	50	2,0	6
	100	3,0	9
Sauen	etwa 160		
niedertragend		2,0	6
hochtragend		3,5	10
intra partum		< 2,0	etwa 6
in Laktation		> 5,0	> 15

Futter:Wasser = 1:3
Wasseraufnahme verringert: Appetitmangel, Kälte
　　　　　　　　　erhöht: Hitze, Salz oder Zucker im Futter, nicht immer bei Diarrhoe
Futter:Körpergewicht　　Läufer　　　1:20
　　　　　　　　　　　Mastschwein　1:30
　　　　　　　　　　　Sau　　　　　1:40–80

keit, die antibakterielle Einstellungsmetaphylaxe der zur Mast eingestellten Ferkel mit der Anthelminthikabehandlung zu kombinieren, da beide über den gleichen Zeitraum von 7 bis 14 Tagen und zum gleichen Zeitpunkt erfolgen.

Bei Saugferkeln, die in stark parasiteninfestierter Umwelt aufwachsen, kann durch anthelminthische Medikation des Starterfutters die Körperwanderung von Larvenstadien der Endoparasiten unterdrückt werden. Da der Futterverzehr in diesem Lebensabschnitt gering ist, bleiben die Kosten trotz langfristiger Behandlung vertretbar.

4.2.2 Antibakterielle Futtermedikation

Für den Einsatz antibakteriell wirkender Chemotherapeutika über das Futter ergeben sich beim Schwein folgende Indikationsbereiche:

Metaphylaxe von:
– Mykoplasmen-Pneumonie (EP)
– Rhinitis atrophicans (RA)
– Kolienteritis
– Kolienterotoxämie
– Dysenterie
– Mastitis-Metritis-Agalaktie (MMA)-Syndrom

Therapie von:
– sekundärer bakterieller Pneumonie
– Bronchitis-Laryngitis
– Staphylococcus-hyicus-Infektion
– Dysenterie
– Salmonellose
– Gesäugeaktinomykose
– Harnwegsinfektion

Eine unterstützende Medikation kommt bei den virusbedingten Enteritiden des Schweines (TGE, EVD) sowie bei Versuchen zur Bestandssanierung von latenter Salmonellose und Leptospirose in Frage. Zur Vermeidung von Sekundärinfektionen kann eine Futtermedikation auch bei schweren Verlaufsformen der primär virusbedingten Schweinepocken sowie eventuell auch der Schweineinfluenza angebracht sein.

Die etwa 20 derzeit in Deutschland angebotenen Wirkstoffe zur Futter- und Trinkwassermedikation beim Schwein lassen sich stark vereinfacht in folgende Gruppen einteilen:

1. Nicht resorbierbar, Wirkung auf das Darmlumen beschränkt, bevorzugte Beeinflussung gramnegativer (koliformer) Keime:
   – Apramycin
   – Colistin
   – Neomycin
2. Stoffe unterschiedlicher Resorbierbarkeit mit Wirkung im Dickdarm gegen Schweinedysenterie:
   – Lincomycin
   – Tiamulin
   – Tylosinphosphat
   – Valnemulin
3. Substanzen, die nur geringgradig resorbiert werden und vorwiegend im Darm, aber auch systemisch wirken:
   – Lincomycin
   – Spectinomycin
   – Tylosinphosphat
4. Wirkstoffe, die gut resorbierbar sind mit breitem Wirkungsspektrum:
   – Amoxicillin
   – Ampicillin
   – Tetracyclin
   – Trimethoprim-Sulfonamid
5. Substanzen, die gut resorbierbar sind mit bevorzugter Anwendung bei Atemwegsinfektionen:
   – Doxycyclin
   – Sulfadimidin und andere resorbierbare Sulfonamide
   – Tiamulin
   – Tilmicosin
   – Tylosintartrat

Als weitere für die Anwendung wichtige Eigenschaften sind zu beachten:
– Wasserlöslichkeit (die nicht mit Resorbierbarkeit identisch ist) für die Anwendung im Trinkwasser und Flüssigfutter. Wichtig ist auch, stets eine Vorlösung (= Konzentrat) herzustellen, um die gleichmäßige Verteilung zu verbessern.
– Geschmacksbeeinflussung des Futters, die sowohl in Mehlform als auch bei Flüssigfütterung im Vergleich zu Pellets zunimmt und besonders bei Sauen Futterverweigerung hervorrufen kann. Erythromycin, auch das für Menschen geschmacklose Erythromycinäthylsuccinat, sowie Enrofloxacin werden selbst in geringen Konzentrationen oft abgelehnt, während die für Menschen sehr bitteren Sulfonamide auch in hoher Konzentration wenig Schwierigkeiten verursachen. Läuferschweine sind Geschmacksabweichungen gegenüber unkritischer als Sauen.

Schweine gewöhnen sich an geschmacksbeeinflussende Futterzusätze. Die Futtermittelindustrie setzt ihren Produkten Aromastoffe zu, um trotz häufig wechselnder Bestandteile von Fertigfuttermischungen deren Akzeptanz zu sichern. Auch Zusätze von organischen Säuren und hochdosiertes Kupfersulfat wirken geschmacksbestimmend. Die Beibehaltung und eventuell eine Verstärkung der gewohnten Geschmacksrichtung kann die Aufnahme medikierten Futters erleichtern.

– Resistenzentwicklung der Erreger, die grundsätzlich alle Chemotherapeutika betreffen kann. Neuentwicklungen und nicht allgemein zur Metaphylaxe verwendete Wirkstoffe haben mutmaßlich bessere Erfolgsaussichten.

Wo irgend möglich, sollte vor Einsatz einer großen Menge medikierten Futters das Antibiogramm bestimmt oder eine Erfolgsprüfung durch Injektionsbehandlung klinisch kranker Tiere vorgenommen werden. Letztere ist auch Voraussetzung, um die Futteraufnahme schwerkranker Tiere zunächst wiederherzustellen.

Prinzipiell sind Antibiotika nach den „Leitlinien für den sorgfältigen Umgang mit antimikrobiell wirksamen Tierarzneimitteln" einzusetzen.

Bitte Fußnote S. 60 beachten.

4.2.3 Medikation des Trinkwassers

Die Durchführung und Dosierung der Trinkwassermedikation ist einfach, wenn Vorlaufbehälter vorhanden sind, die gleichzeitig der Druckminderung und Anwärmung des Leitungswassers dienen. Optimal ist eine Ringleitung mit Umlaufpumpe, welche die Durchmischung sichert und Absetzen des Medikaments verhindert. In die Leitung geschaltete Dosiergeräte sind oft störanfällig. Der Medikamentenzusatz kann zum Pilz-, Bakterien- und Algenwachstum in den Leitungen sowie Verstopfen von Tränkeventilen durch Ausfällungen führen.

Das Hauptproblem der Trinkwassermedikation besteht in der individuell stark unterschiedlichen Wasseraufnahme von Schweinen, die durch Stalltemperatur, Futterverzehr und Geschmacksänderung zusätzlich beeinflußt wird. Der durchschnittliche Wasserverbrauch eines Stalles besagt deshalb wenig über die tatsächlich von einzelnen Schweinen aufgenommene Dosis eines mit dem Wasser verabreichten Medikaments.

Mastschweine trinken z.B. an heißen Sommertagen durchschnittlich doppelt soviel Wasser wie im Winter (5,0 bzw. 2,5 l/kg Trockenfutter). Die Unterschiede zwischen einzelnen Schweinen können sich wie 1:5, im Extremfall 1:10 verhalten.

Oft wird angenommen, daß kranke Schweine zwar nicht mehr fressen, aber noch trinken. Da Futterverzehr und Wasseraufnahme beim Schwein eng zusammenhängen, trinken Kranke in der Regel erheblich weniger. Selbst bei Durchfall mit großem Wasserverlust werden Schweine bei isotoner und hypotoner Dehydratation nicht viel trinken, weil kein Durstgefühl entsteht.

Die Dosierung (Medikamentenkonzentration) muß sich nach den unteren Grenzwerten der Wasseraufnahme richten. Der Medikamentenverbrauch ist hoch, weil viele Tiere erheblich mehr trinken und zusätzlich etwa 20 % Wasser nicht getrunken vergeudet wird.

Tabelle 4-3 Dosierung oral anwendbarer Chemotherapeutika

Substanz	Dosierung von Reinsubstanz beim Schwein nach Herstellerangaben mg/kg KGW	Dosierung von Reinsubstanz beim Läufer (20 kg KGW*) mg/kg Futter**	Dosierung beim Menschen oral mg/kg KGW/Tag
Amoxicillin	20	400	40–50
Ampicillin	20–40	400–800	50–80
Apramycin	6–13	120–260	
Colistin	5	100	4–6
Doxycyclin	12,5	250	1,5–3
Lincomycin	10	200	20–30
Neomycin	10	200	
Spectinomycin	2,2	44	
Sulfadimidin	50–100	1000–2000	60
Tetracyclin	20–85	400–1700	20–40
Tiamulin	8–10	160–200	
Tilmicosin	10–20	200–400	
Trimethoprim-Sulfonamid	30	600	25–40
Tylosin	5–10	100–200	
Valnemulin	3–12	60–240	

* 1 kg Futteraufnahme pro Tag
** muss bei schwereren Schweinen in Abhängigkeit von der aufgenommenen Futtermenge angepaßt werden

4.2.4 Dosierungsempfehlungen

In Tabelle 4-3 wird die vom Hersteller angegebene Dosierung pro Kilogramm Körpergewicht, pro Kilogramm Trockenfutter der beim Menschen üblichen oralen Gabe gegenübergestellt.

Dabei ist zu beachten, daß die aufgenommene Futtermenge bei Mastschweinen nicht proportional zum Körpergewicht zunimmt (s. Tab. 4-2). Deshalb muß die Dosis im Futter jeweils in Abhängigkeit von der aufgenommenen Futtermenge angepaßt werden, um Unterdosierungen zu vermeiden. Bei Sauen sind das unterschiedliche Gewicht bei Jung- und Altsauen sowie die unterschiedliche angebotene Futtermenge während der Trächtigkeit und der Laktation zu berücksichtigen.

Bei der Wassermedikation muß der Tagesbedarf an Wasser für die zu behandelnde Altersgruppe so genau wie möglich ermittelt werden. Das Einmischen der erforderlichen Wirkstoffmenge erfolgt in einem Vorlaufbehälter oder über einen Medikamentenzudosierer.

Als prophylaktische Dosis wurden oft 50 Prozent der therapeutischen eingesetzt. Dieses Vorgehen hat vorwiegend wirtschaftliche Gründe und kann zur Resistenzentwicklung führen.

Tabelle 4-3 zeigt, daß für die Mehrzahl der Wirkstoffe Übereinstimmung zwischen den Dosisangaben der Hersteller und der humanmedizinischen Anwendung besteht.

4.2.5 Schlußbetrachtung

Diese Übersicht soll Hinweise und Anregungen für eine wirksame und wirtschaftliche orale Therapie und Metaphylaxe beim Schwein geben. Der Verfasser möchte sich jedoch nicht zum bedingungslosen Fürsprecher des Einsatzes derartiger Behandlungsverfahren machen. Sie können Mängel des Stallklimas, der Fütterungstechnik, der Reinigung und Desinfektion sowie der inner- und außerbetrieblichen Tierbewegungen nur teilweise ausgleichen. Zumindest langfristig sollten Management und Stallungen so verändert werden, daß der Zwang zur Medikation verringert wird.

Auch kurzfristig existieren oft wirksame Alternativen zur Chemotherapie, wie die Futterreduktion ante partum zur MMA-Prophylaxe oder verringerte Säurebindung und erhöhter Rohfaseranteil des Futters gegen Kolienterotoxämie.

Eine planmäßige Vakzination kann den Medikamenteneinsatz erheblich verringern, besonders wenn sie vor der Weitergabe von Tieren in besonders gefährdete Produktionsabschnitte erfolgt (z. B. Impfung von Läuferschweinen vor Einstellung zur Mast, s. a. Abschn. 19.10).

Literatur

BECKER, R. (1993): Untersuchungen über Faktoren, welche die Aufnahme von Fütterungsarzneimitteln beim Schwein beeinflussen. Berlin: Freie Universität, Diss.

DZIABA, K. und H. PLONAIT (1966): Zur Technik der oralen Sulfonamidtherapie bei Schweinemastgruppen. Dtsch. tierärztl. Wschr. **73**, 25-31.

EHLERT, D., K. SPITSCHAK, G. SCHLENKER, H.-J. SKOERIES und S. ARNDT (1981): Untersuchungen zum Tränkwasserverbrauch als Grundlage für die orale Applikation von Arzneimitteln und Impfstoffen über das Tränkwasser bei frühabgesetzten Ferkeln. Monatsh. Veterinärmed. **36**, 230-235.

EICH, K.-O. (1991): Handbuch Schweinekrankheiten. 3. Aufl. Münster: Verlagsunion Agrar.

LUTZ, F. (1988): Zur Pharmakokinetik veterinärmedizinisch gebräuchlicher Chemotherapeutika. Tierärztl. Prax. **16**, 113-118.

MÜLLER, E. (1965): Versuche zur oralen Applikation von Sulfamethylphenylpyrazol an Mastschweinen bei Gruppenfütterung. Hannover: Tierärztl. Hochschule, Diss.

PLONAIT, H. (1983): Medikation über Futter und Trinkwasser beim Schwein. Prakt. Tierarzt **64**, 312-317.

SCHADEWINKEL-SCHERKL, A. M. und R. SCHERKL (1995): Antibiotika und Chemotherapeutika in der tierärztlichen Praxis. Jena: Gustav Fischer Verlag.

SPIES V. BÜLLESHEIM, M. (1988): Untersuchungen über die lokale Gewebsverträglichkeit von handelsüblichen Arzneimitteln nach intramuskulärer Injektion beim Schwein. Berlin: Freie Universität, Diss.

SUTTER, H. M., und M. WANNER (1990): Futterzubereitung und Pharmakokinetik von Chlortetrazyklin beim Ferkel. Schweiz. Arch. Tierheilk. **132**, 175-181.

WANNER, M. (1991): Gedanken zum Gebrauch von Fütterungsantibiotika am Beispiel des Tiamulins. Prakt. Tierarzt, Collegium Veterinarium XXII, 47-50.

WANNER, M., W. WALKER, H. M. SUTTER, J. L. RIOND and J. BROZ (1991): Influence of dietary citric acid and calcium on the bioavailability of orally administered chlortetracycline in piglets. J. Vet. Med. A **38**, 755-762.

WESTERMEIER, G. (1973): Die Palatabilität verschiedener Medizinalfuttermischungen bei Schweinen unter besonderer Berücksichtigung der Einzelfütterung. Hannover: Tierärztl. Hochschule, Diss.

Von der Zulassung her sind Arzneimittelvormischungen (AMV) von Fertigarzneimitteln, die zur oralen Applikation zugelassen sind, zu unterscheiden. AMV dürfen im Gegensatz zu letzteren nicht mehr vom Tierarzt direkt an den Tierhalter abgegeben werden. Sie können nur auf Verschreibung des Tierarztes von einem zugelassenen Mischfutterbetrieb als Fütterungsarzneimittel an den Tierhalter geliefert werden (bis 1.9.2004 ist auch noch der Herstellungsauftrag durch den Tierarzt möglich).

5 Hautkrankheiten und Hautveränderungen

H. Plonait

5.1 Die Untersuchung von Haut, Haarkleid und Ernährungszustand

Die Haut der Hausschweine ist der Untersuchung gut zugänglich, weil sie nur von spärlichem Grannenhaar (Borsten) bedeckt und meist auch nicht pigmentiert ist. Das beim Wildschwein, besonders in der kalten Jahreszeit, gebildete Wollhaar fehlt vollständig. Schwarze oder braune Pigmentierung der Epidermis bedeckt bei traditionell im Freien gehaltenen Schweinerassen den gesamten Körper und ist als Schutz vor Sonnenbrand vorteilhaft. Mit der Pigmentierung der Haut geht eine gleichartige Färbung der Borsten und auch der Klauen einher. Pigmentierte Borsten sind bei Schlachtschweinen unerwünscht, weil Stoppeln, die in der Schwarte von Fleischstücken zurückbleiben, deutlich auffallen. Die Pigmentierung des Epithels geht beim Enthaaren (Brühen) verloren und stört nicht.

Bei der Paarung reinrassiger Eltern ist Pigmentlosigkeit der Haut dominant. Nach Mehrfachkreuzungen ergeben sich auch Farbabstufungen, bei denen gelegentlich die dem Wildschwein (Frischling) eigentümliche Längsstreifung auftritt. Der bei anderen Tierarten physiologische Haarwechsel ist beim Hausschwein schwach ausgeprägt und noch am ehesten bei pigmentierten und ursprünglicheren Rassen zu finden. Sofern ein Haarwechsel auftritt, erfolgt er im Frühsommer. Haarverlust in dieser Jahreszeit ist also physiologisch. Ebenso sind etwas längere, dichtere und teilweise wellige Borsten im Herbst und Winter zu beobachten. Abrasierte oder sonst entfernte Borsten wachsen monatelang nur wenige Millimeter.

Das Haar gesunder Schweine ist kurz, mattglänzend und anliegend. Bei schlechtem Ernährungszustand, meist als Folge chronischer Erkrankung, ist es lang und rauh. Spärlicher Wuchs unregelmäßig geformter Haare bei Zuchtsauen kann auf Biotinmangel beruhen. Haarlose Stellen geben Hinweise auf ständiges Scheuern infolge Juckreiz (an Schulter, Flanke und Hüfte) oder auf Bewegungsstörungen (Hinterschenkel, Karpalgelenke). Durch Harn braungelb verfärbte Haare an der Flanke kommen durch anhaltende Seitenlage zustande.

Die Haut ist physiologisch blaßrosa gefärbt und weist bei älteren Tieren oft Schuppenbildung auf dem Rücken und Schwielen an mechanisch beanspruchten Körperpartien auf. Im Schulterbereich älterer Eber bildet sich eine panzerartige Hautverdickung, der Schild. Rötung und verstärkte Keratinbildung an Rücken und Ohren entsteht durch Sonnenbrand. Neben oberflächlichen Verletzungen, die oft Folge von Rangordnungskämpfen sind, findet man Veränderungen durch parasitäre (Räude, Läuse), bakterielle (*Staphylococcus hyicus*, Rotlauf) und virale Infektionen (Pocken, Schweinepest). Durch Infektion von Hautverletzungen können Nekrosen und subkutane Entzündungen entstehen (Phlegmone, Abszeß). Fortgesetzte mechanische Belastung der Haut (Druck, Scheuern) hat Entzündung und schließlich Nekrose (Dekubitus) zur Folge.

Es ist zweckmäßig, Hautveränderungen unter Verwendung der allgemein-klinischen Terminologie zu beschreiben nach
– Lokalisation,

- Zahl (eine, mehrere, zahlreich, massenhaft),
- Form und Ausdehnung,
- Art (Verfärbung, Umfangsvermehrung, Auflagerung, Verletzung).

Bei krustenartigen Veränderungen ist beim Schwein die Unterscheidung nach dem Grad der Ablösbarkeit diagnostisch besonders wichtig (nicht ablösbar, mit Substanzverlust, d. h. Freilegung der Koriumpapillen oder tieferer Hautschichten, oder ohne Substanzverlust). Probengewinnung für die Räudediagnostik: Mit scharfem Löffel aus der Innenseite der Ohrmuschel bis zum Blutaustritt schaben oder am Übergang gesunder Haut zu anderen befallenen Stellen, z. B. Gelenkbeugen, Rücken. Eier der Schweinelaus finden sich an den Haaren der Halsunterseite.

Verfärbungen entstehen meist durch veränderte Durchblutung: Blässe (Anämie, Linksinsuffizienz des Herzens), Zyanose (Sauerstoffmangel, venöse Stauung, Rechtsinsuffizienz), Rötung (entzündliche Hyperämie, Hyperthermie). Gelbfärbung durch Bilirubin (Ikterus) ist beim Schwein selten.

Die Hauttemperatur wird durch Auflegen der Hand geprüft, wobei im Bereich behaarter Körperteile der richtige Eindruck erst nach kurzer Verzögerung durch die Isolierwirkung der Borsten eintritt. Kühl bis kalt erscheint die Haut bei mangelhafter Durchblutung (Kreislaufstörung, Schock), warm vor allem bei Überhitzung (Hyperthermie), bei Fieber jedoch nicht immer.

Der Ernährungszustand wird beim Schwein anhand der Dornfortsätze der Wirbelsäule beurteilt: sichtbar = schlecht, fühlbar = mäßig, nicht fühlbar = gut. Man streicht zur Prüfung mit der flachen Hand über den Rücken. Wenn außer dem Unterhautfettgewebe auch die Muskulatur vermindert ist (eingesunkener Rückenmuskel), treten weitere Knochenvorsprünge hervor (= Kachexie). Chronisch kranke Jungtiere entwickeln unphysiologische Körperproportionen: großer Kopf und große Ohren: Kümmerer (s. Farbtafel II, Abb. 6). Während der ersten drei Lebenswochen ist oft eine mangelhafte Milchversorgung durch die Sau die Ursache. Später kann unter modernen Haltungsbedingungen ein reichliches Angebot an hochwertigem Futter vorausgesetzt werden. Kümmern weist dann auf Resorptionsstörungen (chronische Enteropathien) oder mangelhaften Appetit bei erhöhtem Stoffwechsel (meist durch Pneumonie bedingt) hin. Von Abmagerung zu unterscheiden sind die Hautfaltenbildung bei jungen Saugferkeln infolge Flüssigkeitsverlustes (Dehydratation) und die durch Dickdarmentleerung eingefallenen Flanken, die bei Dysenterie junger Mastschweine besonders auffallen.

Für Zuchtschweine wird ein mäßiger Ernährungszustand angestrebt: Zuchtkondition. Hochgradige Abmagerung der Sau durch Laktation und Verfettung während der Gravidität sind möglich. Beides ist unerwünscht, weil die Fruchtbarkeit solcher Tiere herabgesetzt wird. Abmagerung führt zu Konzeptionsstörungen, Verfettung zu Schwergeburten und erhöhten Ferkelverlusten. Schwere Eber würden kleine Sauen beim Deckakt zu stark belasten und neigen zu Gliedmaßenschäden.

Literatur

JACKSCH, W., und E. GLAWISCHNIG (1990): Klinische Propädeutik der inneren Krankheiten und Hautkrankheiten der Haus- und Heimtiere (neue Aufl.). Berlin, Hamburg: Verlag Paul Parey

SCOTT, D. W. (1988): Large animal dermatology. Philadelphia: W. B. Saunders.

STRAW, B. E. (1992): Skin. In: LEMAN, A. D., et al. (eds.), Diseases of Swine, 7th ed., 196-216. Ames: Iowa State University Press.

5.2 Erbliche und angeborene Störungen

5.2.1 Dermatosis vegetans (Dermatosis vegetans)

Alle in verschiedenen Ländern von dieser Krankheit betroffenen Schweine stammten von der Schwedischen Landrasse ab. Dermatosis vegetans wurde zuerst in Schweden beobachtet und erwies sich im Zuchtversuch als autosomal rezessiv vererblich.

Typische Symptome sind klumpfußartige Zehen, die bereits bei Geburt vorliegen, papulöse Hautveränderungen am Bauch, die sich während der ersten drei Lebenswochen ausbreiten und eine papillomartig zerklüftete Oberfläche entwickeln. Im zweiten Lebensmonat bleiben die Tiere meist im Wachstum zurück und sterben mit 5–6 Wochen unter Dyspnoeerscheinungen.

In den hepatisierten kranialen Lungenlappen ist histologisch eine Riesenzellpneumonie nachweisbar. Die Hautläsionen beginnen als Ödem der Koriumpapillen mit starker Infiltration teilweise eosinophiler Leukozyten und gehen in Akanthose, Parakeratose und Hyperkeratose über.

Bei den wenigen Ferkeln, die ein Vierteljahr überleben, heilen die Haut- und Klauenveränderungen weitgehend.

Die Diagnose stützt sich auf das gleichzeitige Vorliegen der Veränderungen an Zehen, Haut und Lunge, in Zweifelsfällen auf die Riesenzellpneumonie, die außer bei Neugeborenen stets gefunden wird.

Die klinische Abgrenzung gegenüber den Anfangsstadien der Pityriasis rosea gelingt durch Beobachtung der weiteren Entwicklung im Laufe einer Woche. Gliedmaßenveränderungen können fehlen oder traumatischen Läsionen ähneln.

Eine Therapie ist nicht bekannt. Mutmaßliche Anlageträger sollten von der Zucht ausgeschlossen werden.

Literatur

FLATLA, J. L., M. AAS HANSEN and P. SLAGSVOLD (1961): Dermatosis vegetans in pigs, symptomatology and genetics. Zbl. Vet. Med. **8**, 25-42.

GLAWISCHNIG, E., R. SWOBODA und H. SCHLECHT (1974): Zum Vorkommen der Dermatosis vegetans des Schweines in Österreich. Dtsch. tierärztl. Wschr. **81**, 5-9.

HÄNI, H. (1980): Zum Vorkommen der Dermatosis vegetans des Schweines in der Schweiz. Schweiz. Arch. Tierheilk. **122**, 117-125.

JERICHO, K. W. F. (1974): Dermatosis vegetans – giant cell pneumonitis in pigs: further observations and interpretations. Res. vet. Sci. **16**, 176-181.

WEBB, R. F. and C. A. BOURKE (1987): Dermatosis vegetans in pigs. Aust. Vet. J. **64**, 287-288.

5.2.2 Epitheliogenesis imperfecta (Epitheliogenesis imperfecta)

Fehlen des Epithels und der Behaarung auf einem scharf begrenzten Hautbezirk unterschiedlicher Größe und Lokalisation ist ein seltener, angeborener Defekt, der bei großer Ausdehnung nach einigen Tagen zum Tod der betroffenen Ferkel führt. Kleinere Defekte heilen aus, sobald das Wachstum der Tiere einsetzt und rechtfertigen den Versuch der Abdeckung durch Verband oder Spray. Es wurde gehäuftes Auftreten in mehreren Würfen einer Sau beobachtet, doch wurde der Nachweis eines erblichen Geschehens durch den Zuchtversuch bisher nicht erbracht (s. Farbtafel I, Abb. 1).

Literatur

BENTINCK-SMITH, J. (1951): A congenital epithelial defect in a herd of Berkshire swine. Cornell Vet. **41**, 47-51.

PARISH, H. and J. T. DONE (1962): Seven apparently congenital non-infectious conditions of the skin of the pig resembling congenital defects in man. J. Comp. Path. **72**, 286.

SAILER, J. (1955): Epitheliogenesis imperfecta neonatorum beim Schwein. Tierärztl. Umsch. **10**, 215-216.

THOONEN, J., J. HOORENS en G. CLOET (1964): Epitheeldefekten op tong en kroonrand bij biggen. Vlaams Diergeneeskd. Tijdschr. **33**, 197.

5.2.3 Haarlosigkeit (Hairless pigs)

Hypotrichie, verursacht durch einen dominanten, autosomalen Erbdefekt, führt in der heterozygoten Form zu 50 % Reduktion der Haarfollikel, in homozygoter zu 75 % und Lebensschwäche der Neugeborenen. Homozygote Tiere weisen lebenslang eine eigentümlich glatte, zu Verletzungen neigende Haut auf.

Es handelt sich um eine sehr seltene Mutation, die differentialdiagnostisch vom angeborenen Myxödem der Saugferkel unterschieden werden kann, das ebenfalls mit Haarlosigkeit einhergeht, aber zusätzlich Unterhautödem und hochgradige Dyspnoe der Neugeborenen aufweist, an dem diese Tiere bald sterben. Bei Hängebauchschweinen kann durch Streßzustände vollständiger Ausfall der Haare innerhalb weniger Tage auftreten. Nachwachsen ist in 2–3 Monaten zu erwarten.

In Mexiko gibt es eine haarlose, pigmentierte Schweinerasse: Pelòn Mexicano.

Literatur

LAWHORN, B. (1993): Defluvium in pot-bellied pigs. Texas Vet. **53** (3), 17.
MEYER, H., und W. DROMMER (1968): Erbliche Hypotrichie beim Schwein. Dtsch. tierärztl. Wschr. **75**, 13-18.

5.2.4 Pityriasis rosea (Pityriasis rosea)

Die volkstümliche Bezeichnung dieser Krankheit als Bauchflechte ist irreführend. Pilze können nicht als Primärerreger angesehen werden, wenn auch Hefearten die Oberfläche veränderter Hautpartien besiedeln.

Die statistisch gesicherte Häufung von Erkrankungsfällen bei Nachkommen betroffener Elterntiere sowie das Auftreten der Pityriasis rosea bei primären SPF-Tieren (chirurgisch ante partum gewonnen und mutterlos in Isolation aufgezogen) macht eine erbliche Veranlagung wahrscheinlich. Auch eine in der Regel latente Virusinfektion käme in Betracht.

Symptome in Form kleiner rötlicher, erhabener Hautbezirke beginnen mit der dritten bis sechsten Lebenswoche meist im Inguinalbereich, können aber auch schlagartig am ganzen Körper erscheinen. Indem sie sich ausdehnen, entstehen wallartige Ringe, an deren Innenseite die Haut unverändert erscheint oder geringgradige trockne Schuppenbildung aufweist. Während sich die vom Unterbauch ausgehenden Veränderungen auf Brust und Innenschenkel ausbreiten können, entstehen gelegentlich gleichartige Prozesse am Ohrgrund und an der Schwanzwurzel (s. Farbtafel I, Abb. 7).

Die Krankheit beeinträchtigt weder Wohlbefinden noch Wachstum und heilt nach ein bis zwei Monaten spontan ab. Ihr Verlauf ist in der Regel therapeutisch nicht beeinflußbar. Restlose Heilung innerhalb von 24 Stunden wurde andererseits nach verschiedenen äußerlichen und parenteralen Behandlungen gesehen (Antimykotika, Antihistaminika oder Chemotherapie). Es könnte sich dabei um den Effekt einer unspezifischen Reiztherapie handeln.

Literatur

CORCORAN, C. J. (1964): Pityriasis rosea in pigs. Vet. Rec. **76**, 1407-1408.
OTCENASEK, M., J. DVORAK und J. KOMAREK (1965): Zur Aetiologie der Bauchflechte (Pityriasis rosea) der Ferkel. Berl. Münch. tierärztl. Wschr. **78**, 345-346.
WELLMANN, G. (1963): Weitere Beobachtungen über die Erblichkeit der Disposition zur Bauchflechte (Pityriasis rosea) der Ferkel. Berl. Münch. tierärztl. Wschr. **76**, 107-111.

5.3 Virusinfektionen

5.3.1 Bläschenkrankheit (Swine vesicular disease)

Von den vier mit Aphthenbildung einhergehenden Virusinfektionen des Schweines kommt in Europa neben der Maul- und Klauenseuche (MKS) nur die Bläschenkrankheit (swine vesicular disease, Vesikulärkrankheit, vesikuläre Virusseuche) vor, die 1966 erstmals in Italien beobachtet wurde.

Klinisches Bild, pathologische Befunde und Verlauf gleichen der MKS, so daß die Differenzierung nur auf serologischem Wege (KBR) erfolgen kann. Ein Verdacht ergibt sich aufgrund der histologisch nachweisbaren, geringgradigen, nichteitrigen Enzephalitis und Meningitis. Die bei MKS ausgeprägte Myokarditis wird dagegen sehr selten gefunden.

An der Ausbreitung sind meist Verfütterungen von Küchenabfällen, Tierkontakt und Transportfahrzeuge beteiligt. Die Gefahr einer indirekten Übertragung ist geringer als bei der MKS. Zur Desinfektion wird Formalin (5 %) angewendet, da Natronlauge (2 %) weniger wirksam ist. Die Bläschenkrankheit ist anzeigepflichtig und wird in der EU durch Keulung bekämpft. Vereinzelte Ausbrüche der Seuche in verschiedenen europäischen Ländern standen meist mit der Verfütterung von Speiseabfällen in Beziehung. Nach unerkannter Durchseuchung erkranken nur noch wenige Tiere. Die Seuche wird in andere Bestände verschleppt und ist dann schwer zu tilgen. Die Seuchenfreiheit wird durch serologische Untersuchungen im Stichprobenverfahren überwacht. Im ELISA-Test positiv reagierende Seren werden mittels Serumneutralisationstest überprüft, um falsch-positive Reaktionen auszuschließen. Es gibt auch serologisch positive Reaktionen ohne klinische Erscheinungen.

Eine Übersicht der wichtigsten virologischen und epidemiologischen Daten der vier Virusarten, die beim Schwein Aphthen erzeugen, gibt Tabelle 5-1.

Tabelle 5-1 Eigenschaften von Aphthen erzeugenden Viren beim Schwein

Krankheitsbezeichnung	Maul- und Klauenseuche			Bläschenkrankheit des Schweines
Englisches Synonym	Foot and mouth disease (FMD)	Vesicular stomatitis (VS)	Vesicular exanthema of swine (VES)	Swine vesicular disease (SVD)
Virus	Picorna	Rhabdo	Picorna (Calici)	Picorna (Entero)
Größe nm	24	175 × 65	35 × 44	28–32
Stabilität bei pH 5	labil	stabil pH 4–10	stabil	stabil pH 2–12,5
Desinfektion	NaOH 2%	Formalin 1%	NaOH 2%	Formalin 5%
Nachweis	KBR, NT, ELISA	KBR, IF	KBR	KBR, NT, ELISA
Serol. Typen	7	2	13	1
Natürliche Infektion	Haus-, Wild-Klauentiere (Mensch)	Schwein, Rind, Pferd, Wildtiere, Arthropoden	Schwein (Robben, Wale)	Schwein (Mensch, Schaf)
Experimentelle Infektion	Rind, Labortiere	Baby-Maus, Pferd	viele Spezies	Baby-Maus
Verbreitungsgebiet	weltweit	Mittel-, Süd-, und Nordamerika	USA (Nordpazifik)	Europa, Hongkong Japan

Literatur

HEDGER, R. S. and J. A. MANN (1989): Swine vesicular disease virus. In: PENSAERT, M. B. (ed.), Virus infections of porcines, 241-250. Amsterdam: Elsevier Science Publishers.

HOUSE, J. A. and C. A. HOUSE (1992): Vesicular diseases. In: LEMAN, A. D., et al. (eds.), Diseases of Swine, 7th ed., 387-398. Ames: Iowa State University Press.

POHLENZ, J., D. M. WILLIAMS und H. KELLER (1974): Die Vesikulärkrankheit des Schweines bei ihrem Auftreten in der Schweiz. Schweiz. Arch. Tierheilk. **116**, 413-422.

SAURAT, P. et J.-P. GANIÈRE (1975): La maladie vésiculeuse des suidés. Revue Méd. Vét. **126**, 1487-1506.

5.3.2 Maul- und Klauenseuche (Foot and mouth disease)

Hohe Kontagiosität und kurze Inkubationszeit haben eine rasche Ausbreitung der Maul- und Klauenseuche (MKS) in empfänglichen Tierpopulationen zur Folge. Solange in Mitteleuropa die Rinder durch Flächenimpfung geschützt wurden, hatte das Schwein im Seuchengeschehen als ebenfalls empfängliche Spezies erhebliche Bedeutung. Maßnahmen gegen die MKS bei Schweinen haben nicht nur die Verhütung wirtschaftlicher Schäden in der Schweineproduktion (vor allem Ferkelverluste), sondern auch die Ausschaltung infizierter Bestände als Infektionsquelle für andere Paarhufer zum Ziel.

Schweinebestände erkrankten im Zuge des Seuchengeschehens bei Rindern, jedoch wesentlich seltener. Die Impfung der Rinder wurde in der Bundesrepublik Deutschland 1991 eingestellt, da die Seuche in Europa nur noch sporadisch auftritt und durch Keulung und Ringimpfung bekämpft wird.

Ätiologie und Pathogenese

Der Erreger ist ein Picornavirus, das bei natürlicher Infektion meist oral oder nasal aufgenommen wird. Es vermehrt sich vorwiegend in den Zellen des Stratum spinosum von kutaner Schleimhaut und unbehaarter Epidermis. Die Latenzzeit bis zur Entstehung von Primäraphthen beträgt wenige Stunden. Ein Vermehrungszyklus des Virus dauert nur zwei Stunden. Von der meist unbemerkten Primäraphthe geht eine Virämie aus, die von kurzfristiger Temperaturerhöhung begleitet ist. Hierdurch kommt es nach 1–4 Tagen zur Ansiedlung des Virus in den Prädilektionsstellen. Beim Schwein sind dies vor allem Kronsaum und Sohle, bei Sauen auch die Zitzen. Weniger häufig sind Rüsselscheibe, Maulschleimhaut und die Herzmuskulatur betroffen.

Im Laufe der Virusvermehrung lösen sich die Zellen des Stratum spinosum auf. Die darüberliegenden Zellschichten heben sich in Form einer Blase (Aphthe) ab. Bei deren Platzen wird massenhaft Virus frei. Virusausscheidung mit dem Speichel ist bis zu 11 Tagen, mit den übrigen Exkreten 5 Tage lang möglich. In ausgetrocknetem Zustand, bei Kühle und in neutralem bis leicht alkalischem Milieu hält sich das Virus wochenlang. Höhere Temperaturen in feuchtem Milieu (abgedeckter Stapelmist), ein pH-Wert unter 6,0 (Fleischreifung) und direkte UV-Strahlung (Sonnenlicht) wirken inaktivierend.

In Europa treten drei serologisch unterscheidbare Typen des Virus auf, A, O und C, weltweit sieben. Es gibt Subtypen, die sich nicht nur serologisch, sondern auch in Virulenz, Tierartempfänglichkeit und immunogener Wirkung unterscheiden können. Empfänglich für die natürliche MKS-Infektion sind alle Paarhufer, vor allem das Rind, es folgen Schwein und Schaf. Andere Haustiere erkranken außerordentlich selten, ebenso der Mensch, Einhufer nie.

Bereits zwei Tage nach der Infektion ist eine zelluläre örtliche Immunität ausgebildet, und vom 5. Tag an sind Serumantikörper nachweisbar. Die Durchseuchungsimmunität gegenüber dem homologen Virustyp hält beim Schwein 5–7 Monate an.

Klinisches Bild und Verlauf

Die beim Schwein vorwiegend an den Klauen auftretenden Aphthen haben Bewegungsstörungen zur Folge, die vom klammen

Gang über Stützbeinlahmheit bis zum Festliegen bei einzelnen oder zahlreichen Tieren reichen können. Veränderungen der Maulschleimhaut sind unauffällig und verursachen kaum Beschwerden. Die mit der Aphthenbildung einhergehende Temperaturerhöhung dauert meist weniger als einen Tag und stört das Allgemeinbefinden wenig. Die Epithelveränderungen entwickeln sich aus geröteten Bezirken über eine weißgrau-trübe Blasendecke zu geplatzten Aphthen, an deren Grund hochrot und äußerst berührungsempfindlich die Lederhaut (Corium und Stratum germinativum) zutage tritt (s. Farbtafel I, Abb. 2). Diese Defekte heilen am Rüssel und an den Zitzen unter Schorfbildung ab, während sich an Kronsaum und Sohle häufig eitrige Entzündungen anschließen.

Plötzliche Todesfälle können bei Saugferkeln und Läuferschweinen durch Herzmuskelschäden eintreten. Junge Saugferkel können verhungern, wenn die Sau wegen Zitzenläsionen den Saugakt verweigert.

Als Spätschäden, oftmals auch Zufallsbefunde ohne MKS-Anamnese, werden ringförmige Hornklüfte und Ausschuhen beobachtet.

Die Ausbreitung im Bestand erfolgt in wenigen Tagen. Die Abheilung der Epithelläsionen nimmt etwa zwei Wochen in Anspruch.

Verschiedentlich ist nachgewiesen worden, daß einzelne Tiere langfristig MKS-Virus ausscheiden (Rinder bis zu 6 Monaten). Die Bedeutung solcher Fälle für das Infektionsgeschehen ist sehr gering.

Diagnose und Differentialdiagnose

Alle plötzlich und gehäuft auftretenden Lahmheiten bei Schweinen sind MKS- bzw. bläschenkrankheitsverdächtig und müssen auf das Vorliegen von Aphthen an den Klauen untersucht werden. Klinisch und pathologisch-anatomisch nicht unterscheidbar sind die Bläschenkrankheit sowie die nur in den USA vorkommende Vesikuläre Stomatitis und das Vesikuläre Exanthem. Diese werden durch virologische Untersuchung von eingesandtem Aphthenmaterial in Spezialinstituten identifiziert (Bundesrepublik Deutschland: Bundesforschungsanstalt für Viruskrankheiten der Tiere, Tübingen). MKS ist eine anzeigepflichtige Seuche.

Ablösung oberflächlicher Schichten der Sohlenhaut, aber ohne Bloßlegung des Koriums oder Lahmheit, wird nach Staphylococcus-hyicus-Infektion („Ferkelruß") gesehen. Bei Panaritium ist die Haut des Kronsaums unterminiert, aber das Korium nicht erhalten. Bei chronischer Selenvergiftung sind Klaue und Kronsaum geschädigt, der Ballen jedoch ist nicht betroffen. Verätzungen (Natron-Lauge) betreffen meist größere Hautpartien und sind nicht auf die Prädilektionsstellen der MKS beschränkt.

Therapie und Prophylaxe

Im Falle eines MKS-Ausbruchs bei Schweinen stehen strikte Sperrmaßnahmen und rasche Keulung im Vordergrund. Der Ablauf der MKS ist therapeutisch nicht beeinflußbar. Um den Tieren Schmerzen zu ersparen und Sekundärinfektionen vorzubeugen, sollten bis zur Keulung die Trittflächen saubergehalten und, soweit möglich, mit reichlicher Einstreu versehen werden.

Im Gegensatz zur stets eintretenden Immunität nach Anwendung von Adsorbat-Impfstoffen beim Rind sind die Zuverlässigkeit und Dauer der Wirkung von inaktivierten Vakzinen beim Schwein unbefriedigend (Schutzwirkung gegen Kontaktinfektion bei höchstens 75 % der Tiere. Dauer auch bei Revakzination unter 20 Wochen).

Zur Ringimpfung in der weiteren Umgebung erkrankter Bestände haben sich monovalente Konzentratvakzine (Aluminiumhydroxid) und mit Äthylenimin inaktivierte Vakzine mit DEAE-Dextran als Adjuvans bewährt.

Literatur

DONALDSON, A. I., N. P. Ferries and G. A. H. Wells (1984): Experimental foot-and-mouth disease in fattening pigs, sows and piglets in relation to outbreaks in the field. Vet. Rec. 115, 509-512.

FRANCIS, M. J., and L. Black (1986): Response of young pigs to foot-and-mouth disease oil emulsion vaccination in the presence and absence of maternally derived neutralising antibodies. Res. vet. Sci. 41, 33-39.

HOUSE, J. A., and C. A. HOUSE (1992): Vesicular diseases. In: LEMAN, A. D., et al. (eds.), Diseases of Swine, 7th ed., 387-398. Ames: Iowa State University Press.

LEOPOLDT, D. (1987): Maul- und Klauenseuche (MKS). In: Neundorf/Seidel (Hrsg.), Schweinekrankheiten. Stuttgart: Ferdinand Enke Verlag.

MORALES, G. A. and L. E. BELTRAN (1976): The pathogenesis of foot and mouth disease in swine. Proc. 4th IPVS Congress, Ames, Fl.

RÖDER, H., und J. R. SCHIEREN (1975): Einsatz einer DEAE-Dextran-haltigen Maul- und Klauenseuche (MKS) Vakzine/Schwein im Falle eines Seuchenausbruches im Kreis Heinsberg. Tierärztl. Umsch. 30, 415-422.

5.3.3 Schweinepocken (Swine pox)

Pocken beim Schwein sind weltweit verbreitet, unter den Bedingungen der Intensivhaltung jedoch selten geworden. In der traditionellen bäuerlichen Schweinehaltung traten sie in Deutschland meist im Spätsommer auf. Die seuchenhafte Ausbreitung innerhalb und zwischen Beständen schädigt vor allem Ferkelerzeuger, da die hauptsächlich befallenen Absetzferkel sowohl infektiös wie unansehnlich sind und erst nach Ausheilung verkauft werden können.

Ätiologie und Pathogenese
Nach der Literatur können drei zur Pockengruppe gehörige Viren Schweine infizieren, von denen jedoch nur das serologisch selbständige Virus der originären Schweinepocken als Erreger in Betracht kommt. Das früher beim Menschen zur Impfung verwendete Vacciniavirus kann auf Schweine übertragen werden und erzeugt eine kurze, fieberhafte Erkrankung ohne Sekundärpocken. Originäre Kuhpocken erzeugen selbst im Experiment nur eine lokale Reaktion.

Das Virus der originären Schweinepocken wird bereits während der Inkubation im Speichel sowie Augen- und Nasensekret ausgeschieden. Massiv ist es in den Hautveränderungen und abgefallenen Krusten enthalten und monatelang in der Umwelt der Schweine sowie Läusen haltbar. Kontaktinfektionen sind möglich, doch scheinen Läuse und andere Insekten sowohl bei der Ausbreitung der Pocken über den Körper einzelner Tiere als auch an der Übertragung zwischen Beständen maßgeblich beteiligt zu sein. Nach Primäransiedlung des Virus im Nasen-Rachen-Raum kommt es auf hämatogenem Wege nach 12–24 Tagen zur klinischen Manifestation an der Haut, die sich schubweise wiederholen kann. Bei kutaner Infektion beträgt die Inkubationszeit 4–7 Tage. Nach Ablauf der Erkrankung tritt Immunität ein, die auch kolostral übertragen wird. Serologisch können Antikörper drei Wochen nach parenteraler Infektion nachgewiesen werden. Eine gewebliche Immunität wird bereits nach 15 Tagen ausgebildet. Es ist unklar, ob im Krankheitsgeschehen klinisch inapparente Verlaufsformen und chronische Virusausscheider auftreten.

In sehr seltenen Fällen wurden Ferkel bereits intrauterin mit Schweinepocken infiziert und mit typischen Hautveränderungen geboren.

Klinische Erscheinungen und Verlauf
Als Beginn klinischer Erscheinungen werden kurzfristig Fieber, Apathie und Appetitlosigkeit beobachtet. An der Haut, besonders den weniger behaarten Stellen, werden rote Stippchen sichtbar, die sich in 2–3 Tagen zu linsen- bis pfenniggroßen, festen, hochroten Papeln entwickeln. Sie wandeln sich in wenigen Tagen zu Pusteln um, deren Zentren nach einer Woche zu schwarzbraunen Krusten eintrocknen. Diese sitzen fest auf der Haut und bleiben bis zu einem Monat erhalten.

Befallen werden vorwiegend Ferkel zwischen 4 und 12 Wochen, bei denen sich die Pocken vorwiegend am Kopf (Kontaktinfektion?) oder über den ganzen Körper ver-

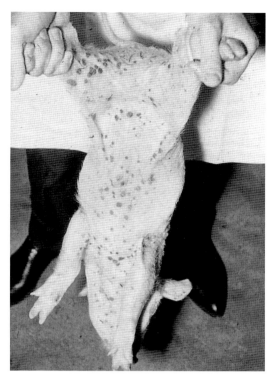

Abbildung 5-1 Schweinepocken sind durch pfenniggroße, runde Krusten charakterisiert, die sich nicht oder nur mit Substanzverlust ablösen lassen. (Foto: Klinik für kleine Klauentiere, Hannover)

teilt (Generalisation) finden (Abb. 5-1). Sauen weisen nur am Gesäuge und eventuell am Ohrgrund Veränderungen auf. Bei der Sektion schwer erkrankter Ferkel wurden auch an der Magenschleimhaut, den Bronchien und der Trachea Läsionen gefunden.

Durch schubweises Auftreten neuer Pocken kann sich der Verlauf über zwei Monate hinziehen. Die Mortalität beträgt etwa 3 %. In Beständen mit starkem Läusebefall werden besonders schwere Verlaufsformen gesehen. Bei gleichzeitigem Ablauf einer Streptokokkenbakteriämie und einer Pockeninfektion entstehen multiple Hautabszesse.

Diagnose und Differentialdiagnose

Sowohl die unspezifischen Allgemeinstörungen als auch die Stippchen und Papeln des Krankheitsbeginns werden meist übersehen. Im weiteren Verlauf ist das Krankheitsbild an Ferkeln im Absetzalter meist typisch ausgeprägt.

Abzugrenzen sind im fieberhaften Stadium die Hautveränderungen der Schweinepest und gegenüber dem Krustenstadium fleckenförmig begrenzte Hautveränderungen durch *Staphylococcus hyicus* (= „pockenartiger Ausschlag"). Diese sind am Gesäuge der Sau meist kleiner als Pocken (linsengroß) und bei Ferkeln von unregelmäßiger Form und Größe. Sie lassen sich leicht ohne Substanzverlust ablösen, während Pocken in der Regel fest sitzen, pfenniggroß, rund und wallartig erhaben erscheinen.

Im histologischen Bild des Papelstadiums findet man bei originären Schweinepocken Kernaufhellungen in den Stachelzellen der Epidermis und zytoplasmatische Einschlußkörper (Virusmaterial). Virusisolierung und serologische Diagnose der Schweinepocken sind möglich, haben jedoch keine praktische Bedeutung.

Therapie und Prophylaxe

Der Ablauf der klinisch manifesten Pockeninfektion ist therapeutisch nicht beeinflußbar. Tiere mit gestörtem Allgemeinbefinden oder ausgedehnten Hautveränderungen sollten aber antibiotisch behandelt werden, um bakterielle Sekundärinfektionen einzuschränken.

Um die Schwere und Häufigkeit von Neuerkrankungen im Bestand zu vermindern, sind Läuse und Fliegen zu bekämpfen. Unschädliche Impfstoffe gegen die originären Schweinepocken stehen nicht zur Verfügung. Vaccinia-Impfstoff ist unwirksam.

Schweine, die an Pocken erkrankt waren, dürfen erst dann in andere Bestände gebracht werden, wenn alle Pockenkrusten abgefallen sind, da das Virus in diesem Material lange erhalten bleibt und eine Verschleppung zu befürchten ist.

Literatur

BORST, G. H. A., T. G. KIMMAN, A. L. J. GIELKENS and J. S. VAN DER KAMP (1990): Four sporadic cases of congenital swinepox. Vet. Rec. **127**, 61-63.

LÜBKE, A. (1960): Zur histologischen Diagnose der originären Schweinepocken, der durch andere Erreger der Pockengruppe (Vaccine-, Kuhpockenvirus) hervorgerufenen Hautveränderungen und eines unspezifischen Kontakt-Ekzems beim Schwein. Dtsch. tierärztl. Wschr. **67**, 113-118.

MAHNEL, H. (1989): Swinepox. In: PENSAERT, M. B. (ed.), Virus infections of porcines, 5-14. Amsterdam: Elsevier Publishers.

MAYR, A., K. NEUBRAND und H. MAHNEL (1966): Seuchenhaftes Auftreten von originären Schweinepocken in Bayern. Tierärztl. Umsch. **21**, 124-132.

MILLER, R. B. and L. D. OLSON (1978): Epizootic of concurrent cutaneous streptococcal abscesses and swinepox in a herd of swine. J. Am. Vet. Med. Ass. **172**, 676-680.

MILLER, R. B. and L. D. OLSON (1980): Experimental induction of cutaneous streptococcal abscesses in swine as a sequela to swinepox. Am. J. Vet. Res. **41**, 341-347.

5.4 Bakterielle Infektionen und Mykosen

5.4.1 Abszesse (Abscesses)

Als Schlachtbefund geben Abszesse beim Schwein Anlaß zur Beanstandung. Ihr multiples Auftreten wird Pyobazillose genannt und geht mit Wachstumshemmung bis zum Kümmern einher.

Ätiologie und Pathogenese
Bei der bakteriologischen Untersuchung von Abszeßinhalt findet man meist *Arcanobacterium pyogenes* (früher *Actinomyces pyogenes*) und gramnegative Anaerobier der Gattungen Bacteroides und Fusobacterium, seltener Streptokokken, Pasteurellen, *Escherichia coli* oder Staphylokokken. In den USA sind Abszesse der Halslymphknoten weit verbreitet, welche durch Streptokokken der Gruppe E hervorgerufen werden.

Die in der Umwelt weit verbreiteten Erreger dringen durch Hautverletzungen, den Nabel oder die Tonsillen ein und verursachen lokal oder nach hämatogener, manchmal auch lymphogener Ausbreitung Abszesse, von denen nur die subkutan gelegenen adspektorisch in Erscheinung treten. Neben zufälligen Hautläsionen durch Biß, scharfkantige Stalleinrichtung oder Antreiben mit spitzen Gegenständen sind Schwanzbeißen, Nabelinfektionen und Kastrationswunden häufige Eintrittspforten für Eitererreger. Die Injektion von Medikamenten und das Eröffnen der Pulpahöhle beim Abkneifen der Zähne sind relativ zur massenhaften Durchführung selten die Ursache von Abszessen. Als Folge des Schwanzbeißens entstehen Abszesse auf lymphogenem Weg im Wirbelkanal und durch hämatogene Ausbreitung in der Lunge, anderen Organen und der Subkutis. Die Streptokokkenabszesse der Halslymphknoten entstehen nach oraler Aufnahme der Erreger, ausgehend von den Tonsillen.

Diagnose und Differentialdiagnose
Subkutane Abszesse treten als derbe bis teilweise fluktuierende, wenig oder nicht schmerzhafte, halbkugelförmige Vorwölbung in Erscheinung (s. Abb. 4-6).

Ihre Abgrenzung von den meist deutlich fluktuierenden Hämatomen und den sehr seltenen Lipomen gelingt am sichersten durch Probepunktion.

Bei einstreuloser Haltung bilden sich besonders an den Hintergliedmaßen und über Knochenvorsprüngen magerer Zuchtschweine akzessorische Schleimbeutel und Schwielen, die fluktuierende bis sehnenderbe Konsistenz aufweisen können.

Im Bereich des Skrotums ist mit chronisch entzündeten Samenstrangstümpfen zu rechnen, die stark umfangsvermehrt sind, ohne die für Abszesse charakteristische zentrale Gewebseinschmelzung aufzuweisen. Meist, aber nicht immer, bilden sich jedoch Fisteln.

Weiterhin können nicht reponierbare Hernien und beim Zwitter Harnröhrendivertikel mit Abszessen verwechselt werden.

Die von eröffneten Pulpahöhlen bei Saugferkeln ausgehenden Infektionen mit *Fusobacterium necrophorum* (früher *Sphaerophorus necrophorus*) führen zu nekrotischen Gewebsveränderungen, welche derb sind und keine Tendenz zur zentralen Einschmelzung aufweisen.

Therapie und Prophylaxe

Die Entleerung des Kapselinhalts durch Spalten einzelner subkutaner Abszesse ist angebracht, sofern ein Bereich mit deutlicher Fluktuation palpierbar ist und die differentialdiagnostische Abgrenzung gelingt. In Zweifelsfällen sollte der chirurgische Eingriff unterbleiben, da der therapeutische Nutzen gering ist.

Multiple Abszeßbildung (Pyobazillose) ist prognostisch und therapeutisch aussichtslos, da zusätzliche Abszesse im Körper zu erwarten sind, die auch die Schlachtverwertung fragwürdig machen.

Gegenüber dem gehäuften spontanen Auftreten von Abszessen sind Absonderung der erkrankten Tiere, Desinfektion vor Stallneubelegung und Vermeidung von Infektionspforten zu empfehlen.

Das Auftreten von Abszessen an Injektionsstellen wird durch stark gewebsreizende Medikamente (z.B. Vakzinen mit Öl-Adjuvans) begünstigt. Saubere Kanülen bei der Entnahme und regelmäßiger Wechsel der Injektionskanüle sind dann besonders wichtig (s. Intramuskuläre Injektion, Abschn. 4.1.7).

Streptokokkenabszesse der Halslymphknoten lassen sich durch orale Vakzinierung weitgehend verhüten, während chemotherapeutische Metaphylaxe unwirksam ist.

Literatur

ARMSTRONG, C. H., J. B. PAYNE and R. P. ELLIS (1970): Pathogenicity of bacteria associated with streptococcic lymphadenitis (jowl abscess) of swine. Am. J. Vet. Res. **31**, 1595-1599.

BRUIN, J. J. M. DE en F. H. J. JAARTSVELD (1962): Staartafwijkingen bij varkens als oorzaak voor het ontstaan van abscessen. Tijdschr. Diergeneesk. 87, 847-851.

JONES, J. E. T. (1980): Observations on the bacterial flora of abscesses in pigs. Br. Vet. J. **136**, 343-348.

McCRACKEN, A. and W. J. McCAUGHEY (1973): A survey of abscesses in bacon weight pigs. Brit. Vet. J. **129**, 359.

MILLER, R. B. and L. D. OLSON (1983): Distribution of abscesses and shedder state in swine inoculated with group E streptococci via routes other than oral. Am. J. Vet. Res. **44**, 937-944.

OLSON, L. D., R. B. MILLER and G. T. SCHLINK (1994): Treatment of group E streptococci-induced lymphadenitis in swine by feeding various concentrations of chlortetracycline: Relation of antibody with prevalence of abscesses. Am. J. Vet. Res. **55**, 650-653.

OSE, E. E. (1976): Evaluation of lymphadenitis vaccine administered with the drinking water. Proc. 4. I.P.V.S.-Congress, Ames, R 3.

STRAW, B. E., S. SHIN, D. CALLIHAN and M. PETERSEN (1990): Antibody production and tissue irritation in swine vaccinated with Actinobacillus bacterius containing various adjuvands. J. Am. Vet. Med. Ass. **196**, 600-604

5.4.2 Nekrosen im Lippen- und Backenbereich (Facial necrosis)

Nach Rangordnungskämpfen neugeborener Ferkel am Gesäuge der Sau entwickeln sich während der ersten Lebenswoche häufig flächenhafte, tiefreichende Nekrosen der Haut kaudal und dorsal der Mundspalte (s. Farbtafel I, Abb. 4).

Die nur langsam abheilenden und therapeutisch kaum beeinflußbaren Läsionen werden als Folge einer Infektion kleiner Wunden mit *Fusobacterium necrophorum* (*Sphaerophorus necrophorus*) oder Spirochäten angesehen. Dies würde tiefe Wunden mit anaeroben Bedingungen voraussetzen. Ähnliche, jedoch oberflächlichere Veränderungen sind bei lokalisierter Infektion mit *Staphylococcus hyicus* möglich.

Eintrittspforte für beide Infektionen sind mit den Eckzähnen beim Kampf gesetzte Hautverletzungen. Die Beobachtung, daß derartige Verletzungen in manchen Würfen fast reaktionslos abheilen, während bei anderen krustöse Ekzeme bis Nekrosen entstehen, könnte mit dem Vorkommen des Erregers im Bestand und der Immunitätslage der Sau zusammenhängen.

Die Kämpfe um günstige Plätze an den Zitzen der Sau werden besonders heftig, wenn mehr Ferkel als funktionsfähige Mammakomplexe vorhanden sind oder eine Hypogalaktie vorliegt.

Obwohl anzuraten ist, diese primären Ursachen fortgesetzter Rangordnungs- und Verdrängungskämpfe in erster Linie zu vermeiden, erfolgt die Prophylaxe in der Regel durch Kürzen der Eck- und Hakenzähne am ersten Lebenstage. Diese Maßnahme soll nicht nur die Hautverletzungen bei den Ferkeln, sondern auch die Beunruhigung der Sau durch Bisse ins Gesäuge verhüten.

Betrieben, die so vorgehen, ist die Benutzung elektrischer Schleifgeräte zu empfehlen. Es ist darauf zu achten, daß der Zahn nicht splittert und das Zahnfleisch unverletzt bleibt, da sonst eine Infektion mit *Fusobacterium necrophorum* zu befürchten ist. Das Kupieren des Schwanzes kann gleichzeitig mit dem Kürzen der Eckzähne erfolgen (Abb. 2-4, 2-15, 2-16).

Nach dem Tierschutzgesetz der Bundesrepublik Deutschland gehört das Kürzen der Eckzähne nicht zu den Ausnahmen vom Amputationsverbot. Es ist daher nur im Einzelfall, sofern unerläßlich, gestattet, d. h. wenn tatsächlich Rangordnungskämpfe stattfinden und nicht durch Umsetzen vermieden werden können.

Literatur

HUTTER, S., K. HEINRITZI, E. REICH und W. EHRET (1993): Auswirkungen verschiedener Methoden der Zahnresektion beim Saugferkel. Tierärztl. Prax. **21**, 417-428.

PENNY, R. H. C., M. J. EDWARDS and R. MULLEY (1971): Clinical observations of necrosis of the skin of suckling pigs. Austr. Vet. J. **47**, 529-537.

5.4.3 Staphylococcus-hyicus-Infektion (Exsudative epidermitis, Greasy pig disease)

Für das seit langem bekannte Krankheitsbild waren bis zur Klärung der Ätiologie verschiedene beschreibende Bezeichnungen gebräuchlich, am häufigsten Ferkelruß, Pechräude, nässendes Ekzem und auch seborrhoisches Ekzem.

Ätiologie und Pathogenese

Erreger der Krankheit ist *Staphylococcus hyicus*, der aus den typischen Hautläsionen, aber auch Kopf- und Genitalschleimhaut von Sauen und Organen erkrankter Ferkel isoliert werden kann. Bisher sind sechs immunologisch unterschiedliche Typen bekannt. Eine Vielzahl von virulenten und avirulenten Stämmen sind durch Phagentypen und Plasmide unterscheidbar.

Während die experimentelle Infektion gnotobiotischer Ferkel in der Regel nach 30 Stunden bis einer Woche zur generalisierten Erkrankung führt, ist das natürliche Infektionsgeschehen vom Infektionsweg (Hautläsionen) und der Immunitätslage abhängig. Die Besiedelung der Haut mit avirulenten Stämmen des Erregers verhindert im Experiment die Generalisierung einer kutanen, nicht jedoch der perkutanen Infektion.

Bei Krankheitsbeginn sind toxisch bedingte, degenerative Veränderungen im Stratum spinosum der Haut histologisch nachweisbar, die zu oberflächlicher Vesikelbildung führen. Es schließt sich eine zellige Infiltration der Epidermis und der entstandenen Hohlräume an. Später werden schubweise parakeratotische Plattenepithellagen gebildet, die abgestoßen werden, ohne zu verhornen.

Auffällige Epitheldesquamation und -degeneration finden sich auch in den ableitenden Harnwegen, Ödeme in der Niere und im Zentralnervensystem. Wahrscheinlich sind diese Organveränderungen für den therapieresistenten Verlauf der generalisierten Infektion mit *Staphylococcus hyicus* verantwortlich.

Befunde nach parenteraler experimenteller Infektion weisen darauf hin, daß *Staphylococcus hyicus* auch als Erreger von Polyarthritis, Polyserositis und Pneumonie in Frage kommt.

Klinisches Bild und Verlauf

Frühsymptome der vesikulären Epidermitis mit Hyperämie und Exsudation gehen beim spontanen Krankheitsgeschehen schnell in Epithelerosionen über, die sich mit einer bräunlichen Kruste bedecken. Bei schweren generalisierten Verlaufsformen ist bald der gesamte Körper mit abgestoßenem Epithel und Exsudat bedeckt. Die Haut erscheint krustenartig verdickt und von Rissen durchzogen (s. Farbtafel I, Abb. 5). Als Häutchen abziehbar ist das abgelöste Epithel in der Regel an den Zehenballen.

Bei leichtem, generalisiertem Verlauf findet man einen dünnen, bräunlichen Belag ohne Erosionen. Die lokale Form der Infektion mit *Staphylococcus hyicus* ist durch rundliche Hautveränderungen unterschiedlicher Größe und Zahl gekennzeichnet, die vorwiegend an haarlosen Hautpartien, vor allem am Ohrgrund und Ohr auftreten (s. Farbtafel I, Abb. 6). Man nennt diese Verlaufsform auch „Pockenartigen Ausschlag".

Der von diesen Läsionen ausgehende Juckreiz kann die betroffenen Tiere dazu veranlassen, Benagen durch Boxgenossen zu dulden. Er wird so zur Ursache von Kannibalismus an Ohr und Rumpf (s. Farbtafel I, Abb. 3).

Von der generalisierten Form sind meist Saugferkel am Ende der ersten Lebenswoche befallen. Gleichzeitig sieht man oft streichholzkopfgroße Pusteln am Gesäuge der Sau. Die Morbidität im Wurf ist meist beträchtlich, nur wenige Tiere bleiben verschont oder erkranken lokal. Die Mortalität ist hoch, Überlebende kümmern oft.

In betroffen Beständen ist mit der aufeinanderfolgenden Erkrankung mehrerer Würfe zu rechnen, doch erlischt die Infektion in der Regel nach einigen Wochen. Die Infektion kann durch Tiertransporte übertragen werden.

Ältere Saugferkel, Absetzferkel und Läuferschweine erkranken nur selten schwer und generalisiert. Bei ihnen herrscht die lokale Form vor. Sie kann in Vormastställen seuchenhaft auftreten. Das enzootische Auftreten milder, lokaler Verlaufsformen bei Absetzferkeln kann als Nachlassen des maternalen Antikörperschutzes in immunen Beständen gedeutet werden.

In Einzelfällen gibt es die generalisierte Krankheitsform auch bei Mast- und Zuchtschweinen. Der Verlauf ist dann meist mild, aber langwierig.

Diagnose und Differentialdiagnose

Das Vorliegen von braunschwarzen, den gesamten Körper bedeckenden Krusten bei Saugferkeln berechtigt zur Diagnose. Charakteristisch sind Epithelfetzen, die sich vom Ballen ablösen, ohne daß Epitheldefekte oder Lahmheit wahrnehmbar sind.

Bei mehrwöchigen Ferkeln kann die lokale Form mit Schweinepocken verwechselt werden. Ungleiche Form und Größe sowie bevorzugte Lokalisation der Läsionen an den Ohren sprechen gegen, pfenniggroße, runde, sehr festsitzende Veränderungen für Schweinepocken.

Die durch Zinkmangel hervorgerufene Parakeratose ist frühestens drei Wochen nach dem Absetzen zu erwarten. Sie beginnt flächenhaft an Extremitäten und Bauchunterseite.

Die Isolierung des Erregers aus Hautläsionen und Organen erkrankter Ferkel ist möglich. Ihre Bedeutung für die Diagnose ist gering, da *Staphylococcus hyicus* bei Schweinen weit verbreitet ist. Die Bestimmung des Antibiogramms kann aber für die Metaphylaxe im Bestand wertvoll sein.

Therapie und Prophylaxe

Chemotherapie bei generalisiert erkrankten Ferkeln – auch mit Substanzen, die in vitro gegen den Erreger wirksam sind – bleibt meist erfolglos. Mit Immunserum, Kortikoiden, desinfizierenden Bädern oder Salben ist der Krankheitsverlauf nicht beeinflußbar.

Die wiederholte parenterale Behandlung des gesamten Wurfes, sobald ein Ferkel erste Symptome zeigt, oder als Metaphylaxe bei allen gefährdeten Würfen, verringert dagegen die Häufigkeit und Schwere weiterer Krankheitsfälle.

Bei 47 im Resistenztest geprüften Stämmen von *Staphylococcus hyicus* waren über 75 % gegen Trimethoprim/Sulfonamid, Erythromycin und Penicillin hochempfindlich. In Anbetracht geringer Toxizität und verfügbarer Depotpräparate sollte Penicillin (200 000 I. E./Tag) bevorzugt eingesetzt werden.

Eine Muttertiervakzination mit bestandsspezifischem Impfstoff kann in Problembetrieben die Saugferkel schützen. Neuausbrüche sind auch in geimpften Beständen möglich, wenn neue, virulente Serotypen z. B. durch Jungsauenzukauf in den Bestand kommen. Bei Neuausbrüchen ist durch Kontakt erkrankter Ferkel mit den tragenden Sauen die Immunisierung vor dem Abferkeln anzustreben.

Literatur

ALLAKER, R. P., D. H. LLOYD and I. M. SMITH (1988): Prevention of exudative epidermitis in gnotobiotic piglets by bacterial interference. Vet. Rec. **123**, 597-598.

AMTSBERG, G., W. BOLLWAHN, A. S. HAZEM, B. JORDAN und U. SCHMIDT (1973): Bakteriologische, serologische und tierexperimentelle Untersuchungen zur ätiologischen Bedeutung von Staphylococcus hyicus beim nässenden Ekzem des Schweines. Dtsch. tierärztl. Wschr. **80**, 496-499, 521-523.

AMTSBERG, G. (1978): Tierexperimentelle Untersuchungen zur Pathogenese des lokalen und generalisierten Nässenden Ekzems sowie der durch Staphylococcus hyicus verursachten Polyarthritis der Schweine. Dtsch. tierärztl. Wschr. **85**, 433-438.

AMTSBERG, G. (1978): Infektionsversuche mit Staphylococcus hyicus an aktiv und passiv immunisierten Schweinen. Berl. Münch. tierärztl. Wschr. **91**, 201-206.

BOLLWAHN, W., K. H. BAHR, A. S. HAZEM, G. AMTSBERG, K. SCHMIDT und B. JORDAN (1972): Das nässende Ekzem der Schweine. Die Blauen Hefte **48**, 345-357.

JONES, L. D. (1956): Exudative epidermitis of pigs. Am. J. Vet. Res. **17**, 179-193.

L'ECUYER, C., und D. C. ALEXANDER (1969): Exudative epidermitis in pigs. Treatment trials. Can. Vet. J. **10**, 227-234.

RICHARDSON, J. A., R. L. MORTER, A. H. REBAR and H. J. OLANDER (1984): Lesions of porcine necrotic ear syndrome. Vet. Path. **21**, 152-157.

SCHULZ, W. (1970): Die Exsudative Epidermitis der Ferkel (Ferkelruß) – Untersuchungen zur Ätiologie und Pathogenese unter besonderer Berücksichtigung des Staphylococcus hyicus. Monatsh. Veterinärmed. **25**, 428-435.

SOMPOLINSKY, D. (1953): De l'Impetigo contagiosa suis et du Micrococcus hyicus n. sp. Schweiz. Arch. Tierheilk. **95**, 302-308.

STUKER, G. (1976): Ein Beitrag zur Epizootologie der Epidermitis exsudativa: Verbreitung von Staphylococcus hyicus durch Tierkontakte. Schweiz. Arch. Tierheilk. **118**, 335-340.

WALDMANN, K. H., G. AMTSBERG und W. BOLLWAHN (1992): Untersuchungen über die Wirkung bakterieller Interferenzphänomene bei der experimentellen Staphylococcus hyicus-Infektion gnotobiotischer Ferkel. Dtsch. tierärztl. Wschr. **99**, 306-310.

WEGENER, H. C. (1993): Diagnostic value of phage typing, antibiogram typing and plasmid profiling of Staphylococcus hyicus from piglets with exudative epidermitis. J. Vet. Med. B **40**, 13-20.

5.4.4 Aktinomykose (Actinomycosis)

Knotig-derbe, zur Bildung eiternder Fisteln neigende Granulome in der Subkutis werden beim Schwein klinisch als Aktinomykose

Bakterielle Infektionen und Mykosen

bezeichnet. Die Veränderungen betreffen fast immer das Gesäuge und können sich enzootisch in Sauenbeständen ausbreiten.

Ätiologie und Pathogenese

Aktinomyceskeime sind im Rachenraum der Säugetiere regelmäßig zu finden und außerhalb des Wirtes nicht lebensfähig. Der für das Krankheitsgeschehen beim Schwein vorwiegend verantwortliche *Actinomyces suis* wird wahrscheinlich durch Biß der Ferkel auf das Gesäuge der Sau übertragen.

Die Beschreibung des Erregers unter diesem Namen ist umstritten, er ist nicht identisch mit dem früher ebenfalls A. suis benannten Keim (jetzt Actinobaculum suis) aus dem Harntrakt. Beide sind allerdings grampositiv und nur in anaerober Kultur isolierbar.

Zum Haften der Infektion ist eine bakterielle Begleitflora (Staphylokokken, Streptokokken, *Arcanobacterium pyogenes*) erforderlich. Häufig werden auch *Fusobacterium spp.* gefunden.

Die Erregerkolonien (Drusen), welche bis zu 1 mm großen Granula heranwachsen können, liegen in Mikroabszessen, die von entzündlich infiltriertem Bindegewebe umgeben sind. Diese Prozesse dehnen sich in der Subkutis aus, nehmen ständig an Größe zu und bilden Fisteln, aus denen sich Eiter, nekrotisches Gewebe und Erregerdrusen entleeren. Wahrscheinlich trägt vor allem dieses Material zur Ausbreitung der Infektion im Bestand bei. Aus dem häufig beobachteten Wiederauftreten der Erkrankung bei geheilten Tieren mit anderer Lokalisation wird geschlossen, daß in der Regel keine Immunität eintritt. In Einzelfällen kam es nach langwierigem Verlauf zur Spontanheilung umfangreicher, typischer Veränderungen.

Klinische Symptome und Verlauf

Anfangsstadien der Aktinomykose sind als derbe Knoten von Erbsen- bis Kirschgröße in der Subkutis des Gesäuges palpierbar (Abb. 5-2). Fortgeschrittene Veränderungen können beetartig ausgebreitet mehrere Gesäugekomplexe erfassen oder als abgegrenzt kugelförmiges Gebilde erscheinen, das manchmal gestielt herabhängt. Die Oberfläche größerer Aktinomykome ist unregelmäßig höckerig. Darüberliegende Hautbezirke sind teils verschieblich, teils narbenartig festsitzend. Oft sind Fistelöffnungen vorhanden, aus denen sich übelriechender, rahmartiger Eiter entleert. Aus größeren Hautläsionen tritt Granulationsgewebe hervor. Im Gegensatz zu den Gewebsveränderungen am Gesäuge, die meist auf der Unterlage verschieblich sind, stehen die beim Schwein weit selteneren Aktinomykome anderer Körperteile, z.B. Halsunterseite (Abb. 5-3) oder Ohrmuschel, in festerer Verbindung mit Haut und darunterliegendem Gewebe.

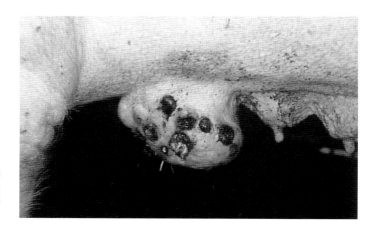

Abbildung 5-2 Aktinomykose am Gesäuge mit Hautläsionen, aus denen Granulationsgewebe vorfällt, und eiternden Fisteln

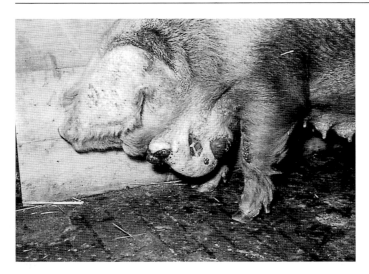

Abbildung 5-3 Aktinomykose im Bereich des Kehlgangs (Foto: Klinik für kleine Klauentiere, Hannover)

Diagnose und Differentialdiagnose
Die Aktinomykose des Gesäuges wird meist nach dem Absetzen am rückgebildeten Gesäuge bemerkt. Abzugrenzen sind chronische Mastitiden, die palpatorisch in enger Verbindung mit der Zitze stehen und weniger knotig sind. Durch histologische Untersuchung können die drusenhaltigen Granulome der Aktinomykose und deren grampositive, fadenartige Erreger dargestellt werden. Der kulturelle Erregernachweis ist schwierig.

Therapie und Prophylaxe
Knoten bis zu Faustgröße sollten chemotherapeutisch, umfangreichere eventuell chirurgisch behandelt werden.

In der Chemotherapie ist die Dauer der Medikation wichtiger als eine hohe Wirkstoffkonzentration im Gewebe. Injektion von Depot-Penicillinpräparaten (mindestens 20000 I.E./kg KGW) 2- bis 3mal intramuskulär oder in die Knoten der Umfangsvermehrung, Sulfonamid (mindestens 50 mg/kg Körpergewicht) täglich oral über 20 Tage haben sich als klinisch gut wirksam erwiesen. Im Erfolg vergleichbar war eine Kombination von Antibiotika, Prednisolon und proteolytischen Enzymen zur Injektion, deren wesentlicher Wirkstoff Tetracyclin ist.

In vitro erwiesen sich Penicillin und Erythromycin wirksamer gegen *Actinomyces suis* als Streptomycin, Polymyxin B und Chlortetracyclin.

Die chirurgische Therapie besteht in spindelförmiger Umschneidung und stumpfem Herauspräparieren der veränderten Gewebsteile unter Narkose und zusätzlicher Lokalanästhesie. Der Operateur muß sich auf die Unterbindung zahlreicher Gefäße vorbereiten. Beim Anlegen der Hautnähte werden Boden und Wände der Wundfläche miterfaßt und so die Wundränder adaptiert. Vor Knüpfen der Hefte wird die Wundhöhle chemotherapeutisch oder durch Anstrich mit Jodtinktur behandelt.

Unter Chemotherapie bilden sich Aktinomykome bis Faustgröße fast immer vollständig zurück. Auch die Resektion erreicht während der folgenden Laktation sichere Symptomfreiheit. In der Folgezeit sind bei einem Drittel der konservativ wie der chirurgisch behandelten Sauen Rezidive zu erwarten, die jedoch nur zu einem geringen Teil am ursprünglichen Krankheitsherd auftreten und daher überwiegend als Reinfektionen anzusehen sind.

Als Prophylaxe könnte die Vermeidung von tiefreichenden, zur Implantation von anaeroben Keimen geeigneten Bißwunden durch Kürzen der Eckzähne bei Ferkeln beitragen. Sauen mit aktinomykoseverdächtigen Veränderungen am Gesäuge sind unverzüglich zu behandeln oder auszumerzen. In stark befallenen Sauenbeständen sind symptomfreie und erkrankte Tiere gesondert zu halten. Das rückgebildete Gesäuge aller Sauen ist jeweils nach dem Absetzen palpatorisch auf Neuerkrankungen oder Rezidive zu überprüfen.

Literatur

BUSCHMANN, G., und C. DUPREE (1976): Orale Behandlung der Gesäugeaktinomykose des Schweines. Dtsch. tierärztl. Wschr. **83**, 14-17.

FRANKE, F. (1971): Untersuchungen über die in vitro-Empfindlichkeit der aus aktinomykotischen Gesäugen von Sauen isolierten mikroaerophilen Aktinomyceten gegen Antibiotika. Dtsch. tierärztl. Wschr. **78**, 574-576.

GRÄSSER, R. (1962): Mikroaerophile Actinomyceten aus Gesäugeaktinomykosen des Schweines. Zbl. Bakt. I Abt. Orig. **184**, 478-492.

MICKWITZ, G. V. (1961): Die Operation der Aktinomykose und ihre Erfolgsaussichten bei der Sau. Tierärztl. Umsch. **16**, 418-421.

PIERSKALLA, S., J. SCHRÖDER, H. W. FUCHS, H. NATTERMANN, K. WENDT und F. R. NOACK (1990): Zur sogenannten Gesäugeaktinomykose der Sau. Monatsh. Veterinärmed. **45**, 378-381.

SCHARRER, E. (1983): Beitrag zur operativen Behandlung von Mammatumoren beim Schwein. Tierärztl. Umsch. **38**, 200-205.

5.4.5 Dermatomykosen (Fungal skin diseases)

Diese beim Schwein sehr seltenen Hauterkrankungen können durch mehrere Arten von Trichophyton und Microsporum hervorgerufen werden. Am häufigsten werden *Trichophyton mentagrophytes* und *Microsporum nanum* gefunden.

Fast alle Haustiere, aber auch Erdboden, Einstreu und Futtermittel kommen als Infektionsquelle in Frage, doch scheinen feuchte

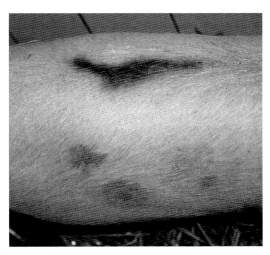

Abbildung 5-4 Mykose an der Flanke eines Mastschweins (Foto: ZIMMERMANN, Bern)

Ställe und Mangelfütterung als prädisponierende Faktoren eine entscheidende Rolle zu spielen. Neben der Erkrankung von Einzeltieren werden auch Enzootien beobachtet.

Die bis zu handtellergroßen veränderten Hautpartien finden sich an Kopf, Schulter und Flanke (Abb. 5-4). Sie sind anfangs gerötet und weisen später graubraune, schuppige Beläge auf. Nach vier bis acht Wochen tritt Selbstheilung ein. Differentialdiagnostisch sind Räude, Pityriasis rosea, Rotlauf, Verbrennungen und Verätzungen in Betracht zu ziehen.

Die Erfolgsaussichten lokaler oder systemischer antimykotischer Therapie sind unsicher. Zu empfehlen ist die Absonderung erkrankter Tiere im Bestand bis zur Heilung, systematische Stallreinigung und -desinfektion sowie die Überprüfung der Haltungs- und Fütterungsbedingungen.

Literatur

BISPING, W., A. G. EL FIKI und H. RIETH (1960): Infektionsversuche mit Dermatophyten am Schwein. Zbl. Vet. Med. **7**, 498-508.

GINTHER, O. J. (1965): Clinical aspects of Microsporum nanum infection in swine. J. Am. Vet. Med. Ass. **146**, 945-953.

GINTHER, O. J. and G. R. BUBASH (1966): Experimental Microsporum nanum infection in swine. J. Am. Vet. Med. Ass. **148**, 1034-1037.

KIELSTEIN, P., und C. Gottschalk (1970): Eine Trichophyton-mentagrophytes-Infektion in einem Schweinezuchtbestand. Monatsh. Veterinärmed. **25**, 127-130.

REYNOLDS, I. M., P. W. MINER and R. E. SMITH (1968): Cutaneous candidiasis in swine. J. Am. Vet. Med. Ass. **152**, 182-186.

SCOTT, D. W. (1988): Large animal dermatology. Philadelphia: W. B. Saunders.

SCOTT, D. W., M. SAMUELSON and C. A. SMITH (1989): Clinicopathologic studies on a chronic recurrent dermatosis of sows. Agri-Practice **10**, 43-49.

5.5 Ektoparasitenbefall

5.5.1 Sarkoptesräude (Sarcoptic mange)

Die Milbe, *Sarcoptes scabiei var. suis*, findet sich in allen Schweinebeständen, die keine sorgfältigen Bekämpfungsmaßnahmen durchführen.

Ätiologie und Pathogenese

Die Weibchen der Sarcoptesmilben bohren Gänge bis ins Stratum germinativum der Haut, wo sie Eier ablegen, die nach 2–4 Tagen schlüpfen und sich über zwei Nymphenstadien nach weiteren 10–15 Tagen zu vermehrungsfähigen Weibchen entwickeln. In Abwesenheit von Schweinen leben Sarcoptesmilben selten länger als 10 Tage. Aktiv entfernen sie sich nicht weiter als 1 m vom Wirtstier. In der Regel erfolgt die Infektion durch Kontakt von Tier zu Tier, z. B. auch durch den Deckakt.

An den befallenen Hautpartien werden Entzündung und Hyperkeratose ausgelöst. Der charakteristische Juckreiz tritt erst zwei bis drei Wochen nach erstmaliger Infektion in Erscheinung. Er scheint demnach auf Sensibilisierungsvorgängen zu beruhen. Durch intensives Scheuern kann es zu flächenhaften, teilweise blutenden Hautabschürfungen kommen.

Akute papulöse bis krustöse Hautveränderungen, die sich bei Schlachtschweinen finden, sind offenbar auch durch Räudemilben ausgelöst, obwohl sich Milben in den veränderten Bezirken als Folge der Immunreaktion nur vereinzelt nachweisen lassen.

Borkenartige, trockene Krusten bilden sich bei Tieren mit herabgesetzter Immunreaktion und sind von geringem Juckreiz begleitet. Sie enthalten bis zu 10 000 Milben pro Gramm Krustenmaterial.

Klinische Symptome und Verlauf

Ein Räudebefall bei Saugferkeln macht sich im zweiten Lebensmonat durch zunehmenden Juckreiz und punktförmige Hautrötungen in der Leistengegend bemerkbar (s. Farbtafel II, Abb. 1). Die veränderten Hautstellen treten oft geringgradig über das Hautniveau vor und tragen auf der Spitze eine winzige bräunliche Kruste. Bei starkem Befall konfluieren diese Erscheinungen. An Kopf, Rücken und Gelenkbeugen sind dann

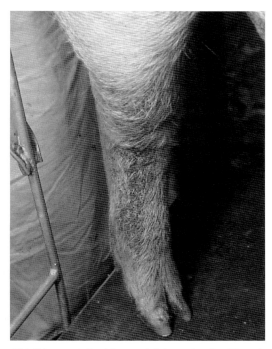

Abbildung 5-5 Krustenbildung in der Tarsalgelenkbeuge durch Sarkoptesräude

borkenartig verdickte Hautpartien zu finden, deren Oberfläche kleieartig abgestoßen wird (Abb. 5-5).

Die täglichen Zunahmen von Mastschweinen und die Futterverwertung können bis zu 10 % vermindert sein. Als Folgeschäden ständiger Unruhe werden Kannibalismus bei Jungtieren und Aggressivität bei Zuchtschweinen provoziert.

Hochgradiger Räudebefall bei Jungtieren tritt meist als Folge allgemeiner Resistenzschwächung auf (Kümmerer). Ältere Schweine sind anscheinend meist immun, und der Räudebefall bleibt latent oder beschränkt sich dann auf den äußeren Gehörgang, der dunkelbraune schmierige Beläge trägt (Abb. 5-6). Vereinzelt sieht man aber auch Zuchtschweine, deren Haut durch chronischen Räudebefall panzerartig verdickt ist (Abb. 5-7).

Bei erstmaliger Räudeinfektion von SPF-Zuchtsauen wurden zunächst papulöse Hautveränderungen beobachtet, die sich teilweise in Pusteln verwandelten und im Zentrum bräunliche Krusten trugen. Später entwickelten sich dann die typischen Borken.

Diagnose und Differentialdiagnose
Oft genügen die klinischen Symptome zur Stellung der Diagnose. In Zweifelsfällen wird mit scharfem Löffel ein Hautgeschabsel aus dem äußeren Gehörgang entnommen (Abkratzen bis zum Bluten) und nach kurzem Erwärmen in 5 % Kalilauge mikroskopisch untersucht. Die Methode liefert jedoch oft falsch negative Resultate. Eine serologische Untersuchung auf Antikörper gegen Sarcoptes-Milben ist als Herdenscreening gut geeignet.

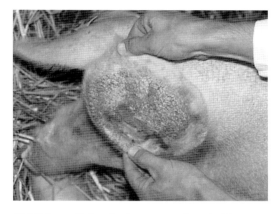

Abbildung 5-6 Sarkoptesräude mit Krustenbildung an der Innenseite der Ohrmuschel

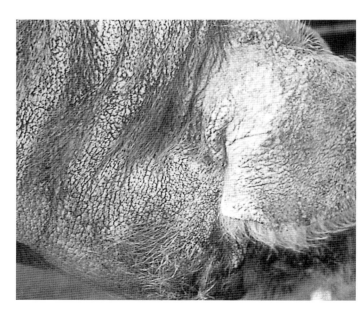

Abbildung 5-7 Panzerartige Hyperkeratose durch Sarkoptesräude bei einem Eber (Foto: Klinik für kleine Klauentiere, Hannover)

Allgemeinerkrankungen oder Fütterungsfehler sind nur in seltenen Ausnahmefällen die primäre Ursache von Ekzemen, sie begünstigen lediglich die klinische Manifestation der Räude (Faktorenkrankheit).

Differentialdiagnostisch abzugrenzen wären die *Staphylococcus-hyicus*-Infektion der Saugferkel, Parakeratose, Biotinmangel und Sonnenbrand.

Akute papulöse Hautveränderungen, ähnlich denen bei Reinfektion gegen Räude sensibilisierter Schweine, können, besonders im Sommer durch Mücken und Stechfliegen verursacht weren.

Therapie und Prophylaxe

Die klinischen Erscheinungen der Räude sind gut durch Sprüh-, Wasch- oder Tauchbehandlung mit Akariziden auf Phosphorsäureester-Basis sowie besser noch durch systemische Behandlung mit Avermectinen beeinflußbar. Eine systemische Wirkung auf die Räude ist auch mittels dermal absorbierbarer Akarizide (Sebacil®, Pour-on-Verfahren) erreichbar.

Nach parenteraler Applikation von Doramectin oder Ivermectin wird bei einmaliger Anwendung von 0,3 mg/kg KGW klinische Heilung erzielt, die allerdings erst verzögert nach ein bis zwei Wochen deutlich wird. Auch eine orale Verabreichung (Ivermectin, 0,1 mg/kg KGW täglich über 7 Tage) kann vorgenommen werden. Sauen sollten vor dem Abferkeln oder zweimal jährlich als ganzer Bestand (incl. Deckeber), Läuferschweine bei Einstellen in die Mast behandelt werden. Ferkel von Sauen, die 8 Tage vor der Geburt behandelt wurden, blieben bis nach dem Absetzen räudefrei.

Wesentlich schwieriger ist die Sanierung eines Bestandes. Hierzu muß allen Schweinen des Bestandes zweimal im Abstand von 14 Tagen Doramectin oder Ivermectin injiziert werden. Mit allen Tierzugängen ist sofort bei Ankunft und während einer anschließenden Quarantäne ebenso zu verfahren. Die innerhalb von 3 Wochen nachgeborenen Ferkel erhalten innerhalb der ersten Lebenswoche ebenfalls eine entsprechende Injektion. Zusätzlich kann eine Behandlung der Stallungen und Gerätschaften mit einer Akarizid-Lösung erfolgen. Eine alternative orale Behandlung der älteren Tiere über 14 Tage (Ivomec-Prämix®) zur Räudetilgung ist möglich, jedoch unsicherer. Der Tilgungserfolg kann mittels serologischer Verlaufsuntersuchungen kontrolliert werden.

SPF-Schweinebestände, die von pränatal, chirurgisch gewonnenen Zuchttieren abstammen, sind räudefrei. Das Auftreten von Räude in solchen Beständen gilt als Indikator für Kontakt mit konventionellen Schweinen.

Durch Verfütterung von Ivermectin (Ivomec-Prämix®) an Wildschweine können Räude und Endoparasiten gleichzeitig behandelt werden. Die zweimalige Verabreichung im Februar vor Geburt der Frischlinge wirkt besonders anhaltend.

Literatur

ARENDS, J. J., C. M. STANISLAW and D. GERDON (1990): Effects of sarcoptic mange on lactating swine and growing pigs. J. Anim. Sci. **68**, 1495-1499.

BEHRENS, H., G. MATSCHULLAT und E. MÜLLER (1973): Neuere Untersuchungen über die Feststellung, Verbreitung und Behandlung von Sarcoptes suis. Prakt. Tierarzt **54**, 331-332.

BOCH, J., und R. SUPPERER (1992): Veterinärmedizinische Parasitologie, 4. Aufl. Berlin, Hamburg: Verlag Paul Parey.

CARGILL, C. F. and K. J. DOBSON (1979): Experimental sarcoptes scabiei infestation in pigs: (2) Effects on production. Vet. Rec. **104**, 33-36.

COURTNEY, C. H., L. INGALLS and S. L. STITZLEIN (1983): Ivermectin for the control of swine scabies: Relative values of prefarrowing treatment of sows and weaning treatment of pigs. Am. J. Vet. Res. **44**, 1220-1223.

DAVIS, D. P. and R. D. MOON (1990): Dynamics of swine mange: A critical review of the literature. J. Med. Entomol. **27** (5), 727-737.

DAVIES, P. R., M. J. MOORE and A. M. POINTON (1991): Sarcoptic mite hypersensitivity and skin lesions in slaughtered pigs. Vet. Rec. **128**, 516-518.

HEWETT, G. R. (1982): Phosmet for the systemic control of pig mange. Vet. Rec. **111**, 558.

KELLER, H., J. ECKERT und H. C. TREPP (1972): Zur Tilgung der Sarcoptes-Räude beim Schwein. Schweiz. Arch. Tierheilk. **114**, 573-582.

KUTZER, E. (1989): Zur Tilgung der Sarcoptesräude bei Wild- und Hausschweinen mit Ivermectin (Ivomec). Prakt. Tierarzt **70** (19), 40-46.

MATTHES, H. F., K. NÖCKLER und TH. HIEPE (1990): Klinischer Verlauf spontaner und experimenteller Sarcoptes suis-Infektionen beim Schwein. Monatsh. Veterinärmed. **45**, 706-709.

MÜLLER, E. (1993): Tilgung der Ektoparasiten beim Schwein durch Sebacil im Pour-on-Verfahren. Prakt. Tierarzt **74**, 910-917.

PILEGAARD LARSEN, L., und H. P. STORM (1980): Der Einfluß der Räude auf Futterverbrauch und Gewichtszunahme bei Mastschweinen. Dansk Veterinaer Tidsskrift, Nr. 21; zit. nach NEUHAUSER, H. (1981): Vet. Med. Nachr. (1), 98-100.

SEPIBUS, M. DE (1984): Versuch der Tilgung von Sarcoptes-Räude beim Schwein mit Ivermectin. Zürich: Veterinärmed. Fak., Diss.

SHEAHAN, B. J. (1974): Experimental Sarcoptes scabiei infection in pigs: Clinical signs and significance of infection. Vet. Rec. **94**, 202-209.

5.5.2 Demodikose (Demodectic mange)

Die Haarbalgmilbe *Demodex suis* ist in Mitteleuropa selten. Sie befällt Rüssel, Backen, Hals und Unterbauch und vermehrt sich vorwiegend in den Haarbälgen. Diese werden erweitert, und es bilden sich bis zu erbsengroße, eitergefüllte Pusteln, in deren Inhalt man die zigarrenförmigen, 0,25 mm langen Parasiten mikroskopisch nachweisen kann.

Juckreiz ist kaum ausgeprägt. Wirtschaftliche Schäden entstehen, falls die Schweinehaut zu Leder verarbeitet werden soll.

Zur Ausbildung einer klinisch manifesten Demodikose sind in der Regel resistenzmindernde Faktoren erforderlich. Gegen diese sollten auch die Behandlungsmaßnahmen gerichtet werden, da der Parasit selbst schwer beeinflußbar ist.

Systemisch wirkende Akarizide wie Phosphorsäureester oder Ivermectin könnten zur spezifischen Therapie versucht werden.

Literatur

HARLAND, E. C., C. F. SIMPSON and F. C. NEAL (1971): Demodectic mange of swine. J. Am. Vet. Med. Ass. **159**, 1752-1754.

NEMESERI, L. and A. SZEKELY (1966): Demodicosis of swine. Acta. vet. hung. **16**, 251-262.

RAPP, J., und F. KOCH (1979): Demodikose beim Schwein. Vet. Med. Nachr. (1), 67-69.

5.5.3 Läusebefall (Lice)

Die Schweinelaus *Hämatopinus suis* wird 5 mm lang und ist vor allem bei unpigmentierten Schweinen gut zu erkennen (Abb. 5-8). Die 1 mm langen Eier (Nissen, Abb. 5-9) kleben vorwiegend an den Borsten der seitlichen Hals- und Schultergegend. Nach 14 Tagen schlüpfen farblose Larven aus den Eiern, die an dünnen Hautpartien Blut saugen. Die Entwicklung vom Ei zum vermehrungsfähigen Weibchen dauert mindestens 25 Tage. Läuse leben 4–5 Wochen, getrennt vom Schwein jedoch nur wenige Tage. Die Übertragung erfolgt direkt, von Schwein zu Schwein.

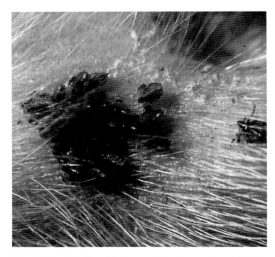

Abbildung 5-8 Schweineläuse an einer Fraßstelle („Läusenest"). Die durch Hautreizung bedingte Hyperämie erleichtert offenbar das Blutsaugen bei älteren Schweinen mit dicker Haut. (Foto: Klinik für kleine Klauentiere, Hannover)

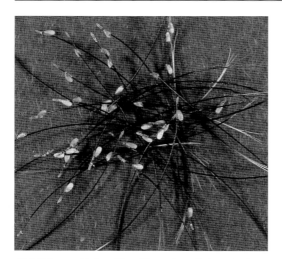

Abbildung 5-9 Die Eier der Schweinelaus (Nissen) werden bevorzugt im unteren Halsbereich an den Haaransätzen abgelegt. (Foto: Institut für Parasitologie, Berlin)

Starker Befall führt zu ekzemartigen Hautveränderungen, Blutentzug und Beunruhigung der Tiere, die bei Zuchtebern „Bösartigkeit" auslösen kann.

Kontaktinsektizide können als Sprüh- oder Waschbehandlung gegen Läuse eingesetzt werden, Phosphorsäureester (im Aufgußverfahren) und Avermectine auch systemisch.

Um die aus den Eiern schlüpfende Generation sicher zu erfassen, ist die Behandlung nach zwei Wochen zu wiederholen. Von einer erfolgreichen Räudebekämpfung werden die weniger therapieresistenten Läuse stets miterfaßt.

Die Läuse- (und Räude-)Behandlung im „Pour-on"-Verfahren tötet auch weitgehend die im Stall lebenden Fliegen. Umgekehrt vermindert eine Fliegenbekämpfung durch Versprühen von Insektiziden im Stallraum den Läusebefall.

Literatur

DORN, H., E. SCHEIN und A. LIEBISCH (1988): Ektoparasitenbekämpfung beim Schwein durch Sebacil im Pour-on-Verfahren. Vet. Med. Nachr. **59**, 120-126.

GRÄFNER, J., und E. W. NIETZOW (1969): Untersuchungen zum Vorkommen und zur Verbreitung der Schweineektoparasiten. Monatsh. Veterinärmed. **24**, 773-776.

HIEPE, T., L. STEMMLER, R. RIBBECK und M. KÖLLING (1969): Zur Anwendung von Hypodix· im Aufgießverfahren gegen Haematopinus-suis-Befall bei Zucht- und Mastschweinen. Monatsh. Veterinärmed. **24**, 334-336.

KNAPP, F. W., C. M. CHRISTENSEN and M. D. WHITEKER (1977): Fenthion spot treatment for control of the hog louse. J. Anim. Sci. **45**, 216-218.

WERNER, G., H. SENSEL, TH. HIEPE und K. MATHEA (1990): Ein Beitrag zur Haematopinus-suis-Bekämpfung unter den Bedingungen der intensiven Schweineproduktion. Monatsh. Veterinärmed. **45**, 275-278.

5.6 Alimentäre Störungen

5.6.1 Biotinmangel (Biotin deficiency)

Das zur Gruppe der B-Vitamine gehörige Biotin ist in Getreideschrotmischungen nicht immer dem Bedarf von 0,1–0,3 mg/kg Alleinfutter entsprechend enthalten oder biologisch verfügbar. Es gehört bisher nicht zu den Bestandteilen standardisierter Futterzusätze. Mangelzustände könnten vor allem bei Zuchtsauen auftreten. Bedarfsnormen und Erkrankungsrisiko sind jedoch umstritten.

Ätiologie und Pathogenese

Während Mais, Gerste und Weizen wenig Biotin enthalten, ist es in manchen Ölfrüchten, auch Sojaschrot, besonders aber Grünfutter und Hefen in hoher Konzentration vorhanden.

Es wird im Dickdarm von Schweinen bakteriell synthetisiert, dort aber nicht resorbiert, sondern mit dem Fäzes ausgeschieden. Beschleunigtes Wachstum, fehlende Weide oder Grünfütterung, möglicherweise auch Verhinderung der Koprophagie begünstigen in der intensiven Schweineproduktion die Entstehung eines Biotinmangels, der im Experiment bei Sauen nach 6 Monaten, bei früh abgesetzten Saugferkeln bereits nach 2 Wochen klinisch wahrnehmbar wird. Die Konzentration von Biotin im Blutplasma fällt dabei unter 0,5 mg/l.

Klinische Symptome und Verlauf

Erste Anzeichen des Biotinmangels sind Haarausfall und Schuppenbildung. Die Haare sind rauh, glanzlos und brüchig, die Haut entwickelt im weiteren Verlauf bräunliche Krusten und Pusteln. Bei Ferkeln bilden sich Beläge auf der Zunge und Rhagaden an den Mundwinkeln. Das Klauenhorn verliert seine Widerstandsfähigkeit, es bilden sich Hornspalten, das Sohlenhorn wird gummiartig weich, rissig und von rauhen Böden stark abgenutzt, wodurch sich schmerzhafte Pododermatitiden entwickeln. Auch der Kronsaum und die Afterklauen sind betroffen.

In Zuchtbeständen mit Symptomen des Biotinmangels bzw. nachgewiesener Mangelversorgung stieg die Wurfgröße nach Biotinzusatz zum Futter signifikant an, und auch andere Fruchtbarkeitsmerkmale wurden günstig beeinflußt.

Diagnose und Differentialdiagnose

Der eindeutige Nachweis des Biotinmangels ist bisher nur über die Konzentrationsbestimmung im Blutplasma zu führen (mikrobiell und neuerdings ELISA).

Die Futteranalyse ist wegen ungewisser Bioverfügbarkeit des Gehalts unsicher. Ebenso sind die Symptome an Haut und Gliedmaßen von der weitverbreiteten Räude und haltungsbedingten Klauenschäden klinisch kaum zu unterscheiden. Wenn Räude mit Sicherheit ausgeschlossen werden kann und kein saisonaler Haarwechsel vorliegt (Frühsommer), gewinnt der Verdacht an Wahrscheinlichkeit.

Therapie und Prophylaxe

In der Therapie wurden Zusätze im Bereich von 0,2–3,0 mg Biotin pro Kilogramm Alleinfutter eingesetzt, wobei rasche Wirkungen nur im oberen Dosisbereich eintraten. Auch die Injektion des Vitamins in wäßriger Lösung ist möglich. Prophylaktisch wird die Dauerversorgung mit 0,15–0,25 mg/kg Futter von einigen Autoren empfohlen. Legt man die bekannten Mindestgehalte üblicher Futtermittel und deren geringe biologische Verfügbarkeit zugrunde, müßten 30 µg Biotinzusatz pro kg Futter bereits die Versorgung sichern. Wo kein synthetisches Biotin zur Verfügung steht, kann die Therapie mit Futterhefe oder Luzernegrünmehl versucht werden. Wenn sie im Futter enthalten sind, ist ein Biotinmangel wenig wahrscheinlich.

Literatur

BROOKS, P. H. (1982): Biotin in pig nutrition. Pig News and Information **3**, Nr. 1.

DE JONG, M. F. and J. R. SYTSEMA (1983): Field experience with d-biotin supplementation to gilt and sow feeds. Tijdschr. Diergeneesk. **108**, Nr. 8, 58-67.

DE PASSILLE, A. M. B., R. R. BILODEAU, C. L. GIRARD and J. J. MATTE (1989): A study on the occurrence of coprophagy behavior and its relationship to B-vitamin status in growing-finishing pigs. Can. J. Anim. Sci. **69**, 299-306.

GLÄTTLI, H. R., J. POHLENZ, K. STREIFF und F. EHRENSPERGER (1975): Klinische und morphologische Befunde beim experimentellen Biotinmangel. Zbl. Vet. Med. A **22**, 102-116.

LEWIS, A. J., G. L. CROMWELL and J. E. PETTIGREW (1991): Effects of supplemental biotin during gestation and lactation on reproductive performance of sows: A cooperative study. J. Anim. Sci. **69**, 207-214.

MISIR, R., R. BLAIR and C. E. DOIGE (1986): Development of a system for clinical evaluation of the biotin status of sows. Can. Vet. J. **27**, 6-12.

PENNY, R. H. C., R. D. A. CAMERON, S. JOHNSON, P. J. KENYON, H. A. SMITH, A. W. P. BELL, J. P. L. COLE and J. TAYLOR (1980): Food rot of pigs: The influence of biotin supplementation on foot lesions in sows. Vet. Rec. **107**, 350-351.

Penny, R. H. C., R. D. A. Cameron, S. Johnson, P. J. Kenyon, H. A. Smith, A. W. P. Bell, J. P. L. Cole and J. Taylor (1981): Influence of biotin supplementation on sow reproductive efficiency. Vet. Rec. **109**, 80-81.

SIMMINS, P. H. and P. H. BROOKS (1988): Supplementary biotin for sows: Effect on reproductive characteristics. Vet. Rec. **112**, 425-429.

WATKINS, K. L., L. L. SOUTHERN and J. E. MILLER (1991): Effect of dietary biotin supplementation on sow reproductive performance and soundness and pig growth and mortality. J. Anim. Sci. **69**, 201-206.

WELLENBERG, G. J. and J. N. BANKS (1993): Enzymelinked sorbent assay to quantify d-biotin in blood. J. Sci. Food Agric. **63** (1), 1-5.

5.6.2 Parakeratose (Parakeratosis)

Als die Schweinefütterung vor etwa 35 Jahren auf trocken verabreichte Getreideschrotmischungen umgestellt wurde, trat in Deutschland die Parakeratose gehäuft auf, deren Krankheitsbild in Nordamerika seit langem bekannt war. Infolge der allgemeinen Verwendung von standardisierten Futtermischungen mit Zinkzusatz wird sie gegenwärtig kaum noch beobachtet. In Betrieben, die auf Mineralstoffergänzung verzichten („alternative Tierhaltung"), könnte Parakeratose häufiger auftreten.

Ätiologie und Pathogenese

Dem Krankheitsgeschehen liegt ein Zinkmangel im Organismus zugrunde, der eine mangelhafte Verhornung in den oberen Zellschichten der Epidermis zur Folge hat. Aus den verstärkt gebildeten, unausgereiften Epithelzellen entstehen klebrige, panzerartig eintrocknende Borken. Parakeratogen wirken trocken oder feuchtkrümelig verabreichte Alleinfutter, die über 1,0 % Kalzium, reichlich Phytin und weniger als 30 mg/kg Zink enthalten. Diese Voraussetzungen sind gegeben durch hohe Gehalte an kohlensaurem Kalk, Knochenmehl und Sojaschrot, wenn kein Zinkzusatz zum Futter erfolgt.

Die Fähigkeit des Phytins, Metalle komplex zu binden, so daß sie nicht resorbiert werden können, wird durch einen hohen Kalziumgehalt verstärkt und durch die Wirkung phytasehaltiger Getreidearten im Flüssigfutter verringert. Reich an Phytin und arm an Phytase sind Sojaschrot, Mais und Hafer.

Bei Gabe einer parakeratogenen Diät erkranken die Ferkel etwa drei Wochen nach dem Absetzen. Die Erkrankung kann ausbleiben, wenn das Starterfutter reichlich Zink enthielt. Sechs bis zwölf Wochen nach Krankheitsbeginn kommt es zur Selbstheilung, auch wenn das Futter nicht verändert wird. Weder dieses Phänomen noch wiederholte Mißerfolge, die Parakeratose mit theoretisch parakeratogener Diät zu erzeugen, sind bisher befriedigend geklärt.

Klinisches Bild und Verlauf

In der Regel tritt Parakeratose bei Läuferschweinen auf. Es können aber auch ältere Mastschweine und Zuchtsauen erkranken. Aus Hautrötungen an der Medialseite der Extremitäten, der Bauch- und Brustunterseite, dem Ohrgrund und dem Perineum entwickeln sich Knötchen, deren Oberfläche sich bald braunschwarz-klebrig verändert und konfluierend zu flächenhaften Borken eintrocknet (s. Farbtafel II, Abb. 2). Diese Borken lassen sich nur schwer ablösen und legen eine schmierig-feuchte Haut frei.

Juckreiz ist nicht typisch für Parakeratose und beruht eventuell auf gleichzeitig vorliegender Räude.

Bei Krankheitsbeginn wird oft Durchfall beobachtet. Die Futteraufnahme ist stark vermindert, so daß das Wachstum für mehrere Wochen zum Stillstand kommen kann. Mit Einsetzen der Heilung werden die Hautveränderungen trocken und beginnen sich abzustoßen. Sie bleiben an Unterbauch und Gliedmaßen am längsten erhalten. Auch Klauenverfärbungen werden beobachtet (Abb. 5-10).

Diagnose und Differentialdiagnose

Die Diagnose stützt sich auf die Anamnese einer potentiell parakeratogenen Diät und die Feststellung flächenhafter parakeratotischer Veränderungen, die bevorzugt medial an den Gliedmaßen auftreten. Histologisch ist Parakeratose durch Verbreiterung des Stratum corneum, erhaltene Zellkerne bis ins Stratum corneum und Mangel an Keratohyalingranula gekennzeichnet.

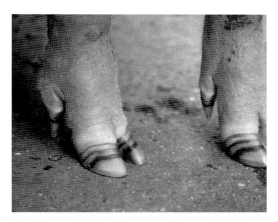

Abbildung 5-10 Klauenverfärbung bei Parakeratose (Foto: Klinik für kleine Klauentiere, Hannover)

Abzugrenzen sind schwerer Räudebefall durch den Milbennachweis und Staphylococcus-hyicus-Infektion anhand der Ablösung des Ballenepithels und rundlichfleckenförmiger Borkenbildungen, die nur ausnahmsweise an den Gliedmaßen auftreten. Es ist zu beachten, daß späte Stadien der Staphylococcus-hyicus-Infektion histologisch die Kriterien einer Parakeratose aufweisen.

Therapie und Prophylaxe
Die orale Gabe von 0,5 g Zinkkarbonat pro Tier und Tag bessert Futteraufnahme und Allgemeinbefinden nach wenigen Tagen und führt im Laufe der zweiten Behandlungswoche zum Verschwinden der Hautveränderungen. Um Rezidive zu vermeiden, muß die Zinktherapie 3 Wochen lang fortgesetzt werden.

Die Prophylaxe der Parakeratose durch Zusatz von 50 mg/kg Zink zu Trockenfutterrationen für Mast- und Zuchtschweine, Ferkel bis 100 mg/kg, ist zuverlässig wirksam und Standardbestandteil handelsüblicher Futtermischungen.

Literatur

BEHRENS, H. (1957): Die Parakeratose des Schweines. Tierärztl. Umsch. **12**, 6-8.

DAMMANN-TAMKE, K., und J. RICKERT (1985): Sekundäre Parakeratose beim Schwein – ein Praxisbericht. Prakt. Tierarzt **66**, 624-626.

GROSSE BEILAGE, E., E. KIENZLE und E. MÜLLER (1992): Symptomatik und Verlauf eines Parakeratose-Ausbruchs in einem Eberaufzuchtbetrieb. Tierärztl. Prax. **20**, 265-269.

KÖHLER, H. (1964): Gutachten über ein Parakeratose erzeugendes Futter. Wien. tierärztl. Mschr. (Festschrift Michalka), 272-286.

NORRDIN, R. W., L. KROOK, W. G. POND and E. F. WALKER (1973): Experimental zinc deficiency in weanling pigs on high and low calcium diets. Cornell Vet. **63**, 264-290.

5.7 Haltungsbedingte Schäden

5.7.1 Stallbodenbedingte Hautveränderungen (Skin lesions caused by floor surface)

Unter den Bedingungen der einstreulosen Haltung ist die Haut der Schweine starken Belastungen durch Druck und Reibung ausgesetzt, die wegen des spärlichen Haarkleides und neuerdings auch geringen subkutanen Fettpolsters schnell zu morphologischen Veränderungen führen. Da Schweine auf glatten Böden ausgleiten und weiche Materialien benagen, sind Rauhigkeit und Festigkeit andererseits unerläßliche Eigenschaften verwendbarer Lauf- und Liegeflächen.

Ein ausreichend rauher Boden, der eine sichere Fortbewegung ermöglicht, trägt dazu bei, Bewegungsstörungen, im Extremfall das Festliegen, zu vermeiden, welche zur Drucknekrose (Dekubitus) führen können. Gleichzeitig ist aber auf solchen Böden das Risiko von Hautabschürfungen (und Klauenschäden) erhöht. Trotz erheblicher Fortschritte der Materialentwicklung und Bauausführung einstreuloser Schweineställe, scheint es daher auch in Zukunft unvermeidlich, daß bei einem Teil besonders empfindlicher Individuen, vor allem aber Tieren, die an Bewegungsstörungen leiden, Hautläsionen auftreten.

In der Regel heilen die auftretenden Schäden, solange sie auf Haut und Subkutis beschränkt sind, nach Umstellen der Patienten in eingestreute Laufboxen rasch. Wo das als unwirtschaftlich angesehen wird, ist die kurzfristige Schlachtverwertung unerläßlich, weil Ausbreitung und Infektion der Wunden den Schlachtwert beeinträchtigen und vermeidbare Leiden im Sinne des Tierschutzes mit sich bringen.

5.7.2 Schleimbeutelbildung (Bursa auxiliaris, Adventitious bursae)

Die beim heranwachsenden Schwein bei einstreuloser Haltung entstehenden Schleimbeutel sind embryonal nicht vorgebildet.

Ätiologie und Pathogenese

Die Schleimbeutel bilden sich in der Subkutis durch chronische Druckeinwirkung auf das Bindegewebe. Es entstehen flüssigkeitsgefüllte Hohlräume, in die Fibrinauflagerungen und Granulationsgewebe hineinragen. Später entsteht ein fibromartiges Gebilde, dessen Hohlraum spaltartig angedeutet oder nicht nachweisbar ist. Zur Unterlage, oftmals dem Lig. tarsi plantare, und zur Subkutis besteht eine enge bindegewebige Verbindung. Gelenk- oder Sehnenfunktionen werden nicht behindert. Im weiteren Verlauf kann es zur Rückbildung oder bei fortgesetzter Belastung zur Nekrose der darüberliegenden Haut, Infektion und Fistelbildung kommen.

Man findet derartige Veränderungen vorwiegend an der Hintergliedmaße (lateroplantar des Sprunggelenks und auf dem Calcaneus) (Abb. 5-11). An den Vordergliedmaßen bilden sie sich gelegentlich kranial des Karpalgelenks und des Fesselgelenks, selten auf dem Ellenbogenhöcker.

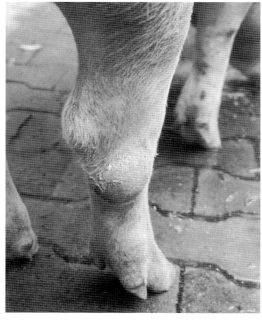

Abbildung 5-11 Schleimbeutel lateroplantar am Tarsalgelenk. Die Haarlosigkeit und Hautverfärbung weisen auf anhaltende mechanische Belastung hin.

Klinisches Bild und Diagnose

Charakteristisch sind walnußgroße Umfangsvermehrungen an den obengenannten Orten, die geringgradig fluktuierende bis sehnenderbe Konsistenz aufweisen, auf der Unterlage festsitzen und nur geringe Verschieblichkeit der Haut zulassen. Sie sind druckunempfindlich und weisen keine Entzündungsanzeichen auf, solange die darüberliegende Haut intakt bleibt. Zu unterscheiden ist zwischen symmetrisch, beidseitig ausgebildeten Hilfsschleimbeuteln, die als Reaktion besonders empfindlicher Individuen oder Zuchtlinien auf die einstreulose Haltung angesehen werden können und hochgradigen, meist einseitig auftretenden Veränderungen als Folge und Begleitsymptom chronischer Bewegungsstörungen.

Während frühe, fluktuierende Stadien nicht mit vermehrter Gelenkfüllung oder

Hämatomen verwechselt werden sollten, ist nach Eintreten von Dekubitus, Infektion (Phlegmone) und Nekrose die Unterscheidung von Abszessen schwierig.

Exostosen, die wegen der derben Konsistenz und des Festsitzens auf der Knochenkontur vermutet werden, kommen nicht vor. Die Zubildungen zeigen im Röntgenbild einen Weichteilschatten.

Therapie
Eine Behandlung unkomplizierter Schleimbeutelneubildungen ist nicht erforderlich. Entzündlich-nekrotisch veränderte Formen würden nach Beseitigung der Ursachen (Lahmheit und einstreulose Haltung) sowie evtl. lokaler Behandlung gute Heilungstendenz aufweisen. In der Regel sind diese Umstände in der Praxis jedoch nicht gegeben, so daß eine Tendenz zu phlegmonöser Ausbreitung besteht. Als Folge ist mit Bakteriämie und positiven bakteriologischen Befunden bei der Schlachtuntersuchung solcher Tiere zu rechnen.

5.7.3 Hauterosionen und Drucknekrose (Decubitus, Calluses, Pressure sores)

Hauterosionen an den Gliedmaßen von Saugferkeln entwickeln sich durch Reibung der gebeugten Gliedmaße auf dem Fußboden beim Säugen. Einstreuloser, rauher Fußboden und Milchmangel der Sau bestimmen den Umfang der Läsionen, der von Schwielen an den Karpalgelenken bis zur Freilegung der Subkutis an mehreren Lokalisationen reichen kann. Betroffen sind in absteigender Reihenfolge Karpal-, Fessel- und Kronbereich sowie Fersenhöcker.

Aus einer rotbraunen Hautverfärbung entwickeln sich diese Verletzungen während der ersten Lebenstage bis zu maximaler Größe in der zweiten Lebenswoche, wonach sie in der Regel abzuheilen beginnen. Gleichzeitig wird oft Zitzennekrose (s. dort) beobachtet.

Trotz ihres in der Regel gutartigen Verlaufs belasten Hauterosionen die betroffenen Ferkel wahrscheinlich durch hämatogene Infektion mit Eitererregern und begünstigen so das Auftreten eitriger Polyarthritis.

Zur Abhilfe ist vorgeschlagen worden, die Karpalgelenke durch Aufkleben von Heftpflaster (entlang der Vorderseite) zu schützen oder die Fußböden parallel zum Gesäuge der Sau zu glätten bzw. mit einem Kunststoffanstrich zu überziehen.

Da insgesamt glatte Betonböden das Stehvermögen von Sau und Ferkeln („Grätschen") beeinträchtigen und Stroh beiseite geschoben wird, ist das Problem bisher nicht befriedigend gelöst. Hauterosionen über Knochenvorsprüngen der Gliedmaßen älterer Schweine können mit oder ohne vorangegangene Bildung akzessorischer Schleimbeutel (s. Abschn. 5.7.2) auftreten.

Sie sind in der Regel auf das Zusammenwirken von Fußbodenmängeln (Grate, Rauhigkeit) mit der Bevorzugung von Liegepositionen oder Bewegungsabläufen zurückzuführen, die durch die Aufstallungsform oder Lahmheit erzwungen werden (Abb. 5-12).

Drucknekrosen beginnen durch Ischämie des unmittelbar dem Knochen aufliegenden Gewebes. Wenn sie in Neubauten bzw. auf erneuerten Fußböden plötzlich auftreten, ist außer der Rauhigkeit auch an die Ätzwirkung frischen Betons zu denken.

Solange keine tiefergehenden eitrig-nekrotisierenden Infektionen oder Wucherungen von Granulationsgewebe (Caro luxurians) aufgetreten sind, heilen solche Veränderungen in weniger belastender Umgebung (Laufboxen, Einstreu) rasch. Primär gilt es, die zugrunde liegenden Lahmheitsursachen und Haltungsmängel zu erkennen.

Ebenfalls mit der Aufstallungsform verbunden werden Drucknekrosen und Fistelbildung über der Spina scapulae bei Sauen in Anbinde- oder Kastenstandhaltung festgestellt. Betroffen sind vorwiegend, aber nicht immer, Sauen in schlechtem Ernährungszustand.

Einschnürung, Scheuerwunden, schließlich aber auch Drucknekrosen und deren

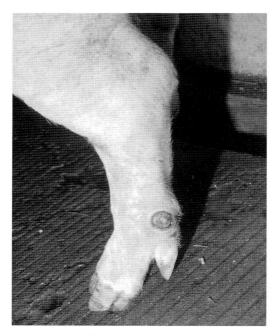

Abbildung 5-12 Haltungsbedingte Hautläsionen im Bereich des Fesselgelenks. Auch die Hornspalte ist als Folge eines ungünstigen Stallbodens anzusehen.

Infektion entstehen meist durch zu eng gestellte Schultergurte und Halsbügel. Ähnliche Veränderungen gibt es gelegentlich auch dadurch, daß die Tiere sich beim Aufstehen gegen die Anbindung stemmen oder an lockeren Gurten scheuern.

Literatur

BEHRENS, H., und G. TRAUTWEIN (1964): Subkutane Schleimbeutel an den Sprunggelenken bei veredelten Landschweinen dänisch-holländischer Blutführung. Dtsch. tierärztl. Wschr. **71**, 424-427.
BERNER, H. (1986): Tierschutzrelevante pathologische Indikatoren bei Sauen in neuzeitlichen Haltungssystemen. Tierärztl. Prax. **14**, 67-78.
GRAVAS, L. (1979): Behavioural and physical effects of flooring on piglets and sows. Appl. Anim. Ethology **5**, 333-345.
NOUWS, J. F. M., J. VAN DEN BERG, U. NARUCKA, B. D. OKMA, J. P. P. PEELEN en A. E. E. SOETHOUT (1981): Afwijkingen bij slachdieren IV. Ligplekken bij varkens. (Lesions in slaughtered animals). Tijdschr. Diergeneesk. **106**, 1284-1287.
PENNY, R. H. C., M. J. EDWARDS and R. MULLEY (1971): Clinical observations of necrosis of the skin of suckling piglets. Austr. Vet. J. **47**, 529-537.
PROBST, D., H. KELLER und J. TROXLER (1990): Zum Einfluß der Haltung auf die Anbildung von Schwielen und subkutanen Schleimbeuteln an den Gliedmaßen der Schweine. Dtsch. tierärztl. Wschr. **97**, 1-56.

5.7.4 Verbrennung, Verätzung (Burns, Caustic lesions)

Verbrennungen kommen gelegentlich zustande, wenn sich Sauen unter niedrig hängende Infrarotlampen legen. Es entstehen runde, gerötete bis blasig veränderte Hautbezirke.

Zur Verätzung kommt es leicht, wenn bei Belegung von Boxen noch Reste alkalischer Desinfektionsmittel (Natronlauge, auch frische Kalkmilch, vor allem Branntkalk) vorhanden sind. In schweren Fällen sind großflächige feuchte bis pergamentartige Hautveränderungen, besonders am Bauch, eventuell auch eine Korneatrübung und Maulschleimhautentzündung zu erwarten.

Wenn sich männliche Läuferschweine in ausgestreutem Branntkalk legen, können die Verätzungen auch auf den feuchten Bereich der Präputialöffnung beschränkt bleiben. Trockene Hautnekrosen im Bereich von Nabelbrüchen können auf einen „Behandlungsversuch" durch Verätzung mit Salpetersäure beruhen.

Literatur

FLOEHR, W., und M. HILZ (1995): Branntkalkverätzungen bei Läuferschweinen. Prakt. Tierarzt **76**, 186-188.

5.7.5 Sonnenbrand (Sunburn)

Die Sauen hellhäutiger Schweinerassen sind beim Weidegang oder Auslauf durch ein Schattendach vor Sonnenbrand (und Hitze) zu schützen. Gefährdet sind vor allem Tiere beim ersten Austrieb im Frühsommer, da die durch ultraviolettes Licht auch bei kühler Luft ausgelöste Entzündung erst mit einer Verzögerung von sechs Stunden auftritt. Die bei Gewöhnung an Sonnenbestrahlung zunehmende Verhornung der Haut hat einen teilweisen Schutzeffekt.

Bei hochgradigem Sonnenbrand ist an Photosensibilisierung, z. B. Tetracyclinbehandlung, evtl. auch Fressen von Johanniskraut oder Buchweizen zu denken.

Sonnenbrand und die auf ihn folgende Krusten- und Schuppenbildung sind, abgesehen vom Vorbericht, an ihrer Lokalisation auf dem Rücken und der Ohraußenseite zu erkennen (Abb. 5-13).

In schweren, akuten Fällen ist die Injektion von Antihistaminpräparaten angebracht.

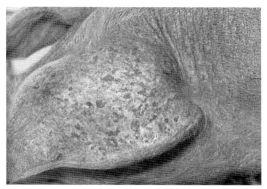

Abbildung 5-13 Sonnenbrand in Abheilung ähnelt einer chronischen Räude. Die Innenseite der Ohrmuschel und andere geschützte Hautpartien sind nicht betroffen.

5.8 Krankheiten ungeklärter Ätiologie

5.8.1 Fettnekrose (Fat necrosis)

Nekrosen des Fettgewebes können subkutan oder im Netz auftreten und werden meist erst postmortal erkannt. Die nekrotischen Zellen können Fettsäurekristalle oder Kalkseifen enthalten. Die Ätiologie ist ungeklärt.

Intra vitam werden gelegentlich bei Mastschweinen flache Vertiefungen von unregelmäßiger Form und Zahl an Rücken, Nacken und Schultern gesehen (Abb. 5-14). Es wird vermutet, daß sie durch Resorption nekrotischer Herde im subkutanen Fettgewebe entstehen. Maßnahmen zur Prophylaxe oder Therapie sind nicht bekannt.

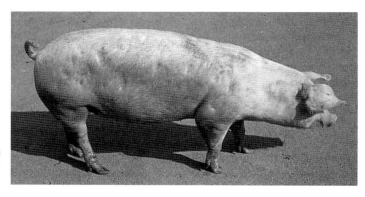

Abbildung 5-14 Fettnekrose in der Subkutis einer Sau (Foto: SUPPER, Münster)

Literatur

PENNY, R. H. C. (1957): An unusual skin condition in the pig. Vet. Rec. **69**, 528-530.

RIBELIN. W. E. and F. DE EDS (1960): Fat necrosis in man and animals. J. Am. Vet. Med. Ass. **136**, 135-139.

5.8.2 Lipome in der Subkutis (Subcutaneous lipoma)

Als seltener Befund können Fettgeschwülste (Lipome) in der Unterhaut von Schweinen vorkommen. Sie treten als tauben- bis hühnereigroße Knoten derbelastischer Konsistenz in Erscheinung und sind differentialdiagnostisch von den weit häufigeren subkutanen Abszessen abzugrenzen. Eine Behandlung (Inzision) sollte unterbleiben.

Literatur

SCHLERKA, G. (1972): Lipome in der Haut von Schweinen. Wien. tierärztl. Mschr. **59**, 118.

5.8.3 Othämatom (Aural haematoma)

Othämatome werden bei modernen Fleischschweinetypen mit Hängeohren vermehrt beobachtet. In der Deutschen Landrasse kann mit 1,5 % befallenen Tieren gerechnet werden, während in England nur 0,2 % der Schlachttiere betroffen sind. Eine erbliche Disposition ist daher wahrscheinlich.

Durch Gefäßruptur kommt es zu ballonartiger, fluktuierender Auftreibung der Ohrmuschel, die meist einseitig auftritt und das Tier zum Schiefhalten des Kopfes veranlaßt, ohne das Allgemeinbefinden zu beeinträchtigen (Abb. 5-15). Es wird vermutet, daß sowohl die anatomische Struktur (dünnhäutige Hängeohren) wie die Aggressivität (Rangordnungskämpfe) als disponierende Faktoren wirken.

Das Othämatom kann von der ersten Lebenswoche bis zum 6. Monat auftreten.

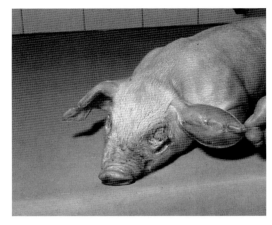

Abbildung 5-15 Othämatom bei einem Saugferkel

Am häufigsten entsteht es in der vierten Lebenswoche. Bis zur Resorption vergehen zwei bis vier Wochen (im Mittel 20 Tage). Zurück bleibt eine unregelmäßig deformierte Ohrmuschel (Krüppelohr) (Abb. 5-16).

Angeborene Anomalien der Ohrmuschel sind wesentlich seltener als das Othämatom. Sie können in Verkleinerung oder Zweilappigkeit bestehen. Nekrosen der Ohrmuschel oder Ohrkannibalismus stehen in keinem ätiologischen Zusammenhang mit dem Othämatom.

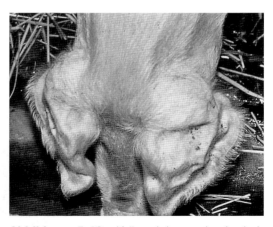

Abbildung 5-16 Krüppelohren als Ausheilungsstadium des Othämatoms (Foto: Klinik für kleine Klauentiere, Hannover)

Unter Praxisverhältnissen anwendbare Behandlungsmethoden sind nicht bekannt. Es ist dringend davon abzuraten, den flüssigen Inhalt durch Inzision zu entleeren, da langwierige eitrige Entzündungen die Folge sind.

Literatur

BADER, J., und H. BERNER (1973): Othämatome bei Schweinen in einer Population der Deutschen Landrasse. Züchtungskunde **45**, 140-154.
GERHARDT, K. H. (1968): Das Vorkommen des Othämatoms beim Schwein. Hannover: Tierärztl. Hochschule, Diss.

5.8.4 Schwanznekrose der Saugferkel (Tail necrosis)

Im Laufe der ersten Lebenswoche bildet sich am Schwanz betroffener Ferkel eine ringförmige, rötlich verfärbte Auftreibung, worauf der distal gelegene Schwanzabschnitt einer trockenen Nekrose verfällt (Abb. 5-17).
Die Erscheinung hat keinen Einfluß auf das Wohlbefinden der Tiere, wird recht häufig, meist bei wenigen Ferkeln eines Wurfes beobachtet und ist ätiologisch ungeklärt. Kleine Verletzungen der empfindlichen Haut sowie nachfolgende lokale Infektionen mit Schmutz- und Fäkalkeimen werden als mögliche Ursache diskutiert.
Im Läuferalter kann das Absterben von Schwanz (und Ohren) als seltene Folge der Eperythrozoonose oder Rotlaufinfektion eintreten.

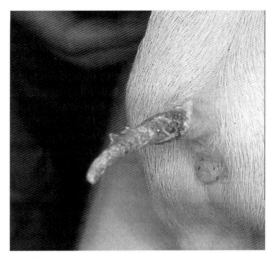

Abbildung 5-17 Schwanznekrose beim Saugferkel. Während der distale Teil ohne äußeren Anlaß abstirbt, heilt der Stumpf reaktionslos.

besteht. Sie betreffen vorwiegend dünne, unbehaarte Hautpartien (Gesäuge, Ohrgrund, Perineum), verschonen jedoch die Zitzen (s. Farbtafel II, Abb. 3). Die erkrankten Hautpartien sind hochrot, feucht und übelriechend, jedoch auffallend unempfindlich gegen Berührung. Das Allgemeinbefinden ist in der Regel ungestört.
Histologisch handelt es sich um eine chronische, ulzerierende Dermatitis mit Beteiligung eosinophiler Granulozyten. Die Ätiologie ist ungeklärt.
Eine Therapie ist nicht bekannt. Die während der Laktation zu beobachtende Selbstheilung bleibt unvollständig und macht nach dem Absetzen erneuter Ausbreitung Platz.

5.8.5 Ulzerierende Dermatitis (Ulcerative dermatitis)

Die mit fortschreitender großflächiger Freilegung des Koriums einhergehenden Veränderungen treten sporadisch bei mehrgebärenden Sauen auf, ohne daß zur Trächtigkeit oder Haltungsform eine Beziehung

Literatur

COIGNUL, F. L., T. A. BERTRAM and G. P. MARTINEAU (1985): Pathology of an ulcerative dermatitis in Belgian landrace sows. Vet. Pathol. **22**, 306-310.
PLONAIT, H. (1972): Großflächige Epithelablösung bei Sauen. Dtsch. tierärztl. Wschr. **79**, 250-251.
SCHOLL, E. and H. HÄNI (1980): Ulcerative dermatitis in sows. Proc. 6th IPVS Congr. Copenhagen, 346.

6 Fieberhafte Allgemeinerkrankungen

H. Plonait

6.1 Diagnostische Bedeutung der Körpertemperatur

Wichtigstes Symptom vieler Infektionskrankheiten beim Schwein ist eine erhöhte Körperkerntemperatur (Fieber). Oft ist sie das einzige bei der klinischen Untersuchung zweifelsfrei feststellbare Krankheitsanzeichen. Sie muß daher in einem infektionsverdächtigen Bestand auch bei gesund erscheinenden Tieren stichprobenweise gemessen werden.

Das Thermometer wird mit Gleitmittel angefeuchtet und leicht dorsal gerichtet in das Rektum eingeführt und während der Messung mit dem Schwanz zusammen festgehalten. Erleichtert wird das durch ein straff auf das Ende des Thermometers geschobenes Stück Gummischlauch. Bei Zuchtsauen kann auch vaginal gemessen werden. Die dann nach jeder Messung erforderliche Reinigung und Desinfektion ist problematisch. Bei der Verwendung von elektronischen Thermometern ist auf eine flüssigkeitsdichte, desinfizierbare Bauweise zu achten, weil sie sonst zu Infektionsträgern zwischen Stallabteilungen werden können.

Der Tierarzt sollte den Schweinehalter auf dieses Problem hinweisen und dafür sorgen, daß mindestens in jedem Schweinebestand, möglichst in jedem Stall ein Glasthermometer vorhanden ist.

Die Normalwerte der Rektaltemperatur (Körpertemperatur im Ruhezustand) sind altersabhängig (Tab. 6-1). Es besteht ein im wesentlichen fütterungsbedingter Tagesrhythmus mit niedrigen Morgen- und höheren Nachmittagstemperaturen. Die Amplitude ist bei Schweinen mit labilem Allgemeinzustand, z.B. postoperativ, größer, obwohl die Werte im Normalbereich bleiben.

Um Ruhewerte zu messen, muß der Patient nicht unbedingt liegen, jedoch sind Erregung und Anstrengung, auch vorherige Fütterung zu vermeiden, die zu unkontrollierbarer Erhöhung führen (s. Tab. 8-1).

Zu unterscheiden ist zwischen:
– Hyperthermie, bei der die Abgabe physiologisch im Körper entstehender Wärme erschwert ist oder sich verzögert (Anstrengung, Verdauungs- und Synthesestoffwechsel, hohe Lufttemperatur), und
– Fieber, bei dem der Körper vermehrt Wärme produziert und die Abgabe nach außen einschränkt.

Letzteres geschieht unter dem Einfluß von Toxinen gramnegativer Bakterien (exogene Pyrogene) oder nach Einwirkung von Infektionserregern, z.B. Viren, auf Leukozyten und Zellen des R.E.S., die dann endogene

Tabelle 6-1 Ruhewerte von Körpertemperatur, Atem- und Herzfrequenz

Standardabweichung ca.	Rektaltemperatur °C ± 0,3	Atemfrequenz pro Min. ± 5	Herzfrequenz pro Min. ± 10
Alteber Sauen und Schlachtschweine	38,3	13	70
	38,8	13	70
Absetzferkel	39,3	26	90
Saugferkel	39,5	52	200

Pyrogene abgeben. Diese lösen die Bildung von Prostaglandin-E aus, welches den Sollwert der Temperaturregulation im Hypothalamus verstellt. Fieber ist daher durch Chemotherapie des Erregers (kausal) und durch Antipyretika, die Prostaglandin E hemmen (symptomatisch), beeinflußbar, Hyperthermie nicht.

Erniedrigte Körpertemperatur findet man bei herabgesetztem Stoffwechsel (fastenden Tieren, aber auch kurz vor dem Tode) oder bei Erschöpfung der Energiereserven durch niedrige Außentemperatur (Hypoglykämie der Neugeborenen). Scheinbar erniedrigt ist die Rektaltemperatur bei Durchfallerkrankungen, weil das Thermometer locker im Rektum sitzt, oder nach vorangegangener vaginaler oder rektaler Untersuchung.

Literatur

CHRISTON R. (1988): The effect of tropical ambient temperature on growth and metabolism in pigs. J. Anim. Sci. **66**, 3111-3123.

CLOSE, W. H. and L. E. MOUNT (1978): The effect of plane of nutrition and environmental temperature in the energy metabolism of the growing pig. 1. Heat loss and critical temperature. Brit. J. Nutr. **40**, 413-421.

ELMORE, R. G., C. E. MARTIN, J. L. RILEY and T. LITTLEDIKE (1979): Body temperature of farrowing swine. J. Am. Vet. Med. Ass. **174**, 620-622.

HEINZE, W. (1969): Die Abhängigkeit der Körpertemperatur gesunder Schweine von Alter und Gewicht (klinische Kurzmitteilung). Dtsch. tierärztl. Wschr. **76**, 293-294.

INGRAM, D. L. and K. F. LEGGE (1970): Variations in deep body temperature in the young unrestrained pig over the 24 hour period. J. Physiol. **210**, 989-998.

KELLEY, K W. and S. E. CURTIS (1978): Effect of heat stress on rectal temperature, respiratory rate, and activity rates in peripartal sows and gilts. J. Anim. Sci. **46**, 356-361.

KING, G. J., A. WILLOUGHBY and R. R. HACKER (1972): Fluctuations in rectal temperature of sows at parturition. Can. Vet. J. **13**, 72-74.

SCHMIDT, K. L. (1987): Hyperthermie und Fieber. 2. Aufl. Stuttgart: Hippokrates Verlag.

SCHULZE, W., U. NOBIS und H. RUNDFELD (1965): Atmung, Puls und Temperatur des Schweines nach Bewegung und die Zeitspanne bis zur Rückkehr der Ausgangswerte. Berl. Münch. tierärztl. Wschr. **72**, 450-454.

ULMER-SHAKIBAEI, C., und H. PLONAIT (1992): Untersuchungen zur Laktationshyperthermie der Sau. Tierärztl. Umsch. **47**, 605-611.

VAN MIERT, A. S. J., P. A. M. VAN (1979): Introduction of fever models. Developm. Anim. Vet. Sci. **6**, 61-69.

6.2 Virusinfektionen

6.2.1 Afrikanische Schweinepest, ASP (African swine fever)

Die südlich der Sahara in Afrika lebenden Wildschweinarten, vor allem das Warzenschwein, sind, ohne zu erkranken, Träger eines Virus, das sich außerdem in Lederzecken findet und vermehrt. Hausschweine, die in Afrika von Zecken infiziert werden, erkranken hochakut mit hoher Mortalität. Durch Verschleppung der Infektion mit Speiseabfällen im Flug- und Schiffsverkehr sind in Europa und Südamerika Seuchenherde entstanden, wo nun die Übertragung zwischen Hausschweinen stattfindet. Hierbei verminderte sich die Virulenz, so daß zunehmend chronische und klinisch inapparente Verlaufsformen auftreten.

Im Süden Spaniens, auf Sardinien und in Portugal gab es seit 1960 lange Zeit Afrikanische Schweinepest.

Ätiologie und Pathogenese

Der Erreger ähnelt den Iridoviren, wird jetzt aber als eigenständiges Genus Asfivirus (Familie Asfarviridae) angesehen. Es handelt sich um ein DNS-Virus mit lipidhaltiger Außenmembran, das außerordentlich widerstandsfähig ist.

Die Infektiosität bleibt in faulendem Blut 4 Monate, bei Kühlung bis zu 6 Jahren, in Schinken und Knochen 6 Monate, in infizierten Ställen bis zu 3 Monaten erhalten. Auch gegen pH-Änderungen (im Bereich 1,9–13,4) und Erwärmung (bis 20 Minuten bei 60 °C) ist es relativ stabil. Zur Desinfektion werden jodhaltige Präparate (> 1 %), 5 % Formalin und lipidlösende Mittel verwendet.

Bei Stallhaltung geht die Infektion von Ausscheidungen (Nasensekret, Kot, Harn) erkrankter Schweine oder Fleischabfällen aus. Der ersten Vermehrung in Makrophagen und Monozyten der Lymphorgane des Rachenraumes folgen nach 1–3 Tagen Virämie und Befall von Organen mit lymphoretikulärem Gewebe, besonders auch Lymphknoten und Gefäßendothelien. Im Anfangsstadium der Infektion kommt es zur Proliferation befallener Zellen, später erfolgt Degeneration. Krankheitserscheinungen und Sektionsbild sind von den Gefäßschäden bestimmt (Hämorrhagie, Transsudation, Ödem).

Klinisches Bild, Verlauf und Sektionsbefunde

Die Inkubation dauert nach experimenteller Infektion 2–5 Tage, unter Feldbedingungen eher 5–15 Tage. Bei akutem Verlauf ist 2–4 Tage lang Fieber (bis 42 °C) das wesentliche Symptom, während das Allgemeinbefinden und die Futteraufnahme noch erhalten sein können. Vom Auftreten schwerer Septikämiesymptome (Hautblutungen und -zyanose, Augen- und Nasenausfluß, Atemnot, Erbrechen und schleimig-blutigem Durchfall sowie Ataxie) vergehen bis zum Tode weitere 2 Tage. Daneben gibt es perakute Todesfälle, aber vor allem auch chronische bis klinisch inapparente Verläufe, bei denen außer intermittierendem Fieber noch Abort tragender Sauen und Kümmern, eventuell Husten und Gelenkentzündung zu beobachten sind. Morbidität und Mortalität sind dann gering.

Die Ausbreitung im Bestand nach den ersten Krankheitsfällen erfolgt bei akutem Verlauf innerhalb weniger Tage, kann bei niedriger Virulenz des Erregers aber auch Wochen dauern.

Das Sektionsbild akuter Fälle ähnelt dem bei Europäischer Schweinepest (Petechien auf serösen Häuten und blutig marmorierte Lymphknoten). Bei schweren Verlaufsformen gelten als charakteristisch:
– hämatomartige Blutergüsse in Nierenkapsel und Lymphknoten,
– Milzschwellung,
– Lungenödem,
– Hydrothorax und Hydroperikard,
– Ödembildung sowie
– verlaufende subseröse und subkutane Blutungen.

Diagnose und Differentialdiagnose

Grundsätzlich besteht zwischen den vielfältigen klinischen Verlaufsformen der Afrikanischen Schweinepest und der klassischen Schweinepest kein diagnostisch verwertbarer Unterschied. Zur Differentialdiagnose gegenüber anderen Infektionskrankheiten gelten die für die klassischen Schweinepest angeführten Gesichtspunkte (s. Abschn. 6.2.2). Der Verdacht wird daher eher aus der epidemiologischen Situation heraus entstehen.

Ebenfalls verdächtig sind häufige und anhaltende Blutungen nach Injektionen bei fieberhaft erkrankten Tieren. Anlaß zu besonderer Aufmerksamkeit sollte das Zusammentreffen von herdförmig nekrotisierender Pneumonie mit hämorrhagischen Veränderungen der gastrohepatischen und renalen Lymphknoten, eventuell auch geschwollener Milz und Hautnekrosen geben. Das febrile Stadium der Afrikanischen Schweinepest ist von Leukopenie mit Lymphopenie und relativer Neutrophilie ohne Linksverschiebung begleitet. Der Leukozytensturz am Beginn anderer Infektionskrankheiten ergibt sich durch Neutropenie mit Linksverschiebung, während bei Schweinepest Lymphozyten im Ausstrich vorherrschen.

Hochgradige subkutane Blutungen (ohne Nekroseneigung) treten auch bei Cumarinvergiftung und Morbus maculosus (Verbrauchskoagulopathie) sowie beim porzinen Dermatitis- und Nephropathie-Syndrom (PDNS) auf.

Die Klärung von Verdachtsfällen erfolgt virologisch anhand von Probenmaterial (lymphatische Organe, Blutprobe, möglichst auch EDTA-Blut zur Leukozytenkultur, s.

auch den folgenden Abschnitt, „Bekämpfung und Prophylaxe").

Die primäre Anzüchtung des Erregers ist in Leukozyten- und Knochenmarkzellkulturen vom Schwein möglich. Der Nachweis des Virus in dieser Kultur mittels Haemadsorptionstest gelingt frühestens nach 16 Stunden. Manche Virusstämme reagieren jedoch nicht oder erfordern mehrere Passagen. Auch der Antigennachweis mittels direkter Immunfluoreszenz ermöglicht keinen sicheren Ausschluß der Afrikanischen Schweinepest, da er schwach virulente Stämme nicht erfaßt und auch negativ ausfällt, sobald Serumantikörper gebildet werden. Diese Antikörper treten bereits früh im Krankheitsgeschehen während der Fieberphase auf, erreichen nach vier Wochen ihr Maximum und bleiben lebenslang nachweisbar. Der Nachweis von viraler DNA durch die PCR ist problemlos.

Für die großangelegte epidemiologische Überwachung kommt der Nachweis von Serumantikörpern mittels Enzymimmunoassay zur Anwendung.

Als zuverlässige und empfindliche Nachweismethode kann zur Diagnose der Afrikanischen Schweinepest die Injektion von Organmaterial in Schweine eingesetzt werden. Krankheitserscheinungen sind innerhalb von 5 Tagen zu erwarten. Das Virus ist dann in Blutproben und Lymphknoten mittels Immunfluoreszenz nachweisbar. Schweinepest und Salmonellose können durch Vorbehandlung des Infektionsmaterials mit Immunserum und/oder Antibiotika sowie den gleichzeitigen Infektionsversuch an schweinepestimmunen Tieren ausgeschlossen werden.

Bekämpfung und Prophylaxe

Eine Vakzinierung gegen die Afrikanische Schweinepest ist bisher nicht möglich. Da selbst Rekonvaleszenten bei experimenteller Infektion erneut erkranken und bei ihnen in der Regel keine virusneutralisierenden Antikörper nachweisbar sind, ist die Entwicklung einer wirksamen Immunprophylaxe nicht absehbar.

Die Keulung verdächtiger Bestände noch vor der langwierigen Diagnosestellung hat sich bei der Bekämpfung bewährt.

Ein Zurückdrängen der Infektion aufgrund klinischer oder serologischer Überwachung blieb auf der Iberischen Halbinsel lange Zeit erfolglos. Besonders schwierig war die Situation in Südspanien und Sardinien, wo Freilandhaltung der Hausschweine üblich ist und gleichzeitig virustragende Zecken und Wildschweine ein Virusreservoir bilden können.

Auch bei Aufrechterhaltung lückenloser Importsperren für Schweine und Fleischprodukte aus infizierten Regionen bleibt die zufällige Verfütterung von Fleischresten aus Geschenksendungen oder Reiseproviant ein ständiges Risiko für Gebiete mit intensiver Schweineproduktion.

Der Verdacht des Ausbruchs von Afrikanischer Schweinepest ist anzeigepflichtig. Er besteht, wenn die Ergebnisse der klinischen oder pathologisch-anatomischen Untersuchung den Ausbruch befürchten lassen. Alles weitere erfolgt auf Anordnung des zuständigen Amtstierarztes. Die spezifische Diagnosestellung übernimmt in der Bundesrepublik Deutschland die Bundesforschungsanstalt für Viruskrankheiten der Tiere in Tübingen und auf der Insel Riems.

Literatur

CASTRYCK, F. and P. BIRONT (1986): Epizootiology and eradication of african swine fever in Belgium. Proc. 9th IPVS Congress, Barcelona, 322.

GALO, A. (ed.) (1993): Coordination of Agricultural Research: African Swine Fever. Luxembourg: CEC.

HESS, W. R. (1971): African swine fever virus. Virology Monogr. **9**, 1-33.

KORN, G. (1967): Situationsbericht zur Seuchenlage, Diagnostik und Bekämpfung der afrikanischen Pest in Spanien und Frankreich. Tierärztl. Umsch. **22**, 608-611.

LADDOMADA, A., C. PATTA, A. OGGIANO, A. CACCIA, A. RUIU, P. COSSU and A. FIRINU (1994): Epidemiology of classical swine fever in Sardinia: A serological survey of wild boar and comparison with African swine fever. Vet. Rec. **134**, 183-187.

Lucas, A., J. Haag et B. Larenaudie (1967): La peste porcine africaine. Paris: L'expansion. (Monographie).
McDaniel, H. A. (1986): African swine fever. In: Leman, A. D., et al. (eds.), Diseases of Swine, 6th ed., 300-309. Ames: Iowa State University Press.
Mebus, C. A. (1986): Pathology of various forms of african swine fever. Proc. 9th IPVS Congress, Barcelona, 323.
Oleaga-Pérez, A., R. Pérez-Sanchez and A. Encinas-Grandes (1990): Distribution and biology of Ornithodoros erraticus in parts of Spain affected by African swine fever. Vet. Rec. **126**, 32-37.
Pérez-Sanchez, R., A. Astigarraga, A. Oleaga-Pérez and A. Encinas-Grandes (1994): Relationship between the persistence of African swine fever and the distribution of Ornithodoros erraticus in the province of Salamanca, Spain. Vet. Rec. **135**, 207-209.
Plowright, W., J. Parker and M. A. Pierce (1969): The epizootiology of african swine fever in Africa. Vet. Rec. **85**, 668-674.
Plowright, W., C. T. Perry and A. Greig (1974): Sexual transmission of african swine fever virus in the tick, Ornithodoros moubata porcinus. Walton. Res. vet. Sci. **17**, 106-113.
Sanchez-Vizcaino, J. M. (1992): African swine fever. In: Leman, A. D., et al. (eds.), Diseases of Swine, 7th ed., 228-236. Ames: Iowa State University Press.
Wilkinson, P. J. (1989): African swine fever virus. In: Pensaert, M. B. (ed.), Virusinfections of porcines, 15-35. Amsterdam: Elsevier Science Publishers.

6.2.2 Klassische Schweinepest, KSP
(Swine fever, hog cholera)

Das weltweite Vorkommen dieser seit 1833 bekannten Infektionskrankheit war in der Vergangenheit durch ihr vielgestaltiges klinisches Bild sowie unsichere Diagnostik und mangelhafte Impfstoffe erklärbar. Es überrascht aber, daß eine mäßig kontagiöse, auf Schweine beschränkte Seuche offenbar in Gebieten intensiver Schweinehaltung mit freizügigem Tierverkehr auch heute noch schwer kontrollierbar und in Westeuropa bisher nicht zuverlässig getilgt werden konnte. Dagegen sind Skandinavien und die USA (seit 1976) frei von Schweinepest.

Ätiologie und Pathogenese

Der Schweinepesterreger ist ein behülltes RNS-Virus (Pestivirus, Fam. Flaviviridae), früher unter den Togaviren eingeordnet, das immunologisch einheitlich ist, aber in Virulenz und Immunogenität stark wechselnd auftritt. Zum Erreger der Bovinen Virusdiarrhoe (= Mucosal disease, BVD/MD) und dem der Border Disease bei Schafen besteht Antigenverwandtschaft, die zu serologischen Kreuzreaktionen Anlaß gibt, jedoch sind keine anderen Tierarten für das Schweinepestvirus empfänglich. In Zellkulturen vom Schwein, begrenzt auch anderen Tierarten, vermehrt es sich ohne zytopathischen Effekt. An das Kaninchen ließ es sich unter Virulenzabschwächung adaptieren (Vakzineentwicklung). Mit monoklonalen Antikörpern lassen sich KSP-Isolate verschiedener Herkunft voneinander und vom BVD-Virus unterscheiden.

In gefrorenem Fleisch und Organen bleibt der Erreger mehrere Monate, in getrockneten Körperflüssigkeiten und Exkrementen 7–40 Tage infektiös. Rasch zerstört wird das Virus bei pH unter 3 und über 12 sowie durch Erwärmen über 60 °C. In faulenden Organen und Exkrementen verliert das KSP-Virus seine Infektiösität nicht, wie bisher angenommen, nach wenigen Tagen. Es bleibt z.B. in Schweinegülle bei 17 °C bis 10 Wochen infektiös.

Die erste Vermehrungsphase des Virus findet im lymphoretikulären Gewebe der Eintrittspforte statt (Tonsillen bei oraler, regionale Lymphknoten bei perkutaner Infektion). Nach 24 Stunden kann es bereits im Blut nachweisbar sein und vermehrt sich dann allgemein in Zellen des retikulo-histiozytären Systems (Retikulumzellen der Lymphorgane und Adventitiazellen der Gefäße).

Die höchste Viruskonzentration im Blut wird nach einer Woche erreicht. Die Ausscheidung mit Harn, Speichel, Nasen- und Augensekret sowie Kot kann bereits wenige Tage nach Infektion beginnen und hält bis zum Tode, bei chronisch Erkrankten über Monate an.

Der Befall des lymphoretikulären Gewebes hat eine rasche Leukopenie zur Folge. Mit dem 3. Tage p. i. setzen degenerative Gefäßschädigungen ein, die zu lokalen und allgemeinen Zirkulationsstörungen führen. Die Blutungsneigung wird durch eine Verbrauchskoagulopathie verstärkt. Bei den heute vorherrschenden Infektionen mit schwach virulenten Schweinepeststämmen sind Virämie, Virusausscheidung, Fieber und Leukopenie etwa gleichzeitig eine Woche nach Infektion zu erwarten.

Bakterielle Sekundärinfektionen, besonders in Darm und Lunge, werden durch die Gefäßschäden begünstigt. Der Tod tritt durch allgemeines Kreislaufversagen, Gefäßläsionen und reaktive Veränderungen im Zentralnervensystem oder als Folge von Sekundärinfektionen ein, unter denen die durch Salmonellen (Darm) und Pasteurellen (Lunge) im Vordergrund stehen.

Durch diaplazentare Infektion mit Schweinepestvirus von schwacher Virulenz entsteht ein breites Spektrum von Embryonaltod und Fetopathien (s. u., Abschn. „Klinisches Bild, ...").

Grundsätzlich gleichartige Erscheinungsformen diaplazentarer Schweinepestinfektionen wurden zuerst nach dem Einsatz mangelhaft attenuierter Lebendvakzine beobachtet. Bei Seuchentilgungsverfahren traten sie dann in Verbindung mit subklinischen Verlaufsformen der Schweinepest auf. Intrauterine Infektionen bilden eine schwierige Komplikation bei der Schweinepestbekämpfung durch flächendeckende Impfaktionen, da die mehrere Monate nach der Impfung von zuvor subklinisch infizierter Sauen geborenen Ferkel die Infektion weiter verbreiten.

Klinisches Bild, Verlauf und Sektionsbefunde

Man muß sich vor Augen halten, daß die Schweinepest in jedem Falle eine septikämische Erkrankung ist und daß der Reichtum ihrer Symptomatik und Verlaufsformen durch zahlreiche, teils bekannte, teils unbekannte variante Faktoren im Wirtsorganismus und im Erreger bedingt ist. Hierfür sind quantitative Änderungen der Viruseigenschaften (Pathogenität, Virulenz) und die jeweils verschiedene Reaktions- und Immunitätslage des Wirtsorganismus verantwortlich. Abgesehen davon wird das Bild der Schweinepest in der Regel der Fälle, besonders bei chronischen Verlaufsformen, durch das Hinzutreten von Sekundärerregern oder durch andere Krankheiten, z. B. Ödemkrankheit oder Dysenterie, kompliziert. Die Einordnung der Krankheitsbilder der Schweinepest nach Verlaufsformen (akut, chronisch, „late onset") oder nach Symptomformen (hämorrhagisch-septikämisch, pektoral, intestinal, nervös) ist möglich, dennoch ist es ratsam, sich bei Untersuchung eines in Frage stehenden Bestandes von allen schematischen Vorstellungen frei zu machen.

Es ist bekannt, daß die Schweinepest vorwiegend durch Kontakt von Tier zu Tier übertragen wird. Die Inkubationszeit bei Schweinepest wird zwischen zwei Tagen und zwei Wochen und mehr angegeben. Untersuchungen über maximale Inkubationszeiten liegen nicht vor, es darf aber auf Grund epidemiologischer Erhebungen angenommen werden, daß bei schwach virulenten Virusstämmen Inkubationszeiten von 5 Wochen und weit mehr durchaus vorkommen. In diesem Zusammenhang ist besonders an klinisch unverdächtige Virusträger zu denken, deshalb sollte stets auch nach weiter zurückliegenden Zukäufen scheinbar gesunder Tiere gefragt werden, um eine mögliche Infektionsquelle aufzudecken.

Die Tatsache, daß zahlreiche Seuchenausbrüche von Beständen ausgingen, die vorwiegend Küchen- und Schlachtabfälle an die Schweine verfütterten, zeigt, daß der Verschleppung der Schweinepest durch solche, zumeist ungenügend erhitzten Futtermittel tierischer Herkunft große Bedeutung beizumessen ist. Untersuchungen über die Haltbarkeit des Schweinepestvirus in Pökel- und Gefrierfleisch bis zu ca. 3 Jahren bestätigen diese Beobachtung. Die Verfütterung von Speiseabfällen an Schweine ist deshalb verboten (Viehverkehrsverordnung, Ausnahmegenehmigung, wenn Erhitzung gesichert ist).

Die Verbreitung der Schweinepest durch Personenverkehr tritt hinter den oben genannten Möglichkeiten zurück und läßt sich in der Regel nicht nachweisen. Das Risiko der Seuchenverbreitung durch Impfkanülen hat dagegen große praktische Bedeutung (s. u., Abschn. „Bekämpfung und Prophylaxe"). Auch Wildschweine können subklinisch erkrankt sein und kommen als Infektionsquelle in Betracht (Jagdabfälle, Teile toter Wildschweine in Silage, Kontakt mit Schweinen in Freilandhaltung). Pestkranke Wildschweine verlieren gelegentlich die Scheu vor menschlichen Ansiedlungen und wandern über weite Strecken. Zur Zeit ist die KSP in Teilen der Wildschweinpopulation der BRD endemisch und stellt eine ständige Gefahr dar.

Von Interesse ist weiterhin die Ausbreitung der Krankheit im Bestand. Hochvirulente Virusstämme vermögen sich in kurzer Zeit (3–10 Tage) im gesamten Bestand in allen Altersgruppen auszubreiten und einen hohen Prozentsatz der Tiere dahinzuraffen. Häufig ergreift die Schweinepest jedoch nach und nach den Tierbestand, wobei oft nur jüngere Tiere (Saugferkel und Absetzläufer) heimgesucht werden. Es gibt hierbei keinerlei Regel, man muß aber berücksichtigen, daß zahlreiche Schweinepestausbrüche beschrieben wurden, bei denen nur einzelne Tiere im Ferkel- und Läuferalter unter kaum ausgeprägten klinischen Erscheinungen (Inappetenz, Durchfall) erkrankten und wieder soweit genasen, daß sie noch nach Monaten als Kümmerer anzutreffen waren. Diesen, erst rückblickend erkannten Einzelfällen folgen nach einigen Wochen gehäufte Erkrankungen, die schließlich zur Diagnose führen.

Das Allgemeinbefinden und der Ernährungszustand der an Schweinepest erkrankten Tiere sind abhängig von Krankheitsdauer und -verlauf. Akut an Schweinepest erkrankte Tiere zeigen häufig normalen Ernährungszustand, sogar ungestörtes Allgemeinbefinden und Freßlust bis wenige Tage vor dem Exitus, obgleich sich bereits Temperaturanstieg und Leukopenie nachweisen lassen. Andererseits werden häufig Tiere in sehr schlechtem Ernährungszustand und mit mäßigem Allgemeinbefinden angetroffen, die chronisch an Schweinepest erkrankt sind oder bereits die Krankheit überstanden haben. In zahlreichen Fällen wird bei an Pest erkrankten Tieren allerdings ein deutlich gestörtes Allgemeinbefinden, d. h. Inappetenz, Apathie, Verkriechen in der Streu etc. beobachtet.

Bei an Schweinepest erkrankten Tieren sind in akuten sowie chronischen Fällen erhöhte Körpertemperaturen anzutreffen; nur selten werden Fälle beobachtet, in denen nachweislich an Pest erkrankte Tiere normale Temperaturen aufweisen. In solchen Beständen, in denen eine Diagnose zunächst unmöglich ist, kann die Thermometrierung mehrerer Tiere ein- bis zweimal täglich mehrere Tage lang (durch den Besitzer) von großer diagnostischer Bedeutung sein, besonders dann, wenn eine antibiotische Behandlung auf Grund einer Vermutungsdiagnose anderer Ätiologie durchgeführt wurde. Es ist bekannt, daß eine antibiotische Behandlung auf den Verlauf der Schweinepest keinen nennenswerten Einfluß hat, daß sie aber als negatives Diagnostikum häufig wertvolle Hilfe leistet. Ein Temperaturrückgang nach Medikation mit Antipyretika darf nicht mißdeutet werden, da auch pestkranke Tiere auf diese Behandlung kurzfristig ansprechen.

Im allgemeinen werden bei akuter Pest Temperaturen um 41 °C und darüber gemessen, bei chronischer Pest solche zwischen 40 und 41 °C. Auch hierfür gibt es keine Regel, zumal im Verlauf der Pest starke Temperaturschwankungen (biphasischer Verlauf) häufig beobachtet werden.

Hautveränderungen werden bei Schweinepest zunächst in Form von punkt- bis knopfgroßen Blutungen angetroffen, aus denen sich je nach Krankheitsdauer im weiteren Verlauf Nekrosen und dann Schorfe (krustöse Ekzeme) entwickeln. In früheren Seuchenzügen wurden diese Hautveränderungen häufig beobachtet und als typisch für Schweinepest angesehen, neuerdings fehlen sie aber in den meisten Fällen. Ähnlich verhält es sich mit Symptomen an den sichtbaren Schleimhäuten. So findet man in zahlreichen Beschreibungen weiter zurückliegender Seuchenzüge bei akuten, vorwiegend aber bei chronischen Fällen eine ausgeprägte Konjunktivitis und gelegentlich diphtheroide Entzündungen der Mundschleimhäute.

Bei der Untersuchung des Kreislaufs ist besonders auf Veränderungen am peripheren Gefäßsystem zu achten. Die flächenhafte Verfärbung einzelner Hautpartien und der Ohren von rot bis violettblau als Zeichen degenerativer Gefäßwandschädigung ist bei den meisten pestkranken Schweinen kurz vor dem Verenden anzutreffen. Bei perakut verlaufenden Fällen kommt es allerdings nicht mehr zur sichtbaren Ausbildung dieser Erscheinungen. Am Herzen selbst sind, abgesehen von funktionellen Nebengeräuschen, in der Regel keine pathologischen Befunde feststellbar.

Lungenläsionen werden bei Schweinepest oft beobachtet, allerdings sind sie nur bedingt durch Auskultation zu erfassen. Der diagnostische Wert pathologischer Lungenbefunde ist durch die weite Verbreitung akuter und chronischer Bronchopneumonien anderer Genese stark beeinträchtigt. Anhaltendes Fieber in Verbindung mit Pneumonie bei Läuferschweinen spricht eher für PRRS.

In einer großen Zahl von Schweinepestfällen wird Verstopfung oder Durchfall beobachtet. Zunächst kommt es, besonders in akuten Fällen, gleichzeitig mit dem Anstieg der Körpertemperatur zu einer zeitweiligen Kotverhärtung und -verstopfung, die aber sehr bald von anhaltendem, gelegentlich übelriechendem Durchfall abgelöst wird. Dieser Durchfall ist nicht auf primäre Läsionen des Darmepithels durch das Schweinepestvirus zurückzuführen. Man darf vielmehr annehmen, daß das Pestvirus durch Schädigung des Gefäßapparates der Darmwand und dadurch hervorgerufene Permeabilitätsstörungen und Gewebsreaktionen eine Resorptionsstörung auslösen kann. Die in chronischen Fällen häufig beobachteten profusen, eventuell blutigen, übelriechenden Durchfälle sind auf die Beteiligung von Sekundärerregern (Salmonellen u.a.) zurückzuführen. Es ist bekannt, daß im chronischen Verlauf der Schweinepest Ulzerationen im Magen-Darm-Trakt auftreten, die sich aus Blutungen und Nekrosen mit Hilfe von Sekundärerregern zu unter Umständen umfangreichen Geschwürsbildungen und den sog. Boutons entwickeln. Besonders werden davon die Lymphfollikel im Dickdarm betroffen.

Während in früheren Seuchenzügen zentralnervöse Störungen seltener angetroffen wurden, scheinen sie neuerdings bei akuten wie chronischen, ja selbst bei sehr milde verlaufenden Pestfällen gehäuft aufzutreten. Man beobachtet Ataxie, die sich von schwankendem Gang der Hintergliedmaßen bis zur schlaffen Lähmung steigern kann. Auch Kopfschiefhalten, Laufen im Kreise und vor dem Tode auch Krämpfe werden gesehen.

Tragende Sauen, die an akuter Schweinepest erkranken, können abortieren. Nach Infektion mit Virus von schwacher Virulenz ist eine diaplazentare Infektion möglich, ohne daß die Sau klinisch erkrankt. Man beobachtet danach die Erscheinungen des SMEDI-Syndroms: Umrauschen nach unregelmäßig verlängertem Intervall und Geburt kleiner Würfe (infolge Embryonaltod), Mumifikation der Föten in verschiedenen Entwicklungsstadien sowie Geburt lebensschwacher Ferkel oder zunächst klinisch gesunder, nach einigen Monaten kümmernder und schließlich sterbender immuntoleranter, lebenslanger Dauerausscheider („late onset"). Die intrauterine Schweinepestinfektion kann auch zur Kleinhirnhypoplasie führen, wodurch die betroffenen Ferkel an Zitterkrankheit leiden (s. Myoclonia congenita, Abschn. 10.2.1).

Die Infektion tragender Sauen mit BVD-Virus durch Kontakt mit infizierten Rindern kann ähnliche Erscheinungen zur Folge haben. Es kommt zur Geburt von Würfen, die sich zu Kümmerern entwickeln.

Das Sektionsbild der Schweinepest ist recht vielgestaltig und häufig unspezifisch. In jüngsten Seuchenzügen gelang es in zahlreichen Fällen nicht, die Schweinepest auf Grund der makroskopischen Sektionsbefunde zu diagnostizieren.

Charakteristisch, wenn auch nicht spezifisch für Schweinepest, sind petechiale Blutungen in Harnblase und Nieren, weniger typisch in Kehlkopf, Endokard, Darmserosa u.a. (s. Farbtafel II, Abb. 8 und 9). Sehr häufig findet man bei Pest eine blutige Marmorierung der Lymphknoten, besonders in deren Randsinus infolge Blutresorption. Sind mehrere Lymphknoten unabhängig betroffen, so scheiden örtliche Prozesse differentialdiagnostisch aus. Histologisch lassen sich in Lymphknoten, abgesehen von Blutansammlungen, in der Regel Gefäßwand- und Retikulumveränderungen schon sehr früh nachweisen. Ein spezifischer, wenngleich seltener, pathologisch-anatomischer Befund bei Schweinepest ist die Milzveränderung in Form hämorrhagischer oder anämischer Randinfarkte.

Pathologisch-anatomische Befunde am Verdauungskanal sind bei Pest häufig anzutreffen, obgleich sie meist unspezifischer Art sind (katarrhalische, hämorrhagische oder fibrinöse Gastritis bzw. Enteritis). Für Schweinepest recht typisch, wenn auch selten, sind die in chronischen Fällen auftretenden knopf- oder bandförmigen Ulzerationen im Dickdarm, eine konzentrische Schichtung der tiefgreifenden Herde und die Ausbildung von erhabenen Schorfen, den sog. Boutons. In protrahierten Pestfällen sind bei der Sektion nur noch Narben in der Darmwand anzutreffen.

Diagnose und Differentialdiagnose

Ein Verdacht der Schweinepestinfektion ergibt sich durch
1. anhaltende, oft geringgradige Temperaturerhöhung bei mehreren Tieren des Bestandes trotz antibakterieller Chemotherapie;
2. zentralnervöse Ausfallerscheinungen (schwankenden Gang, Ataxie, Parese);
3. Durchfall (feucht geballt bis dünnflüssig mit kariösem Geruch) in Verbindung mit Fieber;
4. gleichzeitiges Auftreten von Umrauschen, Mumifikation, Abort und Geburt lebensschwacher oder zitternder Ferkel;
5. anhaltende Leukopenie (< 10 Giga/l) mit Lymphopenie und Neutropenie ohne Linksverschiebung,
6. punktförmige Hautblutungen, die in Nekrosen übergehen. Sie sind typisch, aber selten.

Im Sektionsbild gelten Petechien auf der Harnblasenschleimhaut und der Nierenkapsel sowie mehrere blutig marmorierte Lymphknoten ohne regionalen Entzündungsherd als Hinweis auf Schweinepest. Diese Befunde sind jedoch nur bei akutem Verlauf zu erwarten. Bei der histologischen Untersuchung ist die Verbindung von degenerativen Veränderungen in Gefäßwänden und Lymphknoten mit Meningoencephalitis non purulenta verdächtig.

Die Bestätigung des klinischen oder postmortalen Verdachts ist mittels direkter Immunfluoreszenz an Gefrierschnitten von Darmlymphknoten, Tonsillen und Milz innerhalb weniger Stunden und mit der gleichen Nachweistechnik nach Beimpfung von Zellkulturen mit diesem Organmaterial (PK-15-Zellen) frühestens nach ein bis zwei Tagen möglich. Von lebenden Tieren können Blutproben, besonders Leukozyten aus EDTA-Blut, kulturell untersucht werden. Eine Alternative bieten inzwischen verschiedene PCR-Protokolle.

Die Immunfluoreszenz an Organmaterial ist unempfindlicher und unspezifischer als der Nachweis über Zellkultur. Diese gilt als annähernd so empfindlich wie der aufwendige Infektionsversuch an Ferkeln (s. Afrikanische Schweinepest, Abschn. 6.2.1).

Serumantikörper, die sich im Laufe der zweiten Woche p. i. entwickeln, werden mittels ELISA oder Virusneutralisation in Zellkultur nachgewiesen. Titer über 1:20 gelten als positiv.

Zur Aufklärung klinisch inapparenter Infektionen wurde die serologische Untersuchung vieler Tiere erforderlich. Sie erfolgt nach einem EU-einheitlichen Stichprobenschlüssel. Es wird ein ELISA-Test verwendet, der bei positivem oder fraglichem Ausfall durch Neutralisationstests überprüft wird, welche mit Zellkultur in Mikrotiterplatten sowie teilweise mit peroxidasegekoppeltem Antikörper als Indikator arbeiten.

Der Neutralisationstest mit KSP- und BVD-Virus dient zur Erkennung der durch BVD-Infektion von Schweinen hervorgerufenen, meist niedrigen Antikörpertiter. Ein deutlich höherer KSP-Titer weist auf Schweinepest hin.

In der staatlichen Seuchenbekämpfung gilt die Schweinepest als festgestellt, wenn
a) klinische Symptome und pathologisch-anatomische Veränderungen vorliegen,
b) Virus oder Antigen nachgewiesen wurden, oder
c) der Antikörpernachweis in Verbindung mit epidemiologischen Erhebungen Anhaltspunkte für Schweinepest gibt.

Der Verdacht ergibt sich aus entweder klinischen oder pathologisch-anatomischen bzw. serologischen Befunden.

Die Differentialdiagnose richtet sich einerseits auf die Erkennung der klinisch und pathologisch-anatomisch vollkommen gleichartigen Afrikanischen Schweinepest (s. Abschn. 6.2.1). Diese Ähnlichkeit betrifft auch das Vorkommen atypischer und subklinischer Verlaufsformen!

Andererseits darf aus wirtschaftlichen Gründen nicht jede chemotherapieresistente, fieberhafte Erkrankung ohne Erwägung von Alternativen als pestverdächtig angesehen werden, obwohl dazu theoretisch immer Anlaß bestehen würde. Fieber, das auf antibakterielle Therapie nicht anspricht, finden wir auch bei Influenza und Aujeszkyscher Krankheit, Begleitsymptome und Tendenz zur Rekonvaleszenz sind zu beachten.

Die Abgrenzung von PRRS bei Absetzferkeln und Läufern ist schwierig. Pneumoniesymptome stehen im Vordergrund, ZNS-Störungen fehlen, es kommt nicht zur Leukopenie.

Zentralnervöse Störungen bei Schweinen führen meist zu Apathie oder Reizerscheinungen (M. Aujeszky, Kolienterotoxaemie, Streptokokkenmeningitis, Glässersche Krankheit). Ausfallerscheinungen bei erhaltenem Sensorium, die bei der Schweinepest vorherrschen, sind noch bei Teschener Krankheit, Quecksilbervergiftung und Maulbeerherzkrankheit zu erwarten. Die Seltenheit und Mortalität bei diesen Krankheiten ermöglichen eine Abklärung durch Sektion.

Die Diarrhoe bei Schweinepest kommt vorwiegend durch Resorptionsstörungen und Nekrosen im Dickdarm zustande. Es fehlt, gegenüber der Dysenterie, die übermäßige Schleimproduktion bzw. die hochgradige Blutbeimengung (teerfarbener Kot) der proliferativen hämorrhagischen Enteropathie. Ihr chronischer Verlauf unterscheidet sie von den meisten im Dünndarm ablaufenden Enteritiden. Chronische Salmonellose ist klinisch ähnlich.

Bekämpfung und Prophylaxe
In den Ländern mit entwickelter Schweineproduktion hat sich die Auffassung durchgesetzt, daß langfristig nur die vollständige Tilgung der Schweinepest durch Tötung aller infizierten Bestände sinnvoll ist.

Auf das in der Vergangenheit zur Eindämmung von Seuchenausbrüchen bewährte Hilfsmittel der Impfung wird in der Europäischen Gemeinschaft aus handelspolitischen Erwägungen verzichtet. Mit den verfügbaren Vakzinen geimpfte Schweine sind nicht von infizierten unterscheidbar, und ihre Schlachtkörper oder Produkte wären weder in ESP-freie Länder exportierbar noch in der EG großräumig abzusetzen. Das könnte sich ändern, sobald gentechnisch markierte Impfstoffe zur Verfügung stehen, die eine serologische Unterscheidung von Feldvirusinfektionen und Impftitern ermöglichen. Bisher allgemein verwendet wurde ein durch Kaninchenpassagen in China entwickelter Lebendimpfstoff, der bereits nach zwei Tagen durch Interferenz und vom vierten Tag an durch beginnende Immunität schützt, die mehrere Jahre anhält.

Diese Vakzine ist für alle Altersgruppen (ab 1. Lebenstag) verträglich. Sie hat nur geringgradige Fieberreaktion und selten Ausscheidung des Impfvirus ohne Immunitätsbildung bei Kontakttieren zur Folge.

Die gegenwärtige Bekämpfungsstrategie der EG ist in Gebieten mit hoher Schweinedichte und starkem Tierhandel sehr kostspielig, da nicht nur die Schweine infizierter und infektionsverdächtiger Bestände getötet und nach Erhitzen beseitigt werden müssen, sondern auch die in Sperrbezirken heranwachsenden Tiere, weil sie nicht im Sperrbezirk verwertet werden können. Nach Einführung markierter Vakzinen könnte man bei ESP-Ausbruch bzw. Infektionsgefahr Impfmaßnahmen in begrenzten, schweinedichten Gebieten zulassen, die allerdings durch intensive serologische Überwachung zu ergänzen wären.

Die Impfung wäre sinnvoll
a) als Ringimpfung zum Schutz der einem Seuchenherd benachbarten gesunden Bestände bei Keulung der betroffenen Schweineherden,
b) als zeitlich befristete Impfung aller Schweine einer Region bei massenhaftem Auftreten der Schweinepest („Seuchenzügen"),
c) mittels oraler Impfung von Wildschweinen über ausgelegte Köder,
d) zum Schutz besonders gefährdeter Bestände (Mast mit Speiseabfällen, Großbetriebe mit unkontrolliertem Tierzugang, Freilandhaltung).

Zuchtbestände werden möglichst von der Impfung ausgenommen. Die Impfung von tragenden Zuchtsauen verschleiert das Auftreten diaplazentarer Infektionen, da das Fortbestehen der Infektion durch Ausscheider erst nach Aussetzen der Impfung und Abbau der maternalen Antikörper nachweisbar wird. Die von geimpften Sauen auf ihre Ferkel übertragenen Kolostralantikörper verhindern auch eine lückenlose Vakzination von Zuchtbeständen.

Entscheidend in der Schweinepestbekämpfung sind Schutzmaßnahmen für gesunde Bestände. Sie bestehen in Vermeidung von Tierzugängen unbekannter Herkunft, ggf. deren serologischer Untersuchung vor Lieferung oder in
a) Quarantäne,
b) Verhinderung von Kontakt mit Wildschweinen durch Stallhaltung oder doppelte Umzäunung von Weiden,
c) Fernhalten von Schlachttier- und Kadavertransporten sowie deren Personal vom Stall (außerhalb gelegene Verladerampe),
d) Erhitzen von Speiseabfällen vor dem Verfüttern auf 80 °C über mindestens 10 Minuten (im Kern fester Bestandteile sind schwer erreichbar, nach Zerkleinern und Rühren ist 1 Stunde Kochen erforderlich),
e) Desinfektion infektionsverdächtiger Fahrzeuge, Geräte und Stiefel mit 2%iger Natronlauge, die gleichzeitig schmutzlösend wirkt. Ebenso wirksam sind 3%ige Formaldehydlösung und 4%ige Ameisensäure. In der Regel wird ihre Anwendung auch zur Stalldesinfektion nach Keulung angeordnet.

Wenn der direkte Kontakt mit kranken Schweinen, deren Blut oder Ausscheidungen vermieden wird, ist die Übertragung von Schweinepest unwahrscheinlich. Personenverkehr mit sauberer Kleidung bildet kein Risiko. Aerogene Infektion kann nur über kurze Entfernung in geschlossenen Räumen und eventuell bei Versprühen von Gülle aus Druckfässern zustande kommen.

Wichtige Voraussetzungen für die Aufklärung neuer Seuchenfälle sind die Kennzeichnung des Herkunftsbestandes gehandelter Schweine durch Ohrmarken und Buchführungspflicht über Schweinetransporte.

In der Bundesrepublik Deutschland ist bereits der Verdacht auf Schweinepest anzeigepflichtig. Danach geht die Initiative für Bekämpfungsmaßnahmen auf den zuständigen Amtstierarzt über, der nach den Bestimmungen des Tierseuchengesetzes, der Verordnung zum Schutz gegen die Klassische Schweinepest und die Afrikanische Schweinepest sowie diesbezüglichen EG-Richtlinien verfährt.

Literatur

CASTRUCCI, G. (ed.) (1992): The pestviruses. Comp. Immunol. Microbiol., Inf. Dis. **15**, 145-228.

COWART, W. O., L. G. MOREHOUSE (1967): Effects of attenuated hog cholera virus in pregnant swine at various stages of gestation. J. Am. Vet. Med. Ass. **151**, 1788-1794.

DEPNER, K., A. GRUBER and B. LIESS (1994): Experimental infection of weaner pigs with a field isolate of hog cholera/classical swine fever virus derived from a recent outbreak in lower saxony. I: Clinical, virological and serological findings. Wien. tierärztl. Mschr. **81**, 370-373.

DAHLE, J. and B. LIESS (1992): A review on classical swine fever infections in pigs: Epizootology, clinical disease and pathology. Comp. Immunol. Microbiol. Infections Dis. **15**, 203-211.

HAAS, B., R. AHL, R. BÖHM and D. STRAUCH (1995): Inactivation of viruses in liquid manure. Rev. Sci. tech. Off. int. Epiz. **14**, 435-445.

HARDING, J. D. J., J. T. DONE and J. H. DARBYSHIRE (1966): Congenital tremors in piglets and their relation to swine fever. Vet. Rec. **79**, 388-390.

KADEN, V., U. FISCHER, U. SCHWANBECK und R. RIEBE (1992): Ist die Verfütterung von Grünfuttersilage in Gebieten mit Schweinepest beim Schwarzwild eine Gefahr für die Hausschweinebestände? Experimentelle Studie. Berl. Münch. tierärztl. Wschr. **105**, 73-77.

KUBIN, G., und O. KÖLBL (1968): Leistungsfähigkeit der Gefrierschnitt-Immunofluoreszenz-Methode zur Diagnose der Schweinepest. Wien. tierärztl. Mschr. **55**, 578-586.

MAHNEL, H., und A. MAYR (1974): Schweinepest. Jena: VEB Gustav Fischer Verlag.

MATSCHULLAT, G., J. DAHLE, B. RÖDER, V. MOENNIG und B. LIESS (1994): Feldinfektion mit BVD-Virus beim Schwein: Epidemiologie und Diagnostik. Dtsch. tierärztl. Wschr. **101**, 22-26.

MOENNIG, V. (1992): The hog cholera virus. Comp. Immunol. Microbiol. Inf. Dis. **15**, 189-201.

MOENNIG, V. (1994): Schweinepest – Verlaufsformen und Diagnostik. Prakt. Tierarzt **75**, 76-78, Sondernummer Collegium Veterinarium.

PITTER, H., J. FIEDLER, D. JENTSCH, P. HASSELBACH und M. KRAMER (1995): Der Schweinepest-Seuchenzug 1993/94, Probleme und Konsequenzen. Tierärztl. Umsch. **50**, 522-530.

SCHULZE, W., und K. BICKHARDT (1963): Zur Diagnose der Schweinepest. Dtsch. tierärztl. Wschr. **70**, 628-634.

TERPSTRA, C. (1991): Hog cholera: an update of present knowledge. Br. Vet. J. **147**, 397-406.

TERPSTRA, C. and M. J. M. TIELEN (1976): Antibody response against swine fever following vaccination with C strain virus. Zbl. Vet. Med. B. **23**, 809-821.

URBANECK, D. (1987): Schweinepest. In: BEER, J. (ed.). Infektionskrankheiten der Haustiere. 3. Aufl., Teil 1, 97-113. Jena: VEB Gustav Fischer Verlag.

VAN OIRSCHOT, J. T. (1992): Hog cholera. In: LEMAN, A. D., et al. (eds.), Diseases of Swine, 7th ed., 274-285. Ames: Iowa State University Press.

WALDMANN, K. H., M. WENDT, K. GEISER und W. BOLLWAHN (1995): Schweinepestbekämpfung in Niedersachsen – Ergebnisse einer Klausurtagung. Dtsch. Tierärztebl. **43**, 9-10.

WITTE, K. (1979): An immunofluorescence neutralization test in disposable plastic trays for demonstrating classical swine fever virus antibodies. Comparison of a micro with a macro method. Zbl. Vet. Med. B. **26**, 551-560.

6.3 Bakterielle Infektionen

6.3.1 Milzbrand (Anthrax)

Schweine erkranken sehr selten an Milzbrand, weil sie relativ zu Pflanzenfressern recht resistent gegen die Infektion sind und unter den Bedingungen intensiver Schweinehaltung kaum Gelegenheit haben, den Erreger aufzunehmen.

Ätiologie und Pathogenese

Die Infektion mit *Bacillus anthracis*, einem sporenbildenden, aeroben Keim, haftet beim Schwein nur bei oraler Aufnahme beträchtlicher Keimzahlen. Infektionsquelle waren vor allem mangelhaft erhitzte Tierkörpermehle aus Gebieten, in denen Milzbrand häufiger vorkam. Mit einzelnen Sporen kontaminierter Erdboden (Auslauf, Weide) bildet für Schweine kein Infektionsrisiko.

Eintrittspforte sind in der Regel die Tonsillen, wodurch dann die pharyngeale Krankheitsform entsteht. Infektion des Darmtrakts oder Septikämie sind seltener.

Klinisches Bild, Verlauf und Sektionsbefunde

Schwellungen des Halses, begleitet von Atemnot, hohem Fieber, Apathie, Futterverweigerung und Erbrechen sind charakteristisch für die pharyngeale Form des Milzbrands. Meist sterben die Tiere 24 Stunden nach Krankheitsbeginn. Perakute Todesfälle und Selbstheilung sind möglich. Trotz gleichartigen Infektionsrisikos (z. B. Flüssigfütterung) erkranken nur einzelne Tiere.

Die Darmform des Milzbrands ist beim Schwein von geringeren Allgemeinsymptomen begleitet und führt zu einer manchmal hämorrhagischen Enteritis.

Die Sektion ergibt ein Ödem der Halsregion mit vergrößerten, blutig verfärbten, regionalen Lymphknoten. Bei der Darmform finden sich fibrinöse Beläge auf der Mukosa, geschwollene Darmlymphknoten und Exsudat in der Bauchhöhle.

Diagnose und Differentialdiagnose

Die Bestätigung eines klinischen Verdachts ergibt sich durch Nachweis der großen, grampositiven Stäbchen (3–8 mm lang) im Ausstrich von Exsudat oder Organabdrücken sowie in der Kultur, die infolge raschen Wachstums bereits nach 12 Stunden auswertbar ist. Abzugrenzen wären klinisch Abszesse im Rachen- und Halsbereich, die jedoch geringere Allgemeinerkrankungen und keine äußerlich sichtbare Schwellung mit sich bringen. Bei der Sektion und bakteriologischen Untersuchung verendeter Tiere ist an sporenbildende Fäulniserreger zu denken.

Therapie und Prophylaxe

Milzbrand ist durch Injektion von Penicillin oder Tetracyclin in üblicher Dosis gut zu behandeln. Es ist möglich, daß er deshalb seltener diagnostiziert wird, als er vorkommt. Milzbrand ist jedoch anzeigepflichtig und unterliegt amtstierärztlicher Maßregelung (Schlachtverbot).

Um die bei Luftzutritt einsetzende Sporenbildung zu vermeiden, dürfen Tierkörper bei Milzbrandverdacht nicht geöffnet werden, Körperöffnungen sollten beim Transport mit desinfektionsmittelhaltigen Tampons verschlossen werden. Zur Desinfektion sind 5%ige Natronlauge oder 10%iges Formalin geeignet.

Für Menschen ergibt sich eine Infektionsgefahr durch Hautkontakt bereits bei minimalen Hautläsionen. Die metaphylaktische Einnahme von Penicillin oder Tetracyclin ist im Verdachtsfall ratsam.

Literatur

Böhm, R. (1995): Milzbrand. In: Blobel, H., und J. Schliesser (Hrsg.): Handbuch der bakteriellen Infektionen bei Tieren. Band II, Teil 3, 2. Aufl., 259-348. Jena, Stuttgart: Gustav Fischer Verlag.

Brennan, A. D. J. (1953): Anthrax, with special reference to the recent outbreak in pigs. Vet. Rec. **65**, 255.

Edginton, A. B. (1990): An outbreak of anthrax in pigs: A practitioner's account. Vet. Rec. **127**, 321-324.

Mayr, A. (1993): Rolle/Mayr. Medizinische Mikrobiologie. Infektions- und Seuchenlehre. Stuttgart: Ferdinand Enke Verlag.

Walton, J. R. (1992): Anthrax. In: Leman, A. D., et al. (eds.), Diseases of Swine, 7th ed., 409-412. Ames: Iowa State University Press.

6.3.2 Rotlauf (Erysipelas)

Die Erscheinungen einer Septikämie mit tiefroter Hautverfärbung, welche sich landkartenartig auf dem Körper ausbreitet, galten in der Frühzeit der Veterinärmedizin für Rotlauf als charakteristisch und erklären den Namen (s. Farbtafel II, Abb. 5). Heute sind sie eine seltene Ausnahme. Milderer Krankheitsverlauf und zuverlässige Therapie haben die Bedeutung des akuten Rotlaufs verringert, obwohl er weiterhin häufig vorkommt. Chronische Formen dieser Erkrankung sind auch unter modernen Produktionsbedingungen weit verbreitet und wegen ihrer ungünstigen Prognose sowie unsicheren Prophylaxe problematisch geblieben.

Ätiologie und Pathogenese

Der Erreger *Erysipelothrix rhusiopathiae* (synonym *E. insidiosa*) ist ein grampositives Bakterium, das bei 30–50 % der gesunden Schweine auf den Tonsillen, aber auch bei zahlreichen anderen Tierarten nachweisbar ist. Von den Haustieren erkranken durch die Infektion Schafe und Puten. Als Reservoir im Stall kommen auch Nagetiere in Betracht. Der Mensch kann sich eine Hautinfektion zuziehen, die in der Regel lokalisiert bleibt.

Erregertragende Schweine scheiden die Rotlaufbakterien mit dem Kot aus, akut kranke massenhaft auch mit Harn, Nasensekret und Speichel. In der Umwelt bleibt der Keim in Kot, Jauche und anderem kontaminiertem Material über mehrere Monate infektiös. Erwiesen, wenn auch für das Infektionsgeschehen weniger wichtig, ist sein Vorkommen und Überleben in Fischmehl, Kadavern und rohen Fleischprodukten. In kontaminiertem Erdboden bleibt der Erreger über einen Monat nachweisbar, jedoch scheint eine früher dort vermutete Vermehrung zweifelhaft. Von *E. rhusiopathiae* sind mehrere serologisch unterscheidbare Typen bekannt (A, B und N, neuerdings auch mit Ziffern bezeichnet). Ferner unterscheiden sich isolierte Erreger in Pathogenität und immunisierenden Eigenschaften, wobei zwischen den Merkmalen nur eine lockere Beziehung besteht. Etwa 80 % der von erkrankten Schweinen isolierten Erreger gehören zu Typ 1 und 2 bzw. A und B. Aufgrund von DNA-Analysen wird ein Teil der Serotypen als neue Art, *Erysipelothrix tonsillarum*, angesehen.

Stärker noch als bei anderen Infektionskrankheiten des Schweines hängt die Empfänglichkeit einzelner Tiere vom Grad der weitverbreiteten Durchseuchungsimmunität, von resistenzmindernden Faktoren (Temperaturbelastung, Anstrengung, verdorbenes Futter) sowie Virulenz und Dosis des Erregers ab.

Eine zuverlässige experimentelle Reproduktion klinischer Krankheitsbilder wurde erst durch Infektion primärer SPF-Schweine möglich.

Die Infektion kann oral, konjunktival oder perkutan erfolgen. Experimentelle, kutane Infektion bleibt bei immunen Tieren lokalisiert und heilt spontan, bei empfänglichen Tieren folgt nach 24 Stunden Bakteriämie. Die Inkubationszeit der natürlichen Infektion beträgt meist 3–5 Tage. In der akuten Krankheitsphase entstehen Endothelveränderungen in den Gefäßen, die zu Fibrinaustritt führen sowie eine schockähnliche Koagulopathie mit Mikrothrombenbildung, jedoch ist unklar, wodurch sie zustande kommen. Einwirkung der bei pathogenen Rotlaufbakterien vermehrt nachweisbaren Neuraminidase auf Zellmembranen wird vermutet. Bevorzugte Orte der Erregeransiedlung in der akuten Krankheitsphase sind die Haut und die Gelenke. Großflächige Hautverfärbung beruht auf Hyperämie von Korium und Papillarkörper. Sie geht bei Überleben in Nekrose über. Die lokal begrenzten, urtikariaähnlichen Backsteinblattern kommen zustande, wenn die Haut bei beginnender Immunität des Organismus noch lokal empfänglich ist.

Die Bakteriämie dauert ein bis zwei Wochen. Danach ist der Erreger noch längere Zeit in Lymphorganen und besonders in Gelenken über Monate kulturell nachweisbar. An diesen beginnt eine proliferative Entzündung der Synovialmembran mit zunehmender Pannusbildung am Gelenkrand und Zerstörung des Gelenkknorpels.

Infolge Bindegewebszubildung in der Gelenkkapsel und auch knöcherner Metaplasie kommt es zur periartikulären Fibrosierung und Gelenkversteifung. Auch Zwischenwirbelscheiben und Wirbelepiphysen können von chronischem Rotlauf betroffen sein. Als Folge der Spondylitis sind Nekrose mit Fraktur und Querschnittslähmung oder Ankylosebildung möglich.

Endothelschäden auf den Herzklappen nach Erregeransiedlung lösen zunehmende Fibrinablagerung und deren teilweise Organisation durch einsprossende Gefäße aus (s. Farbtafel II, Abb. 7).

Die Krankheitsbilder der Backsteinblattern, des Gelenkrotlaufs und der Endocarditis valvularis beruhen trotz ihrer Ähnlichkeit mit allergischen oder rheumatischen Zuständen beim Menschen nicht auf gleichartigen immunologischen Reaktionen, sondern sind an das Vorhandensein des Erregers oder seines Antigens gebunden.

Klinische Bilder und Verlauf
Bei den akuten Verlaufsformen des Rotlaufs ist die Bakteriämie von Temperaturanstieg auf 40–42 °C und Mattigkeit, meist auch Appetitlosigkeit und Bewegungsunlust, begleitet. Die Tiere sondern sich ab, liegen ständig und verkriechen sich ggf. in der Streu. Aufgetrieben zeigen sie oft einen steifen Gang und andere Erscheinungen von Gliedmaßenschmerz, reagieren aber auf Umweltreize physiologisch. In diesem Stadium kann es zu perakuten Todesfällen ohne äußere Symptome oder den schon erwähnten großflächigen Hautveränderungen kommen, jedoch sind solche Fälle sehr selten. In der Regel verläuft der septikämische Rotlauf, abgesehen von Fieber und mehr oder weniger gestörtem Allgemeinbefinden, symptomlos.

Die häufigsten und auch eindeutig dem Rotlauf zuzuordnenden Veränderungen bei akutem Rotlauf sind die Backsteinblattern, mehr oder weniger rechteckige Hautbezirke von 2–6 cm Durchmesser, die mäßig gerötet sind und beetartig aus der Hautoberfläche hervortreten (s. Farbtafel II, Abb. 4). Sie finden sich vereinzelt bis zahlreich vorwiegend an dorsalen und lateralen Körperpartien, blassen in wenigen Tagen ab (nach Penicillinbehandlung in 24 Stunden), können aber auch zentrale Nekrosen entwickeln. Backsteinblattern werden in der Regel gleichzeitig mit dem Fieber bemerkt, sie können aber auch verzögert oder bei Rückkehr des Fiebers nach unzureichend dosierter Medikation auftreten. Akuter Rotlauf bei tragenden Sauen führt häufig zum Abort. Verantwortlich hierfür ist wahrscheinlich die Streßwirkung des hohen Fiebers. Es wurden aber auch Erreger in den abortierten Feten nachgewiesen. Rotlauf wird als mögliche Ursache mumifizierter Feten angesehen. Gleichzeitiges Absterben aller Früchte wäre zu erwarten.

Chronischer Rotlauf mit den klinischen Bildern der Hautnekrose, Polyarthritis und Endocarditis valvularis kann sich an nicht oder mangelhaft behandelte Krankheitsfälle anschließen.

Die Hautnekrose als Folge irreversibler akuter Veränderungen heilt im Zentrum der Backsteinblattern komplikationslos aus. Großflächige Nekrosen lassen unter dem borkenartigen Korium, das sich ablöst, ein infiziertes Granulationsgewebe zurück, dessen Epithelisierung ausbleibt. Auch vollständiges Absterben von Ohrmuschel oder Schwanzanteilen ist möglich.

Polyarthritis und Endocarditis valvularis entstehen auch als selbständige Krankheitsbilder durch Infektion mit Erregern niedriger Virulenz, d. h. ohne vorangehende oder bemerkte akute Erkrankung.

Beide sind von häufigen Anstiegen der Körpertemperatur im Bereich von 39,5 bis 40 °C und allmählicher Verschlechterung des Ernährungszustandes bzw. „Kümmern" begleitet. Rotlauf betrifft vorwiegend jüngere Schweine oder Zuchtschweine, beginnend mit dem Läuferalter. Selten wurde eine Rotlaufseptikämie bei Saugferkeln beobachtet. Akute Krankheitsfälle pflanzen sich nach Erkrankung eines Tieres innerhalb der Box oder Tiergruppe fort, was durch die bei akuter Erkrankung einsetzende massive Erregerausscheidung erklärbar ist. Das Auftreten chronischer Krankheitsbilder ist oft an bestimmte Haltungsbedingungen wie Auslauf auf dem Misthaufen oder Haltung auf Tiefstreu gebunden.

Diagnose und Differentialdiagnose
Plötzlicher Fieberanstieg auf Temperaturen über 41 °C bei Abwesenheit spezifischer Organsymptome läßt septikämischen Rotlauf vermuten. Der sichere Therapieerfolg parenteraler Penicillinbehandlung kann als Be-

stätigung gelten. Andernfalls sollte man an Schweinepest, Afrikanische Schweinepest oder Salmonellose denken. Pneumonie viraler oder bakterieller Genese müßte bei derart hohem Fieber von deutlicher Dyspnoe begleitet sein.

Das Auftreten von Backsteinblattern ist pathognomonisch. Sie sind in dunklen Ställen oder an pigmentierten Tieren auch durch Abtasten zu erkennen. Bei Läuferschweinen haben Anfangsstadien von Pityriasis rosea (in der Regel ohne Fieber), Pocken und lokalisierte Staphylococcus-hyicus-Infektion („pockenartiger Ausschlag") eine entfernte Ähnlichkeit. Hautnekrosen bei Schweinepest sind fast immer punktförmig und ohne Schwellung. Diese fehlt auch den größeren, runden Hautblutungen bei Morbus maculosus oder beim PDNS.

Bei der Sektion akut erkrankter Schweine fallen vergrößerte Milz und rötliche, geschwollene Nieren mit punktförmigen, hyperämischen Glomerula und Hyperämie der Magenschleimhaut auf. Aus Blut und Organen unbehandelter Tiere ist der Erreger in Reinkultur auf einfachem Agarnährboden zu züchten.

Rotlaufpolyarthritis ist am Beginn durch eine wechselnd mehrere Gliedmaßen betreffende Lahmheit gekennzeichnet, die sich nach einigen Schritten bessert. Die Palpation erkrankter Gelenke ergibt eine druckempfindliche, warme Umfangsvermehrung, oft mit Fluktuation, die sowohl durch periartikuläres Ödem und Synovialitis als auch durch vermehrte Gelenkflüssigkeit zustande kommt. Diese weist bei Punktion blutigseröse Konsistenz und mäßige Trübung auf. Im weiteren Verlauf kann die Gelenkfüllung zurückgehen oder einer derben Umfangsvermehrung Platz machen. Ein klammer Zehenspitzengang mit leicht gebeugten, nicht streckbaren Carpalgelenken wird bei länger erkrankten jungen Schweinen gesehen (s. Farbtafel II, Abb. 6). Dieser Haltung kann eine partielle Ankylose oder Tendovaginitis der Beugesehnen zugrunde liegen. Infolge der Gelenkveränderungen werden sowohl Beugung wie Streckung oder Belastung schmerzhaft. Die Tiere verharren lange Zeit in Seitenlage, wodurch die Haare beider Flanken vom Harn der Liegefläche gelb gefärbt werden.

Aus Gelenkpunktaten sind Rotlauferreger nicht mit Sicherheit zu isolieren. Laborbefunde an der Synovia entsprechen denen einer geringgradig purulenten Arthritis.

Der Sektionsbefund einer proliferierenden, hyperämischen Synovialis mit Pannusbildung und Knorpelschäden, jedoch ohne Neigung zu eitriger Einschmelzung des Knochens, ist für Rotlaufpolyarthritis charakteristisch.

Endocarditis valvularis macht sich durch Ermüdbarkeit und andere Anzeichen von Kreislaufinsuffizienz bemerkbar. Hohe Herzfrequenz, schwacher Puls und, je nach vorwiegend betroffener Herzkammer, Blässe oder periphere Zyanose sind zu erwarten. Die Auskultation wird meist ein systolisches Geräusch im Bereich der Atrioventrikularklappen ergeben. Bei fortschreitender Erkrankung treten Brustlage und Hundesitz, schließlich Maulatmung und Lungenödem in Erscheinung.

Die Unterscheidung von Rotlaufpolyarthritis und rotlaufbedingter Endocarditis valvularis von gleichartigen, durch Streptokokken verursachten Veränderungen ist schwierig, da die Erreger nach längerer Krankheitsdauer bakteriologisch unsicher nachweisbar sind.

In solchen Fällen ist die serologische Untersuchung mittels (Tot-)Agglutination und Wachstumsprobe angebracht (antibiotikafreies Serum erforderlich). Sie ermöglicht den Nachweis einer abgelaufenen oder länger bestehenden Rotlaufinfektion bzw. schließt sie im negativen Fall aus (Tab. 6-2).

ELISA-Tests zum Antikörpernachweis haben sich zur Impfstoffkontrolle und im Rahmen experimenteller Untersuchungen bewährt. Auch in der Routinediagnostik werden sie heute verwendet.

Therapie und Prophylaxe

Die parenterale Behandlung akuten Rotlaufs mit 30 000 IE Penicillin/kg KM ergibt

Tabelle 6-2 Serologische Rotlaufdiagnostik

Bewertung	unspezifisch	fraglich	positiv
Wachstumsprobe (Lebendagglutination, Hauptwert)	≥ 40%	10–20%	≤ 7%
Totagglutination	≤ 1:80	1:160–1:320	≥ 1:640

Impfungen verursachen keine in diesen Tests nachweisbare, positive Reaktion.

Fieberfreiheit und Besserung des Allgemeinbefindens innerhalb von 12 Stunden. Trotz jahrzehntelanger therapeutischer Anwendung ist bisher keine Resistenz von Rotlauferregern gegen Penicillin nachgewiesen worden. Um Rückfälle, eventuell auch Entstehung chronischer Krankheitsbilder zu vermeiden, sollten Langzeitpräparate (z. B. Benzathin-Penicillin) verwendet werden. Stehen nur kurzwirksame Präparate zur Verfügung, dann muß die Behandlung an 1–2 folgenden Tagen wiederholt oder mit der Injektion von Rotlauf-Hyperimmunserum 0,2–0,5 ml/kg KM kombiniert werden.

Boxgenossen erkrankter Tiere oder Gruppen, die Zugang zu einem gemeinsamen Kotgang haben, sind besonders gefährdet (s. o.) und sollten metaphylaktisch mit Depot-Penicillin (30 000 IE/kg KM) oder Immunserum 0,2 ml/kg KM versorgt werden. Reinigung und Desinfektion der in Frage kommenden Stallflächen, Futtertröge und Tränken sind zu empfehlen.

Bei akuter Polyarthritis wird die Behandlung mit Penicillin in hoher Dosierung mindestens drei Tage oder bis zur Heilung der Bewegungsstörungen fortgesetzt. Wenn außerdem zur Entzündungsdämpfung Dexamethason (0,2 mg/kg) gegeben wird, sollte der Antibiotikaschutz über deren Wirkung hinaus aufrechterhalten bleiben.

Chronische Rotlaufpolyarthritis ist prognostisch infaust und nur vorübergehend symptomatisch zu beeinflussen. Auch die Rotlaufendokarditis ist unheilbar.

Die Rotlaufimpfung zum Schutz von Mastschweinen erfolgt im Läuferalter (10–12 Wochen). Zuvor liegt in der Regel passive (maternale) Immunität vor, welche weitgehend schützt und die Immunisierung stören würde. Sie hat zur Zeit nur in Großbetrieben Osteuropas in Form der Trinkwasser- oder Aerosolvakzinierung mit Lebendvakzine eine praktische Bedeutung. Der hohe Aufwand parenteraler Impfung gilt in der Mast wegen geringer Morbidität und sicherer Therapie allgemein als unwirtschaftlich.

Die Impfung von Zuchttieren zur Zeit der Pubertät bezweckt vor allem den Schutz gegen chronische Polyarthritis, von der man annimmt, daß sie für einen Teil der bei Intensivhaltung auftretenden Bewegungsstörungen verantwortlich sein könnte. Andererseits ist bisher unklar, ob ein zuverlässiger Schutz gegen dieses Krankheitsbild erreichbar ist.

Die verfügbaren Impfstoffe enthalten entweder avirulente Rotlaufbakterien (Lebendimpfstoffe) oder abgetötete Bakterien und deren immunisierende Stoffwechselprodukte, adsorbiert an Aluminiumhydroxid als Adjuvans (Adsorbat- bzw. Lysat-Impfstoffe). Beide sind in ihrer immunisierenden Wirkung etwa gleichwertig. Die Immunität ist 7 Tage nach Impfung teilweise und nach zwei Wochen voll belastbar. Sie hält nach einmaliger Impfung mindestens 3 Monate, nach Revakzination im Abstand von 4–8 Wochen 6–8 Monate an. Ältere Zuchttiere sind in 6- bis 12monatigen Abständen zu revakzinieren. Adsorbat-Impfstoffe haben häufiger lokale Impfreaktionen zur Folge als Lebendimpfstoffe. Letztere sollten nicht in bisher rotlauffreien Beständen verwendet werden und sind bei gleichzeitiger antibakterieller Chemotherapie (auch durch Futtermedikation) oder nach vorheriger Serumprophylaxe unwirksam.

Literatur

CUSSLER, K., und R. BECKMANN (1991): Impfungen gegen bakterielle Erkrankungen, 3. Schweinerotlauf. Vet. **91** (10), 15-19.

EAMENS, G. J., M. J. TURNER and R. E. CATT (1988): Serotypes of Erysipelothrix rhusiopathiae in Australian pigs, small ruminants, poultry, and captive wild birds and animals. Aust. Vet. J. **65**, 249-252.

ERNOE, C. and V. NORRUNG (1992): Experimental infection of pigs with serotypes of erysipelothrix rhusiopathiae. Proc. 12th IPVS Congress, Den Haag, 17.-20. August, 345.

HUBRIG, TH., und P. KIELSTEIN (1961): Untersuchungen zur Rotlaufallergie der Schweine. Zbl. Vet. Med. **8**, 869-995.

KÜCKEN, U., H. MEISEL und H.-J. LUDWIG (1986): Akutes Rotlaufgeschehen bei Saugferkeln in einem Schweinezuchtbetrieb. Monatsh. Veterinärmed. **41**, 148-150.

OSE, E. E. (1972): Evaluation of erysipelas vaccines. J. Am. Vet. Med. Ass. **16**, 603-606.

RIISING, H. J., und E. HORSLUND PEDERSEN (1994): Prevention of clinical outbreak of erysipelas caused by E. rhusiopathiae type 10. Proc. 13th IPVS Congress, Bangkok, 26.-30. June, 228.

SCHULZ, L. C., W. DROMMER, H. EHARD, B. HERTRAMPF, W. LEIBOLD, C. MESSOW, J. MUMME, G. TRAUTWEIN, S. UEBERSCHÄR, R. WEISS und J. WINKELMANN (1977): Pathogenetische Bedeutung von Erysipelothrix rhusiopathiae in der akuten und chronischen Verlaufsform der Rotlaufarthritis. Dtsch. tierärztl. Wschr. **84**, 107-111.

STÖHR, P., W. RUDOLPH und M. HARM (1963): Zur Pathogenese der Endocarditis valvularis bei Rotlaufserumschweinen. Arch. exp. Vet. Med. **17**, 1019-1030.

WEBER, F., G. TRAUTWEIN, W. BOLLWAHN, W. ERLER und K. CUSSLER (1994): Rotlauf. In: BLOBEL, H., und T. SCHLIESSER (Hrsg.): Handbuch der bakteriellen Infektionen bei Tieren, Band II, Teil 2, Streptokokken-Infektionen und Rotlauf. 2. Aufl., 142-285. Stuttgart, Jena: Gustav Fischer Verlag.

WOOD, R. L. (1984): Swine erysipelas – a review of prevalence and research. J. Am. Vet. Med. Ass. **184**, 944-949.

7 Erkrankungen des Atmungsapparates

W. Zimmermann und H. Plonait

7.1 Einführung in die Klinik der Respirationstrakterkrankungen

7.1.1 Bedeutung der Atemorganerkrankungen

Die Häufigkeit von Respirationskrankheiten hat mit der Intensivierung der Schweineproduktion bedeutend zugenommen. Dieses Phänomen läßt sich sowohl durch klinische Beobachtungen in Mastbeständen als auch durch Schlachtbefunde am Respirationstrakt dokumentieren. Die Respirationsleiden üben sowohl auf den allgemeinen Gesundheitszustand als auch auch auf die Entwicklung der Tiere einen bedeutenden Einfluß aus. Es handelt sich dabei meistens um komplexe, multifaktorielle Krankheiten, ursprünglich infektiöser Ätiologie, die bei Stallklimabelastung klinisch manifest werden. Oft folgt auf einen Erreger (Mykoplasmen, Viren) ein zweiter oder mehrere (Pasteurellen, Bordetellen etc.), so daß Sekundärinfektionen entstehen, deren Folgen meist schwerwiegender sind als die der Primärinfektion. Aus diesen verschiedenen Gründen ist es für den Tierarzt häufig schwierig, eine ausreichende und dauerhafte Problemlösung zu erbringen.

Infektionen der Atmungsorgane waren das entscheidende Hemmnis beim Aufbau großer, kontinuierlich produzierender Schweinebestände und lösten intensive Bemühungen um Wege zur Bestandssanierung und Prophylaxe aus. Die dafür entwickelten Methoden erwiesen sich auch gegenüber anderen enzootischen Infektionen besonders denen des Magen-Darm-Trakts, als wirksam (s. Kapitel 19). Leistungsfähigkeit und Risiko solcher Konzepte zeigen sich nach wie vor am deutlichsten bei den Atemwegsinfektionen. Die Problematik der aerogenen Infektionsübertragung zwischen Beständen und die Bedeutung des Infektionsdrucks innerhalb von Großbeständen wurde erst in letzter Zeit voll erkannt.

7.1.2 Pathogenese und Immunologie

Gelangen Partikel mit dem Einströmen der Atemluft in den Respirationstrakt, werden ihnen verschiedene Barrieren gesetzt. Dabei spielen die Partikelgröße und das Maß der Schleimhautirritation eine wichtige Rolle für die Effektivität des Clearancevorganges. Die eigentliche Deposition in den verschiedenen Kompartimenten des Respirationstraktes erfolgt im wesentlichen größenabhängig. Partikel, die größer als 5 µm sind, werden zum überwiegenden Teil schon im Nasen-Rachen-Raum deponiert. So ist es für die klinische Manifestation einer Erkrankung des Respirationstraktes bedingt durch die Inhalation von infektiösen Aerosolen, bestehend aus Bakterien oder Viren, von Bedeutung, in welchem Kompartiment der Kontakt mit der Schleimhaut erfolgt. Die zugrundeliegenden Depositionsmuster sind abhängig von der Anatomie der luftführenden Wege, der Physiologie der Atmung und somit speziesspezifisch. Auf der Schleimhautoberfläche und in den angrenzenden Schichten des Respirationstraktes bewirken eine Reihe von abwehrenden Faktoren die Abtötung und/oder Eliminierung von Mikroorganismen und anderen Partikeln. Dabei wird unterschieden nach löslichen und unlöslichen Partikeln sowie nach der Lokalisation der Partikeldeposition.

Schon unmittelbar nach der Inhalation von Schadgasen oder reizenden unlöslichen Aerosolpartikeln kann es zu reflektorischen Reaktionen des Organismus kommen. Dabei werden beim Husten und Niesen hohe Luftgeschwindigkeiten in den oberen Atemwegen erreicht, die zur direkten Fremdkörperelimination führen können. Reflektorische Konstriktionen als Reaktion auf inhalierte Schadstoffe können in den laryngealen und bronchialen Abschnitten des Respirationstraktes auftreten.

Die Schleimbeschichtung der zilientragenden Epithelien, die die Luftwege auskleiden, besteht aus einer oberflächlichen Gelphase und einer daruntergelegenen Solphase. In der Solphase arbeiten Zilien mit einer Schlagfrequenz von bis zu 1300/min und bewirken dadurch einen kontinuierlichen, der Inspirationsrichtung entgegengesetzten Sekretfluß. Solide Partikel, die in Kontakt mit der seromukösen Auflage der Schleimhäute geraten, werden durch die physikalischen Eigenschaften des Schleimes, wie z.B. Kohäsion, Viskosität und Pufferkapazität, festgehalten, und können Hustenreiz auslösen. Die Aktivität der Flimmerepithelien befördert sie entweder in kraniale Richtung, oder sie gelangen im Innern von freibeweglichen Zellen (wie z.B. in Makrophagen) über das Lymph- und Blutgefäßsystem in benachbarte Lymphknoten und andere Organsysteme. Teilchen, die so klein sind (< 1–2 µm), daß sie im Alveolarbereich deponiert werden, können vom mukoziliären Strom nicht mehr direkt erfaßt werden und unterliegen der sog. „bioziden Clearance", auch dann, wenn es sich dabei um anorganische Strukturen handelt. Sind die Partikel noch kleiner (etwa 0,5 µm), wird ein Drittel bis die Hälfte wieder exhaliert. Ob im Alveolarbereich der Hauptanteil der Clearance durch die Phagozytose durch Alveolarmakrophagen erfolgt oder ob der konstante Fluß des neugebildeten Surfactant aus den Alveolen heraus dies gewährleistet, ist Gegenstand aktueller Diskussion.

Es ist allgemein anerkannt, daß das immunologische System an den Schleimhäuten unter dem Begriff „lokales Immunsystem" oder „Mucosa-associated lymphoid tissue" (MALT), beziehungsweise BALT (Bronchus-associated lymphoid tissue) für den Respirationstrakt vom Gesamtimmunsystem im Organismus unterschieden wird. Auf die komplizierten Immunreaktionen in der Lunge des Schweines kann an dieser Stelle nur begrenzt eingegangen werden.

Die auf den Schleimhäuten nachweisbaren Immunglobulinklassen des Schweines entsprechen im wesentlichen den systemisch vorkommenden Isotypen. Allerdings sind dort deren Mengenverhältnisse unterschiedlich.

IgA verhindert die Antigenanhaftung an die Schleimhaut und stimuliert Fc-Rezeptortragende Freßzellen zu erhöhter Phagozytoseleistung. Es wird, wie auch das IgM, zusammen mit einer an sein Fc-Teil gebundenen sekretorischen Komponente durch die Epithelzellen auf die Schleimhautoberflächen sezerniert. Eine Aktivierung des Komplementsystems auf den Schleimhäuten erfolgt durch diesen Immunglobulin-Isotyp nicht.

IgG hat lediglich zwei Bindungsstellen für passende Antigendeterminanten. In der Form eines Ag-Ak-Komplexes opsoniert es das Antigen und aktiviert die Komplementkaskade über C oder C3. Verglichen mit IgM tritt es nach einer Invasion von Mikroorganismen auf der Schleimhaut relativ spät in Erscheinung.

Das Komplementsystem besteht aus einer Reihe reaktionsfähiger Proteine, die durch IgG und IgM und andere Faktoren aktiviert werden können. Die Aktivierung kann auf den Schleimhäuten des Respirationstraktes durch Zerfallsprodukte neutrophiler Granulozyten ausgelöst werden und zu einer Schädigung der Endothelzellen im Kapillarbereich führen. Bakterienzerfallsprodukte, die erst im Anschluß an die Phagozytose der Keime von den Granulozyten freigesetzt werden, verstärken die Aktivierung von Komplement nach dem Absterben der Freßzellen. Dadurch kommt es in der Lunge bei bakteriellen Infektionen, z.B. mit *Pasteurella multocida* oder *Actinobacillus pleuropneumoniae*, in verstärktem Umfang zu erheblichen serofibrinösen Exsudationen in den Alveolar- und Bronchialraum.

Gehemmt wird die Infektabwehr insbesondere durch Ammoniak (gestörte Zilienfunktion im Experiment bei 50 ppm, klinisch ab 20 ppm NH_3), wandernde Parasitenlarven (Gewebsschädigung, Entzündung), vor allem aber durch immunsuppressive Faktoren (Kältestreß, belastende septikämische oder enterale Infektionen, wahrscheinlich auch Rangordnungskämpfe und Transportstreß).

7.1.3 Epidemiologie

Bei der Übertragung von Respirationskrankheiten mußte die frühere Meinung inzwischen dahingehend revidiert werden, daß nicht nur die direkte orale Aufnahme von Nasensekret beim Beschnüffeln mit nachfolgender Besiedelung der Tonsillen und des Nasen-Rachenraums eine große Bedeutung hat, sondern auch die aerogene Übertragung und das nachfolgende Einatmen von schwebenden, keimhaltigen Tröpfchen (Aerosol) epidemiologisch wichtig ist. Verschiedene Untersuchungen konnten beweisen, daß spezielle Risikofaktoren bei der Übertragung von Respirationskrankheiten eine Rolle spielen, und daß ein Aerosoltransport von pathogenen Keimen, insbesondere bei naßkalter Witterung, über weite Strecken (mehrere Kilometer) erfolgen kann. Das Risiko, zum Beispiel für die EP-Reinfektion einer SPF-Herde, kann quantitativ mit Hilfe nachstehender Formel definiert werden:

Die Schweinedichte der Region ist gleich der Schweinepopulation pro Quadratkilometer. Wenn die Risikokennzahl für einen Bestand > 50 beträgt, wird die Reinfektionsgefahr groß. Die gleichen Risiken gelten nicht nur für die Mykoplasmen, sondern sind in gleicher Weise auch für Bakterien (APP) und die verschiedenen Viren (Influenza, Aujeszky, PRCV, PRRS) von besonderer Wichtigkeit. Ebenso ist die topographische Lage des Schweinebestandes als Risikofaktor von Bedeutung. Während Bestände in Hügellage ein kleineres Risiko tragen, sind die Betriebe in Ebenen mit viel Nebel besonders gefährdet. Es wäre daher sehr wünschenswert, wenn die Quellen der infektiösen Aerosole eliminiert werden könnten. Dazu ist aber wohl nur die Sanierung ganzer Gebiete geeignet. Zur Verhinderung von Reinfektionen sind Maßnahmen auf verschiedenen Ebenen denkbar. Den unmittelbarsten Schutz bieten Maßnahmen, welche die Einschleppung von Erregern in einen Betrieb verhindern. Bekannte Gefahrenmomente (Tierzukauf aus latent infizierten Betrieben, Tierverkehr, Transport) oder vermutete Risiken (Personenverkehr, Nager etc.) müssen ausgeschaltet werden. Eine Optimierung des Stallklimas dürfte bei geringem Infektionsdruck von außen das Angehen einer Atemwegserkrankung ebenfalls erschweren.

Innerhalb eines Schweinebestandes sind die Nachbarschaft (gemeinsamer Stalluftraum) von empfänglichen Schweinen und bereits infizierten und die Belegdichte in Relation zum Luftwechsel für das Infektionsrisiko und den Krankheitsverlauf wichtig. Die Erkrankungsbereitschaft wird durch Kältestreß und Schadgasbelastung (Ammoniak) entscheidend erhöht.

Die Unterteilung des Stallraumes in Abteile, die mit den im eigenen Betrieb erzeug-

$$\text{Risikokennzahl} = \frac{\text{N Bestand} \times \text{N nächst. inf. Bestand} \times \text{Schweinedichte} \times 10}{\text{Entfernung zum nächsten infizierten Bestand}}$$

N = Anzahl der Schweine
Schweinedichte = Anzahl der Schweine/km^2
Entfernung in m

ten Jungtieren verschiedener Altersstufen oder zugekaufter verschiedener Herkunft im Rein-Raus-Verfahren belegt werden, vermindert die durch Atemorganerkrankungen verursachten Schäden wesentlich. Mit zunehmender Tierzahl auf einem Standort verringert sich jedoch die Wirkung dieser innerbetrieblichen Schutzmaßnahmen.

Die Prinzipien des geschlossenen Bestandes und der innerbetrieblichen Unterteilung der Stallräume sind in Regionen hoher Schweinedichte und vorwiegend großer Bestände unverzichtbar, können die Infektionsübertragung und den enzootischen Verlauf von Atemorganerkrankungen jedoch nur mildern, nicht aber verhindern.

7.1.4 Klinische Symptome und Diagnostik

Neben den auch Laien auffallenden Symptomen des Hustens und gegebenenfalls Niesens liefern Veränderungen der Atemfrequenz und des Atemtyps für die klinische Diagnostik wertvolle Hinweise.

Die Atemfrequenz wird erhöht durch Anstrengung, erhöhten Stoffwechsel oder hohe Umgebungstemperatur bei eingeschränkter Leistungsfähigkeit des Lungengewebes (Pneumonie, Ödem), infolge Anämie, Herzinsuffizienz oder peripherer Kreislaufstörung.

Erschwerte Atmung mit verlängerter Inspirationsphase: Dyspnoe, beim Schwein meist mit erhöhter Atemfrequenz einher, weil sie durch Störung der Lungenfunktion (Pneumonie, Lungenödem) verursacht wird. Die Atemfrequenz muß am ruhenden Tier vor Betreten der Box gezählt werden. Die Erhöhung beträgt auch bei sonst unauffälligen Pneumoniepatienten das Doppelte des Ruhewertes.

Infektiöse Entzündung der Nasenschleimhaut mit starker Sekretbildung, Niesreiz und Atembehinderung durch Schleimhautschwellung kommt gelegentlich bei Ferkeln vor. Häufiger werden mäßige Sekretion und Niesen beobachtet. Nasenkatarrhe mit Atembeschwerden werden nach dem Absetzen kaum mehr beobachtet. Hochgradige Stenosen mit deutlichen Stenosegeräuschen wegen eitriger Rhinitis und Sinusitis, Rachenabszesse, Lymphosarkome oder Säbelscheidentrachea sind nicht häufig. Infolge erschwerter Inspiration wird der Rippenbogen angehoben, die Flanken fallen ein, diese Phase ist verlängert, die Exspiration ist kürzer, beim Zusammenfallen des Brustkorbes wölbt sich die Bauchdecke vor. Es handelt sich um einen kostalen Atemtyp, das Abdomen wird passiv mit bewegt. Zusätzlich beobachtet man Nasenflügelbewegungen.

Unter Erscheinungen der Lungenentzündung in akuter oder chronischer Form können Schweine jeden Alters erkranken (Tab. 7-1). Der Ausfall eines Teils der Lungenkapazität zwingt zur Kompensation durch Atemfrequenzerhöhung und Hyperventilation, die sich durch verstärkte Atembewegung und Nasenflügelatmen bemerkbar macht. Akute Pneumonien sind je nach Erreger zeitweilig von Fieber und gestörtem Allgemeinbefinden begleitet. Husten kann bei Beginn akuter Pneumonien fehlen, setzt spätestens nach wenigen Tagen ein und bestimmt neben Abmagerung das Krankheitsbild der chronischen Pneumonie.

Husten kann auch durch Austrocknung der Schleimhaut bei niedriger Luftfeuchtigkeit entstehen. In extremer Form als Brüllhusten, schlagartig ganze Bestände befallend, kommt er durch eine Laryngitis und Tracheitis zustande, deren Ursache vermutlich Schadgase (NH_3, H_2S etc.) sind. Nach klinischen Beobachtungen setzt dabei ein Circulus vitiosus von Hustenreiz und Schleimhautschäden im Kehlkopfbereich ein, der schließlich zu Ödem und Hämorrhagie sowie Sekundärinfektion der Lunge führt.

Bei chronischer Bronchopneumonie ist Husten nach Auftreiben ruhender Tiere, bei Pleuritis manchmal durch Klopfen auf den Brustkorb auslösbar.

Die Unterscheidung einer Pneumonie von akuten und chronischen Allgemeinerkrankungen oder Kreislaufinsuffizienz ist am

Tabelle 7-1 Zusammenstellung der wichtigsten Pneumonien beim Schwein

Krankheit	Inkubationszeit	Allgemeinbefinden gestört	Husten	Dyspnoe	Apathie	Morbidität	Mortalität	Altersstufen
EP akut	– 3 Wo.	+	++	+	+	60%	– 10%	alle
EP chron.	enzoot.	+/-	+	-(+)	-(+)	30%	–	3 Wo. – 6 Mon.
APP akut	2–5 Tage	+++	+++	+++	+++	80%	– 50%	alle
APP chron.	enzoot.	(+)	+	(+)	(+)	30%	–	Läufer u. Mastschw.
Pasteurellose	1–3 Tage	+–+++	+++	+++	+++	50%	– 30%	Läufer u. Mastschw.
Bordetellose	enzoot.	+	++	(+)	(+)	50%	–	nur Ferkel
Influenza	1–2 Tage	+++	+++	+++	+++	–100%	2–3%	alle außer Ferkel
AK	–20 Tage	+++	++	++	+++	–100%	– 10%	Läuferschw.
PRRS	–10 Tage	+++	++	++	+++	–100%	– 10%	Mastschw. vereinzelt Zucht
PRCV	–10 Tage	+	+	+	+	–100%	–	Jungtiere
Askaridenlarvenpneum.	5 Tage	++	++	+++	++	–100%	– 20%	Jungtiere
Lungenwurmpneumonie	10 Tage	+	++	+++	++	– 50%	– 10%	Jungtiere
Fremdkörperpneumonie	?	–	(+)	–	–	– 5%	–	alle

Einzeltier bei fehlendem Husten schwierig. Hier kann die Auskultation der Lunge dem engagierten Diagnostiker weiterhelfen. Sekretansammlung in den Bronchien führt zu Rasselgeräuschen (dünnflüssig) oder giemenden Tönen (zähflüssig). Rasselgeräusche, gleichmässig verteilt über die Lunge, sind bei Lungenödem (Endstadium der Herzinsuffizienz, Hundesitz, Maulatmung, schaumiger Nasenausfluß) zu erwarten oder in Frühstadien hochakuter Pneumonien (Influenza, Actinobacillus-Pleuropneumonie mit Fieber). Giemen tritt während der Abheilung akuter Pneumonie und bei chronischen Verläufen vorwiegend ventral, im Bereich der Spitzen- und Herzlappen auf. Nach neuerer Nomenklatur sind diese erwähnten Befunde auch als periphere Atemgeräusche aufgeführt. Wenn die geschädigten Bezirke nicht mehr belüftet werden (z. B. Hepatisation der Spitzen- und Zwerchfelllappen bei enzootischer Pneumonie und deren Sekundärerreger), fehlen dort Atemgeräusche, weiter dorsal wären durch kompensatorische Hyperventilation verschärfte, zentrale Geräusche in der Trachea und den großen Bronchien zu erwarten.

Zur Beurteilung der Lungengeräusche sind die in Abbildung 7-1 gezeigten und nachfolgend beschriebenen Auskultationspunkte und Normalbefunde heranzuziehen:
1. Ventrale vordere Lungengrenze:
   Unmittelbar caudal des Ellenbogenhökkers: hier hört man sowohl während der

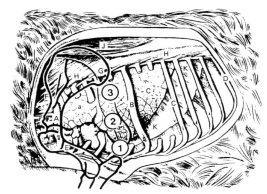

Abbildung 7-1 Brustorgane des Schweines mit Auskultationspunkten der Lunge an der ventralen (1), mittleren (2) und dorsalen vorderen Lungengrenze (3); Erläuterung im Text (nach v. MICKWITZ u. FEIDER, 1972)

Inspiration als auch während der Exspiration ein leises Atemgeräusch (das inspiratorisch wahrnehmbare Geräusch ist dabei bei Tieren bis zu einem Gewicht von 40 kg besonders deutlich zu hören).
2. Mittlere vordere Lungengrenze:
Dort, wo eine parallel zur Wirbelsäule vom Buggelenk in kaudaler Richtung geführte Leitlinie auf die Anconäenmuskulatur überschreitet. Hier hört man nur während der Inspiration ein leises Geräusch. Während der Exspirationsphase hört man hier im physiologischen Zustand nichts.
3. Dorsale vordere Lungengrenze:
Direkt kaudal des Angulus thoracicus scapulae gelegen. Hier darf man normalerweise niemals ein Geräusch hören. (Eine Ausnahme bilden Tiere bis zu einem Gewicht von 25 kg; bei dieser Gewichtsklasse ist auch über der dorsalen Lungengrenze während der Inspiration ein leises Atemgeräusch zu hören. Während der Exspiration darf aber auch diese Gewichtsklasse kein Geräusch erkennen lassen.) Unphysiologische Geräusche im Lungenbereich können auch aus den oberen Luftwegen (Kehlkopf, Rachen, Nase) kommen: durch Auskultation am Kehlkopf und Nasenrücken überprüfen.

Bei der Bestandsuntersuchung wird die Diagnose der Pneumonie dadurch erleichtert, daß bei mehreren Tieren Dyspnoe und/oder Husten auftreten. Die Beobachtung des Hustentyps: feucht oder trocken, schmerzhaft oder frei, der Begleitsymptome: Fieber, Appetitlosigkeit, Abmagerung sowie des Verlaufs im Bestand, gibt wertvolle differentialdiagnostische Aufschlüsse. Das Spektrum der möglichen Differentialdiagnosen wird damit zwangsläufig sehr breit. In Tabelle 7-1 sind die differentialdiagnostisch wichtigsten Zustände der Pneumonien zusammengestellt.

Der klinische Verdacht mag durch epidemiologische Abklärungen (Zukäufe, infizierte Nachbarbetriebe u. dgl.) erhärtet werden, doch ist es ohne weitergehende Diagnostik unmöglich, zu zuverlässigen Schlüssen zu gelangen.

Klinisch-epidemiologische Gegebenheiten liefern also nur einen mehr oder weniger gut begründeten Verdacht, der dann weiter verfolgt werden muß. Eine endgültige Diagnose der Pneumonie kann sich nur auf ein Mosaik von Ergebnissen verschiedener Erhebungen stützen:
– Klinik
– Epidemiologie
– pathologische Anatomie (makroskopisch und histologisch)
– Mikrobiologie
– Serologie
– Übertragungsversuch (Misch-Mastversuche in der Praxis).

Neben der Sektion, für die akut erkrankte, unbehandelte Tiere heranzuziehen sind, kommen hierfür auch Tupferproben aus der Trachea, der Nasenhöhle und den Tonsillen sowie Blut- und Kolostralmilchproben (Serologie) in Frage. Organproben für bakteriologische und histologische Untersuchungen sind sorgfältig zu gewinnen. Zur Entnahme von Nasentupferproben (Abb. 7-2) haben die Schweine zu fasten (Futterstaub) und sind am Kopf ohne Bewegungsspielraum zu fixieren (Verletzung durch abbrechende Tupfer). Tupferproben aus Tonsillen

Einführung in die Klinik der Respirationstrakterkrankungen

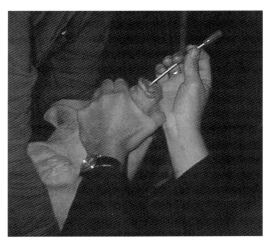

Abbildung 7-2 Entnahme von Nasentupferproben für den kulturellen Nachweis toxinbildender Pasteurellen

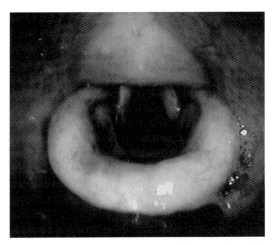

Abbildung 7-4 Kehlkopf und Rachenring bei vorgeklapptem Kehldeckel (Laryngoskop erforderlich, aber im Bild nicht sichtbar) (Foto: BÜHRER, Berlin)

von Schlachttieren haben sich ebenfalls bewährt.

Beide Probenarten sind meist hochgradig mit unspezifischen Keimen kontaminiert und bedürfen einer raschen Kultivierung und sehr erfahrenen Auswertung. Unter Narkose entnommene Trachealtupfer und Lungenspülproben liefern am lebenden Tier Befunde, die denen an sorgfältig entnommenem Sektionsmaterial gleich kommen.

Die Anwendung der Endoskopie – Rhinoskopie, Laryngoskopie, Bronchoskopie – ist

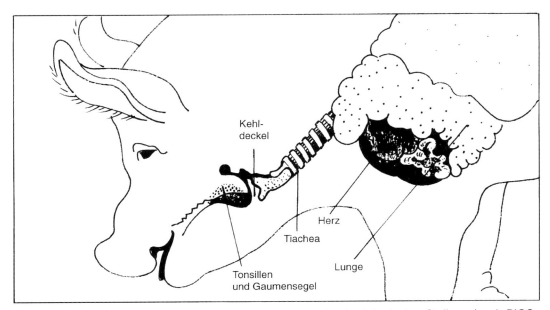

Abbildung 7-3 Gaumensegel, Kehldeckel und Kehlkopf in physiologischer Stellung (nach PIGS-Misset, 6/95)

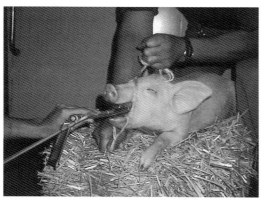

Abbildung 7-5 Einführen eines Trachealtupfers mittels Laryngoskop unter Narkose zum Nachweis von Pneumonieerregern

beim Schwein in Narkose möglich, bleibt aber vermutlich auch weiterhin auf wissenschaftliche Untersuchungen beschränkt. Dasselbe gilt für die Bronchoalveolarlavage, die in speziellen Fällen für den direkten Erregernachweis in Schweinelungen von Tieren aus SPF-Herden herangezogen werden kann. Die Mittel und Maßnahmen zur Erkennung der verschiedenen Erreger von Respirationskrankheiten sind in Tabelle 7-2 zusammengefaßt.

Weiterführende Untersuchungen wie z.B. ein Antibiogramm sind zur gezielten Bestandstherapie immer öfter erforderlich, und die Kenntnis der In-vitro-Resistenz der wichtigsten bakteriellen Erreger hilft bei der

Tabelle 7-2 Diagnostik der Erreger von Infektionen der Atmungsorgane

Krankheit	Klinik	Erregernachweis	Serologie	Histologie	Schlachtkontrolle
progressive Rhinitis atrophicans	+	+ (Tupfer)	+ (DNT) Serum, Kolostrum	–	+ (Rüsselkontrolle)
Bordetellose	+	+ (Tupfer)	–	–	+ (Rüsselkontrolle)
EP	?	+ (Immunfluoreszenz)	+ Serum, Kolostrum	+	+ Pneum. an Spitzenlappen
APP	+	+	+ Serum, Kolostrum	+	+ (Pleuro-Pneumonie)
Haemophilus parasuis	+	+	–	–	+ (Polyserositis)
Influenza	+	+ (Tupfer)	+	+	+ (interstitielle Pneumonie)
PCMV	?	–	–	+	–
PRCV	–	+	?	+	+ (interstitielle Pneumonie)
PRRS	+	+	+	+	+ (interstitielle Pneumonie)
AK	?	+	+	+	+ (interstitielle Pneumonie)
Askaridenlarvenpneumonie	?	+	–	+	Broncho-Pneumonie
Lungenwurmpneumonie	?	+	–	+	Bronchitis

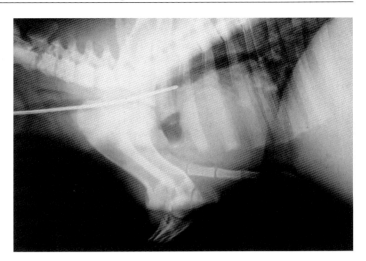

Abbildung 7-6 Laterolaterale Röntgenaufnahme des Thorax eines Läuferschweins. Man erkennt das Lungenfeld und den Hauptbronchus des Zwerchfelllappens. Ein Trachealtupfer ist bis zur Bifurkation eingeführt. (Aufnahme: Klinische Radiologie, Berlin).

Entscheidung zur Medikamentenauswahl (Tab. 7-3): Unter 10% Resistenz = Mittel der ersten Wahl, ab 10–50% Antibiogramm erforderlich.

In Tabelle 7-4 sind die Wirkstoffe aufgeführt, die hauptsächlich gegen die oben erwähnten Erreger eingesetzt werden. Die Dosierung ist für die parenterale Behandlung in mg oder IE/kg Körpermasse (KM) und die perorale Applikation in g/t Futter angegeben.

In den verschiedenen Beständen und Betriebskategorien (Zucht/Mast) ist, je nach Erregerspektrum und Sekundärinfektionen, das Problem unterschiedlich anzugehen. Es hängt von der jeweiligen Situation und Diagnose ab, ob nur Einzeltiere einer Behandlung per injectionem, Gruppen per os und/oder per injectionem und ganze Bestände dann vor allem einer Medizinalfuttertherapie zu unterziehen sind.

Tabelle 7-3 In-vitro-Resistenz aus dem Respirationstrakt isolierter bakterieller Erreger; nach Daten von KÖFER et al. (1992) und TROLLDENIER (1995)

Resistente Erreger	< 10%	10–50%	> 50%
Actinobacillus pleuropneumoniae	Ampicillin Enrofloxacin	Penicillin Erythromycin Tetracyclin	Trimeth. + Sulf. Streptomycin
Bordetella bronchiseptica	Enrofloxacin Tetracyclin Neomycin	Erythromycin Trimeth. + Sulf. Gentamicin	Ampicillin Spiramycin Kanamycin
Haemophilus parasuis	Ampicillin Penicillin Enrofloxacin Trimeth. + Sulf.	Erythromycin Tetracyclin Gentamicin	Neomycin Sulfonamide Streptomycin
Pasteurella multocida	Ampicillin Penicillin Enrofloxacin	Trimeth. + Sulf. Tetracyclin	Spiramycin Streptomycin Sulfonamide
Streptococcus spp.	Amoxicillin Ampicillin	Penicillin Trimeth. + Sulf. Enrofloxacin	Tetracyclin Sulfonamide Streptomycin

Tabelle 7-4 Antibakterielle Wirkstoffe gegen lungenpathogene Erreger

Wirkstoffe	Applikation/Dosis (nach Herstellerangaben)	
	parenteral mg/kg KGW	oral mg/kg KGW
Amoxicillin	7–15	20
Ampicillin	10–20	20–40
Doxycyclin		12,5
Enrofloxacin	2,5	
Erythromycin	5–10	
Gentamicin	4–5	
Lincomycin	10–20	10
Penicillin	20000–40000 IE	
Spectinomycin	10–20	2,2*
Sulfadimidin		50–100
Tetracyclin	3–20**	20–85
Tiamulin	12,5–20	8–25
Tilmicosin		10–20
Trimethoprim-Sulfonamid	16–24	30
Tylosin	5–20	5–10
Valnemulin		10–12

* in Kombination mit Lincomycin
** Oxytetracyclin

Literatur

CHARLEY, B., FRENOVE, B. (1980): Fc and C3 receptors of swine alveolar macrophages. Res. Vet. Sci. **28**, 380-381.

CHITKO-MCKOWN, C. G., CHAPES, S. K., BROWN, R. E., PHILIPS, R. M., MCKOWN, R. D., BLECHA, F. (1991): Porcine alveolar and pulmonary intravascular macrophages: comparison of immune functions. J. Leukocyt. Biol. **50**, 364-372.

CHRISTENSEN, G., MOUSING, J. (1992): Respiratory system. In: Leman, A. D., et al. (eds.), Diseases of Swine, 7th ed., 139-162. Ames: Iowa State University Press.

DIEKMAN, M. A., SCHEIDT, A. B., SUTTON, A. L., GREEN, M. L., CLAPPER, J. A., KELLY, D. T., VANALSTINE, W. G. (1993): Growth and Reproductive Performance, During Exposure to Ammonia, of Gilts Afflicted with Pneumonia and Atrophic Rhinitis. Am. J. Vet. Res. **54**, 2128-2131.

DRUMMOND, J. G., CURTIS, S. E., MEYER, R. C., SIMON, J., NORTON, H. W. (1981): Effects of atmospheric ammonia on young pigs experimentally infected with Bordetella bronchiseptica. Am. J. Vet. Res. **42**, 963-968.

EICH, K.-O. (1991): Brüllhusten. In: Handbuch Schweinekrankheiten. 3. Aufl., 82-83. Münster-Hiltrup: Landwirtschaftsverlag.

EUZEBY, J. P. (1993): The Immune System of Swine Respiratory Tract – A Review. Rev. Med. Vet. **144**, 665-681.

GANTER, M., KIPPER, S., SCHÖTTIGER-WEGENER, H., BECKMANN, G., BUNKA, S. (1993): Pneumoniediagnostik am lebenden Schwein mit Hilfe der Lungenspülung. Berl. Münchn. tierärztl. Wschr. **106**, 330-333.

HENSEL, A., GANTER, M., KIPPER, S., KREHON, S., WITTENBRINK, M. M., PETZOLDT, K. (1994): Prevalence of aerobic bacteria in bronchoalveolar lavage fluids from healthy pigs. Am. J. Vet. Res. **55**, 1697-1702.

HOLST, H., EDQVIST, L.-E., KINDAHL, H., RYLANDER, R. (1994): Hematological, Blood Biochemical, and Cytological Bronchoalveolar Lavage Studies in Prepubertal Gilts after Endotoxin Inhalation and Ingestion. J. Vet. Med. Ass. **41**, 159-166.

HOY, S. (1994): Zu den Auswirkungen von Atemwegserkrankungen auf die Mast- und Fruchtbarkeitsleistungen der Schweine. Prakt. Tierarzt **75**, 121-123.

HURNIK, D., I. R. DOHOO and L. A. BATE (1994): Types of Farm Management as Risk Factors for Swine Respiratory Disease. Prev. Vet. Med. **20**, 147-157.

JORSAL, S. E., THOMSEN, B. L. (1988): A Cox regression analysis of risk factors related to *Mycoplasma suipneumoniae* reinfection in Danish SPF-herds. Acta vet. scand. **84**, 436-437.

KÖFER, J., AWAD-MASALMEH, M., THIEMANN, G. (1993): Der Einfluß von Haltung, Management und Stallklima auf die Lungenveränderungen bei Schweinen. Dtsch. tierärztl. Wschr. **100**, 319-322.

KÖFER, J., HINTERDORFER, F., AWAD-MASALMEH, M. (1992): Vorkommen und Resistenz gegen Chemotherapeutika von lungenpathogenen Bakterien aus Sektionsmaterial beim Schwein. Tierärztl. Prax. **20**, 600-604.

KOYAMA, S., RENNARD, S. I., LEIKAUF, G. D., SHOJI, S., VON ESSEN, S., CLAASSEN, L., ROBBINS, R. A. (1991): Endotoxin stimulates bronchial epithelial cells to release chemotactic factors for neutrophils: a potential mechanism for neutrophil recruitment, cytotoxicity, and inhibitiion of proliferation in bronchial inflammation. J. Immunol. **147**, 4293-4301.

LARSSON, K., EKLUND, A., MALMBERG, P., BELIN, L. (1992): Alterations in bronchoalveolar lavage fluid but not in lung function and bronchial responsiveness in swine confinement workers. Chest. **101**, 767-774.

MICKWITZ, G. V., FEIDER, U. (1972): Auskultation der Lunge beim Schwein. Dtsch. tierärztl. Wschr. **79**, 231-235.

NOWOTNY, N., MOSTL, K., MADERVACHER, R., ODORFER, G., SCHUH, M. (1994): Serological studies in Austrian fattening pigs with respiratory disorders. Acta vet. hung. **42**, 377-379.

PABST, R. (1990): Compartmentalization and kinetics of lymphoid cells in the lung. Regional Immunol. **3**, 62-71.

PAISLEY, L. G., AGGER, J. F., VRAANDERSEN, L., DYBKJAER, L., MOLLER, K., CHRISTENSEN, G., MOUSING, J. (1993): An Epidemiologic and Economic Study of Respiratory Diseases in 2 Conventional Danish Swine Herds. 1. Prevalence of Respiratory Lesions at Slaughter and Their Effects on Growth. Acta vet. scand. **34**, 319-329.

PAISLEY, L. G., AGGER, J. F., VRAANDERSEN, L., DYBKJAER, L., MOLLER, K., CHRISTENSEN, G., MOUSING, J. (1993): An Epidemiologic and Economic Study of Respiratory Diseases in 2 Conventional Danish Swine Herds. 2. Associations Between Lesions Present at Slaughter and Mean Daily Gains During Specific Intervals of the Growth Period. Acta vet. scand. **34**, 331-344.

PIJOAN, C. (1992): Respiratory system. In: LEMAN, A. D., et al. (eds.), Diseases of Swine, 7th ed., 401-408. Ames: Iowa State University Press.

OBERDÖRSTER, G. (1990): Lung clearance of inhaled particles. J. Aerosol Med. **3**, 1-10.

SAIF, L. J. (1993): Coronavirus Immunogens. Vet. Microbiol. **37**, 285-297.

SCHLÖSS, P., und M. ALT (1995): Sind Nasentupfer beim Schwein zur Diagnostik bakterieller Pneumonie-Erreger geeignet? Dtsch. tierärztl. Wschr. **102**, 419-454.

SCHULZE, W., SCHRÖDER, I., ARBEITER, K. (1963): Die Atemfrequenz beim Schwein. Dtsch. tierärztl. Wschr. **70**, 620-624.

SIDIBE, M., MESSIER, S., LARIVIERE, S., GOTTSCHALK, M., MITTAL, K. R. (1993): Detection of Actinobacillus pleuropneumoniae in the Porcine Upper Respiratory Tract as a Complement to Serological Tests. Can. J. Vet. Res. **57**, 204-208.

STAERK, K. D. C., KELLER, H., EGGENBERGER, E. (1992): Risk factors for the reinfection of specific pathogen free pig breeding herds with Enzootic Pneumonia. Vet. Rec. **131**, 532-535.

STRAW, B. (1986): A look at the factors that contribute to the development of swine pneumonia. Vet. Med. Small Anim. Clin. **81**, 747-756.

VINZENTS P. S. (1994): Mass distribution of inhalable aerosols in swine buildings. Am. Industr. Hyg. Ass. J. **55**, 977-980.

7.2 Virusinfektionen

7.2.1 Einschlußkörperrhinitis (Porcine cytomegalovirus – PCMV)

Beim Schwein sind die Drüsenzellen der Nasenschleimhaut bevorzugter Vermehrungsort des Zytomegalie-Virus. Die Vergrößerung befallener Zellen und Bildung von intranukleären Einschlußkörperchen haben die Namensgebung dieser Infektion bestimmt. Sie wird auch als ansteckender Schnupfen bezeichnet. In einer empfänglichen Herde erkranken Tiere aller Alterskategorien. Wirtschaftlich ist sie nicht von großer Bedeutung, aber in Bezug auf die Differentialdiagnose zur Rhinitis atrophicans.

Ätiologie und Pathogenese

Der Erreger gehört zu den Herpes-Viren und kommt wahrscheinlich nur beim Schwein vor. Er wird mit dem Nasensekret ausgeschieden und aerogen übertragen. Intrauterine Infektionen sind möglich. Werden die Ferkel im Uterus oder bei kolostrumfreier (gnotobiotischer) Aufzucht im Alter von wenigen Tagen infiziert, so kommt es zu einer generalisierten Infektion, die nach 1–3 Wochen meist tödlich endet. Das Virus vermehrt sich dann vorwiegend in den Zellen des RES. Im Laufe der zweiten Lebenswoche beginnt eine natürliche Resistenz. Die Virusvermehrung findet dann hauptsächlich in den Drüsenzellen der Nasenschleimhaut und Lungenmakrophagen statt. Obwohl damit eine Schädigung der Nasenschleimhaut und klinische Rhinitissymptome verbunden sind, hat die experimentelle Infektion mit dem Schweine-Zytomegalievirus allein keine Rhinitis atrophicans zur Folge, wie früher aufgrund von Praxisbeobachtungen angenommen wurde.

Im Serum rekonvaleszenter Tiere sind fluoreszenzserologisch Antikörper nachweisbar. Diese werden auch passiv mit der Kolostralmilch übertragen. Erst bei Absinken des Antikörpertiters, aber bereits vor seinem Verschwinden, wird im natürlichen Infektionsgeschehen die Virusvermehrung möglich. Sie erreicht in der vierten Lebenswoche ihr Maximum und hört mit einsetzender Produktion von Serumantikörpern weitgehend auf. Das Virus ließ sich jedoch noch 12 Wochen nach der Infektion in Lungenmakrophagen nachweisen. Wahrscheinlich bleibt es wie andere Vertreter der Herpes-Gruppe jahre- oder lebenslang latent erhalten. Das Zytomegalie-Virus kommt sowohl in klinisch gesunden wie auch in Herden mit Rhinitissymptomen vor.

Klinisches Bild und Verlauf

Der klinische Verlauf einer experimentellen Infektion ist, abgesehen von Augenausfluß und gelegentlichem Niesen, unauffällig. Es ist unklar, ob und in welchem Umfang die bei Saugferkeln in der Praxis häufig beobachteten, vorübergehenden serösen Rhinitiden mit dem Zytomegalie-Virus in Verbindung gebracht werden können. Da das Zytomegalie-Virus in nahezu allen untersuchten Schweinebeständen nachweisbar war und bei natürlichem Infektionsverlauf ältere Saugferkel, mit abnehmender Kolostralimmunität, zu befallen pflegt, ist seine Beteiligung an diesen Krankheitsbildern wahrscheinlich.

In einer empfänglichen, z.B. SPF-Herde, ist jedoch ein plötzlicher Ausbruch von Schnupfen zu beobachten mit rascher Ausbreitung innerhalb des Bestandes. Temperaturanstieg drei Tage nach Infektion bis auf 40° C kann auftreten. Die Tiere zeigen heftiges Niesen und serösen – nur ausnahmsweise eitrigen – Nasenausfluß. Starke Quellung der Nasenschleimhäute (Stenosegeräusche) führt zu Atemnot (angestrengte, pumpende Atmung) und Zyanose. Besonders schwer erkranken Saugferkel. (Schweine, vor allem aber die Ferkel, können schlecht durch das Maul atmen.) Bei einzelnen Ferkeln kann es zu schweren, eitrig-nekrotisierenden Rhinitiden, häufig dann auch mit eitrigen Sinusitiden gekoppelt, kommen, so daß die Tiere zu kümmern beginnen und hochgradige inspiratorische Dyspnoe zeigen. Die Prognose für derart erkrankte Tiere ist ungünstig.

Offenbar kommt es rasch zur Ausbildung einer Immunität, so daß die Infektion nach einem akuten Ausbruch später subklinisch, latent verläuft.

Diagnose und Differentialdiagnose

Die charakteristische Vergrößerung von Drüsenzellen in der Nasenschleimhaut und Bildung basophiler, intranukleärer Einschlußkörperchen, teilweise auch Nekrose der Drüsentubuli, in histologischen Präparaten von 3–4 Wochen alten Ferkeln aus infektionsverdächtigen Beständen ermöglichen die Diagnose. Differentialdiagnostisch wären *Bordetella bronchiseptica* und *Pasteurella multocida* auszuschließen.

Das Sektionsbild letaler Infektionsverläufe bei gnotobiotischen Saugferkeln weist petechiale Blutungen in Niere, Lunge und Lymphknoten auf. Gelegentlich sieht man Flüssigkeitsansammlungen in den großen Körperhöhlen, interlobuläres Lungenödem und Hepatisation der Spitzenlappen sowie hyperämische Dünndarmabschnitte. Ein natürliches Infektionsgeschehen mit diesen Erscheinungen ist kaum zu erwarten.

Therapie und Prophylaxe

Maßnahmen gegen die Einschlußkörperchenrhinitis scheinen nach den gegenwärtigen Kenntnissen über Epidemiologie und Krankheitsverlauf weder möglich noch erforderlich. Eine symptomatische Behandlung durch intranasale Instillation eines Breitspektrumantibiotikums (gegen mögliche Sekundärinfektionen) kann versucht werden, die Wirkung ist aber fraglich.

Literatur

EDINGTON, N., PLOWRIGHT, W. and WATT, R. G. (1976): Generalized porcine cytomegalic inclusion disease: Distribution of cytomegalic cells and virus. J. Comp. Path. **86**, 191-202.

EDINGTON, N., WRATHALL, A. E. and DONE, J. T. (1988): Porcine cytomegalovirus in early gestation. Vet. Microbiol., **17,** 117-128.

EDINGTON, N. (1989): Porcine Cytomegalovirus. In: Pensaert, M. B. (ed.), Virus Infections of Porcines, 65-70. Amsterdam: Elsevier Science Publishers.

7.2.2 Schweineinfluenza, SI (Swine influenza)

Schweineinfluenza wurde erstmals 1918 in Nordamerika beobachtet, zeitgleich mit einer großen Influenzapandemie beim Menschen. Die der menschlichen Influenza (Grippe) in Ätiologie und Verlauf ähnelnde Schweineinfluenza ist in den USA seither endemisch. Wahrscheinlich gelangte sie durch Export von Zuchtschweinen nach Ostasien, Südamerika und auch nach Europa. 1976 kam es zu einem Ausbruch in Norditalien, woran sich die Verseuchung Europas in den folgenden Jahren anschloss.

Schweine können auch mit humanen Influenzavirusstämmen infiziert werden. Während diese Infektionen aber bis 1984 nur gelegentlich mit klinischen Symptomen verbunden waren, werden seither auch durch rekombinante Stämme humanen Ursprungs verursachte, schwere klinische Erscheinungen beobachtet. Schweine nehmen eine zentrale Stelle in der Interspeziesübertragung der Influenza ein. Eine solche ist nämlich zwischen Schweinen und Menschen, aber auch zwischen Schweinen und Vögeln möglich. Influenza kann vom Menschen auf das Schwein übertragen werden. Diese Infektion verläuft zwar meist subklinisch, Schweine können aber dadurch als Reservoir menschlicher Influenzavirusstämme fungieren. Durch zusätzlich akquirierte aviäre Influenzavirusstämme können im Schwein Doppelinfektionen entstehen, was die Bildung von neuen Rekombinanten ermöglicht. Auf diesem Wege können auch neue humane Influenzaepidemien entstehen.

Die Influenza wird oft durch latent infizierte Tiere in einen Bestand eingeschleppt, zum Krankheitsausbruch kommt es allerdings in der Regel erst durch begünstigende Faktoren (meist im Winter).

Nach der Vermehrung des Erregers im Respirationstrakt wird er über das Nasensekret ausgeschieden und auf aerogenem Wege weiterverbreitet. Dies und der starke Husten führen zur explosionsartigen Ausbreitung unter empfänglichen Tieren eines Bestandes und den Beständen der Region.

Ätiologie und Pathogenese
Die Krankheit wird durch das Influenza-A-(Orthomyxo-)Virus verursacht. Seine beiden jeweils in verschiedenen Ausprägungen vorkommenden Oberflächenantigene H (Hämagglutinin) und N (Neuraminidase) sind die Basis für die Klassifizierung der verschiedenen Subtypen. Mit einer Reihe von Subtypen sind wechselseitige Infektionen zwischen Mensch, Schwein und Vogel, eventuell auch Pferd möglich. Die Oberflächenantigene werden numeriert von H1 bis H13 und N1 bis N9. Innerhalb der Subtypen gibt es nun zahlreiche durch Antigendrift entstandene Varianten unterschiedlicher Virulenz. Man nimmt an, daß die weltweite Grippewelle des Jahres 1918 durch den Subtyp verursacht wurde, der sich seitdem in den Schweinebeständen der USA gehalten hat und das typische Krankheitsbild erzeugt. Zur Zeit sind für das Schwein drei pathogene Subtypen bekannt (H1N1, H3N2, H1N2).

Das in den Sekreten des Respirationstraktes akut erkrankter Schweine enthaltene Virus wird aerogen oder durch Kontakt übertragen, oronasal aufgenommen und ist bereits 2 Stunden nach Infektion in den Zellen des Bronchialepithels und nach 4 Stunden in den Alveolarsepten mittels Immunfluoreszenz nachweisbar. Die Viruskonzentration erreicht nach 24 Stunden ihr Maximum und beginnt sich nach 72 Stunden zu verringern.

Die histologischen Veränderungen – Hyperämie und Zellinfiltration des Lungengewebes sowie fokale Nekrosen des Bronchialepithels – folgen der Virusvermehrung in wenigen Stunden. Am dritten Tag sind Alveolen und Bronchioli mit Exsudat und neutrophilen Granulozyten gefüllt. Heilungsvorgänge beginnen am 4. Krankheitstag mit

Regeneration des Bronchialepithels und Vorherrschen mononukleärer Leukozyten.

Bei der Sektion findet man milde Hyperämie und Schleimauflagerungen in Rachen und Trachea. In der Lunge entwickeln sich innerhalb von 24 Stunden nach Infektion blaurote, herdförmige Verdichtungen, zunächst in den Spitzen – bis zum 4. Tag auch in den Zwerchfellappen. Die betroffenen Bezirke erscheinen gegenüber dem übrigen, teilweise emphysematösen Lungengewebe eingesunken. Die Bronchen sind mit schleimig-eitrigem Exsudat gefüllt. Die Bronchial- und Mediastinallymphknoten sind auffallend vergrößert und ödematös. Nur in schweren, bakteriell komplizierten Fällen findet sich Fibrin auf Pleura oder Perikard. Die makroskopischen Lungenveränderungen gehen nach einer Woche zurück. Wenn keine bakteriellen Komplikationen hinzukommen, bleiben nach Abheilung keine Schäden zurück.

Klinisches Bild und Verlauf

Auf Grund des klinischen Bildes ist keine Differenzierung zwischen human- und schweinepathogenen Stämmen möglich.

Charakteristisch ist ein plötzlicher Krankheitsbeginn nach einer Inkubationszeit von 1–3 Tagen mit hohem Fieber, Inappetenz, schmerzhaftem Husten und Dyspnoe. Die Körpertemperatur steigt bei Mast- und Zuchtschweinen kurzfristig auf 41 °C, gelegentlich werden 42 °C überschritten. Bei Saugferkeln verläuft die Infektion auffällig leicht und weniger fieberhaft. Die beim Einzeltier plötzlich einsetzenden Krankheitserscheinungen dauern in der Regel 3 Tage, bis zur völligen Erholung vergehen 6 Tage. Die Morbidität beträgt in ungeschützten Beständen praktisch 100 Prozent. Solche Bestände durchseuchen rasch und vollständig. Der Verlauf ist allerdings in klassischen Fällen meist gutartig und von kurzer Dauer. Als weitere, weniger charakteristische Symptome werden Augen- und Nasenausfluß, breiiger Kot, Hypogalktie säugender Sauen sowie Aborte beobachtet. Sauen, die während der Trächtigkeit erkrankten, brachten kleine, teilweise lebensschwache und zum späteren Kümmern neigende Würfe zur Welt.

Oft zeigen die Tiere anschließend über längere Zeit verminderte Vitalität und Resistenz. Gefürchtete Komplikationen können sich durch Sekundärinfektionen (*Pasteurella multocida*, EP, APP) einstellen. Die derzeitige Verlaufsform ist eher durch die Art der bakteriellen und viralen (PRRS, Aujeszky) Sekundärerreger als durch die Influenzainfektion selbst geprägt. Daher machen sich schließlich die wirtschaftlichen Schäden durch verminderte Gewichtszunahme besonders bemerkbar.

Sowohl nach Krankheit als auch nach subklinischer Infektion kann das Virus eine Zeitlang persistieren. So entstehen diejenigen Virusträger, die für die Einschleppung der Infektion in weitere Bestände und damit für Neuausbrüche verantwortlich sein können.

Nach erfolgter Infektion sind etwa ab dem 7. Tag humorale Antikörper nachweisbar, die schützende Wirkung besitzen. Auch Ferkel von immunen Müttern sind passiv durch maternale Antikörper während der ersten 30 bis 35 Lebenstage geschützt.

Diagnose und Differentialdiagnose

Die Diagnose ist klinisch nicht sicher zu stellen. Im Labor kann der Nachweis einer Influenza-A-Infektion mit geeigneten Konjugaten sehr schnell durch Immunfluoreszenz oder immunenzymatisch an Lungenschnitten geführt werden. Eine wissenschaftlich beweiskräftige Diagnose der Schweineinfluenza erfordert die Virusanzüchtung mit anschließender Subtypbestimmung aus Nasen- oder Rachentupfern oder den Nachweis eines infektionsbedingten, subtypspezifischen Antikörperanstiegs zwischen Blutproben, die bei Krankheitsausbruch und 2–3 Wochen später entnommen wurden.

Angesichts einer akuten Bestandserkrankung kann das Ergebnis der Laboruntersuchung jedoch nicht abgewartet werden. Prognose und Therapieentscheid stützen sich daher auf epidemiologische Kriterien, d. h.

welche Erreger sind schon im Bestand (EP, APP etc.). Die Behandlung richtet sich sowieso nach den möglicherweise vorhandenen bakteriellen Erregern.

Therapie und Prophylaxe

Die sorgfältig erwogene Diagnose „Schweineinfluenza" berechtigt grundsätzlich zu einer abwartenden Haltung und der Prognose einer spontanen Rekonvaleszenz. Erhöhte Stalltemperaturen (Heizung) bei verstärkter aber zugfreier Ventilation und, wenn möglich, reichliche Einstreu sind anzuraten.

Ausnahmen bilden schwere Mastschweine sowie tragende und säugende Sauen mit hochgradigen Krankheitserscheinungen. Hier kann eine symptomatische Therapie mit Antipyretika, eventuell auch mit Kortikosteroiden das Risiko von Todesfällen durch Kreislaufkollaps, streßbedingte Aborte und Hypogalaktie vermindern. Da bei einer Krankheitsdauer über drei Tage hinaus bakterielle Sekundärinfektionen zu befürchten sind, sollten solche Patienten mittels Injektion chemotherapeutisch behandelt werden.

Zur Prophylaxe der Schweineinfluenza steht ein gegen die Subtypen H1N1 und H3N2 gerichteter Totimpfstoff zur Verfügung, der bei einmaliger Anwendung gegen klinische Erkrankung, nach Revakzination auch gegen das Haften der Infektion schützt. Persistierende maternale Antikörper schützen nicht vor Infektion und klinischer Erkrankung, behindern aber die Immunantwort auf eine Infektion oder Vakzination. Ein wechselnder, im allgemeinen hoher Durchseuchungsgrad und eine unterschiedliche Immunantwort lassen die Wirtschaftlichkeit und Wirksamkeit einer Vakzination derzeit fraglich erscheinen.

Quarantänemaßnahmen und geschlossene Bestände schützen nicht zuverlässig gegen Schweineinfluenza.

Literatur

BIKOUR, M. H., CORNAGLIA, E., WEBER, J. M., ELAZHARY, Y. (1994): Antigenic characterization of an H3N2 swine influenza virus isolated from pigs with proliferative and necrotizing pneumonia in Quebec. Can. J. Vet. Res. **58**, 287-290.

BROWN, I. H., ALEXANDER, D. J., CHAKRAVERTY, P., HARRIS, P. A., MANVELL, R. J. (1994): Isolation of an influenza A virus of unusual subtype (H1N7) from pigs in England, and the subsequent experimental transmission from pig to pig. Vet. Microb. **39**, 125-134.

EASTERDAY, B. C. (1992): Swine influenza. In: LEMAN, A. D., et al. (eds.), Diseases of Swine, 7th ed., 244-255. Ames: Iowa State University Press.

KAPLAN, M. M. (1982): The epidemiology of influenza as a zoonosis. Vet. Rec. **110**, 395-399.

KUIPER, A. (1985): Influenza beim Schwein – eine wirtschaftlich bedeutsame Virusinfektion. Prakt. Tierarzt **66**, 416-420.

LEE, B. W., BEY, R. F., BAARSCH, M. J., SIMONSON, R. R. (1993): ELISA Method for Detection of Influenza A Infection in Swine. J. Vet. Diagn. Inv. **5**, 510-515.

LIPKIND, M., SHIHMANTER, E. (1995): Antigenic Heterogenity of N2 Neuraminidases of Avian Influenza Viruses Isolated in Israel. Comp. Immun. Microb. Inf. Dis. **18**, 55-68.

MÜLLER, E., KNOCKE, K. W., WILLERS, H. JOCHIMS, R. (1981): Über das Auftreten der Schweineinfluenza in Norddeutschland. Prakt. Tierarzt **62**, 669-672.

OLSEN, C. W., MCGREGOR, M. W., COOLEY, A. J., SCHANTZ, B., HOTZE, B., HINSHAW, V. S. (1993). Antigenic and genetic analysis of a recently isolated H1N1 swine influenza virus. Am. J. Vet. Res. **54**, 1630-1636.

OTTIS, K., BOLLWAHN, W., BACHMANN, P. A., HEINRITZI, K. (1981): Ausbruch von Schweineinfluenza in der Bundesrepublik Deutschland: Klinik, Nachweis und Differenzierung. Tierärztl. Umsch. **36**, 608-612.

VAGT, M., MICKWITZ, G. v., RÖDER, B., ZIMMERMANN, TH., LANGE, W. (1984): Influenza bei Schweinen – Verbreitung und Bedeutung. Berl. Münch. tierärztl. Wschr. **97**, 442-447.

WITTE, K. H., NIENHOFF, H., ERNST, H., SCHMIDT, U., PRAGER, D. (1981): Erstmaliges Auftreten einer durch das Schweineinfluenzavirus verursachten Epizootie in Schweinebeständen der Bundesrepublik Deutschland. Tierärztl. Umsch. **36**, 591-606.

7.2.3 Chronisch rezidivierende Pneumonie unter Beteiligung des PRRS-Virus (Porcine reproductive and respiratory syndrome)

Etwa gleichzeitig mit dem seuchenartigen Auftreten von Totgeburten und Saugferkelverlusten durch PRRS (s. Abschn. 15.16) wurden in Nordamerika und Europa bei Läuferschweinen Pneumonien beobachtet, deren klinischer Verlauf und Sektionsbild neuartig war. Während die Störungen der Trächtigkeit und die perinatalen Verluste in durchseuchten Beständen abnahmen, gewannen derartige Erkrankungen des Respirationstraktes an Bedeutung. Es gelang jedoch bisher nicht, sie experimentell in typischer Form zu reproduzieren.

Ätiologie und Pathogenese
Das PRRS-Virus vermehrt sich vorwiegend in Lungenmakrophagen, ist aber auch in Epithelzellen des Respirationstraktes nachweisbar. Es wird vom zweiten Tage nach Infektion mit allen Körpersekreten ausgeschieden. Als Aerosol (Husten) gelangt der Erreger in den Stallraum und die Abluft und kann so innerhalb des Bestandes und mindestens drei Kilometer in der Nachbarschaft übertragen werden. Häufigster Infektionsweg sind jedoch Tiertransporte zwischen Beständen und oronasale Aufnahme. Trotz rascher Bildung von Antikörpern (s. a. Spätabort, Totgeburten und perinatale Mortalität infolge PRRS-Infektion, Abschn. 15.16) setzt sich eine intensive Virusvermehrung über mindestens einen Monat, die Virusausscheidung sogar erheblich länger fort. Virus und Antikörper sind im Blutserum längere Zeit nebeneinander nachweisbar. Nach Durchseuchung übertragen immune Sauen mit dem Kolostrum Antikörper, die beim Ferkel vier bis sechs Wochen lang nachweisbar sind. In einer infektiösen Umgebung werden solche Ferkel mit 4 bis 12 Wochen infiziert, scheiden Virus aus und serokonvertieren. Zuvor sind sie offenbar immun.

Am wahrscheinlichsten ist die Beteiligung des PRRS-Virus an enzootischen Bestandsinfektionen des Respirationstraktes durch:
– Reduktion der Lungenmakrophagen über einen Zeitraum von etwa 3 Wochen;
– Schädigung der Zilienfunktion der Bronchien und der Typ-II-Pneumozyten;
– eine verstärkte PRRS-Virusvermehrung durch „Antibody dependent enhancement" bei Abfall der Kolostralantikörper.

Ein Zusammenhang mit Virusstämmen besonderer Virulenz oder Lungenpathogenität ist vorstellbar, aber unbewiesen.

Der klinische Eindruck einer Suppression spezifischer Immunmechanismen wurde experimentell nicht bestätigt. In der Regel finden sich nach PRRS-Infektion sogar höhere Antikörpertiter gegenüber enzootischen Bestandsinfektionen. Die gleichzeitige oder aufeinander folgende Infektion mit PRRS- und primären oder sekundären Pneumonieerregern ergab keine auffallende Synergie. Unter experimentellen Bedingungen erzeugt das PRRS-Virus nur milde histologische Läsionen und führt weder zu langwierigen klinischen Pneumoniesymptomen noch zu hochgradigen, makroskopischen Lungenveränderungen.

Unklar ist auch, ob das PRRS-Virus eventuell, in Kombination mit Varianten des Influenzavirus oder anderen Erregern (z. B. Circovirus Typ 2, s. a. Anhang), an der in Kanada und vor kurzem auch in Deutschland beschriebenen proliferativen und nekrotisierenden Pneumonie (PNP) beteiligt ist.

Klinisches Bild und Verlauf
Der klinische Verdacht einer Beteiligung des PRRS-Erregers an gehäuften Pneumoniefällen unter Läuferschweinen ergibt sich, wenn
– fieberhaft unter Pneumoniesymptomen erkrankte Tiere wenige Tage nach anscheinend wirksamer antibiotischer Behandlung erneut erkranken, und das wiederholt;

- geschwollene Augenlider und seröser Augenausfluß die Erkrankung begleiten;
- bei gestorbenen Tieren die gesamte Lunge hochgradige Veränderungen einer proliferativen, interstitiellen Pneumonie aufweist (s. Farbtafel II, Abb. 1f);
- nach einem wechselnden Krankheitsverlauf über 3 bis 5 Wochen nahezu alle betroffenen Tiere innerhalb weniger Tage fieberfrei sind und, vom schlechten Ernährungszustand abgesehen, ein ungestörtes Allgemeinbefinden aufweisen.

Die differentialdiagnostischen Unterschiede zu anderen enzootischen Lungenerkrankungen, die je nach Bestandssituation außerdem vorliegen können, ergeben sich oft erst rückblickend aus dem Verlauf: Die klinischen Symptome beginnen bei den einzelnen Tieren nicht gleichzeitig oder in Verbindung mit einem gemeinsamen Anlaß, wie Neueinstallung oder Witterungswechsel, sondern scheinbar zufällig, bis zahlreiche Schweine der Stallabteilung oder Altersgruppe erkrankt sind. Fieber und Allgemeinbefinden wechseln im Krankheitsverlauf auch ohne Therapie. Schließlich sind plötzlich (fast) alle gesund.

Ein Anstieg von Antikörpertitern gegen PRRS oder der Virusnachweis im Verlauf der Erkrankung tragen zur Diagnose wenig bei, da Infektion und Serokonversion in infizierten Beständen nach dem Absetzen allgemein zu erwarten sind und auch vollkommen symptomfrei verlaufen können. Die Dauer der klinischen Erkrankungen entspricht jedoch dem Zeitraum zwischen Infektion und Bildung neutralisierender Antikörper (4–8 Wochen). Ein individuell verzögerter Krankheitsbeginn könnte von Unterschieden der Kolostralantikörpertiter abhängen. Die gleichzeitige Erholung würde auf einen gemeinsamen Infektionszeitpunkt hinweisen.

Therapie und Prophylaxe
In der Behandlung von möglicherweise PRRS-bedingten Pneumoniefällen bestehen keine Unterschiede gegenüber dem Vorgehen bei bakteriell verursachten Infektionen bzw. Faktorenkrankheiten (s. Spätabort, Totgeburten und perinatale Mortalität infolge PRRS-Infektion, Abschn. 15.16). Eine Prognose über den Verlauf und den erforderlichen Medikamentenaufwand sollte die längere Dauer berücksichtigen. Zum Beispiel können mehrere Perioden einwöchiger Futtermedikation erforderlich sein, um Verluste zu vermeiden.

Mit einer Lebendvakzine zur Impfung von Absatzferkeln können Virämiedauer, Virusausscheidung, Organläsionen und Leistungseinbußen verringert, die Infektion allerdings nicht verhütet werden. Unterschiedliche Impferfolge in Abhängigkeit von maternalen Antikörpern bei einmaliger Anwendung sind zu erwarten.

In Betrieben mit gutem Stallklima und konsequenter Einhaltung des Rein-Raus-Prinzips werden für das PRRS typische Pneumonieprobleme selten beobachtet. Ihr gehäuftes Auftreten sollte daher zur Überprüfung und Optimierung der Haltungsbedingungen sowie des Betriebsablaufs Anlaß geben.

Die PRRS-Infektion kann erlöschen, wenn in Beständen mit durchseuchten Sauen die gegenseitige Infektion der Jungtiere unterbunden wird. Bei einem lückenlos eingehaltenen Rein-Raus-Verfahren mit gründlicher Zwischendesinfektion der Stallabteile genügt bereits die zeitweilige Auslagerung aller Absatzferkel und Läuferschweine (Räumung von Flatdecks und Vormast). Isoliert gelegenen Zucht-Mastbetrieben bzw. Zuchtbeständen mit überdurchschnittlichen Enzootieproblemen in der Aufzucht ist dieses Vorgehen zu empfehlen, weil damit neben PRRS auch die meisten bakteriellen Erreger eliminiert werden (s. Sanierungseffekt bei arbeitsteiliger Ferkelproduktion, Abschn. 19.4).

In der Nachbarschaft infizierter Betriebe und bei häufigem Tierzukauf ist die PRRS-Freiheit nicht aufrecht zu erhalten und wegen des Risikos von Spätaborten bei Reinfektion eher nachteilig.

Literatur

Albina, E., F. Madec, R. Cariolet and J. Torrison (1994): Immune response and persistence of the porcine reproductive and respiratory syndrome virus in infected pigs and farm units. Vet. Rec. **134**, 567-573.

Bautista, E. M., S. M. Goyal and I. E. Collins (1993): Serologic survey for Lelystad and Vr-2332 strains of porcine respiratory and reproductive syndrome (PRRS) virus in US swine herds. J. Vet. Diagn. Invest. **5**, 612-614.

Bilodeau, R., D. Archambault, S. A. Vezina, R. Sauvageau, M. Fournier and S. Dea (1994): Persistence of porcine reproductive and respiratory syndrome virus infection in a swine operation. Can. J. Vet. Res. **58**, 291-298.

Dee, S. A. and H. S. Joo (1994): Prevention of the spread of porcine reproductive and respiratory syndrome virus in endemically infected pig herds by nursery depopulation. Vet. Rec. **135**, 6-9.

Done, S. H. and D. J. Paton (1995): Porcine reproductive and respiratory syndrome: clinical disease, pathology and immunosuppression. Vet. Rec. **136**, 32-35.

Fichtner, D., J. Beyer, D. Leopoldt, H. Schirrmeier, S. Bergmann und U. Fischer (1993): Experimentelle Reproduktion der respiratorischen Verlaufsform der Infektion mit dem Erreger des seuchenhaften Spätabortes der Schweine. Berl. Münch. tierärztl. Wschr. **106**, 145-149.

Grosse Beilage, E. (1995): Die Bedeutung des PRRS-Virus für Erkrankungen des Respirationstraktes beim Schwein – eine Literaturübersicht. Dtsch. tierärztl. Wschr. **102**, 457-469.

Larochelle, R., R. Sauvageau and R. Magar (1994): Immunohistochemical detection of swine influenza virus and porcine reproductive and respiratory syndrome virus in porcine proliferative and necrotizing pneumonia cases from Québec. Can. Vet. J. **35**, 513-515.

Meredith, M. J. (1995): Porcine reproductive and respiratory syndrome (PRRS). Pig disease information centre, department of clinical veterinary medicine, University of Cambridge, Boehringer Ingelheim.

Pol, J. M. A., J. E. van Dijk, G. Wensvoort and C. Terpstra (1991): Pathological, ultrastructural, and immunohistochemical changes caused by Lelystad virus in experimentally induced infections of mystery swine disease (synonym: porcine epidemic abortion and respiratory syndrome (PEARS). The Vet. Quarterly **13**, 137-143.

Rossow, K. D. (1994): Experimental porcine reproductive and respiratory syndrome virus infection in one-week-old, 4-week-old, and 10-week-old pigs. J. Vet. Diagn. Invest. **6**, 3-12.

Stevenson, G. W., W. G. van Alstine and C. L. Kanitz (1994): Characterization of infection with endemic porcine reproductive and respiratory syndrome virus in a swine herd. J. Am. Vet. Med. Ass. **204**, 1938-1942.

7.2.4 Infektion mit respiratorischem Coronavirus (Porcine respiratory coronavirus, PRCV)

Zu den erst in jüngerer Zeit aufgetretenen Viren gehört das PRCV. Es ist eine Mutante des schon lange bekannten enteralen Coronavirus des Schweines, dem Erreger der Transmissiblen Gastroenteritis (TGE). Durch eine geringfügige genetische Veränderung hat es seinen Tropismus zum Darmtrakt fast vollständig verloren und vermehrt sich statt dessen im Respirationstrakt. PRCV kursiert seit etwa 1984 in der belgischen Schweinepopulation und wurde erstmals 1986 in Belgien beschrieben. Das Porcine-Respiratory-Corona-Virus (PRCV) verbreitete sich sehr rasch in der Schweinepopulation. Nicht nur in Ländern Westeuropas, in denen die TGE stark verbreitet war, sondern auch in Ländern wie Dänemark, England und der Schweiz, wo die TGE kaum oder gar nicht vorkommt, findet man das PRC-Virus häufig. Als Primärerreger und aus wirtschaftlichen Gründen ist dieses Virus relativ unbedeutend. Im Zusammenspiel mit anderen Erregern von Atmungsorganerkrankungen und differentialdiagnostisch ist diesem Virus vermutlich doch einige Bedeutung beizumessen.

Ätiologie und Pathogenese

Die antigenetische Verwandschaft zwischen PRCV und TGEV ist so groß, daß die beiden durch herkömmliche serologische Untersuchungsverfahren nicht differenzierbar sind. Charakteristisch dabei war, daß eine Zunahme von Reagenten ohne klinische Erscheinungen, also ohne TGE-Erkrankungen, vor sich gegangen ist. Nach einer Aerosol-Infektion bei sechs Tage alten Gnotobioten entwickelte sich eine Virämie mit anschließender Virusreplikation in Bronchial- und Mesenteriallymphknoten. Immunfluoreszenzmikroskopisch konnte auch Virusantigen in den Epithelzellen des ganzen Respirationstrakts, ebenso, aber in einem viel geringeren Maß, in der Mukosa des Ileums und des Jejunums festgestellt werden. Eine Infektion der Enterozyten jedoch konnte ausgeschlossen werden. Die experimentelle Infektion erzeugt keine klinischen Symptome. Es ist jedoch nicht ausgeschlossen, daß bei Anwesenheit anderer Erreger (Influenza, Aujeszky etc.) im Respirationstrakt das PRC-Virus zu einem klinischen Ausbruch verhelfen kann.

Klinik und Verlauf

Der Verlauf der Infektion wird meist als subklinisch angegeben. Es mehren sich aber Berichte, wonach die Infektion auch mit Fieber, Inappetenz, Husten und Dyspnoe einhergehen kann. Die klinische Bedeutung ist also letztlich nicht eindeutig geklärt. Es gibt aber Hinweise dafür, daß ihnen jedenfalls eine Funktion als Wegbereiter für andere Infektionserreger oder aber im Rahmen von Doppel- oder Mehrfachinfektionen zukommt.

Lange Zeit ergaben sich durch die hochgradig serologische Kreuzreaktion mit dem TGE-Virus Probleme. Mit herkömmlichen Untersuchungsverfahren war nämlich nicht unterscheidbar, ob ein Seroreagent Antikörper gegen TGEV oder gegen PRCV besitzt. Dies spielt für Import- und Exportzertifikate eine Rolle. Nur der Einsatz von monoklonalen Antikörpern gestattet eine Erkennung der geringfügigen genetischen Veränderung. Sowohl experimentell als auch natürlich infizierte Tiere produzieren im Neutralisationstest nachweisbare Antikörpertiter gegen das TGE-Virus und das homologe Virus.

Therapie und Prophylaxe

Eine eigentliche Behandlung ist weder nötig noch angezeigt, da praktisch keine klinischen Symptome auftreten. Ob ein Kreuzschutz zwischen PRCV und TGEV-infizierten Tieren zustande kommt, ist nicht eindeutig abgeklärt. Es gibt Literaturberichte, wonach Ferkel von PRCV-positiven Muttersauen gegen TGEV immun sind. Andere Autoren konnten einen solchen Schutzeffekt nicht nachweisen. Allerdings wird allgemein beobachtet, daß klinische Fälle von TGE seit dem Auftreten von PRCV deutlich zurückgegangen sind.

Eine Schutzimpfung existiert ebenfalls nicht.

Literatur

BRIM, T. A., VANCOTT, J. L., LUNNEY, J. K., SAIF, L. J. (1994): Lymphocyte Proliferation Responses of Pigs Inoculated with Transmissible Gastroenteritis Virus or Porcine Respiratory Coronavirus. Am. J. Vet. Res. **55**, 494-501.

BROWN, T. T. and CARTWRIGHT, S. (1986): New porcine coronavirus? Vet. Rec. **119**, 282-283.

CORNAGLIA, E., CHRETIEN, N., CHARARA, S., ELAZHARY, Y. (1994): Detection of porcine respiratory coronavirus and transmissible gastroenteritis virus by an enzyme-linked immunosorbent assay. Vet. Microb. **42**, 349–359.

GROSCHUP, M. H., AHL, R. (1993): Zur Serodiagnostik der Porzinen Respiratorischen Coronavirus-Infektion. Tierärztl. Umsch. **48**, 563.

JABRANE, A., GIRARD, C., ELAZHARY, Y. (1994): Pathogenicity of Porcine Respiratory Coronavirus Isolated in Quebec. Can. Vet. J. **35**, 86-92.

LANZA, I., BROWN, I. H., PATON, D. J. (1992): Pathogenicity of Concurrent Infection of Pigs with Porcine Respiratory Coronavirus and Swine Influenza Virus. Res. Vet. Sci. **53**, 309-314.

LANZA, I. (1993): Seroprevalence of Porcine Respiratory Coronavirus Infection in Spanish Breeding Sows. Prev. Vet. Med. **17**, 263-269.

PENSEART, M. B., CALLEBAUT, P. E., VERGOTE, J. (1986): Isolation of a porcine respiratory nonenteric coronavirus related to transmissible gastroenteritis. Vet. Quart. **8**, 257-261.

PENSEART, M. B. (1989): Transmissible Gastroenteritis Virus (Respiratory Variant). In: PENSAERT, M. B. (ed.), Virus Infections of

Porcines, 154-165. Amsterdam: Elsevier Science Publishers.
SAIF, L. J. (1993): Coronavirus Immunogens. Vet. Microbiol. **37**, 285-297.
WESLEY, R. D., WOODS, R. D. (1993): Immunization of Pregnant Gilts with PRCV Induces Lactogenic Immunity for Protection of Nursing Piglets from Challenge with TGEV. Vet. Microbiol. **38**, 31-40

7.3 Bakterielle Infektionen

7.3.1 Bordetella-bronchiseptica-Pneumonie
(Pneumonia by Bordetella bronchiseptica)

Bordetellen sind innerhalb unserer Schweinepopulation weit verbreitet und werden demzufolge häufig als Sekundärerreger (z. B. bei EP) angetroffen. Bei jungen Saugferkeln (wenige Tage bis 4 Wochen) tritt nicht selten – vorzugsweise während der kalten Jahreszeit – eine dem Keuchhusten ähnliche Erkrankung auf, von der man annimmt, daß sie primär durch *Bordetella bronchiseptica* verursacht wird, da der Erreger regelmäßig nachweisbar ist.

Daneben wird den Bordetellen eine Beteiligung am Geschehen der Rhinitis atrophicans, sicher als ein möglicher Wegbereiter, zugesprochen.

Ätiologie und Pathogenese
Es muß offenbleiben, ob *Bordetella bronchiseptica* im Krankheitsgeschehen eine primäre oder sekundäre Rolle spielt. Offenbar ist dieser Erreger imstande, bei massiver intratrachealer Infektion von Ferkeln das typische Krankheitsbild hervorzurufen. Zwei bis drei Tage nach experimenteller Infektion tritt heftiger Husten auf. Durch Schädigung der Blutgefäße kommt es in der Lunge zu Hämorrhagien und interlobulären Ödemen. Später tritt starke Bindegewebsbildung auf, die zunächst eine Schrumpfung und Verfestigung der befallenen Bezirke zur Folge hat. Schließlich bleiben fissurartige Einschnürungen im sonst unauffälligen Lungengewebe zurück.

Vollkommen gleichartige Veränderungen sind allerdings auch nach Übertragung von Enzootischer Pneumonie mittels Lungensuspensionen und bei Spontanerkrankung von Läufer- und Mastschweinen gesehen worden, ohne daß *Bordetella bronchiseptica* nachgewiesen wurde. Die nach Ausheilung zurückbleibenden Einschnürungen des Lungengewebes sind auch in Deutschland bei Schlachtschweinen zu finden. Ein bakteriämischer Verlauf ist nach spontaner oder experimenteller Infektion mit *Bordetella bronchiseptica* ebenfalls beobachtet worden.

Klinisches Bild und Verlauf
Nach einer kurzen Inkubationszeit von wenigen Tagen zeigen Saugferkel bellenden, trockenen Husten und beginnen zu kümmern, zeigen möglicherweise auch Dyspnoe. Manchmal persistiert der Husten einige Wochen, die Tiere husten im Läuferalter aber meist nicht mehr. Gleichzeitig wird vermehrtes Niesen bei fast allen Saugferkeln beobachtet. Die Krankheit breitet sich nicht auf ältere Schweine des Bestandes aus. Sie kann aber mit Jungsauen in andere Bestände übertragen werden.

Diagnose und Differentialdiagnose
Gestützt auf das klinische Bild und den Nachweis von *Bordetella bronchiseptica* in der Lunge kann die Diagnose mit einiger Sicherheit gestellt werden. Die pathologisch-anatomischen Veränderungen sind weitgehend wie bei der EP (makroskopisch und histologisch). Es liegt eine Tendenz zur vermehrten Einlagerung von Bindegewebe ins Interstitium vor, das zu Lungenfibrose und Bildung tiefer Narben führt. Dennoch ist die Abgrenzung gegenüber EP nicht einfach. Neben dem akuten und in der Regel auf Saugferkel beschränkten Verlauf könnten die fleckig in der Lunge verteilten tiefroten Pneumonieherde oder deren Ausheilungsstadien zur Unterscheidung von der Enzootischen Pneumonie herangezogen werden.

Therapie und Prophylaxe

Soweit *Bordetella bronchiseptica* aus dem Lungengewebe isoliert werden kann, ist eine dem Antibiogramm entsprechende, parenterale Chemotherapie über mindestens fünf Tage angebracht.

Die Optimierung der Umwelt ist ein wichtiger Faktor. Die Luftfeuchtigkeit ist im Winter, bedingt durch das Heizen, oft viel zu trocken. Eine Mutterschutzimpfung mit (monovalenter) Bordetella-bronchiseptica-Vakzine (5 und 3 Wochen ante partum, wie bei der P.R.a.) kann Abhilfe leisten.

Literatur

COLLINS, L. A., RUTTER, J. M. (1985): Virulence of *Bordetella bronchiseptica* in the porcine respiratory tract. J. Med. Microbiol. **19**, 247-251.

DUNCAN, J. R., RAMSEY, F. K., SWITZER, W. S. (1966): Pathology of experimental Bordetella bronchiseptica infection in swine Pneumonia. Am. J. Vet. Res. **27**, 467-472.

GOODWIN, R. F. W., WHITLESTONE, P. (1965): Experiments on the possible relationship between inclusionbody rhinitis, enzootic pneumonia and type-XI pneumonia of pigs. Res. Vet. Sci. **6**, 100-107.

KASPRZAK, H., REHAK, E., KRUEGER, M. (1994): Influence of culture conditions on expression of antigens in *Bordetella bronchiseptica*. J. Vet. Med. B-Zbl. Vet. B-Infect. **41**, 645-653.

KIELSTEIN, P., und ELIAS, B. (1984): Ein Beitrag zur Ätiopathogenese der Bordetella bronchiseptica-Infektion des Schweines. Zbl. Vet. Med. B **31**, 96-106.

MEYER, R. C., BEAMER, P. D. (1973): *Bordetella bronchiseptica* infections in germ-free swine: An experimental pneumonia. Vet. Path. **10**, 550-556.

ROOP, R. M., VEIT, H. P., SINSKY, R. J., VEIT, S. P., HEWLETT, E. L., KORNEGAY, E. T. (1987): Virulence factors of *Bordetella bronchiseptica* associated with the production of infectious atrophic rhinitis and pneumonia in experimentally infected neonatal swine. Infect. Immun. **55**, 217-221.

SMITH, I., GILES, J. and BASKERVILLE, A. J. (1982): The immunization of pigs against experimental infection with *Bordetella bronchiseptica*. Vet. Rec. **110**, 488-491.

STEHMANN, R., MEHLHORN, G., LUDWIG, H., BOCKLISCH, H. (1993): Intranasale Infektionsversuche bei Ferkeln mit Bordetella-bronchiseptica-Stämmen aus der Stalluft. Monatsh. Veterinärmed. **48**, 143-148.

UNDERDAHL, N. R., SOCHA, T. E., DOSTER, A. R. (1982): Long-term effect of Bordetella bronchiseptica infection in neonatal pigs. Am. J. Vet. Res. **43**, 622-625.

7.3.2 Actinobacillus-Pleuropneumonie, APP (Pleuropneumonia)

Diese wirtschaftlich sehr wichtige Pleuropneumonie beim Schwein wurde 1964 erstmals beschrieben. Heute ist sie weltweit verbreitet und hat als Enzootie eine ähnlich große Bedeutung wie die Enzootische Pneumonie (EP). In der älteren Literatur findet man dasselbe Krankheitsbild unter der Bezeichnung Hämophilus-Pleuropneumonie (HPP).

Ätiologie und Pathogenese

Der Erreger, *Actinobacillus pleuropneumoniae*, läßt sich anhand verschiedener Kapselantigene in 12 Serotypen mit sehr unterschiedlicher Pathogenität unterscheiden. Aufgrund der Wachstumsabhängigkeit vom V-Faktor (NAD) ordnet man die Stämme dieses Bakteriums dem Biovar 1 (NAD-abhängig, virulent) oder dem Biovar 2 (NAD-unabhängig, weniger virulent) zu. Das Vorkommen der verschiedenen Serotypen ist in den diversen Ländern und auch Kontinenten recht unterschiedlich. Während in den europäischen Ländern die Serotypen 2, 3, 4, 7, 9 und 11 dominant sind, findet man in Nord- und Südamerika sowie Kanada vor allem die virulenten Stämme 1 und 5. Die Analyse der Virulenzfaktoren hat gezeigt, daß fast jeder Serotyp seine Eigenart hat. Die Kapselpolysaccharide sowie die Lipopolysaccharide sind für die meisten Serotypen unterschiedlich, außer für die Serogruppen 1-9-11, 3-6-8 und 4-7, die gemeinsame Kapselantige aufweisen. Anderseits lassen sich drei verschiedene Zytotoxine aus der

Familie der RTX-Toxine nachweisen, die als Apx I, Apx II und Apx III bekannt wurden. Die Verschiedenheit dieser RTX-Toxine erklärt auch die unterschiedliche Virulenz am Beispiel der Serotypen 1, 5, 9 und 11, die neben dem Apx-II-Toxin noch mit dem in der Kultur eine stark hämolysierende Aktivität aufweisenden Apx-I-Toxin ausgestattet sind und deshalb auch als sehr virulent gelten. Die Serotypen 7 und 12, die nur Apx II besitzen, sind nicht so virulent. Eine Zwischenstufe nehmen die Serotypen 2, 4, 6 und 8 ein, die eine Kombination von Apx II und Apx III aufweisen. Der Serotyp 3, der nur Apx III ausscheidet, wird als wenig virulent angesehen.

Der Erreger der Actinobacillus-Pleuropneumonie (APP) findet sich hauptsächlich im Respirationstrakt und in den Tonsillen der Schweine (für Schweine apathogene Stämme von A. pleuropneumoniae können auch die Schleimhäute anderer Tiere, vor allem von Rind und Schaf, besiedeln; es bestehen keine Anhaltspunkte für Humaninfektionen). Innerbetrieblich breitet sich die Krankheit vor allem aerogen aus. Von Bestand zu Bestand erfolgt die Verschleppung der APP vorwiegend durch Zukauf stumm infizierter Tiere (Eber, Zuchtsauen, Läuferschweine), doch dürfte auch hier die aerogene Übertragung sowie eine indirekte Keimverschleppung (Stiefel, Überkleider etc.) eine Rolle spielen. Wird der Erreger in eine APP-freie Herde eingeschleppt, ist über kurz oder lang mit einem Krankheitsausbruch zu rechnen. Grundsätzlich können Tiere aller Alterskategorien erkranken, doch bleiben (bei Infektionen mit Serotyp 2) die Saugferkel meist gesund oder sterben vereinzelt an einer Sepsis.

Das Überstehen einer natürlichen Infektion hinterläßt einen soliden Schutz, der vermutlich größtenteils auf einer lokalen und nur zum kleineren Teil auf einer humoralen Immunität beruht. Zirkulierende Antikörper erscheinen frühestens 7 Tage post infectionem. Sie werden im Kolostrum angereichert und schützen die Ferkel oft bis ins Läuferalter. Nach einem akuten Ausbruch kann daher die Krankheit (nicht aber die Infektion) in einem gut geführten Zuchtbetrieb innerhalb wenigen Wochen verschwinden. Da auch immune Tiere häufig Keimträger bleiben, stellen subklinisch infizierte Bestände heimtückische Infektionsquellen dar.

Klinisches Bild und Verlauf

Der Krankheitsverlauf hängt sehr von den sonstigen Erregern in einer Herde ab. Wenn zusätzlich EP, PRRS, M. Aujeszky, Influenza etc. klinische Symptome erzeugen, fällt der Verlauf der APP viel gravierender aus. Die Krankheit manifestiert sich vor allem in Mastbetrieben. Prinzipiell sind 4 Verlaufsformen der Infektion zu unterscheiden: die perakute, akute, chronische und subklinische Form.

Perakute Form: Bei perakutem Verlauf sind Apathie, Verweigerung des Futters, Erbrechen, rasch zunehmende Dyspnoe und Temperaturerhöhung bis 42,5 °C zu beobachten. Je nach Stärke der Lungenveränderungen machen sich Husten, giemende Lungengeräusche, Zyanose und in der Agonie blutigschaumiger Nasenausfluß mit Maulatmung und Erscheinungen von Herz- und Kreislaufschwäche bemerkbar. Der Tod kann innerhalb von 12–24 Stunden eintreten (plötzliche Todesfälle). Innerhalb eines Stalles breitet sich die Krankheit rasch und sprunghaft aus.

Akute Form: Bei der akuten Form stehen Dyspnoe, Inappetenz, Apathie, Fieber bis 41 °C, stoßweiser, schmerzhafter Husten im Vordergrund. Ohne Behandlung kann innerhalb weniger Tage der Tod eintreten, oder es erfolgt der Übergang in eine chronische Verlaufsform. Die ersten beiden Verlaufsformen sind in Mastbetrieben besonders häufig anzutreffen.

Chronische Form: Bei dieser Form sieht man kaum charakteristische Symptome. Die hauptsächlichen Befunde sind:
– kein oder schwaches Fieber,
– Fieberschübe,

– Husten,
– evtl. Dyspnoe (vor allem nach Bewegung),
– unbefriedigende Freßlust,
– Zurückbleiben im Wachstum,
– Kümmern.

Diese Form kann auch in Mastbetrieben oder häufig in geschlossenen Zucht-Mastbetrieben beobachtet werden.

Subklinischer Verlauf: In Zuchtbetrieben mit guten Umweltbedingungen kann nach einer kurzen akuten Phase eine latente Infektion vorhanden sein, ohne jegliche Symptome bei allen Tieren im Betrieb.

Diagnose und Differentialdiagnose

Anhand der klinischen Erscheinungen ist nur eine Verdachtsdiagnose möglich. Abgesehen von den perakuten Verlaufsformen ist das klinische Bild der APP nicht von einer durch Sekundärerreger komplizierten Enzootischen Pneumonie zu unterscheiden.

Das Sektionsbild ist dagegen charakteristisch. Im akuten Falle sind dunkelrote Pneumonieherde von 1–3 cm Durchmesser, auffallend in den Zwerchfellappen lokalisiert, die beetartig über die Lungenoberfläche hervorragen, zu sehen. In diesem Bereich haften auf der Pleura fibrinöse Beläge. Bei perakutem Verlauf sind diese Herde zahlreich, eventuell konfluierend, und in der Brusthöhle findet sich serös-blutige Flüssigkeit. Nach längerer Krankheitsdauer entsteht eine adhäsive Pleuritis, und die Lungenveränderungen zeigen eine graurote oder grauweiße Schnittfläche mit einem nekrotischen Zentrum. Als seltene Komplikationen sind Arthritis und Endocarditis valvularis sowie Septikämie bei Saugferkeln beschrieben worden. Die Diagnose ist in jedem Fall nebst dem Nachweis entsprechender Lungenläsionen (bei gestorbenen, eventuell euthanasierten Tieren oder bei Schlachtschweinen) zu erhärten durch:
– Erregernachweis, kulturell, der bei akuten Formen und unbehandelten Schweinen gut möglich ist.
– serologisch, Blut (KBR und ELISA) und Kolostrum (ELISA) = Methode der Wahl bei chronischem und subklinischem Verlauf

Differentialdiagnostisch ist nach akuten Ausbrüchen neben allen hochakut verlaufenden Pneumonieformen wie Schweineinfluenza etc. auch an Mikroangiopathie oder andere schwere Herz- und Kreislauferkrankungen zu denken. Die chronische und subklinische Form ist von einer EP nicht zu unterscheiden.

Therapie und Prophylaxe

Akut erkrankte Tiere sind einzeln und parenteral zu behandeln. Sie sprechen auf eine Therapie meist sehr gut an. Das Mittel der Wahl ist immer noch Penicillin 30 000 IE/kg KG, während drei Tagen.

Bei Ausbruch der Krankheit ist der Einsatz eines Medizinalfutters angezeigt. Je nach Resistenzlage haben sich Tetracycline, Tylosin, Amoxicillin oder Sulfonamide in den meisten Fällen bewährt, da meist noch zusätzlich mit Sekundärerregern zu rechnen ist.

Als Prophylaxe ist die Optimierung der Umwelt ein sehr wichtiger Faktor. Die Schaffung APP-freier Herden kann im Abschnitt 19.3, Das SPF- und andere Sanierungsverfahren, nachgelesen werden. Zur sicheren Tilgung der APP existiert kein anderes Programm als das SPF-Verfahren.

Eine erfolgreiche Bekämpfung oder besser eine Tilgung der APP ist jedenfalls erstrebenswert. Eine Tilgung der APP kann bis heute medikamentell nicht erreicht werden. Das schwedische oder Waldmann-Sanierungsverfahren vermag die APP-Infektion, im Gegensatz zur EP, nicht zu tilgen (Erfahrungen des schweizerischen Schweinegesundheitsdienstes). Vor kurzer Zeit sind Teilerfolge zur Tilgung der APP mit Sulfonamid-Trimethoprim-Medikation oder mit Penethamat und/oder Tiamulin beschrieben worden. Bei diesen Sanierungsprogrammen hat es sich allerdings nicht um klinisch manifeste Infektionen mit APP gehandelt. In den meisten Fällen kam es aber nach medikamentellen APP-Tilgungsversuchen schon nach kurzer Zeit zu akuten Neuausbrüchen.

Als einzige Alternative zum Medizinalfuttereinsatz im Kampf gegen die APP ist eine effiziente Schutzimpfung anzusehen. Die kommerziell erhältlichen Vakzinen konnten bis jetzt aber nicht vollständig befriedigen. Neuere Erkenntnisse haben gezeigt, daß verschiedene Faktoren wie Kapselantigene, Lipopolysacharide, äußere Membranproteine, Hämolysine und Zytolysine für die Virulenz des Erregers zuständig sind. Mit der Entwicklung von Impfstoffen auf der Basis dieser Virulenzfaktoren hofft man, nicht nur eine humorale, wie durch die meisten kommerziell erhältlichen Vakzinen erzielte, sondern vor allem eine lokale Immunität gegen die diversen Erreger zu erreichen. Auf dem Markt sind zur Zeit serotypspezifische Vakzinen sowie eine serotypübergreifende Subunit-Vakzine, die als Antigene ein „Outer Membrane Protein" (OMP) und die 3 Apx-Toxine enthält.

Aerosolvakzinen sind ebenfalls beschrieben worden. Die so vakzinierten Tiere entwickelten einen guten klinischen Schutz, deutlich weniger Lungenveränderungen waren gegenüber den Kontrollen registriert worden und sowohl eine lokale, wie auch generelle Immunantwort war erkennbar. Eine Aerosolvakzine ist jedoch noch nicht praxisreif.

Deutliche Fortschritte in der Entwicklung von effizienten Impfstoffen sind erkennbar. Dennoch sind Impfprogramme insgesamt gesehen sehr aufwendig und führen oft nicht zum erhofften Ziel. Die durch Vakzination induzierte Immunität ist wesentlich weniger solide als diejenige, welche aus dem Überstehen einer natürlichen Infektion resultiert. Somit bleibt vorläufig zur Eindämmung der wirtschaftlichen Verluste in APP-infizierten Mastbetrieben nur ein regelmäßiger, prophylaktischer und therapeutischer Einsatz von Medikamenten, eventuell verbunden mit einem Impfprogramm, übrig. Eine Tilgung der APP durch Totalsanierung wäre aber diesen Maßnahmen vorzuziehen, kann aber nur durch eine regionale, flächendeckende Sanierung der Betriebe erreicht werden.

Literatur

BEAUDET, R., MCSWEEN, G., BOULAY, G., ROUSSEAU, P., BISAILLON, J. G., DESCOTEAUX, J. P., RUPPANNER, R. (1994): Protection of Mice and Swine Against Infection with Actinobacillus Pleuropneumoniae by Vaccination. Vet. Microb. **39**, 71-81.

BESKOW, P., ROBERTSSON, J. A., SODERLIND, O. (1993): Testing of Remedial Measures in Fattening Pig Herds Affected with Subclinical Infections of Actinobacillus-pleuropneumoniae Serotype-2. J. Vet. Med. B-Zbl. Vet. B-Infect. **40**, 549-558.

BUNKA, S., JECHSTEDT, J., OLT-ROGGE, A., SCHÖSS, P., PETZOLDT, K. (1990): Vorkommen von Antikörpern gegen Actinobacillus pleuropneumoniae in Schweineseren – Häufigkeit und Verteilung der Serovare 2, 3, 7 und 9. Tierärztl. Umsch. **45**, 393.

BRYD, W., HARMON, B. G., KADIS, S. (1992): Protective efficacy of conjugate vaccines against experimental challenge with porcine Actinobacillus pleuropneumoniae. Vet. Immun. Immunpath. **34**, 307.

EWALD, L., APPEL, G., MICKWITZ, G. V. (1989): Erfahrungen mit der Vakzination gegen Haemophilus-Pleuropneumonie der Schweine. Berl. Münch. tierärztl. Wschr. **102**, 6.

FENWICK, B. HENRY, S. (1994): Porcine pleuropneumonie. J. Am. Vet. Med. Ass. **204**, 1334-1340.

FREY, J., BECK, M., NICOLET, J. (1994): RTX-Toxin of Actinobacillus pleuropneumoniae. Zbl. Bakt. **24**, 322-332.

GOTTSCHALK, M., ALTMAN, E., CHARLAND, N., DELASALLE, F., DUBREUIL, J. D. (1994): Evaluation of a swine boiled extract, capsular polysaccharides and long-chain lipopolysaccharides of Actinobacillus pleuropneumoniae serotype 1 as antigens for the serodiagnosis of swine pleuropneumonia. Vet. Microb. **42**, 91-104.

HENSEL, A., STOCKHOFE-ZURWIEDEN, N., PETZOLD, K., LUBITZ, W. (1995): Oral immunzation of pigs with viable or inactivated Actinobacillus-Pleuropneumoniae serotype-9 induces pulmonary and systemic antibodies and protects against homologous aerosol challenge. Infect. Immun. **63**, 3048-3053.

KIELSTEIN, P., SCHÖLL, W., MIELE, P., BOESLER, M., LIESEGANG, M., GRÜNERT, G. (1982): Untersuchungen zur Wirksamkeit einer inaktivierten Haemophilus-pleuropneumoniae-Adsorbatvakzine. Monatsh. Veterinärmed. **37**, 126.

LEVONEN, K., VEIJALAINEN, P., SEPPANEN, J. (1994): Actinobacillus-Pleuropneumoniae serotype-2 antibodies in sow colostrum in Finnish Pig Health-Scheme. J. Vet. Med. B-Zbl. Vet. B-Infect. **41**, 567-573.

NICOLET, J. (1988): Taxonomy and Serological Identification of Actinobacillus pleuropneumoniae. Can. Vet. J. **29**, 578-580.

NICOLET, J. (1992): Actinobacillus pleuropneumoniae. In: LEMAN, A. D., et al. (eds.), Diseases of Swine, 401-408. Ames: Iowa State University Press.

NIELSEN, R. (1984): Haemophilus pleuropneumoniae serotypes. Cross protection experiments. Nord. Veterinaer-med. **36**, 221-234.

NIELSEN, R. (1995): Detection of antibodies against Actinobacillus-Pleuropneumoniae, serotype 2 in porcine colostrum using a blocking ELISA specific for serotype 2. Vet. Microbiol. **41**, 277-281.

SCHOLL, E. (1986): Pleuropneumonie beim Schwein. Prakt. Tierarzt **67**, 599-600.

SIDIBE, M., MESSIER, S., LARIVIERE, S., GOTTSCHALK, M., MITTAL, K. R. (1993): Detection of Actinobacillus pleuropneumoniae in the Porcine Upper Respiratory Tract as a Complement to Serological Tests. Can. J. Vet. Res. **57**, 204-208.

STANBAEK, E. I., SCHIRMER, A. L. (1994): Detection of Actinobacillus Pleuropneumoniae serotype 2 antibodies in pig sera by an inhibition enzyme immuno assay (EIA). Vet. Microbiol. **39**, 231-244.

WILSON, P. J., OSBORNE, A. D. (1985): Comparison of common antibiotic therapies for Haemophilus pleuropneumonia in pigs. Can. Vet. J. **26**, 312-316.

ZIMMERMANN, W., STÄGER, M. (1993): Zur Seropraevalenz von *Actinobacillus Pleuropneumoniae* (APP) in Schweizer Schweinezuchtbetrieben. Wien. tierärztl. Mschr. **80**, 129-135.

7.3.3 Mykoplasmen- oder Enzootische Pneumonie, EP (Enzootic pneumonia)

Seit *Mycoplasma hyopneumoniae* als primärer und alleiniger Erreger der EP nachgewiesen worden ist, sind alle anderen Bezeichnungen wie Ferkelgrippe oder Viruspneumonie der Schweine obsolet geworden. Die EP kann einen sehr unterschiedlichen Verlauf nehmen, von der subklinischen Infektion bis zur akuten, durch Sekundärerreger komplizierten Erkrankung, die dann unmittelbar zu großen wirtschaftlichen Verlusten führen kann. Die EP ist weltweit sehr stark verbreitet.

Ätiologie und Pathogenese

Die Suche nach dem eigentlichen ätiologischen Agens der EP ging während langer Jahre in die Irre. In den 30er Jahren wurde ein Virus als verantwortlich für die EP angenommen („Ferkelgrippe"). Es dauerte noch bis 1965, bis *Mycoplasma hyopneumoniae* als alleiniger und primär pathogener Erreger nachgewiesen werden konnte. Der Erreger ist in der Regel nur aus dem Respirationstrakt zu isolieren; unter speziellen Bedingungen allerdings kann die Infektion septikämischen Charakter annehmen, wobei der Keim dann auch aus anderen Geweben isoliert werden kann.

Die experimentelle Übertragung von *Mycoplasma hyopneumoniae* gelingt am leichtesten durch den Kontakt empfänglicher Tiere mit kranken Tieren. Unter Praxisbedingungen erfolgt die Ansteckung am ehesten innerhalb neu zusammengestellter Gruppen von Läuferschweinen, bei Neuausbrüchen sind auch Trägersauen für die Infektion ihrer Ferkel verantwortlich zu machen. Die Manifestation klinischer Symptome ist abhängig von der übertragenen Erregermenge (also ein quantitatives Problem!) und zudem von äußeren Faktoren, vor allem vom Stallklima. Daß der Immunstatus eines Bestandes für die klinische Manifestation der Infektion von zentraler Bedeutung sein muß, ist offensichtlich, aber nicht leicht mit Sicherheit nachzuweisen.

Die Pathogenese der EP-Erkrankung ist nicht in allen Einzelheiten bekannt. Für die Kliniker ist der Umstand besonders wichtig, daß – charakteristisch für Mykoplasmen – der Erreger sich an die Oberfläche der Zellen der bronchopulmonalen Atemwege anheftet und die Zilien direkt schädigt: Die Entfernung von Mykoplasmen und Sekreten aus den Atemwegen wird dadurch entscheidend erschwert. Außerdem liegt auf der Hand, daß die oberflächliche Lokalisation der Mykoplasmen nicht Anlaß zu einer besonders wirksamen systemischen Immunantwort sein wird. Lokale Immunreaktionen erweisen sich überdies oft als zusätzlich schädigend, indem Immunkomplexe und Autoimmunreaktionen Bronchial- und Lungengewebe angreifen können.

Schon die Bezeichnung „Enzootische Pneumonie" legt dar, daß es sich bei der Infektion mit *Mycoplasma hyopneumoniae* in der Regel um ein Bestandsproblem handelt, bei dem sich der Erreger im Bestand eingenistet hat. Es hat sich nun herausgestellt, daß für die weltweite Verbreitung der EP und die häufigen Reinfektionen verschiedene Faktoren verantwortlich zu machen sind.

Tierverkehr
Wohl kann der Tierverkehr zwischen Beständen oder Ländern weitgehend eingeschränkt werden, ganz vermeiden läßt er sich indessen nicht. Bei den nach Zukäufen immer wieder zu beobachtenden Ausbrüchen spielt die subklinische Infektion von zugekauften Trägern eine Hauptrolle. Die den Tierverkehr einschränkenden Maßnahmen, also die künstliche Besamung, die Erzeugung keimfreier Ferkel durch Hysterektomie/Hysterotomie mit Ammenaufzucht etc., können nur dann durchschlagend wirken, wenn Gewähr geleistet wird, daß keine Tiere aus akut infizierten Herden für diese Maßnahmen verwendet werden.

Aerogene Übertragung
Man ist sich heute einig, daß die aerogene Übertragung des EP-Erregers von Bestand zu Bestand wahrscheinlich wichtiger ist als der Tier- oder gar der Personenverkehr. Dabei stellen infizierte Mastbetriebe das größte Risiko dar. Während nach Zukäufen in der Regel eine Inkubationszeit von rund drei Wochen zu beobachten ist, können aerogene Übertragungen sich zu irgendeiner Zeit äußern. Was also früher etwa als abnorm lange Inkubationszeit nach einem Zukauf gegolten hat, wird heute mit größter Wahrscheinlichkeit als Resultat einer späteren aerogenen Erregerverbreitung beurteilt. Innerhalb eines Betriebes wird der Erreger über aerosolierte Tröpfchen verbreitet; die Tröpfcheninfektion wird durch äußere Gegebenheiten wie Stallklima, Belegdichte und dergleichen begünstigt (Abb. 7-7).

Klinisches Bild und Verlauf
Auch wenn die experimentelle Infektion mit *Mycoplasma hyopneumoniae* typische morphologische Lungenveränderungen hervorruft, kann sie klinisch unauffällig oder gar stumm verlaufen. Immerhin sind zu Beginn der Krankheit in den meisten Fällen Symptome erkennbar, wie das auch unter Feldbedingungen der Fall ist. Als charakteristisch gilt trockener Husten, der 2–4 Wochen nach der Infektion beginnt. Er läßt sich durch das Auftreiben ruhender Tiere provozieren. Hustenreizauslösend wirken das während der Ruhe angesammelte Bronchialsekret und der Reiz forcierter Atmung auf das geschädigte Bronchialepithel.

Fieber und Dyspnoe sind bei unkomplizierter EP nicht zu erwarten. Die in unseren Schweinebeständen beobachteten Erscheinungen sind in der Regel Sekundärinfektionen zuzuschreiben, für die eine Reihe verschiedener Bakterienspezies – am häufigsten aber sind es Pasteurellen – verantwortlich sein kann.

Grad und Prognose der Krankheit werden außerdem maßgeblich vom Stallklima und von der quantitativen Größe des Infektionsdrucks beeinflußt. In schweren Fällen ver-

Bakterielle Infektionen

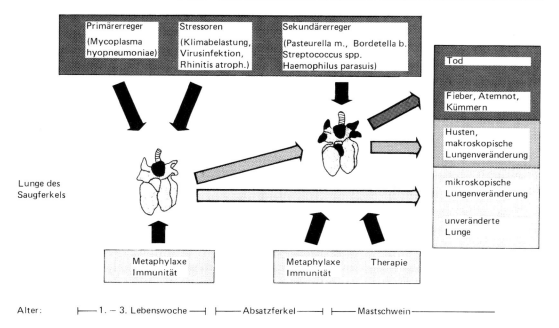

Abbildung 7-7 Pathogenese der Mykoplasmen-Pneumonie (Enzootische Pneumonie). Ziel der Prophylaxe im infizierten Bestand ist ein Gleichgewicht zwischen krankheitsfördernden und krankheitshemmenden Faktoren, das die klinische Erkrankung verhütet.

weilen die Schweine im Hundesitz und zeigen eine hochgradige Tachypnoe und Dyspnoe, die der Hypoxie (Zyanose!) zuzuschreiben ist. Die Mortalität der derart komplizierten EP kann in Mastbetrieben 10 % erreichen. Zwischen der leichten Form der EP und den schweren, sekundär komplizierten Bildern finden sich alle möglichen Übergänge. Die klinische Verdachtsdiagnose der EP stützt sich also nur auf das Phänomen von Husten im Bestand, vorwiegend bei eben abgesetzten Ferkeln und jungen Mastschweinen. Die häufigen subklinischen Verläufe im Zuchtbestand sind vermutlich mit einer Immunität älterer Sauen zu erklären, wobei über kolostrale Antikörper auch die Ferkel für einige Zeit passiv geschützt werden.

Eine erhöhte Anfälligkeit gegenüber bakteriellen Pneumonien bleibt jedoch bis zur Geschlechtsreife bestehen. Als Infektionsträger und -ausscheider werden vor allem Jungsauen angesehen, deren Würfe auch auffällig häufiger und schwerer erkranken als die der Altsauen eines Bestandes. Innerhalb des Abferkelstalles sind ältere Saugferkel auf dem Höhepunkt der Erkrankung die wesentliche Infektionsquelle. Im Gegensatz zum enzootischen Infektionsgeschehen, das sich vorwiegend bei Ferkeln und Mastschweinen abspielt, können bei Erstinfektionen (SPF-Herden) eines Bestandes zunächst die älteren Zuchttiere und dann später jüngere erkranken.

Diagnose und Differentialdiagnose

Die Isolation und die Züchtung von *M. hyopneumoniae* bereitet bis heute Schwierigkeiten. Die Verfahren sind aufwendig, sie beanspruchen mehrere Wochen, und überdies eignen sich Lungen aus Normalschlachtungen der Brühwasserkontamination wegen nicht als Untersuchungsmaterial. Die Kultivierung des Erregers ist deshalb nicht zur diagnostischen Methode geworden und ist nur in spezialisierten Laboratorien möglich, doch ist sie selbstverständlich unerläßlich zur Lieferung des reinen Antigens für die serologischen Methoden. Das Vorliegen einer EP kann zwar in den meisten Fällen wahrscheinlich gemacht, oft jedoch nicht bewiesen werden. Schwieriger noch ist der Ausschluß latenter EP-Infektionen. Er ist auch bei Zuhilfenahme kultureller und serologischer Verfahren bisher weder am Einzeltier noch im Bestand mit Sicherheit und meist nur mit der oben erwähnten Mosaikdiagnostik möglich. Zum Nachweis dieses schwer kultivierbaren Erregers könnten in Zukunft molekularbiologische Methoden, wie die Polymerase-Kettenreaktion (PCR), beitragen.

Das pathologische Bild der reinen *Mycoplasma-hyopneumoniae*-Infektion wird durch lobäre bis lobulär-konfluierende pneumonische Veränderungen in den kranioventralen Lungenteilen geprägt. Die anfänglich grauroten Schwellungen flachen ab oder werden zu eingezogenen Bezirken von braunroter Farbe. Unter günstigen Voraussetzungen können die Veränderungen innerhalb von etwa 2 Monaten abheilen. Da aber in den Beständen oft Mischinfektionen mit Pasteurellen und Bordetellen vorliegen, bleiben die Veränderungen meist bestehen und auch das pathologisch-anatomische Bild ist dann sehr vielgestaltig.

Aus diesem Grunde lassen sich die pathologisch-anatomischen Befunde nur im Zusammenhang mit anderen Untersuchungen zur Diagnose „EP" heranziehen. Veränderungen an der Pleura oder anderen Organen fehlen. Sie können aber als untypische Komplikationen hinzutreten.

Histologisch sichtbare Lungenläsionen bei Schweinen aus reinfizierten SPF-Beständen präsentieren sich einheitlicher als bei Tieren aus konventionellen Herden. Im Anfangsstadium sind nach 5–7 Tagen eine katarrhalische Bronchitis und Bronchopneumonie (Makrophagen, Granulozyten) sowie peribronchioläre und perivaskuläre Lymphozytenaggregate nachzuweisen. Später nehmen peribronchiale und perivaskuläre Infiltrate bis zur hochgradigen Hyperplasie der peribronchialen Solitärfollikel zu. In den Alveolen tritt die Entzündung dagegen zurück, außer bei einer bakteriellen Sekundärinfektion. Ferner besteht eine Hyperplasie der Alveolar- und Bronchialepithelien. Die Veränderungen sind nicht pathognomonisch; verschiedene Einwirkungen können ähnliche Reaktionen hervorrufen.

Auf der Bronchialschleimhaut und im Bronchialschleim können die Erreger im Anfangsstadium ausgeprägter Krankheitsverläufe (3.–4. Woche post infectionem) mittels Immunfluoreszenz oder Immunperoxidase-Reaktion nachgewiesen werden. Mykoplasmenähnliche „pleomorphe Organismen" sind dann auch im Abklatschpräparat nach Giemsa-Färbung sichtbar, damit aber nicht differenzierbar.

Die großen Erwartungen, die in die Ausarbeitung zuverlässiger und einfacher serologischer Methoden investiert worden sind, haben sich lange nicht erfüllt. Die systemische Antwort auf die oberflächliche Anheftung von *Mycoplasma hyopneumoniae* an Zellen der Atemwege ist in der Regel schwach und von begrenzter Dauer, so daß die serologische Diagnostik im Blut zwangsläufig nicht sehr zuverlässig sein kann. Von den bisher beschriebenen serologischen Nachweisen für die EP ist der ELISA-Test von Kolostralmilchproben zur Bestandsdiagnostik am geeignetsten.

Differentialdiagnostisch kommen praktisch alle Pneumonieformen in Betracht. Die APP mit chronischem Verlauf kann anhand von Pleuritis, Nekroseherden in der Lunge, Erregernachweis und Serologie abgegrenzt werden.

Schwierig abgrenzbar ist eine Chlamydien-Infektion (mikroskopischer Nachweis der Erreger in der Lunge, Titeranstieg).

Massive Einwanderung von Askaridenlarven durch die Lunge ist klinisch kaum von einer EP zu unterscheiden. Lungenläsionen sowie Punktblutungen im Zwerchfellappen sind dabei zu erwarten.

Schweineinfluenza kann durch Virusisolierung aus Nasensekret anhand histologischer Lungenbefunde und (nachträglich) serologisch identifiziert werden.

Bordetella bronchiseptica kann bereits bei 3–4 Tage alten Ferkeln akute Pneumonie und späteres Kümmern hervorrufen. Weitere Abgrenzungsmöglichkeiten bieten Lungenhistologie (Hämorrhagien) und der Erregernachweis.

Die Aujeszkysche Krankheit verläuft bei Mastschweinen oft unter dem Bild einer fieberhaften Pneumonie und ähnelt klinisch einer EP mit bakteriellen Sekundärinfektionen. Als Symptom der ZNS-Beteiligung tritt Somnolenz auf.

Fremdkörper(FK)-Pneumonie kann nach Inhalation von kleineren Partikeln (Bodenfütterung, Sägemehl-Einstreu) oder nach Verschlucken entstehen. Vereinzelt sind FK-Pneumonien bei Schlachtkontrollen anzutreffen. Vermutlich verläuft eine FK-Pneumonie klinisch symptomlos. Die pathologisch-anatomischen Veränderungen sind auf die Herz- und Spitzenlappen lokalisiert, auffallend häufig im rechten Spitzenlappen (Lobus cranialis) oder am Übergang Spitzenlappen/Herzlappen (L. medius). Warum sich hier die Hauptlokalisation befindet, ist unklar. Makroskopisch sind die Veränderungen von der EP nicht zu unterscheiden. Histologisch kann durch den Nachweis eines Fremdkörpers (Pflanzenteile) und von FK-Riesenzellen die Abgrenzung zur EP in den meisten Fällen belegt werden. Die Gewebsreaktion in der Umgebung eines Fremdkörpers ist im übrigen wieder ähnlich wie bei der EP.

Therapie und Prophylaxe

Es gibt keine medikamentöse Behandlung, die latente und unkomplizierte Verlaufsformen der EP nennenswert beeinflussen kann. Durch mykoplasmenwirksame Chemotherapeutika (Tylosin, Tiamulin, Spiramycin, Lincomycin, Tetracyclin, Enrofloxacin usw.) kann die Ansiedelung des Erregers in der Lunge anscheinend verzögert werden, wodurch die Krankheit bei Jungtieren infizierter Bestände ohne größere wirtschaftliche Schäden verläuft. Dieser Effekt ist in der Praxis nicht von der Wirkung auf Sekundärerreger und gleichzeitig ablaufende bakterielle Allgemeininfektionen zu trennen. Ähnliche Erfolge sind daher auch mit Medikamenten zu erreichen, die keine Wirkung auf Mykoplasmen ausüben, z.B. die Kombinationspräparate Penicillin-Streptomycin oder Trimethoprim-Sulfonamid (s. Tab. 7-4).

Obwohl in Beständen mit klinischen Erscheinungen der EP bei Saugferkeln auch Trinkwassermedikation oder chemotherapeutikahaltige Prästarterfutter eine Besserung bewirken, so kommen diese Maßnahmen im Infektionsgeschehen doch zu spät. Die Injektionsbehandlung mit einer mykoplasmenwirksamen Substanz geringer Toxizität in hoher Dosierung, z.B. 50 mg Tylosin am 1. Lebenstag, gefolgt, je nach Schwere des Problems, von 1–2 weiteren Injektionsbehandlungen im Laufe der ersten beiden Lebenswochen, hat sich allgemein bewährt.

Spätere Behandlungen richten sich ausschließlich gegen bakterielle Sekundärinfektionen und sind am Antibiogramm der im Bestand vorwiegenden Erregerflora zu orientieren. In zukaufenden Mastbetrieben ist eine metaphylaktische Futtermedikation bei allen Neuzugängen zu empfehlen. In chronisch infizierten Mastbetrieben wird auch eine wiederholte Futtermedikation während 2–3 Tagen über die Mastperiode verteilt zur Verbesserung der Wirtschaftlichkeit empfohlen. Akut erkrankende Einzeltiere müssen sofort beim ersten Auftreten von Krankheitserscheinungen mittels Injektion behandelt werden. Die Behandlung ist – erforderlichenfalls unter Wechsel des Medikaments – bis zur Normalisierung von Körpertemperatur und Allgemeinbefinden fortzusetzen.

Als unterstützende Therapie kommen Bronchosekretolytika sowie Kortikosteroide zur Entzündungsdämpfung in Frage. Verschleppte Fälle haben später eine Wachstumsverzögerung zur Folge. Durch zweimalige Impfung der Ferkel mit Pasteurella/Bordetella-Vakzine (3. und 5. Woche, Präparate zur Prophylaxe der Rhinitis atrophicans) kann die Häufigkeit von Sekundärinfektionen während der Mast gesenkt werden.

Neben dem SPF-Verfahren, das an anderer Stelle behandelt wird, haben auch andere Programme der gegen EP gerichteten Prophylaxeverfahren zum Ziel, die Infektion im Bestand zu unterbrechen. So sind das „Waldmann-Verfahren", das „Medicated early weaning"-Prinzip sowie die „Teilsanierung" ebenfalls imstande, die Infektionskette zu unterbrechen. Die letzterwähnte Sanierung wird erreicht durch eine Periode (rund 14 Tage) ausschließlicher Zuchtsauenhaltung, an deren Beginn ein Zeitpunkt vollständiger Freiheit des Bestandes von Ferkeln und Jungtieren eingeplant wird. Gleichzeitig sollten alle Zuchtschweine während dieser Zeit einer chemotherapeutischen Futtermedikation unterzogen werden. Während die anderen erwähnten EP-Sanierungsverfahren rund 500 €/Zuchttier kosten, darf man davon ausgehen, daß für das Teilsanierungsverfahren höchstens 100 €/Muttersau aufzuwenden sind.

In jedem Fall ist auch eine Verbesserung des Stallklimas anzustreben.

In Zuchtbeständen sollte eine Quarantäne neu eingestellter Tiere so durchgeführt werden, daß akut verlaufende Virusinfektionen während dieser Zeit erlöschen. Die Ausheilung bakterieller Infektionen während der Quarantänezeit kann durch chemotherapeutische Futtermedikation unterstützt werden. Ob die Quarantäne gegenüber Trägern latenter EP-Infektion wirksam sein kann, ist wegen der weiten Verbreitung und schwierigen Diagnostik von *Mycoplasma hyopneumoniae* zweifelhaft.

EP-Impfstoffe sind seit einiger Zeit im Handel erhältlich. Eine Erregertilgung wird zwar nicht erreicht und Sekundärerreger können sich trotzdem ansiedeln, aber der klinische Verlauf, die Frequenz an Lungenalterationen und die wirtschaftlichen Schäden werden deutlich gemildert. Zur Verfügung stehen Vakzinen, mit denen durch einmalige (one-shot) oder zweimalige (two-shot) Impfung eine Immunisierung vorgenommen wird. Dabei kann schon ab dem Saugferkelalter geimpft werden.

Literatur

ABIVEN, P., STRASSER, M., KOBISCH, M., NICOLET, J. (1990): Antibody response of swine experimentally infected with *Mycoplasma hyopneumoniae* and *Mycoplasma flocculare*. Zbl. Bakt. **20**, 817-818.

ALEXANDER, T. J. L., THORNTON, K., BOON, G., LYSONS, R. J., GUSH, A. F. (1980): Medicated early weaning to obtain pigs free from pathogens endemic in the herd of origin. Vet. Rec. **106**, 114-119.

ARMSTRONG, C. H., SCHEIDT, A. B., THACKER, H. L., RUNNELS, L. J. and FREEMAN, M. J. (1984): Evaluation of criteria for the postmortem diagnosis of mycoplasmal pneumonia of swine. Can. J. Comp. Med. Vet. Sci. **48**, 278-281.

BERTSCHINGER, H. U., KELLER, H., LÖHR, A., und WEGMANN, W. (1972): Der zeitliche Verlauf der experimentellen enzootischen Pneumonie beim SPF-Schwein. Schweiz. Arch. Tierheilk. **114**, 107-118.

BINDER, A. (1990): Vorkommen und Bedeutung von Mykoplasmen bei Rindern und Schweinen. Prakt. Tierarzt **9**, 22-28.

BOMMELI, W. R. (1986): *Mycoplasma hyopneumoniae* antibodies. Methods of enzymatic analysis (Ed. Bergmeyer). Antigens and Antibodies **2**, 11, 189-200.

EIKMEIER, H., MAYER, H. (1967): Untersuchungen zur Bekämpfung der Enzootischen Pneumonie der Schweine. Berl. Münch. tierärztl. Wschr. **80**, 255-257.

FREEMAN, M. J., ARMSTRONG, C. H., SANDS-FREEMAN, L. L., LOPEZ-OSUNA, M. (1984): Serological cross-reactivity of porcine reference antisera to *Mycoplasma hyopneumoniae*, *Mycoplasma flocculare*, *M. hyorhinis* and *M. hyosynoviae* indicated by the enzyme linked immunosorbent assay, complement fixation and indirect hemagglutination test. Can. J. Comp. Med. **48**, 202-207.

FREY, J., HALDIMANN, A., KOBISCH, M., NICOLET, J. (1994): Immune-response against the L-Lactate Dehydrogenase of Mycoplasma-hyopneumoniae in Enzootic Pneumonia of swine. Microb. Pathog. **17**, 313-322.

GOODWIN, R. F. W. (1985): Apparent reinfection of enzootic-pneumonia-free pig herds: Search for possible causes. Vet. Rec. **116**, 690-694.

INAMOTO, T., TAKAHASHI, H., YAMAMOTO, K., NAKAI, Y., OGIMOTO, K. (1994): Antibiotic Susceptibility of Mycoplasma hyopneumoniae isolated from Swine. J. Vet. Med. Sci. **56**, 393-394.

JERICHO, K. W. F. (1986): Pathogenesis of mycoplasma pneumonia of swine. Can. J. Vet. Res. **50**, 136-137.

Kavangh, N. T. (1994): The effect of pulse medication with a combination of tiamulin and oxytetracycline on the performance of fattening pigs in a herd infected with Enzootic Pneumonia. Irish Vet. J. **47**, 58-61.

Kazama, S., Yagihashi, T., Seto, K. (1989): Preparation of *Mycoplasma hyopneumoniae* antigen for the enzyme-linked immunosorbent assay. Can. J. Vet. Res. **53**, 176-181.

Levonen, K. (1994): Detection of enzootic pneumonia in swine herds using an enzyme-linked immunosorbent assay (ELISA) from sow colostrum. Res. Vet. Sci. **56**, 111-113.

Livingston, C. W., Stair, E. L., Underdahl, N. R., Mebus, C. A. (1972): Pathogenesis of mycoplasmal pneumonia in swine. Am. J. Vet. Res. **33**, 2249-2258.

Messier, S., Ross, R. F., Paul, P. S. (1990): Humoral and cellular immune responses of pigs inoculated with *Mycoplasma hyopneumoniae*. Am. J. Vet. Res. **51**, 52-58.

Meszaros, J., Stipkovits, L., Antal, T., Veszely, P. (1985): Eradication of some infections pig diseases by perinatal tiamulin treatment and early weaning. Vet. Rec. **116**, 8-12.

Murphy, D. A., Vanalstine, W. G., Clark, L. K., Albregts, S., Knox, K. (1993): Aerosol Vaccination of Pigs Against Mycoplasma hyopneumoniae Infection. Am. J. Vet. Res. **54**, 1874-1880.

Nicolet, J., Zimmermann, W., Chastonay, M. (1990): Epidemiology and serodiagnosis of *M. hyopneumoniae*. In: Recent advances in Mycoplasmology (eds.: Stanek, G., G. H. Cassell, J. G. Tully, R. F. Whitcomb), Zbl. Bakt. **20**, 249-253.

Pfützner, H. (1993): Mykoplasmen-Infektion des Schweines. Prakt. Tierarzt. **74**, 708-713.

Piffer, I. A., Young, T. F., Petenate, A., Ross, R. F. (1984): Comparison of complement fixation test and enzyme linked immunosorbent assay for detection of early infection with *Mycoplasma hyopneumoniae*. Am. J. Vet. Res. **45**, 1122-1126.

Plonait, H., Pohlenz, J., und Amtsberg, G. (1970): Erkrankungen des Atmungsapparates als Herdenproblem in der Schweinehaltung. Zbl. Vet. Med. B **17**, 183-191.

Plonait, H. (1990): Sanierung von Schweinezuchtbeständen – Methoden, Zuverlässigkeit, Anwendbarkeit. Tierärztl. Umsch. **45**, 521-526.

Potier, M. F. le, Abiven, P., Kobisch, M. (1994): A blocking ELISA using a monoclonal antibody for the serological detection of *Mycoplasma hyopneumoniae*. Res. Vet. Sci. **56**, 338-345.

Runge, M., M. Ganter, F. Delbeck, W. Hartwick, A. Rüffer, B. Franz und G. Amtsberg (1996): Nachweis von Pneumonieerregern bei Schweinen aus Problembeständen: Kulturelle und immunfluoreszenzmikroskopische Untersuchungen der bronchoalveolären Lavage (BAL) und serologische Befunde. Berl. Münch. tierärztl. Wschr. 3 (Jg. **109**), 101-107.

Sheldrake, R. F., Romalis, L. F., Saunders, M. M. (1993): Serum and Mucosal Antibody Responses Against Mycoplasma hyopneumoniae Following Intraperitoneal Vaccination and Challenge of Pigs with *M. hyopneumoniae*. Res. Vet. Sci. **55**, 371-376.

Stipkovits, L., Mészàros, J. (1986): Serological control of SPF and conventional swine herds for *Mycoplasma hyopneumoniae* infection. Arch. exp. Vet. Med. **40**, 12-13.

Strasser, M., Abiven, P., Kobisch, M., Nicolet, J. (1992): Immunological and pathological reactions in piglets experimentally infected with Mycoplasma hyopneumoniae and or Mycoplasma flocculare. Veter. Immunol. Immunopathol. **31**, 141-153.

Waldmann, O., Radtke, G. (1937): Erster Bericht über Erfolge der Bekämpfung der Ferkelgrippe durch die Riemser Einzelhüttenanlage. Berl. tierärztl. Wschr. **53**, 241-248.

Young, G. A., Underdahl, N. R. (1953): Isolation units for growing baby pigs without colostrum. Am. J. Vet. Res. **14**, 571-574.

Whittlestone, P. (1990): Control of enzootic pneumonia infection in pigs. In: Recent advances in Mycoplasmology (eds.: Stanek G., G. H. Cassel, J. G. Tully, R. D. Whitcomb), Zbl. Bakt. **20**, 254-259.

Zielinski, G., Ross, R. F. (1993): Adherence of Mycoplasma hyopneumoniae to porcine ciliated respiratory tract cells. Amer. J. Vet. Res. **54**, 1262-1269.

Zimmermann, W., Tschudi, P., Nicolet, J. (1986): ELISA-Serologie in Blut und Kolostralmilch: eine Möglichkeit zur Überwachung der enzootischen Pneumonie (EP) in Schweine-Beständen. Schweiz. Arch. Tierheilk. **128**, 299-306.

Zimmermann, W. (1990): Erfahrungen mit der EP-Teilsanierung im Tilgungsprogramm des Schweizerischen Schweinegesundheitsdienstes (SGD). Tierärztl. Umsch. **45**, 556-562.

Zimmermann, W. (1991): Neue Möglichkeiten zur Kontrolle und Sanierung von Schweinebeständen mit Enzootischer Pneumonie (EP). Bern: Univ., Veterinärmed. Habil. Schr.

7.3.4 Chlamydieninfektion (Chlamydial infection)

Die zu den Bakterien gerechneten Chlamydien sind im Tierreich weit verbreitet und haben eine geringe Wirts- und Organspezifität. Bekannt sind sie als Erreger der Psittakose bzw. Ornithose bei Vögeln und einer Form infektiösen Aborts bei Schafen. Beim Schwein wurden sie besonders im Zusammenhang mit Pneumonie, aber auch Polyserositis, Spätabort und Orchitis isoliert.

Die Infektion erfolgt durch aerogene, wahrscheinlich aber auch genitale und orale Übertragung der 0,2 mm kleinen Elementarkörper, die sich intrazellulär zu 1 mm großen gramnegativen Formen entwickeln und vermehren.

Aufgrund serologischer Reaktionen muß mit weiter Verbreitung von Chlamydien in Schweinebeständen gerechnet werden. Ihre Bedeutung als Krankheitserreger beim Schwein ist wegen schwieriger Diagnostik noch unklar. Bei experimenteller intratrachealer Infektion entsteht nach 4–8 Tagen eine interstitielle Pneumonie, die der bei Mykoplasmenpneumonie gleicht und innerhalb von 4 Wochen ausheilt. Eine Schrittmacherfunktion für Sekundärerreger ist anzunehmen. Diese erschweren auch den Nachweis von Chlamydien in Organmaterial mittels Spezialfärbungen, Immunofluoreszenz oder der (langwierigen) kulturellen Isolierung (Zellkultur).

Zur Behandlung kommen Tetrazykline in Frage, die wegen der intrazellulären Lokalisation der Erreger langfristig über Futtermedikation angewandt werden sollten.

Der Schutz von Schweinebeständen gegen diese Infektion ist schwierig, da Chlamydien bei Rindern und Schafen, aber auch Tauben und Schadnagern häufig vorkommen, und deren Keime, zum mindesten im Experiment, auch für Schweine infektiös sind.

Literatur

KIELSTEIN, P., STELLMACHER, H., HORSCH, F., MARTIN, J. (1983): Zur Chlamydieninfektion des Schweines. 1. Mitt.: Zur experimentellen Chlamydien-Pneumonie des Schweines. Arch. exp. Vet. Med. **37**, 569-586.

MARTIN, J., KIELSTEIN, P., STELLMACHER, H. HORSCH, F. (1983): Zur Chlamydieninfektion des Schweines. 2. Mitt.: Pathologisch-histologische Besonderheiten der experimentellen Chlamydienpneumonie des Schweines. Arch. exp. Vet. Med. **37**, 939-949.

STELLMACHER, H., P. KIELSTEIN, F. HORSCH, J. MARTIN (1983): Zur Bedeutung der Chlamydien-Infektion des Schweines unter besonderer Berücksichtigung der Pneumonien. Monatsh. Veterinärmed. **38**, 601-606.

TOLYBEKOW, A. S., L. A. WISCHNJAKOWA, M. A. DOBIN (1973): Die ätiologische Bedeutung eines Erregers aus der Bedsoniengruppe für die enzootische Pneumonie der Schweine. Monatsh. Veterinärmed. **28**, 339-344.

WITTENBRINK, M. M., X. WEN, N. BÖHMER, G. AMTSBERG und A. BINDER (1991): Bakteriologische Untersuchungen zum Vorkommen von Chlamydia psittaci in Organen von Schweinen und abortierten Schweinefeten. J. Vet. Med. B **38**, 411-420.

7.3.5 Progressive Rhinitis atrophicans, PRa (Atrophic rhinitis)

Die früher als Rhinitis atrophicans bekannte Krankheit wurde zuerst 1830 in Deutschland beschrieben. Sie ist eine Entzündung der Nasenschleimhaut, die infektiös ist, enzootisch auftritt und nach chronischem Verlauf bei jungen Schweinen zur Atrophie der ventralen Nasenmuscheln und Verformung der angrenzenden Knochen führt. Sie ist weltweit verbreitet und gewinnt unter den Bedingungen intensiver Schweineproduktion an wirtschaftlicher Bedeutung. Seit 1990 ist neu eine internationale Übereinstimmung über die Definition der Rhinitis atrophicans erreicht worden. Schweine, die mit toxinbildenden *Pasteurella multocida* infiziert sind, gelten, unabhängig vom Grad der Krankheitserscheinungen, als mit progressiver Rhinitis atrophicans verseucht. Als volkstümliches Synonym für die progressive

Rhinitis atrophicans wird die Bezeichnung „Schnüffelkrankheit" gebraucht.

Ätiologie und Pathogenese

Durch intranasale Infektion gnotobiotischer Ferkel in den ersten Lebenstagen mit Reinkulturen von *Bordetella bronchiseptica* oder *Pasteurella multocida* kann das Krankheitsbild im Experiment erzeugt werden. Bei spontan erkrankten Schweinen sind toxinbildende Stämme von *Pasteurella multocida* der entscheidende pathogenetische Faktor. Das Toxin erzeugt nach lokaler oder parenteraler Applikation durch Osteoblastenhemmung die pathognomonischen Läsionen. Bordetella bronchiseptica kommt eine Schrittmacherrolle bei der Ansiedelung der Pasteurellen auf der Nasenschleimhaut zu. Die Bordetellen verursachen meistens nur Nasenmuschelhypoplasie bei jungen Ferkeln. Diese Hypoplasien, wenn die Nasenmuscheln nicht vollständig reduziert wurden, regenerieren teilweise, und die wirtschaftlichen Schäden bleiben gering. Klinisch findet man nach einigen Monaten nur eine geringgradige Brachygnathia superior und sporadisch eine geringgradige Nasenverbiegung. Deswegen hat man die Bordetellen-Rhinitis als nichtprogressiv bezeichnet. Die von den toxigenen Pasteurellen allein oder in Kombination mit anderen Erregern (wie *Bordetella bronchiseptica*) verursachte Rhinitis atrophicans ist progressiv, manchmal auch ohne oder mit nur geringgradiger Conchendegeneration, jedoch mit stärker ausgeprägten wirtschaftlichen Schäden. Diese Form hat man deswegen auch progressive Rhinitis atrophicans (PRa) genannt. Von beiden Bakterienspezies scheint es virulente und avirulente Stämme zu geben. Bei vielen SPF-Schweinebeständen sind sowohl *Bordetella bronchiseptica* wie auch *Pasteurella multocida* (nicht toxigene) nachweisbar. Ähnliche Befunde wurden in klinisch unverdächtigen, konventionell gehaltenen Beständen erhoben. Als avirulent für das Schwein erwiesen sich auch die meisten von anderen Haustier- und Wildspezies isolierten Stämme von *Bordetella bronchiseptica*. Ob weitere auf und in der Nasenschleimhaut des Schweines vorkommende Keime im Krankheitsgeschehen der Rhinitis atrophicans von Bedeutung sind, bleibt noch unklar. *Mycoplasma hyorhinis* und das Zytomegalievirus erzeugen allein keine Nasenmuschelatrophie und beeinflussen deren Verlauf anscheinend nur wenig.

Die primär infektiöse Ätiologie war in der älteren Literatur umstritten. Besondere Bedeutung hatte man den Hypothesen eines primär erblichen Defekts oder einer Mineralstoffmangelerkrankung zugewiesen.

Im natürlichen Infektionsgeschehen scheint die aerogene Übertragung zwischen infizierten und empfänglichen Schweinen sowie benachbarten infizierten Beständen vorzuherrschen. Über die Voraussetzungen indirekter Übertragung und Infektion durch andere Tierarten, z.B. Hunde, Katzen oder Nagetiere, ist wenig bekannt.

Nach Infektion eines Bestandes kommt es in der Regel zur Enzootie, d. h., es erkranken über Jahre hinweg immer wieder zahlreiche Schweine, wenn auch mit abnehmender Schwere der Krankheitserscheinungen. Daneben sind Fälle bekannt geworden, bei denen klinische Erscheinungen katarrhalischer Rhinitis und spätere Nasenmuschel-Veränderungen nur während eines kurzen Zeitraumes im Bestand feststellbar waren. Es liegt nahe, hierfür einen bakteriellen Primärerreger mit sehr niedriger Virulenz verantwortlich zu machen, der nur bei Resistenzschwächung durch eine akut verlaufende Allgemeininfektion Nasenveränderungen bewirkt (z.B. virulente Stämme von *Bordetella bronchiseptica*). Eindeutig ablesbar ist der Einfluß resistenzmindernder Faktoren auf den Verlauf der Rhinitis atrophicans an den jahreszeitlichen Schwankungen der Häufigkeit typischer Nasenveränderungen in befallenen Beständen: Diese hat bei den im Winter geborenen Schweinen ein deutliches Maximum.

Wenn toxigene Pasteurellen und/oder Bordetellen die Nasenhöhle besiedeln, verursachen sie eine katarrhalisch-eitrige Entzündung der Schleimhaut und Hemmung der

Erkrankungen des Atmungsapparates

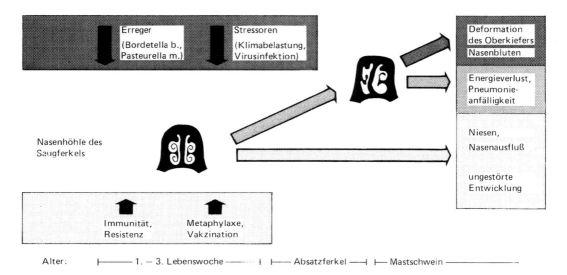

Abbildung 7-8 Pathogenese der Rhinitis atrophicans. Ziel der Prophylaxe in infizierten Beständen ist ein immunologisches Gleichgewicht zwischen Organismus und Erreger, das die klinische Erkrankung verhindert.

Osteoblasten. An den dünnen Knochenlamellen der Nasenmuscheln schnell wachsender Schweine hat dies bei normal fortgesetzter Osteoklastentätigkeit zur Folge, daß der Knochen abgebaut und durch Bindegewebe ersetzt wird. Grad und Dauer dieser Hemmung entscheiden über den Umfang der entstehenden Nasenmuschelhypoplasie und Deformation (Abb. 7-8).

Die für Rhinitis atrophicans charakteristischen Veränderungen der Nasenmuscheln entstehen in der Regel im Saugferkelalter und sind beim Absetzen bereits nachweisbar. Bei empfänglichen (z.B. SPF-)Schweinen können sie sich aber noch später entwickeln, solange die Tiere im Wachstum sind.

Die Krankheit wird meistens verbreitet durch Schweine, die aus Beständen stammen, in denen keine oder nur subklinische Symptome vorhanden sind, die aber mit toxigenen Pasteurellen infiziert sind. Für die Klärung von Verdachtsfällen und für die Überwachung von Zuchtbeständen reichen klinische Untersuchungen und Nasenquerschnitte nicht mehr aus.

Klinische Erscheinungen und Verlauf

Das klinische Bild der Rhinitis atrophicans ist im Anfangsstadium durch Niesen gekennzeichnet, das meist mit geringgradigem, serösem Nasenausfluß einhergeht. Die im Verlauf weniger Wochen entstehende Nasenmuschelatrophie ist meist von einer relativen Verkürzung des Oberkiefers begleitet, wodurch es zu Querfalten der Haut auf dem Nasenrücken kommt und die Schneidezahnstellung vom physiologischen Überbiß in einen mehr oder weniger ausgeprägten Unterbiß (Brachygnathia superior) übergeht.

Seitwärts- oder Aufwärtsverbiegung des Oberkiefers werden beim Absatzferkel nur selten beobachtet. Ihre deutliche Ausprägung kann sich manchmal über die Geschlechtsreife hinaus verzögern, so daß sie nach Verkauf eines Zuchttieres erstmalig bemerkt wird. Im Nasenquerschnitt findet sich dann meist Septumverbiegung, aber nur selten Nasenmuschel-Atrophie.

Schwere Verlaufsformen sind durch Fortbestehen des Niesens, sichtlich zunehmende Formveränderung des Oberkiefers und gelegentliches Nasenbluten gekennzeichnet.

Nach Infektion eines Zuchtbestandes ist in der Regel mit jahrelang ständig erneutem Auftreten der Krankheitserscheinungen bei einem Teil der Jungtiere zu rechnen. Die plötzliche, vereinzelte Erkrankung mehrerer Ferkel nur eines Wurfes oder zahlreicher Tiere innerhalb weniger Monate mit anschließendem Rückgang der Morbidität auf wenige Einzelfälle ist auch möglich. Wirtschaftliche Einbußen ergeben sich bei hoher Morbidität durch schlechtere Futterverwertung und Zunahmen, in Zuchtbetrieben aber vor allem durch den Ausschluß des infektionsverdächtigen Bestandes vom Zuchttierverkauf.

Mastbetrieben entstehen außer der verschlechterten Futterverwertung der an hochgradiger Rhinitis atrophicans leidenden Tiere keine langfristigen Nachteile, weil die Infektion bei älteren Tieren harmlos verläuft.

Die Wachstumsverzögerung beruht beim Ferkel auf Toxineinwirkung. Mastschweine sind beim Fressen in der Gruppe benachteiligt, wenn der Oberkiefer deformiert ist oder Futterstaub häufigen Niesreiz auslöst.

Diagnose und Differentialdiagnose

Die Zeit zwischen der Einschleppung von toxigenen Pasteurellen und dem klinischen Ausbruch der PRa kann von einigen Monaten bis zu einigen Jahren variieren. Eine allgemein anerkannte Methode zur Diagnosestellung ist die Beurteilung von Querschnitten der Nase (Abb. 7-9, s. a. Farbtafel III, Abb. 4). Der postmortal angelegte Nasenquerschnitt in Höhe des ersten Backenzahnes (Prämolar) kann entweder visuell nach einer Punktskala oder durch Messung der Septumsymmetrie und der Höhe des ventralen Nasenganges mit der Schublehre beurteilt werden. Um in Zweifelsfällen eine Entscheidung treffen zu können, müssen 20 bis 50 Schweine des Bestandes, die älter als 8 Wochen sind, untersucht werden. Ein charakteristisches klinisches Bild bei einzelnen Schweinen oder mittelgradige Nasenquer-

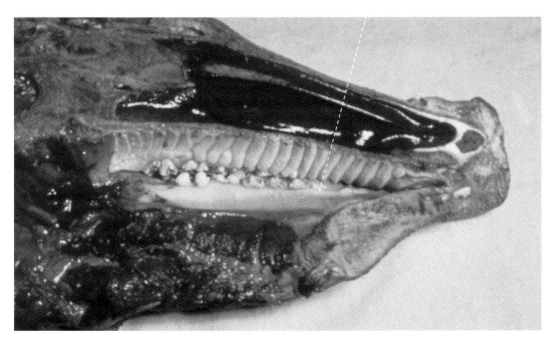

Abbildung 7-9 Physiologische Form der ventralen Nasenmuschel im Längsschnitt einer Schlachthälfte. Die Trennlinie des Nasenquerschnitts zur Diagnostik der Rhinitis atrophicans wurde kurz vor dem ersten Prämolaren des Oberkiefers eingezeichnet. (Foto: Klinik für kleine Klauentiere, Hannover)

schnitts-Veränderungen bei wenigen, bereits äußerlich als verdächtig herausgesuchten Tieren können ebenso irreführend sein wie anatomisch perfekte Querschnittbefunde an einer kleinen Zahl von Oberkiefern. Grund hierfür ist die aus statistischen Gründen unvermeidliche Unsicherheit einer Schätzung von Prozentsätzen. Da bekannt ist, daß typische Veränderungen in Einzelfällen auch in langjährig unverdächtigen Beständen vorkommen können, rechtfertigt ein einzelnes Tier mit Symptomen der Rhinitis atrophicans nicht die Stellung der Diagnose, sollte aber Anlaß zu weiteren Untersuchungen sein. Da aber klinische und pathologisch-anatomische Untersuchungen allein nicht zuverlässig sind, braucht es zusätzlich eine bakteriologische Bestandsüberwachung mittels Nasen- oder Tonsillentupferproben (s. Abb. 7-2). Aus praktischer Erfahrung sollten vor allem Tiere oder Tiergruppen getupfert werden, bei denen Niesen, Nasenausfluß, Sekretstraßen an den axialen Augenwinkeln oder andere klinische Erscheinungen beobachtet werden.

Die Ergebnisse der Tupferuntersuchung hängen stark von der Tierauswahl und der Sauberkeit bei der Entnahme ab. Die Tupfer müssen in einem Transportmedium, gekühlt und so rasch wie möglich ins Labor gebracht werden. Bakteriologische Bestandsuntersuchungen werden in vielen Ländern durch die Tiergesundheitsdienste nach einheitlichen Untersuchungsrichtlinien durchgeführt. In diesen Richtlinien ist die Probenzahl pro Betrieb und pro Altersgruppe festgelegt. Die Stichprobenzahlen und Altersgruppen sind nach vielen Jahren Diskussion als ein Kompromiß zwischen Praxis, Erfahrung, Kostenaufwand, Prävalenzschätzungen und weiteren statistischen Absicherungen zustande gekommen. In einem Bestand mit 300 Sauen sollten als Beispiel dreimal pro Jahr 24 Nasentupfer genommen werden, und zwar bei Saug- und Absetzferkeln sowie Aufzuchttieren im Alter von 3–8 Monaten. Diese Zahlen reichen nur dann aus, wenn in den Betrieben nicht gegen PRa mediziert und vakziniert wird. Für den Nachweis des für das Toxin codierenden Gens steht mittlerweile ein PCR-Test zur Verfügung.

Ein einmaliges negatives Bestandsergebnis ist nicht zuverlässig. Zuchtbestände werden zum Beispiel in den Niederlanden erst nach mindestens 6–9 Bestandsüberprüfungen innerhalb von 2–3 Jahren als PRa-frei anerkannt.

Bis heute kommen zwei Methoden zum Nachweis des Antitoxins von *Pasteurella multocida* in Seren in Frage: der Serumneutralisationstest (SNT) mit Zellkulturen oder der SNT mit dem ELISA. Die Serologie ist jedoch noch immer in der Erprobungsphase. In einigen Laboratorien wird trotzdem die Serologie als ein zusätzliches diagnostisches Verfahren eingesetzt. Der Nachweis von Vakzinierungstitern ist oft leichter als der Nachweis von Titern in natürlich infizierten Tieren. Nur ein Teil der infizierten oder erkrankten Tiere bilden nachweisbare Antikörper.

Bei einer Neuinfektion in einem Bestand werden in der Regel zuerst die Nasentupfer und erst später die Serologie positiv. Zur Beurteilung eines Bestandes reicht die Serologie allein noch nicht aus. Die PRa-Diagnostik zur Klärung von Verdachtsfällen und zur Überwachung von Zuchtherden besteht also aus klinischen Bestandskontrollen und bakteriologischen Tupferuntersuchungen, evtl. ergänzt mit Serologie und Nasenquerschnitten. Entscheidend ist der Nachweis der toxigenen *Pasteurella multocida*.

Therapie und Prophylaxe

Die für Rhinitis atrophicans charakteristischen Veränderungen der Kopfknochen sind bereits irreversibel, wenn sie äußerlich wahrnehmbar werden. Um die Häufigkeit und Schwere derartiger Erscheinungen zu verringern, ist eine Verbindung von hygienischen, chemotherapeutischen und immunologischen Maßnahmen angebracht, die in gleicher oder ähnlicher Form gegen alle chronischen Erkrankungen der Atemorgane wirksam sind, also auch gegen den Komplex der Enzootischen Pneumonie. Diese bestehen in:

- Verbesserung des Stallklimas, besonders im Aufenthaltsbereich der Ferkel;
- Trennung von Abferkelställen und Haltung der Absetzferkel sowie
- weitere Unterteilung dieser beiden Stalltypen in mehrere Räume, die im Rein-Raus-Verfahren belegt werden;
- chemotherapeutische Behandlung der Sauen mittels Futtermedikation vor der Geburt oder aller Sauen des Bestandes in längeren Abständen;
- dreimalige Injektionsbehandlung der Ferkel während der ersten beiden Lebenswochen (z.B. 1., 3. und 10. Tag) unter Beachtung des Resistenzspektrums der Nasenflora im Bestand, dann Medikation über Starterfutter oder Trinkwasser.

Man erreicht damit eine Verringerung der Erregerausscheidung in der Umwelt der neugeborenen Saugferkel, verzögert wahrscheinlich durch wiederholte Chemotherapie die bakterielle Besiedelung der Nasenschleimhaut und ermöglicht dadurch ein Gleichgewicht zwischen lokaler Immunität und pathogenen Keimen, ohne daß es zur klinischen Erkrankung kommt.

Die aktive Immunisierung der hochtragenden Sauen mit Vakzinen aus geeigneten Bordetella- und Pasteurella-Stämmen schützt die Ferkel meist, aber nicht in allen Fällen gegen das Auftreten schwerer Erscheinungen der Rhinitis atrophicans.

In der Regel kann die Intensität der Behandlung nach einem Jahr konsequenter Durchführung allmählich verringert werden. Man wird sich dann z.B. auf eine einmalige Injektionsbehandlung beim Ferkel, gleichzeitig mit der Eisenversorgung, und die Medikation des Starterfutters beschränken.

Weder durch Chemotherapie noch durch Vakzination gelingt es, einen Bestand von Erregern der Rhinitis atrophicans zu befreien. Für Zuchtbetriebe mit eindeutig festgestellter Rhinitis atrophicans ist daher Räumung und Neuaufbau des Tierbestandes unvermeidlich, wenn das Risiko der Infektionsausbreitung vermieden werden soll.

Der Besitzer eines gesunden Schweinebestandes muß zur Vorbeugung gegen PRa nicht nur die Umwelt tiergerecht gestalten, er muß vor allem auch die Einschleppung der toxigenen *Pasteurella multocida* verhindern. Der Bestand sollte in erster Linie geschlossen gehalten oder Schweine dürfen nur aus kontrolliert PRa-freien Herden zugekauft werden. Zuchtbetriebe, die vakzinieren und/oder nicht kontrolliert sind, können nicht als PRa-unverdächtig erklärt werden. Impfungen dürfen im Rahmen von PRa-Überwachungsprogrammen nicht durchgeführt werden, weil Impfungen die klinische Diagnostik und den serologischen und bakteriologischen Nachweis von PRa erschweren.

Literatur

ACKERMANN, M. R., DEBEY, M. C., REGISTER, K. B., LARSON, D. J. KINYON, J. M. (1994): Tonsil and Turbinate Colonization by Toxigenic and Nontoxigenic Strains of Pasteurella Multocida in Conventionally Raised Swine. J. Vet. Diagn. Invest. **6**, 375-377.

ALT, M., BECKMANN, G., SCHÖSS, P. (1993): Vergleich von E.B.L.-Zellen und ELISA in der kulturellen und serologischen Diagnostik der Rhinitis atrophicans des Schweines. Dtsch. tierärztl. Wschr. **100**, 99-102.

BRITO, J. R. F., PIFFER, I. A., WENTZ, I., BRITO, M. A. V. P. (1993): Capsular Types and Toxin Production by Strains of Pasteurella multocida Isolated from Pigs in Southern Brazil. Rev. Microbiol. **24**, 94-97.

ERLER, W., HÄNEL, I., HOTZEL, H., MÜLLER, W., SCHIMMEL, D. (1993): Nachweis toxinbildender Stämme von *Pasteurella multocida* – ein Vergleich von Methoden. Berl. Münch. tierärztl. Wschr. **106**, 194-197.

FRITZE, U. (1986): Rhinitis atrophicans beim europäischen Wildschwein (Sus scrofa L. 1758). Prakt. Tierarzt **67**, 33.

DE JONG, M. F. (1985): Atrofische Rhinitis bij het varken. Utrecht: Proefschrift.

DE JONG, M. F. (1992): Atrophic rhinitis. In: LEMAN, A. D., et al. (eds.), Diseases of Swine, 7th ed., 414-435. Ames: Iowa State University Press.

DE JONG, M. F. (1994): Rhinitis atrophicans: Problematik der Diagnostik. Prakt. Tierarzt **75**, 82-83.

KAVANAGH, N. T. (1994): Isolation of toxigenic Pasteurella multocida type D from pigs in a herd free from progressive atrophic rhinitis in Ireland. Vet. Rec. **134**, 218-219.

MATSCHULLAT, G., MÜLLER, E., MUMME, J., IKES, D. (1994): Nachweis toxinbildender Stämme von *Pasteurella multocida* in Nasen- und Tonsillentupfern, eine Möglichkeit zur Überwachung von Schweinebeständen auf Rhinitis atrophicans? Gleichzeitig ein Vergleich mit anderen Untersuchungsmethoden. Dtsch. tierärztl. Wschr. **101**, 27-30

MOLLER, K., ANDERSEN, L. V., CHRISTENSEN, G., KILIAN, M. (1993): Optimalization of the Detection of NAD Dependent Pasteurellaceae from the Respiratory Tract of Slaughterhouse Pigs. Vet. Microb. **36**, 261-271.

KARBE, E., H. U. BERTSCHINGER, H. KELLER und H. JUCKER (1970): Experimentelle Untersuchungen zur Ätiologie der Rhinitis atrophicans des Schweines. Zbl. Vet. Med. B **17**, 993-1002.

PLONAIT, H., K. G. HEINEL, W. BOLLWAHN (1980): Vergleich von Endoskopie und Röntgenaufnahmen als Hilfsmittel zur Diagnose der Rhinitis atrophicans am lebenden Schwein. Prakt. Tierarzt **61**, 1056-1064.

RUTTER, J. M. (1983): Virulence of Pasteurella multocida in atrophic rhinitis of gnotobiotic pigs infected with Bordetella bronchiseptica. Res. Vet. Sci. **34**, 287-295.

RUTTER, J. M., MACKENZIE, A. (1984): Pathogenesis of atrophic rhinitis in pigs: A new perspective. Vet. Rec. **114**, 89-90.

SCHÖSS, P. (1977): Enzootische Erkrankungen der Atmungsorgane beim Schwein und ihre Bekämpfungsmöglichkeiten. Prakt. Tierarzt **58**, 38-43.

SCHÖSS, P. (1982): Bordetella-bronchiseptica-Infektion in einem SPF-Schweinebestand. Ein Beitrag zur Ätiologie der Rhinitis atrophicans. Dtsch. tierärztl. Wschr. **89**, 177-181.

SCHÖSS, P., THIEL, C.-P., SCHIMMELPFENNIG, H. (1985): Rhinitis atrophicans des Schweines: Untersuchungen über das Vorkommen toxinbildender Stämme von Pasteurella multocida und Bordetella bronchiseptica. Dtsch. tierärztl. Wschr. **92**, 316-331.

7.4 Parasitäre Erkrankungen

7.4.1 Lungenwurmbefall (Lungworm infection, Metastrongylosis)

Die zu den Metastrongyliden gehörenden Lungenwürmer des Schweines sind weltweit verbreitet und beim Wildschwein regelmäßig zu finden. Hausschweine werden selten, sicher nur bei Weidehaltung befallen.

Ätiologie und Pathogenese
Neben *Metastrongylus apri*, der bei Hausschweinen häufigsten Art, werden beim Wildschwein zusätzlich *M. pudendotectus* und *M. salmi* gefunden. Der Entwicklungszyklus dieser Parasiten verläuft über den Regenwurm als Zwischenwirt. Die mit dem Kot ausgeschiedenen Eier oder die geschlüpften ersten Larven werden vom Zwischenwirt aufgenommen und entwickeln sich darin nach 18–30 Tagen zu infektionsfähigen dritten Larven, die beim Wühlen mitsamt dem Zwischenwirt von den Schweinen verzehrt werden. Nach Durchbohren der Darmwand gelangen die Larven auf dem Lymphweg in den Blutkreislauf, den sie bei Erreichen der Lunge verlassen, um sich in den Bronchien der Zwerchfellappen anzusiedeln. Schadwirkungen in Form von Blutungen und Entzündungsreaktionen können bei massiver Invasion in der Darmschleimhaut, den Darmlymphknoten und im Lungengewebe entstehen. Diese wirken als Komplikation der Enzootischen Pneumonie. Die Präpatenzperiode beträgt 4 Wochen. Der geschlechtsreife Parasit kann 7 Monate leben und verursacht Bronchitis sowie lobuläre Emphyseme. Die meisten Würmer halten sich nur 5–9 Wochen in der Lunge. Wenige, die langfristig verbleiben, wirken als Erregerreservoir.

Klinische Symptome und Verlauf
Schwere Verlaufsformen mit Husten, Dyspnoe, Nasenausfluß und Entwicklungsstörungen werden nur nach Infektion von

jungen Schweinen beobachtet. Meist verläuft jedoch die Metastrongylose der Schweine subklinisch und chronisch. Wenn alle Altersstufen Weidegang haben, findet sich der stärkste Befall mit 4–6 Monaten.

Diagnose und Differentialdiagnose
Die Eiausscheidung mit dem Kot ist nicht regelmäßig und wird mit der üblichen Kochsalzaufschwemmung nicht sicher erfaßt, da das spezifische Gewicht der Eier hoch ist. Die Flotation erfolgt deshalb mit gesättigter Zinkchlorid-Kochsalz-Lösung (1:2).

Bei der Sektion sind während der Wanderung der Parasitenlarven petechiale Blutungen an der Lungenoberfläche sichtbar. Später treten grauweiße Knötchen und lobuläre Emphyseme, vorwiegend am kaudoventralen Zwerchfellrand, in Erscheinung. In den Bronchioli dieser Abschnitte finden sich Schleim und die 10–50 mm langen Lungenwürmer.

Differentialdiagnostisch sind wandernde Askariden- und Strongyloideslarven auszuschließen, die ähnliche petechiale Blutungen auf der Lungenoberfläche hervorrufen und ebenso wie die Lungenwürmer den Verlauf der Enzootischen Pneumonie erschweren können.

Therapie und Prophylaxe
Zur Behandlung des Lungenwurm- wie auch des Ascaridenlarvenbefalls beim Schwein eignen sich Fenbendazol, Flubendazol, Levamisol sowie Doramectin und Ivermectin. Febantel ist in erhöhter Dosis (1x20 mg/kg KGW p.o.) ebenfalls wirksam (s. a. Tab. 13-3).

Infektionsverdächtige Ausläufe und Weiden sollten nicht benutzt werden, da die Larven bis zu 4 Jahre in Regenwürmern überleben können und eine Bekämpfung der Zwischenwirte kaum durchführbar ist.

Haltung im Stall oder auf Betonflächen schützt sicher gegen Metastrongylus-Befall, da eine Übertragung ohne Zwischenwirt nicht möglich ist.

Literatur
ALVA VALDES, R., WALLACE, D. H., FOSTER, A. G., ERICSON, G. F., WOODEN, J. W. (1989): Efficacy of an in-feed ivermectin formulation against gastrointestinal helminths, lungworms and sarcoptic mites in swine. Am. J. Vet. Res. **50**, 1392-1395.

KRAUSE, H., D. PLEGER, T. HIEPE, R. BUCHWALDER (1969): Untersuchungen zum Lungenwurmbefall des Schweines. 1. Mitt.: Vorkommen, Befallsextensität und -intensität von Metastrongylus spec. beim Haus- und Wildschwein. Monatsh. Veterinärmed. **24**, 776-780.

KUTZER, E. (1981): Zur anthelminthischen Wirkung von Febantel (Rintal®) bei Wildschweinen (Sus scrofa). Vet. Med. Nachr. 34-41.

MENNERICH-BUNGE, B., POHLMEYER, K., STOYE, M. (1993): Zur Helminthenfauna der Wildschweine Westberliner Forsten. Berl. Münch. tierärztl. Wschr. **106**, 203-207.

7.5 Fütterungsbedingte Erkrankungen

7.5.1 Lungenödem durch Fumonisinvergiftung (Porcine pulmonary oedema syndrome)

Nach etwa einer Woche Verfütterung von Mais, der über 20 mg/kg Fumonisin B_1 enthält, kommt es zu Inappetenz, Leberschäden, eventuell Ikterus und, bei Konzentration über 175 mg/kg, zu Atemnot und Tod durch Lungenödem.

Das Toxin wird vom Feldpilz *Fusarium moniliforme* gebildet, der auch auf deutschem Mais vorkommt. Vergiftungsfälle wurden bisher nur aus den USA bekannt, während die in Deutschland festgestellten Konzentrationen von Fumonisin B_1 nur sehr selten über 1,0 mg/kg hinausgehen. Vergiftungen sind daher eher bei importiertem Mais bzw. Maisprodukten zu erwarten.

Verdachtsfälle können durch Bestimmung der Aspartataminotransferase (ASAT) überprüft werden, da Leberschäden auch bei sublethalem Verlauf stets zu erwarten sind. Bei gestorbenen Tieren findet man Lungenödem und Pleuraergüsse (Hydrothorax).

Literatur

BAUER, J., und S. BINDER (1993): Fumonisine in Futtermitteln: Vorkommen und Bedeutung einer neuen Gruppe von Fusarientoxinen. Tierärztl. Umsch. **48**, 718-727.

BECKER, B. A., G. E. ROTTINGHAUS, R. SHELBY, M. MISFELDT and P. F. ROSS (1995): Effects of feeding fumonisin B_1 in lactating sows and their suckling pigs. Am. J. Vet. Res. **56**, 1253-1258.

COLVIN, B. M., A. J. COOLEY and R. W. BEAVER (1993): Fumonisin toxicosis in swine: Clinical and pathological findings. J. Vet. Diagn. Invest. **5**, 232-241.

HASCHEK, W. M., G. MOTEIN, D. K. NESS, K. S. HARBIN, W. F. HALL, R. F. VESONDER, R. E. PETERSON and V. R. BEASLEY (1992): Characterization of fumonisin toxicity in orally and intravenously dosed swine. Mycopathologia **117**, 83-96.

8 Erkrankungen des Herz-Kreislauf-Systems

K. BICKHARDT

8.1 Pathophysiologie und Diagnostik

Obwohl das Herz-Kreislauf-System des gesunden Hausschweines gegenüber anderen Tierarten einige Besonderheiten aufweist, ist es im Rahmen seines arttypischen Verhaltensrepertoires ausreichend anpassungs- und leistungsfähig. Ein kleines relatives Herzgewicht von etwa 0,3 % des Körpergewichts wird kompensiert durch eine starke Kontraktilität des Myokards und einen relativ hohen Blutdruck, so daß die Versorgung der Peripherie unter physiologischen Bedingungen gewährleistet ist. So wird z.B. eine Laufbelastung von 3 km/h über längere Zeit oder der Deckakt des Ebers bei Herzfrequenzen über 200/min toleriert, ohne daß es zu pathologischen Kreislauferscheinungen und metabolischer Azidose kommen muß. Andererseits kann ungewohnte Anstrengung in Verbindung mit Streß, wie z.B. die Fixierung mit einer Oberkieferschlinge, zu einer ernsten Kreislaufkrise infolge Laktazidose durch tetanische Muskelanspannung führen (s. Tab. 8-1). Bei den zu Belastungsmyopathie disponierten (streßempfindlichen) Schweinen sind Deckakt, Schwergeburt, Transport, Rangordnungskämpfe oder Zwangsmaßnahmen (z.B. bei Blutentnahmen oder Operationen) ausreichende Belastungen für die Entstehung einer Laktazidose und können im Extremfall zur Herzinsuffizienz und zum Tod durch kardiogenen Schock führen.

Die von pathologischen Kreislaufsymptomen begleiteten akuten Todesfälle beim Schwein werden oft einer besonderen Disposition des Herz-Kreislauf-Systems zur Last gelegt. Es wird dabei übersehen, daß diesen Todesfällen primär meist andere Ursachen zugrunde liegen, wie:
– akute Belastungsmyopathie (häufigste Todesursache, in Deutschland noch immer 0,5 % Transportverluste),
– Anämie,
– Pneumonie,

Tabelle 8-1 Belastungsreaktionen klinisch gesunder Schweine, Blutwerte aus Dauerkathetern

	Herzfrequenz l/min	Temperatur °C	Hämatokrit l/l	Plasma-Laktat mmol/l
Mastschweine vor Belastung	80–100	39,0–39,8	0,30–0,36	bis 1,0
Laufband 3,0–3,6 km/h	180–250	39,5–40,5	0,38–0,44	1– 2
4,7–5,0 km/h	200–270	39,5–40,5	0,38–0,44	3– 8
Anbindestreß	100–200	39,0–39,8	0,38–0,44	5–12
Geburt, Sauen	100–160	39,0–39,8	0,32–0,42	2–10
Deckakt, Eber	140–260	39,0–40,0	0,40–0,48	1–13

- Septikämie (Schweinepest, Salmonellose, Rotlauf, verschleppte Geburt etc.),
- Enterotoxämie oder
- Flüssigkeitsverluste (Hyperthermie, Diarrhoe der Ferkel, Pyelozystitis der Sauen, Blutungen).

Diese Primärstörungen führen im Zusammenwirken von Herzüberbelastung (Tachykardie), kardialem Sauerstoffmangel (Anämie, Pneumonie) und Azidose sekundär zu einer Herzinsuffizienz und schließlich zum Schock. Lediglich die vergleichsweise seltenen organischen Herzveränderungen, wie angeborene Mißbildungen, Perikarditis, Endokarditis valvularis oder Myokarddegeneration, bedingen unter Umständen unmittelbar eine Herzinsuffizienz. Diese pathogenetischen Zusammenhänge sind schematisch in Abbildung 8-4 dargestellt (s. Schock, Abschn. 8.2.9).

Diagnostik am Herz-Kreislauf-System

Das Herz-Kreislauf-System des Schweines ist der Untersuchung gut zugänglich. Zentral und peripher bedingte Störungen lassen sich unterscheiden, obwohl Herz und peripherer Kreislauf sich gegenseitig beeinflussen und bei gravierenden Störungen den komplexen Circulus vitiosus des Schocks verursachen. Zentral bedingte Störungen sind charakterisiert durch:
- den Auskultationsbefund (Herzfrequenz, pathologische Geräusche, Rhythmusabweichungen),
- venöse Stauungserscheinungen (stark gefüllte aber deutlich gezeichnete Episkleralgefäße, Ohr- und Bauchvenen),
- erschwerte (Dyspnoe) und beschleunigte (Tachypnoe) Atmung und
- die Sauerstoffausschöpfung des Blutes in der Peripherie (Zyanose).

Periphere Kreislaufstörungen können durch Beurteilung von Pulsqualität und Hautfärbungen erkannt werden.

Bei der Erhebung klinischer Befunde ist jede Aufregung der Tiere zunächst nach Möglichkeit zu vermeiden. Unvermeidbare Erregung (jüngere Schweine) oder Belastung (z. B. Fütterung, Geburt, Deckakt) ist bei der Interpretation der Befunde zu berücksichtigen. Schweine mit schwerer Erkrankung des Herz-Kreislauf-Systems verhalten sich ohnehin ruhiger und weisen herabgesetzte physische Leistungsfähigkeit auf, häufig von typischen Entlastungshaltungen (Brustlage mit abgespreizten Ellbogen) begleitet. In fraglichen Fällen sollte die Untersuchung nach einer Testbelastung durch kurzes, intensives Umhertreiben wiederholt werden. Starke Änderung der Kreislaufbefunde unmittelbar nach Belastung und verzögerte Rückkehr zu den Ruhebefunden (später als 20 Minuten nach Testbelastung) weisen auf eine Insuffizienz des Systems hin.

Der Herzstoß ist unmittelbar medial des Ellbogenhöckers durch flaches Auflegen der Hand zu fühlen (Finger über den Interkostalspalten). Im Normalfall ist der Herzstoß nur auf der linken Seite feststellbar, bei akuter Belastung oder Herzinsuffizienz mit Erweiterung der rechten Kammer jedoch auch rechts. Bei dekompensierter Herzinsuffizienz, pathologischer Herzbeutelfüllung und auch bei sehr fetten gesunden Tieren ist der Herzstoß eventuell nicht fühlbar.

Die Herzfrequenz (HF) als wichtigster Indikator der Herzleistung sollte vor anderen Manipulationen am Tier durch Auskultation ermittelt werden. Die Puncta maxima des atrio-ventrikulären Klappenschlußtones liegen jeweils links und rechts medial des Ellenbogenhöckers (Abb. 8-1). Aorten- und Pulmonalklappenton sind etwas weiter kraniodorsal auf der linken Seite am deutlichsten zu hören. Bei irregulärem Herzrhythmus sollten gleichzeitig Herzstoß- und Pulsfrequenz festgestellt werden, um ein eventuelles Pulsdefizit aufzudecken. In diesem Fall ist die Indikation für die Aufnahme eines Elektrokardiogramms (EKG) gegeben, um die tatsächliche Herzfrequenz und die Art der Rhythmusstörung zu bestimmen.

Neben den als Herztöne bezeichneten physiologischen Geräuschen (1. und 2. Herzton) ist auf irreguläre Geräusche zu achten, die meist ein höherfrequentes Klang-

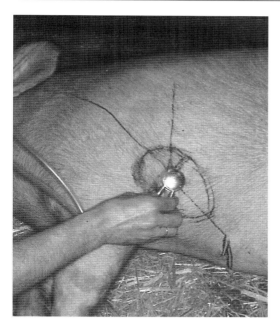

Abbildung 8-1 Auskultation des Herzens beim Schwein. Der Herzachse folgend (vom Proc. xiphoideus des Brustbeins zum Ohransatz) hört man an der kaudalen Begrenzung der Ankonäenmuskulatur bzw. medial des Ellbogenhöckers den 1. Herzton und eventuelle Geräusche an der Mitralklappe besonders laut. Der 2. Herzton erscheint stärker akzentuiert, wenn vom weiteren Verlauf der Herzachse leicht nach ventral abgewichen wird.

spektrum aufweisen und zwischen den Herztönen zu hören sind (systolisches, diastolisches Band-, Decrescendo- oder Spindelgeräusch). Klappenverschlußstörungen (Klappeninsuffizienz) zeichnen sich oft dadurch aus, daß der dem Geräusch vorausgehende Herzton abgeschwächt ist. Bei Öffnungsstörungen (Klappenstenose) ist gelegentlich der dem Geräusch folgende Herzton durch Verzögerung doppelt hörbar. Geräusche der linksseitigen Herzhälfte werden durch die Lungenfüllung auf der Höhe der Inspiration abgeschwächt, während rechtsseitige Geräusche gegen Ende der Inspiration durch maximale Venenfüllung verstärkt werden. Diese Befunde zusammen mit der Lokalisation der deutlichsten Hörbarkeit (Punctum maximum) gestatten oft die genauere Bestimmung von Art und Lokalisation der Klappenstörung. Weiterhin können bei der Auskultation Arrhythmie oder undeutliche, plätschernde Geräusche (Perikarditis) gehört werden.

Die beim Schwein seltenen Arrhythmien werden in der Regel durch Extrasystolen hervorgerufen, die im EKG darstellbar sind (dorsale Ableitung: rechter Ohrgrund – linke Kniefalte). Dabei ist die im EKG feststellbare Herzfrequenz meist höher als die durch Auskultation und Palpation des Pulses ermittelte (Pulsdefizit). Herzarrhythmien mit Extrasystolie, die zu einem erheblichen Pulsdefizit führen, stellen unabhängig von ihrer Ursache eine Mehrbelastung des Myokards dar und können dadurch zu einer Herzinsuffizienz führen. Darüber hinaus stellen sie häufig ein Symptom morphologischer Alteration (Myokarditis, Myokarddegeneration oder -hypertrophie) oder biochemischer Störungen der Herzaktion (Hypoxie, Hyperkaliämie, Kalzium- oder Herzglykosid-Überdosierung) dar (Abb. 8-2). Eine Herzarrhythmie mit unregelmäßig verformten Extrasystolen ist ein Zeichen heterotoper ventrikulärer Reizbildungsstörung, wie sie bei schweren Herzdilatationen und bei Myokardläsionen (Kardiomyopathie) vorkommt. Tachyarrhythmie mit einem Extrasystolenanteil über 30 % oder anfallsweise einsetzenden Extrasystolen und Herzflattern sind prognostisch ungünstig zu beurteilen. Ein Beispiel hierfür ist die meist letale Tachyarrhythmie bei chronischer Olaquindoxvergiftung, die durch Hyperkaliämie infolge Nebennierenrindeninsuffizienz bedingt ist (s. Abb. 8-2).

Für die klinische Beurteilung von Herzarrhythmien wie für die Interpretation von Herzgeräuschen gilt jedoch: Pathophysiologische Bewertung und Prognose derartiger Veränderungen richten sich nach der Funktionssymptomatik des Gesamtkreislaufs. Tachykardie, Dyspnoe, Venenstauung und Zyanosen nach kurzer Belastung oder gar in Ruhe in Verbindung mit Entlastungshaltung

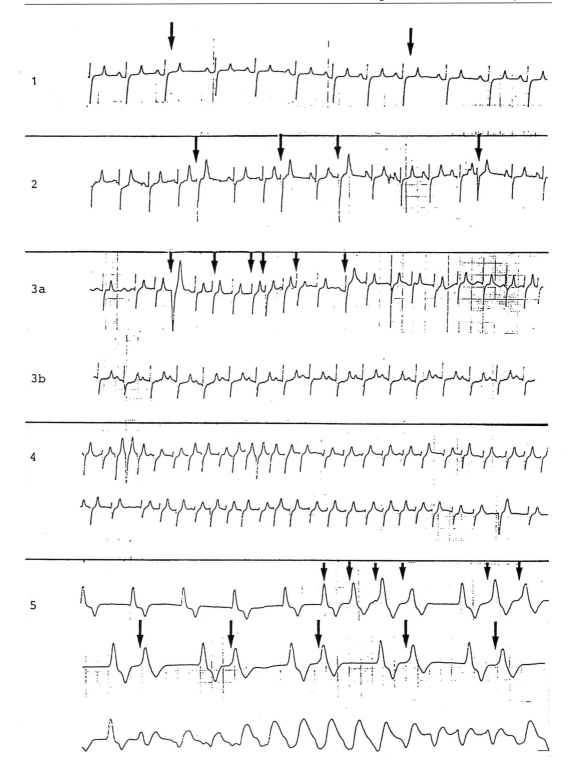

(Hundesitz oder Brustlage) sind die wichtigsten Symptome einer Herzinsuffizienz. Rhythmusstörungen oder Herzgeräusche ohne diese Symptomatik sind als gutartig einzustufen.

An herznahen großen Venen (Hals, Bauch, Ohr) sollen Füllungszustand und Druck adspektorisch und palpatorisch beurteilt werden. Starke Füllung dieser Venen, aber auch stark gefüllte, deutlich gezeichnete Episkleralgefäße weisen auf schwere Belastung (auch bei Hyperthermie) oder Herzinsuffizienz hin. Auffallender Venenpuls kann ein Hinweis auf Verschlußstörung (Insuffizienz) der Trikuspidalklappe sein. Unzureichende Venenfüllung kann durch Blutvolumenmangel bzw. Venolenkollaps bedingt sein (s. Schock, Abschn. 8.2.9).

Die klinische Untersuchung des Atmungsapparates liefert wichtige Hinweise auf Herzfunktionsstörungen, insbesondere bei Linksinsuffizienz. Bei chronischer Herzinsuffizienz dominieren Lungenstauung, interstitielles Ödem mit Stauungsbronchitis, inspiratorischer Dyspnoe und eventuell Husten. Bei akuter Herzinsuffizienz kommt es außerdem zu alveolärem Lungenödem mit schwerer gemischter Dyspnoe, Rasselgeräuschen und Globalinsuffizienz und begründet bei dekompensierter Herzinsuffizienz bzw. beim Schock die infauste Prognose.

Peripher bedingte Kreislaufstörungen können anhand der Blutdruckverhältnisse (Arterienfüllung und Puls) sowie abnormer Färbungen der Haut und der Schleimhäute erkannt werden. Der Puls wird an der Ohrrandarterie (Ramus auricularis intermedius, Abb. 8-3) oder der Schwanzarterie (A. coccygea) gefühlt. Die Pulsamplitude ist bei stark vermindertem Mitteldruck schwach (s. Schock, Abschn. 8.2.9), bei erhöhtem Mitteldruck, vor allem aber bei Insuffizienz der Aortenklappe, stark fühlbar.

Weiterhin ist die Beurteilung der peripheren Sauerstoffsättigung (des Hämoglobins) aufgrund der Farbe unpigmentierter Schleimhäute bedeutsam. Bläulichrosa oder violette Färbung der Rüsselscheibe oder der

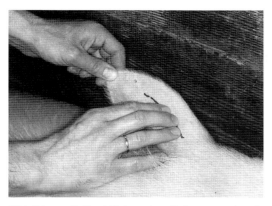

Abbildung 8-3 Fühlen des Pulses an der A. auricularis. Das meist plastisch hervortretende Gefäß ist schwarz markiert.

Abbildung 8-2 EKG-Aufzeichnung einiger Herzrhythmusstörungen beim Schwein (dorsale Ableitung rechter Ohrgrund – linke Kniefalte). Abweichungen sind durch Pfeile gekennzeichnet.
1) Respiratorische Sinusarrhythmie bei einer gesunden Sau während der Geburt (HF 90/min)
2) Unregelmäßige, monotope ventrikuläre Extrasystolen bei lokaler Reizung durch einen Herzvorhofkatheter (HF 130/min)
3a) Unregelmäßige, heterotope ventrikuläre Extrasystolen bei einer Sau mit manifester Herzinsuffizienz und Verdacht auf Mitralinsuffizienz (HF = 170/min)
3b) Dasselbe Tier 5 Wochen später mit persistierender Herzinsuffizienz, aber ohne Arrhythmie (HF = 130/min)
4) Salven von ventrikulären Extrasystolen bei einer Sau mit Belastungsmyopathie und Kardiomyopathie 1 Tag ante mortem (HF = 200/min mit einem Pulsdefizit von etwa 50 %)
5) Tachyarrhythmien bei einem Mastschwein mit chronischer Olaquindoxvergiftung und Hyperkaliämie 1 Tag ante mortem (HF = 65–120/min). Neben unregelmäßiger und regelmäßiger Extrasystolie (Bigeminus, 2. Zeile) konnte zeitweise Herzflattern beobachtet werden (3. Zeile).

Maulschleimhaut (Zyanose) ist ein Hinweis auf Herzinsuffizienz (Ausschöpfungs-Zyanose) oder Lungeninsuffizienz (unzureichende Arterialisierung). Bei Anämie sind allerdings Zyanosen kaum zu sehen, die Schleimhäute sind blaß. Zyanosen von Ohren, Gliedmaßen und gegebenenfalls Skrotum können sowohl zentral (Herz, Lunge) als auch peripher durch lokale Durchblutungsstörungen (Eperythrozoonose, Salmonellose, Schweinepest etc.) bedingt sein. Länger bleibende lokale Hautverfärbung nach kräftigem Bestreichen der Bauchhaut mit der Fingerkuppe (Kapillarfüllungszeit zunächst verzögert), die von anfangs weiß nach hellrot bis violett übergeht (Dermographie) oder gar spontane fleckige Umfärbung der Haut (Ohren, Bauch) von weiß nach rotviolett und umgekehrt in kurzer Zeit sind Zeichen einer hochgradigen Regulationsstörung der peripheren Gefäßmotorik, wie sie vor allem bei Septikämie oder Toxämie vorkommt. Meist bestehen zugleich Permeabilitätsstörungen in der terminalen Strombahn, die an verwaschenen Episkleralgefäßen zu erkennen sind.

Generell gerötete Haut wird bei akuten Erhöhungen von Herzminutenvolumen und Blutdruck beobachtet (Belastung, Hyperthermie, Allergie oder Sepsis). Blasse, kühle Haut weist auf periphere Vasokonstriktion bei kompensatorisch erhöhtem Sympathikotonus hin (kompensierter Schock).

Literatur

BEGLINGER, R., und M. BECKER (1984): Vergleichende Betrachtung des Kontraktilitätsmaßes max. dp/dt bei Pferd, Rind, Schwein, Hund, Katze und Mensch. Schweiz. Arch. Tierheilk. **126**, 265-271.

BICKHARDT, K. and A. WIRTZ (1987): Kinetics of L-lactate in pigs. II. Studies in stress resistant and stress susceptible pigs under different metabolic conditions. J. Vet. Med. A **34**, 377-389.

BICKHARDT, K., und M. WENDT (1989): Einige Herzrhythmusstörungen beim Schwein. Dtsch. tierärztl. Wschr. **102**, 244-246.

ENGELHARDT, W. VON, (1966): Swine cardiovascular physiology – a review. In: BUSTAD, K. and R. O. MCCLELLAN (eds.), Swine in biomedical research, 307-329. Richland, Washington: Batelle Memorial Institute, Pacific Northwest Laboratory.

MCKIRNAN, M. D., F. C. WHITE, D. B. GUTH and C. M. BLOOR (1987): Exercise and hemodynamic studies in swine. In: STANTON, H. C. and H. J. MERSMAN (eds.), Swine in cardiovascular research. Vol. II, 105-118. Boca Raton, Florida: CRS Press.

MICKWITZ, G. V. (1966): Beitrag zur Auskultation des Herzens beim Schwein mit Berücksichtigung der Diagnostik der Endocarditis. Dtsch. tierärztl. Wschr. **73**, 565-575.

PEREZ, E., C. STEINMANN und E. SCHOLL (1988): Belastungsreaktionen bei Ebern der Deutschen Landrasse und der Pietrainrasse während des Absamens am Phantom. Tierärztl. Prax. Suppl. **3**, 93-100.

STEINHARDT, M., und L. Lyhs, (1974): Pathophysiologische Aspekte der Transportbelastung beim Schwein. I. Mitt.: Wärmehaushalt, Kreislauf, Wasserhaushalt. Monatsh. Veterinärmed. **29**, 56-63.

STEINHARDT, M., R. BRÜHL, I. PRYSCZ und L. LYHS (1975): Zum Problem der Intensität motorischer Belastungen beim Schwein. Monatsh. Veterinärmed. **30**, 53-58.

8.2 Krankheitsbilder

8.2.1 Herzinsuffizienz (Cardiac insufficiency, Heart failure)

Die Herzinsuffizienz ist die häufigste zentral bedingte Störung am Herz-Kreislauf-System. Sie beruht auf sehr verschiedenen Ursachen und ist in der Regel charakterisiert durch herabgesetzte Kontraktilität des Myokards. Zunächst gelingt meist eine Kompensation durch Beschleunigung der Herzfrequenz und durch erhöhte diastolische Kammerfüllung infolge gesteigerten Venendrucks bei Blutstau vor dem insuffizienten Herz, so daß das vom Organismus benötigte Herzminutenvolumen und der Blutdruck noch aufrecht erhalten werden können. Eine kompensierte Herzinsuffizienz kann in

Belastungssituationen in den dekompensierten Status übergehen, da eine weitere Leistungssteigerung nicht mehr möglich ist. Im dekompensierten Zustand nimmt das Schlagvolumen schnell ab, und das für die Versorgung der peripheren Organe benötigte Herzminutenvolumen wird nicht mehr bereitgestellt, so daß zur Aufrechterhaltung des Blutdruckes der periphere Widerstand durch Vasokonstriktion in großen Organgebieten erhöht wird (Zentralisation). Dieser periphere Kompensationsmechanismus mit Minderdurchblutung von Haut, Muskulatur, Magen-Darm-Trakt, Leber und Niere führt in diesen Organen zu Hypoxie, Laktazidose und schließlich zum kardiogenen Schock (s. Schock, Abschn. 8.2.9).

Ätiologie und Pathogenese
Die verschiedenen Ursachen der Herzinsuffizienz kann man auf zwei grundlegende Vorgänge zurückführen:
- Einwirkungen, die zur energetischen Erschöpfung des Myokards führen,
- Einwirkungen, die eine ungenügende Kontraktionsanregung des Myokards verursachen.

Energetische Erschöpfung kommt durch Sauerstoffmangel (generalisierte Pneumonie, Anämie) oder durch Überbelastung zustande. Überbelastung des Myokards kann auf überhöhtem Sympatikotonus (Adrenalinausschüttung in Streßsituationen) oder auf mechanischen Ursachen, die am Herzen selbst lokalisiert sind, beruhen. Perikarditis verschiedener bakterieller Genese behindert die Herzaktion. Eine unzureichende Öffnung (Stenose) der Herzklappen bei Endocarditis valvularis (durch Streptokokken, Rotlaufbakterien) erschwert die Blutaustreibung und führt zu erhöhter Druckbelastung im vorgeschalteten Kammer- oder Vorkammerbereich. Unvollständiger Klappenschluß (Klappeninsuffizienz) durch Mißbildung oder Klappenentzündung, bei dem mehr als 30 % des Schlagvolumens in den vorgeschalteten Kammer- bzw. Vorkammerbereich zurückströmen (Regurgitation), führt zur Faserdehnung und Volumenbelastung des betreffenden Herzteiles. Ähnliche Auswirkungen hat ein kongenitaler Septumdefekt.

Degenerationen der Herzmuskelfasern (Kardiomyopathie) führen zur Funktionsuntüchtigkeit der betroffenen Herzmuskelabschnitte und zur Mehrbelastung der noch intakten Myokardteile. Derartige Veränderungen haben auch Reizbildungs-, Erregungsleitungs- und Erregungsrückbildungsstörungen im Myokard zur Folge, die sich eventuell als Rhythmusstörungen bei der Auskultation bemerkbar machen und oft sekundär ungenügende Anregung (Blocks) oder Synchronisation (Extrasystolen) der Herzmuskelfasern bedingen.

Ungenügende Kontraktionsanregung des Myokards beruht auf Störungen der Elektro-chemo-mechanischen Kopplung, die durch Laktazidose, Hyperkaliämie (z.B. Nebenniereninsuffizienz bei Olaquindoxvergiftung), Hypokalzämie oder Hypokaliämie sowie durch Betarezeptorenblocker hervorgerufen werden können.

Eine isolierte Insuffizienz der rechten Herzkammer, z.B. durch Überbelastung bei Pulmonalklappenstenose, führt zu Druckerhöhung im venösen Schenkel des großen Kreislaufes und kann oft längere Zeit kompensiert werden, da für die Durchströmung des Lungenkreislaufes nur ein niedriger Blutdruck erforderlich ist. Bei isolierter Insuffizienz des linken Myokards, z.B. durch Volumenbelastung bei einer Mitralinsuffizienz oder durch Druckbelastung bei Aortenklappenstenose, kommt es zu venösem Blutrückstau im Lungenkreislauf. Die damit verbundene Blutdruckerhöhung wirkt bis in die rechte Herzkammer zurück und führt in kurzer Zeit auch zur Rechtsinsuffizienz. Starke Blutstauung im Lungenkreislauf bei Herzlinks- oder Globalinsuffizienz hat meist die Entstehung des tödlichen Lungenödems zur Folge.

Klinisches Bild und Verlauf
Liegen in Brustlage, auffallende Trägheit und längeres Verharren in hundesitziger

Haltung bei vorsichtigem Auftreiben sind verdächtige Symptome. Erhöhte Herzfrequenzen in Ruhe, Tachypnoe und Dyspnoe, Zyanose der Rüsselscheibe sowie auffallend gefüllte Episkleralgefäße, Ohr- und Bauchvenen sind Anzeichen einer manifesten Herzinsuffizienz. Treten diese Symptome erst nach Testbelastung in Erscheinung, so ist die Herzinsuffizienz offenbar in Ruhe kompensiert. Unphysiologische Herzgeräusche geben einen Hinweis auf die Pathogenese einer Herzinsuffizienz (Perikarditis, Endocarditis valvularis, Mißbildungen), für sich allein begründen sie keinesfalls die Diagnose Herzinsuffizienz. Unphysiologische Herzgeräusche können auch auf klinisch unbedeutenden Änderungen der Strömungsverhältnisse im Herzen beruhen.

Der Verlauf der Herzinsuffizienz ist je nach zugrundeliegendem Primärleiden sehr verschieden. Die besonders häufige akute Herzinsuffizienz bei momentaner Überbelastung streßempfindlicher Schweine (Belastungsmyopathie) führt oft innerhalb kurzer Zeit (Stunde) zum Tod durch kardiogenen Schock, wenn es nicht gelingt, die bestehende Laktazidose und Hyperthermie durch symptomatische Therapie zu korrigieren.

Bei Anämien und generalisierten Pneumonien hat die Herzinsuffizienz meist chronischen Charakter und kann über lange Zeit (Wochen) kompensiert werden. Ständig erhöhte Herzfrequenzen und verstärkter Herzstoß (beidseitig fühlbar) bei meist ruhigem Verhalten der Tiere sowie Zyanose der Rüsselscheibe (unauffällig bei Anämie) sind die wichtigsten Symptome.

Bei organischen Herzveränderungen, wie den häufigen Mißbildungen bei neugeborenen Ferkeln, Endokarditis, Perikarditis oder Myokarditis bzw. Kardiomyopathie ist der Verlauf vor allem vom Ausmaß der Veränderungen abhängig. Während gravierende Mißbildungen (Septumdefekt), Perikarditis und Kardiomyopathie meist schnell zur manifesten Herzinsuffizienz und zum Tod führen, kann ein angeborener Klappendefekt oder eine Endocarditis valvularis oft wochen- und monatelang kompensiert werden. Auffallend ruhiges Verhalten, häufige Inappetenz, hundesitzige Haltung oder Brustlage, Tachykardie, verstärkter Herzstoß, Zyanose der Rüsselscheibe und eventuell der Ohren sowie gelegentlich Aszites sind dabei hinweisende Symptome

Bei Belastung, zum Beispiel zur Zeit der Geburt, kann es sehr schnell zur Dekompensation und manifesten Herzinsuffizienz kommen, die ohne tierärztliche Hilfe in den kardiogenen Schock übergehen kann (s. Schock, Abschn. 8.2.9). Läßt sich auskultatorisch ein Lungenödem diagnostizieren oder zeigen die Tiere blutigen Schaum im Maul, so ist die Prognose infaust und Notschlachtung angezeigt.

Diagnose und Differentialdiagnose

Die symptomatische Diagnose Herzinsuffizienz ist allein aufgrund des klinischen Bildes unter besonderer Berücksichtigung der Herzfrequenz zu stellen. Die Diagnose des Grundleidens ist oft schwieriger. Mit Hilfe des Vorberichtes sind akute von chronischen Formen zu unterscheiden. Die primär durch Anämie oder generalisierte Pneumonie verursachten Insuffizienzen sind meist chronisch und werden im Zusammenhang mit dem Grundleiden erkannt. Bei Perikarditis sind häufig nicht mit der Herzaktion synchronisierte Reibegeräusche zu hören. Eine schwere Endocarditis valvularis kann mit Hilfe des Auskultationsbefundes erkannt werden. Neben den meist systolisch auftretenden inspiratorisch noch verstärkten Decrescendogeräuschen (Insuffizienz der Atrioventrikularklappen) bestehen meist Stauungserscheinungen im großen Kreislauf. Die durch Laktazidose hervorgerufene akute Herzinsuffizienz (Belastungsmyopathie) ist meist von kurzfristiger Temperaturerhöhung und beschleunigter, vertiefter Atmung begleitet.

Myokardentzündungen und -degenerationen (Kardiomyopathien) sind als solche nicht erkennbar. Die Diagnose ergibt sich oft aus der Erkennung der Grundkrankheit (z. B. Maul- und Klauenseuche, Maulbeerherzkrankheit).

Die Prognose der Herzinsuffizienz ist mit Ausnahme der durch Anämie und Pneumonie hervorgerufenen Fälle stets vorsichtig zu stellen. Bei manifester Herzinsuffizienz ist für Mastschweine meist die Indikation zur Notschlachtung gegeben.

Therapie und Prophylaxe

Bei Ebern und tragenden Sauen ist eine symptomatische Therapie bei akuter Herzinsuffizienz oft lohnend, um eine Verwertung zu einem geeigneten Zeitpunkt, z.B. nach dem Ferkeln und Absetzen der Ferkel, zu ermöglichen. Bewährt hat sich die intravenöse Behandlung mit Betamethyldigoxin[1] in einer Dosierung von 0,01 mg/kg oder k-Strophanthin, das in einer Initialdosis von 0,01 mg/kg langsam intravenös gegeben werden kann. Einmalige Wiederholung der Behandlung nach einigen Stunden ist vertretbar.

Beim Auftreten von Schocksymptomen ist als zusätzliche Maßnahme die Azidosekorrektur durch intravenöse Pufferbehandlung erforderlich. Gute Erfahrungen liegen mit einer Kombination von Na-bicarbonat und THAM (TRIS-Hydroxymethyl-Amino-Methan)[1] vor. Zur Zeit ist 8,4 % Natriumbikarbonatlösung verfügbar, die als Dauertropf gegeben wird. Eine weitere Auffüllung des Blutvolumens, z.B. mit 0,9 % Kochsalzlösung, ist nur angezeigt, wenn eine Hämokonzentration in akuten Belastungssituationen oder bei Hyperthermie vermutet wird und keine übermäßige venöse Stauung vorliegt. In akuten Belastungssituationen mit Hyperthermie ist kaltes Duschen für etwa 20 Minuten angebracht. Bei klinisch gesunden Schweinen kann vor einer zu erwartenden Belastung die Anwendung von Betarezeptorenblockern (Carazolol[2]: 0,05 mg/kg KM) erwogen werden. Die 3tägige Wartezeit verbietet eine Anwendung vor dem Transport von Schlachtschweinen.

Literatur

GREGORY, N. G., L. J. WILKENS (1981): The effect of Carazolol on the cardiovascular responses to adrenalin in stress sensitive pigs. Vet. Res. Commun. **5**, 277-283.

KRAFT, W. (1975): Verhalten einiger klinischer, Blut- und Serumparameter bei Schweinen mit akuter Herz- und Kreislaufinsuffizienz. Zbl. Vet. Med. A **22**, 808-818.

SACHSENDAHL, W. (1983): Kritische Betrachtung zur Verwendung von Kreislaufmitteln in der Schweinepraxis. Dtsch. tierärztl. Wschr. **90**, 24-27.

STEINMANN, C., E. PEREZ und E. SCHOLL (1988): Zum Einfluß von prophylaktischer Carazolol-Behandlung auf Belastungsreaktionen bei Ebern im Verlauf der Samenentnahme. Tierärztl. Prax. Suppl. **3**, 101-106.

WENDT, M., und K. BICKHARDT (1988): Belastungsreaktionen bei Sauen in Schwergeburt und nach Transport. Tierärztl. Prax. Suppl. **3**, 77-83.

8.2.2 Kongenitale Mißbildungen (Congenital heart malformations)

Angeborene Herzmißbildungen kommen bei etwa 0,6 % der Ferkel vor, meist handelt es sich um Septumdefekte im Vorkammer- oder Kammerbereich oder um Stenosen im Bereich der Atrioventrikularklappen (s. Endokarditis und Endokardiose, Abschn. 8.2.8). Die betroffenen Ferkel verhalten sich auffällig ruhig und kümmern, oft sind Dyspnoe, Blässe, ein starker Herzstoß und ein systolisch-diastolisches Maschinengeräusch oder ein systolisches Geräusch feststellbar. Die Ferkel sterben meist innerhalb von 2 Wochen. Bei wesentlich älteren, spontan gestorbenen Schweinen und auch bei gesund erscheinenden Schlachtschweinen werden gelegentlich Herzmißbildungen angetroffen. Offenbar war in diesen Fällen eine monatelange Kompensation möglich. Über die Ätiologie der kongenitalen Herzmißbildungen ist nichts bekannt.

---
[1] In der BRD für lebensmittelliefernde Tiere nicht zugelassen.
[2] Annex 1, EU-VO 2377/90, in Deutschland z.Zt. kein zugelassenes Präparat.

Literatur

CHRISTL, H. jun. (1970): Klinische und pathologisch-anatomische Beobachtungen an lebensschwachen und kümmernden Ferkeln mit Herzmißbildungen. Berl. Münch. tierärztl. Wschr. **83**, 480-485.

HSU, F. S. and S. J. DU (1982): Congenital heart diseases in swine. Vet. Pathol. **19**, 676-686.

SCHMIDT, P., und C.-U. VON MICKWITZ (1964): Zur Häufigkeit und Pathologie der kongenitalen Herzfehler bei Schwein und Rind. Monatsh. Veterinärmed. **19**, 541-546.

8.2.3 Myokarditis und Enzephalomyokarditis (Myocarditis, Encephalomyocarditis)

Bei Ferkeln und Läuferschweinen können im Verlauf einiger Viruskrankheiten (Maul- und Klauenseuche, Porcine reproductive and respiratory syndrome, Enzephalomyokarditis u. a.) nichteitrige Myokarditis, Myokarddegenerationen und -nekrosen mit interstitieller Fibrosierung entstehen. Auch eine eitrige bis nichteitrige, hämorrhagisch-nekrotisierende Myokarditis bei Infektion mit *Streptococcus suis* kann vorkommen. Diese Veränderungen bedingen eine schwere Herzinsuffizienz und führen meist akut zum Tode.

In Ost- und Südeuropa ist inzwischen die weltweit vorkommende viral bedingte Enzephalomyokarditis häufiger aufgetreten. Der Erreger gehört zu den Picornaviren und wird wahrscheinlich durch kleine Nager verbreitet. Morbidität und Letalität sind bei jungen Schweinen hoch. Im meist kurzen Krankheitsverlauf sind sensomotorische Störungen in Form von Apathie, Taumeln und Zittern sowie Paralysen zu sehen. Postmortal sind neben der diffusen oder fokalen Myokarditis mit Herzmuskelnekrosen auffallende Flüssigkeitsansammlungen in Bauch- und Brusthöhle sowie dem Herzbeutel charakteristisch. Weiterhin sind Lungenödem, Leberstauung mit Leberzellnekrosen und eine nichteitrige Meningoenzephalitis anzutreffen. Differentialdiagnostisch ist vor allem an Maulbeerherzkrankheit zu denken, bei der ähnliche multiple Organveränderungen vorkommen.

Bei Sauen wurden gehäuft Totgeburten, z. T. mit mumifizierten Früchten beobachtet. Die Bestandsdiagnose der Enzephalomyokarditis stützt sich vor allem auf den Antikörpernachweis gesund erscheinender Kontakttiere oder älterer Tiere zwei Wochen nach den ersten Erkrankungsfällen im Bestand. Der Erregernachweis in Organmaterial mittels Immunfluoreszenz oder in der Kultur (verschiedene immunologische Nachweisverfahren) ist möglich.

Literatur

ACLAND, H. M. and J. R. LITTLEJOHNS (1975): Encephalomyocarditis virus infection of pigs. Austr. Vet. J. **51**, 409-415.

COLLINS, J. E., D. A. BENFIELD, W. T. CHRISTIANSON, L. HARRIS, J. C. HENNINGS, D. P. SHAW, S. M. GOYAL, S. MCCULLOUGH, R. B. MORRISON, H. S. JOO, D. GORCYCA and D. CHLADEK (1992): Isolation of swine infertility and respiratory syndrome virus (isolate TCC VR-2332) in North America and experimental reproduction of the disease in gnotobiotic pigs. J. Vet. Diagn. Invest. **4**, 117-126.

DEA, S. A., R. BILODEAU and G. P. MARTINEAU (1991): Isolation of encephalomyocarditis virus among stillborn and post-weaning pigs in Quebec. Arch. Virol. **117**, 121-128.

PASCHALERI-PAPADOPOULOU, E., I. AXIOTIS and C. LASPIDIS (1990): Encephalomyocarditis of swine in Greece. Vet. Rec. **126**, 364-365.

ROSSOW, K. D., E. M. BAUTISTA, S. M. GOYAL, T. W. MOLITOR, M. P. MURTAUGH, R. B. MORRISON, D. A. BENFIELD and J. E. COLLINS (1994): Experimental porcine reproductive and respiratory syndrome virus infection in one-, four-, and 10-week-old pigs. J. Vet. Diagn. Invest. **6**, 3-12.

SANFORD, S. E. (1987): Gross and histopathological findings in unusual lesions caused by Streptococcus suis in pigs. I. Cardiac lesions. Can. J. Vet. Res. **51**, 481-485.

SANFORD, S. E., A. J. REHMTULLA and G. K. A. JOSEPHSON (1989): Encephalomyocarditis virus outbreak among suckling pigs. Can. Vet. J. **30**, 178.

8.2.4 Myokarddegeneration und Kardiomyopathie (Myocardial degeneration and necrosis)

Myokarddegenerationen können unmittelbar durch die Einwirkung von Toxinen oder Stoffwechselstörungen zustande kommen. Als Ursachen hierfür sind bekannt: Intoxikationen mit Narasin, Monensin, Salinomycin, Olaquindox, Gossypol aus Baumwollsamenprodukten oder Vitamin D. Weiterhin können Vitamin-E-Mangel und Belastungsmyopathie (s. Abschn. 11.3.1) Kardiomyopathien hervorrufen. Wenn diese degenerativen Kardiomyopathien nicht unmittelbar zu manifester Herzinsuffizienz und zum Tod im kardiogenen Schock führen, dann entwickelt sich im Rahmen reparativer Prozesse häufig eine nichteitrige oder auch fibrosierende Myokarditis.

Literatur

BERGMANN, V. (1978): Ultrastrukturelle Veränderungen an Schweineherzen nach Transportstress. Arch. exp. Vet. Med. 32, 957-964.
BERGMANN, V., A. GRAFE und H. SEIFERT (1990): Untersuchungen zur Pathomorphologie und Pathogenese des akuten Herz-Kreislauf-Versagens beim Schwein. 3. Mitt.: Histopathologische Myokardbefunde bei Schweinen mit transportbedingter Herz-Kreislauf-Insuffizienz. Arch. exp. Vet. Med, 44, 521-532.
HÜLSMANN, H. G., N. STOCKHOFE-ZURWIEDEN, M. GANTER und E. MÜLLER (1991): Klinische Befunde bei der Vitamin-D-Intoxikation des Schweines. Tierärztl. Prax. 19, 488-492.
STOCKHOFE-ZURWIEDEN, N., D. BRUNCKHORST, H. H. WALDMANN und J. POHLENZ (1991): Pathomorphologische Verlaufsuntersuchungen nach Olaquindoxintoxikation bei Mastschweinen. Tierärztl. Prax. 19, 58-63.
WALDMANN, K. H., D. KIKOVIC und N. STOCKHOFE (1989): Klinische und hämatologische Veränderungen nach Olaquindoxvergiftung bei Mastschweinen. J. Vet. Med. A. 36, 676-686.

8.2.5 Maulbeerherzkrankheit – diätetische Mikroangiopathie (Mulberry heart disease)

Bei der sogenannten Maulbeerherzkrankheit handelt es sich um eine hämorrhagische Kardiomyopathie, die trotz unterschiedlicher Ursachen durch ein komplexes Krankheitsbild mit Leber- und Muskelzelldegenerationen charakterisiert ist. Sie führt in der Mehrzahl der Fälle in wenigen Stunden zum Tod durch Herzinsuffizienz.

Ätiologie und Pathogenese

Primärer oder sekundärer Vitamin-E-Mangel, evtl. in Verbindung mit Eiseninjektionen, oder Intoxikationen mit Ionophorantibiotika (Narasin, Monensin, Salinomycin, evtl. in Kombination mit Tiamulin) und Gossypol (Baumwollsaat) werden als Ursachen der hämorrhagischen Kardiomyopathie angesehen. Selenmangel spielt wahrscheinlich keine Rolle als Ursache der Maulbeerherzkrankheit.

Vitamin E kann in Futtermitteln bei zu langer oder unsachgemäßer Lagerung durch Oxydation zerstört werden. Auch bei Fütterung mit supplementierten standardisierten Futtermitteln kann Vitamin-E-Mangel entstehen, da bei der Getreideverderbnis Vitamin E und ungesättigte Fettsäuren oxydiert werden. Ein verstärktes Angebot an polyungesättigten Fettsäuren (Fischprodukte) oder Vitamin A erhöht den Vitamin-E-Bedarf und kann ebenfalls zu einer Mangelsituation führen.

Neben diesem alimentären Vitamin-E-Mangel scheint eine endogene Stoffwechselstörung vorzukommen, bei der trotz ausreichendem alimentären Angebot durch erhöhten Umsatz eine Minderversorgung der Gewebe mit Vitamin E entsteht (sekundärer Vitamin-E-Mangel). Vermutlich liegt eine latente Disposition vor, so daß in Belastungssituationen dann akut das Krankheitsbild bei einzelnen Tieren zum Ausbruch kommt.

Die Intoxikationen mit Ionophorantibiotika oder Baumwollsamenprodukten beruhen auf Fehldosierungen oder Mischfehlern bei der Futtermittelherstellung.

Die Pathogenese der Maulbeerherzkrankheit ist nicht genau bekannt. Gemeinsames Prinzip der unterschiedlichen Krankheitsursachen ist offensichtlich eine Zerstörung von Zellmembranen und Organellen in Geweben mit hohem Sauerstoffumsatz (Herzmuskel, roter Skelettmuskel, Leber, Niere, Blutgefäßendothelien) durch anorganische oder organische Radikale bzw. Fettsäureperoxyde. Bei den Intoxikationen mit Ionophorantibiotika oder Gossypol dürfte eine intrazelluläre Oxydation des reduzierten Glutathions einen Mangel dieses Antioxydans bewirken. Beim unzureichendem Vitamin-E-Einbau in Zellmembranen verlieren diese die Fähigkeit zur Regeneration ungesättigter Fettsäuren aus Fettsäure-Hydroperoxyden (Antioxidans-Wirkung).

Selenmangel allein führt nicht zu Maulbeerherzkrankheit, da beim Schwein offenbar nur in der Skelettmuskulatur eine Selen-Glutathion-Peroxidase (GSH-Px) für die Umwandlung von Fettsäureperoxyden in unschädliche Hydroxyfettsäuren zur Verfügung steht (s. Ernährungsbedingte Muskeldegeneration, Abschn. 11.5.1). In den bei Maulbeerherzkrankheit betroffenen Geweben wird diese Aufgabe offenbar von selenfreien Glutathion-Peroxydasen erfüllt.

Neben Herzmuskel- und Leberdegenerationen kommt es zur Mikroangiopathie der Herzgefäße, die sich durch Endothelläsionen der Kapillaren und Mikrothrombenbildung auszeichnet. Postmortal werden in der Umgebung der Gefäßläsionen myokardiale Blutungen und Herzmuskelfaserdegenerationen beobachtet. Subepi- und subendokardiale Blutungen (s. Farbtafel III, Abb. 2 b), serofibrinöse Perikardergüsse und Herzdilatation sowie Ergüsse in Pleural- und Peritonealhöhle, Leberstauung und Lungenödem sind als Folgen der Permeabilitätsstörungen und der kardialen Stauung aufzufassen.

Neben den geschilderten Veränderungen werden gelegentlich auch eine degenerative Nephropathie, fettige Leberzelldegeneration (Hepatosis diaetetica) und Skelettmuskeldegenerationen (s. Ernährungsbedingte Muskeldegeneration, Abschn. 11.5.1) angetroffen.

Klinisches Bild und Verlauf

Es erkranken einzelne Läuferschweine, seltener Mastschweine, sehr plötzlich. Bei erhaltener Anteilnahme sind die dominierenden Symptome:
– Inappetenz,
– Bewegungsschwäche mit herabgesetztem Muskeltonus,
– Exophthalmus mit subkonjunktivalem Ödem,
– Dyspnoe und
– Zyanosen (s. Farbtafel III, Abb. 2a).

Bei einzelnen Tieren können undeutliche, plätschernde Herztöne und Bradykardie (unter 80/min) sowie Hypothermie (unter 38 °C) bestehen. Nach kurzer Zeit tritt der Tod durch Herzinsuffizienz und Lungenödem ein.

Diagnose und Differentialdiagnose

Von größter diagnostischer Bedeutung ist der Nachweis stark erhöhter Plasma-Enzymaktivitäten der Kreatinkinase (CK > 2000 U/l) und der Aspartataminotransferase (ASAT) mit einem CK/ASAT-Quotienten von 10–30. Eine derartige Befundkonstellation ist nur noch bei ernährungsbedingter Muskeldegeneration, z.B. durch Selenmangel, anzutreffen. Belastungsmyopathie mit CK-Werten > 2000 U/l kann durch CK/ASAT-Quotienten > 50 sicher ausgeschlossen werden, bei infektiösen Krankheitsursachen wie Kolienterotoxämie (Ödemkrankheit) oder Septikämien (Rotlauf, Salmonellose, Schweinepest) wird in der Regel keine CK-Erhöhung beobachtet.

Für eine ätiologische Bestandsdiagnose ist zunächst eine genaue Fütterungsanamnese vorzunehmen. Bei Anhaltspunkten für Vitamin-E-Mangel sollte α-Tocopherol im Plasma betroffener Schweine bestimmt werden. Werte unter 1 mg/l sprechen für unzureichende Versorgung.

Therapie und Prophylaxe

Eine Therapie kommt im Einzelfall meist zu spät. Therapeutisch kann eine Injektion mit 500 mg α-Tocopherol versucht werden. Prophylaktisch sind die betroffenen Schweinegruppen wie bei ernährungsbedingter Muskeldegeneration mit Vitamin E (10–40 mg α-Tocopherol/kg Futter) und Selen (0,2–0,5 mg Selen als Na-Selenit/kg Futter) zu behandeln. Bei Futterintoxikation ist Futterwechsel selbstverständlich. Für gerichtliche Auseinandersetzung mit dem Futtermittellieferanten ist die Asservierung von Futterproben korrekt durchzuführen.

Literatur

GRANT, C. A. (1961): Morphological and aetiological studies of dietetic microangiopathy in pigs (mulberry heart). Acta vet. scand. Suppl. 3 vol. 2, 5-107.

GROOM, S., B. BECK and R. OSTRANDER (1990): Monensin toxicity in swine [and 2 dogs]. Can. Vet. J. **31**, 530.

HALDEREN, A. VAN, S. S. BASTIANELLO, N. FOURIE, I. F. ZUMPT and A. VAN HELDEREN (1993): An outbreak of narasin poisoning in swine: J. South African Vet. Ass. **64**, 43-46.

HASCHEK, W. M., V. R. BEASLEY, W. B. BUCK and J. H. FINNELL (1989): Cottonseed meal (gossypol) toxicosis in a swine herd. J. Am. Vet. Med. Ass. **195**, 613-615.

HOPPE, P. P., F. J. SCHÖNER and M. FRIGG (1992): Effects of dietary retinol on hepatic retinol storage and on plasma and tissue a-tocopherol in pigs. Internat. J. Vit. Nutr. Res. **62**, 121-129.

KORPELA, H. (1990): Increased myocardial and hepatic iron concentration in pigs with microangiopathy (mulberry heart disease) as a risk factor of oxidative damage. Ann. Nutr. Metab. **34**, 193-197.

MOIR, D. C. and H. G. MASTERS (1979): Hepatosis dietetica, nutritional myopathy, mulberry heart disease and associated hepatic selenium levels in pigs. Austr. Vet. J. **55**, 360-364.

PLONAIT, H., K. BICKHARDT, J. POHLENZ und G. V. MICKWITZ (1970): Klinische Befunde bei der sogenannten Maulbeerherzkrankheit der Schweine. Dtsch. tierärztl. Wschr. **77**, 362-368.

RICE, D. A. and S. KENNEDY (1989): Vitamin E, selenium, and polyunsaturated fatty acid concentrations and glutathione peroxidase activity in tissues from pigs with dietetic microangiopathy (mulberry heart disease). Am. J. Vet. Res. **50**, 2101-2104.

WALLIMANN, M., R. HANIMANN, A. VON ROTZ und H. JUCKER (1984): Zur Selen- und Vitamin E-Versorgung des Schweines. Beziehungen zur Maulbeerherzkrankheit. Schweiz. Arch. Tierheilk. **126**, 553-570; 621-631.

8.2.6 Plötzlicher enzootischer Herztod (Enzootic cardiac failure)

Das Wesen dieser früher häufig beobachteten Erkrankung ist nicht geklärt. Charakteristisch sind zahlreiche perakute Todesfälle bei Schweinen, die fast ausschließlich mit gedämpften Kartoffeln gefüttert wurden. Neben herdförmigen Herzmuskeldegenerationen werden Schwellung und Hyperämie der Schilddrüse postmortal festgestellt. In den letzten 20 Jahren ist die Krankheit bei uns nicht mehr beobachtet worden.

Literatur

WITTIG, W. (1964): Untersuchungen zur Ätiologie des enzootischen Herztodes beim Schwein. Arch. exp. Vet. Med. **21**, 989-1003.

8.2.7 Perikarditis (Pericarditis)

Die Perikarditis tritt beim Schwein meist kombiniert mit Epikarditis, Pleuritis und Pneumonie in fibrinöser Form auf. Als Erreger werden *Streptococcus suis* (alle Typen), Pasteurellen, Haemophilus und Actinobacillusspezies sowie *E. coli* angetroffen. Das Ausmaß der Veränderungen ist bestimmend für die Beeinträchtigung der Herzaktion und eine eventuell eintretende Herzinsuffizienz. Kleinflächige Perikarditis verläuft offenbar häufig symptomlos, in schweren Fällen sind neben den Symptomen der Herzinsuffizienz unsynchronisierte Reibegeräusche zu hören.

8.2.8 Endokarditis und Endokardiose (Endocarditis)

Die Endokarditis entsteht durch hämatogen verschleppte Erreger, insbesondere *Erysipelothrix rhusiopathiae (insidiosa)*, Streptokokken (insbesondere *Streptococcus suis*), Chlamydien, Staphylokokken oder *Arcanobacterium (Actinomyces)*. Auch das Enzephalomyokarditis-Virus kann Endokarditis hervorrufen. Prädestiniert für entzündliche Reaktionen sind die Herzklappen. Durch Klappenödem und thrombotische Auflagerungen wird die Klappenmechanik beeinträchtigt, so daß Verschlußstörungen (Klappeninsuffizienz) oder Öffnungsstörungen (Stenose) entstehen, die zur Herzinsuffizienz führen können. Insbesondere ältere Tiere mit klinischen Symptomen einer chronischen Herzinsuffizienz (s. Abschn. 8.2.1) weisen oft pathologische Herzgeräusche auf.

Endokard- und Klappenveränderungen durch pathologische Mukopolysaccharid-Einlagerungen (Endokardiose) werden gelegentlich bei Schlachtschweinen angetroffen und beruhen vermutlich auf einer Stoffwechseldisposition.

Literatur

GUARDA, F., B. GRIGLIO und M. ROSSIGNOLI (1993): Herzmissbildungen und Endokardiose beim Schwein. Dtsch. tierärztl. Wschr. **100**, 443-445.

KATAOKA, Y., C. SUGIMOTO, M. NAKAZAWA, T. MOROZUMI and M. KASHIWAZAKI (1993): The epidemiological studies of Streptococcus suis infections in Japan from 1987 to 1991. J. Vet. Med. Sci. **55**, 623-626.

MICKWITZ, G. V. (1966): Beitrag zur Auskultation des Herzens beim Schwein mit Berücksichtigung der Diagnostik der Endocarditis. Dtsch. tierärztl. Wschr. **73**, 565-575.

REAMS, R. Y., L. T. GLICKMAN, D. D. HARRINGTON, H. L. THACKER and T. L. BOWERSOCK (1994): Streptococcus suis infection in swine: a retrospective study of 256 cases. Part II. Clinical signs, gross and microscopic lesions, and coexisting microorganisms. J. Vet.-Diagn. Invest. **6**, 326-334.

STEPHENS, C. P., J. A. GIBSON and P. J. BLACKALL (1990): Porcine pleuropneumonia in Australian pigs due to Actinobacillus pleuropneumoniae serovar 5. Austr. Vet. J. **67**, 462.

VASCONCELOS, D., D. M. MIDDLETON and J. M. CHIRINO-TREJO (1994): Lesions caused by natural infection with Streptococcus suis type 9 in weaned pigs. J. Vet. Diagn. Invest. **6**, 335-341.

8.2.9 Kreislaufinsuffizienz, Schock (Cardiovascular failure, Shock)

Eine generalisierte Kreislaufinsuffizienz, bei der die Regulation der Blutstromverteilung und des Blutdruckes gestört ist, wird als Schock bezeichnet. Obgleich die komplexe Pathogenese des Schocks ganz verschiedene Ursachen haben kann, so sind doch allen Schockformen eine herabgesetzte Gewebsperfusion in bestimmten Organen und in der Regel eine Verminderung des Herzminutenvolumens sowie in der Endphase ein Blutdruckabfall gemeinsam (Abb. 8-4).

Ätiologie und Pathogenese

Der Schock kann zahlreiche Ursachen haben; nach pathogenetischen Gesichtspunkten und im Hinblick auf eine geeignete Therapie kann man die verschiedenen Schockformen des Schweines zu drei Ursachenkomplexen zusammenfassen.

1. Kardiogener Schock: Ausgangspunkt des Schockgeschehens ist eine akute dekompensierte Herzinsuffizienz (s. Abschn. 8.2.1), bei der trotz ausreichenden venösen Blutangebotes das benötigte Herzminutenvolumen nicht mehr gefördert werden kann. Diese Schockform ist beim Schwein häufig und beruht in den meisten Fällen auf belastungsbedingter Laktazidose (s. akute Belastungsmyopathie oder akute Rückenmuskelnekrose, Abschn. 11.3.1), seltener auf schwerer Pneumonie oder Anämie. Von allen anderen Schock-

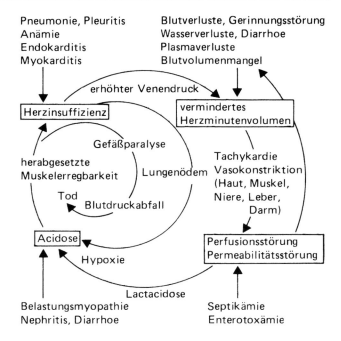

Abbildung 8-4 Pathogenese des Schocks beim Schwein

formen unterscheidet sich der kardiogene Schock durch die deutliche venöse Stauung.
2. Hypovolämischer Schock: Ursache dieser Schockform ist ein vermindertes Blutvolumen mit herabgesetztem venösen Rückstrom zum zunächst intakten Herzen, so daß kein ausreichendes Herzminutenvolumen gefördert werden kann. Derartige hypovolämische Zustände kommen durch plötzliche Flüssigkeitsverluste unterschiedlicher Genese zustande. Zum Volumenmangel führen:
   – massive Blutungen, z.B. bei Magenulkus, Rhinitis atrophicans oder bei thrombozytopenischer Purpura,
   – Wasser- und Elektrolytverluste bei starker Diarrhoe oder Pyelozystitis der Sau, sowie
   – Plasmaverluste bei großflächigen Verbrennungen.
Bei dieser Schockform dominieren zunächst die Symptome der Vasokonstriktion bei mangelhafter Venenfüllung.
3. Angiogener Schock: Bei dieser Schockform stehen zunächst Störungen der Gefäßperfusion und -permeabilität im Vordergrund, bei denen durch Bakterientoxine (z.B. Koli- oder Salmonellenendotoxine), Immunreaktionen (Anaphylaxie) oder Viren (z.B. Schweinepestvirus) das Kapillarendothel geschädigt wird und gerinnungsaktive sowie vasoaktive Substanzen freigesetzt werden. Bei zunächst normalem Herzminutenvolumen kommt es in den primär betroffenen Organgebieten, z.B. dem Magen-Darm-Trakt bei Kolitoxinschock, zu Endothelschäden, Vasodilatation, Blutstromverlangsamung und Mikrothrombenbildung, wobei ein Teil des Blutplasmas in den extravasalen Raum übertritt. Durch diese Permeabilitätsstörung kommt es sekundär zum Blutvolumenmangel.

In manchen Krankheitsfällen treten **Übergangsformen des Schocks** auf. Beim Gebärmuttervorfall besteht zunächst ein relativer Volumenmangel, da sich in den Gebärmuttervenen große Blutmengen ansammeln, die an der Zirkulation nicht mehr teilnehmen. In kurzer Zeit kommt es wie beim angiogenen Schock zu Gerinnungsstörungen durch Blutstillstand und Plasmaextravasation, so daß auch nach Reposition noch Schockgefahr besteht.

Die weitere Pathogenese verläuft bei den verschiedenen Schockformen im Prinzip gleichartig. Der drohende Blutdruckabfall bewirkt durch Übermittlung von Barorezeptoren eine Sympathikusaktivierung im Hypothalamus und Freisetzung von Noradrenalin und Adrenalin. Beschleunigung der Herzaktion (Tachykardie) und Vasokonstriktion in bestimmten Gefäßgebieten sollen durch Steigerung des Herzminutenvolumens und des peripheren Widerstandes einem Blutdruckabfall begegnen. Dieser Kompensationsmechanismus wird als Zentralisationsphase des Schocks bezeichnet, weil hierbei die Durchblutung lebenswichtiger Organe, wie Herz und Zentralnervensystem, gesichert wird. Skelettmuskulatur, Niere, Leber, Haut und eventuell Darm werden nur noch unzureichend perfundiert, so daß die Sauerstoffversorgung des Gewebes (Muskel, Leber, Niere) und die Metabolisierung von Laktat (Leber, Niere) sowie die Wärmeabführung (Haut) nicht mehr ausreichend sind. Die durch Gewebshypoxie entstehende Laktazidose verursacht sekundär eine Herzinsuffizienz auch bei den nichtkardiogenen Schockformen und im weiteren Schockverlauf eine generalisierte Vasodilatation.

Bei Volumenmangel und bei kardiogenem Schock kommt es sehr schnell (innerhalb weniger Stunden) zu globalen Störungen wie Laktazidose, Lungenödem und endgültigem Blutdruckabfall. Beim angiogenen Schock dominieren die lokalen Perfusions- und Permeabilitätsstörungen das Krankheitsbild und führen mit Ausnahme des anaphylaktischen Schocks zu einem protrahierten Verlauf (bis zu mehreren Tagen). Bei jungen, an Diarrhoe erkrankten Tieren wird gelegentlich schockbedingtes Nierenversagen festgestellt.

Pathomorphologisch sind bei akutem Schockverlauf eine Dilatation der großen Venen und auch des rechten Herzens mit subepikardialen Blutungen sowie Leberstauung und Lungenödem auffällig, während bei protrahierten Schockformen die lokalen Gefäßalterationen, Gerinnungs- und Permeabilitätsstörungen (disseminierte intravasale Gerinnung, perivaskuläre Ödeme und Blutungen) mikroskopisch nachweisbar sind.

Klinisches Bild und Diagnose

Neben den klinischen Erscheinungen des Grundleidens dominieren bei den akuten Schockformen zunächst die Symptome der Kreislaufzentralisation, blasse, kühle Haut, vertiefte Atmung und Tachykardie. Beim kardiogenen Schock fallen die starke Venenfüllung und Zyanosen auf. Angiogene Schockformen sind an fleckigen Verfärbungen der Haut, Dermographismus und verwaschenen Schleimhäuten zu erkennen. Beim anaphylaktischen Schock färbt sich die Haut zeitweilig hellrot. Wichtige Symptome der Dekompensation sind Dyspnoe, Lungenödem und nachlassender Puls sowie zunehmender Bewußtseinsverlust und in der Endphase häufig Krämpfe.

Therapie und Prophylaxe

Prophylaktisch wie therapeutisch ist bei allen Schockformen die Korrektur der Azidose mittels Pufferinfusion ($NaHCO_3$ 8,4%ig) angezeigt. Die mit der Pufferbehandlung verbundene Blutvolumensubstitution ist bei Volumenmangel und bei angiogenen Schockformen durch Infusion von Kochsalzlösungen zu ergänzen. Bei akuten Schockformen, insbesondere bei der Kolienterotoxämie, ist die simultane Behandlung mit Glukokortikoiden empfehlenswert.

Literatur

BAUM, T. D., H. WANG, H. R. ROTHSCHILD, D. L. GANG and M. P. FINK (1990): Mesenteric oxygen metabolism, ileal mucosal hydrogen ion concentration, and tissue edema after crystalloid or colloid resuscitation in porcine endotoxin shock: comparison of Ringer's lactate and 6 % hetastarch. Circulatory Shock **30**, 385-397.

FAUBERT, C. and R. DROLET (1992): Hemorrhagic gastroenteritis caused by Escherichia coli in piglets: clinical, pathological and microbiological findings. Can. Vet. J. **33**, 251-256.

KIORPES, A. L., P. S. MACWILLIAMS, D. I. SCHENKMAN and L. R. BACKSTROM (1990): Blood gas and hematological changes in experimental peracute porcine pleuropneumonia. Can. J. Vet. Res. **54**, 164-169.

SCHRAUWEN, E. M. and A. M. HOUVENAGHEL (1984): Endotoxin shock in the pig: beneficial effects of pretreatment with prednisolone sodium succinate. Am. J. Vet. Res. **45**, 1650-1653.

VILLEDA, C. J., S. M. WILLIAMS, P. J. WILKINSON and E. VINUELA (1993): Consumption coagulopathy associated with shock in acute African swine fever. Arch. Virol. **133**, 467-475.

WUJANZ, G., M. FÜRLL, P. DÖBBERTHIN und H. G. ENGEL (1983): Untersuchungen zur Prophylaxe und Therapie der Anaphylaxie des Schweines unter besonderer Berücksichtigung von Schockreaktionen nach der Applikation von Prolosan „Dessau". Monatsh. Veterinärmed. **38**, 361-366.

WUJANZ, G. M., und M. FÜRLL (1984): Untersuchungen zum anaphylaktischen Schock des Schweines. Arch. exp. Vet. Med. **38**, 516-525.

9 Blutkrankheiten

K. Heinritzi und H. Plonait

9.1 Pathophysiologie und Diagnostik

Das Blut kann als ein zirkulierendes Organ bezeichnet werden, mit dessen Hilfe Sauerstoff, Kohlendioxid, aber auch alle Nährstoffe, Vitamine, Hormone, Enzyme sowie alle Endprodukte des Zellstoffwechsels durch sämtliche Körperregionen bewegt werden. Die Stoffkonzentrationen im zirkulierenden Blut werden durch den aktuellen Umsatz beeinflußt. Hierbei ist zu unterscheiden zwischen Blutbestandteilen, die einer strengen Regelung unterliegen, so daß bereits kleine Abweichungen von den „Normwerten" auf Störungen hinweisen, während andere keiner speziellen Regelung unterliegen und deshalb größere Schwankungen aufweisen können.

Zu den geregelten Blutmeßgrößen gehören unter anderem: der Hämatokritwert, die Konzentration roter und weißer Blutzellen sowie die Konzentrationen an Gesamtprotein, Glukose, Natrium, Kalium, Kalzium, anorganischem Phosphor, die Partialdrucke von Sauerstoff und Kohlendioxid sowie der pH-Wert.

Ungeregelte Blutmeßgrößen sind meist Stoffwechselprodukte wie Laktat, Kreatinin, Harnstoff, Bilirubin und in das Blut übergetretene Zellenzyme.

Labortechnische Untersuchungen sind auch beim Schwein wertvoll. Die Absicherung der Diagnose durch breite „Suchprofile", die bei der Untersuchung von Heim- und Hobbytieren oft erfolgt, ist allerdings bei der Spezies Schwein zu aufwendig. Es kommt vielmehr darauf an, einen klinisch begründeten Verdacht durch gezielte Untersuchung weniger Parameter an einer Stichprobe betroffener Tiere innerhalb des Bestandes zu bestätigen oder auszuschließen.

Meist ist es angebracht, zusätzlich einige klinisch unverdächtige Tiere der gleichen Alters- und Nutzgruppe im Bestand zu untersuchen. Abweichungen von den physiologischen Referenzwerten, die sich bei kranken und klinisch unauffälligen Tieren in gleicher Weise zeigen, sind vorsichtig zu bewerten. Sie können zwar auf latenter Erkrankung der Vergleichsgruppe beruhen. Wahrscheinlicher ist aber, daß eine Fehlinterpretation der Laborergebnisse oder ein Fehler bei der Probenaufbereitung bzw. Untersuchung zugrunde liegt (s. u.).

9.1.1 Indikationen für hämatologische und klinisch-chemische Blutuntersuchungen

Anämien
Eine Anämie kann zustande kommen:
– weil nicht genügend rote Blutkörperchen gebildet werden (aplastische oder hypoplastische Anämie),
– weil die Resistenz und die Lebensdauer der Erythrozyten vermindert ist (hämolytische Anämie) oder
– weil es durch akute oder chronische Blutungen zum Verlust von Erythrozyten (hämorrhagische Anämie) kommt.

Hypoplastische Anämien beruhen auf einer primären Knochenmarkschädigung, bei der die Erythropoese beeinträchtigt ist (z.B. bei Leukose).

Die Ursachen für **Mangelanämien** können darin begründet sein, daß die Ausgangssubstanzen für die Produktion nicht oder nicht in genügendem Umfang vorhanden sind oder nur unzureichend resorbiert werden können, wobei in diesem Fall aber das Knochenmark selbst voll funktionstüchtig ist. Diese Form der Anämie liegt als Eisenmangelanämie bei jedem Ferkel vor, sofern es nicht prophylaktisch ausreichend mit Eisen versorgt wird.

Hämorrhagische Anämien sind die Folge entweder akuter oder chronischer intra- bzw. extrakorporaler Blutungen. Bei der chronischen Form ist bei allen Anämienformen in Folge der für die Hämoglobinbildung fehlenden Ausgangssubstanzen mit einer hypochromen, mikrozytären Anämie zu rechnen (= sekundärer Eisenmangel).

Bei den **hämolytischen Anämien** sind die Erythrozyten in ihrer Resistenz oder Lebensdauer beeinflußt. Durch einige Infektionen, aber auch Auto- und Isoimmunreaktionen kann es zur intravasalen oder extravasalen Zerstörung von Erythrozyten (Hämolyse) kommen.

Für die **Differentialdiagnose** der einzelnen Anämien ist neben der Beurteilung der Erythrozytenmorphologie im Blutausstrich die Bestimmung des Hämatokritwertes und des Hämoglobingehaltes sinnvoll. Aus dem Quotienten aus Hämoglobinkonzentration und Hämatokrit kann die mittlere korpuskuläre Hämoglobinkonzentration (MCHC) errechnet werden. Die MCHC gibt Hinweise auf die quantitative Veränderung des Hämoglobingehaltes im Erythrozyten und zeigt auf, ob eine hypochrome oder eine normochrome Anämie vorliegt. Ein hypochromer Zustand (MCHC unter 300 g/l) tritt dann auf, wenn die Hämoglobinneubildung nicht in ausreichendem Maß erfolgen kann, wie dies bei der Eisenmangelanämie der Fall ist. Eine relative Zu- oder Abnahme der Hämoglobinkonzentration kann auch infolge einer Störung der Osmolalität im Plasma auftreten. Die Erythrozyten dehnen sich in einem hypotonen Plasma (z.B. bei Durchfall) aus. Der absolute Hämoglobingehalt bleibt hierbei unbeeinflußt.

Für die Erkennung hypoplastischer Anämien (Phenylbutazonbehandlung, Leukose, Schweinepest) ist die Beurteilung der Blutzellen im nach Giemsa oder Pappenheim gefärbten Blutausstrich hilfreich. Bei diesen Störungen der Knochenmarkfunktion werden Erythrozyten, Granulozyten und Thrombozyten in Abhängigkeit von der Schwere der Schädigung in vermindertem Maß gebildet (Panzytopenie), so daß die für andere Anämieformen typischen Normoblasten – kernhaltige Erythrozytenvorstufen – fehlen können.

Hämolytische Anämien sind in der akuten Phase ebenso wie akute hämorrhagische Anämien durch ein normozytäres und normochromes Blutbild gekennzeichnet. In der akuten Form der hämolytischen Anämie kann es zu einem Anstieg des ungekoppelten (indirekten) Bilirubingehaltes im Blut kommen.

Bei der selten vorkommenden thrombozytopenischen Purpura ist eine verminderte Thrombozytenzahl neben anämischen Blutveränderungen charakteristisch. Die sehr selten auftretende Leukose des Schweines ist charakterisiert durch eine deutliche Erhöhung der Leukozytenzahl. Im Differentialblutbild fällt das Vorkommen unreifer Leukozyten (Blasten) auf.

Bakterielle und virale Infektionen

Bei bakteriellen Infektionsgeschehen, wie auch bei lokalen Infektionsherden, ist mit einer Erhöhung der Gesamtleukozytenzahl – Leukozytose – sowie mit einer quantitativen Veränderung im Differentialblutbild zu rechnen. Die segmentkernigen und stabkernigen neutrophilen Granulozyten weisen im Differentialblutbild einen erhöhten Anteil auf. Eine hohe Anzahl von stabkernigen neutrophilen Granulozyten deutet auf eine aktive Leukopoese hin. Eine derartige „Kernlinksverschiebung" ist vor allem bei Eiterherden und bei den meisten akut ablaufenden Infektionskrankheiten zu erwarten.

Aber auch nach azidotischen oder bei komatösen Zuständen kann eine Kernlinksverschiebung auftreten. Mit einer verminderten Leukozytenzahl bei gleichzeitiger Abnahme der stabkernigen Granulozyten im Differentialblutbild und einer damit einhergehenden relativen Lymphozytose, ist bei Leukopoesestörungen zu rechnen, wie sie z. B. bei der Schweinepest, aber auch bei anderen Virusinfektionen zu beobachten ist. Bei Umrechnung der Prozentwerte in absolute Zahlen zeigt sich meist auch eine Lymphopenie, wie sie für Schweinepest typisch ist.

Mineralstoffwechselstörungen
Wegen der großen Bedeutung der Mineralstoffe für den Stoffwechsel existieren eine Reihe wirksamer Regulationsmechanismen, die die Verteilung im Gesamtverband des Organismus steuern und die Umverteilung sowie ihre Ausscheidung regeln. Dabei ist der Organismus bestrebt, durch Veränderungen der Resorptionsrate, der Exkretion über Kot und Harn sowie der Gewebeeinlagerung und Elimination eine relative Homöostase aufrechtzuerhalten, so daß Störungen im Mineralstoffwechsel lange Zeit im Blutserum ausgeglichen bleiben. Bei schwerer oder länger andauernder Mineralstoffmangelversorgung oder Imbalance der einzelnen Komponenten im Futter sind auch Abweichungen der Blutplasmakonzentration von Alkalischer Phosphatase, anorganischem Phosphor und in Extremfällen auch beim Kalzium zu erwarten.

Hepatopathien
Akute Hepatopathien, wie sie z.B. bei Kalkstickstoffvergiftung (Alzogur®), Hepatosis diaetetica, Hepatitis parasitica oder bei Maulbeerherzkrankheit vorkommen, führen zu einer Erhöhung der Enzymaktivität der Aspartataminotransferase (ASAT), während die Kreatinkinase (CK) im Normalbereich bleibt oder nur leicht ansteigt. Eine chronische Herzinsuffizienz kann bei älteren Zuchttieren gelegentlich zu Leberzirrhose und Aszites führen. Dabei sind Bilirubin, Bilirubinglucuronid und gelegentlich auch ASAT im Blutplasma erhöht.

Myopathien
Bei einigen Myopathien kommt es zu charakteristischen Änderungen der Enzymaktivitäten im Plasma. Große diagnostische Bedeutung kommt hier dem Enzym Kreatinkinase (CK) zu, das auch bei latenten Formen der Belastungsmyopathie erhöht sein kann. Schweine mit genetisch bedingter Belastungsempfindlichkeit weisen je nach Alter zwischen 6 und 24 Stunden nach der Belastung wesentlich höhere CK-Werte auf als unempfindliche Schweine. Bei der Interpretation erhöhter Enzymaktivitäten der CK und ASAT ist zu beachten, daß Muskeltraumen aller Art, z. B. nach Frakturen, Schlagverletzungen, Operationen etc., ebenfalls zu einer Erhöhung der Meßwerte führen. Andererseits ist zu berücksichtigen, daß die genannten Enzyme rasch wieder auf ihre Normalwerte abfallen, sobald die geschädigten Zellen zugrunde gegangen sind oder sich regeneriert haben und keine weiteren pathogenen Einflüsse mehr wirksam sind.

9.1.2 Probenbehandlung

Für die diagnostisch wichtigen bzw. in Tabelle 9-2 aufgeführten Meßgrößen kann mit Natrium-Heparinat (0,2 mg/ml Blut) ungerinnbar gemachtes Blut verwendet werden. Für einige klinisch-chemische Meßgrößen sind Plasma- und Serumwerte identisch (Kalzium, Natrium, Bilirubin, Harnstoff, alkalische Phosphatase, Kreatinkinase). Bei einigen anderen Meßgrößen sind die Meßwerte nur dann richtig, wenn sie aus Plasma gewonnen werden, das unmittelbar nach Blutentnahme abzentrifugiert wurde, in jedem Fall aber unrichtig, wenn sie aus Serum stammen, das nach mehrstündiger Gerinnung und Retraktion des Blutkuchens bzw. nach Versand abgetrennt wurde (Kalium, Phosphat, Glukose, Laktat, Aspartataminotransferase). Vor allem die Kalium-,

Phosphat- und ASAT-Werte sind in diesen Fällen zu hoch. Das trifft auch dann zu, wenn keine sichtbare Hämolyse vorliegt. Bei der Bestimmung der Kreatinkinase können fälschlich stark erhöhte Werte dadurch entstehen, daß bei der Entnahme aus der Vena cava mit einer weitlumigen Kanüle Muskelgewebe ausgestanzt wird und in die Probe gelangt. Das Enzym tritt dann bei längerer Lagerung oder längerem Transport in das Serum über. Durch Entnahme mit Einmalkanülen, durch Punktion der Ohrvene oder Gewinnung von Plasma, das kurzfristig abzentrifugiert wird, ist diese Fehlerquelle zu vermeiden. Für Glukose und Laktat wird häufig Vollblut sofort enteiweißt. Für die physiologisch sinnvolle Angabe in Plasmakonzentrationen müssen die Werte korrigiert werden, da in Schweineerythrozyten keine Glukose und nur wenig Laktat enthalten sind:
– Plasmaglukose = Blutglukose/(1 – Hämatokrit),
– Plasmalaktat = Blutlaktat $\times$ 1,26.

Können die gewünschten klinisch-chemischen Bestimmungen nicht innerhalb von 6 Stunden nach der Blutentnahme ausgeführt werden, so sollte das Serum – dies gilt auch für den Versand – bis zur Analyse gekühlt aufbewahrt werden. Sollen Serumproben über einen längeren Zeitraum aufbewahrt werden, so sind sie bei –20 °C zu lagern. Bei dieser Temperatur bleiben die meisten Substanzen, auch Enzymaktivitäten, mehrere Wochen oder Monate unverändert. Eingefrorene Proben sind nach dem vollständigen Auftauen sorgfältig zu mischen und unverzüglich zu bearbeiten.

Sollen nur hämatologische Untersuchungen durchgeführt werden, so kann das Blut mit Natrium-EDTA (Titriplex III; 1 mg/ml Blut) ungerinnbar gemacht werden. Vorteilhaft sind Blutentnahmegeräte zum Einmalgebrauch, die das Antikoagulans bereits enthalten (z.B. Monovetten®, Hersteller: Sarstedt). Falls diese nicht zur Verfügung stehen, genügt es, für die Gerinnungshemmung des Blutes ein ca. stecknadelkopfgroßes Pulverhäufchen Natrium-Heparinat oder Natrium-EDTA für ca. 10 ml Blut in ein Röhrchen zu geben. Oxalat, Zitrat und Fluorid sind ungeeignet, da sie zu einer Schrumpfung der Erythrozyten führen. Probenröhrchen mit Antikoagulans bzw. Monovetten® werden nur zur Meßmarke bzw. zu 4/5 gefüllt und nach Verschluß mehrmals gekippt, so daß die Luftblase den Inhalt durchmischt. Keinesfalls schütteln – Hämolyse.

9.1.3 Untersuchungsmethoden und Probenversand

Die heute weitgehend verwendeten automatisierten Analysen- und Blutzellen-Zählgeräte wurden für die Humanmedizin entwickelt und auf die Besonderheiten menschlichen Blutes abgestimmt. Sie ergeben mit Blut anderer Spezies abweichende Werte. Das gilt vor allem für Trockenchemiegeräte, die Untersuchungen in der Praxis ermöglichen (z.B. Reflotron®), ist aber auch bei Automaten in Großlabors nicht auszuschließen, wenn keine Erfahrungen mit Schweineblut vorliegen. Zählgeräte müssen auf die Zellgrößen des Schweinebluts eingestellt werden. Für klinisch-chemische Ergebnisse sind geräteabhängige Korrekturfaktoren zu beachten.

Wenn diese nicht verfügbar sind, sollten geringgradige Abweichungen von den in diesem Buch angegebenen Normalwerten des Schweins vorsichtig bewertet werden. Sofern Analyseautomaten Normalwerte vorgeben und Überschreitungen anzeigen, wird es sich in der Regel um Grenzwerte für menschliches Blut handeln, die für Schweine nicht gültig sind.

Derartige Fehlinterpretationen technisch korrekter Werte kann man bei Einsendungen wie auch Untersuchungen im eigenen Praxislabor am ehesten durch Rücksprache mit einem erfahrenen Labordiagnostiker vermeiden.

Die Verläßlichkeit der Ergebnisse ist nur bei routinemäßiger Durchführung gewährleistet. Alle selten durchgeführten Untersuchungen weisen meist eine zu große, methodisch bedingte Streuung auf. Auch dies spricht für die Einsendung an Labors, die häufig Schweineblut untersuchen.

Serum- und EDTA-Blutproben müssen mit saugfähigem Material verpackt und in bruchfesten Versandbehältern verschickt werden. Während der warmen Jahreszeit sollten die Proben in einem Styroporbehälter mit Kühlelement oder Eisbeutel versandt werden. Es ist unbedingt darauf zu achten, daß das EDTA-Blut nicht gefriert, da es hierbei zur vollständigen Hämolyse kommt. Das Begleitschreiben sollte das Alter des Patienten angeben sowie einen kurzen Vorbericht beinhalten, der auch auf eventuelle Seuchengefahren hinweist.

Bei Versand in ein humanmedizinisches Labor muß unbedingt darauf hingewiesen werden, daß es sich bei der eingesandten Probe um Schweineblut handelt. So ist bei der Differenzierung der Leukozyten darauf hinzuweisen, daß segmentkernige neutrophile Granulozyten nicht so weitgehend ausreifen wie dies beim Menschen der Fall ist. Alle Zellkerne, die auf ein Drittel eingeschnürt erscheinen, sind als segmentiert anzusehen. Die automatische Zellzählung ergibt falsche Werte, wenn das Gerät nicht für Schweineblut einstellbar ist. Soll die Kreatinkinase bestimmt werden, muß mitgeteilt werden, daß sehr hohe Aktivitäten – 5- bis 10mal so hoch wie bei anderen Tierarten oder beim Menschen – zu erwarten sind.

Tabelle 9-1 Normalwerte von Meßgrößen im Blut des Schweines

Meßgröße im Blut (Methode)	SI-U alte E	N	Mittelwert $\bar{x} \pm s$	Normalbereich $-2s+2s$
Hämoglobin (Zyanhämiglobin)	g/l g/100 ml	223	128±10 12,8±1,0	108–148 10,8–14,8
Hämatokrit (Mikrozentrifugation)	l/l %	223	0,39±0,03 39±3	0,33–0,45 33–45
Erythrozyten (Counter + Zählkammer)	T/l Mill/µl	223	6,97±0,58 6,97±0,58	5,81–8,13 5,81–8,13
Thrombozyten* (Zählkammer)	G/l 1000/µl	64	381±95 381±95	175–587 175–587
Leukozyten (Counter + Zählkammer)	G/l 1000/µl	223	15,9±2,7 15,9±2,7	10,5–21,3 10,5–21,3
Lymphozyten (Differentialblutbild)	G/l %	223	10,9±2,3 67,4±9,0	6,3–15,5 49,4–85,4
Segmentk. Neutrophile (Differentialblutbild)	G/l %	223	4,0±1,7 24,6±7,1	0,6– 7,4 10,2–38,8
Stabk. Neutrophile (Differentialblutbild)	G/l %	223		0–1,2 0–7,3
Eosinophile (Differentialblutbild)	G/l %	223		0–1,2 0–6,2
Monozyten (Differentialblutbild)	G/l %	223		0–1,0 0–4,8

Die Werte stammen von insgesamt 82 DL-Schweinen (Hannover), 24 Edelschweinen (Wien) und 118 Edelschweinen (Bern) im Gewichtsbereich von 50–100 kg.
SI – U = System International d'Unites, in der BRD gesetzlich vorgeschrieben ab 1.1978
alte E = bisher übliche Einheiten
   * = nur Daten von DL-Tieren

9.1.4 Interpretation der Untersuchungsergebnisse

Die Meßwerte der Blutbestandteile unterliegen bei gesunden Schweinen biologischen Variationen, die abhängig sind von:
– genetischen Unterschieden (Rasse) – wichtig bei den Enzymen ASAT, ALT, γGT, LDH, α-HBDH, besonders CK, daneben auch ALD, α-Amylase;
– Geschlecht – Thrombozytenzahl um 20 % und Harnstoffgehalt um 15 % höher bei Kastraten als bei weiblichen Schweinen;
– Alter und Gewicht – wichtig bei den Enzymen ALT, besonders AP, α-Amylase;
– Trächtigkeit, Laktation – während und nach der Geburt kommt es bei Sauen zu einer Verminderung des Protein- und Harnstoffgehaltes im Plasma;
– Fütterung – wichtig bei den Enzymen OCT, αHBDH, LAP, α-Amylase sowie bei Fütterungsfehlern Kalzium, Eisen, Phosphor, Selen etc.; 1–5 Stunden nach der Fütterung ist ein geringgradiger Anstieg aller Meßwerte des roten und weißen Blutbildes (Ausnahme: absolute Lympho-

Tabelle 9-2 Normalwerte von Meßgrößen im Plasma des Schweines

Meßgröße im Plasma (Methode)	SI-U alte E	N	Mittelwert x̄ ± s	Normalbereich −2s+2s
Kalzium (EDTA-Titration)	mmol/l mg/100 ml	142	2,70±0,15 10,8±0,6	2,40–3,00 9,6–12,0
Phosphor (Molybdänblau)	mmol/l mg/100 ml	142	2,68±0,28 8,3±0,9	2,10–3,30 6,5–10,2
Natrium (Flammenemission)	mmol/l mg/100 ml	142	152±9,3 349±21	133–171 306–393
Kalium (Flammenemission)	mmol/l mg/100 ml	124	5,49±0,50 21,5±2,0	4,50–6,50 17,6–25,4
Bilirubin (Sulfanilsäure)	µmol/l mg/100 ml	106	2,1±1,0 0,12±0,06	0,1–4,1 0–0,24
Serum-Proteine (Biuret-Methode)	g/l g/100 ml	145	70,4±7,5 7,04±0,75	55,4–85,4 5,54–8,54
Harnstoff (Urease)	mmol/l mg/100 ml	144	5,5±1,3 33,0±7,8	2,9–8,1 17,4–48,6
Glukose[1,*] (Hexokinase)	mmol/l mg/100 ml	82	5,18±0,59 93±11	4,00–6,36 72–115
Laktat[1,*] (Laktat-Dehydrogenase)	mmol/l mg/100 ml	82	5,2±2,9 47±26	0–11,0 0–100
Alkalische Phosphatase[2] (PNP, opt.)	U/l mU/ml	106	215±37 215±37	140–290 140–290
ASAT (GOT) (UV-Test, opt.)	U/l mU/ml	143	17±4 17±4	9–25 9–25
CK, Landrasse[1,*] (UV-Test NAC akt.)	U/l mU/ml	82		100–2000 100–2000
CK, Edelschwein[1] (UV-Test, NAC akt.)	U/l mU/ml	86		0–800 0–800

Erläuterungen s. auch Tab. 9-1. Zur Interpretation von CK-Werten s. Abschn. 11.2, Diagnostik der Myopathien (Tabelle 11-1).
[1] stark belastungsabhängig
[2] stark altersabhängig

zytenzahl) sowie des Glukose-, Laktat- und Harnstoffgehaltes und der alkalischen Phosphatase zu beobachten;
– Belastungen (Umgruppieren, Deckakt, Geburt). Belastungen, bei denen psychischer Streß mit physischer Anstrengung kombiniert ist, haben einen Anstieg der Kreatinkinaseaktivität nach 3–10 Stunden zur Folge. Psychischer Streß allein führt zu sofortigem Anstieg aller Blutzellen infolge der Adrenalinausschüttung und Milzentleerung. In Kombination mit physischer Belastung kommt es kurzfristig zu sehr starken Veränderungen zahlreicher Blutmeßwerte. Die Meßwerte des roten und weißen Blutbildes sind bis zu 40 % über den Ruhewert erhöht, die Thrombozytenzahl ist um etwa 10 % vermindert. Ferner steigen die Meßwerte von Serumproteinen und Enzymen sowie Glukose um etwa 10 %, die Laktatwerte jedoch auf das 10fache (= 1000 %) über den Ruhewert an. Als Ruhewert sind hier Blutmeßgrößen zu verstehen, die durch Blutentnahme aus implantierten Venenkathetern streßfrei gewonnen wurden. Die Erhöhung der Blutmeßwerte beruht zum Teil auf hämodynamischen Veränderungen (Blutzellen, Proteine und Enzyme) und zum Teil auf metabolischen Reaktionen (Glukose, Laktose, Laktat). Derartige Blutveränderungen werden beim Deckakt des Ebers, bei Schwergeburten, Rangordnungskämpfen, Transporten etc. hervorgerufen.
– Blutentnahmestreß – psychische wie physische Belastung durch das unvermeidliche Anbinden bei der Blutentnahme mit den oben beschriebenen Auswirkungen. Somit ist der unvermeidbare Blutentnahmestreß die bedeutsamste Ursache physiologischer

Tabelle 9-3 Weitere Referenzwerte für Blutuntersuchungen beim Schwein

Meßgröße im Blut	SI-U	Normalbereich	beeinflußt durch	Quelle
Pyruvat	mmol/l	0,27–0,29		Bickhardt u. Wirtz (1978)
Kreatinin	µmol/l	40–130		Bickhardt (1992)
Triglyzeride	mmol/l	0,2–0,5		Bickhardt (1992)
Cholesterin	mmol/l	2,0–3,3		Bickhardt (1992)
Magnesium	mmol/l	0,5–1,2	Alter, Rasse, Fütterung	Seutter (1995)
Chlorid	mmol/l	95–110		
Eisen	µmol/l	18–35		Knörl (1982)
TEBK	µmol/l	<90		
Kupfer	µmol/l	16–39		
Zink	µmol/l	10,7–22,9		Puls (1984)
AST	U/l	8,0–35,0	Rasse, Alter	Merk (1992)
ALT	U/l	7,0–70,0		Merk (1992)
γGT	U/l	10,0–40,0	Rasse	Merk (1992)
GLDH	U/l	0,0–5,0	Alter	Plank (1988), Merk (1992)
LDH	U/l	0–100		Merk (1988)
AP	U/l	140–200	Alter	Merk (1992)
AP-Ferkel	U/l	200–700		Merk (1992)
HBDH	U/l	-350		Merk (1992)
SHDH	U/l	0,0–1,0		Bickhardt (1992)
Thrombozyten	G/l	400–800		Plank (1988)
Fibrinogen	g/l	160–380		Plank (1988)
Hepato Quick	%	70–130		Plank (1988)
PTT	s	11,0–15,0		Plank (1988)
TEG	min/"/mm	3-7/1-3/55-80		Plank (1988)
TPZ	s	9,0–12,0		Plank (1988)
Thrombinzeit	s	18,0–32,0		Plank (1988)

Variation der Blutmeßwerte beim Schwein, demgegenüber spielen andere Ursachen wie Fütterung, Tageszeit, Geschlecht und Reproduktionszyklus nur eine untergeordnete Rolle.

Die oberen und unteren Grenzen des Normalbereichs (Tab. 9-1 bis 9-3) sollten keinesfalls als absolute Trennlinie zwischen physiologischen und pathologischen Meßwerten angesehen werden. Vielmehr sollte der Wahrscheinlichkeitscharakter dieser statistischen Zahlen bedacht werden. Darüber hinaus ist der pathophysiologisch begründete fließende Übergang quantitativer biologischer Meßgrößen zwischen physiologischem und pathologischem Zustand, also dem Bereich der Kompensation, Reaktion und Gegenregulation, bei der Interpretation zu berücksichtigen.

Literatur

BICKHARDT, K. (1992): Kompendium der Allgemeinen Inneren Medizin und Pathophysiologie für Tierärzte. Pareys Studientexte 69. Berlin, Hamburg: Verlag Paul Parey.

BICKHARDT, K., und C. A. CARSTENSEN (1992): Anwendung des Reflotron® -Systems für die Bestimmung der Kreatinkinase (CK) im Blut von Schwein, Schaf, Rind, Pferd und Hund. Tierärztl. Prax. **20**, 326-331.

BICKHARDT, K., und B. MEYER (1987): Anwendung des „Reflotron"-Systems für die Labordiagnostik bei Schwein und Schaf. Tierärztl. Prax. **15**, 435-439.

BICKHARDT, K., K. H. WALDMANN und M. WENDT (1993): Klinische Laboratoriumsdiagnostik in der Schweinepraxis. Berl. Münch. tierärztl. Wschr. **106**, 218-221.

BICKHARDT, K., und A. WIRTZ (1978): Der Einfluß von Anbindestress und Fütterung auf Blutmeßwerte des Schweines. Dtsch. tierärztl. Wschr. **85**, 457-462.

FRIENDSHIP, R. M., J. H. LUMSDEN, J. MCMILLAN and M. R. WILSON (1984): Hematology and biochemistry reference values for Ontario Swine. Can. J. Comp. Med. **48**, 390-393.

GLAWISCHNIG, E., G. SCHLERKA, W. SCHULLER und W. BAUMGARTNER (1977): Arbeitswerte in der Laboratoriumsdiagnostik beim Schwein. Wien. tierärztl. Mschr. **64**, 341-346.

KNÖRL, H. (1982): Beitrag zur Differenzierung von Eisenmangelzuständen beim Saugferkel und deren Diagnosemöglichkeit mit Hilfe von Kleingeräten. München: Vet. Med. Diss.

VAN LENGOED, L. A. M. G., P. DE VREY and J. H. M. VERHEIJDEN (1987): Intravenous catheterization in pigs: An evaluation of two methods. Zbl. Vet. Med. A **34**, 649-656.

MERK, B. (1992): Einfluß von Alter, Rasse, Haltung, Fütterung und Fortpflanzungsstadium auf Serumenzymwerte beim Schwein. München: Vet. Med. Diss.

PLANK, G. (1988): Untersuchungen über den Einfluß der Infektion mit Eperythrozoon suis auf das Hämostasepotential des Schweines. München: Vet. Med. Diss.

PULS, R. (1994): Mineral levels in animal health. 2d Ed., Sherpa International, Clear brook, Canada.

SCHMIDT, D. A. (1986): Swine hematology. In: TUMBLESON, M. E. (ed.) Swine in biomedical research. New York: Plenum Press, 767-782.

SEUTTER, U. (1995): Einfluß von Rasse, Haltung, Fütterung und Reproduktionsstadium auf hämatologische und klinisch-chemische Parameter beim Schwein. München: Vet. Med. Diss.

ŠUŠA, M., M. KÖNIG, A. SAALMÜLLER, M. J. REDDEKASE and H. J. THIEL (1992): Pathogenesis of swine fever: B-lymphocyte deficiency caused by hog cholera virus. J. Virol. **66**, 1171-1175.

TUMBLESON, M. E. and D. A. SCHMIDT (1986): Swine clinical chemistry. In: TUMBLESON, M. E. (ed.) Swine in biomedical research. New York: Plenum Press, 783-807.

9.2 Blutentnahme

Für wissenschaftliche Untersuchungen an speziell dafür gehaltenen Schweinen sollten implantierte Dauerkatheter zur streßfreien Blutentnahme angewandt werden. Für Feldversuche und diagnostische Blutentnahmen in der Praxis sollte die Anbinde- und Entnahmetechnik so standardisiert werden, daß der damit verbundene Streß für das einzelne Schwein möglichst kurz ist.

Demgegenüber ist es unerheblich, ob die Schweine vor der Blutentnahme gefüttert wurden oder nicht. Um den Lebensrhythmus der Schweine nicht zu stören und eine übermäßige Aufregung der Schweine zu vermeiden, sollte die Blutentnahme nach der Fütterung bevorzugt werden.

Für die Blutentnahme, gleichgültig mit welchem Verfahren, sollten grundsätzlich für jedes Tier Einmalkanülen Verwendung finden.

9.2.1 Entnahme aus der Ohrvene

Aus der zur intravenösen Injektion herangezogenen kaudalen Ohrrandvene können nach Stauung und Punktion mit einer 0,8 mm starken Einmalkanüle etwa 2–5 ml Blut gewonnen werden. Bei dieser Entnahmetechnik ist das Serum oftmals hämolytisch, und die Menge reicht für weiterreichende Untersuchungen nicht aus. Nach dem Entfernen der Kanüle muß die Einstichstelle für einige Zeit komprimiert werden, damit es nicht zu Nachblutungen kommt. Hierfür eignen sich Plastikeinmalklemmen, die für 2–3 Minuten auf das Gefäß aufgesetzt werden. Für Blutuntersuchungen, bei denen keine großen Volumina erforderlich sind und bei denen das Blut nicht steril gewonnen werden muß (sofortige Verarbeitung), ist es auch möglich, die kaudale Ohrrandvene mit einem lanzettförmigen Skalpell oberflächlich anzuritzen und das austretende Blut in kleinen Zentrifugenröhrchen (Hersteller: z.B. Eppendorf) aufzufangen oder in ein Saugröhrchen abzusaugen. Als Saugröhrchen dient ein Reagenzglas, das mit einem Stopfen verschlossen wird, durch den zwei kleine Plastikschläuche geführt werden. Der Ansaugschlauch, durch das der Unterdruck erzeugt werden soll, endet unmittelbar unterhalb des Stopfens, während der Blutansaugeschlauch tiefer in das Reagenzglas eingeführt werden muß, damit kein Blut in den Ansaugschlauch gerät. Für bestimmte serologische Untersuchungen genügt es, einen Blutstropfen mit speziellem Fließpapier aufzusaugen.

9.2.2 Entnahme aus der Schwanzvene

An der Schwanzunterseite verlaufen zwei Venen, die V. caudalis (coccygea) mediana und die V. caudalis (coccygea) dorsolateralis (dextra bzw. sinistra). Das Kaliber der V. caudalis dorsolateralis ist stärker als das der V. caudalis mediana.

Die Blutentnahme aus der Schwanzvene ist bei Schweinen ab ca. 40 kg KM durchführbar. Voraussetzung für eine erfolgreiche Blutentnahme ist, daß der Schwanz nicht zu kurz kupiert ist. Die Schwanzunterseite wird trocken gereinigt und mit 70%igem Alkohol desinfiziert. Zur Blutentnahme wird der Schwanz an seinem Ende mit einer Hand erfaßt und vorsichtig in der Sagittalen nach oben aufgebogen. Die Einstichstelle liegt am medialen Rand des M. coccygeus ventralis

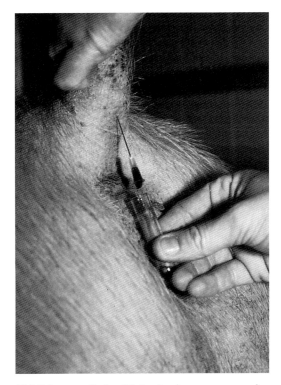

Abbildung 9-1 Blutentnahme aus der Schwanzvene; Erläuterung im Text (Foto: HEINRITZI, München)

medialis. Mit dem Zeigefinger der anderen Hand wird die als Mulde zu palpierende Einstichstelle lokalisiert. Die Punktion erfolgt leicht paramedian an der Stelle, an der die After-Schwanz-Falten kaudal auslaufen, in kraniodorsaler Richtung (Abb. 9-1). Die Lage der A. caudalis (coccygea) mediana, die an dieser Stelle dicht neben der Vene liegt, läßt sich durch die Prüfung des Pulses ermitteln.

Nach dem Durchdringen der Haut wird die leicht fluktuierende Vene punktiert und die Kanüle noch ca. 1 cm in die Vene eingeschoben. Das abfließende Blut wird in geeigneten Proberöhrchen aufgefangen. Als Kanülen für die Punktion können, der Größe des Tieres entsprechend, Einmalkanülen der Stärke 0,8 × 40 mm bis 1,5 × 50 mm verwendet werden. Gut bewährt haben sich auch „Butterfly"-Kanülen (Hersteller: Sarstedt). Bei unruhigen Sauen kann die Hautoberfläche vor dem Einstich mit einem Lokalanästhetikum oder einem Vereisungsspray besprüht werden. Die beschriebene Methode ist vor allem bei in Kastenständen gehaltenen Sauen möglich, aber auch hier nicht immer erfolgreich. Bei freilaufenden oder in Abferkelbuchten gehaltenen Sauen, bei denen ein problemloser Zugang zur Halsunterseite gewährleistet ist, empfiehlt sich die Blutentnahme aus der V. jugularis.

9.2.3 Entnahme aus der V. jugularis

Eine sichere und schnelle Blutentnahme ist ganz entscheidend von der sachgerechten Fixation des Schweines abhängig. Mit Hilfe einer Oberkieferschlinge wird das Schwein fixiert und dabei der Kopf so weit angehoben, daß der Hals gerade und gestreckt verläuft. Die Blutentnahme sollte von der rechten Seite aus vorgenommen werden (Abb. 9-2). Die Einstichstelle liegt am Rande des M. brachiocephalicus – äußerer Rand der Jugularisrinne – auf der Linie zwischen dem Vorderrand des Buggelenks und der Spitze des Brustbeins.

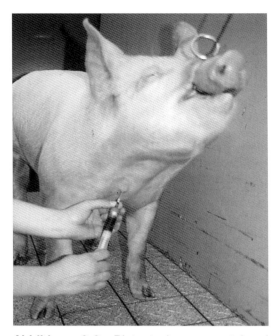

Abbildung 9-2 Blutentnahme am stehend angebundenen Schwein. Es wird versucht, die dorsal des Manubrium sterni gelegene Bifurkation der Vena cava cranialis zu treffen (s. a. Abb. 9-3). Bei älteren Schweinen, die schwer zugänglich aufgestallt sind, kann auch die Vena jugularis externa punktiert werden.

Zur Punktion größerer Mastschweine oder älterer Zuchttiere sind 75–100 mm lange Einmalkanülen erforderlich. Die Kanüle wird auf der Monovette® (Hersteller: Sarstedt) aufgesetzt und ruckartig durch die Haut eingestochen. Danach zieht man den Kolben der Monovette etwas zurück, um einen leichten Unterdruck zu erzeugen. Um eine sichere Führung der Kanüle zu gewährleisten, werden der Daumen und der Mittelfinger der linken Hand auf den Konus der Kanüle gelegt, mit dem Zeigefinger wird der Abstand zum Tierkörper reguliert – Kanüle nicht mit dem Finger „führen": Kontamination. Die Kanüle wird nun in dorso-mediokaudaler Richtung eingestochen. Die lateral der Trachea laufende V. jugularis liegt je nach Größe und Gewicht der Schweine etwa

4–10 cm dorsal der Einstichstelle. Mit der rechten Hand wird die Stichrichtung kontrolliert und zugleich zur Aufrechterhaltung des Unterdrucks innerhalb der Monovette mit dem Kolben leicht aspiriert. Sobald Blut in die Monovette eintritt, wird sie in der erreichten Position fixiert. Dabei halten die Finger der linken Hand den Abstand zum Tierkörper. Durch weitere Aspiration wird die erforderliche Blutmenge in die Monovette gesogen. Nach dem Füllen des Entnahmeröhrchens zieht man bei anhaltendem Sog die Kanüle aus dem Tierkörper zurück. Sollte durch Abwehrbewegungen der Blutfluß unterbrochen werden, wird die Kanüle unter anhaltender Aspiration zuerst etwas weiter in den Tierkörper eingeschoben und dann langsam wieder zurückgezogen. Wird beim ersten Einstechen die Vene verfehlt, wird die Kanüle bis knapp unter die Einstichstelle zurückgezogen und mit veränderter Stichrichtung erneut vorgeführt. Bei zu flacher Stichrichtung wird die Trachea getroffen. Bleibt auch ein zweiter Versuch erfolglos, sollte die Kanüle herausgezogen und auf ihre Durchgängigkeit geprüft werden. Bei Nachblutungen wird mit dem Daumen so lange kräftig auf die Punktionsstelle gedrückt, bis die Blutung steht. Bei akuter Herzinsuffizienz (Dyspnoe, klagendes Schreien, Zyanose) muß die Blutentnahme sofort abgebrochen und die Fixation gelöst werden. Auch nach heftigen Abwehrbewegungen kann bei disponierten Tieren eine akute Belastungsmyopathie mit metabolischer Azidose entstehen. Ein sofortiges Abduschen mit kaltem Wasser ist hilfreich.

9.2.4 Entnahme aus der V. cava cranialis

Die Entnahme aus der V. cava cranialis (s. a. Abb. 9-2) ist vor allem für Ferkel geeignet, kann allerdings mit einiger Übung auch bei größeren Schweinen angewandt werden.

Fixation des Ferkels:
Das Ferkel wird in Rückenlage gebracht. Eine Hilfsperson umfaßt mit einer Hand den Kopf des Tieres und mit der anderen Hand die beiden Vordergliedmaßen, wobei der Zeige- und/oder Mittelfinger zwischen den beiden Vordergliedmaßen dafür sorgen, daß keine Kompression auf den Brustkorb entsteht (Abb. 9-3; s. a. Abb. 3-4). Mit dem Unterarm wird das Ferkel auf die Unterlage gedrückt. Hilfreich für eine erfolgreiche Blutentnahme ist, wenn das Ferkel gut gestreckt mit weit nach kaudal gezogenen, möglichst seitwärts liegenden Vordergliedmaßen fixiert wird, so daß die Halsregion straff und gerade gestreckt vorliegt.

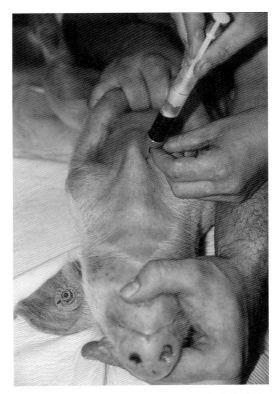

Abbildung 9-3 Die Blutentnahme bei Ferkeln erfolgt in Rückenlage unter Fixation durch einen Helfer. Das Halten von Läuferschweinen in dieser Position wird durch einen krippenähnlichen Entnahmebock erleichtert.

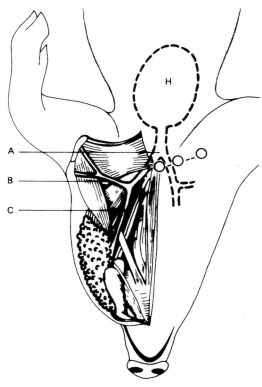

Abbildung 9-4 Zur Punktion geeignete Halsvenen des Schweines

A = Vena cava cranialis; B = Vena cephalica; C = Vena jugularis externa; H = Herz, o-o—o Manubrium sterni, Einstichstelle, Buggelenk

Die Fixation bei Mast- oder Zuchtschweinen geschieht wie oben beschrieben mit einer Oberkieferschlinge (s. a. Abb. 9-2) bei stark nach oben fixiertem Kopf.

Die Einstichstelle liegt rechts oder links dicht neben dem Manubrium sterni kranial der ersten Rippe (Abb. 9-4). Mit dem Zeigefinger wird der Winkel zwischen Manubrium sterni und dem vorderen Rand der ersten Rippe aufgesucht. Zur Punktion finden je nach Größe des Tieres Kanülen zwischen 0,8 × 40 mm bei Ferkeln bis 1,2 × 100 mm bei ausgewachsenen Schweinen Verwendung. Mit aufgesetzter Kanüle und leicht angehobenem Spritzenkolben wird unmittelbar neben dem Manubrium sterni in leicht medialer Stichrichtung senkrecht eingestochen. Nach dem Durchstechen der Haut wird der Kolben weiter angezogen, damit ein Unterdruck in der Monovette entsteht. Beim Einstechen umfassen zwei Finger den Konus der Kanüle, während der abgestreckte Mittel- oder Zeigefinger Kontakt zum Tier hält. Bei auf dem Rücken liegenden Ferkeln liegt die kanülenführende Hand auf dem Brustbein des Ferkels auf. Strömt Blut in die Spritze ein, wird die Kanüle in der erreichten Position fixiert. Sobald die nötige Blutmenge entnommen ist, werden Spritze und Kanüle unter Beibehaltung des Unterdruckes aus dem Tierkörper herausgezogen. Durch einen anschließenden Druck auf die Punktionsstelle wird die Blutstillung begünstigt.

9.2.5 Komplikationen

Komplikationen können bei linksseitiger Punktion durch eine Verletzung des N. phrenicus entstehen. In diesem Fall ist sofort die Blutentnahme zu unterbrechen und die Kanüle herauszuziehen. Das Tier wird in Seitenlage gebracht und kalt abgeduscht. Rhythmische Kompression des Brustkorbes ist bei einem durch Vagusreizung entstandenen Herzstillstand hilfreich. In sehr seltenen Fällen, bei zu flachem und zu weit nach kaudal gerichtetem Einstich, kann es zur Herztamponade kommen. Der Patient zeigt zunehmend Schwäche, schwankenden Gang und Dyspnoe. Das Herz ist auskultatorisch sehr leise und frequent. Der Zustand ist als infaust zu betrachten. Wegen dieser möglichen Komplikationen ist zum einen der Besitzer vor dem Eingriff auf mögliche Gefahren hinzuweisen, und andererseits ist bei erwachsenen Schweinen die Entnahme aus der V. jugularis vorzuziehen.

Als weitere Komplikationen sind zu nennen:
– Punktion der A. carotis. Erkennbar am Ausströmen hellroten Blutes, das unter Druck austritt bzw. pulsierend aus der Kanüle schießt. In diesem Fall kann die

benötigte Blutmenge entnommen werden, danach wird sofort nach Herausziehen der Kanüle für 1–2 Minuten ein kräftiger Druck an der Punktionsstelle ausgeübt. Wird dies unterlassen, kann es zu Nachblutungen und Hämatombildung kommen, die ihrerseits zur Vagusreizung führen können. Ursachen sind ein zu weit lateral angesetzter Einstich und eine zu stark nach dorsal geführte Stichrichtung.
- Punktion des Ductus thoracicus oder der Pleurahöhle. Erkennbar am serös-rötlichen Punktat (Lymphe) bzw. rötlichem Schaum (Lunge). Für das Tier ist diese Fehlpunktion meist ohne nachteilige Folgen. Blutvermengte Lymphe kann zu Fehlinterpretationen führen.
- In seltenen Fällen kann es nach der Blutentnahme bei streßanfälligen Schweinen zur Belastungsmyopathie kommen. Bei starker Widersetzlichkeit sind vereinzelt Anzeichen einer Kreislaufinsuffizienz und Atemnot zu beobachten. In diesen Fällen ist die Blutentnahme sofort zu beenden und die Oberkieferfixierung aufzuheben. Abduschen mit kaltem Wasser über 10 Minuten und Einzelhaltung bis zur vollständigen Erholung sind angebracht.

Blutentnahme durch Kupieren des Schwanzes oder Anschneiden der Ohrmuschel oder eine Punktion des Sinus ophthalmicus sollten nicht angewandt werden.

9.2.6 Fortlaufende Blutentnahme aus Venenverweilkathetern

Bei mehrmals notwendiger Blutentnahme, wie auch zur wiederholten intravenösen Gabe von Medikamenten oder Infusionslösungen, empfiehlt es sich einen Ohrvenenkatheter zu implantieren. Geeignet sind hierfür Katheter, wie sie in der Humanmedizin Verwendung finden, bei denen nach der Punktion die Kanüle entfernt werden kann. Um eine mehrmalige Blutentnahme über längere Zeit zu gewährleisten, muß die Katheterspitze über den Ohrgrund proximal vorgeführt werden. Dies ist nicht bei allen Schweinen möglich. Zur Infusionsbehandlung reicht es aus, wenn eine Braunüle® (Braun, Melsungen) gelegt wird oder wenn die Katheterspitze im Ohrmuschelbereich zu liegen kommt. Das freie Katheterende ist auf der Ohrmuschel mit Klebeband gut zu fixieren. Die Schweine sind einzeln aufzustallen.

Bei Versuchstieren empfiehlt es sich, einen Jugularvenenkatheter von der Drosselvene subkutan zum Halsansatz zwischen den Schulterblättern zu führen und dort zu fixieren. Das erfolgt unter Narkose und setzt die Genehmigung eines Tierversuchs voraus. Ohrvenenkatheter werden von freilaufenden Schweinen herausgescheuert. Bei Gruppenhaltung (z. B. in der Verhaltensforschung) ist der Katheter durch einen „Rucksack" zu schützen.

Literatur

BOLLWAHN, W., B. VOLLMERHAUS, K. HEINRITZI und H. ROOS (1982): Erneut – zur Blutentnahme aus der Jugularvene beim größeren Schwein. Prakt. Tierarzt **63**, 1037-1041.

BRENNER, K. V., J. SCHNEIDER und H. PANNDORF (1977): Anlegen von intravasalen Verweilkathetern beim Schwein. Monatsh. Veterinärmed. **32**, 697-704.

BRÜSSOW, K.-P., J. BERGFELD und G. PARCHOW (1971): Über mehrjährige Erfahrungen zur Blutgewinnung durch intravenöse Dauerkatheter beim Schwein. Monatsh. Veterinärmed. **36**, 300-303.

CARLE, B. N. and W. H. DEWHIRST (1942): A method for bleeding swine. J. Am. Vet. Med. Ass. **101**, 495-496.

DAMMAN, W., F. NIEßEN und T. GRAMMEL (1993): Die Blutentnahme aus den Blutgefäßen des Schwanzes bei großen Schweinen. Prakt. Tierarzt **74**, 454.

ERFLE, V., A. STEHLE und H. MAYER (1971): Blutentnahme aus den Venen der Orbita beim Schwein (Bildbericht). Berl. Münch. tierärztl. Wschr. **84**, 336-337.

HULTSCH, K. H., und F. ELLENDORF (1979): Ein neues Verfahren zur Blutentnahme beim Schwein (Kurzmitteilung). Dtsch. tierärztl. Wschr. **86**, 293-332.

LAWHORN, B. (1988): A new approach for obtaining blood samples from pigs. J. Am. Vet. Med. Ass. **192**, 781-782.

MAAS, A. (1961): Beitrag zur Blutentnahme bei Schweinen, insbesondere bei Serumschweinen. Arch. exp. Vet. Med. **15**, 1-6.

MUIRHEAD, M. R. (1981): Blood sampling in pigs. Vet. Rec. 109. In: Practice **3**, 16-20.

SANKARI, S. (1983): A practical method of taking blood samples from the pig. Acta vet. scand. **24**, 133-134.

TUMBLESON, M. E. and SCHMIDT, D. A. (1986): Swine clinical chemistry. In: TUMBLESON, M. E. (ed.) Swine in Biomedical Research. New York: Plenum Press, 783-807.

VOLLMERHAUS, B., W. BOLLWAHN, HEIDE ROOS, K. HEINRITZI und H. WAIBL (1982): Vereinfachte Methode zur Blutentnahme beim Ferkel. Prakt. Tierarzt **63**, 538-541.

WITZEL, D. A., E. T. LITTLEDIKE and H. M. COOK (1973): Implanted catheters for blood sampling in swine. Cornell Vet. **63**, 433-435.

9.3 Erbliche und angeborene Störungen

9.3.1 Hämatoporphyrie (Porphyria)

Durch Fehlregulation der Hämoglobinsynthese werden vermehrt Porphyrine gebildet, im Harn ausgeschieden und im Skelett abgelagert. Symptome des sehr seltenen und wahrscheinlich dominant vererbten Defektes sind Braunschwarzfärbung der Zähne, der Knochen und des Harnes. Störungen des Allgemeinbefindens sind kaum zu erwarten, so daß der Zustand in der Regel erst am Schlachtbefund erkannt wird.

Literatur

JORGENSEN, S. K. (1959): Congenital porphyria in pigs. Brit. Vet. J. **115**, 160-175.

9.3.2 Hämophilie (Haemophilia)

Mangel an Hämophilie-Faktor (AHF,VIII) tritt bei den Merkmalsträgern dieses autosomal, rezessiv erblichen Defekts in wechselnder Stärke auf. Er wurde bisher nur in den USA beobachtet. Die Tiere können aus kleinen Wunden verbluten.

Literatur

CORNELL, C. N. and M. E. MUHRER (1964): Coagulation factors in normal and haemophiliac-type swine. Am. J. Physiol. **206**, 926-928.

9.3.3 Leukose (Leukosis)

Tumoröse Entartung der Blutzellen wird beim Schwein meist erst als Schlachtbefund beobachtet. In den letzten Jahren trat die Leukose nur sehr selten auf.

Ätiologie und Pathogenese

Betroffen sind vor allem Läufer und Mastschweine vor Eintritt der Geschlechtsreife. Sie zeigen meist Erscheinungen einer unreifzelligen Leukose, die häufig als akute lymphatische Leukose klassifiziert wird. Die Ätiologie ist weitgehend ungeklärt. Vermutet wird, daß ein nicht näher identifiziertes Virus, bei Schweinen aus Inzuchtlinien, denen ein Repressorgen fehlt, der Krankheit zur Manifestation verhilft.

Durch die vorherrschende Vermehrung von Paraleukoblasten wird die normale Hämatopoese zurückgedrängt, es kommt zur Neutropenie (Hiatus leucaemicus), hypoplastischen Anämie und Thrombozytopenie. Die Leukozyten des peripheren Blutes ähneln zu 80 % jungen Lymphozyten. Ihre Zahl liegt an der oberen Grenze der Norm, ist jedoch nur selten auffällig erhöht.

Klinisches Bild und Verlauf

Im zweiten bis vierten Lebensmonat sind reduzierte Gewichtszunahmen sowie eine

Schwellung der Inguinal-, später auch Mandibular- und Kniefaltenlymphknoten palpierbar und manchmal auch sichtbar. Neben Abmagerung bis zur Kachexie werden Appetitlosigkeit, Anämie, Dyspnoe, Durchfall und Fieber beobachtet. Sehr selten tritt bei Zuchtschweinen auch eine akute myeloische Leukose auf.

Diagnose und Differentialdiagnose

Leukoseverdacht besteht, wenn vergrößerte Lymphknoten feststellbar sind, die nicht aus einer chronischen Entzündung im Einzugsbereich resultieren. Eine Abklärung kann teilweise durch die Anfertigung eines Blutausstriches, ansonsten nur durch die Sektion erfolgen. Auffallend sind hierbei vor allem die massiv vergrößerten Lymphknoten sowie tumoröse Veränderungen in Milz, Leber, Niere und Knochenmark. Eine auf Thrombozytopenie beruhende Blutungsneigung macht sich häufig durch Hämorrhagien bemerkbar.

Schwieriger erkennbar ist die Form der Leukose, die nur mit einer Vergrößerung der Mesenterial-, Bronchial- und Magenlymphknoten einhergeht. In diesem Fall kann der histologische Nachweis von Tumorzellen diagnostisch hilfreich sein.

Differentialdiagnostisch abzugrenzen ist die Kachexie infolge multipler Abszesse oder Tuberkulose.

Therapie und Prophylaxe

Eine Therapie sollte nicht versucht werden; die Prognose ist als infaust anzusehen. Prophylaktisch sollte ein Zuchtausschluß erfolgen.

Literatur

ALLSUP, T. N., G. A. H. WELLS, R. M. STEVENSON (1981): Myeloid leukosis in a piglet. Vet. Rec. **108**, 231-232.

BEUTLING, D. (1968): Leukose beim Schwein als Fleischbeschaubefund. Monatsh. Veterinärmed. **23**, 92-94.

BREUER, W., K. HEINRITZI und W. HERMANNS (1995): Akute myeloische Leukose (Promyelozyten-Leukose) mit Nachweis von Viruspartikeln bei einem Eber. Histologische, histochemische und ultrastrukturelle Befunde. Berl. Münch. tierärztl. Mschr. **108**, 293-294.

CHEVREL, M. L., F. REMIER, M. E. RICHIER, M. P. RAMÈE et F. TREGUER (1969): Le lymphosarcome porcin. Rec. Méd. Vét. **145**, 135-147.

ENGLERT, H. K. (1995): Die Leukose des Schweines. Zbl. Vet. Med. **2**, 607-628, 764-801.

HEAD, K. W., J. G. CAMPBELL, P. IMLAH, K. A. LINKLATER and H. S. McTAGGART (1974): Hereditary lymphosarcoma in a herd of pigs. Vet. Res. **95**, 523-527.

REICHEL, K. (1962): Klinisch-hämatologische Untersuchungen bei der Leukose des Schweines. Dtsch. tierärztl. Wschr. **69**, 297-303, 331-333.

ZETTL, K., und K. H. FOLKER (1981): Bilddokumentation zur Leukose des Hausschweines. Tierärztl. Prax. **9**, 43-58.

9.3.4 Thrombozytopenische Purpura (Thrombocytopenic purpura)

Die thrombozytopenische Purpura wurde hauptsächlich in England und Skandinavien beobachtet und kommt nur selten in Deutschland vor.

Die Krankheit tritt nur bei Saugferkeln auf und basiert auf einer immunologischen Störung sowohl der Bildung wie auch des Umsatzes der Blutplättchen. In der Regel hatten Mütter erkrankender Saugferkel zuvor mehrere gesunde Würfe vom gleichen Eber. Nach wiederholter Anpaarung mit demselben Eber kommt es während der Trächtigkeit zu einer Isoimmunisierung des Muttertieres gegen die paternalen Plättchenantigene der Feten, die offenbar unter besonderen Bedingungen durch die Plazenta hindurchtreten. Serologische Untersuchungen und Transfusionsversuche zeigten, daß die Sau im Laufe mehrerer Trächtigkeiten gegen paternale Thrombozytenantigene der Ferkel sensibilisiert und immunisiert wurde.

Nach Aufnahme der Isoagglutinine über die Kolostralmilch erkranken die Saugferkel. Neben einer direkten Agglutination der

Thrombozyten scheinen die Antikörper eine zytotoxische Wirkung auf die Megakaryozyten des Knochenmarks auszuüben. Aus diesem Grund sind zwei Phasen hochgradiger Thrombozytopenie zu beobachten:
– in den ersten Lebenstagen als Folge der direkten Antikörperaufnahme und, nach kurzer Erholung,
– in der 2. Lebenswoche als Folge der zuvor eingetretenen Megakaryozytendegeneration.

Meist erkrankt der gesamte Wurf gleichzeitig, kräftige Ferkel infolge der höheren Milchaufnahme zuerst. Als erste Symptome treten Blässe und Mattigkeit auf. Nach ein bis zwei Tagen kommt es zu petechialen, zum Teil flächenhaften Blutungen in die Unterhaut. Bis zum Tod vergehen einige Tage. Überlebende kümmern. Gelegentlich wird Nasenbluten beobachtet. Es ist anzunehmen, daß milde Verlaufsformen auftreten, aber unbemerkt bleiben.

Außerordentlich selten kommt es auch zur isohämolytischen Anämie durch Sensibilisierung gegen Erythrozytenantigene des Ebers (s. Farbtafel IV, Abb. 3).

Die Diagnose stützt sich auf die charakteristischen Hautveränderungen sowie auf den vorberichtlichen Befund.

Pathologisch-anatomisch werden Blutungen in das Darmlumen (vor allem Kolon), in die Harnwege sowie in Unterhaut, Lymphknoten und Organe gefunden. Histologisch fällt die Degeneration der Megakaryozyten im Knochenmark auf. Labordiagnostisch ist neben einer Verlängerung der Blutungszeit eine zweiphasige Thrombozytopenie feststellbar, welche am ersten und siebten Tag post partum ihre stärkste Ausprägung erfährt.

Differentialdiagnostisch sind in Betracht zu ziehen:
– petechiale Blutungen infolge von Schweinepest, Septikämien, PDNS,
– die hämorrhagisch-nekrotisierende Enteritis *(Clostridium perfringens, Typ C)*,
– Cumarinvergiftung sowie
– immunologisch bedingte hämolytische Anämien.

Komplikationen der thrombozytopenischen Purpura mit Leukopenie und Anämie, hervorgerufen durch den gleichen Sensibilisierungsprozeß, sind möglich.

Als Prophylaxe ist der Eberwechsel meist, aber nicht zuverlässig wirksam. Im Experiment verhütet das Austauschen der Ferkel vor der ersten Kolostrumaufnahme mit denen einer anderen Sau sicher den Krankheitsausbruch.

Literatur

BUSSE, C., H. J. MARSCHALL, V. MOENNING (1978): Further investigations on the porcine lymphoma c-type particle (PLCP) and the possible biological significance of the virus in pigs. Ann. Rech. Vet. **9**, 651-658.

DIMMOCK, C. K., W. R. WEBSTER, I. A. SHIELS and C. L. EDWARDS (1982): Isoimmune thrombocytopenic purpura in piglets. Aust. Vet. J. **59**, 157-158.

LIE, H. (1968): Thrombocytopenic purpura in baby pigs. Clinical studies. Acta. vet. scand. **9**, 285-301.

NIELSEN, K., R. NIELSEN, P. NANSEN and S. ANDERSEN (1973): Isoimmune purpura thrombozytopenica in piglets. Folia Vet. Lat. **3**, 32-51.

SCHMIDT, U., G. TRAUTWEIN, B. HERTRAMPF, H. EHARD und H. H. FIEDLER (1977): Thrombozytopenische Purpura beim Saugferkel. Zbl. Vet. Med. B **24**, 386-397.

SCHULZ, L. C. (1991): Schwein. In: SCHULZ, L. C. (1991): Pathologie der Haustiere. Teil II, 108. Jena: Gustav Fischer Verlag.

STORMORKEN, H., R. SVENKERUD, P. SLAGSVOLD, H. LIE and J. LUNDEVALL (1963): Thrombocytopenic bleedings in young pigs due to maternals isoimmunization. Nature **198**, 1116-1117.

9.4 Bakterielle und parasitäre Erkrankungen

9.4.1 Babesiose (Babesiosis)

In Südeuropa und im nördlichen Teil Afrikas tritt die **Babesiose** und in der Tsetse-Region Afrikas die **Trypanosomose** auf. Schweine sind für zwei Babesienarten empfänglich.

Beide Arten, *Babesia perroncitoi* und *Babesia trautmanni*, sind für das Schwein pathogen. Die Übertragung erfolgt bei Weidehaltung durch Lederzecken bzw. durch die Tsetsefliege.

Die Babesieninfektion kann perakut, akut, chronisch und inapparent verlaufen. Nach einer Inkubationszeit von 6–9 Tagen treten als erste Krankheitserscheinungen Fieber bis 41,5 °C, Inappetenz und Hinfälligkeit auf. Charakteristisch ist eine ausgeprägte Hämoglobinurie, der eine Hämoglobinämie, Anämie und Hypoxie folgt. Ikterus tritt nur in fortgeschrittenen Krankheitsstadien auf. Unbehandelte Fälle können tödlich enden. Daneben gibt es auch subklinische Verläufe. Spätfolgen sind Fruchttod und zentralnervöse Störungen. Die Erreger sind in den Erythrozyten im Giemsa-gefärbten Blutausstrich nachweisbar.

Zur Therapie kann Berenil® (in Deutschland für lebensmittelliefernde Tiere nicht zugelassen) eingesetzt werden. Prophylaktisch sollten Insektizide verwendet und mit Zecken verseuchte Weiden vermieden werden. Die Trypanosomose beim Schwein ist schwer therapierbar.

Literatur

DIPEOLU, O. O., E. B. OTESILE, A. ADETUNJI and B. O. FAGBEMI (1983): Studies on blood parasites of pigs in Nigeria: Pathogenicity of Babesia trautmanni in experimentally infected pigs. J. Vet. Med. 30 (2), 97-102.

CERRUTI, C. G. (1939): Recherches sur les piroplasmoses du porc. Ann. Parasit. 17, 114-136.

HUEBNER, R. (1986): The Merck Veterinary Manual, 6th ed. Rahway, N. J.

PUCCINI, V., F. L. MUZIO et G. GIANNUBILO (1958): Efficacia del „Berenil" nella cura della piroplasmosi suina da piroplasma trautmanni e da babesiella perroncitoi. Vet. Ital. 9, 611-616.

9.4.2 Eperythrozoon-suis-Infektion (Eperythrozoonosis)

Die Eperythrozoonose ist eine weitverbreitete, meist latent verlaufende Faktorenkrankheit, die mit hämolytischer Anämie einhergeht. Unter experimentellen Bedingungen ist es nicht möglich, allein durch die Übertragung von infektiösem Blut auf ein gesundes Schwein bei ordnungsgemäßer Haltung und ohne zusätzliche Belastung ein akutes Krankheitsgeschehen hervorzurufen. Welche Faktoren und Interaktionen der Eperythrozoon-suis-Infektion zur Manifestation verhelfen, ist im einzelnen noch weitgehend unklar.

Ätiologie und Pathogenese

Der Erreger *Eperythrozoon suis* wird den Mycoplasmen zugeordnet und ist speziesspezifisch. Die Eperythrozoen haften an der Erythrozytenwand und werden mit Blut oder Blutbestandteilen übertragen. Nach der Anheftung der Erreger an die Zellmembran der Erythrozyten werden im Zuge der Abwehrreaktion Autoantikörper gebildet, die sich gegen die Erythrozyten des infizierten Tieres richten. Diese IgM-Antikörper agglutinieren bei Temperaturen unterhalb der physiologischen Körpertemperatur (Kälteagglutinine). Im Stadium der akuten Phase wird eine vermehrte Blutungsneigung beobachtet, die Thromboplastinzeit ist verlängert und die Thrombozytenzahl vermindert. Der Blutglukosespiegel sinkt ab. Die Erythrozyten werden durch die Erreger verformt, von der Milz selektiert und schließlich hämolysiert. Im akuten Stadium kann es zum generalisierten hämolytischen Ikterus kommen.

Die Übertragung kann direkt durch die orale Aufnahme von Blut und Blutbestandteilen (Besaugen von Kupierwunden, Kannibalismus oder Aufnahme von mit Blut kontaminiertem Harn) oder indirekt über kontaminierte Injektionskanülen, Operationsbesteck bei zootechnischen Eingriffen (Kupieren, Tätowieren, Kastrieren), über den Einsatz von Oberkieferschlingen oder über Ektoparasiten (Läuse) erfolgen. Die Inkubationszeit beträgt 3–20 Tage.

Klinisches Bild und Verlauf
Bei einer funktionierenden Abwehrlage stellt sich ein Gleichgewicht zwischen Erreger und Wirt ein, wobei die Zahl der Eperythrozoen im Blut konstant niedrig gehalten wird. Auch bei splenektomierten Schweinen ist zu verfolgen, daß die permanente hämolytische Aktivität der Eperythrozoen durch die Hämatopoesefähigkeit des Schweines kompensiert werden kann. Zum eperythrozoonotischen Anfall kommt es meist nach Belastungen (Kastration, Absetzen, Geburt, Umstallen) und bevorzugt nach vorausgegangenen Virusinfektionen (PRRS). Die betroffenen Schweine zeigen bei einem akuten Krankheitsverlauf Blässe, Fieber bis 42 °C, Zyanose, rötliche bis zyanotische Verfärbungen am Ohrrand bis zur Ohrrandnekrose und Dyspnoe. Nur selten ist Ikterus festzustellen. Wesentlich charakteristischer ist ein meist auftretender fein rötlicher Saum am Ohrrand bei gleichzeitiger Blässe der Haut und Schleimhäute (s. Farbtafel IV, Abb. 1 und 2). Die chronische Form ist geprägt von allergischen Hautreaktionen, die in Form der Urtikaria oder als Morbus maculosus (Blutungen in der Unterhaut) in Erscheinung treten. Sekundärinfektionen wie z. B. fieberhafte Bronchopneumonien oder Durchfall verschleiern oftmals das klinische Bild. Die Mastleistung ist beeinträchtigt. Auswirkungen auf das Reproduktionsgeschehen sind nicht nachweisbar. Die Krankheit wird wegen ihrer oft unspezifischen Symptome oder ihres subklinischen Verlaufs häufig übersehen oder von ungezielter Futtermedikation miterfaßt und unterdrückt.

Diagnose und Differentialdiagnose
Anämie einhergehend mit Apathie, Fieber und Ohrrandverfärbungen weisen auf eine Infektion mit *Eperythrozoon suis* hin. Bevorzugt betroffen sind Absatzferkel kurz nach zootechnischen Eingriffen und Mastschweine. Mutterschweine weisen meist nur eine subklinische Verlaufsform auf. Ein sicherer Erregernachweis gelingt nur während des akuten Anfalls. Während der Fieberphase ist das Blut dünnflüssig, wäßrig, lackfarben und haftet nicht an der Wand des Reagenzglases.

Ungerinnbar gemachtes Blut (EDTA) zeigt beim Kippen des Röhrchens eine typische Mikroagglutination am ablaufenden Blutfilm. Im Hämatokritröhrchen fallen neben dem geringen Anteil an roten Blutkörperchen der breite Leukozytensaum und die Gelbfärbung des Plasmas auf.

Vor dem Ausstreichen muß das zu untersuchende Blut wegen der auftretenden Kälteagglutinine auf 38 °C angewärmt werden, da es im abgekühlten Blut zu einer Erythrozyten-Agglomeration kommt, was im Blutausstrich das Erkennen der Eperythrozoen sehr erschwert.

Die Erreger sind nur während des akuten Fieberanfalls auf der Oberfläche der Erythrozyten als ovale bis kreisrunde einzelne Ringe oder in Kettenform den gesamten Erythrozyten ummantelnd nachweisbar. Bei der Färbung nach Giemsa besteht ebenso wie beim Nachweis mit den Testsimplets (Boehringer Mannheim) die Gefahr, daß Artefakte (Giemsa-Ausfällungen) fälschlicherweise als Eperythrozoen angesehen werden. Mit der Akridinorange-Färbung ist es möglich, auch einzelne Eperythrozoen unter dem Fluoreszenzmikroskop darzustellen. Der Blutglukosegehalt ist deutlich erniedrigt, der Bilirubingehalt ist kurzfristig erhöht. Die Diagnose der latenten Infektion mittels Serologie (ELISA) gelingt nicht immer, da die Antikörper nur zwei bis drei Monate persistieren. Die serologische Untersuchung kann aber zum Herdentest eingesetzt werden. Seit kurzem steht auch ein Polymerasekettenreaktions-Test (PCR) zum Nachweis von Eperythrozoon suis beim Schwein zur Verfügung. Der sicherste Nachweis ist die Splenektomie eines verdächtigen Tieres oder die Übertragung von Blut verdächtiger Schweine auf ein splenektomiertes Schwein. Nach 7 bis spätestens 21 Tagen nach der Milzentnahme kommt es bei mit *Eperythro-*

zoon suis infizierten Schweinen zu einem akuten Anfall, bei dem dann durch Nachweis der Erreger im Blutausstrich eine gesicherte Diagnose erfolgen kann.

Klinisch abzugrenzen ist vor allem das chronische Magengeschwür. Das Krankheitsbild des Morbus maculosus mit seinen zahlreichen Petechien und Ekchymosen ist differentialdiagnostisch hinsichtlich eines Verdachts auf Schweinepest von entscheidender Bedeutung. Bei der Eperythrozoonose kommt es zum Anstieg der Leukozytenwerte im Blut, während bei der Schweinepest eine Leukopenie mit relativer Lymphozytose zu beobachten ist. Im Gegensatz zur Eisenmangelanämie liegt der MCHC-Wert im Normalbereich (Hämoglobin und Hämatokrit sind annähernd gleich stark verringert).

Therapie und Prophylaxe

Zur Therapie eignen sich Tetracyclinpräparate parenteral (20 mg/kg KM) und oral (400 mg/kg Futter). Eine Eliminierung der Erreger aus dem Körper ist nicht zu erreichen. Akut erkrankte Tiere müssen parenteral behandelt werden. In infizierten Beständen muß, um eine weitere Übertragung zu verhindern, direkter wie indirekter Blutkontakt vermieden werden. Instrumentarien (Kastration, Zähne kupieren, Kanülen, Oberkieferschlinge) müssen mindestens nach jedem Wurf bzw. nach jedem Muttertier gereinigt und sterilisert werden. Die Bekämpfung der Ektoparasiten, der Läuse wie der Räudemilben muß gründlich erfolgen.

Literatur

BUGNOWSKI, H. (1988): Dynamik der Eperythrozoonämie-Anfälle beim Schwein. Monatsh. Veterinärmed. **43**, 274-278.

BUGNOWSKI, H., F. HORSCH, D. MÜLLER, H. G. SATTLER und V. ZEPEZAUER (1989): Reproduktion der Eperythrozoonose des Schweines mittels Tierversuchs nach Splenektomie. Arch. exp. Vet. Med. **43**, 391-403.

HEINRITZI, K. (1990): Zur Diagnostik der Eperythrozoon suis-Infektion. Tierärztl. Prax. **18**, 477-481.

HEINRITZI, K. (1992): Untersuchungen zur Übertragbarkeit von Eperythrozoon suis. Tierärztl. Umsch. **47**, 588-599.

HEINRITZI, K., G. PLANK, W. PETERANDERL und N. SANDNER (1990): Untersuchungen zum Säure-Basen-Haushalt und Kohlenhydratstoffwechsel bei der Infektion mit Eperythrozoon suis. J. Vet. Med. B **37**, 412-417.

HÖLZLE, L. E., D. ADELT, K. HEINRITZI, M. WITTENBRINK (2000): Polymerasekettenreaktion (PCR) zum Nachweis von Eperythrozoon suis beim Schwein. Tierärztl. Prax. **28** (G), 47-50.

KREIER, J. P., und R. GOTHE (1976): Aegyptianellosis, Eperythrozoonosis, Grahamellosis and Haemobartonellosis. Vet. Parasitol. **2**, 83-95.

KREIER, J. P. and M. RISTIC (1984): Eperythrozoon. In: KRIEG, N. R. and J. G. HOLT (eds.): Bergey´s Manual of Systematic Bacteriology, Vol. 1, 726. Baltimore, London: Williams & Wilkins.

LIEBICH, H., und K. HEINRITZI (1992): Licht- und elektronenmikroskopische Untersuchungen von Eperythrozoon suis. Tierärztl. Prax. **20**, 270-274.

PLANK, G., und K. HEINRITZI (1990): Disseminierte intravasale Gerinnung bei der Eperythrozoonose des Schweines. Berl. Münch. tierärztl. Wschr. **103**, 13-18.

SCHMIDT, P., B. KASPERS, A. JÜNGLING, K. HEINRITZI und U. LÖSCH (1992): Isolation of cold agglutinine in Eperythrozoon suis-infected pigs. J. Vet. Immunol. Immunopathol. **31**, 195-201.

SCHULLER, W., K. HEINRITZI, S. AL-NUKTHA, S. KÖLBL und M. SCHUH (1990): Serologische Verlaufsuntersuchungen mittels KBR und ELISA zum Nachweis von Antikörpern gegen die Eperythrozoon suis-Infektion des Schweines. Berl. Münch. tierärztl. Wschr. **103**, 9-12.

SMITH, A. R. (1975): Eperythrozoonosis. J. Am. Vet. Med. Ass. **166**, 964.

ZACHARY, J. F. (1984): Proposed pathogenesis of porcine eperythrozoonosis. A possible animal model for cold agglutinin disease in man. Federation Proceedings **43**, 3, 378.

ZACHARY, J. F., und E. J. BASGALL (1985): Erythrocyte membrane alterations associated with the attachment and replication of eperythrozoon suis: a light and electron microscopic study. Vet. Pathol. **22**, 164-170.

ZACHARY, J. F., und A. R. SMITH (1985): Experimental porcine eperythrozoonosis: T-lymphocyte suppression and misdirected immune responses. Am. J. Vet. Res. **46**, 821-830.

ZINN, G. M., G. W. JESSE und A. W. DOBSON (1983): Effect of eperythrozoonosis on sow productivity. J. Am. Vet. Med. Ass. **182**, 369-371.

9.5 Alimentäre Störungen

9.5.1 Eisenmangelanämie (Piglet anaemia, Iron deficiency)

Die Eisenmangelanämie ist ihrem Wesen nach eine primäre oder idiopathische, d. h. selbständige Eisenmangelanämie mit hypochrom-mikrozytärem Charakter. Eisenmangelanämien kommen immer dann vor, wenn keine oder nur eine unzureichende Eisenmangelprophylaxe vorgenommen wurde.

Ätiologie und Pathogenese
Neugeborene Ferkel weisen ein Blutbild auf, das dem des Muttertieres entspricht.

Ferkel werden mit einer geringen Eisenreserve von 30 mg/kg KM geboren. Der Eisengehalt in der Sauenmilch ist mit 0,8–1,0 mg/l niedrig, so daß ein Ferkel in der ersten Lebenswoche bei einer täglich aufgenommenen Milchmenge von 700–1000 ml nur ca. 1 mg Eisen über die Milch aufnehmen kann. Neugeborene Ferkel besitzen eine hohe erythropoetische Aktivität und benötigen für die Synthese von Hämoglobin, Myoglobin und eisenhaltigen Enzymen, je nach Wachstum, zwischen 7 und 10 mg Eisen pro Tag. Dies entspricht einem Eisenbedarf von 60 mg/kg Zuwachs in den ersten Lebenswochen. Sofern Gelegenheit dazu besteht, verzehren Ferkel bereits in den ersten Lebenstagen Erde, die in der Regel eisenhaltig ist. Dies Verhalten ist offenbar die natürliche Form der Eisenversorgung. In den üblichen Abferkelställen ist das nicht möglich. Der Eisenbedarf ist bedingt durch rasches Wachstum und der damit verbundenen Blut- und Muskelzunahme sehr hoch. Ferkel wachsen 9mal schneller als der Mensch oder das Rind und 3mal schneller als Wildschwein, Schaf und Ziege.

Erschwerend können Blutverluste durch Nabelbluten, Kupieren der Zähne und des Schwanzes, Kastrieren und massiven Wurmbefall hinzukommen.

Bei negativer Eisenbilanz werden zuerst die Speichereisenformen Ferritin und Hämosiderin verbraucht (= Speichereisenmangel oder prälatenter Eisenmangel), dann kommt es zum Verbrauch des an Transferrin gebundenen Transporteisens (= latenter Eisenmangel), und letztendlich wird das im Hämoglobin gebundene Eisen mobilisiert. Die Erythropoeseleistung sinkt ab (= manifester Eisenmangel). Bei zunehmender Anämie entwickelt sich ab dem dritten Lebenstag bereits eine Hypoxie mit nachfolgender metabolischer Azidose und anaerober Glykolyse mit vermehrtem Laktatanfall. Im Knochenmark entwickelt sich infolge der Reifungshemmung eine Anschoppung von Erythroblasten. Im Alter von 14 Tagen sind die klinischen Symptome manifest. Es entsteht eine hypochrome, mikrozytäre Anämie, die bei frohwüchsigen Ferkeln besonders ausgeprägt ist und bis zur Aufnahme von ausreichend Trockenfutter und damit Eisen weiter zunimmt. Infolge Hypoxämie und Kreislaufversagens können Todesfälle auftreten. Es wird eine erhöhte Anfälligkeit gegenüber Infektionen des Magen-Darm-Traktes, der Atemorgane und der Haut beobachtet. Der durch eine manifeste Eisenmangelanämie und der damit einhergehenden hämatopoetischen Hypofunktion verursachte leistungsmindernde Effekt ist bis in den 5. Lebensmonat hinein nachzuweisen. Bei 80 g/l Hämoglobin sind bereits 50 % der Eisenreserven erschöpft. Subklinischer Eisenmangel ist unter einem Hämoglobingehalt von 110 g/l zu erwarten. Ab diesem Punkt kommt es bereits zu Wachstumseinbußen, Appetitmangel und teilweise Durchfällen, die jedoch mit einsetzender Eisenversorgung reversibel sind. Die beim Eisenmangel regelmäßig auftretende Atrophie der Fundusdrüsen im Magen käme hierfür ursächlich in Frage.

Klinisches Bild und Verlauf
Latenter Eisenmangel ist nur durch Untersuchung des Serumeisengehaltes und der totalen Eisenbindungskapazität nachweisbar. Bei einer beginnenden Anämie sind

anfangs die Schleimhäute, später die gesamte Haut blaß verfärbt. Im fortgeschrittenen Stadium tritt hochgradige Blässe der Haut, Dyspnoe sowie schnelle Ermüdbarkeit auf. Länger andauernde hochgradige Anämien führen zu Wachstumsrückgang, Apathie und rauhem Haarkleid. Die Schleimhäute sind porzellanfarben, der Hautturgor nimmt ab, und eine erhöhte Anfälligkeit gegenüber Infektionen ist zu beobachten. Mit beginnender Festfutteraufnahme gehen die Symptome allmählich zurück. Die Leistungsfähigkeit ist aber nicht erreicht. Bei reichlicher Muttermilchversorgung wird lange Zeit kein Beifutter von den Ferkeln aufgenommen, was weiter zu einer schlechten Eisenversorgung beiträgt.

Diagnose und Differentialdiagnose

Klinisch sind bei anämischen Ferkeln zu Beginn die blassen Konjunktivalschleimhäute zu sehen. Im weiteren Verlauf werden die Ohrmuscheln blaß und durchscheinend. Gute Lichtverhältnisse im Stall sind während der Untersuchung unerläßlich (Abschalten der Infrarotlampen). Im fortgeschrittenen Stadium ist eine hochgradige Blässe der gesamten Haut auffallend. Es können Einzeltiere oder ganze Würfe betroffen sein. Besonders die bestentwickelten Ferkel des Wurfes können trotz einmaliger Fe-Applikation betroffen sein.

Hämatologisch ist davon auszugehen, daß ein latenter Eisenmangel bereits dann vorliegt, wenn der Serumeisenspiegel unter 21 µmol/l absinkt und die totale Eisenbindungskapazität (TEBK) über 78 µmol/l ansteigt. Mit einem manifesten Eisenmangel ist zu rechnen bei einem Abfall des Hämoglobingehaltes unter 100 g/l, einer Abnahme des Hämatokrits unter 0,33 l/l (33 %) und des MCHC < 300 g Hb/l. Mikroskopisch sind im gefärbten Blutausstrich eine Anisozytose (ungleiche Größe der Erythrozyten), eine Poikilozytose (Formveränderung), Anulozyten (Ringformen), Mikrozyten (kleine Erythrozyten) sowie eine Polychromasie (basisch gefärbt) zu erkennen. Es finden sich zahlreiche Normoblasten (kernhaltig, ggf. Korrektur der Leukozytenzählung erforderlich).

Abzugrenzen sind extrakorporale Blutverluste nach zootechnischen Eingriffen (Kastrieren, Schwanz kupieren) und durch Nabelbluten sowie intrakorporale durch Strongyloidesbefall. Die Ferkel erscheinen in diesem Fall unterernährt, die Haut ist fahlblaß, die Konjunktivalschleimhäute sind blaßrosa-verwaschen. Vereinzelt wird bräunlich-wäßriger Kot abgesetzt.

An Eperythrozoonose ist bei Saugferkeln zu denken, wenn Anämie trotz ausreichender Eisenversorgung, begleitet von Fieber und leichtem Ikterus auftritt. In diesem Fall ist mit einer normochromen und normozytären Anämie zu rechnen. MCHC und der Serumeisengehalt liegen im Normbereich.

Sehr selten kommt es infolge der thrombozytopenischen Purpura mit subkutanen Blutungen zur Anämie.

Neugeborene Ferkel von Sauen, die während ihrer Trächtigkeit mit Leptospiren infiziert wurden, zeigen Blässe und Ikteroanämie.

Therapie und Prophylaxe

Komplexverbindungen von Eisen mit verschiedenen hochmolekularen Polysacchariden, vor allem Eisendextran, die intramuskulär oder subkutan injiziert werden, haben sich durch gute Verträglichkeit und ausreichende Depotwirkung in Therapie und Prophylaxe bewährt. Prophylaktische Behandlungen sollten spätestens am 3. Lebenstag durchgeführt werden. Die Dosis für Saugferkel sollte 200 mg Fe als Eisenhydroxyd an Polysaccharide gebunden nicht unterschreiten. Als Injektionsort ist bei der subkutanen Injektion die Applikation in die Kniefalte möglich. Die intramuskuläre Injektion sollte ausschließlich in die seitliche Halsmuskulatur vorgenommen werden. Durch Verschieben der Haut beim Einstich wird ein Zurückfließen des Präparates aus dem Stichkanal verhindert.

Vermehrte Eisenversorgung der Muttertiere während der Trächtigkeit und Laktation sind ohne nennenswerten Erfolg. Der

Eisengehalt der Sauenmilch ist maximal auf 2,0 mg/l anhebbar.

Um die Leistungsfähigkeit des hämatopoetischen Systems voll zu nutzen, muß die verabreichte Eisenmenge für die zu erwartende Erythropoese ausreichen, damit das Eisen nicht zum limitierenden Faktor bei der Gewichtsentwicklung der Ferkel wird.

Eine Nachbehandlung (200 mg verwertbares Eisen) in der 3. Lebenswoche ist bei Ferkeln mit hohem Geburtsgewicht (> 1400 g) und bei schnellwüchsigen Ferkeln angezeigt.

Neugeborene Ferkel können in den ersten 30 Stunden große Moleküle organischer Verbindungen resorbieren. Diese Resorption ist nicht selektiv und ermöglicht somit die Aufnahme von an Eisen gebundenen Molekülen. Die orale Applikation würde die mit der Eiseninjektion verbundenen Gefahren ausschließen, müßte aber binnen 6 Stunden nach der Geburt erfolgen, um sicher zu wirken. Fe^{2+} ist im Dünndarm wesentlich besser löslich als Fe^{3+} und wird dementsprechend besser resorbiert. In den Mukosazellen erfolgt über das mukosale Transferrin ein schneller Transport in das Plasma, während das mukosale Ferritin eine Speicherform darstellt, aus der Eisen langsam an das Blut abgegeben wird. Die orale Applikation bleibt in ihrer Wirksamkeit hinter der der parenteralen Anwendung zurück, wenn sie nicht wiederholt wird. Mit einer zweimaligen peroralen Gabe von je 230 mg emulgierter Eisenlösung in der 8. bis 12. Lebensstunde und am 12. Lebenstag kann bis zum 21. Lebenstag der Saugferkelanämie erfolgreich vorgebeugt werden. Im Sinne einer tiergerechten Haltung ist das ständige Angebot eisenhaltiger (parasitenfreier!) Erde anzustreben, soweit die Haltungsform dies zuläßt.

Schadwirkung parenteraler Eisenapplikation

In Anbetracht der weitverbreiteten Anwendung sind Zwischenfälle nach parenteraler Eisenbehandlung selten. Als Ursachen liegen zugrunde:
1. Das injizierte Präparat enthält Eisen in ionisierter Form, das toxisch wirkt, oder setzt dieses zu schnell aus der organischen Bindung frei. Dies kann bei einer Überlagerung des Präparates auftreten oder Folge von bakteriellen Abbauvorgängen sein, wie sie nach unsteriler Entnahme auftreten. Toxische Wirkungen können lokal am Injektionsort in Form entzündlicher Ödeme und Nekrosen eintreten oder zu einer generalisierten Muskeldegeneration führen. Todesfälle sind zwischen 2 und 48 Stunden nach der Applikation zu erwarten.
2. Bakterielle Verunreinigung des Präparates besonders mit Anaerobiern (*Clostridium perfringens*) oder Eitererregern führt zu lokalen ödematösen Schwellungen bzw. Abszessen, Phlegmonen oder Nekrosen am Injektionsort.
3. Bekommen die Sauen während der Trächtigkeit Futter, das reich an ungesättigten Fettsäuren ist und wenig Vitamin E enthält, kommt es bei den neugeborenen Saugferkeln nach der Applikation von Eisendextran zu anaphylaktischen Reaktionen mit Todesfällen. Die Sauen selbst zeigen in der Regel keine klinische Symptomatik. Ihre Milch aber enthält weniger Vitamin E und mehr mehrfach ungesättigte Fettsäuren als Milch normal ernährter Sauen. Es wird vermutet, daß das applizierte Eisen Peroxydationsprozesse im Gewebe fördert. Wenige Stunden nach der Eisenapplikation zeigen die betroffenen Ferkel Apathie, Schwanken, teilweise Muskelspasmen. Kurze Zeit später tritt Dyspnoe und schließlich Herzstillstand auf. Diagnostisch ist der plötzliche Tod eines ganzen Wurfes nach der Eisenapplikation hinweisend. In einem betroffenen Bestand mit Vitamin-E-Mangelversorgung der Sauen sollten die Ferkel einen Tag vor der Eisenapplikation 10–20 mg Tokopherol erhalten sowie die hochtragenden Sauen mittels Injektion vorbeugend behandelt werden (s. Muskeldegeneration der Saugferkel nach Eisenapplikation, Abschn. 11.5.2).
4. Bei gleichzeitiger Gabe hoher Dosen Vitamin D_3 (100 000 IE) und Eisen kommt

es zur Vitamin-D-induzierten systemischen Hypersensibilität mit dem Phänomen der Kalziphylaxie. Zuerst kommt es zu Schwellungen an der Injektionsstelle des Eisenpräparates. Nach einigen Tagen tritt eine hochgradige Verkalkung verschiedener Organe, vor allem der Lunge, des Herzens und der Nieren auf. Die betroffenen Ferkel beginnen zu kümmern, zeigen Polyurie, Polydipsie, Dyspnoe und Husten.

5. An Kolidiarrhoe leidende Ferkel sterben oft wenige Stunden nach Eisendextraninjektion. Injektion von Eisensalzen kann die Virulenz von Erregern erhöhen.

6. Bei Applikation in die lange Sitzbeinmuskulatur kann es zur Schädigung der N. fibularis und des N. tibialis mit nachfolgenden Lähmungserscheinungen kommen.

Literatur

BOLLWAHN, W. und J. HINRICHS (1968): Über die Auswirkung wiederholter Eiseninjektionen beim Hausschwein. Die Blauen Hefte **37**, 21-25.

BOLLWAHN, W. und S. ÜBERSCHÄR (1969): Zwischenfälle nach Eisenapplikation bei Saugferkeln. Dtsch. tierärztl. Wschr. **76**, 481-484, 541-547.

BOLLWAHN, W., H. KNÖRL und K. HEINRITZI (1983): Klinik und Diagnose des latenten Eisenmangels beim Ferkel. Prakt. Tierarzt **64**, 294-299.

BOLLWAHN, W. und H. SOMMER (1990): Die Entwicklung von Hämoglobingehalt und Körpermasse der Ferkel nach oraler oder parenteraler Applikation von 20%-Fe-Dextran (Heptomer®). Wien. tierärztl. Mschr. **77**, 35-38.

BRAUDE, R., A. G. CHAMBERLAIN, M. KOTARBINSKA and K. G. MITCHELL (1962): The metabolism of iron in piglets given labelled iron either orally or by injection. Brit. J. Nutr. **16**, 427-449.

BROOKS, C. C. and J. W. DAVIS (1969): Changes in hematology of the perinatal pig. J. Anim. Sci. **28**, 517-522.

FURUGOURI, K. (1972): Plasma iron and total iron-binding capacity in piglets in anemia and iron administration. J. Anim. Sci. **34**, 421-426.

FURUGOURI, K. (1977): Iron binding substances in the intestinal mucosa of neonatal piglets. J. Nutr. **107**, 487-494.

GLEED, P. T. and B. F. SANSOM (1982): Effects of feeding lactating sows iron-rich diet on piglet haematology and growth rate. Vet. Rec. **111**, 136-139.

GLAWISCHNIG, E., W. BAUMGARTNER und F. GEWESSLER (1987): Über die Wirkung einer einmaligen oralen Eisen-Dextran-Gabe zur Anämieprophylaxe beim Saugferkel. Dtsch. tierärztl. Wschr. **94**, 260-261.

HÄNI, H., J. THOMANN und H. SCHÄFER (1975): Zur Calcinose des Jungferkels. I. Beschreibung der Spontanfälle. Schweiz. Arch. Tierheilk. **117**, 9-18.

HOLTER, P. H., T. FRAMSTAD, H. E. REFSUM and O. V. SJAASTAD (1991): Effect of iron treatment on erythrocyte parameters in postnatal anemia of the pig. Pediat. Hematol. Oncol. **8**, 1-11.

KADIS, S., F. A. UDEZE, J. POLANCO and D. W. DREESEN (1984): Relationship of iron administration to susceptibility of newborn pigs to enterotoxic colibacillosis. Am. J. Vet. Res. **45**, 255-259.

KAMPHUES, J., K. MÄNNER and CH. NETZER (1990): Effect of a 2nd iron injection in suckling piglets on iron retention and performance before and after weaning. Proc. 12th IPVS Congress, Lausanne, 601.

KAY, R. M., P. T. GLEED, A. PATTERSON and B. F. SANSOM (1980): Effect of low level dosing of iron on the haematology and growth rate of piglets. Vet. Rec. **106**, 408-410.

KROKER, R. (1994): Vitamine und Spurenelemente. In: LÖSCHER, W., F. R. UNGEMACH und R. KROKER (Hrsg.): Grundlagen der Pharmakotherapie bei Haus- und Nutztieren. Paul Parey, Berlin und Hamburg, 293-294.

LECCE, J. G. and D. O. MORGAN (1962): Effect of dietary regimen on cessation of intestinal absorption of large molecules (closure) in the neonatal pig and lamb. J. Nutr. **78**, 263-268.

LEMACHER, S. und H. BOSTEDT (1994): Zur Entwicklung der Plasma-Fe-Konzentration und des Hämoglobingehaltes beim Ferkel in den ersten drei Lebenstagen und zur Bedeutung der pränatalen Anämie. Tierärztl. Praxis **22**, 39-45.

LEMACHER, S. und H. BOSTEDT (1995): Entwicklung der Eisenversorgung von Saugferkeln bei unterschiedlicher Eisensupplementierung unter Berücksichtigung der Haltungsbedingungen. Tierärztl. Praxis **23**, 457-464.

LOUDENSLAGER, M. J., P. K. KU, P. A. WHETTER, D. E. ULLREY, C. K. WHITEHAIR, H. D. STOWE and E. R. MILLER (1986): Importance of diet of dam and colostrum to the biological antioxidant status and parenteral iron tolerance of the pig. J. Anim. Sci. **63**, 1905-1914.

MARTINSSON, K. and L. JÖNSSON (1976): The uptake of makromolecules in the ileum of piglets after intestinal "closure". Zbl. Vet. Med. A **23**, 277-282.
PATTERSON, D. S. P., W. M. ALLEN, S. BERRETT, D. SWEASEY, D. C. THURLEY and J. T. DONE (1969): A biochemical study of the pathogenesis of iron-induced myodegeneration of piglets. Zbl. Vet. Med. A **16**, 199-214.
PATTERSON, D. S. P., W. M. ALLEN, S. BERRETT, D. SWEASEY and J. T. DONE (1971): The toxicity of parenteral iron preparation in the rabbit and pig with a comparison of the clinical and biochemical responses to iron dextrose in 2-days old and 8-days old piglets. Zbl. Vet. Med. A **18**, 453-464.
STEINHARDT, M., U. BÜNGER und G. FURCHT (1984): Zum Eisenbedarf des Schweines in den ersten 2 Lebensmonaten. Arch. exp. Vet. Med. **38**, 497-515.
STÖCKL, W. (1970): Über die Eisenversorgung der Ferkel. Wien. tierärztl. Mschr. **57**, 18-20.
WITSCHI, F. (2000): Untersuchungen zur Verwendbarkeit eines oral applizierbaren Eisenpräparates (Sanovital 605) zur Prophylaxe der Eisenmangelanämie der Saugferkel. Vet. med. Diss. München.
ZIMMERMANN, W. (1995): Auswirkungen diverser Anämieprophylaxeformen auf die Blutparameter der Saugferkel. Dtsch. tierärztl. Wschr. **102**, 32-38.

9.5.2 Kupfervergiftung (Copper toxicity)

Als preiswertes Mittel zur Verbesserung der Futterverwertung von Schweinen findet die Gabe von Kupfersalzen weite Anwendung. Vergiftungsgefahr besteht wegen der erforderlichen hohen Dosierung bei Mischfehlern, aber auch durch Entmischung. Grobe Kupfersulfatkristalle begünstigen die Entmischung und verätzen punktförmig die Magenschleimhaut.

Kupfer ist an der Blutbildung beteiligt. Der physiologische Bedarf liegt mit 5–10 mg Cu/kg Futter recht niedrig. Zugelassen sind in der Bundesrepublik Deutschland mit dem Alter abnehmend 175–35 mg Cu/kg Alleinfutter. Als erste Folge toxischer Kupfergaben kommt es zu einem Anstieg des Kupfergehaltes der Leber. Bei langfristiger Verabreichung kann dieser Zustand vorliegen, ohne daß die Tiere klinisch erkranken. Nachgewiesen wurden erheblich erhöhte Kupfergehalte der Leber bei 125 mg/kg und bei 250 mg/kg Kupfer im Futter. Erniedrigte Hämoglobinwerte wurden bei 200–500 mg/kg Kupfer im Futter festgestellt. Es kommt zur hypochromen mikrozytären Anämie infolge verminderter Resorption von Eisen. Bei 500 mg/kg und mehr sind die Gewichtszunahmen der Tiere stets gestört, und es muß bei längerer Verabreichung mit Todesfällen gerechnet werden. Todesfälle unter typischen Symptomen der Kupfervergiftung sind jedoch schon bei Fütterung von Rationen mit 250 mg/kg vorgekommen. Niedriger Futtergehalt an Protein (< 15 %), Zink (< 50 mg/kg) oder Eisen (< 100 mg/kg) oder Wassermangel begünstigen die Kupfervergiftung. Zusätze von Eisen (> 150 mg/kg und Zink (> 500 mg/kg) erhöhen die Toleranz von Schweinen gegen hohe Kupfersulfatgehalte im Alleinfutter. Serum und Leber akkumulieren dann weniger Kupfer.

Nach mehrwöchiger erhöhter Kupferkonzentration im Futter wird olivfarbener Kot abgesetzt.

Die Kupfervergiftung manifestiert sich in zwei klinischen Bildern, die in wechselndem Verhältnis bei den bekanntgewordenen Vergiftungsfällen vorkamen.

Einmal kommt es durch Blutungen in den Magen und Dickdarm zur Anämie und damit Blässe der Tiere. Es kann aber auch zunächst das Bild eines hämolytischen Ikterus auftreten. Bei fortgesetzter Kupferzufuhr kommt es, sobald die Speicherung in der Leber einen Grenzwert überschreitet oder bei Streßzuständen, zum Anstieg des Serumkupfers, zur Hämolyse und als Folge zur ikterischen Verfärbung des gesamten Körpers und zur Hämoglobinurie. Weitere Symptome sind wenige Tage vor dem Tode Apathie, Schwanken der Hinterhand, Appetitlosigkeit, Durst, Hyperästhesie, feiner Muskeltremor, Dyspnoe und Absatz schwarzen Kotes.

Diagnostisch ist der Verdacht einer Kupfervergiftung bei Ikterus, Anämie und Lebernekrose bei passender Fütterungsanamnese gegeben. Bestätigt wird sie durch den Nachweis mikrozytärer, hypochromer Anämie sowie stark erhöhtem Kupfergehalt des Blutes (> 3 mg/l) und der Leber (> 0,8 g/kg Trockensubstanz).

Auszuschließen wären Eisenmangelanämie, primäre Magengeschwüre, Eperythrozoonose und Aflatoxinvergiftung.

Eine kausale Therapie klinisch manifester Kupfervergiftung ist, abgesehen vom Futterwechsel, nicht bekannt. Die hemmende Wirkung hoher Kupfergaben auf die Blutbildung kann langfristig durch gleichhohen Eisengehalt des Futters teilweise kompensiert werden.

Literatur

BRAUN, K. (1985): Untersuchungen des Blutbildes sowie der Eisen- und Kupferkonzentration im Serum von Schweinen unter Kupfersulfatmedikation während der Eperythrozoonose und nach Eisendextran-Applikation. München: Vet. Med. Diss.

GRASSMANN, E. und M. KIRCHGESSNER (1973): Zur Fe- und Cu-Verfügbarkeit im Stoffwechsel bei unterschiedlicher Fe- und Cu-Versorgung. Z. f. Tierphys., Tierern. und Futtermittelk. **31**, 113-120.

HATCH, R. C., J. L. BLUE, E. A. MAHAFFEY, A. V. JAIN and R. E. SMALLEY (1979): Chronic copper toxicosis in growing swine. J. Am. Vet. Med. Ass. **174**, 616-619.

MEYER, H. (1971): Probleme der Kupferzufütterung bei wachsenden Schweinen. Dtsch. tierärztl. Wschr. **78**, 277-280.

MEYER, H. (1978): Cu-Umsatz und Cu-Bedarf bei Saugferkeln. Übers. Tierernährg. **6**, 149-164.

MEYER, H. und H. KRÖGER (1973): Kupferfütterung beim Schwein. Übers. Tierernährg. **1**, 9-44.

PLONAIT, H. (1965): Vergiftungen durch Spurenelemente und andere Futterzusätze beim Schwein. Dtsch. tierärztl. Wschr. **72**, 525-528.

9.5.3 Vergiftung mit Kumarinderivaten (Warfarin poisoning)

Das in verschimmeltem Steinkleeheu enthaltene Dikumarol sowie verschiedene zur Nagetierbekämpfung eingesetzte Kumarinderivate hemmen bei fortgesetzter Aufnahme kleiner Dosen die Prothrombinbildung, wodurch es zu gestörter Blutgerinnung, erhöhter Blutungsneigung und Tod infolge meist innerer Verblutung kommt.

Die weiteste Anwendung als Rodentizid hat Warfarin – 3(α Azetonylbenzyl)-4-hydroxykumarin – gefunden, andere sind Fumarin und Cumachlor.

Das Schwein ist gegenüber Kumarinderivaten empfindlicher als andere Tierarten und auch dadurch gefährdet, daß Futterschrot mit pulverförmigen Rodentiziden zufällig kontaminiert und über längere Zeit verfüttert werden kann, wodurch die Voraussetzungen einer Vergiftung gegeben sind.

Hohe Einzeldosen werden ohne Schaden überstanden. Beim Schwein wurden 3,3 mg/kg KM auch pathologisch-anatomisch symptomlos vertragen. Andererseits riefen 30 mg/Tier bei 4 Wochen alten Ferkeln (ca. 6 mg/kg KM) tödliche Blutungen hervor. Gefährlich ist besonders die über längere Zeit wiederholte Gabe: 0,4 mg/kg KM täglich eine Woche lang wirkten tödlich.

Selbst 0,055 mg/kg KM täglich führten nach 5 Tagen zu subkutanen Hämatomen, Darmblutung und periartikulären Schwellungen.

Klinische Symptome beginnen langsam nach einwöchiger Aufnahme des Giftes. Man beobachtet Anämie, Schwäche, Appetitlosigkeit, später Schwellung der Gelenke, Lahmheit und blutunterlaufene Hautpartien an vorspringenden Körperteilen; gelegentlich auch Blutung aus der Nase und anderen Körperöffnungen, beschleunigte Atmung sowie schwarz oder blutig gefärbten Kot.

Die Sektion zeigt Blutungen in der Muskulatur, der Subkutis, der Lunge sowie in die Körperhöhlen und die Karpal- und Tarsalgelenke.

Differentialdiagnostisch wären septikämisch verlaufende Schweinepest, Milzbrand, Salmonellose und Morbus maculosus sowie Anämie infolge eines Magenulkus, proliferativer hämorrhagischer Enteropathie sowie Eperythrozoonose zu beachten.

Als Therapie wird Vitamin K_1 (1,0–2 mg/kg KM, möglichst intravenös) oder Transfusion von Zitratblut gesunder Schweine empfohlen. Derzeit steht kein Vitamin-K_1-Präparat, das für Nutztiere zugelassen wäre, zur Verfügung, eine Umwidmung ist jedoch zulässig. Vitamin K_3 (Menadion) ist unwirksam.

Literatur

CLARKE, E. G. C. und M. L. CLARKE (1968): Garners veterinärmedizinische Toxikologie. Jena: VEB Gustav Fischer Verlag.
LINK, R. P. (1975): Toxic plants, rodenticides, herbicides and yellow fat disease. In: DUNNE, H. W. and A. D. LEMAN, Diseases of Swine, 4th ed., 869-870. Ames: Iowa State University Press.
OSWEILER, G. D. (1978): Haemostatic function in swine as influenced by warfarin and an oral antibacterial combination. Am. J. Vet. Res. **39**, 633-638.

9.5.4 Vitamin-K-Avitaminose (Vitamin K deficiency)

Zu einem Vitamin-K_3-Mangel bei Absatzferkeln und Läufern kommt es, wenn Sulfonamide dem Futter beigemischt werden und gleichzeitig kein Vitamin K substituiert wird und die Schweine auf Spaltenboden gehalten werden. Auch in Kastenstand- oder Anbindehaltung kann durch Verhinderung der Koprophagie die Vitamin-K_3-Versorgung mangelhaft sein.

Prädisponierender Faktor ist der Mangel an Vitamin K_3 im Futter, durch die Flatdeckhaltung wird die Aufnahme mikrobiell verunreinigter Einstreu und damit die Aufnahme geringer Mengen von Phytomenadion verhindert. Sulfonamide sind Antagonisten des Vitamin K_3 und dürften in diesem Krankheitsgeschehen als auslösender Faktor angesehen werden.

Nach 18tägiger Arzneimittelzumischung von 100 g Sulfadimidin und 110 g Tylosinphosphat pro Tonne Futter konnte bei gleichzeitiger Flatdeckhaltung bei Ferkeln das Krankheitsbild experimentell ausgelöst werden. Die Autoren nehmen an, daß durch die Beeinflussung der Darmflora die bakterielle Synthese und die anschließende Resorption von Vitamin K_3 verhindert wird.

Es treten hochgradige Hämorrhagien in der Unterhaut sowie periartikuläre und artikuläre Blutungen auf, die nach mehrtägigem Krankheitsverlauf zum Tod der Schweine führen.

Prophylaktisch erscheint bei längerer Behandlung mit Sulfonamiden und Antibiotika z. B. bei der Einstallungsmetaphylaxe, daher die Einmischung von 1–3 mg/kg Vitamin K_3 in der Vormast unverzichtbar. Für die Behandlung einer klinisch bereits manifesten Vitamin-K-Avitaminose ist die Injektionsbehandlung mit 2 mg Vitamin K_1 pro kg KM i. m. 2mal täglich, notfalls über mehrere Tage angezeigt. Derzeit steht aber kein für Nutztiere zugelassenes Vitamin-K_1-Präparat zur Verfügung. Eine Umwidmung ist jedoch zulässig.

Literatur

HOPPE, P. P. (1987): Tödlicher Vitamin-K-Mangel bei Absatzferkeln. Prakt. Tierarzt **68**, 32-36.
OSWEILER, G. D. (1978): Haemostatic function in swine as influenced by warfarin and oral antibacterial combination. Am. J. Vet. Res. **39**, 633-638.
WENDT, M. (1987): Hämorrhagisches Syndrom bei Absatzferkeln. Prakt. Tierarzt **68**, 13-16.

9.5.5 Nitritvergiftung (Nitrite poisoning)

Die infolge der Überdüngung zunehmende Nitratbelastung des Grundwassers und der hohe Nitratgehalt intensiv stickstoffgedüngten Grünfutters lassen irrtümlicherweise den Verdacht eines verbreiteten Risikos chronischer Toxizität aufkommen. Gefährlich für das Schwein sind aber aufgrund experimenteller Befunde nur akute Nitritvergiftungen.

Ätiologie und Pathogenese

Die einmalige orale Aufnahme von 20 mg Nitrit-N pro kg KM hat nach rascher Resorption die Umwandlung von mehr als 60 % des Hämoglobins in Methämoglobin zur Folge und ruft einen lebensbedrohlichen Sauerstoffmangel im Organismus hervor. Klinische Erscheinungen sind ab 10 mg Nitrit-N/kg KM zu erwarten. Die Fruchtbarkeit von Jungsauen wurde auch nach Dauergabe von 100 mg/l Nitrit-N oder 300 mg/l Nitrat-N im Trinkwasser nicht vermindert. Organschäden sind experimentell nicht nachweisbar.

Die toxische Grenze ist bei Gehalten über 400 mg/kg Nitrit-N im Trockenfutter oder etwa 150 mg/kg im Trinkwasser anzunehmen. Durch Umrechnung ergeben sich Grenzwerte von 2000 bzw. 740 mg/kg Natrium-Nitrit. Nitrit entsteht in der Regel durch bakterielle Umsetzung von Nitrat oder Ammoniak.

Es ist unklar, ob und in welchem Maß Nitrat, z.B. aus Grünfutter, im Verdauungskanal des Schweines zu toxischem Nitrit reduziert und als solches resorbiert wird. Die Gefährdung ist bei gleicher Konzentration jedenfalls geringer.

Berichte über spontane Nitritvergiftungen beim Schwein betreffen die Verwendung von Trinkwasser, in dem sich faulende Pflanzenteile befanden, sowie die Aufnahme von Kondenswasser, das sich aus ammoniakalischer Stalluft gebildet hatte, und die Kontamination des Trinkwassers durch Spülwasser aus einem Bioluftwäscher zur Denitrifikation.

Klinisches Bild und Diagnose

Erste Symptome setzen 30 Minuten nach oraler Aufnahme von Natriumnitrit in Form von Unruhe, Harnabsatz und Erbrechen sowie zunehmender Dyspnoe, Zyanose und Mattigkeit ein, erreichen nach zwei Stunden ihren Höhepunkt und klingen dann parallel zum Methämoglobingehalt des Blutes ab. Bei Vergiftungen mit Todesfolge ist schokoladenbraunes Blut zu erwarten. Nach subletaler, chronischer Vergiftung wurde eine Tendenz zu erhöhten Zunahmen und Anstieg des Hämatokritwertes festgestellt.

Bei Verdacht subklinischer Nitritvergiftung ist die Untersuchung des Futters oder des Mageninhalts zuverlässiger als die Methämoglobinbestimmung, da die Blutveränderung kurzfristig reversibel ist.

Therapie

Zur Behandlung wird die intravenöse Gabe von 4 % (10 mg/kg KM) Methylenblaulösung empfohlen, doch dürfte der akute Verlauf hierzu wenig Gelegenheit bieten. (Keine Zulassung für Nutztiere.)

Literatur

COUNTER, D. E., N. GILES and M. R. REDMOND (1975): Stored rainwater as a cause of nitrite poisoning in pigs. Vet. Rec. **96**, 412.

EMRICK, R. (1974): Consequences of high nitrate levels in feed and water supplies. Fed. Proc. **33**, 1183.

EMERICK, R., L. B. EMBRY and R. W. SEERLY (1965): Rate of formation and reduction of nitrite induced methemoglobin in virto and in vivo as influenced by diet of sheep and age of swine. J. Anim. Sci. **24**, 221-230.

LONDON, W. T., W. HENDERSON and R. F. CROSS (1967): An attempt to produce chronic nitrite toxicosis in swine. J. Am. Vet. Med. Ass. **150**, 398-402.

RIDDER, W. E. and F. W. OEHME (1974): Nitrates as an environmental, animal, and human hazard. Clin. Toxicol. **7**, 145.

SEERLEY, R. W., R. J. EMERICK, L. B. EMBRY and O. E. OLSON (1965): Effect of nitrate or nitrite administered continuously in drinking water for swine and sheep. J. Anim. Sci. **24**, 1014-1019.

TURNER, C. A. and E. W. KIENHOLZ (1972): Nitrate toxicity. Feedstuffs **44**, 28-30.

9.5.6 Kohlenmonoxidvergiftung (Carbon monoxide poisoning)

Kohlenmonoxidgehalte über 100 ml/m^3 (= ppm), die durch Fehlfunktion von Gasheizungen in Abferkelställen entstehen können, führen zu Totgeburten, während die

Sauen symptomfrei bleiben (s. Kohlenmonoxidvergiftung, Abschn. 16.15, dort auch Literatur). Akute Vergiftungen bei Mensch und Tier, die bei Bränden und durch Motorenabgase in geschlossenen Räumen entstehen, sind ab 1000 ml/m^3 zu erwarten:

- 120 ppm = 0,012 Vol.-% CO in der Luft
  - tolerierbar für einige Stunden,
  - Totgeburten;
- 250 ppm = 0,025 Vol.-% CO
  - Apathie,
  - Dyspnoe,
  - Lähmungen;
- 1000 ppm = 0,1 Vol.-% CO
  - Todesfälle möglich;
- 4000 ppm = 0,4 Vol.-% CO
  - Todesfälle nach < 1 Stunde.

10 Erkrankungen und Störungen des Zentralnervensystems

M. Wendt und K. Bickhardt

10.1 Pathophysiologie und Diagnostik des Zentralnervensystems

Neben den vegetativen Steuer- und Regelfunktionen des Nervensystems besteht seine wichtigste Aufgabe darin, Informationen aus der Umwelt und dem Körperinneren zu verarbeiten und den Organismus zu adäquaten Handlungen zu veranlassen. Einfache Signale, z.B. bei Druck auf Mechanorezeptoren der Haut, werden über afferente Bahnen zur Hinterhornregion des Rückenmarks (Hinterwurzel) bzw. zum Hirnstamm geleitet und lösen über Reflexbögen unmittelbar adäquate Abwehrreaktionen durch Erregung lokaler Muskeln aus. Mit zeitlicher Verzögerung können übergeordnete Reaktionen wie z.B. Lautäußerungen oder Ortswechsel eingeleitet werden, die Reizwahrnehmung durch das Großhirn und den Abruf komplexer Verhaltensmuster im Hypothalamus (Zwischenhirnregion) voraussetzen. Dabei entsteht zunächst ein Handlungsantrieb, der schließlich in eine Handlung umgesetzt wird. Während die Organisation koordinierter Muskelaktivitäten dem Hirnstamm (Stützmotorik), dem Kleinhirn (Koordination) und Teilen des Großhirns (Zielmotorik) obliegt, werden Impulse für die Ausführung der Aktionen von den Vorderhornzellen der ventralen Rückenmarksregionen bzw. vom Hirnstamm über efferente Nervenbahnen zu den motorischen Endplatten der Muskelfasern ausgesandt. In der Regel sind mehrere in einem Muskel verstreut liegende Muskelfasern an ein Motoneuron angeschlossen (motorische Einheit). Die Kontrolle der Muskelkontraktion erfolgt über sensorische Muskelspindeln und Sehnenorgane, die afferente Impulse zur Hinterwurzel des Rückenmarks entsenden.

Erkrankungen am Nervensystem manifestieren sich meist als Abweichungen des beobachtbaren Verhaltens. Nur selten lassen sich nervöse Symptome bestimmten pathomorphologischen Veränderungen zuordnen, da nicht nur strukturelle Läsionen oder lokale Entzündungsvorgänge, sondern auch Störungen im Energie- oder Elektrolytstoffwechsel durch Beeinflussung der Membranpotentiale zu Funktionsstörungen des Nervensystems führen können (z.B. Hypoglykämie, Kochsalzvergiftung) (Tab. 10-1).

Krankheiten mit Beteiligung des Nervensystems sind beim Schwein häufig. Ihre Erkennung und Unterscheidung erfordert eine gezielte Beobachtung des Verhaltens der betroffenen Tiere bei der klinischen Untersuchung. Da neurologische Methoden nicht zur Verfügung stehen, um Sitz und Ursache der fraglichen Erkrankung festzustellen, empfiehlt sich die Untersuchung der Tiere nach dem Black-box-Modell (Abb. 10-1), wobei nur Eingänge und Ausgänge analysiert werden, um sensorische und motorische Störungen gesondert zu erfassen und aus dem Symptommuster empirisch auf die vorliegende Erkrankung schließen zu können. Das Schwein bietet aufgrund seiner Intelligenz und seines ausgeprägten Erkundungs-, Nahrungserwerbs- und Sozialverhaltens gute Ansatzpunkte für die Diagnostik. Entsprechend diesem Modell sollte diagnostisch vorgegangen werden.

Tabelle 10-1 Schema zur Differentialdiagnose von Erkrankungen mit Beteiligung des Zentralnervensystems beim Schwein

Erkrankung	Sensorische Störungen	Motorische Ausfallserscheinungen (P)=Paresen (A)=Ataxien	Krämpfe (k)=klonische (t)=tonische	Motorische Fehlleistungen S=Speicheln	Temperatur erhöht	akuter Verlauf	mehrere Tiere	mehrere Gruppen	Saugferkel	Läufer	Mast- u. Zuchtschw.	Tierzukauf	Fütterungsfehler	Aborte
Ferkelzittern	+++	(+) (A)	++ (k)			(+)		(+)	+	(+)	(+)	(+)		
Aujeszkysche Krankheit	++	+ (A, P)	+++ (k)	(S)	+	+	+	+	+	+	+	+		+
Tollwut		++++ (A, P)	+	+(S)	(+)	(+)	+	+	+	+	+			
PEV-PEM		++ (P)	(+)		+	+	+	+	+	+	(+)			
Erbrechen u. Kümmern	++		+ (k)						+					
Schweinepest	(+)	+ (A)			+		+	+	(+)	+	(+)	+		+
Tetanus			+++ (t)		+	++	+		+	+	+			
Kolienterotoxämie	+	+ (A)	+ (k)		+	+ (+)	+ (+)		(+) +	+ +	(+)		+ +	
Listeriose	+	+ (A)	+		(+)	+	+		+	+	+			
Enzoot. Streptokokken-meningitis	++	++ (A, P)	+	(+)	+	+	+ (+)		(+)	+	+	+		
Otitis und Meningitis	(+)	+ (A)		+	+	+	+ (+)		+	+	(+)			
Hypophysenabszeß		(+) (A, P)			(+)		+				(+)			
Kochsalzvergiftung	+++	(+) (A)	++ (k)	+(S)		++	+	(+)		+	(+)		+	
Arsanilsäure-, Selen-, Quecksilber-, Furazolidonvergiftung	(blind)	++ (A, P)		(+, k)		+	+	(+)	(+)	+	(+)	+	+	
Phosphorsäureestervergiftung		+ (A)	++ (k, t)			++	+ (+)	(+)	+	+	+			
Chlor.-Kohlenwasserstoff-Vergiftung		+ (A)	++ (k, t)	(+)(S)	+	++	+ (+) +	(+)	+	+	+ +		+	
Zoalenvergiftung		+ (A)	+ (t)	+		+			+	+	+		+	+
Hypoglykämie der Ferkel	(+)	(+) (P)	++ (k)	+	(+)				+					
Pantothensäuremangel		+ (A)				+				+	+		+	
Rückenmarksläsionen	Haut unsensibel	++ (P)								+	+			

Pathophysiologie und Diagnostik des Zentralnervensystems

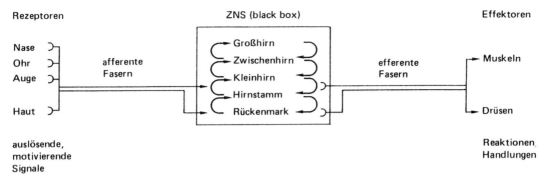

Abbildung 10-1 Modell des sensomotorischen Nervensystems

Sensorium

- Prüfung der generellen Signalaufnahme und -verarbeitung bis zu einem Handlungsantrieb (Intention) durch Umweltänderung und Manipulation. Beurteilung von Anteilnahme an der Umgebung, Appetenz, Sozialverhalten unter Gruppenmitgliedern und gegenüber dem Untersucher einschließlich der typischen Lautäußerungen (Kontaktverhalten älterer bzw. Fluchtverhalten jüngerer Schweine).

Generalisierte Störungen des Sensoriums in Form von herabgesetzter Anteilnahme bis zur Apathie, Somnolenz, Sopor, Koma (zunehmender Grad von Bewußtseinsverlust, der nur durch sehr starke Reize oder gar nicht durchbrochen werden kann) beruhen meist auf Funktionsstörungen der zentralen Signalverarbeitung im Großhirn. Sie werden z. B. bei Tollwut, Aujeszkyscher Krankheit oder Streptokokkenmeningitis, aber auch bei Kochsalzvergiftung oder Hypoglykämie der Ferkel beobachtet.

- Prüfung der lokalen Signalaufnahme, der Sehfähigkeit durch Vorhalten auffälliger, geruchfreier Gegenstände (z. B. weißes Papier) oder Beobachtung in für das Tier fremder Umgebung, der Hautoberflächensensibilität durch punktuellen Druck (z. B. durch Betasten mit einem Kugelschreiber).

Störungen der Sehfähigkeit treten bei Quecksilber- oder Arsanilatvergiftungen auf (zentrale Blindheit).

Sensibilitätsverlust am Kronsaum wird bei proximaler Nervenquetschung (einseitig, z. B. durch ungünstige Seitenlage während oder nach Operationen) oder bei Rückenmarkläsionen (beidseitig) beobachtet. Einseitige Sensibilitätsausfälle der Rückenoberfläche beruhen meist auf lokaler Nervenquetschung und -degeneration im Verlauf der Akuten Rückenmuskelnekrose, während symmetrische Ausfälle kaudal eines bestimmten Segments der Rückenoberfläche auf lokale Rückenmarkzerstörung schließen läßt und in der Regel von entsprechenden motorischen Ausfallerscheinungen begleitet wird (Querschnittslähmung). Das Symptom Querschnittslähmung beruht meist auf degenerativer Rückenmarkzerstörung durch mechanische Rückenmarkkompression, die ihrerseits sehr verschiedene Ursachen haben kann (Wirbelabszesse bei Pyobazillose, Wirbelfrakturen oder Zwischenwirbelscheiben-Vorfälle bei Spondylarthrose, Spondylarthritis oder Spondylitis, z. B. durch Rotlaufbakterien). Generalisierte Sensibilitätsverluste und Reflexlosigkeit des Bewegungsapparates läßt auf ausgedehnte Rückenmarkdestruktion schließen, wie sie bei der Selenvergiftung vorkommt.

Die Prüfung des Pupillen-, Lidschlag-, Kornea- oder Nasenscheidewandreflexes kann zur Feststellung von Sopor bzw. Koma herangezogen werden, sie dient jedoch hauptsächlich der Narkoseüberwachung.

Sensorische Überempfindlichkeit auf akustische oder taktile Reize beruht in der Regel hauptsächlich auf Übererregbarkeit der Motoneurone im Rückenmark oder Hirnstamm und äußert sich in verstärkten Reflexen oder Krämpfen. Solche Hyperästhesien kommen bei Aujeszkyscher Krankheit, Tetanus, Hypokalzämie, aber auch bei der Teschener Krankheit vor (Abb. 10-2).

Motorik
- Beobachtung von Reaktionen und Handlungen, d.h. Realisation von Handlungsantrieb. Bei der Beurteilung von Haltung und Bewegung sind zunächst nicht nervös bedingte Störungen auszuschließen. Lahmheiten oder generalisierte Bewegungsstörungen durch schmerzhafte oder strukturelle Läsionen des passiven Bewegungs-

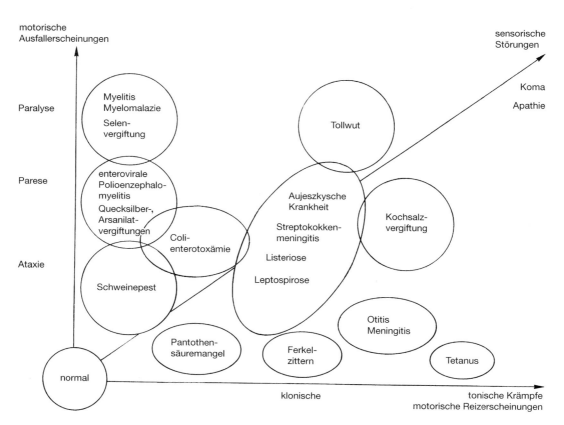

Abbildung 10-2 Zuordnung von Erkrankungen mit Beteiligung des Zentralnervensystems beim Schwein in einem mehrdimensionalen differentialdiagnostischen System.
- von unten nach oben: zunehmende motorische Ausfallserscheinungen;
- von links nach rechts: zunehmende motorische Reizerscheinungen in Form von klonischen oder tonischen Krämpfen bzw. Fehlleistungen;
- von links unten nach rechts oben: zunehmende sensorische Störungen bzw. Unfähigkeit, Sinneseindrücke der materiellen und sozialen Umwelt aufnehmen und verarbeiten zu können.

In der Darstellung ist die Hypoglykämie und Hypothermie der Saugferkel nicht mit aufgenommen, da sie nur im Endstadium zu zentralnervösen Störungen führt. Das Krankheitsbild liegt dann im Symptomspektrum der Aujeszkyschen Krankheit.

apparates (z.B. Polyarthritis) sowie Bewegungsschwäche bei Myopathien kommen hierfür in Betracht. Eventuell ist die Provokation von Bewegungsaktivität durch Auftreiben und die Prüfung des Muskeltonus durch Aufheben oder Gliedmaßenbeugen bzw. durch Reflexauslösung angezeigt.

Störungen der Motorik manifestieren sich durch Ausfallerscheinungen (unzureichende Muskelerregung) oder Reizerscheinungen (übermäßige Muskelerregung).

Motorische Ausfallerscheinungen
Als Paralyse wird eine Lähmung der gesamten Bewegungsmuskulatur bezeichnet, die in der Regel zentral bedingt ist. Paralysen werden z.B. im Endstadium der Tollwut oder der Selenvergiftung beobachtet.

Eine Parese liegt vor, wenn Teile des motorischen Systems versagen. Bei einseitiger Parese ist eine lokale Läsion der peripheren Nerven (meist Quetschung) zu vermuten. Beidseitige Paresen beruhen auf Versagen der motorischen Vorderhornzellen im Rückenmark. Liegt gleichzeitig segmentaler Sensibilitätsverlust bzw. Reflexlosigkeit vor, dann handelt es sich ursächlich meist um lokale Prozesse, die zur Rückenmarkzerstörung geführt haben (s. Querschnittslähmung, Abschn. 10.63 und 12.4.3). Paresen ohne Sensibilitätsverlust werden z.B. bei der Teschener Krankheit (Porzine enterovirale Polioenzephalomyelitis) beobachtet.

Bei der Ataxie handelt es sich um Störungen der sensomotorischen Kontrolle einzelner motorischer Einheiten durch lokale Läsionen im Rückenmark (unsicherer Bewegungsablauf) oder um Inkoordination infolge von Kleinhirndefekten (unregelmäßig schwankender, taumelnder Gang, wie betrunken). Derartige oft schwer erkennbare Störungen können z.B. bei Schweinepest, Kolienterotoxämie, Selen-, Quecksilber- oder Arsanilatvergiftung auftreten. Eine Sonderform der Ataxie ist die Dysmetrie, bei der gestörte sensomotorische Kontrolle zu überschießenden Muskelaktionen führt, wie z.B. Parademarsch bei Pantothensäuremangel. Ataxieerscheinungen können auch muskulär bedingt sein, wie z.B. bei der ernährungsbedingten Muskeldegeneration oder der Salinomycin-Intoxikation.

Die Aphonie (Stimmlosigkeit) ist als Lähmung des Stimmapparates aufzufassen, sie kann bei Kolienterotoxämie und in Endstadien der Aujeszkyschen Krankheit und der Tollwut festgestellt werden. Bei Tollwut ist zusätzlich Schlucklähmung charakteristisch.

Motorische Reizerscheinungen
Als klonische Krämpfe werden wiederholte, antagonistische Muskelaktionen bezeichnet, die keinem arttypischen Verhaltensmuster zugeordnet werden können. Großräumige unwillkürliche Aktionen (z.B. Ruder- oder Paddelbewegungen in Seitenlage) beruhen meist auf Großhirnaffektionen, sie treten häufig anfallsweise auf und sind mit Störungen des Sensoriums verbunden. Solche komplexen zentralnervösen Erscheinungen sind bei Aujeszkyscher Krankheit, Streptokokkenmeningitis, Kolienterotoxämie oder Kochsalzvergiftung anzutreffen. Feinschlägige Muskelaktionen (Tremor) können auf Übererregbarkeit der Stammganglien oder Läsionen des Kleinhirns beruhen, in der Regel bedürfen sie sensorischer Anregung und sind nur am wachen Tier zu beobachten. Die auf ganz verschiedenen Ursachen beruhende Zitterkrankheit der Saugferkel ist ein Beispiel für diese Störung. Kältezittern beruht auf einer direkten Erregung der motorischen Stammganglien durch Efferenzen des Thermoregulationszentrums im Hypothalamus und besteht unabhängig vom Sensorium im wachen wie schlafenden Zustand.

Augenzittern (Nystagmus) beruht auf Läsionen des Kleinhirns oder des Hirnstammes (Vestibularkerne) und tritt häufig in Verbindung mit anderen klonischen Krämpfen auf.

Tonische Krämpfe zeichnen sich durch anhaltende Kontraktionen aus und beruhen auf Übererregung der motorischen Vorderhornzellen z.B. in generalisierter Form beim

Wundstarrkrampf oder lokal als Opisthotonus der Nackenmuskulatur bei Aujeszkyscher Krankheit. Der bei Halothannarkose entsprechend veranlagter Schweine auftretende Muskelrigor ist wahrscheinlich nicht zentralnervös bedingt, sondern beruht auf einer Störung des intrazellulären Kalziumtransports im Muskel (s. Belastungsmyopathie, Abschn. 11.3.1).

Zwangsbewegungen (motorische Fehlleistungen) sind unmotivierte, fehlorientierte Handlungen bei Läsionen der Meningen oder des Großhirns. Das Rückwärtslaufen bei Kochsalzvergiftung ist hierfür ein Beispiel. Häufig sind Zwangshaltungen oder -bewegungen seitenorientiert und weisen auf lokale Veränderungen des Zentralnervensystems im Bereich der Vestibularkerne hin, wie z. B. Kreisbewegung oder Kopfschiefhalten bei Otitis und Meningitis.

Spontanes Speicheln
Verstärkte schaumige Speichelsekretion wird wahrscheinlich durch Übererregung parasympathischer Efferenzen der Medulla oblongata hervorgerufen, z. B. bei der Kochsalzvergiftung oder der Aujeszkyschen Krankheit. Der bei Tollwut beobachtete Speichelabfluß aus der Maulspalte dürfte hauptsächlich durch Schlucklähmung verursacht sein.

Untersuchung des Liquor cerebrospinalis
Eine Indikation für die Entnahme und Untersuchung des Liquors ist nur bei Verdacht auf das Vorliegen bakteriell bedingter entzündlicher Erkrankungen des Zentralnervensystems gegeben. Die Zählung und Differenzierung der Liquorzellen ist aufwendig und setzt spezielle Erfahrungen voraus. Bei gesunden Schweinen schwanken die Leukozytenzahlen zwischen 0 und 80 M/l. Davon sind etwa 60 % lymphozytäre und 40 % monozytäre Zellen. Bei Blutbeimengungen ist eine Korrektur der Leukozytenzahl nach folgender Formel möglich (Leuko = Leukozytenzahl, Ery = Erythrozytenzahl, korr = korrigierte Zahl im Liquor, Liqu = Liquor):

$$\text{Leuko}_{korr} \text{ (M/l)} = \text{Leuko}_{Liqu} \text{ (M/l)} - [\text{Ery}_{Liqu} \text{ (M/l)} \times \text{Leuko}_{Blut} \text{ (G/l)}] / [\text{Ery}_{Blut} \text{ (T/l)} \times 1000]$$

Möglich ist auch die Bestimmung des Liquorproteingehaltes mit der Biuret-Methode. Auch hier kann eine entsprechende Korrektur vorgenommen werden (HTK = Hämatokrit): Formel siehe unten.

Erhöhte Leukozytenzahlen sowie Proteinwerte über 0,5 g/l weisen auf das Vorliegen einer zumeist eitrigen Entzündung hin, wie sie z. B. bei der Streptokokkenmeningitis zu erwarten ist.

Der Liquor wird durch Punktion des Subarachnoidalraumes unter dem Foramen lumbosacrale entnommen (s. Lumbosakralanästhesie, Abschn. 3.3.4). Die Entnahme sollte unter Allgemeinanästhesie und bei in Bauchlage fixierten Schweinen durchgeführt werden.

Literatur

DONE, S. (1995): Diagnosis of central nervous system disorders in the pig. In Practice **17**, 318-327.

RÖMER, N., und L. LYHS (1988): Okzipitalpunktion beim Schwein (Kurzmitteilung). Monatsh. Veterinärmed. **43**, 606-607.

SCHMIDT, U. (1973): Das Liquorzellbild vom Schwein unter normalen Bedingungen und nach subarachnoidaler Latex-Injektion. Zbl. Vet. Med. A **20**, 332-340.

WELLS, G. A. H. (1984): Locomotor disorders of the pig. In Practice **6**, 43-53.

$$\text{Protein}_{korr} \text{ (g/l)} = \frac{\text{Protein}_{Liqu} \text{ (g/l)} - \text{Protein}_{Blut} \text{ (g/l)} \times \text{Ery}_{Liqu} \text{ (M/l)} \times [1 - \text{HTK (l/l)}] / \text{Ery}_{Blut} \text{ (M/l)}}{1 - \text{Ery}_{Liqu} \text{ (M/l)} \times [1 - \text{HTK (l/l)}] / \text{Ery}_{Blut} \text{ (M/l)}}$$

10.2 Erbliche und angeborene Störungen

10.2.1 Ferkelzittern (Congenital tremor, Jumpy pig disease, Shaker pig)

Die Zitterkrankheit der neugeborenen Ferkel (Zitterkrampf, Myoclonia congenita) ist eine ätiologisch uneinheitliche, aber klinisch charakteristische Erkrankung des Nervensystems.

Ätiologie und Pathogenese
Das Ferkelzittern wird in zwei Typen unterschieden: Typ-A-Tremor mit nachweisbaren ZNS-Läsionen und Typ-B-Tremor ohne pathomorphologische Veränderungen am ZNS (nach DONE, 1976).

Dem Typ A liegen unterschiedliche Ursachen zugrunde: intrauterine Schweinepestinfektion (AI), Infektionen mit einem bisher nicht identifizierten viralen Agens (AII), genetische Übertragung verschiedener rezessiver Erbanlagen (AIII – Schwedische Landrasse, AIV – British Saddleback) sowie Trichlorfon-Intoxikation nach Behandlung tragender Sauen (Neguvon®, AV) (Tab. 10-2). Bei diesen bisher definierten Krankheitsformen liegen verschiedene Veränderungen im zentralen Nervensystem, insbesondere Kleinhirndefekte (Abb. 10-3) und Myelinalterationen vor. Klinisch apparente Trichlorphon-Vergiftungen bei Neugeborenen wurden auch beobachtet, wenn Sauen in sehr frühem Trächtigkeitsstadium behandelt wurden (34.–41. Tag), jedoch traten dabei keine Defekte am ZNS auf (Typ B). Darüber hinaus wird die Isolation von Aujeszky-Virus bzw. porzinem Circovirus Typ II bei erkrankten Ferkeln beschrieben. Es ist jedoch bisher unklar, ob diesen Infektionen eine ätiologische Bedeutung für das Ferkelzittern zukommt.

Klinisches Bild und Verlauf
Die unterschiedlichen ätiologischen Formen des Ferkelzitterns lassen sich nicht durch ihr klinisches Bild unterscheiden. Unterschiedliche Grade des Ferkelzitterns sind innerhalb eines Wurfes anzutreffen. Die Anteilnahme an der Umgebung ist in der Regel vollständig

Tabelle 10-2 Differentialdiagnose des Ferkelzitterns (nach DONE 1976, ergänzt nach KNOX et al. 1978 und FATZER et al. 1981)

	Typ A I	Typ A II	Typ A III	Typ A IV	Typ AV
Ätiologie	Schweinepest	Unbekanntes Virus	Rezessives Gen geschlechtsgebunden	Rezessives Gen	Trichlorfonbehandlung der Sau 45.–75. Tag
Pathogenese					
Kleinhirnhypoplasie	+	–	–	–	+
Rückenmarksreduktion	+	–	+	+	(+)
Myelinbildungsstörung	+	+	+	+	(+)
Schwellung d. Gliazellen	+	+	–	–	
Verminderung d. Gliazellen	–	–	+	–	
Epidemiologie			Schwedische Landrasse	British Saddleback	
Zahlreiche Würfe erkrankt	+	+	–	–	
Morbidität innerhalb der Würfe	40%	80%	25% (nur Eber)	25%	100%
Letalität	50%	20%	100%	100%	100%
Erkrankung in folgenden Würfen der gleichen Eltern	–	–	+	+	–

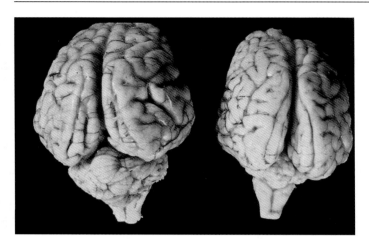

Abbildung 10-3 Kleinhirnhypoplasie (rechts) bei Myoclonia congenita (Foto: SCHMIDT, Münster)

erhalten. Die Ferkel zeigen klonische Krämpfe unterschiedlicher Stärke und Schnelligkeit. Vertikales oder laterales Kopfschütteln, Rumpfschütteln und auch Gliedmaßenzuckungen sind zu sehen. Die vertikalen Aktionen verlaufen meist seitensynchron, laterale Aktionen meist undulierend von vorn nach hinten („dancing"). Das Zittern zeigt sich auch beim willkürlichen Sitzen, abgeschwächt beim Saugen und im Liegen, besonders schwach im Schlafen. Meist zittern die Ferkel sofort nach der Geburt, in seltenen Fällen zeigt sich das Zittern erst nach 1–2 Tagen. Wenn die Ferkel trotz Zitterkrämpfen ausreichend saugen können, hören die Krankheitserscheinungen nach 2–3 Wochen wieder auf und Heilung tritt ein. Bei einzelnen Tieren kann gelegentliches Zittern noch nach Monaten auftreten, besonders in Streßsituationen. Bei dem durch Schweinepestinfektion verursachten Zittern und bei den erblichen Zitterkrankheiten ist die Mortalität durch Verhungern verhältnismäßig hoch. In diesen Fällen bestehen neben starken Zitterkrämpfen auch Ataxien, so daß die Ferkel kaum laufen und saugen können; der Tod tritt in der ersten Lebenswoche ein.

Diagnose und Differentialdiagnose
Die Diagnose „Ferkelzittern" kann aufgrund des klinischen Bildes und epidemiologischer Kriterien gestellt werden, die ätiologische Klärung, insbesondere im Hinblick auf die Schweinepest, ist der pathologisch-histologischen und virologischen Untersuchung vorbehalten (s. Tab. 10-2). Beim Kältezittern mangelernährter (Hypogalaktie der Sau), durchfallerkrankter (Koliruhr) oder unterkühlter Ferkel (Hypothermie, Baby pig disease) handelt es sich um feinschlägigen, unsynchronisierten Tremor der Rumpf- und Gliedmaßenmuskeln, der auch im Schlaf und in Apathie erhalten ist.

Die Aujeszkysche Krankheit äußert sich bei Saugferkeln auch in Form von Zitterkrämpfen, dabei ist jedoch regelmäßig die Anteilnahme an der Umgebung gestört. Auch hierbei ist vor allem die Diagnose virologisch zu stellen.

Therapie und Prophylaxe
Beim Ferkelzittern kommt es entweder frühzeitig zum Tod durch Verhungern bzw. Erdrücken oder es tritt nach 2–3 Wochen Selbstheilung ein. Eine Therapie ist nicht bekannt.

Die durch unbekannte Viren hervorgerufene Zitterkrankheit erlischt nach Durchseuchung und Immunisierung des Bestandes spätestens nach 4 Monaten. Eine gezielte Prophylaxe wurde noch nicht erprobt. Bei genetisch bedingter Zitterkrankheit sollten beide Eltern nicht mehr zur Zucht verwendet werden.

Literatur

BERGE, G. N., F. FONNUM and P. BRODAL (1987): Neurotoxic effects of prenatal trichlorfon administration in pigs. Acta vet. scand. **28**, 321-332.

DONE, J. T. (1976): The congenital tremor syndrome: differential diagnosis. In: 4th Congr. Int. Pig Vet. Soc., Ames, Iowa, Proc. I.1.

DONE, J. T., und J. D. J. HARDING (1967): Kongenitaler Tremor der Schweine (Zitterkrankheit der Ferkel): Veränderungen und Ursachen. Dtsch. tierärztl. Wschr. **74**, 333-336.

FATZER, R., H. HÄNI und E. SCHOLL (1981): Kongenitaler Tremor und zerebelläre Hypoplasie bei Ferkeln nach Behandlung der Mutterschweine mit Neguvon® während der Trächtigkeit. Schweiz. Arch. Tierheilk. **123**, 29-36.

HARDING, J. D. J., J. T. DONE, J. F. HARBOURNE, C. F. RANDALL and F. R. GILBERT (1973): Congenital tremor type A III in pigs: an hereditary sex-linked cerebrospinal hypomyelinogenesis. Vet. Rec. **92**, 527-529.

KNOX, B. J. A., A. BASSE, V. BITSCH, M. ESKILDSEN, M. MANDRUP, H. E. OTTOSEN, E. OVERBY, K. B. PEDERSEN and F. RASMUSSEN (1978): Congenital ataxia and tremor with cerebellar hypoplasia in piglets born by sows treated with Neguvon® vet. (Metrifonate, Trichlorfon) during pregnancy. Nord. Veterinaermed. **30**, 538-545.

PATTERSON, D. S. P., D. SWEASEY, J. BRUSH and J. D. J. HARDING (1973): Neurochemistry of the spinal cord in British saddleback piglets affected with congenital tremor, type A IV, a second form of hereditary cerebrospinal hypomyelinogenesis. J. Neurochem. **21**, 397-406.

VANDEKERCKHOVE, P., D. MAENHOUT, P. CURVERS, J. HOORENS and R. DUCATELLE (1989): Type A_2 congenital tremor in piglets. J. Vet. Med. A **36**, 763-771.

10.2.2 Tremor bei Mast- und Zuchtschweinen (Muscle tremors in fattening and breeding pigs)

Auch bei älteren Schweinen wird gelegentlich Muskeltremor („trembling") als selbständiges Krankheitsbild ohne Beeinträchtigung des Sensoriums beobachtet. Meist sind mehrere Tiere eines Bestandes betroffen. Auch bei diesem Syndrom scheint die Ätiologie nicht einheitlich zu sein. Offenbar tritt in Skandinavien eine genetisch bedingte Form des Muskeltremors bei Mastschweinen der Landrasse auf, bei der die ersten Erscheinungen von Schüttelkrämpfen der Schulter- und Nackenmuskulatur im 4. Lebensmonat auftreten. Eine Heritabilität von etwa 0,4 ohne Bevorzugung eines Geschlechts spricht für eine polygenetische Vererbung.

Ein weiterer erblich bedingter Tremor wurde bei den Nachkommen eines klinisch gesunden Pietrain-Ebers aus Süddeutschland beobachtet. Dieser progressiv verlaufende, grobschlägige Aktivitätstremor tritt nur am stehenden oder sich bewegenden Schwein auf, nicht aber beim liegenden Tier. Erste Symptome sind frühestens im Alter von 2–3 Wochen zu erwarten, in manchen Fällen erst mit 2 Monaten. Das Zittern dehnt sich im Verlauf der Erkrankung von den zuerst betroffenen Hintergliedmaßen über den Rücken auf den Schultergürtel und die Vordergliedmaßen aus. Kopf und Hals bleiben unbeeinträchtigt. Der Tremor verstärkt sich innerhalb von 2–3 Monaten, bis die Schweine zum Festliegen kommen. Schon bei geringer Belastung ist mit einer Kreislaufinsuffizienz zu rechnen. Histologisch weisen betroffene Tiere Denervationsatrophien im Bereich der Skelettmuskulatur auf, wobei besonders rote Muskelfasern (Typ 1) verändert sind. Die Ursache für den Tremor ist bisher ungeklärt, es wird ein Defekt im ZNS-Bereich vermutet. Der Erbgang verläuft autosomal-dominant, wobei der klinisch gesunde Vererber eine Keimbahnmutation aufwies.

Zu unterscheiden ist diese Erkrankung vom sogenannten „Pietrain Creeper Syndrome". Hier treten erste Anzeichen der Erkrankung als intermittierender Tremor am stehenden und laufenden, nicht aber am liegenden Tier ab der 2. Lebenswoche auf. In späteren Stadien ist eine vollständige Streckung der Vordergliedmaßen nicht mehr möglich und es kommt zu einer auf den

Karpalgelenken kriechenden Fortbewegung, die der Krankheit den Namen gab. Das Krankheitsbild wird als Myopathie (s. a. Kap. 11) mit autosomal-rezessivem Erbgang beschrieben.

Tremor der Schwanz- und Hinterschenkelmuskulatur mit weiterer Ausbreitung nach kranial konnte experimentell bei Schweinen durch Verfüttern der Myzelien von *Penicillium simplicissimum* und *P. crustosum* hervorgerufen werden. Als wirksame Toxine wurden Verruculogen bzw. Penitrem A nachgewiesen. Spontane Krankheitsfälle wurden beim Schwein bisher nicht beschrieben, sind jedoch von Wiederkäuern bekannt.

Literatur

CHAVEZ, J. and B. SCHWENGER (1992): An inherited progressive muscular tremor in the Pietrain pig – the clinical syndrome and genetic aspects. 12th Congr. Int. Pig Vet. Soc., Den Haag, Proc. p. 480.

GEDDE-DAHL, T. W. and N. STANDAL (1970): A note on a tremor condition in adolescent pigs. Anim. Prod. **12**, 665-668.

LINDSTRÖM, K. and N. LUNDEHEIM (1986) (englische Zusammenfassung): Trembling symptoms among growing pigs – an analysis of the Swedish pig progeny testing scheme. Nord. Veterinaermed. **38**, 22-25.

PENNY, R. H. C., D. W. PETERSON, P. G. MANTLE and J. B. DAY (1982): Tremorgenic mycotoxins: comparative clinical studies in pigs and sheep. 7th Congr. Int. Pig Vet. Soc., Mexico City, Proc. p. 271.

SCHULZE, C. (1993): Pathomorphologische und morphometrische Untersuchungen an der Skelettmuskulatur beim erblichen progressiven Intentionstremor des Schweines. Hannover: Tierärztl. Hochsch., Diss.

WELLS, G. A. H., P. J. N. PINSENT and J. N. TODD (1980): A progressive familial myopathy of the pietrain pig: The clinical syndrome. Vet. Rec. **106**, 556-558.

10.3 Virusbedingte ZNS-Erkrankungen

10.3.1 Aujeszkysche Krankheit (Pseudorabies)

Die Aujeszkysche Krankheit (Pseudowut) wurde 1902 in Ungarn erstmalig exakt beobachtet. Diese Viruskrankheit ist in der ganzen Welt verbreitet. Nach 1970 wurde eine starke Zunahme von Seuchenfällen in Norddeutschland beobachtet. Unter natürlichen Bedingungen sind mit Ausnahme von Primaten und Einhufern zahlreiche Säugetierarten für das Virus empfänglich, Hauptwirt ist das Schwein.

Ätiologie und Pathogenese

Das Aujeszky-Virus gehört zur Gruppe der Herpes-Viren (porzines Herpesvirus 1, PHV 1). Dieses Virus ist im pH-Wert-Bereich von 5–9 und bis zu einer Temperatur von 60 °C, insbesondere aber bei Frost (ausgenommen zwischen –10 °C und –13 °C) sehr widerstandsfähig. In Kadavern und Sekreten kann das Virus wochenlang überleben. Die meisten Haussäugetiere (Ausnahme Pferd) sowie Fuchs, Nerz und Ratte sind empfänglich für die natürliche Infektion. Rinder infizieren sich in erster Linie über die Atemwege und den Verdauungstrakt, ferner über andere Schleimhäute sowie Wunden (Nabel). Sie erkranken regelmäßig letal. Dabei wird die Symptomatik wesentlich durch die Lage der Eintrittspforte und das daraus resultierende Verteilungsmuster des Virus im Körper bestimmt. Infektionen im Kopfbereich bewirken eine kurze Krankheitsdauer von 24 Stunden, Unruhe, Dyspnoe, Juckreiz und lokale Lähmungserscheinungen im Kopfbereich, Zuckungen der Kopf- und Halsmuskulatur, sowie Pansentympanie. Infektionen im hinteren Körperbereich sind durch eine etwa doppelt so lange Krankheitsdauer, unterschiedlich stark ausgeprägten Juckreiz im kaudalen Körperbereich, Koliksymptome und Zuckungen der Bauchmuskulatur gekennzeichnet. Die Hauptansteckungsquelle für Fleischfresser stellt die Aufnahme von Fleisch und Organen infizierter Schweine und Ferkel, gelegentlich wohl auch infizierter Ratten dar. Die Erkrankung verläuft beim Fleischfresser ebenfalls unter zentralnervösen Erscheinungen tödlich. Unter den Nagetieren sind Kaninchen und junge Mäuse besonders empfänglich für die PHV1-Viren, während Ratten wesentlich resistenter sind. Schadnager stellen dann ein Risikopotential als Vektoren dar, wenn sie aus infizierten Betrieben vertrieben werden und benachbarte Betriebe aufsuchen. Das Schwein als Hauptwirt des Aujezky-Virus nimmt eine Sonderstellung ein. Es ist oral, nasal und genital infizierbar. Hauptüberträger sind infizierte, inapparent erkrankte Schweine, die auch für die weiträumige Verschleppung der Seuche durch Transporte verantwortlich sind. Die Empfänglichkeit für die Infektion, das klinische Krankheitsbild und der Verlauf sowie die Letalität sind beim Schwein sehr stark vom Alter abhängig. Während Saugferkel sehr empfänglich sind und letal erkranken, sind bei älteren Tieren Resistenz oder klinisch inapparente Infektion durchaus häufig. Sind keine Saugferkel vorhanden, kommt entweder stumme Durchseuchung vor oder es treten lediglich geringgradige respiratorische Symptome auf, die meist übersehen oder einer anderen Atemwegserkrankung zugerechnet werden.

Die Ansteckungsfähigkeit des Aujeszky-Virus für empfängliche Schweine ist sehr unterschiedlich, sie hängt von der altersbedingten Empfänglichkeit bzw. Resistenz, der eventuell vorhandenen Immunitätslage und der Erregerkonzentration ab. Saugferkel eines Wurfes oder benachbarter gleichaltriger Würfe erkranken bei Neuausbrüchen fast ausnahmslos und innerhalb weniger Tage. Die Bestandsmorbidität beträgt in dieser Altersgruppe zwischen 50 und 100 %. Die Ausbreitung im Bestand ist zunächst von der Altersstruktur und den umweltbedingten Kontaktmöglichkeiten abhängig. Bei guter Trennung einzelner Stallabteilungen erkrankt eventuell nur ein Teil des Bestandes. Andererseits ist die Übertragung der Aujeszkyschen Krankheit innerhalb des Bestandes durch bewegte Luft und die Verschleppung infizierter Körperausscheidungen durch belebte oder unbelebte Vektoren und von Bestand zu Bestand durch Wind bis zu einer Entfernung von mehreren Kilometern möglich.

An der Eintrittspforte Nasen-Rachen-Raum vermehrt sich das Virus beim Schwein sehr stark. Die Ausbreitung im Organismus erfolgt lymphohämatogen und neurogen, während bei anderen Tierarten der neurogene Weg dominiert. Die weitere Virusvermehrung findet in den Ganglien- und Gliazellen statt. Die Inkubationszeit beträgt zwischen einem Tag und maximal 3 Wochen, bei Saugferkeln ist sie sehr kurz. Das Virus wird schon während der Inkubationszeit, aber auch während der Erkrankung mit Nasen-Rachen-Sekreten massiv ausgeschieden. Auch die Milch und die Sekrete der Sexualorgane sind infektiös. Aujeszky-Virus kann auch intrauterin übertragen werden.

Das Überstehen der Aujeszkyschen Krankheit bzw. der inapparenten Infektion bewirkt in der Regel eine lang anhaltende zellgebundene Immunität. Diese zellgebundene Immunität entwickelt sich bereits während der ersten Woche nach der Infektion, während humorale Antikörper in Abhängigkeit von dem gewählten Nachweisverfahren während oder gegen Ende der zweiten Woche auftreten. In Einzelfällen scheinen Schweine nicht zur Immunitätsbildung fähig zu sein. Nach Immunitätsbildung hört die Virusvermehrung auf, so daß Dauerausscheider kaum vorkommen. Die Virus-DNS persistiert jedoch, wie bei Herpesviren typisch, in Zellen des Zentralnervensystems und in den Tonsillen lebenslang. In Streßsituationen kann es zu Reaktivierung des Virusgenoms und zu neuerlicher Virusvermehrung und Virusausscheidung kommen. Immune wie nicht immunisierbare Schweine können auch nach Reinfektion zeitweise Virusträger und -ausscheider sein. Rekonvaleszente wie auch vakzinierte Schweine können also die Krankheit übertragen. Ferkel durchseuchter, immuner Sauen erkranken infolge kolostraler passiver Immunisierung nicht, sie sind jedoch nach Abklingen der Kolostralimmunität (6–12 Wochen) ungenügend geschützt und infektionsempfänglich.

Aufgrund dieser epidemiologischen Gegebenheiten kommt die Aujeszkysche Krankheit in kleineren Sauenbeständen gelegentlich nach Ausmerzen der ursprünglich erkrankten Sauen von selbst zum Erlöschen. In der Regel sorgt vor allem in großen Sauenbeständen und in Mastbetrieben eine Fluktuation der Population durch laufende Geburten bzw. Neueinstallung und Virusübertragung von scheinbar gesunden, aber infizierten Tieren für eine permanente Infektionskette („Viruszirkulation") und führt zu chronisch infizierten Beständen. Schutzimpfungen beeinflussen diese epidemiologische Kettenreaktion nicht grundsätzlich, sondern verhindern nur klinische Erkrankungen. Nur in Mastbetrieben, die im Rein-Raus-Verfahren belegt werden, ist eine Eliminierung des Virus möglich.

Klinisches Bild und Verlauf

Das klinische Erscheinungsbild der Aujeszkyschen Krankheit wird hauptsächlich vom Alter der betroffenen Schweine sowie von der Virulenz des jeweiligen Erregerstammes bestimmt. Bei Saugferkeln sind neben virämisch bedingter Temperaturerhöhung regelmäßig zentralnervöse Erscheinungen anzutreffen. Verminderte oder fehlende Registrierung von Umweltreizen, Inappetenz und eventuell völlige Apathie charakterisieren Störungen des Sensoriums. Gleichzeitig sind permanent oder anfallsweise unmotivierte motorische Aktivitäten zu sehen:
– Kreisbewegung,
– Muskelzittern,
– Nystagmus,
– klonische Krämpfe in Form von Ruderbewegungen der Vorder- und Hintergliedmaßen,
– tonische Krämpfe in Form von Opisthotonus des Kopfes mit nach hinten oder seitlich gehaltenen Ohren (Abb. 10-4).

Krämpfe der Kaumuskulatur in Verbindung mit Schlucklähmung haben starke Speichel- und Schaumabsonderung zur Folge. Im weiteren Verlauf werden zunehmende Ausfallerscheinungen in Form von Ataxien und Lähmungen beobachtet. Häufig wird Seitenzwangslage oder sitzende Haltung mit seitlich abgespreizten Hintergliedmaßen eingenommen (Abb. 10-5).

Neben den unterschiedlich ausgeprägten zentralnervösen Erscheinungen können Erbrechen, Stimmlosigkeit und katarrhalische Pneumonie vorkommen. Der Tod tritt nach einer Krankheitsdauer von 2–3 Tagen ein. Die Letalität beträgt bei Saugferkeln je nach Alter zwischen 50 und 100 %. Besitzen die Muttertiere in der Herde eine unterschiedliche Immunität, können neben erkrankten auch gesunde Würfe auftreten.

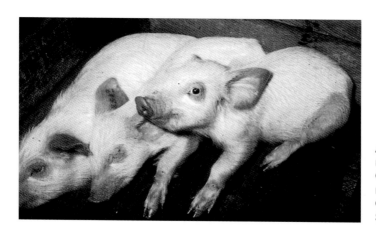

Abbildung 10-4 Saugferkel mit Aujeszkyscher Krankheit. Opisthotonus der Nackenmuskulatur und Aufziehen der Ohren sind zu sehen. (Foto: SCHMIDT, Münster)

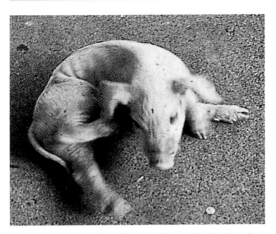

Abbildung 10-5 Saugferkel mit Aujeszkyscher Krankheit. Neben klonischen Gliedmaßenkrämpfen besteht tonische Rumpfbeuge mit Seitenzwangshaltung. (Foto: Klinik für kleine Klauentiere, Hannover)

Die für die Aujeszkysche Krankheit anderer Tierarten typischen Juckerscheinungen werden bei erkrankten Schweinen nur sehr selten und dann in Verbindung mit aggressivem Verhalten beobachtet.

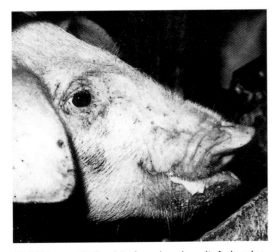

Abbildung 10-6 Läuferschwein mit Aujeszkyscher-Krankheit. Bei ungestörter Anteilnahme bestehen Kaukrämpfe mit Speicheln. (Foto: Klinik für kleine Klauentiere, Hannover)

Bei Läufer- und Mastschweinen werden häufig respiratorische Symptome wie Niesen, Nasenausfluß, Husten und Dyspnoe beobachtet. Neben Temperaturerhöhung über 40°C und vorübergehender Schläfrigkeit und Inappetenz sowie Gewichtsverlust sind sporadisch unmotivierte motorische Aktivitäten der Kopfmuskulatur in Form von Kau-, Schmatz- und Saugbewegungen sowie Speichel- und Schaumbildung zu sehen (Abb. 10-6). Bei älteren Schweinen verschwinden die Krankheitsanzeichen nach wenigen Tagen, und es tritt Selbstheilung ein, die Schweine erreichen das Mastendgewicht jedoch nicht in der üblichen Zeit. Schwere Krankheitsfälle mit u. U. letalem Ausgang beruhen offenbar auf Sekundärinfektion des Respirationstraktes (z. B. durch *Pasteurella multocida* oder *Actinobacillus pleuropneumoniae*). Wird gegen die bakteriellen Sekundärerreger behandelt, bleibt die Verlustrate in der Regel unter 10 %.

Bei Sauen kann es neben dem respiratorischen Krankheitsbild zu Umrauschen und in späteren Trächtigkeitsstadien zu Aborten oder zu Geburten frühabgestorbener, mumifizierter Früchte kommen. Präpartale Infektion hat u. U. die Geburt lebensschwacher oder toter Ferkel und Agalaktie zur Folge. Von den Fruchtbarkeitsstörungen sind zumeist nicht mehr als 20 % der tragenden Sauen im Bestand betroffen. Bei erkrankten Ebern werden Hodenschwellung und Störung der Spermienreifung beobachtet. In Abhängigkeit von der Virulenz des Virus überstehen ältere Schweine die Infektion auch oft symptomlos.

Diagnose und Differentialdiagnose

Verläuft die Aujeszkysche Krankheit unter typischen zentralnervösen Erscheinungen, insbesondere also bei Saugferkeln, so ist unter Beachtung der epidemiologischen Entwicklung im Bestand (schnelle Ausbreitung in der Gruppe und evtl. in gleichaltrigen Kontaktgruppen) der Verdacht gegeben. Charakteristisch sind vor allem die unmotivierten motorischen Aktivitäten („Reizerscheinungen") bei gleichzeitig gestörtem

Sensorium (s. Abb. 10-4, Tab. 10-1). Bei Saugferkeln sind die Zitterkrankheit (s. Ferkelzittern), die Streptokokkenmeningitis, atypische Formen der Schweinepest, die Hirn-Rückenmark-Form der Teschener Krankheit und das Kältezittern bei Hypoglykämie und Hypothermie mit der Aujeszkyschen Krankheit zu verwechseln. Bei der Zitterkrankheit, bei der atypischen Schweinepest und bei der Teschener Krankheit ist das Sensorium oft ungestört, bei Hypoglykämie und Hypothermie sind die Ferkel häufig apathisch und zeigen nur wenig Bewegungsaktivität. Bei Teschener Krankheit und bei atypischer Schweinepest dominieren motorische Ausfallerscheinungen in Form ataktischer Bewegung der Hintergliedmaßen, bei Teschener Krankheit auch Lähmungen. Bei beiden Erkrankungen ist die Ausbreitung innerhalb einer Gruppe oder benachbarter Gruppen im Gegensatz zur Aujeszkyschen Krankheit eher verzögert. Bei Ferkelzittern und Kältezittern ist eine Ausbreitung im Bestand nicht festzustellen. Bei Absatzferkeln können differentialdiagnostisch neben Schweinepest und Teschener Krankheit auch Kochsalz- oder Quecksilbervergiftung, Streptokokkenmeningitis und Kolienterotoxämie in Betracht gezogen werden. Insbesondere die Krampfanfälle bei Kochsalzvergiftung, in Verbindung mit starkem Speichelfluß und gestörtem Sensorium, haben Ähnlichkeit mit der Aujeszkyschen Krankheit. Letztere verläuft aber, wie erwähnt, bei Absatzferkeln wie bei älteren Schweinen in der Regel eher unauffällig.

Bei Fruchtbarkeitsstörungen sind differentialdiagnostisch PRRS (Porcine respiratory and reproductive syndrome, Spätabort), Brucellose, Leptospirose sowie Parvo- und Enterovirus-Infektionen auszuschließen.

Zur Sicherung der Diagnose sind auf jeden Fall histopathologische und vor allem virologische Untersuchungen erforderlich. Kerneinschlußkörper im Epithel der Tonsillen und des Pharynx sowie eine nichteitrige Meningoenzephalitis mit Ganglienzelldegeneration und auffälliger Gliaproliferation gelten als charakteristisch. Daneben sind oft unspezifische Veränderungen, wie z. B. Entzündungen oder Nekrosen der Rachenschleimhaut, interstitielle Pneumonie und Lungenödem, oder miliare Nekrosen in verschiedenen inneren Organen wie Milz, Leber, Lymphknoten u. a. festzustellen. Nach Aborten sind Endometritis und Vaginitis sowie eine Plazentitis nachweisbar.

Die virologische Diagnose stützt sich auf folgende Möglichkeiten:
– Virusisolierung (aus Gehirn, Tonsillen, Lunge, Lymphknoten, abortierten Feten) in Zellkulturen;
– Virusantigennachweis mittels Immunfluoreszenztechnik (in Gewebsschnitten der bevorzugt befallenen Organe wie Gehirn oder Tonsillen), Immunperoxidase, DNA-Hybridisierung oder Polymerase-Kettenreaktion (Polymerase Chain Reaction – PCR);
– Antikörpernachweis im Blutserum sowie in Kolostrum und Milch mittels ELISA, Neutralisationstest oder anderen serologischen Verfahren.

Antikörper in Blutserum und Milch, die durch eine Feldvirusinfektion hervorgerufen werden, können mit Hilfe eines ELISA-Tests von Impfantikörpern unterschieden werden, wenn eine Gen-depletierte Vakzine verwendet wird. In Deutschland wird dazu ein Impfantigen benutzt, dem das virale Glykoprotein gI fehlt.

Therapie und Prophylaxe
Die Bekämpfung der Aujeszkyschen Krankheit wird in Deutschland auf nationaler sowie auf der Ebene der Bundesländer, Landkreise und kreisfreien Städte durch Verordnungen geregelt. Es besteht Anzeigepflicht. Ziel aller Maßnahmen ist es, das Feldvirus aus der Schweinepopulation zu eliminieren. Eine Therapie, z. B. mit Hyperimmunserum, ist praktisch nicht möglich.

Bestandssanierungen können prinzipiell auf verschiedenen Wegen erreicht werden:
1. Räumung des gesamten Bestandes;
2. Schlachtung serologisch positiver Schweine und regelmäßige serologische Nachkon-

trollen bei den verbleibenden und zugekauften Tieren mit entsprechender Schlachtung von Reagenten (Test and removal);
3. Schaffung einer zweiten Betriebseinheit, die nur mit serologisch negativen Tieren besetzt wird, allmählicher Austausch des gesamten Bestandes;
4. Impfung aller Tiere bis die letzten Virusträger geschlachtet sind oder Elimination von Feldvirusträgern durch regelmäßige serologische Differenzierung bei Verwendung von deletierten Markervakzinen.

Bei sporadischem Auftreten der Aujeszkyschen Krankheit sollte eine Sanierung durch Seuchentilgung angestrebt werden. Wenn behördlich nicht Bestandstötung angeordnet wird, so ist in reinen Mastbetrieben mit dem unvermeidlichen Kontakten zwischen Tiergruppen eine Durchseuchung kaum zu verhindern. Verzicht auf Neueinstellung von Läufern, Ausmästung der vorhandenen Tiere und Abschlachtung nach erfolgter Durchseuchung dürfte das Mittel der Wahl sein. Genauso ist zu verfahren, wenn unmittelbar nach Krankheitsausbruch vakziniert wurde.

Abschließend ist gründliche Reinigung und sorgfältige Desinfektion vorzunehmen. Trotz der pH-Toleranz des Virus ist 2%ige Natronlauge bei längerer Einwirkzeit (4–6 Stunden) als ausreichend anzusehen, ebenso kann mit Heißwasser oder Dampfstrahl desinfiziert werden. Futter, Einstreu, Dung und Gülle müssen ebenfalls nach amtlichen Vorschriften beseitigt bzw. behandelt und desinfiziert werden.

Das „Test and removal"-System kann in Zuchtbeständen eingesetzt werden, in denen der Durchseuchungsgrad eher gering und die Nachzucht noch nicht infiziert ist. Zur Unterbrechung der Infektionskette dienen die Absonderung klinisch erkrankter Schweine, die Vermeidung von Tierkontakten und Neueinstellungen sowie eine Schadnagerbekämpfung. Gegebenenfalls kann mit nichtinfizierten Jungsauen in einer zweiten Betriebseinheit ein Tierbestand aufgebaut werden, der alte Produktionseinheiten nach Entfernen der Sauen sowie Reinigung und Desinfektion ersetzt.

In stark verseuchten Gebieten intensiver Schweinehaltung ist wegen des hohen Infektionsdruckes eine Vakzinierung unvermeidlich, obwohl dadurch zunächst chronisch bzw. latent infizierte Bestände geschaffen werden. Auch nach Ausbruch der Aujeszkyschen Krankheit können klinisch gesund erscheinende Schweine vakziniert werden. Eine Tilgung der Seuche allein durch diese Maßnahme ist nicht möglich, klinische Erkrankungen und wirtschaftliche Verluste (Ferkelsterben und Gewichtseinbußen der Mastschweine) können aber dadurch vermieden werden.

Seit der Einführung von Markerimpfstoffen zur Unterscheidung geimpfter von infizierten Tieren kommt der Impfung jedoch herausragende Bedeutung zu. Sie kann auf behördliche Anordnung oder mit behördlicher Genehmigung mit zugelassenen Vakzinen erfolgen. Die Impfstoffe dürfen nicht zur Bildung von gI-Antikörpern führen. Die immunisierende Wirkung verschiedener Vakzinen kann sehr unterschiedlich sein.

Anzuwendende Impfschemata variieren regional. In Gebieten mit hohem Infektionsdruck ist im wesentlichen folgendes vorgesehen:
– Zuchtschweine sind ohne Rücksicht auf das Reproduktionsstadium einer Grundimmunisierung zu unterziehen (2 Impfungen im Abstand von 4–6 Wochen).
– Bestandseigene Nachzucht wird im Alter von 10–16 Wochen erstmalig geimpft. Für die Mastperiode wird damit ein ausreichender Schutz vorausgesetzt. Zur Zucht vorgesehene Tiere werden nach 4 Wochen revakziniert.
– Neueingestallte Zuchttiere werden spätestens 3 Tage nach Einstellung geimpft, ebenso Zukäufe in reinen Mastbetrieben.
– Regelmäßige Nachimpfungen der Zuchttiere erfolgen im Abstand von 5 Monaten oder einmal je Trächtigkeitsperiode.

Der Schutz für Saugferkel durch kolostrale Antikörper ist besonders gut, wenn die Sauen

6 bzw. 3 Wochen ante partum geimpft werden. Bei der angeführten Vakzinierung der Nachzucht ist es jedoch möglich, daß einzelne Tiere aufgrund der noch vorhandenen maternalen Antikörper zumindest zeitweise nur einen unzureichenden Immunschutz besitzen.

Durch Flächenimpfung kann die Prävalenz des Virus in den schweinehaltenden Betrieben nachhaltig gesenkt werden. Eine Sanierung einzelner Bestände bzw. ganzer enzootisch verseuchter Gebiete soll erreicht werden, indem der Impfung ein Untersuchungs- und Ausmerzungsprogramm hinsichtlich der Feldvirusträger in Zuchtbetrieben nachgeschaltet wird. Um den Status der AK-Freiheit zu erlangen, werden Basisuntersuchungen, die alle Zuchtschweine im Betrieb betreffen, vorgenommen. Reagenten müssen aus den Betrieben entfernt werden. Zur Aufrechterhaltung des Status folgen regelmäßige Kontrolluntersuchungen, die stichprobenweise nach bestimmtem Schlüssel und in festgelegten Abständen vorgenommen werden müssen. Nach erfolgter Sanierung können die Impfmaßnahmen je nach Seuchenlage schrittweise reduziert werden.

Literatur

BARNIKOL, H., und H. LIEBKE (1979): Ausbruch der Aujeszkyschen Krankheit in einem Ferkelerzeugerbetrieb mit besonderer klinischer Symptomatik. Tierärztl. Umsch. **34**, 14-18.

BÖSCH, B. (1981): Die Aujeszkysche Krankheit beim Schwein. Prakt. Tierarzt **62**, 717-756.

EWALD, C., C. RUNGE, C. BAHNSEN, H. D. SCHMATZ, A. HEER, K. HOPPE und P. WILLEBERG (1994): Bekämpfung der Aujeszkyschen Krankheit in Schleswig-Holstein. 1. Mitt.: Die Flächenimpfung mit gI-deletierten Impfstoffen – ein wirksames Instrument im Rahmen der AK-Sanierung in enzootisch verseuchten Gebieten. Tierärztl. Umsch. **49**, 729-737.

EWALD, C., H. D. SCHMATZ, C. RUNGE, C. BAHNSEN, A. HEER, H. H. WUTHE (1994): Bekämpfung der Aujeszkyschen Krankheit in Schleswig-Holstein. 2. Mitt.: Sanierung eines Gebietes durch Ausmerzung gI-positiver Zuchtschweine nach dreijähriger Flächenimpfung mit gI-deletierten Impfstoffen. Tierärztl. Umsch. **49**, 751-755.

GROSSE BEILAGE, E., K. FRIEDEL, R. HIRCHERT, C. WAGNER und W. BOLLWAHN (1994): Die Bekämpfung der Aujeszkyschen Krankheit mit Hilfe der Flächenimpfung. 2. Mitt.: Serologische Untersuchungen zum Vorkommen der latenten Infektion mit dem Virus der Aujeszkyschen Krankheit bei Mastschweinen. Dtsch. tierärztl. Wschr. **101**, 10-13.

HOPP, W., D. PRAGER und K. H. WITTE (1986): Experimentelle Untersuchungen zur Abhängigkeit der klinischen Ausprägung der Aujeszkyschen Krankheit des Rindes vor der Lage der Eintrittspforte des Virus. Tierärztl. Umsch. **41**, 12-25.

KRETZSCHMAR, C. (1970): Die Aujeszkysche Krankheit, Diagnostik, Epizootologie und Bekämpfung. Jena: VEB Gustav Fischer Verlag.

MCCRACKEN, R. M., J. B. MCFERRAN, P. J. MCPARLAND and E. R. MCKILLOP (1984): Vaccination against Aujeszky's disease: Field experiences. Vet. Rec. **115**, 348-352.

MORRISON, R. B. (1992): The eradication of pseudorabies (Aujeszky's) virus. St. Paul, Minnesota: University of Minnesota.

OIRSCHOT, J. T. VAN, H. J. RZIHA, P. J. L. M. MOONEN, J. M. A. POL and D. VAN ZAANE (1986): Differentiation of serum antibodies from pigs vaccinated or infected with Aujeszky's Disease virus by a competitive enzyme immunoassay. J. gen. Virol. **67**, 1179-1182.

PENSAERT, M. B. and J. P. KLUGE (1989): Pseudorabies virus (Aujeszky's disease). In: HORZINEK, M. (ed.): Virus infections of vertebrates. Vol. 2: PENSAERT, M. B. (ed.): Virus infections of porcines, p. 39-64. Amsterdam: Elsevier Science Publishers.

PITTLER, H., und A. ROJAHN (1990): Aujeszysche Krankheit: Sanierung von Schweinebeständen in enzootisch verseuchten Gebieten unter Anwendung markierter Impfstoffe. Berl. Münch. tierärztl. Wschr. **103**, 1-6.

SEIDLER, M. J., W. J. GRÜNBERG, A. KÄSBOHRER, B.-A. TENHAGEN und D. KÜTTLER (1993): Festlegung von Impfterminen bei der Flächenschutzimpfung zur Bekämpfung der Aujeszkyschen Krankheit in Zuchtbeständen. Dtsch. tierärztl. Wschr. **100**, 491-495.

SMET, K. DE, C. DE MUELENAERE und M. PENSAERT (1990): Epizootologische Situation und zukünftige Bekämpfung der Aujeszkyschen Krankheit in Belgien und anderen EG-Mitgliedsstaaten. Tierärztl. Umsch. **45**, 596-608.

STEGEMANN, J. A., T. G. KIMMAN, J. T. VAN OIRSCHOT, M. J. M. TIELEN and W. A. HUNNEMANN (1994): Spread of Aujeszky's disease virus within pig herds in an intensively vaccinated region. Vet. Rec. **134**, 327-330.

TENHAGEN, B.-A. (1994): Impfversuche gegen die Aujeszkysche Krankheit: Kinetik der Antikörpertiter im Serum der Sauen, im Kolostrum und im Serum der Saugferkel sowie deren Einfluß auf die Impfreaktion von Absatzferkeln. Hannover: Tierärztl. Hochsch., Diss.

THAWLEY, D. G. and R. B. MORRISON (1988): Programs for the elimination of pseudorabies virus from large herds of swine. J. Am. Vet. Med. Ass. **193**, 184-190.

WITTMANN, G. (1984): Epizootologie und Prophylaxe der Aujeszkyschen Krankheit (AK) in Ferkelerzeugerbetrieben. Tierärztl. Umsch. **39**, 469-474.

10.3.2 Tollwut (Rabies)

Die Tollwut kommt beim Schwein äußerst selten vor. Bei der weiten Verbreitung des Tollwutvirus in der europäischen Fuchspopulation muß bei auf Weiden gehaltenen Schweinen mit ihrem Auftreten gerechnet werden. In Europa wurden im Zeitraum von 1977 bis 1987 bei Wildschweinen 126 und bei Hausschweinen 84 Tollwutfälle registriert.

Ätiologie und Pathogenese

Der Erreger der Tollwut gehört zur Gruppe der Rhabdoviren (RNA-Virus). Alle Säugetierarten und Vögel sind empfänglich für das Virus, die Ansteckung erfolgt in der Regel durch Biß von Tier zu Tier mit dem Speichel. Häufigste Ansteckungsquelle für Tiere sind infizierte bzw. erkrankte Füchse. Eine Übertragung der Tollwut von Schwein zu Schwein wurde nicht beobachtet. Der Mensch ist durch den Umgang mit infizierten Haustieren (Hund, Katze, Rind, Pferd) und Kontakt mit Wildtieren gefährdet. Das Virus gelangt vom infizierten Gewebe aus, den Nervenbahnen folgend, ins zentrale Nervengewebe und breitet sich nach einer Vermehrungsphase von dort weiter aus.

Die Inkubationszeit kann beim Schwein zwischen 8 Tagen und 3 Monaten betragen.

Klinisches Bild und Verlauf

Die Krankheitsdauer wird mit 1–5 Tagen angegeben. Fieber wird nur selten beobachtet. In den ersten Tagen fallen verminderte Anteilnahme an der Umgebung, verminderte Freßlust, Speichelfluß und zeitweiliges Muskelzittern auf (Stadium melancholicum). Nach 1–2 Tagen Krankheitsdauer setzt das Erregungsstadium (Stadium irritationis) ein. Neben auffallendem Speicheln werden gelegentliches Zähneknirschen, krampfartiges Kopfhochreißen oder ständiges Kopfschütteln und stechschrittähnliches Vorwerfen der Vordergliedmaßen beim Gehen beobachtet. Bei akustischen Reizen und Berührung weichen die Tiere aus und lassen eventuell heisere hohe Klagelaute hören. In einigen Fällen wurde Hydrophobie, aggressives Verhalten gegenüber Schweinen und Menschen oder Beißen in Stroh oder Gegenstände beschrieben. Die Tiere suchen zwar den Trog auf und versuchen, Wasser zu saufen, können aber nicht schlucken. Phasen motorischer Aktivität und Erregung wechseln mit Teilnahmslosigkeit. Im letzten Stadium (Stadium paralyticum) dominiert Apathie. Umweltreize werden nicht mehr aufgenommen, und die Tiere fallen schließlich ins Koma.

Motorische Ausfallerscheinungen breiten sich von vorne nach hinten aus. Neben Schlundkopf- und Kieferlähmung kommt es zunächst zu Inkoordination, später zu fortschreitenden Lähmungen der Vorder- und Hintergliedmaßen. Die Tiere verenden in Paralyse. Einzelne Fälle von Selbstheilung im Anschluß an das paralytische Stadium wurden beschrieben.

Diagnose und Differentialdiagnose

Weist der Vorbericht auf Weidehaltung hin und werden die beschriebenen klinischen

Symptome bei einem einzelnen Tier gesehen, so besteht Tollwut-Verdacht, die Anzeigepflicht tritt in Kraft. Wichtigste klinische Symptome sind:
- gestörte Anteilnahme,
- Speichelfluß und Schluckbeschwerden,
- gelegentliche krampfartige Muskelaktivitäten.

Die pathologisch-anatomische Untersuchung kann die Diagnose nicht sichern, der histologische Nachweis von Negri-Körperchen im Gehirn ist nicht zuverlässig. Heute ist der immunfluoreszenzserologische Nachweis von Tollwutantigen im Gehirnmaterial die Methode der Wahl zur Sicherung der Diagnose. Sie kann durch Virusanzüchtung in Zellkulturen ergänzt werden. Bei Anwendung dieser Techniken kommen falschpositive bzw. falsch-negative Beurteilungen nur noch selten vor.

Differentialdiagnostisch ist bei Beobachtung von Apathie, Speicheln und gelegentlichen krampfartigen Muskelaktionen an die Aujeszkysche Krankheit (Pseudowut) und an die Kochsalzvergiftung zu denken. Beide Erkrankungen treten im Gegensatz zur Tollwut in der Regel bei mehreren Tieren im Bestand auf. Gliedmaßenlähmungen im paralytischen Stadium der Tollwut können zur Verwechslung mit der Teschener Schweinelähme oder Querschnittslähmungen bei Zerstörungen am Rückenmark Anlaß geben. In beiden letztgenannten Fällen beginnen die motorischen Ausfallserscheinungen im Gegensatz zur Tollwut bei den Hintergliedmaßen, das Sensorium ist in der Regel nicht beeinträchtigt.

Therapie und Prophylaxe
Eine Therapie der Tollwut ist nicht möglich, in der Regel verenden die Tiere nach wenigen Tagen Krankheitsdauer. Die Impfprophylaxe kommt für das Schwein aus wirtschaftlichen Erwägungen nicht in Betracht. Zur Zeit bestehen keine einheitlichen veterinärpolizeilichen Vorschriften bei Feststellung der Tollwut des Schweines. Unschädliche Beseitigung der erkrankten und verendeten Tiere, Reinigung und Desinfektion der Buchten erkrankter Tiere und dreimonatige Absonderung und Beobachtung ansteckungsverdächtiger Tiere (Ferkel oder Buchtgenossen erkrankter Tiere) sind zu empfehlen.

Literatur

HAZLETT, M. J. and M. A. KOLLER (1986): Porcine rabies in a closed feeder barn. Can. Vet. J. **27**, 116-118.
MOREHOUSE, L. G., L. D. KINTER and S. L. NELSON (1968): Rabies in swine. J. Am. Vet. Med. Ass. **15**, 57-64.
REICHEL, K., und A. MÖCKELMANN (1963): Tollwut beim Schwein. Tierärztl. Umsch. **18**, 445-451.
SCHNEIDER, L. G., W. W. MÜLLER and K. P. HOHNSBEEN (1987): Review of rabies case data in Europe from 1977-1987. Rabies Bulletin Europe **11**, 12-14, 24-25.
YATES, W. D. G., A. J. REHMTULLA and D. W. MCINTOSH (1983): Porcine rabies in western Canada. Can. Vet. J. **24**, 162-163.

10.3.3 Enterovirus-Enzephalomyelitis der Schweine (Teschen/Talfan disease, Benign enzootic paresis)

Bei der Enterovirus-Enzephalomyelitis der Schweine (porzine enterovirale Polioenzephalomyelitis) handelt es sich um eine der spinalen Kinderlähmung des Menschen analoge Krankheit, die im wesentlichen durch porzine Teschovirus(PTV)-Stämme unterschiedlicher Neurovirulenz hervorgerufen wird. Sie gehören zur Familie der Picornaviridae, Genus Teschovirus (früher zur Gruppe CPE I der porzinen Enteroviren gehörig). Hinsichtlich genetischer Analyse und Induktion typspezifischer neutralisierender Antikörper können bislang 11 Serotypen unterschieden werden.

Am längsten bekannt sind neurovirulente Stämme des PTV-Typs 1. Stämme mit hoher Neurovirulenz dieses Typs riefen das Bild der nach der Gegend ihrer Erstbeschreibung benannten Teschener Krankheit (ansteckende Schweinelähmung) hervor, die auf den Inseln Madagaskar und Réunion noch vorkommt und während des 2. Weltkrieges und in den ersten beiden Dezennien danach verlustreiche Seuchenzüge in Mitteleuropa verursachte. Schwächer neuvirulente Stämme des PTV-Typs 1 konnten später in England als Ursachen der milder verlaufenden Talfan-Disease ermittelt werden. Nur vor diesem historischen Hintergrund ist es verständlich, daß die Teschener Krankheit noch immer anzeigepflichtig ist. Infolge weitgehend stummer Durchseuchung mit avirulenten bzw. schwach virulenten PTV-1-Stämmen kommen PTV-1-bedingte Polioenzephalomyelitiden hinsichtlich Häufigkeit und Schwere des klinischen Bildes in Deutschland heute nicht häufiger vor als Krankheitsfälle, die durch neuvirulente Stämme anderer PTV-Typen hervorgerufen werden. Unter letzteren zeichnet sich der PTV-Typ 2 dadurch aus, daß er relativ häufig aus Polioenzephalomyelitisfällen isoliert wird und gelegentlich auch schwere Verlaufsformen verursacht.

Porzine Teschoviren sind schweinespezifisch, sie werden oral bzw. nasal aufgenommen und vermehren sich hauptsächlich im Verdauungstrakt, von wo sie mit dem Kot ausgeschieden werden. Es kann zu einer Virämie und zu einer sekundären Vermehrung neurovirulenter Stämme im Zentralnervensystem kommen, in diesen Fällen entsteht eine fieberhafte Allgemeinerkrankung mit Lähmungen unterschiedlicher Grade. Die überwiegende Mehrzahl der infizierten Tiere erkrankt nicht, scheidet aber über mehrere Wochen lang Virus mit dem Kot aus und wird immun. Es wird eine intensive stumme Durchseuchung unserer Schweinepopulationen vermutet.

Generell ist festzustellen, daß teschovirusbedingte Polioenzephalomyelitiden sich dann entwickeln können, wenn neurovirulente Virusstämme auf eine Lücke in der durch natürliche Durchseuchung entstandenen Immunität stoßen, wobei Streßfaktoren das Haften der Infektion begünstigen. Jüngere Tiere erkranken in der Regel schwerer als ältere.

Klinisches Bild und Verlauf

Myelitische Form
Falls es nach einer Inkubationszeit von 7–35 Tagen zu klinisch erkennbarer Erkrankung kommt, so handelt es sich zumeist um eine milde Verlaufsform. Dabei sind zunächst Fieber und vorübergehende Freßunlust zu beobachten. Meist erkranken nur wenige Ferkel oder Läufer aus einer Gruppe, selten auch Sauen. Nach wenigen Tagen zeigen sich dann motorische Ausfallerscheinungen unterschiedlicher Grade, die in der Regel die Hintergliedmaßen betreffen und sich als Ataxie oder Parese äußern (Abb. 10-7). Die Anteilnahme an der Umgebung ist ungestört.

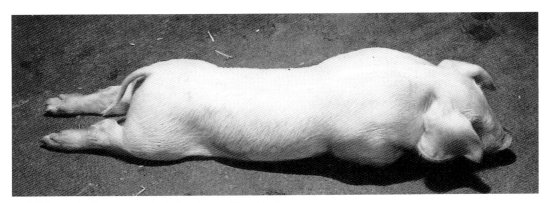

Abbildung 10-7 Parese bei Teschener Krankheit

Die Sensibilität der Körperoberfläche, auch in gelähmten Bereichen, ist meist erhalten oder sogar erhöht (Hyperästhesie). Nach einigen Tagen tritt in der Regel Selbstheilung ein, bei einzelen Tieren bleiben Lähmungen dauerhaft bestehen.

Hirn-Rückenmark-Form
Die sogenannte Hirn-Rückenmark-Form der Enterovirus-Enzephalomyelitis befällt insbesondere Ferkel und ist gekennzeichnet durch Muskeltremor, klonisch-tonische Krämpfe, Opisthotonus, Nystagmus und Lähmung der Kehlkopf- und Zungenmuskulatur. In solchen Fällen muß mit einer hohen Morbidität und Letalität gerechnet werden, die Tiere sterben offenbar infolge hochgradiger Atembeschwerden unter Erscheinungen der Dyspnoe und Herzinsuffizienz. Diese Verlaufsform ist nur bei Erregern mit hoher Virulenz zu erwarten.

Diagnose und Differentialdiagnose
Die Diagnose ist allein auf Grund des klinischen Bildes und epidemiologischer Merkmale nicht zu stellen. Bei getöteten Tieren kann die histologische Untersuchung des Gehirns und Rückenmarks bei der Diagnosestellung hilfreich, aber nicht beweisend für das Vorliegen einer virusbedingten Polioenzephalomyelitis sein. Degenerative Veränderungen motorischer Ganglienzellen und Gliazellvermehrung in Kleinhirn, Hirnstamm und Rückenmark sowie vaskuläre und perivaskuläre Infiltrate entsprechen dem Bild einer nichteitrigen Polioenzephalomyelitis.

Die Sicherung der Diagnose kann mittels PCR durchgeführt werden. Der Erregernachweis aus Gehirn und Rückenmark ist aufwendiger, wenn ein kultureller Virusnachweis sowie eine serologische Typisierung etwaiger Virusisolate vorgenommen wird. Anzumerken ist, daß nur der Erregernachweis aus dem ZNS beweisend ist. Er ist erfolgversprechend, wenn das Organmaterial innerhalb der ersten beiden Tage nach Auftreten von ZNS-Symptomen entnommen worden ist. Indirekt kann die Diagnose serologisch gestellt werden, durch Untersuchung von Parallelproben, die bei Krankheitsbeginn und 14 Tage später von identischen Tieren entnommen werden. Wegen des durch die Typenvielfalt bedingten Aufwandes wird man sich, solange die ansteckende Schweinelähmung noch anzeigepflichtig ist, zweckmäßigerweise auf den serologischen Nachweis bzw. Ausschluß einer PTV-1-Infektion beschränken.

Differentialdiagnostisch ist an Aujeszkysche Krankheit, Kolienterotoxämie, Schweinepest, an Vergiftungen mit Arsanilsäure, Selen oder Quecksilber sowie an Rückenmarkkompression durch Wirbelkanalabszesse (Pyobazillose), durch Wirbelfraktur oder durch Zwischenwirbelscheibenvorfall zu denken (s. Tab. 10-1).

Therapie und Prophylaxe
Eine Therapie ist nicht möglich, häufig kommt es zur Selbstheilung. Die Abschaffung der noch bestehenden Anzeigepflicht der Teschener Krankheit (PTV Serotyp 1) ist zu erwarten. Gezielte prophylaktische Maßnahmen gegen Teschen-Talfan-Infektion können wegen der umfangreichen stummen Durchseuchung unserer Schweinepopulation zur Zeit nicht genannt werden.

Literatur
AUERBACH, J., D. PRAGER, S. NEUHAUS, U. LOSS and K.-H. WITTE (1994): Grouping of porcine enteroviruses by indirect immunofluorescence and description of two new serotypes. J. Vet. Med. B **41**, 277-282.

DERBYSHIRE, J. B. (1989): Porcine enterovirus (polioencephalomyelitis). In: HORZINEK, M. (ed.): Virus infections of vertebrates. Vol. 2: PENSAERT, M. B. (ed.): Virus infections of porcines, p. 39-64. Amsterdam: Elsevier Science Publishers.

HAHNEFELD, H. (1974): Teschener Schweinelähmung und Talfan disease In: BEER, J. (Hrsg.): Infektionskrankheiten der Haustiere. Jena: VEB Gustav Fischer Verlag.

HARDING, J. D. J., J. T. DONE and G. F.GERSHAW (1957): A transmissible polioencephalomyelitis of pigs (Talfan disease). Vet. Rec. **69**, 824-832.

KOESTNER, A., L. KASZA and J. E. HOLMAN (1966): Electron microscopic evaluation of the pathogene-

sis of porcine polioencephalomyelitis. Am. J. Pathol. **49**, 325-337.
LIEBKE, H., und D. SCHLENSTEDT (1971): Eine Enterovirus (ESCO)-Infektion bei Schweinen mit nervösen Störungen und einer gleichzeitig vorhandenen Rhinitis. Tierärztl. Umsch. **26**, 287-291, 324-330.
LYNCH, J. A., B. D. BINNINGTON and D. M. HOOVER (1984): Virus isolation studies in an outbreak of porcine encephalomyelitis. Can. J. Comp. Med. **48**, 233-235.
MAYR, A., B. BIBRACK und E. KÜBLBECK (1971): Serologische Untersuchungen über das Vorkommen von Teschen-Talfan-Infektionen bei Schweinen in Bayern. Zbl. Vet. Med. B **18**, 505-516.
METIANU, T. (1986): La maladie de Teschen-Talfan en France. Bull. Acad. Vet. France **59**, 291-302.
WITTE, K. H., D. PRAGER, H.-A. SCHOON, J. WOIKE und B. HERTRAMPF (1986): Durch porzines Enterovirus Serotyp 2 verursachte verlustreiche Polioenzephalomyelitis in einem Schweinebestand. Berl. Münch. tierärztl. Wschr. **99**, 121-127.
WITTE, K. H., J. AUERBACH, K. U. LOSS, S. NEUHAUS und D. PRAGER (1994): Typisierung von 17 porzinen Enterovirusisolaten an Polioencephalomyelitisfällen der Jahre 1983-1991. Dtsch. tierärztl. Wschr. **101**, 482-484.

10.4 Bakteriell bedingte ZNS-Erkrankungen

10.4.1 Tetanus (Tetanus)

Der Tetanus (Wundstarrkrampf) kommt beim Schwein außerordentlich selten vor und hat keine wirtschaftliche Bedeutung. Er verläuft wie bei anderen Tieren in der Regel tödlich.

Ätiologie und Pathogenese

Der Erreger *Clostridium tetani* ist ein sporenbildender obligater Anaerobier. Seine Sporen finden sich überall in Kulturböden und können mit Schmutz in Wunden gelangen. Beim Schwein können alle Altersklassen erkranken, jedoch bilden am häufigsten verschmutzte Kastrationswunden die Eintrittspforte des Erregers, wo er sich unter Luftabschluß auf absterbendem Gewebe entwickeln kann.

Die Vermehrung des Erregers findet im infizierten Gewebe statt. Von den verschiedenen vom Erreger produzierten Exotoxinen bestimmt das Neurotoxin (Tetanospasmin) das Krankheitsbild. Das Neurotoxin gelangt entlang der Nervenachsenzylinder zu den motorischen Nervenzellen des Rückenmarks, in denen es eine übersteigerte Erregbarkeit bewirkt. Infolgedessen entstehen, durch geringe äußere Einflüsse ausgelöst, tonische Muskelkrämpfe.

In der Regel erkranken sporadisch einzelne Tiere.

Klinisches Bild und Verlauf

Nach einer Inkubationszeit von 1–2 Wochen entwickelt sich das typische klinische Krankheitsbild, das in 3–6 Tagen zum Tode führt. Die tonischen Krämpfe beginnen oft am Kopf und äußern sich hier als Spasmus der Kau- (Trismus) und Schlundmuskulatur sowie Aufrichten der Ohren. Allmählich wird die gesamte Rumpf- und Gliedmaßenmuskulatur in Mitleidenschaft gezogen; nach anfänglich steifem Gang (Sägebockstellung) kommt es zum Festliegen in Seitenlage, wobei in der Regel die Gliedmaßen nach kaudal, der Kopf nach dorsal gestreckt gehalten werden (Abb. 10-8 und 10-9). Die Spasmen können durch geringgradige Umwelteinflüsse (z.B. Händeklatschen, Berührung) provoziert werden. Während dieser Krankheitsphasen ist die Anteilnahme an der Umgebung noch erhalten. Gegen Ende der Erkrankung sind Anstieg der Körpertemperatur und zunehmende Erschwerung der Atmung feststellbar.

Diagnose und Differentialdiagnose

Entscheidend für die Diagnose ist das klinische Bild, wobei dem Vorhandensein von Wunden als mögliche Eintrittspforte für *Clostridium tetani* besondere Bedeutung zukommt. Bei der Sektion sind keine spezifischen Alterationen vorhanden. Der Nachweis des Erregers im infizierten Gewebe

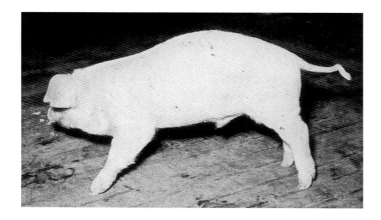

Abbildung 10-8 Läuferschwein mit Tetanus in typischer „Sägebockstellung" (Foto: Klinik für kleine Klauentiere, Hannover)

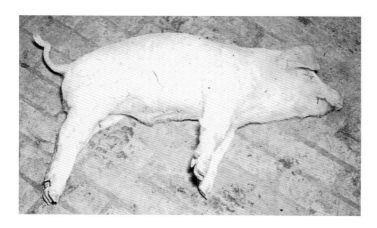

Abbildung 10-9 Läuferschwein mit Tetanus und tonischen Streckkrämpfen (Foto: Klinik für kleine Klauentiere, Hannover)

oder des Toxins im Serum sind verhältnismäßig aufwendig. Eine Verwechselung des Tetanus mit Aujeszkyscher Krankheit, Tollwut oder Kochsalzvergiftung ist im fortgeschrittenen Krankheitsstadium nicht möglich, da bei keiner dieser Krankheiten ausschließlich tonische Krämpfe vorkommen (s. Tab. 10-1, Abb. 10-8 und 10-9).

Therapie und Prophylaxe

Tetanus ist beim Schwein als praktisch nicht heilbar anzusehen. Prophylaktisch sind Sauberkeit bei Geburtshilfe und Operationen sowie die aus anderen Gründen erforderliche Reinigung und Desinfektion von Ställen und befestigten Ausläufen ausreichend. Sauen und Ferkel nach Geburten sowie frischoperierte Tiere sollen in einer derart gesäuberten Umgebung gehalten werden. Eine aktive Immunisierung mit einem Toxoid-Impfstoff ist möglich, findet beim Schwein aber keine praktische Anwendung.

Literatur

KÖHLER, B., und J. BEER (1974): Clostridium-Infektionen und -Intoxikationen. In: BEER, J. (Hrsg.): Infektionskrankheiten der Haustiere. Jena: VEB Gustav Fischer Verlag.

TAYLOR, D. J. and M. E. BERGGELAND (1992): Clostridial infections. In: LEMAN, A. D., et al. (eds.): Diseases of Swine, 7th ed. p. 454-469. Ames: Iowa State University Press.

10.4.2 Listeriose (Listeriosis)

Listerien stellen eine ubiquitär verbreitete Keimart dar und werden bei gesunden Tieren häufig als Saprophyten des Verdauungstraktes gefunden. Durch starke Vermehrung von Listerien in Grassilagen kann es bei Schafen zur Infektion und in Streßsituationen zur tödlichen Meningoenzephalitis kommen. Beim Schwein wurden in Osteuropa und in Nordamerika vereinzelt enzootische Ausbrüche der Listeriose (Listeriosis) beobachtet, in Mitteleuropa wurden bisher nur sporadische Erkrankungen beschrieben.

Ätiologie und Pathogenese
Listeria monocytogenes ist ein grampositives Kurzstäbchen, das in verschiedenen Antigentypen vorkommt. Beim Schwein sind im Zusammenhang mit Krankheitsfällen die Typen 1/2a und 4b gefunden worden. Die Infektion ist beim Schwein wahrscheinlich dann möglich, wenn große Mengen des Erregers mit Erde oder Silage aufgenommen wurden und der Organismus durch Streßsituationen (Futterwechsel) oder andere Krankheiten geschwächt ist. In der Mehrzahl der Fälle dürfte die Infektion inapparent verlaufen, in diesen Fällen ist eine lang andauernde Keimausscheidung möglich. In Ausnahmefällen entwickelt sich nach kurzer Bakteriämie ein manifestes Krankheitsbild.

Klinisches Bild und Verlauf
Vier verschiedene Manifestationsformen sind beim Schwein beschrieben worden:
– Aborte 1–2 Wochen vor dem Geburtstermin bei ungestörtem Allgemeinbefinden der Muttertiere;
– Septikämie mit hohem Fieber, die bei Saugferkeln sehr schnell zum Tode führt;
– Enzephalitis mit Inappetenz, Inkoordination, Schiefhalten des Kopfes und Kreisbewegung sowie Zittern und Paresen der Hintergliedmaßen. Meist erkranken nur vereinzelte Tiere, ältere Schweine können überleben.
– Listerien-Septikämie mit blutiger Enteritis bei Mastschweinen.

Diagnose und Differentialdiagnose
Die Stellung der Diagnose ist oft sehr schwierig. Direkter Erregernachweis in Organen ist beweisend, gelingt aber meist nur bei der septikämischen Erkrankungsform. In abortierten Feten und an Enzephalitis gestorbenen Schweinen ist der Erregernachweis oft nur nach kultureller Anreicherung möglich. Bei Enzephalitis ist der histologische Befund hilfreich, der durch eine Meningoenzephalitis charakterisiert ist, während bei der septikämischen Form Leberzellnekrosen im Vordergrund stehen.

Der serologische Nachweis von Antikörpern gegen Listerien hat keinen diagnostischen Wert.

Differentialdiagnostisch müssen je nach Verlaufsform Leptospirose, Brucellose, PRRS, Schweinepest, Aujeszkysche Krankheit, Kolienterotoxämie sowie Streptokokkenmeningitis in Betracht gezogen werden.

Therapie und Prophylaxe
Wiederholte Behandlung mit Sulfonamiden oder Antibiotika kann versucht werden, z.B. mit Penicillin (30 000 I.E./kg KM), Ampicillin (20 mg/kg KM), Gentamycin (4 mg/kg KM). Prophylaktisch ist neben Reinigung und Desinfektion der Ställe eine Überprüfung der oralen Infektionsmöglichkeiten (Erde, Silage) und gegebenenfalls Futterumstellung angezeigt. Listeriose ist meldepflichtig.

Literatur

BUSCH, H. R., D. M. BARNES and J. H. SAUTTER (1971): Pathogenesis and pathologic changes of experimentally induced listeriosis in newborn pigs. Am. J. Vet. Res. **32**, 1313-1320.

LOPEZ, A. and R. BILDFELL (1989): Neonatal porcine listeriosis. Can. Vet. J. **30**, 828-829.

WEBER, A., und T. SCHLIESSER (1972): Listerien als Ursache des Verferkelns in einem Schweinebestand. Berl. Münch. tierärztl. Wschr. **85**, 105-107.

WEISS, J. (1973): Beobachtungen über Listeriose bei unseren nutzbaren Haustieren. Tierärztl. Umsch. **28**, 652-654.

10.4.3 Enzootische Streptokokkenmeningitis (Streptococcal meningitis)

Vereinzelte Fälle von enzootischer Meningitis und Arthritis beim Schwein durch Streptokokken wurden in europäischen und außereuropäischen Ländern immer wieder beobachtet. Seit etwa 1975 trat in England diese Erkrankung mit zunehmender Häufigkeit auf. Auch bei uns kommt die Krankheit in den letzten Jahren zunehmend vor.

Ätiologie und Pathogenese
Aufgrund zahlreicher Mitteilungen ist anzunehmen, daß es sich bei den bisher beschriebenen Erkrankungen um eine weitgehend einheitliche Ätiologie handelt. Neben einigen nicht identifizierten Streptokokkenstämmen wird als Erreger am häufigsten *Streptococcus suis* angetroffen. Von diesem Erreger sind etwa 35 Serotypen bekannt. Am häufigsten kommt der Typ 2 vor, er entspricht der serologischen Gruppe R nach DE MOOR. Typ 1 wird seltener nachgewiesen, er scheint vorwiegend für Saugferkel pathogen zu sein, während der Typ 2 bei älteren Schweinen Meningitis sowie Arthritis hervorruft. Infektionen mit Typ 2 können beim Schwein von der zweiten bis zur zwanzigsten Lebenswoche vorkommen, die höchsten Morbiditätsraten werden um die 7. Lebenswoche nach dem Absetzen beobachtet. Ganz selten kann *Streptococcus suis* Typ 2 auch beim Menschen Meningitis hervorrufen. Betroffen sind Personen, die regelmäßig mit Schweinen Kontakt haben. Möglicherweise kommen sie als Überträger der Krankheit in Schweinebestände in Betracht, ebenso können Fliegen und Mäuse Träger der Keime sein. Andere Tierarten sind offenbar nicht empfänglich. In der Umwelt bleibt *Streptococcus suis* nicht lange ansteckungsfähig, am ehesten kommen Fäzes und nicht ordnungsgemäß beseitigte Tierkörper als Erregerreservoir in Frage. Eine Übertragung in bislang nicht infizierte Schweinebestände erfolgt vermutlich vorwiegend über infizierte Schweine, die den Erreger monatelang auf den Tonsillen beherbergen, ohne klinisch erkrankt zu sein (latente Keimträger). Eine dichte Stallbelegung begünstigt die Ausbreitung. Besonders nach dem Absetzen oder nach Gruppenumstellungen und Zusammenlegung kommt es zum Krankheitsausbruch. Die Morbidität innerhalb einer Gruppe kann 1–50 % betragen (durchschnittlich 1–5 %). Häufig erkranken mehrere Gruppen im Bestand.

Das Angehen der Infektion im Nasen-Rachen-Raum kann durch eine Rhinitis begünstigt werden, auch Hautwunden können als Eintrittspforte dienen. Es kommt zunächst zur Septikämie, anschließend zu eitriger Meningitis und eventuell zu Arthritis. Der Erreger scheint nach Phagozytose über Monozyten in den Liquor cerebrospinalis zu gelangen.

Überstehen die Tiere die Krankheit spontan oder nach Behandlung, werden sie immun. Häufig wird der Erreger auch in Zusammenhang mit Bronchopneumonien aus der Lunge isoliert. Der Krankheitsverlauf bei Infektionen mit *Streptococcus suis* Typ 2 scheint von der unterschiedlichen Virulenz verschiedener Stämme abhängig zu sein.

Klinisches Bild und Verlauf
Die Inkubationszeit wird zwischen einem Tag und 2 Wochen angenommen. In der Regel ist zunächst Inappetenz und Temperaturerhöhung festzustellen, anschließend zeigen sich bei noch erhaltener Anteilnahme an der Umgebung verschiedene zentralnervöse Symptome. Motorische Ausfallerscheinungen in Form von Ataxien bis zu vollständiger Paralyse wechseln mit klonischen Krämpfen, vor allem Ruderbewegungen im Liegen, und tonischen Krämpfen. Letztere sind oft charakterisiert durch eine Streckung des Kopfes (Opisthotonus). Berührungsempfindlichkeit wurde bei Saugferkeln beobachtet. Außerdem können Seitenzwangslage und Nystagmus sowie eine vermehrte Gelenkfüllung bestehen. Die Krankheitsdauer beträgt wenige

Tage bis 2 Wochen und führt ohne Behandlung meist zum Tode. In Einzelfällen verenden erkrankte Tiere perakut bereits am 1. Krankheitstag während der septikämischen Phase, ohne klinische Symptome gezeigt zu haben. Bei fehlender ZNS-Symptomatik können auch Lahmheiten und/oder Bronchopneumonien in den Vordergrund treten.

Diagnose und Differentialdiagnose

Aufgrund des klinischen Bildes allein ist die Diagnose nicht zu sichern. Die erfolgreiche Behandlung mit Penicillin hat diagnostischen Aussagewert. Entscheidend sind jedoch die pathomorphologische Untersuchung und der direkte Bakteriennachweis in Organmaterial und in Hirnexsudaten (Liquorentnahme am lebenden Tier möglich). Charakteristisch ist eine Erweiterung von Subduralraum und Ventrikeln mit grauweißer bis gelblichroter, trüber Exsudatfüllung. Bei der histologischen Untersuchung finden sich Hyperämie und fibrinopurulente oder lympholeukozytäre Infiltrate in den Meningen und in den Ventrikeln, außerdem Ödeme und gelegentlich zellige Infiltrate in den ventrikelnahen Gehirnteilen. Selten liegt auch nur eine nichteitrige Leptomeningitis vor. Die im Exsudat durch Gram-Färbung nachweisbaren Erreger haben meist Diplokokkenform.

Gelenkveränderungen äußern sich durch vermehrte Synovialfüllung oder haben den Charakter einer serofibrinösen Polyarthritis (besonders Tarsalgelenke betroffen). Vielfach kann der Erreger im Gelenkpunktat nachgewiesen werden. Gelegentlich liegt auch eine Polyserositis vor, selten sind am Herzen Endokarditis, Myokarditis oder Perikarditis zu finden. Lungenalterationen stellen sich als fibrinöse oder fibrinopurulente Bronchopneumonie, eventuell in Verbindung mit einer Pleuritis dar.

Differentialdiagnostisch ist die Streptokokkenmeningitis mit der Aujeszkyschen Krankheit, der Kochsalzvergiftung, der Hämophilus-parasuis-Polyserositis sowie mit Krampfformen der Kolienterotoxämie zu verwechseln.

Therapie und Prophylaxe

Als Therapie hat sich eine einmalige parenterale Penicillinbehandlung (30 000 IE/kg KM) als wirksam erwiesen. Nur vereinzelt lagen bisher Resistenzen vor, in diesen Fällen empfiehlt sich die Anwendung von Ampicillin oder Amoxicillin (20 mg/kg KM). Selbst Tiere mit deutlichen zentralnervösen Symptomen gesunden wieder bei sofort einsetzender Behandlung.

Prophylaktisch können nur die üblichen stallhygienischen Maßnahmen sowie die Minimierung von Streßfaktoren empfohlen werden. Eine Penicillinbehandlung gesunder ansteckungsverdächtiger Kontakttiere sollte erwogen werden, dadurch können symptomlos infizierte bzw. in der Inkubation befindliche Tiere als Erregerreservoir ausgeschaltet werden. Zur Futtermedikation kann Amoxicillin verwendet werden. Kommerzielle Impfstoffe sind bislang nicht erhältlich, es bietet sich die Verwendung von stallspezifischen Vakzinen unter Verwendung von virulenten Stämmen an (Isolierung aus Hirn, Liquor oder Gelenken).

Literatur

BLOUIN, C., R. HIGGINS, M. GOTTSCHALK and J. SIMARD (1994): Evaluation on the antibody responce in pigs vaccinated against streptococcus suis capsular type 2 using a double-antibody sandwich enzyme-linked immunosorbent assay. Can. J. Vet. Res. **58**, 49-54.

CLIFTON-HADLEY, F. A. (1989): Streptococcal meningitis in pigs. Pig News and Information **10**, 9-12.

CLIFTON-HADLEY, F. A., T. J. L. ALEXANDER, I. UPTON and W. P. H. DUFFUS (1984): Further studies on the subclinical carrier state of Streptococcus suis type 2 in pigs. Vet. Rec. **114**, 513-518.

ESTOEPANGESTI, S. und CH. LÄMMLER (1993): Distribution of capsular types 1 to 28 and further characteristics of Streptococcus suis isolates from various European countries. Zbl. Bakt. **279**, 394-403.

HIGGINS, R. and M. GOTTSCHALK (1990): An update on Streptococcus suis identification. J. Vet. Diagn. Invest. **2**, 249-252.

LAMONT, H., P. T. EDWARDS and R. S. WINDSOR (1980): Streptococcal meningitis in pigs: results of a five-year survey. Vet. Rec. **107**, 467-469.

PERCH, B., K. B. PETERSEN and J. HEINRICHSEN (1983): Serology of capsulated streptococci pathogenetic for pigs: six new serotypes of streptococcus suis. J. Clin. Microbiol. **17**, 993-996.

SCHOON, H.-A., G. SCHAIBLE, G. AMTSBERG, M. ROSENBRUCH und G. HAHN (1980): Zum Vorkommen einer Leptomeningitis beim Schwein, hervorgerufen durch Streptokokken der Serogruppe R. Prakt. Tierarzt **61**, 1035-1044.

SANFORD, S. E. and A. M. E. SILKER (1982): Streptococcus suis type II-associated diseases in swine: observations of a one-year study. J. Am. Vet. Med. Ass. **181**, 673-676.

TURGEON, P. L., R. HIGGINS, M. GOTTSCHALK and M. BEAUDOIN (1994): Antimicrobial susceptibility of streptococcus suis isolates. Brit. Vet. J. **150**, 263-269.

VECHT, U., J. P. ARENDS, E. J. VAN DER MOLEN and L. A. M. G. VAN LEENGOED (1989): Differences in virulence between two strains of Streptococcus suis type II after experimentally induced infection of newborn germ-free pigs. Am. J. Vet. Res. **50**, 1037-1043.

WINDSOR, R. S. (1977): Meningitis in pigs caused by Streptococcus suis Type II. Vet. Rec. **101**, 378-379.

WINDSOR, R. S. (1978): Streptococcal infections in young pigs. Vet. Ann. **18**, 134-143.

WITTIG, W., und E. KUNTER (1975): Die S-Streptokokken-Infektion der Saugferkel. Monatsh. Veterinärmed. **30**, 894-895.

10.4.4 Otitis und Meningitis (Otitis and meningitis)

Sporadisches Auftreten von zentralnervösen Erscheinungen in Form von Kopfschiefhalten und Kreisbewegung ist meist ein Symptom einer fortgeschrittenen eitrigen Otitis media et interna.

Ätiologie und Pathogenese

Die Ätiologie dieses Syndroms ist nicht einheitlich und spezifisch. Anscheinend handelt es sich um eine lokale, zumeist einseitig aszendierende Infektion, die vom Nasen-Rachen-Raum her über die Tuba Eustachii ihren Ausgang nimmt. Dabei kommt es zunächst zur eitrigen Einschmelzung des Mittelohres, mit weiterem Fortschreiten greifen die Entzündungsprozesse auf Innenohr und Meningen über. Oft werden eine umschriebene Meningitis und Kleinhirnabszesse gefunden. Als Erreger wurden verschiedene Streptokokken (Gruppen C, E und G, meist jedoch nicht gruppierbare), *Pasteurella multocida* oder *Arcanobacterium (Actinomyces) pyogenes* angetroffen. Auch *Mycoplasma hyorhinis* konnte isoliert werden. Der Keim wird als Auslöser einer Entzündung in der Tuba Eustachii und damit als Wegbereiter einer aufsteigenden Infektion, eventuell auch als primärer Erreger einer Otitis media diskutiert. Die Infektion wird offenbar außerdem durch resistenzmindernde Faktoren begünstigt, da Erkrankungsfälle oft bei Tieren auftreten, die an Räude, Rhinitis atrophicans oder Pneumonien leiden.

Klinisches Bild und Verlauf

Das Krankheitsbild ist bei Tieren aller Altersklassen anzutreffen, jedoch gehäuft im Läuferalter. In der Regel erkranken nur einzelne Tiere. Das Krankheitsbild entwickelt sich allmählich und bleibt dann meist unverändert bestehen. Es ist charakterisiert durch leichtes bis starkes Schiefhalten des Kopfes, in gravierenden Fällen verbunden mit unmotiviertem Laufen im Kreis nach der Seite, zu der der Kopf geneigt wird (Abb. 10-10). Dabei können die Tiere bei schneller Bewegung zur Seite fallen und Ruderbewegungen zeigen. In Einzelfällen ist eitriges Material im äußeren Gehörgang sichtbar. Das Sensorium ist nicht oder nur geringgradig gestört. Obgleich die Futteraufnahme meist nicht beeinträchtigt ist, bleiben die erkrankten Tiere in ihrer Gewichtsentwicklung zurück. Häufig ist die Körpertemperatur erhöht. Das weiße Blutbild zeigt eine Leukozytose mit Werten über 20 G/l und einen mehr oder weniger stark erhöhten Anteil unreifer neutrophiler Granulozyten (Kernlinksverschiebung).

Diagnose und Differentialdiagnose

Kopfschiefhalten bei ungestörtem Sensorium ist ein verhältnismäßig typisches Symptom

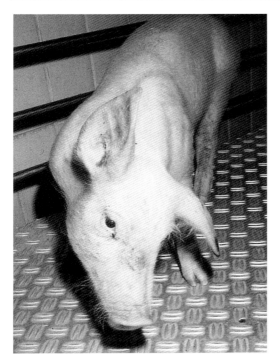

Abbildung 10-10 Kopfschiefhalten bei Otitis interna (Foto: Klinik für kleine Klauentiere, Hannover)

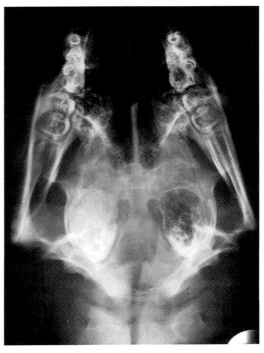

Abbildung 10-11 Otitis interna mit hochgradiger Verschattung der linken Bulla tympanica (Röntgenaufnahme: Klinik für kleine Klauentiere, Hannover)

für eine eitrige aszendierende Otitis. Leukozytose mit Kernlinksverschiebung stützt die Diagnose. Bei Schlachtung oder Sektion kann eine sorgfältige autoptische Untersuchung der Schädelhöhle mit Freilegung von Innen- und Mittelohr und Feststellung von Vereiterung bzw. kleinen Abszessen sowie osteolytischen Prozessen (betroffen ist besonders die Bulla tympanica) die Diagnose sichern (Abb. 10-11).

Steht das Im-Kreise-Laufen im Vordergrund des klinischen Bildes, so ist differentialdiagnostisch die Kochsalzvergiftung auszuschließen.

Therapie und Prophylaxe

Die eitrige Otitis media et interna ist therapeutisch nicht wesentlich zu beeinflussen. Selbst hohe Antibiotikamedikation über längere Zeit hat meist keine Wirkung. Wenn es gelingt, mit antibiotischer Therapie (z. B. Penicillin, 30 000 IE/kg KM) die Körpertemperatur zu normalisieren, dann ist die Verwertung nach entsprechender Wartezeit zu empfehlen. Die Prophylaxe richtet sich vor allem gegen die resistenzmindernden Primärleiden (Räude, Rhinitis atrophicans), eine Optimierung der Stallhygiene ist zu empfehlen.

Literatur

ENGLERT, M. K. (1957): Über das Kopfschiefhalten der Jungschweine. Monatsh. Veterinärmed. **12**, 486-487.

FRANKHAUSER, R., und R. WYLER (1953): Die Nervenkrankheiten des Schweines. Schweiz. Arch. Tierheilk. **95**, 585-619.

MORITA, T., H. FUKUDA, T. AWAKURA, A. SHIMADA, T. UMEMURA, S. KAZAMA and T. YAGIHASHI (1995): Demonstration of Mycoplasma hyorhinis as a possible primary pathogen for porcine otitis media. Vet. Pathol. **32**, 107-111.

MORITA, T., Y. MURAKI, T. AWAKURA, A. SHIMADA and T. UMEMURA (1993): Detection of Mycoplasma hyorhinis in porcine Eustachitis. J. Vet. Med. Sci. **55**, 475-477.

OLSON, L. D. (1981): Gross and microscopic lesions of middle and inner ear infections in swine. Am. J. Vet. Res. **42**, 1433-1440.

SHIMADA, A., T. ADACHI, T. UMEMURA, K. KOHNO, Y. SAKAGUCHI and C. ITAKURA (1992): A pathologic and bacteriologic study on otitis media in swine. Vet. Pathol. **29**, 337-342.

10.4.5 Hypophysenabszeß-Syndrom (Hypophyseal abscess syndrome)

Bei diesem Syndrom handelt es sich um das Vorliegen einer abszedierenden Hirnstamm-Meningoenzephalitis im Bereich der Hypophyse, wobei die klinische Symptomatik durch den Ausfall eines oder mehrerer Gehirnnerven bedingt ist. Folgende Nerven im Bereich der Hypophyse können beeinträchtigt sein: N. opticus (II), N. oculomotorius (III), N. trochlearis (IV), N. trigeminus (V). Für die Pathogenese werden verschiedene Infektionswege diskutiert. Zum einen kann es bei einer aszendierenden Infektion über die Tuba Eustachii neben einer Otitis media et interna (s. Otitis und Meningitis, Abschn. 10.4.4) auch zu einem Hypophysenabszeß kommen, zum anderen ist eine hämatogene Ansiedlung von Erregern (z. B. nach eitriger Bronchopneumonie) möglich. Dabei wird in der Regel *Arcanobacterium (Actinomyces) pyogenes* nachgewiesen.

Das klinische Bild hängt davon ab, welche Gehirnnerven beeinträchtigt sind. Es fallen die tief herabgesunkenen Ohrmuscheln sowie eine ständig geöffnete Maulspalte auf (Abb. 10-12). Die Motorik der Zunge und

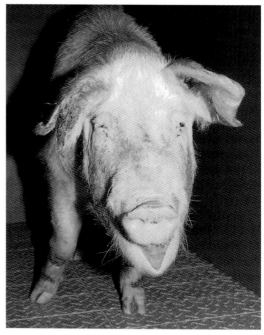

Abbildung 10-12 Fazialislähmung bei Hypophysenabszeß-Syndrom (Foto: HEINRITZI, München)

das Schluckvermögen sind erhalten, jedoch vermag das erkrankte Schwein aufgrund des fehlenden Kiefernschlusses keine Nahrung aufzunehmen. An den Oberlidern ist eine Ptosis zu beobachten. Die Hautsensibilität ist im Bereich von Rumpf und Gliedmaßen herabgesetzt, am Kopf mit Ausnahme der Ohrmuschelinnenflächen sogar erloschen. Die Reflexe am Auge können beeinträchtigt sein. In der Bewegung fällt ein schwankender Gang auf.

Pathomorphologisch ist eine eitrig-abszedierende Entzündung der Hypophyse festzustellen, wobei das gesamte Organ eingeschmolzen sein kann. Daneben liegt häufig eine Otitis media et interna vor.

Wenn Ausfallserscheinungen vorhanden sind, kommt eine Therapie aufgrund der starken Zerstörung im Hypophysenbereich nicht mehr in Frage.

Literatur

HEINRITZI, K. (1989): Zum Hypophysenabszeß-Syndrom beim Schwein. Wien. tierärzl. Mschr. **76**, 116-119.

10.5 Intoxikationsbedingte ZNS-Störungen

10.5.1 Kochsalzvergiftung (Salt poisoning, Sodium ion toxicosis, Water deprivation)

Zu einer Kochsalzvergiftung von mehreren Schweinen eines Bestandes kann es bei ausgefallener Fütterungsweise (besonders Großküchenabfälle), insbesondere aber bei Störungen in der Trinkwasserversorgung oder bei Futterfehlmischungen kommen.

Ätiologie und Pathogenese
Ein Überangebot von Kochsalz bei Fütterung von Abfällen (z.B. Salzstangen, salzhaltige Molkefraktionen, Herings- und Pökellake) bei gleichzeitig unzureichender Wasserversorgung ist eine häufige Ursache der Kochsalzvergiftung. Mangelhafte Trinkwasserversorgung, z.B. bei Zufrieren der Leitungen, kann jedoch auch allein die Erkrankung auslösen, da Standardfuttermittel relativ viel Kochsalz (2–3 g/kg Futter) enthalten. Zu mangelhafter Wasseraufnahme und Kochsalzvergiftung können auch schlecht schmeckende Medikamente führen. Je nach Ursache der Unterversorgung sind fast alle Tiere betroffen oder nur ein bestimmter Teil des Bestandes (meist buchtenweise). Bei Trinkwasserangebot ad libitum kann praktisch keine Kochsalzvergiftung entstehen, da Schweine einen Kochsalzgehalt des Futters im Extremfall bis zu 13% dank einer leistungsfähigen renalen Elimination tolerieren können. Ist eine renale Salzelimination infolge unzureichender Wasserversorgung oder -aufnahme nicht möglich, so entsteht eine Hypernatriämie mit Flüssigkeitsverschiebung vom intra- zum extrazellulären Raum (Ödembildung).

Klinisches Bild und Verlauf
Das klinische Bild der Kochsalzvergiftung ist bestimmt von zentralnervösen Symptomen sehr unterschiedlicher Ausprägung. Die Anteilnahme an der Umgebung ist vermindert oder erloschen. Sehr typisch sind epileptiforme Krampfanfälle, die unvermittelt einsetzen und bei denen die Gliedmaßenmuskeln, die Rumpf- und auch die Kaumuskulatur klonische Krämpfe zeigen. Während eines solchen Schüttelkrampfes stürzen die Tiere zunächst in sitzende Haltung und dann in Seitenlage nieder und bleiben dann eine Zeitlang liegen. Derartige Anfälle können sich häufig wiederholen. Weiterhin sind motorische Fehlleistungen in Form von Kreisbewegung, Rückwärtslaufen oder Drängen mit dem Kopf gegen die Buchtenwand zu beobachten. Häufig wird vermehrt Speichel abgesondert, der während der Krampfanfälle zu Schaum geschlagen wird.

Neben zentralnervösen Symptomen ist gelegentlich Durchfall zu beobachten. Die Kochsalzvergiftung kann perakut innerhalb weniger Stunden zum Tode führen. Es kommen auch milde, protrahierte Fälle vor, bei denen mehrere Tage lang zentralnervöse Erscheinungen in abgeschwächter Form auftreten. Selbstheilung solcher milden Verlaufsformen ist häufig.

Diagnose und Differentialdiagnose
Die Diagnose ist aufgrund der epileptiformen Krampfanfälle zu stellen und durch eine eindeutige Anamnese bezüglich Trinkwasserversorgung und Fütterung zu sichern. Typisch für die pathologisch-anatomische Untersuchung des Gehirns sind perivaskuläre Infiltrate von eosinophilen Granulozyten, die von Hyperämie und Ödematisierung der Leptomeninx und der Hirnrinde begleitet werden. Weitere Hinweise sind durch erhöhte Hämatokritwerte und/oder Hypernatriämie gegeben.

Differentialdiagnostisch ist vor allem an Aujeszkysche Krankheit zu denken. Auch bei Kolienterotoxämie, bei Streptokokkenmeningitis oder bei Listeriose kann es zu klonischen Krämpfen kommen. Bei keiner dieser Erkrankungen treten jedoch die Krämpfe nur anfallsweise mit deutlichen Unterbrechungen auf.

Therapie und Prophylaxe
Durch sukzessive Steigerung des Wasserangebotes, eventuell unterstützt durch Therapie mit Saluretika (z.B. Furosemid, 0,5 mg/kg KM), kann die Kochsalzelimination beschleunigt werden. Bei manifester Kochsalzvergiftung sollte keinesfalls abrupt Wasser ad libitum gegeben werden. In diesem Stadium ist die Osmolarität der extrazellulären Flüssigkeit bereits so erhöht, daß durch übermäßige Wasseraufnahme die Ödembildung noch begünstigt wird und eine eventuell zum Tode führende Steigerung der zentralnervösen Erscheinungen eintreten kann. Prophylaktisch sind eine Änderung der Futterzusammensetzung und vor allem eine ausreichende Versorgung mit Trinkwasser geboten. Bei der Überprüfung der Wasserversorgung sind zu berücksichtigen:
– die Tränketechnik (Wasserhälterung, Tränketyp, Anbringung, Anzahl der Tränken, restriktiv/ad libitum, Trogtiefe, Fußbodenverhältnisse),
– die Funktion der Tränken (Wasserdruck, Durchflußrate, Filterzustand) sowie
– die Wasserqualität (Temperatur, Palatabilität, Inhaltsstoffe, hygienischer Status).
Wenn Tränken einfrieren, nicht füttern.

Literatur

BAARS, A. J., T. J. SPIERENBURG, L. A. M. G. VAN LEENGOED, P. F. M. BEERSMA, K. G. VAN DIJK en G. J. R. GROENLAND (1988): Een geval van keukenzoutintoxicatie bij mestvarkens. Tijdschr. Diergeneesk. **113**, 933-935.
HOLBROOK, T. C. and M. H. BARTON (1994): Neurologic dysfunction associated with hypernatremia and dietary indiscretion in Vietnamese pot bellied pigs. Cornell Vet. **84**, 67-76.

MARKS, S. L. and J. CARR (1989): Water deprivation in weaned pigs. Vet. Rec. **125**, 460.
OSWEILER, G. D. and J. W. HURD (1974): Determination of sodium content in serum and cerebrospinal fluid as an adjunct to diagnosis of water deprivation in swine. J. Am. Vet. Med. Ass. **64**, 165-167.
REICHEL, K., und G. V. MICKWITZ (1963): Ein Beitrag zur Kochsalzvergiftung des Schweines. Dtsch. tierärztl. Wschr. **70**, 624-627.
WELLS, G. A. H., G. LEWIS, S. A. C. HAWKINS and P. L. DON (1984): Evaluation of brain chloride determinations in the diagnosis of water deprivation/sodium salt intoxication in pigs. Vet. Rec. **114**, 631-635.

10.5.2 Selenvergiftung (Selenium toxicosis)

Bei Selen handelt es sich um ein essentielles Spurenelement, bei dem es nicht nur zu Mangelerscheinungen bei Unterversorgung kommen kann, sondern bei zu hohen Gehalten im Futter auch zu Vergiftungssymptomen. Selenintoxikationen können vorkommen:
– durch Fehlmischungen bei der Substitution des Futters (zumeist mit Na-Selenit im Mineralstoffzusatz oder Ergänzungsfutter, Vorbericht: neue Lieferung),
– bei Fehldosierungen (Injektionsbehandlungen, insbesondere bei therapeutischem Einsatz gegen ernährungsbedingte Muskeldegeneration oder Hepatosis diaetetica) sowie
– in den USA durch Pflanzen, die auf stark selenhaltigen Böden wachsen oder in denen Selen besonders gut akkumuliert.

Ätiologie und Pathogenese
Während der Bedarf für Selen beim Schwein mit 0,2–0,3 mg/kg Alleinfutter gedeckt wird, liegt die Toxizitätsgrenze in Abhängigkeit von der Futterzusammensetzung zwischen 4 und 8 mg/kg Futter. Futtermittelrechtlich darf bei der Supplementierung mit Selen in der Europäischen Gemeinschaft ein Höchstgehalt von 0,5 mg/kg Futter nicht überschrit-

ten werden. Toxische Erscheinungen nach Injektionsbehandlung sind ab 0,9 mg/kg KM zu erwarten. Konzentrationen über 5 mg/kg Futter können bei kontinuierlicher Aufnahme zu Wachstumsdepression führen, während Konzentrationen über 20 mg/kg nach 2–6 Wochen regelmäßiger Aufnahme und Konzentrationen um 300 mg/kg nach 2–8 Tagen zu schweren klinischen Erkrankungen führen. Wichtigste pathologische Veränderung ist eine fokale symmetrische Poliomyelomalazie, die auffällige motorische Ausfallerscheinungen zur Folge hat. Aufgrund experimenteller Selenintoxikationen ist anzunehmen, daß das Krankheitsgeschehen von Gefäßwandläsionen im Sinne einer Mikroangiopathie, insbesondere im Bereich der Vorderhornregion des Rückenmarks, seinen Ausgang nimmt. Weitere Veränderungen können von der Herabsetzung der Glutathionkonzentration im Gewebe sowie von dem Austausch von Selen gegen Schwefel in Aminosäuren in Verbindung mit der Synthese abnormaler Proteine abhängen.

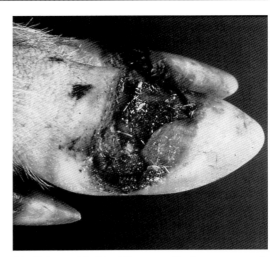

Abbildung 10-13 Klauenveränderungen nach Selenvergiftung

Klinisches Bild und Verlauf

In der Regel sind Läufer- und Mastschweine betroffen, aber auch neugeborene Ferkel zeigen schon Krankheitssymptome, wenn das Muttertier vermehrt Selen aufgenommen hat. Im Frühstadium fallen zunächst Inappetenz und Speicheln sowie gelegentliches Erbrechen auf. Nach Futterwechsel gesunden diese Tiere schnell. Bei fortgesetzter Exposition sind progressive motorische Ausfallerscheinungen zu beobachten. Zunächst wird eine Ataxie der Hintergliedmaßen bemerkt, später kommt es zu Paresen, die unter Umständen auf die Vordergliedmaßen übergreifen und zur Paralyse führen können. Die Oberflächensensibilität ist in den entsprechenden Regionen herabgesetzt. Im Endstadium befinden sich die Tiere in Seitenlage mit Opisthotonus und Ruderbewegungen.

Bei protrahiertem Verlauf können auch schmerzhafte Lahmheiten durch Klauenhornnekrosen und partieller Ablösung des Hornschuhes an Klauen und Afterklauen (ohne Beteiligung des Ballenhorns) (Abb. 10-13) sowie Haarverlust vorkommen. Als erstes Symptom zeigt sich dann „Bewegungsunlust". Diese Symptome stellen sich entweder separat oder auch zusammen mit den beschriebenen zentralnervösen Störungen ein. Auch Blindheit wurde in Einzelfällen festgestellt. Bei rechtzeitigem Absetzen des Futters kehrt der Appetit bald zurück, eine Heilung milder motorischer Ausfallerscheinungen nach 3–4 Wochen wurde beobachtet. In schweren Fällen sterben die Tiere innerhalb weniger Stunden bis Tage nach Krankheitsbeginn unter Erscheinungen der Dyspnoe und Zyanose.

Diagnose und Differentialdiagnose

Die auffälligen motorischen Ausfallerscheinungen bei nur geringfügig beeinträchtigtem Sensorium und das gleichzeitige Erkranken mehrerer Tiere ohne Temperaturerhöhung lassen neben der Kolienterotoxämie an verschiedene Vegiftungen denken. Arsanilsäure-, Quecksilber- oder Furazolidonvergiftung führen wie die Selenvergiftung zu Ataxien und Paresen. Stehen die Klauenveränderungen im Vordergrund, muß auch an die Maul- und Klauenseuche (MKS) bzw. die

Bläschenkrankheit (SVD) gedacht werden. Eine genaue Fütterungs- bzw. Behandlungsanamnese ist ausschlaggebend, in forensischen Fällen ist eine Futteranalyse unumgänglich. Hilfreich bei der Diagnostik ist neben der pathohistologischen Untersuchung des Rückenmarks (Poliomyelomalazie) die Bestimmung des Selengehaltes im Blut (Norm: 0,1–0,3 µg Se/ml) sowie in Leber (Norm: 0,1–0,8 mg/kg FS) und Niere (Norm: 0,2–2,0 mg/kg FS). Einzelne Autoren berichten auch über degenerative Veränderungen in Muskulatur und Leber.

Therapie und Prophylaxe
Sofortiger Futterwechsel bei unbeschränktem Trinkwasserangebot ist die wichtigste Maßnahme, auch ohne daß die Diagnose bereits gesichert ist. Ein Behandlungserfolg wurde durch Futtermedikation mit Arsanilsäure* (100 mg/kg KM) über eine Woche erzielt, da hierdurch die renale Selenausscheidung gesteigert werden soll.

Literatur

BAKER, D. C., L. F. JAMES, W. J. HARTLEY, K. E. PANTER, H. F. MAYNARD and J. PFISTER (1989): Toxicosis in pigs fed selenium-accumulating Astragalus plant species or sodium selenate. Am. J. Vet. Res. **50**, 1396-1399.
CASTEEL, S. W., G. D. OSTWEILER, W. O. COOK, G. DANIELS and R. KADLEC (1985): Selenium toxicosis in swine. J. Am. Vet. Med. Ass. **186**, 1084-1085.
HILL, J., F. ALLISON and C. HALPIN (1985): An episode of acute selenium toxicity in a commercial piggery. Austr. Vet. J. **62**, 207-209.
MENSINK, C. G., J. P. KOEMAN, J. VELING and E. GRUYS (1990): Haemorrhagic claw lesions in newborn piglets due to selenium toxicosis during pregnancy. Vet. Rec. **126**, 620-622.
MOLEN, E. J. VAN DER, H. VAN BEEK, A. J. BAARS en A. TIMMERMAN (1988): Een geval van seleniumvergiftiging bij biggen. Tijdschr. Diergeneesk. **113**, 545-549.

---

* Seit 1998 ist die Arsanilsäure in der BRD für lebensmittelliefernde Tiere nicht mehr zugelassen.

SCHODER, G., H. WEISSENBÖCK, W. BAUMGARTNER und K. TRUSCHNER (1993): Selenvergiftung bei Absetzferkeln. Wien. tierärztl. Mschr. **80**, 171-176.
WENDT, M., M. JACOBS, A. MÜHLUM, G. MATSCHULLAT und R. VOGEL (1992): Selen-Intoxikation bei Mastschweinen. Tierärztl. Prax. **20**, 49-54.
WILSON, T. M., R. W. SCHOLZ and T. R. DRAKE (1983): Selenium toxicity and porcine focal symmetrical poliomyelomalacia: Description of a field outbreak and experimental reproduction. Can. J. Comp. Med. **47**, 412-421.

10.5.3 Arsanilsäurevergiftung (Arsanilic acid toxicosis)

Arsanilsäurepräparate wurden zur Prophylaxe und Therapie der Schweinedysenterie mit dem Futter oder Trinkwasser verabreicht. Dabei kam es gelegentlich zur Vergiftung durch Fehlmischung oder fortgesetzte Überdosierung. Da sich die Resistenzrate in den letzten Jahren stark erhöht hatte und zudem die Gefahr bestand, daß bei der Anwendung latente Träger von *Brachyspira (Serpulina) hyodysenteriae* zu Ausscheidern werden, wurde die Arsanilsäure kaum noch angewendet.*

Ätiologie und Pathogenese
Während therapeutische Dosen von 250–400 mg/kg Natriumarsanilat im Futter über 4–6 Tage im allgemeinen reaktionslos vertragen werden, kann die gleiche Dosierung, über mehrere Wochen verabreicht, zu protrahierter Arsanilsäurevergiftung führen. Andererseits kommt es nach Fehlmischung mit überhöhten Konzentrationen zur akuten Auslösung des Krankheitsbildes. Die Empfindlichkeit gegen Arsanilsäure ist erhöht bei unzureichendem Wasserangebot oder bei starken enteralen Wasserverlusten, wie sie gerade bei an Dysenterie erkrankten Tieren vorkommen. Offenbar ist die renale Arsanilsäureelimination in diesen Fällen herabgesetzt. Die Arsanilsäurevergiftung mani-

festiert sich am zentralen Nervensystem, wo es zu Funktionsstörungen und degenerativen Veränderungen kommt.

Klinisches Bild und Verlauf
Klinische Vergiftungserscheinungen setzen um so früher und heftiger ein, je höher die Fehldosierung ausgefallen ist.

Bei täglicher Medikation mit 600 mg/kg beginnen die Erscheinungen nach einer Woche, während eine Dosis von 8000 mg/kg bereits nach zwei Tagen zur Intoxikation führt. Zunächst wird ein leichter Kopftremor beobachtet, der durch zunehmende Koordinationsstörungen der Gliedmaßen abgelöst wird. Je nach Schwere der Vergiftung wird das Krankheitsbild im Laufe der folgenden Tage von Ataxien der Hintergliedmaßen oder aller Gliedmaßen, eventuell von Paresen bestimmt. Die Tiere schwanken sehr stark und fallen oft in sitzende Haltung. Weiterhin kommt es in schweren Fällen zur Pupillenweitstellung und evtl. zur Blindheit. In der Regel ist die Anteilnahme an der Umgebung, abgesehen von der Blindheit, ungestört, Futter und Wasser werden weiterhin aufgenommen („Drunken sailor syndrome"). In schweren akuten Fällen werden Inappetenz und Erbrechen beobachtet.

Bei Dauermedikationen mit Dosierungen zwischen 250 und 600 mg/kg können die beschriebenen zentralnervösen Symptome wochenlang erhalten bleiben. Im Verlaufe solcher protrahierten Vergiftungen bleiben die erkrankten Tiere in ihrer Gewichtsentwicklung zurück, in diesen Fällen ist die Futteraufnahme zeitweilig herabgesetzt und es kommt zu Durchfall.

Nach dem Absetzen des arsanilsäurehaltigen Futters bleiben die Krankheitserscheinungen noch einige Tage bestehen. Nach schweren akuten Intoxikationen können die Schweine innerhalb der ersten Krankheitstage verenden, überleben sie, so tritt nach etwa zwei Wochen Heilung ein. Nach protrahierten Vergiftungen sind Todesfälle anscheinend selten, allerdings kommt es nur sehr verzögert zur Ausheilung der zentralnervösen Funktionsstörungen, in einigen Fällen bleiben Inkoordinationen und Blindheit dauerhaft bestehen.

Diagnose und Differentialdiagnose
Die Diagnose gründet sich auf die zentralnervösen Ausfallerscheinungen, insbesondere die Blindheit und die Inkoordinationen, sowie die Fütterungsanamnese. Bei Fehlmischungen und vor allem in forensischen Fällen sollte eine Arsenbestimmung im Futter durchgeführt werden. Die Bestimmung in Organen (Leber, Niere) kann weitere Hinweise geben. Bei verendeten Tieren ist häufig eine stark gefüllte Blase infolge Blasenlähmung anzutreffen. Ab 6 Tagen nach Krankheitsbeginn können degenerative Veränderungen am Nervus opticus festgestellt werden. Häufig, insbesondere in akuten Todesfällen, fehlen diagnostisch verwertbare pathomorphologische Befunde.

Therapie und Prophylaxe
Sofortiger Futterwechsel und reichliches Trinkwasserangebot sind die wirksamsten Maßnahmen.

Literatur
FERSLEW, K. E. and G. T. EDDS (1979): Effects of arsanilic acids on growth, serum enzymes, hematologic values, and residual arsenic in young swine. Am. J. Vet. Res. **40**, 1365-1369.

HARDING, J. D. J., G. LEWIS and J. T. DONE (1968): Experimental arsanilic acid poisoning in pigs. Vet. Rec. **83**, 560-564.

KEENAN, D. M. (1973): Acute arsanilic acid intoxication in pigs. Austr. Vet. J. **49**, 229-231.

SCHMID, A. (1983): Pharmakologisch-toxikologische Beurteilung von Arsanilsäure und Natrium-Arsanilat. Dtsch. tierärztl. Wschr. **90**, 10-13.

TREU, H., H. HILLMANN und W. BOLLWAHN (1974): Samenbeschaffenheit und Paarungsverhalten von Zuchtebern nach Arsanilsäure-Intoxikation. Dtsch. tierärztl. Wschr. **81**, 225-229.

VORHIES, M. W., S. D. SLEIGHT and C. K. WHITEHEAD (1969): Toxicity of arsanilic acid in swine as influenced by water intake. Cornell Vet. **59**, 3-9.

10.5.4 Furazolidonvergiftung (Furazolidone toxicosis)

Furazolidon wurde früher häufig als Antibiotikum gegen enterale bakterielle Infektionen eingesetzt, ist jedoch seit 1995 nicht mehr für die Anwendung bei lebensmittelliefernden Tieren zugelassen. Therapeutische Dosierungen von 100–200 mg/kg Futter (ppm) bzw. 10–20 mg/kg Körpergewicht täglich über mehrere Tage wurden eingesetzt.

Fehldosierungen oder Fehlmischungen bzw. längere Medikation bei therapeutischen Dosen können zu Krankheitserscheinungen führen. Während extrem hohe Konzentrationen (über 3000 mg/kg) infolge Geschmacksbeeinträchtigung zur Futterverweigerung führen, kann es bei geringeren Konzentrationen nach 10tägiger (50 mg/kg KM) bzw. nach 30tägiger (20 mg/kg KM) Aufnahme zu Intoxikationserscheinungen kommen. Furazolidon hemmt das Enzym Monoaminoxidase (MAO), das für die Nervensignalübertragung eine Rolle spielt. Im Vordergrund des klinischen Bildes stehen neben zunehmender Inappetenz motorische Ausfallerscheinungen bei erhaltenem Sensorium. Beginnend mit Stand- und Trittunsicherheit kommt es zu fortschreitender Ataxie, Muskeltremor, Paradeschritt, schließlich zum häufigen Umfallen, gänzlichem Verlust des Stehvermögens (Abb. 10-14), Seitenzwangslage, Nystagmus und Ruderbewegungen. Bei getöteten Tieren waren pathomorphologische Veränderungen im Zentralnervensystem nicht nachweisbar.

Für die Diagnose sind die Anamnese und die Futteranalyse ausschlaggebend, da die Furazolidonvergiftung am Tier keine spezifischen pathomorphologischen Veränderungen hervorruft und chemisch in Organen aufgrund der kurzen Halbwertszeit schwierig nachweisbar ist. Differentialdiagnostisch müssen Streptokokkenmeningitis, Enterotoxämie, Arsanilsäure- und Selenvergiftung

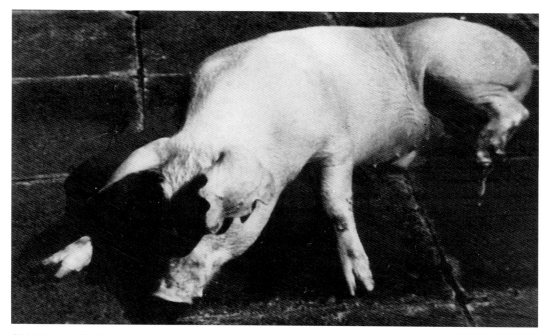

Abbildung 10-14 Mastschwein mit Furazolidonvergiftung. Es besteht hochgradige Koordinationsstörung mit temporärer Parese der Hintergliedmaßen.

sowie die Aujeszkysche Krankheit berücksichtigt werden.

Nach Futterwechsel bessert sich das klinische Bild, regelmäßige Futteraufnahme wird nach 4 Tagen, vollständige klinische Wiederherstellung nach 14–20 Tagen beobachtet.

Literatur

BORLAND, E. D. (1979): An incident of suspected furazolidone toxicity in pigs. Vet. Rec. **105**, 169.
SCHULENBURG, A. VON, und S. LUENGYOSLUECHAKUL (1983): Furazolidonvergiftung beim Schwein. Prakt. Tierarzt **64**, 346-350.

10.5.5 Insektizidvergiftung (Poisoning by insecticides)

Phosphorsäureester
Organische Phosphorsäureester (Organophosphorous insecticides) werden beim Schwein zur Endo- und Ektoparasitenbekämpfung eingesetzt (z. B. Phoxim). Es handelt sich um Cholinesterasehemmer, die verhindern, daß der Neurotransmitter Acetylcholin nach Freisetzung aus den Synapsen parasympathischer Nerven und neuromuskulärer Verbindungen wieder abgebaut wird. Die klinischen Symptome bei einer Vergiftung sind deshalb gekennzeichnet durch die anhaltende Stimulierung der cholinergen Rezeptoren.

Erste Krankheitsanzeichen sind Speicheln, Kot- und Harnabsatz, Erbrechen und ein steifer Gang. Bei fortschreitender Intoxikation kommen außerdem Miosis, Durchfall, Kolik, Bradykardie, Blutdruckabfall sowie Dyspnoe aufgrund von Bronchospasmus und -sekretion hinzu. Eine anfängliche Überaktivität der Muskulatur in Form von Muskelzittern geht anschließend in eine Paralyse über. Zentralnervöse Störungen äußern sich durch Ataxien, Krämpfe und Tremor, betroffene Tiere fallen letztlich ins Koma und verenden infolge einer Hypoxie. Als Besonderheit ist das Auftreten der Myoclonia congenita (Ferkelzittern) zu nennen, die bei Verabreichung von Trichlorfon an die tragende Muttersau hervorgerufen werden kann (s. Ferkelzittern, Abschn. 10.2.1).*

Wichtigster Faktor zur Diagnosefindung ist neben der klinischen Symptomatik die Anamneseerhebung.

Als initiale Therapie wird akut vergifteten Schweinen Atropinsulfat intramuskulär verabreicht (0,5 mg/kg KM). Ein Viertel der Dosis kann auch zunächst i.v. verabreicht werden. Das Zittern der Skelettmuskeln bleibt dabei unbeeinflußt. Bei Bedarf wird nach einigen Stunden nachdosiert. Die Gabe von Aktivkohle dient dazu, eine weitere Resorption des Insektizides im Verdauungskanal zu verhindern. Dermal behandelte Schweine sollten mit Wasser und Seife abgewaschen werden.

Chlorierte Kohlenwasserstoffe
Die chlorierten Kohlenwasserstoffe (Chlorinated hydrocarbons), die früher häufig zur Bekämpfung von Ektoparasiten dienten (z. B. Lindan, Bromociclen), finden heutzutage aufgrund der Rückstandsproblematik bei lebensmittelliefernden Tieren praktisch keine Anwendung mehr.

Der genaue Wirkungsmechanismus der im Tierbereich verwendeten Stoffe ist nicht bekannt, es kommt im Vergiftungsfall zu hochgradigen ZNS-Störungen. An klinischen Symptomen werden Unruhe, Übererregbarkeit und spontane Muskelspasmen, die am Kopf beginnen und sich nach kaudal ausbreiten, beobachtet. Dazu kommen tonischklonische Krampfanfälle, abnormale Körperhaltung und Kaubewegungen, eventuell auch Speicheln, Mydriasis, Durchfall oder Ataxien. Final tritt eine Atemlähmung ein.

Pathomorphologisch sind keine spezifischen Veränderungen zu erwarten, die Diagnose wird aufgrund der klinischen Symptome und des Vorberichts gestellt. Sie kann gesichert werden durch Rückstandsuntersuchungen in Leber, Niere und Hirn bzw. im

---

* Bei chronischen Vergiftungen mit Organophosphaten (z.B. Isofenphos-Saatbeizer) kann es zu einer verzögerten Neuropathie (Ataxie, Hinterhandlähmung bei sonst ungestörtem Allgemeinbefinden) aufgrund von Demyelinisierungen im Rückenmark kommen.

Mageninhalt. Differentialdiagnostisch muß an Kochsalzvergiftung, Aujeszkysche Krankheit, Streptokokkenmeningitis oder Enterotoxämie gedacht werden.

Ein Antidot ist nicht verfügbar, es kann lediglich eine symptomatische Behandlung (Sedation, Narkose) versucht werden. Je nach Exposition kommen wie bei den Phosphorsäureestern Waschungen oder Aktivkohlebehandlung in Frage.

Literatur

CARSON, T. L. (1992): Toxic minerals, chemicals, plants, and gases. In: LEMAN, A. D., et al. (eds.): Diseases of Swine. 7th ed. Ames: Iowa State University Press.
Hatch, R. C. (1988): Poisons causing nervous stimulation or depression. In: BOOTH, N. H. and L. E. McDONALD (eds.): Veterinary pharmacology and therapeutics. 6th ed., 1053-1101. Ames: Iowa State University Press.
LÖSCHER, W., F. R. UNGEMACH und R. KROKER (1994): Grundlagen der Pharmakotherapie bei Haus- und Nutztieren. 2. Aufl. Berlin: Blackwell Wissenschafts-Verlag.

10.5.6 Zoalenvergiftung (Zoalene toxicosis)

Bei dem Zoalen (3,5-Dinitro-o-Toluamid) handelt es sich um ein für das Geflügel bis zur Legereife als Zusatzstoff zugelassenes Kokzidiostatikum. Zu Vergiftungen kann es bei Fehlmischungen oder Verunreinigungen des Schweinefutters durch Geflügelfutter in Mischern oder Fahrzeugen kommen.

Anzeichen einer Intoxikation entstehen ab Dosierungen von 100 mg/kg KM nach viertägiger Verabreichung. Schweine aller Nutzungsgruppen können unter zentralnervösen Symptomen erkranken. Man beobachtet Ataxien, Rückwärtslaufen, eine ausgeprägte Übererregbarkeit sowie bei älteren Tieren Streckkrämpfe. Einzelne Schweine können eine abnorme Motorik demonstrieren, indem sie bei Erregung mit allen 4 Beinen vom Boden abschnellen. Daneben werden auch spastische Paresen und tonischklonische Krämpfe beobachtet.

Neben den klinischen Erscheinungen führt die Futteranalyse zur Diagnose. Dazu kann ein einfacher Farbtest benutzt werden. 9 ml 2-N-Dimethylformamid werden in 1 ml alkoholischer Kalilauge (1 g KOH in 10 ml Äthanol 99%ig) gegeben. Diese Lösung tropft man langsam auf das Futter, das sich bei Anwesenheit von Zoalen blau verfärbt.

Nach Absetzen des kontaminierten Futters kommt es nach wenigen Tagen zur Besserung. Nach erneuter Aufnahme können irreversible Schäden entstehen.

Literatur

HEINRITZI, K. (1986): Vergiftungen beim Schwein. Tierärztl. Prax. **14**, 219-230.

10.5.7 Quecksilbervergiftung (Mercury toxicosis)

Quecksilbervergiftungen kommen beim Schwein praktisch nicht mehr vor, seit quecksilberhaltige Saatbeizmittel nicht mehr verwendet werden. Quecksilberkonzentrationen von 0,02 mg/kg im Futter sind bei längerer Exposition bereits toxisch.

Das Krankheitsbild ist sehr vielgestaltig, Inappetenz, Speicheln, Blindheit, Apathie, Ataxien, Paresen sowie Gastroenteritis und periphere Kreislaufstörungen mit petechialen Blutungen und starken Zyanosen an Rüsselscheibe, Ohren und Schwanz können vorkommen. Da die Körpertemperatur gelegentlich über 40 °C ansteigt, ist eine Verwechslung mit der Schweinepest durchaus möglich.

Pathomorphologisch werden vor allem hämorrhagisch nekrotisierende und ulzerative Läsionen der Ösophagus-, Magen- und Darmschleimhaut sowie degenerative Prozesse der Leber- und Nierentubuluszellen und auch der Herzmuskulatur angetroffen, daneben besteht oft eine eosinophile Meningoenzephalitis. In allen betroffenen Geweben sowie der Haut sind petechiale Blutungen zu sehen, die Lympknoten sind blutig imbibiert. Für die Diagnose ist neben der

Fütterungsanamnese der Quecksilbernachweis in Leber und Nieren verendeter Schweine ausschlaggebend (> 1 mg/kg FS).

Literatur

HASELEIN, I., H.-D. GRAUBMANN und W. SCHULZ (1972): Quecksilbervergiftungen und Rückstandsbildungen in Lebensmitteln bei Verfütterung gebeizten Saatgutes an Schweine. Monatsh. Veterinärmed. **28**, 54-56.

TRYPHONAS, L. and N. O. NIELSEN (1973): Pathology of chronic alkylmercurial poisoning in swine. Am. J. Vet. Res. **34**, 379-392.

ZEPEZAUER, V., K.-H. SCHACHT und H. BOCKLISCH (1985): Beitrag zur Pathomorphologie der Quecksilbervergiftung beim Schwein. Monatsh. Veterinärmed. **40**, 587-589.

10.6 Sonstige ZNS-Erkrankungen

10.6.1 Hypoglykämie und Hypothermie der Saugferkel (Neonatal hypoglycaemia and hypothermia, Baby pig disease)

Hypoglykämie und Hypothermie treten bei Saugferkeln als Störungen des Energiehaushaltes gemeinsam auf. Obgleich dieses Syndrom sehr verschiedene Ursachen haben kann, prägt es im fortgeschrittenen Stadium ein einheitliches Krankheitsbild, bei dem zentralnervöse Erscheinungen in Form eines gestörten Sensoriums und gesteigerter Motorik im Vordergrund stehen.

Ätiologie und Pathogenese

Das Syndrom kann primär durch Störung des Energiehaushaltes und/oder des Wärmehaushaltes hervorgerufen werden. Neugeborene Ferkel sind in dieser Beziehung besonders empfindlich, da ihr Stoffwechsel- und ihr Thermoregulationsvermögen in den ersten Lebenstagen noch nicht voll ausgebildet sind. Sie verfügen nur über ein sehr dünnes Haarkleid, geringes Unterhautfettgewebe und eine unzureichende Regulation der Hautdurchblutung.

Neben der ungenügenden thermalen Isolation ist das Wärmebildungsvermögen beschränkt, da die normalerweise energetisch wirksame Fettoxydation mangels Fettdepots und mangels entsprechender Enzymaktivierung nicht zur Verfügung steht. Da auch die Mechanismen der Glukoneogenese in den ersten Lebenstagen der Saugferkel nicht voll funktionstüchtig sind, wird der Energieumsatz in dieser Zeit zu etwa 90 % aus mit der Nahrung aufgenommener Laktose bzw. Glukose bestritten. Unter natürlichen Bedingungen wird der Energieumsatz der Saugferkel durch entsprechendes Verhalten niedrig gehalten und der laufende Energiebedarf wird durch die Muttermilch gedeckt. Das Ferkelnest der Wildschweine bzw. das mit Infrarotlampen beheizte Ferkelnest bei optimaler Stallhaltung sowie das aktive Zusammenrotten der Ferkel kann zu einer Umgebungstemperatur bis zu 35°C führen. Dadurch wird die thermoneutrale Zone geringsten Energiebedarfes neugeborener Ferkel erreicht.

Störungen des Energie- und Wärmehaushaltes neugeborener Ferkel können auf unzureichender Energiebereitstellung oder überhöhtem Energiebedarf durch Wärmeverluste beruhen.

Wichtigste Ursachen primär herabgesetzter Energiebereitstellung sind:
– Agalaktie oder Hypogalaktie des Muttertieres (MMA-Syndrom, Ergotismus, Fütterungsfehler),
– ungenügende Anzahl funktionsfähiger Zitzen (zu großer Wurf, erbliche Defekte, Verletzungen) und
– Resorptionsstörungen bei Durchfallerkrankungen der Ferkel (s. Erkrankungen des Magen-Darm-Traktes, Kap. 13).

Ursachen eines primär gestörten Wärmehaushaltes sind Mängel der Stallkonstruktion und des Mikroklimas. Stark wärmeleitende

Betonfußböden, Bodenfeuchte und Zugluft sind häufige Fehler.

Bei unzureichendem Energieangebot oder starken Wärmeverlusten kommt es zur Erschöpfung der Leberglykogenreserven und zum Abfall des Blutzuckerspiegels und der Körpertemperatur. Der Temperaturabfall wird durch Wärmebildung mit Hilfe von Muskelzittern unter Ausnutzung des Muskelglykogens vorübergehend kompensiert, auf die Dauer führt Muskelzittern zu weiterem Glukoseverbrauch und beschleunigt den Blutzuckerabfall. Bei weiterem Blutzuckerabfall ist zunächst die Energieversorgung des Zentralnervensystems nicht mehr ausreichend, die Tiere fallen in Somnolenz, später ins Koma und verenden schließlich.

Bei unreif geborenen Ferkeln mit einem Geburtsgewicht unter 1000 g ist die Relation von Energiereserven, Energiebereitstellung und Wärmeverlust so ungünstig, daß sie nicht genug Kräfte für den Saugakt mobilisieren können und dem Hypoglykämie-Hypothermie-Syndrom schnell zum Opfer fallen (s. a. Perinatale Sterblichkeit, Abschn. 16.14).

Bei über 6 Tage alten Saugferkeln kommt das Syndrom der Hypoglykämie und Hypothermie kaum noch vor. Nach dieser Zeit ist die Regulation des Energie- und Wärmehaushaltes intakt und vorübergehender Nahrungsmangel wie auch Wärmeverluste können durch endogenen Fett- und Proteinabbau kompensiert werden. Lediglich die hohen Energie- und Flüssigkeitsverluste bei der transmissiblen Gastroenteritis (TGE) oder der enzootischen Virusdiarrhoe (EVD) führen auch bei älteren Ferkeln zum Tod durch Hypoglykämie und Hypothermie sowie durch Hypovolämie und Exsikkose.

Klinisches Bild und Verlauf

In der Regel erkrankt die Mehrheit eines Wurfes, wobei kleinere Ferkel stärker betroffen sind. Liegt primär ein Nahrungsmangel vor, so ist als erstes Anzeichen des Syndroms Unruhe und quakendes Schreien der Ferkel zu beobachten (Hunger-Protestlaut). Angestrengtes Anrüsten des Gesäuges führt zu Schürfverletzungen an den Gliedmaßen der Ferkel, außerdem entstehen besonders im Masseterbereich Bißverletzungen durch Kämpfe um milchgebende Zitzen. Innerhalb weniger Stunden wird das Haarkleid struppig und die Haut faltig. Wegen des gleichzeitigen Flüssigkeitsmangels tritt Exsikkose ein, die ebenso bei Resorptionsstörungen infolge Durchfalls entsteht. Häufig nehmen die Tiere eine gekrümmte Haltung ein und zeigen feinschlägigen Muskeltremor. Die Rektaltemperatur, die unter normalen Bedingungen im Verlauf des ersten Lebenstages von ca. 37 °C eine Stunde nach der Geburt bis über 39 °C ansteigt, bleibt bei den erkrankten Ferkeln auf Werten unter 39 °C.

Mit Fortschreiten des Syndroms fällt die Rektaltemperatur progressiv, die Ferkel werden zunehmend apathisch, bleiben teilnahmslos liegen und zeigen weiterhin Muskeltremor, der in krampfartige Muskelaktionen übergeht. Der Tod tritt bei Körpertemperaturen um 30 °C ein. Der Blutzuckerspiegel kann bis auf Werte unter 1 mmol/l (18 mg/100 ml) abgefallen sein, während gesunde Saugferkel in den ersten Lebenstagen Werte über 5 mmol/l (90 mg/100 ml) aufweisen.

Diagnose und Differentialdiagnose

Die Diagnose ist nach Aufdeckung der Primärstörung aufgrund des klinischen Bildes zu stellen. Als Primärstörung sind unzureichende Milchversorgung oder gastrointestinale Erkrankungen der betroffenen Ferkel oder ein unzulängliches Mikroklima im Liegebereich der Ferkel anzusehen.

Differentialdiagnostisch ist an Ferkelzittern und an Aujeszkysche Krankheit zu denken.

Therapie und Prophylaxe

Bei apathischen Ferkeln ist der Krankheitszustand irreversibel. In weniger fortgeschrittenen Stadien kann eine intraperitoneale Injektion von 10 ml einer 50%-Glukoselösung versucht werden. Therapeutisch wie prophylaktisch ist die Behebung der Primärstörung sofort einzuleiten, d.h. Behandlung der Agalaktie bzw. des Saugferkeldurchfalls, eventuell künstliche Aufzucht der Saugferkel mit Sauenmilchersatzpräparaten, 6mal täglich warm in einer Kunststoffschale angeboten, zusätzlich Wasser zur freien Aufnahme. Weiterhin ist für die Ferkel eine zugfreie thermoneutrale Zone mit Hilfe geeigneter technischer Maßnahmen (Ferkelkiste, Infrarotstrahler etc.) zu schaffen, die für die ersten zwei Lebenswochen zur Verfügung steht. Gegebenfalls kann auch versucht werden, die größeren Ferkel zeitweise abzutrennen, damit die schwächeren Tiere in Ruhe saugen können, oder Ferkel an andere Sauen umzusetzen (Wurfausgleich, Ammensauen).

Literatur

BÜNGER, U., B. BÜNGER, M. STEINHARDT und L. LYHS (1973): Zur Hypoglykämie der Saugferkel. Monatsh. Veterinärmed. **28**, 828-836.

ELZE, K. (1985): Perinatale Ferkelverluste in Beziehung zu Geburt und Puerperium beim Schwein. Monatsh. Veterinärmed. **40**, 811-814.

ENGLISH, P. R. and V. MORRISON (1984): Causes and prevention of pig mortality. Pig News and Information **5**, 369-376.

HUPKA, E., und H. BEHRENDS (1954): Zur sogenannten „Baby-Pig Disease" unter besonderer Berücksichtigung des Verhaltens der Körpertemperatur neugeborener Ferkel. Dtsch. tierärztl. Wschr. **61**, 157-160.

NOBLET, J. and J. LE DIVIDICH (1981): Energy metabolism of the newborn pig during the first 24 h of life. Biol. Neonate **40**, 175-182.

VAILLANCOURT, J.-P. and R. C. TUBBS (1992): Preweaning mortality. Vet. Clin. North Am. Food Anim. Pract. **8**, 685-706.

10.6.2 Pantothensäuremangel (Pantothenic acid deficiency)

Die zur Vitamin-B-Gruppe gehörende Pantothensäure ist eine wichtige Koenzymvorstufe. Durch experimentellen Pantothensäuremangel läßt sich ein vielgestaltiges Krankheitsbild erzeugen. Erste Anzeichen eines Mangels sind Inappetenz und Durchfall. Beim Schwein gilt ein Paradegang (Goose stepping) der Hintergliedmaßen, verbunden mit Koordinationsstörungen, als charakteristisch. Die gesteigerte motorische Aktion der Hintergliedmaßen führt dazu, daß die Hintergliedmaßen bis zum Rumpf gestreckt angehoben werden. In Extremfällen stürzen die Schweine dabei nieder. Pathomorphologisch werden degenerative Veränderungen an Rückenmark und peripheren Nerven beobachtet. Nach längerfristigem Mangel kann es zu Todesfällen kommen. Auch neugeborene Ferkel mangelernährter Muttersauen können entsprechende Krankheitssymptome aufweisen.

Differentialdiagnostisch besteht Ähnlichkeit zum Bild der Arthrosis deformans tarsi.

Nach Zulagen von Pantothensäure zur Ration (z. B. Futterhefe) tritt nach etwa 2 Wochen Heilung ein. Bei den heute üblichen Futterrationen scheint Pantothensäuremangel beim Schwein nicht vorzukommen. Bei Verwendung von Alleinfuttermitteln mit hohen Gerste- und Maisanteilen sollte ein Sicherheitszusatz von 10 mg/kg Trockensubstanz zugegeben werden.

Literatur

GOODWIN, R. F. W. (1962): Some clinical and experimental observations on naturally occuring pantothenic acid deficiency in pigs. J. Comp. Path. **72**, 214.

KIRCHGESSNER, M., und D. A. ROTH-MAIER (1977): Experimenteller Pantothensäuremangel bei Schweinen und Küken. Vet. Med. Nachr. – Bayer, 135-144.

10.6.3 Unspezifische Paralysen und Paresen (Paralysis and paresis of unspecific etiology)

Sporadische Fälle nervöser Erscheinungen in Form von Paralysen oder unvollständigen

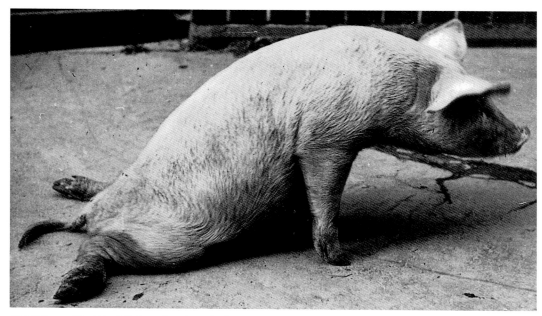

Abbildung 10-15 Läuferschwein mit Querschnittslähmung durch Abszeß im Wirbelkanal (Foto: Klinik für kleine Klauentiere, Hannover)

Paresen treten im Zusammenhang mit Zerstörungen am Rückenmark auf. Klinisch sind sie je nach Lokalisation und Ausmaß der Rückenmarkzerstörung durch motorische Ausfallerscheinungen unterschiedlicher Grade gekennzeichnet. Dabei ist das Allgemeinbefinden meist ungestört, die Oberflächensensibilität der betroffenen Körperregionen kann herabgesetzt oder erloschen sein. Oft ist die Oberflächensensibilität jedoch noch erhalten, auch wenn der Patient nicht mehr auf den Hintergliedmaßen stehen kann. Die Unterscheidung von schmerzbedingtem Stehunvermögen ist dann schwierig. In der Regel sind diese Erkrankungsformen chronisch und unheilbar (Abb. 10-15 und 10-16). Eine ätiologische Diagnose ist nur pathomorphologisch zu stellen, da das ätiologische Spektrum sehr breit ist. Folgende Grundleiden können zu Paralysen bzw. Paresen führen:
– Kompression des Rückenmarks bei Wirbelfrakturen oder bei Vorfall der Zwischenwirbelscheibe z.B. bei Ferkeln, die von der Sau getreten wurden, bei Mineralisationsstörungen, bei Osteomyelitis oder bei chronischem Rotlauf etc.,
– Myelomalazien nach Lumbalanästhesie oder nach schockbedingten Durchblutungsstörungen (z.B. als Spätfolgen von

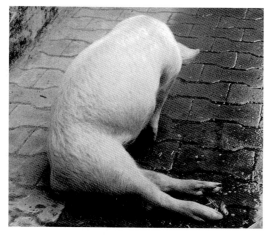

Abbildung 10-16 Querschnittslähmung durch Wirbelkanalabszeß nach Kannibalismus (Schwanzbeißen)

Kolienterotoxämie oder Serosen- und Gelenkentzündung),
- lokale, eitrige Myelitis und Myelomeningitis, im Zusammenhang mit generalisierter Pyobazillose, nach Schwanzbeißen etc. Am häufigsten wird *Arcanobacterium (Actinomyces) pyogenes* in diesen Prozessen nachgewiesen, gelegentlich Streptokokken. Auch bei Brucellose und Tuberkulose können solche Eiterprozesse mit Rückenmarkzerstörung vorkommen.

Literatur

FANKHAUSER, R., und R. WYLER (1953): Die Nervenkrankheiten des Schweines. Schweiz. Arch. Tierheilk. **95**, 585-619.

SCHULZ, L.-CL., und H. BEHRENS (1958): Schocksyndrom und seine pathogenetische Bedeutung bei Poliomyelomalazie und anderen Erkrankungen des Schweines. Zbl. Vet. Med. **5**, 977-1008.

10.6.4 Enzephalitische Erscheinungen bei anderen Erkrankungen (Symptoms of encephalitis in other diseases)

Bei der Differentialdiagnose von zentralnervösen Erscheinungen in Form von Inkoordinationen oder klonischen Krämpfen ist an weitere Krankheiten zu denken, die wegen ihrer besonderen Merkmale an anderer Stelle in diesem Buch abgehandelt sind und bei denen enzephalitische Erscheinungen nicht unbedingt regelmäßig auftreten.
Dazu gehören:
- Schweinepest
- Kolienterotoxämie
- Erbrechen und Kümmern der Saugferkel
- Serosen- und Gelenkentzündung
- Leptospirose
- Salmonellose und
- Paradoxe Reaktionen nach Behandlung mit Tranquilizern (z. B. Azaperon, Xylazin)

11 Muskelerkrankungen

K. Bickhardt

11.1 Pathophysiologische Grundlagen

Das Schwein ist aufgrund seiner Umzüchtung auf Fleischleistung prädestiniert für Myopathien. Das moderne Fleischschwein erreicht in 5–6 Monaten ein Mastendgewicht von 100 kg und ist damit fünfmal so schwer, wie gleichaltrige Wildschweine. Bei der Selektion auf Fleischmengenleistung wurde der Fettanteil am Schlachtkörper stark reduziert und die Gewebsstruktur der Muskulatur verändert. Die Muskeln der wertvollen Partien (Rücken und Schinken) enthalten bis zu 70 % Fasern des weißen Typs (IIb-Fasern), während diese Faserpopulation in den entsprechenden Muskeln des Wildschweines nur etwa 40 % ausmacht. Die beim Hausschwein dominierenden weißen Muskelfasern zeichnen sich durch große, stark variierende Faserkaliber aus, wodurch die Sauerstoffdiffusion zu den im Zellinneren liegenden Mitochondrien erschwert ist. Außerdem enthalten diese Muskelfasern viel Glykogen und zahlreiche Myofibrillen, aber nur wenige Mitochondrien. Sie bestreiten bei Belastung ihren Energiebedarf durch anaerobe Glykolyse, wobei sie Glykogen und Glukose zu Milchsäure (Laktat) abbauen. In Situationen außergewöhnlicher Belastung in Verbindung mit Streß kann die Laktatproduktion in der Muskulatur so beschleunigt sein, daß die daraus resultierende Laktazidämie zur metabolischen Azidose führt und über eine akute Herzinsuffizienz einen lebensbedrohenden kardiogenen Schock einleitet (s. Belastungsmyopathie, Abschn. 11.3.1).

Die Anteile der roten und vor allem intermediären Fasertypen (I- und IIa-Fasern) sind beim Hausschwein entsprechend geringer als beim Wildschwein. Diese Muskelfasern enthalten weniger Myofibrillen als die weißen, dafür aber zahlreiche Mitochondrien und viel Myoglobin, sie weisen einen geringeren Durchmesser auf. Dadurch wird der intrazelluläre Sauerstofftransport begünstigt. Rote und intermediäre Muskelfasern decken ihren Energiebedarf bei Belastung bevorzugt durch aeroben Fettsäure- und Glukoseabbau.

Während bei der recht häufigen genetisch bedingten Belastungsmyopathie des Schweines („Streßempfindlichkeit") die weißen Muskelfasern betroffen sind, manifestiert sich die ernährungsbedingte Muskeldegeneration (Vitamin-E-, Selen-Mangel, Intoxikation mit Ionophor-Antibiotika) hauptsächlich an roten Muskelfasern.

Bei diesen verschiedenen Myopathien des Schweines kommt es trotz unterschiedlicher Pathogenese zu relativ uniformen degenerativen Muskelfaserläsionen, die sich aber in ihrer lokalen Verteilung und im zeitlichen Ablauf durchaus unterscheiden.

Bereits in einem frühen Stadium der Muskelfaserdegeneration sind wichtige Funktionen der Zellmembran gestört, was zum Natrium- und Wassereintritt, zur Faserschwellung (Faserödem) und zum Kalium- und Proteinaustritt führt. Dabei gelangen im Zytosol gelöste Muskelenzyme in den Extrazellulärraum und damit in das Blutplasma. Bei fortgesetzter Störung des Muskelstoffwechsels kommt es zur Muskelfasernekrose (fokale Nekrose oder hyalinschollige Degeneration), wobei Basalmembran und Endomysium meist erhalten bleiben.

Dadurch ist die Voraussetzung für die spätere Regeneration der Muskelfaser gegeben, obwohl wichtige Zellorganellen zerstört und nahezu alle Enzyme an die extrazelluläre Flüssigkeit abgegeben sind.

Bestimmte Enzyme sind in der Muskelzelle in außerordentlich hohen Konzentrationen enthalten, so z. B. die muskelspezifische Kreatinkinase (CK) und die Aspartataminotransferase (ASAT, früher GOT). Erhöhte Konzentrationen dieser beiden Enzyme im Blutplasma weisen auf Muskelfaserdegenerationen bzw. -nekrosen hin. In roten Muskelfasern ist die Konzentration der mit dem Mitochondrienstoffwechsel assoziierten ASAT wesentlich höher als in weißen, während CK in beiden Muskelfasertypen etwa in gleicher Menge enthalten ist.

Rote und weiße Muskelfasern unterscheiden sich demnach u. a. auch durch das in ihnen enthaltene Konzentrationsverhältnis der beiden Enzyme. Der CK/ASAT-Quotient beträgt beim Schwein z. B. in roten Arealen des Musculus biceps femoris 35, dagegen im Musculus longissimus 100. Da die Halbwertzeit beider Enzyme im Blutplasma des Schweines fast gleich ist (etwa 5 Stunden), kann aus dem CK/ASAT-Quotienten erhöhter Enzymkonzentrationen im Plasma geschlossen werden, ob die Enzyme hauptsächlich degenerierten roten (CK/ASAT 20–50) oder weißen (CK/ASAT > 50) bzw. beiden (CK/ASAT ≅ 50) Muskelfasertypen entstammen. Bei Leberzelldegenerationen ist der CK/ASAT-Quotient im Plasma meist kleiner als 20, da in der Leber das Enzym CK praktisch nicht enthalten ist.

Während bei den systemischen Myopathien, Belastungsmyopathie und ernährungsbedingter Muskeldegeneration im weiteren Verlauf außerordentliche Regenerationsfähigkeit der betroffenen Muskeln zu beobachten ist, scheint die protrahierte Atrophie der Oberschenkelmuskulatur des Schweines durch fehlende Regeneration gekennzeichnet zu sein. Bei dieser Myopathie ist unklar, ob sie primär myogenen oder neurogenen Ursprungs ist, es dominieren Muskelfaseratrophien und in den Muskeln entwickeltes Fett- und Bindegewebe. Enzymaktivitätsanstiege im Plasma werden bei dieser Myopathie nur in ganz geringem Maße angetroffen.

11.2 Diagnostik der Myopathien

In der Regel weisen Myopathien keine spezielle klinische Symptomatik auf, so daß Enzymkonzentrationsbestimmungen im Blutplasma ein unentbehrliches Hilfsmittel sind (s. Tab. 11-1). Bestimmte Sonderfälle

Tabelle 11-1 Zur Differentialdiagnose der Myopathien

	Alter (kg)	Morb. %	Let. %	Verlauf	Hyperthermie	Beweg.-störung	Tachykardie	CK (U/l)	CK/ASAT
Latente BM	> 50	< 50	–	latent	–	–	+/–	> 2000	> 50
Akute BM	> 50	< 10	< 20	perakut	+++	+/–	+++	> 2000	> 50
Muskelnekrosen	> 50	< 5	< 20	akut	+	+/+++	+/++	>10000	> 100
Atrophie Oberschl.	> 30	< 20	0	chron.	–	–	–	*	*
Grätschen d. Ferkel	1.Tag	< 50	< 10	subakut	*	+++	*	*	*
Ernährungsbed. MD	> 30	< 50	< 20	subakut	–	+/–	–	> 2000	< 50
Salinomycinverg.	> 30	< 20	< 50	akut	–	+/+++	+/++	> 2000	< 50
Maulbeerherzkr.	> 20	< 20	> 50	akut	–	++	–	> 2000	< 20
Muskelrisse	Sauen	–	0	akut	–	+++	–	> 2000	< 50

BM Belastungsmyopathie, MD Muskeldegeneration, Morb. Morbidität in Würfen, Let. Letalität, – Symptom nicht vorhanden, +/– Symptom unregelmäßig vorhanden, +, ++, +++ Symptom schwach bis deutlich ausgeprägt, * Untersuchung nicht empfehlenswert mit ausgeprägten Asymmetrien der Muskulatur, wie Muskelatrophien (bei der Atrophie der kaudalen Oberschenkelmuskulatur oder als Folge der Akuten Rückenmuskelnekrose) oder voluminöse Muskelschwellungen (in Extremfällen der Akuten Rückenmuskelnekrose) bedürfen nicht der Bestätigung durch Enzymbestimmung im Plasma. Häufig ist bei den systemischen Myopathien des Schweines eine Schwäche der Bewegungsmuskulatur zu beobachten, so daß die Tiere ungern aufstehen, eine hundesitzige Haltung einnehmen oder nach Auftreiben einen schwankenden Gang und Muskeltremor zeigen (Akute Belastungsmyopathie, ernährungsbedingte Muskeldegeneration). Fast immer ist bei diesen Myopathien der Herz- und Kreislauf-Apparat in Mitleidenschaft gezogen, weshalb eine gründliche Kreislaufuntersuchung, gegebenenfalls nach provozierter Belastung, obligatorisch ist.

Literatur

BADER, R. (1983): Vergleichende histometrische und histologische Untersuchungen an der Skelettmuskulatur von Wild- und Hausschweinen. Berl. Münch. tierärztl. Wschr. **96**, 89-97.

BICKHARDT, K. (1969): Ein enzymatisches Verfahren zur Erkennung von Muskelschäden beim lebenden Schwein. Dtsch. tierärztl. Wschr. **76**, 601-604, 691-694.

BICKHARDT, K., und L. RICHTER (1980): Methodische Aspekte des Creatin-Kinase-Tests (CK-Test) beim Schwein. Dtsch. tierärztl. Wschr. **87**, 296-298.

Weitere Literatur s. Belastungsmyopathie, Abschn. 11.3.1.

11.3 Erbliche und angeborene Störungen

11.3.1 Belastungsmyopathie und Rückenmuskelnekrose (Porcine stress syndrome, Back muscle necrosis)

Unter dem Begriff Belastungsmyopathie versteht man Syndrome abnorm beschleunigter Glykolyse und Laktatbildung in der weißen Skelettmuskulatur, die auf einer erblichen Disposition, der sogenannten Streßanfälligkeit, beruhen und durch physische und psychische Belastungssituationen ausgelöst werden. Die Erkrankung ist von großer wirtschaftlicher Bedeutung. In der Regel ist sie klinisch latent (*latente Belastungsmyopathie*) und manifestiert sich erst nach dem Schlachten als blasses, weiches, wäßriges Fleisch (pale, soft, exudative muscle = *PSE*) oder als dunkles, festes, trockenes Fleisch (dark, firm, dry muscle = *DFD*).

Durch starke und ungewohnte Belastungen (z.B. Transport, Fixation zu Operationen oder Blutentnahme, Deckakt, Geburt) wird eine klinische Manifestation in Form von metabolischer Azidose, Herz- und Kreislaufinsuffizienz und eventuell plötzlichem Verenden ausgelöst (*Akute Belastungsmyopathie*).

In einigen Fällen wird das Krankheitsbild von lokalen Muskelnekrosen nach Belastung geprägt (*Akute Rückenmuskelnekrose*) (Tab. 11-2).

Der Begriff Belastungsmyopathie umfaßt auch Krankheitsbezeichnungen, die spezielle Erscheinungen desselben pathologischen Prinzips beschreiben, wie: Transporttod, plötzlicher Tod, Transportermüdung, Transportmuskeldegeneration, Porcine stress syndrome (PSS), Watery porc, Myopathie exsudative et depigmentaire. Die Bezeichnung Malignant hyperthermia syndrome (MHS) wurde früher synonym mit Porcine stress syndrome (PSS) verwendet, heute wird der Terminus MHS nur noch für die experimen-

Tabelle 11-2 Vergleich verschiedener Formen der Belastungsmyopathie (BM)

Manifestationsform	Latente BM (PSE)	Aktue BM (Transporttod)	Akute Muskelnekrosen
Klinische Abweichungen vor Manifestation	–	–	–
Blutenzymatische Abweichungen vor Manifestation	+	+	+
Blutenzymatische Abweichungen nach Testbelastung	++	++	++
Physische und psychische Belastung als Auslösung	+	++	+
Zeitpunkt der Manifestation nach Belastung	postmortal	bis 1 Stunde	3–10 Stunden
Laktazidose bei Manifestation, Hyperthermie	(+)	++	+
Herzinsuffizienz bei Manifestation	(–)	++	+
Bewegungsstörung bei Manifestation	(–)	+	++
Blutenzymatische Abweichung bei Manifestation	(–)	+	+++
Letalität durch kardiogenen Schock	(–)	ca. 50%	ca. 20%
Totenstarre tritt schnell ein	+	+++	+++
Generalisierte Weißfleischigkeit (PSE)	+	++	+
Muskelfaserdegenerationen	–	+	+++
Muskelfasernekrosen	–	–	+++

tell mit Halothan auslösbare Belastungsmyopathie verwendet, bei der Muskelkrämpfe das Krankheitsbild beherrschen.

Ätiologie und Pathogenese

Als Ursache der Belastungsmyopathie wird eine genetisch bedingte Empfindlichkeit gegenüber Belastungen angesehen (Streßempfindlichkeit). Die Heritabilität für das häufig vorkommende PSE-Syndrom beträgt durchschnittlich $h^2 = 0{,}3$. Fleischreiche Schweine mit hohen Anteilen weißer, großkalibriger Muskelfasern sind besonders betroffen (z. B. Belgische Landrasse, Pietrain, Hybriden dieser Rassen mit Deutscher Landrasse). Es besteht eine negative genetische Korrelation zwischen Fleischfülle und Fleischqualität. Dieser sogenannte Merkmalsantagonismus führt zwangsläufig zu einer Kontraselektion zugunsten des momentan wirtschaftlich erfolgreichen Merkmals. Mit der Zielsetzung, den Muskelfleischanteil am Schlachtkörper immer weiter zu erhöhen (z. Zt. 58 %), erfolgt unvermeidlich eine Züchtung auf Anfälligkeit für Belastungsmyopathie. Diese meist quantitativ bestimmten Merkmale sprechen für eine polygenetische Ätiologie der Belastungsmyopathie. Darüber hinaus ist das in Landrasse- und Piétrainpopulationen verbreitete, inzwischen genau charakterisierte MHS-Gen an der Ausprägung von Belastungsmyopathie beteiligt (Abb. 11-1). Das pathologische P-Allel (MHS-Gen) dieses Ryanodin-Rezeptor-Gens scheint für erhöhte Kalziumfreisetzung aus dem sarkoplasmatischen Retikulum der Muskelfasern unter Halothannarkose, wahrscheinlich auch bei spontanen Belastungen, verantwortlich zu sein. Dadurch werden Muskelkontrakturen ausgelöst, die zu sprunghaft gesteigerter anaerober Glykolyse, Laktazidose und Hyperthermie führen (MHS).

Zur spontanen Auslösung einer Belastungsmyopathie bedarf es ungewohnter psychischer und physischer Belastungen wie Transport, Umgruppierung, Rangordnungs-

Abbildung 11-1 Zur genetischen Ätiologie und Pathogenese der Belastungsmyopathie beim Schwein. Während die genetische Ursache und der polygenetische Charakter der Streßempfindlichkeit unstrittig sind, bestehen über Anzahl und Art der beteiligten Genorte noch große Kenntnislücken. Einige Genmarker (Blutgruppen etc.) stehen in mehr oder weniger enger Koppelung zum Genotyp streßempfindlicher Schweine. Das inzwischen gut untersuchte MHS-Gen kann durch Zuchtmaßnahmen eliminiert werden.

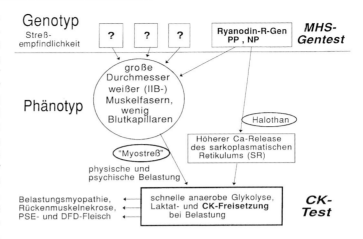

Das Phänomen der Streßempfindlichkeit ist allein dadurch jedoch nicht zu beseitigen. Hierfür ist der CK-Test besser geeignet, da er den pathologischen Phänotyp ganzheitlich erfaßt.

kämpfe, Auktionen, aber auch Deckakt und Geburt. Bei derartigen Belastungen führen erhöhter ATP-Verbrauch durch übermäßige Kontraktilität und verminderte ATP-Bereitstellung durch unzureichende oxydative Phosphorylierung zu einem akuten Energiedefizit in den weißen IIb-Muskelfasern. Hierfür ist vor allem die mangelhafte Sauerstoffversorgung der Muskelmitochondrien infolge zu großer Durchmesser und spärlicher Kapillarisierung dieser Muskelfasern verantwortlich. Am stärksten sind demzufolge Muskeln mit einem hohen Anteil an IIb-Fasern (bis 70 %, wie M. longissimus, M. semitendinosus) betroffen.

Das bei Belastung in den Muskelfasern entstehende Energiedefizit wird durch anaerobe Glykolyse nur unvollständig kompensiert, wobei große Mengen Milchsäure produziert werden. Die Ausbreitungsgeschwindigkeit des lokalen Energiedefizits und der Laktazidose in der Muskulatur sowie die entstehende Laktazidämie bestimmen die Ausprägung der verschiedenen Krankheitsbilder der Belastungsmyopathie.

Manifestationen und Verlauf

Latente Belastungsmyopathie, PSE- und DFD-Fleisch (s. Farbtafel IV, Abb. 9a–c)

Die Latente Belastungsmyopathie ist unter Ruhebedingungen und bei alltäglichen Anstrengungen klinisch unauffällig. Durch besondere Belastungen, wie z.B. schnelles Treiben, Deckakt beim Eber oder Geburt bei der Sau, können pathologische Reaktionen der Muskulatur und des Herz-Kreislauf-Systems ausgelöst werden. Obwohl die Tiere sich klinisch scheinbar schnell erholen, können die Plasmawerte des Laktats unmittelbar nach Belastung (über 10 mmol/l) und des muskelspezifischen Enzyms Kreatinkinase (CK, > 1000 U/l) 24 Stunden nach der Belastung mit einem CK/ASAT-Quotienten über 50 die Diagnose sichern (s. Abschn. Diagnose).

Erst durch den Schlachtvorgang wird eine postmortale Manifestation der latenten Belastungsmyopathie ausgelöst. Starke Erregung unmittelbar vor dem Schlachten und unvermeidliche Muskelexzitationen bei der Betäubung sowie der anschließende Blutentzug haben eine maximale Beschleunigung der anaeroben Glykogenolyse zur Folge. Dabei ist das bereits vorhandene latente

Energiedefizit in den weißen Muskeln der Schrittmacher dieser postmortalen Prozesse. Es kommt zu Störungen des intrazellulären Kalziumtransports im Muskel und in einem Circulus vitiosus zu weiteren postmortalen Muskelkontraktionen und zur Steigerung des Energieverbrauchs und der Glykogenolyse. Schon nach kurzer Zeit tritt die Totenstarre ein und nicht erst nach ein bis zwei Stunden, wie bei belastungsresistenten Schweinen. Die Beschleunigung der postmortalen Stoffwechselprozesse führt zur schnellen Milchsäurebildung, Senkung des pH-Wertes und Temperaturerhöhung im Muskel, so daß innerhalb einer Stunde nach der Schlachtung pH-Werte unter 5,6 bei einer Fleischtemperatur von über 40 °C erreicht werden (Abb.11-2). Unter diesen Bedingungen kommt es zur Denaturierung von Muskelproteinen und Ausbildung von blassem, weichen, wäßrigem Fleisch. Zur Zeit sind in Deutschland bis zu 10 % der Schlachtschweine hiervon betroffen.

Werden Schweine einige Stunden nach längerer, erschöpfender Belastung geschlachtet, so wird postmortal dunkles, festes und trockenes Fleisch (DFD) festgestellt. Diese Fleischveränderung beruht auf fehlender Fleischsäuerung, da das Muskelglykogen bereits intra vitam abgebaut wurde und für eine normale postmortale Glykolyse nicht mehr verfügbar ist. Niedrige Milchsäuregehalte und ein relativ hoher pH-Wert im Muskel, 24 Stunden nach der Schlachtung, sind charakteristisch für DFD-Fleisch (Abb. 11-2). Dem seltener vorkommenden DFD-Syndrom gehen ante mortem nur unspezifische Ermüdungserscheinungen voraus. Meist sind auch diese Tiere klinisch unauffällig.

Akute Belastungsmyopathie

Bei streßempfindlichen Schweinen kann starke, ungewohnte Belastung zu derart heftigen Muskelstoffwechselreaktionen führen, daß die lokale und generalisierte Laktazidose die Grenzen physiologischer Abläufe überschreitet und Selbstschädigung der betroffenen Muskeln oder des Gesamtorganismus nach sich zieht. Wenn die produzierte und in das Blut übergetretene Milchsäure durch andere Organe (Leber, Herz, Niere) nicht schnell genug metabolisiert wird, so entsteht eine dekompensierte metabolische Azidose mit schweren Störungen der Herz- und Kreislauffunktionen. Dabei ist durch Elektrolytverschiebung zwischen intra- und extrazellulärer Flüssigkeit (Natrium-Kalium-Austausch) und durch Änderung der auf Adrenalin und Noradrenalin reagierenden Strukturen zunächst die Kontraktilität der Herzmuskelfasern (negativ inotrope Wirkung der Azidose) und später auch der glatten Gefäßmuskulatur herabgesetzt. Es entwickelt sich zuerst eine Herzinsuffizienz, die bei fortdauernder Belastung innerhalb kurzer Zeit in einen kardiogenen Schock übergeht.

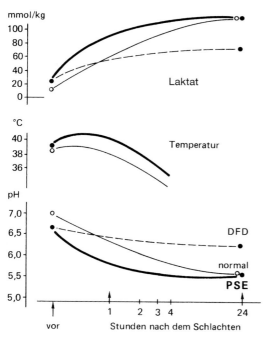

Abbildung 11-2 Charakterisierung der postmortalen Glykolyse durch Laktatkonzentration, Temperatur und pH-Wert im Rückenmuskel. Durch pH-Messung 45–50 Minuten und 24 Stunden nach dem Entbluten lassen sich PSE und DFD von normaler Muskelbeschaffenheit unterscheiden.

Erbliche und angeborene Störungen

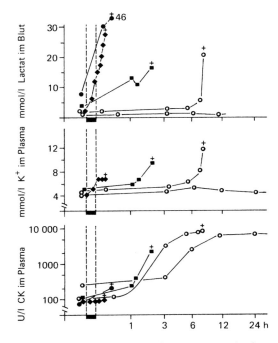

Abbildung 11-3 Veränderungen typischer Blutmeßgrößen bei 4 Tieren mit unterschiedlichem Verlauf der Belastungsmyopathie. Je nach Zeitpunkt des spontanen Todes (+) in Laktazidose finden sich erhöhte Kalium- (K^+) und Kreatinkinasewerte (CK). Die Anstiege der CK-Aktivitäten zeigen den Beginn der Muskelnekrosen.

Durch Kaliumfreisetzung aus Muskelgewebe und gedrosselter Kaliumelimination der Niere im Schock kann sich eine Hyperkaliämie entwickeln (Abb. 11-3). Gleichzeitig besteht infolge der forcierten Stoffwechselabläufe in der Muskulatur eine Hyperthermie, die im Verlauf des kardiogenen Schocks durch periphere Vasokonstriktion noch gesteigert wird. In der Endphase entwickelt sich ein Lungenödem, das schließlich zum Tode führt (s. Kardiogener Schock, Abschn. 8.2.9). Diese akute Verlaufsform der Belastungsmyopathie entwickelt sich meist innerhalb einer Stunde nach Beginn der Belastung. Die Tiere zeigen Zyanose der Rüsselscheibe, blasse Haut und Ohrvenenstauung, erhöhte Körpertemperatur (bis 42 °C, Hyperthermie-Syndrom) sowie beschleunigte und vertiefte Atmung (bis 80/min, Kussmaulsche Atmung) und stark erhöhte Herzfrequenz (bis 220/min). Häufig wird eine hundesitzige Haltung eingenommen. Außerdem treten Bewegungsstörungen in Form von Muskelschwäche und Tremor auf. Ein Teil der betroffenen Tiere verendet sehr schnell im kardiogenen Schock. Großflächige Zyanosen an Ohren und Unterbauch und kühle Haut sowie ein Lungenödem kennzeichnen dieses irreversible Stadium des Kreislaufversagens. Die Totenstarre tritt nach wenigen Minuten ein (s. Farbtafel IV, Abb. 10). Zur Zeit sterben in Deutschland etwa 0,5 % der Schlachtschweine an akuter Belastungsmyopathie (in Dänemark nur 0,03 %). Spontane Todesfälle bei Schwergeburten können ebenfalls auf diesem Phänomen beruhen.

Die an akuter Belastungsmyopathie verendeten Schweine zeigen Blutstauungen in den großen Körpervenen, Leberstauung, Lungenödem und Herzdilatation. Die weißen Areale der Rücken- und Schinkenmuskeln sind blaß, feucht und weich (PSE), die Muskelfaserstruktur ist aufgelockert. Histologisch werden wie bei PSE-Fleisch nebeneinander unveränderte Muskelareale oder Bereiche mit hydropischer Muskelfaserschwellung beobachtet, das Interstitium ist häufig ödematös verbreitert. Je nach Zeitpunkt des Todes nach der auslösenden Belastung finden sich beginnende Muskelfaserdegenerationen oder bereits Muskelfasernekrosen (Zenker-Degeneration). Gelegentlich werden auch degenerative Herzmuskelveränderungen (Kardiomyopathie) und myokardiale Blutungen angetroffen, die als Folge der schweren Laktazidose anzusehen sind.

Muskeldegenerationen und Akute Rückenmuskelnekrose

Wenn die Überlebenszeit bei akuter Belastungsmyopathie 2 Stunden überschreitet, so kommt es zur Degeneration und Nekrose von Muskelfasern. Das bestehende Energiedefizit und die lokale Azidose führen zu einem

Versagen der Natriumpumpe und zum Natrium- und Wassereinstrom in die betroffenen Muskelzellen. Durch das Anschwellen der Muskelfasern wird die Blutversorgung der betroffenen und benachbarter Fasern behindert. In einer Kettenreaktion, die sich über Stunden nach Belastung ausdehnen kann, werden immer mehr Muskelfasern in den degenerativen Prozeß durch Sauerstoffmangel hineingezogen. Diese Muskelfaserdegenerationen führen zum Enzymaustritt in das Blut und spiegeln sich in stark erhöhten Plasmakonzentrationen der Enzyme Kreatinkinase (CK) und Aspartataminotransferase (ASAT) wieder, die oft erst nach 24 Stunden ihr Maximum erreichen (CK: 2000–20000 U/l und mehr, s. a. Abb. 11-3). Infolge der Enzymherkunft aus weißen Muskelfasern überschreitet dabei der CK/ASAT-Quotient oft Werte über 100.

In der Regel bleiben selbst umfangreiche Muskelnekrosen klinisch latent, da sie auch disseminiert und in verschiedenen Muskeln mit größeren Anteilen weißer Muskelfasern auftreten.

In Extremfällen können umfangreiche Nekrosen im Rückenmuskel (M. longissimus) eine klinisch sichtbare Schwellung hervorrufen, die sogar zu einer temporären Verbiegung der Wirbelsäule führen kann (Akute Rückenmuskelnekrose, „Bananenkrankheit"). Wenn die betroffenen Tiere nicht am 1. Krankheitstag unter den Erscheinungen der akuten Belastungsmyopathie verenden, entwickelt sich ein länger dauerndes Krankheitsgeschehen. Am ersten Krankheitstag werden erhöhte Körpertemperatur (über 40 °C), Inappetenz, erhöhte Herz- und Atemfrequenz, Zyanose der Schleimhäute und starke Füllung der Ohrvenen beobachtet. Charakteristisch für die Krankheit sind der seitlich und dorsal gekrümmte Rücken und die derbe Schwellung des Rückenmuskels (Abb. 11-4). Daneben besteht häufig eine mehr oder weniger ausgeprägte, nicht lokalisierbare Bewegungsstörung. Wenn die Tiere überhaupt aufstehen können, zeigen sie einen klammen Gang, häufiges Ausruhen im Stand und Muskelzittern. Beim Auftreiben

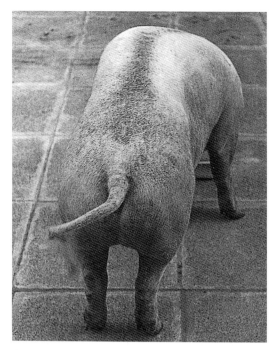

Abbildung 11-4 Akute Rückenmuskelnekrose am 3. Krankheitstag

schreien sie häufig, Aufstehen und Niederlegen bereiten ihnen offenbar Schmerzen. Einige erkrankte Tiere können nicht selbständig stehen, sie nehmen eine hundesitzige Haltung ein. Nach einigen Tagen bessert sich das Allgemeinbefinden. Im Bereich der geschwollenen Rückenmuskelpartie ist die Oberflächensensibilität nicht mehr erhalten. Dieses in vielen Fällen vorhandene Krankheitssymptom ist noch monatelang nach dem akuten Anfall feststellbar, während alle anderen Krankheitssymptome, auch Rückenkrümmung und Muskelschwellung, etwa 2–3 Wochen nach Krankheitsbeginn weitgehend verschwinden. Nur unspezifische Bewegungsstörungen lassen sich noch monatelang beobachten. Bei einigen Tieren bildet sich später im betroffenen Rückengebiet eine Muskelatrophie aus (Abb.11-5). In zahlreichen Fällen heilt die Akute Rückenmuskelnekrose wieder vollständig aus. Rezidive können vorkommen.

Erbliche und angeborene Störungen

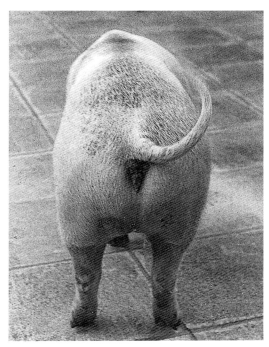

Abbildung 11-5 Muskelatrophie des linken Rückenmuskels, 4 Wochen nach akuter Rückenmuskelnekrose (dasselbe Tier wie in Abb. 11-4)

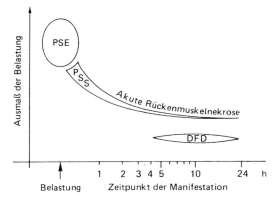

Abbildung 11-6 Beziehungen zwischen dem Ausmaß der Belastung und dem Zeitpunkt der unterschiedlichen Manifestationen bei Belastungsmyopathie

Die Prognose der Akuten Rückenmuskelnekrose ist in jedem Fall ungünstig, ein Teil der Tiere verendet im akuten Anfall. Schweine, die das akute Stadium überleben, sollten als Zuchttiere nicht verwendet werden. Die vollständige Ausheilung der Akuten Rückenmuskelnekrose dauert Monate, so daß auch Ausmästung unwirtschaftlich ist.

Die verschiedenen Manifestationen der Belastungsmyopathie können auch nebeneinander bestehen, zwischen akuter Belastungsmyopathie und frühen Stadien der Akuten Rückenmuskelnekrose bestehen im klinischen und pathologisch-anatomischen Bild fließende Übergänge (Abb. 11-3 und 11-6).

Diagnose und Differentialdiagnose
Die latente Belastungsmyopathie kann postmortal als PSE-Syndrom erkannt werden. Bei der üblichen Hälften-Präsentation bei der Schlachttieruntersuchung ist PSE allerdings nur schwer zu erkennen (M. gracilis). Einsetzen der Totenstarre innerhalb von 20 Minuten, pH-Werte unter 5,6 im Rückenmuskel 45 Minuten nach dem Schlachten oder ein blasser, wäßrig-feuchter Querschnitt des Rückenmuskels 24 Stunden nach dem Schlachten sowie ein deutlich positiver Ausfall der Quetschprobe dienen als Nachweis. Histologisch sind nur ein Muskelödem mit Verbreiterung des Interstitiums, gelegentlich einzelne Muskelfaserdegenerationen zu sehen.

Die systematische postmortale Erfassung von PSE- und DFD-Fleisch kann bei entsprechender Organisation für die züchterische Elimination streßempfindlicher Schweine genutzt werden (Nachkommen- oder Geschwisterprüfung). Bewährte Meßgrößen sind:
– pH45 (45 Minuten nach dem Schlachten),
– pH24 (24 Stunden nach dem Schlachten),
– Farbhelligkeit und elektrische Leitfähigkeit 24 Stunden nach dem Schlachten.

Je nach Meßstellen in verschiedenen Muskeln, Meßverfahren und Selektionsvorgaben müssen Grenzwerte definiert werden. In Dänemark ist durch langfristige Anwendung dieses Verfahrens die Züchtung streßresistenter Schweine gelungen (nur 0,03 % Todesfälle bei Schlachtschweinen).

Große züchterische Bedeutung hat auch die Erkennung der latenten Belastungsmyopathie (Streßanfälligkeit) beim lebenden Schwein. Von zahllosen vorgeschlagenen Verfahren sind heute zwei Methoden zur Erkennung von Streßanfälligkeit etabliert, der MHS-Gen-Test und der CK-Test (s. Abb. 11-1).

Beim MHS-Gen-Test wird in einer Blut- oder Hautprobe das Ryanodin-Rezeptor-Gen mit Hilfe der Polymerase-Kettenreaktion (PCR) isoliert und analysiert. Dadurch kann der Proband als homozygot (PP) oder heterozygot (PN) MHS-positiv bzw als frei (NN) vom MHS-Gen erkannt werden.

Der Kreatinkinasetest (CK-Test) wird vor allem in der Eigenleistungsprüfung eingesetzt. Er erfaßt die phänotypische Ausprägung der Streßempfindlichkeit durch eine Bestimmung der Kreatinkinase-Enzymaktivität im Blutplasma 24 Stunden nach einer standardisierten Testbelastung (Abb. 11-7). Hierfür wird bei Jungsauen ein muskelerregendes Präparat („Myostreß": Neostigminbromid und Atropin, je 0,05 mg/kg) injiziert, um milde Belastungsreaktionen auszulösen. Bei Jungebern kann der Deckakt auf dem Phantom als Standardbelastung verwendet werden. Nach 16 bis 24 Stunden (bei Läufern nach 8 Stunden) wird ein Tropfen Blut aus einer Ohrvene entnommen und auf Kreatinkinaseaktivität untersucht. Werte über 1000 U/l weisen auf Belastungsempfindlichkeit hin, Werte über 2000 U/l sind als pathologisch im Sinne manifester Belastungsmyopathie anzusehen (s. Tab. 11-1).

In der Schweiz und in einigen geschlossenen Zuchtbetrieben Norddeutschlands war die Züchtung streßresistenter Schweine mit Hilfe des CK-Tests – in der Schweiz kombiniert mit dem Halothantest – erfolgreich. Der früher vielfach verwendete Halothantest ist durch den MHS-Gen-Test überflüssig geworden. Blutgruppenmarker lieferten bisher in deutschen Schweinepopulationen keine verwertbaren Selektionskriterien.

Die akute Form der Belastungsmyopathie ist wegen ihrer unspezifischen Kreislaufsymptome und Bewegungsstörungen klinisch schwer zu diagnostizieren. Bei Sauen während und nach der Geburt wird sie häufig übersehen. Darüber hinaus kann sie leicht mit anderen Krankheiten verwechselt werden. Ionophorintoxikation, Maulbeerherzkrankheit sowie Endocarditis valvularis sind wichtige Differentialdiagnosen. Auch septikämische und toxische Allgemein-

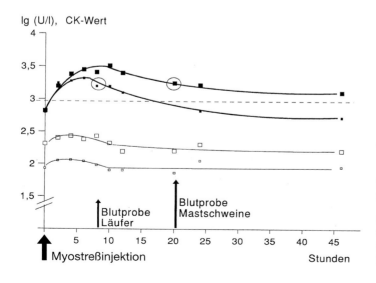

Abbildung 11-7 Anstieg der Kreatinkinasewerte (CK) im Plasma nach Testbelastung, induziert mit Neostigminbromid und Atropin („Myostreß").

□ Läufer, streßresistent (SR);
■ Läufer, streßempfindlich (SE);
□ Mastschweine, SR;
■ Mastschweine, SE

erkrankungen (Schweinepest, Rotlauf, Salmonellose, Kolienterotoxämie u. ä.) können zum Schock führen. Vorberichtliche Hinweise auf Belastungen und CK-Werte im Blutplasma über 2000 U/l bei einem CK/ASAT-Quotienten über 50 sichern die Diagnose Belastungsmyopathie (s. Tab. 11-1).

Schwere, systemisch verteilte Muskelnekrosen lassen sich nur mit Hilfe der CK- und ASAT-Bestimmung im Blutplasma intra vitam diagnostizieren (CK-Werte über 10 000, CK/ASAT etwa 100). Bei der postmortalen Untersuchung dominieren unspezifische Schockanzeichen wie bei der akuten Belastungsmyopathie. Frische disseminierte Muskelfasernekrosen sind makroskopisch nicht immer als solche zu erkennen, da sie vom PSE-Erscheinungsbild kaum zu unterscheiden sind. Erst die histologische Untersuchung typischer Muskelgebiete (M. longissimus, M. semitendinosus) führt zur Aufdeckung schwerer akuter Muskelfasernekrosen (Zenkersche Degeneration).

Die akute Rückenmuskelnekrose läßt sich aufgrund des charakteristischen klinischen Bildes im akuten Anfall gut erkennen. Im späteren Verlauf können die unspezifischen Bewegungsstörungen zu Verwechselungen mit anderen Krankheiten Anlaß geben (z. B. Polyarthritis, Arthrosis deformans tarsi). Der asymmetrische Ausfall der Rückensensibilität ist ein deutlicher Hinweis für das Vorliegen der Krankheit. Symmetrischer Verlust der Rückensensibilität im kaudalen Bereich in Verbindung mit motorischen Ausfallerscheinungen (hundesitzige Haltung) weist auf Querschnittslähmung durch Wirbelfrakturen, Vorfall der Zwischenwirbelscheibe bei Spondylarthritis oder Abszesse im Wirbelkanal hin.

In der ersten Krankheitswoche ist die Diagnose „Akute Rückenmuskelnekrose" durch den Nachweis extrem erhöhter Kreatinkinaseaktivität im Blutplasma (weit über 10 000 U/l) zu bestätigen. In Verdachtsfällen läßt sich die Diagnose auch noch Monate nach dem akuten Anfall durch histologische Untersuchung von Nadelbiopsieproben aus veränderten Arealen des Rückenmuskels sichern.

Spontan an Akuter Rückenmuskelnekrose verendete Tiere zeigen neben den lokalen Veränderungen im Rückenmuskel regelmäßig Schockzeichen, wie bei akuter Belastungsmyopathie. Der Rückenmuskel weist am ersten Krankheitstag neben PSE-Anzeichen vorwiegend weißgraue, feuchte, weiche Beschaffenheit mit zum Teil gewellten Muskelfasern auf, histologisch finden sich alle Stadien der Muskelfaserdegeneration bis zur Muskelfasernekrose. Eventuell sind auch normal erscheinende Muskelareale mit DFD-Charakter anzutreffen. An späteren Krankheitstagen sind die pathologisch-anatomischen Veränderungen des Rückenmuskels mannigfaltig: Weiße, wäßrige Gebiete wechseln mit schwarzroten, blutigen Herden (s. Farbtafel IV, Abb. 11). Von der 2. bis etwa zur 10. Woche nach Krankheitsbeginn werden mazerierte Muskelbezirke, bindegewebige Stränge und normales Muskelgewebe nebeneinander im Rückenmuskel angetroffen. Nach 3–4 Monaten ist der Rückenmuskel bis auf zurückbleibende dünne Narbenstränge weitgehend regeneriert.

Therapie und Prophylaxe

Die akute Form der Belastungsmyopathie ist durch sofortige Ruhigstellung und bei Hyperthermie durch kaltes Duschen der Tiere zu behandeln. Bei Sauen in der Geburt ist eine Intensivbehandlung zur Korrektur der metabolischen Azidose und der Herzinsuffizienz lohnend. Über einen Ohrvenenkatheter sollte eine Pufferlösung ($NaHCO_3$ 8,4%ig) langsam körperwarm infundiert werden (maximal 50 ml/min). Zur Behandlung der Herzinsuffizienz standen früher β-Methyldigoxin oder k-Strophanthin zur Verfügung. Beide Wirkstoffe sind zur Zeit nicht für lebensmittelliefernde Tiere zugelassen.

Bei klinisch gesunden Schweinen kann vor einer zu erwartenden Belastung die Anwendung von Betarezeptorenblockern

(Carazolol[1]: 0,05 mg/kg) erwogen werden. Die 3tägige Wartezeit verbietet eine Anwendung vor dem Transport von Schlachtschweinen.

Eine spezielle Therapie der Akuten Rückenmuskelnekrose ist nicht möglich, da zur Zeit der klinischen Feststellung die Muskelfasernekrosen schon weit fortgeschritten sind. Absonderung und Schonung der erkrankten Tiere ist notwendig. Eventuell ist eine Behandlung mit schmerzlindernden Mitteln angezeigt. Alle Behandlungsmaßnahmen sollten darauf abgestellt werden, weitere Anstrengung und Aufregung zu vermeiden, um einer eventuell letalen Herz- und Kreislaufinsuffizienz sowie einer weiteren Ausbreitung der Nekrosen in der Muskulatur zu begegnen.

Eine Manifestation der Belastungsmyopathie intra vitam (Transporttod) oder post mortem (PSE) kann weitgehend vermieden werden, wenn jede körperliche Belastung der Schweine ausgeschaltet wird. Das ist bei den gegenwärtigen Produktions-, Transport- und Schlachtmethoden kaum realisierbar, insbesondere werden Ausruhzeiten zwischen Transport und Schlachtung aus betriebstechnischen Gründen nicht eingehalten. Eine Ausruhzeit von 3-6 Stunden sollte vorgesehen werden.

Neben optimierten Haltungs- und Transportbedingungen kann als wirksame Prophylaxe nur die züchterische Selektion angesehen werden (s. Abschn. Diagnose).

Literatur

BADER, R. (1987): Histological findings in skeletal muscles of pigs with different stress susceptibility. J. Vet. Med. A **34**, 452-464.

BERGMANN, V. (1979): Belastungsmyopathien beim Schwein – Erscheinungsformen und Pathogenese. Monatsh. Veterinärmed. **34**, 21-28.

BERGMANN, V., A. GRAFE und H. SEIFERT (1990): Untersuchungen zur Pathomorphologie und Pathogenese des akuten Herz-Kreislauf-Versagens beim Schwein. 3. Mitt.: Histopathologische Myokardbefunde bei Schweinen mit transportbedingter Herz-Kreislauf-Insuffizienz. Arch. exp. Vet. Med. **44**, 521-532.

BICKHARDT, K., H. J. CHEVALIER, W. GIESE und H. J. REINHARD (1972): Akute Rückenmuskelnekrose und Belastungsmyopathie beim Schwein. Zbl. Vet. Med. A, Sonderheft 18.

BICKHARDT, K., H. J. CHEVALIER und K. TUCH (1975): Zur Ätiologie und Pathogenese der Akuten Rückenmuskelnekrose des Schweines. Dtsch. tierärztl. Wschr. **82**, 475-479.

BICKHARDT, K. (1983): Zur Diagnostik der Stressanfälligkeit beim Schwein. Prakt. Tierarzt **64**, 334-338.

CASSENS, R. G., D. M. MARPLE and G. EIKELENBOOM (1975): Animal physiology and meat quality. Adv. Food Res. **21**, 71-155.

FEWSON, D., A. RATHFELDER und E. MÜLLER (1993): Untersuchungen über die Beziehungen von Fleischanteil, Fleischbeschaffenheit und Streßresistenz bei verschiedenen Schweineherkünften. Züchtungskunde **65**, 284-296.

FUJII, J., K. OTSU, F. ZORZATO, S. DE LEON, V. K. KHANNA, J. E. WEILER, P. J. O'BRIEN and D.H. MAC LENNAN (1991): Receptor associated with malignant hyperthermia. Science **253**, 448-451.

HAMM, R. (1969): Das Problem des wäßrigen, blassen Schweinefleisches im Lichte der gegenwärtigen Forschung: biochemische Zusammenhänge. Fleischwirtsch. **49**, 652-656.

KADIMA-NKASHAMA, M., H. BOGNER, H. KRÄUSLICH, D. O. SCHMID, D. SPRENGEL, P. MATZKE, H. M. BLENDL und H. GEHRA (1985): Beziehungen zwischen Blutmarkern, Streßresistenz, Mast- und Schlachtleistung sowie Fleischbeschaffenheit beim Schwein der Deutschen Landrasse. Bayerisches Landwirtschaftl. Jahrb. **62**, Heft 5, 601-629.

MAILÄNER, CH., E. MÜLLER und D. FEWSON (1989): Beziehungen zwischen dem CK20- und dem CK80-Test bei halothanpositiven und halothannegativen DL-Schweinen. Züchtungskunde **61**, 279-285.

PEREZ, E., CORINNA STEINMANN und E. SCHOLL (1988): Belastungsreaktionen bei Ebern der Deutschen Landrasse und der Pietrainrasse während des Absamens am Phantom. Tierärztl. Prax. Suppl. **3**, 93-100.

REMPEL, W. E., L. MINGYU, S. E. KANDELGY, C. F. H. KENNEDY, L. R. IRVIN, J. R. MICKELSON and C. F. LOUIS (1993): Relative accuracy of the halothane challenge test and a molecular genetic test in detecting the gene for porcine stress syndrome. J. Anim. Sci. **70**, 1395-1399.

---

[1] Annex I, EU-VO 2377/90 in Deutschland z.Zt. kein zugelassenes Präparat

SCHMITTEN, F. (1993): Schweinefleisch in der Zuchtpraxis. Züchtungskunde **65**, 455-567.

THOONEN, I., und I. HOORENS (1960): Spiernecrose bij Varkens. Vlaams diergeneesk. tijdschr. **29**, 205-209.

WENDT, M., und K. BICKHARDT (1988): Belastungsreaktionen bei Sauen in Schwergeburt und nach Transport. Tierärztl. Prax. Suppl. **3**, 77-83.

11.3.2 Atrophie der kaudalen Oberschenkelmuskulatur (Asymmetric hindquarter syndrome)

Diese Myopathie wurde erstmalig 1967 in Norddeutschland beobachtet, später trat sie gelegentlich in Belgien und Holland, seit 1972 auch häufiger in Großbritannien auf. In England wurde ihr die Bezeichnung „Asymmetric hindquarter syndrome" gegeben.

Ätiologie und Pathogenese
Aufgrund der bisher in Deutschland und England gemachten Beobachtungen wird eine genetische Ätiologie mit wahrscheinlich rezessivem Erbgang vermutet. Meist sind mehrere Wurfgeschwister betroffen. In einzelnen Fällen trat bei wiederholter Paarung der Eltern von erkrankten Nachkommen die Schenkelatrophie nicht mehr in den Folgewürfen auf, so daß auch ungeklärte Umweltfaktoren ätiologisch in Betracht gezogen werden müssen. Ein Zusammenhang mit Injektionen in die Schenkelmuskulatur konnte nicht nachgewiesen werden. Das Krankheitsbild hat Ähnlichkeit mit den beim Menschen vorkommenden progressiven Muskeldystrophien, da das histologische Krankheitsbild von atrophischen Muskelfasern, infiltrierendem Bindegewebe und dem Mangel an Regenerationsfähigkeit geprägt ist. Die Pathogenese ist unbekannt, es ist unklar, ob es sich um eine neurogene oder eine primäre Myopathie handelt.

Klinisches Bild und Verlauf
Erste Anzeichen einer Oberschenkelatrophie zeigen sich mit etwa 30 kg Gewicht. Da meist eine einseitige Atrophie vorliegt, ist die asymmetrische Verteilung der Muskelmasse gut zu erkennen (Abb. 11-8). Im weiteren Wachstumsverlauf verstärkt sich die Asymmetrie, sie bleibt lebenslang bestehen. Andere Krankheitserscheinungen bestehen nicht, eine geringe Asymmetrie des Ganges und Schwierigkeiten beim Aufstehen und Hinlegen sind bei älteren Tieren gelegentlich zu beobachten.

Diagnose und Differentialdiagnose
Die Diagnose ist aufgrund des Muskelschwundes klinisch zu stellen. Bei der

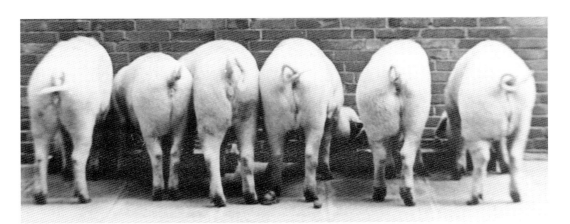

Abbildung 11-8 Atrophie der kaudalen Oberschenkelmuskulatur bei Wurfgeschwistern

Schlachtung läßt sich nachweisen, daß die langen Sitzbeinmuskeln, die Adduktoren und der Wadenmuskel in ihrer Masse erheblich vermindert sind. Insgesamt beträgt der Muskelschwund 1–2 kg pro Tier. Die makroskopische Beschaffenheit der betroffenen Muskeln ist weitgehend normal, stellenweise sind graue, bindegewebige Streifen zu sehen. Histologisch finden sich teils unveränderte Muskelfasern unterschiedlicher Querdurchmesser, teils Bindegewebs- und Fetteinlagerungen. Differentialdiagnostisch kommen Muskelatrophien als Folge traumatischer oder toxischer Einwirkungen (Injektionen agressiver Medikamente) sowie Inaktivitätsatrophien (nach Nervenquetschungen) in Betracht, die jedoch beim Schwein sehr selten und nur bei einzelnen Tieren anzutreffen sind.

Therapie und Prophylaxe

Die Atrophie der kaudalen Oberschenkelmuskulatur ist nicht heilbar. Die betroffenen Tiere sind als Mastschweine verwendbar, die Fleischbeschaffenheit nach dem Schlachten ist normal. Wegen des gut sichtbaren, unheilbaren Muskelschwundes werden die Tiere regelmäßig aus der Zucht ausgeschlossen, eine weitere Verbreitung der Krankheit ist deshalb nicht zu befürchten.

Literatur

BICKHARDT, K., S. UEBERSCHÄR und W. GIESE (1967): Protrahierte Atrophie der caudalen Oberschenkelmuskulatur beim Schwein. Dtsch. tierärztl. Wschr. **74**, 324-333.

DONE, J. T., W. M. ALLEN, J. BAILEY, P. M. DE GRUCHY and M. K. CURRAN (1975): Asymmetric hindquarter syndrome (AHQS). Vet. Rec. **96**, 482-488.

11.3.3 Grätschen bzw. Spreizen der Saugferkel (Splayleg)

Das Spreizen oder Grätschen der neugeborenen Ferkel ist ein weitverbreitetes Krankheitsbild und kann unter ungünstigen Haltungsbedingungen zu erheblichen Ferkelverlusten führen.

Ätiologie und Pathogenese

Die Erkrankung ist ätiologisch nicht geklärt. Sie tritt vorwiegend bei Schweinen moderner Zuchtrichtung (Landrasse) auf. Wahrscheinlich beruht sie auf einer genetischen Disposition, die im Zusammenwirken mit haltungsbedingten Streßeinwirkungen (insbesondere bewegungsarmer Haltung) während der Hochträchtigkeit zu erhöhten Blutspiegeln an Nebennierenrindenhormonen führt. Dadurch wird die fetale Reifung der Skelettmuskulatur verzögert. Durch Dauermedikation tragender Sauen mit Dexamethason läßt sich das Krankheitsbild bei den Ferkeln experimentell erzeugen. Die klinischen Erscheinungen werden durch unvollständige Ausreifung der Muskulatur (Hypoplasie der Myofibrillen) erklärt, ein früher Geburtseintritt, z.B. durch Partusinduktion, sowie Untergewicht betroffener Ferkel und ein glatter Fußboden sollen die Entstehung der Krankheit begünstigen. Die früher vermutete ursächliche Bedeutung einer Mangelernährung der Sauen (ungenügendes Angebot an essentiellen Aminosäuren, speziell Methionin und auch Cholin) und eine dadurch bedingte unzureichende Biosynthese von Proteinen und Enzymen cholinerger Nervenzellen bei den Feten bedarf noch der Abklärung. Die ursächliche Rolle von Fusarien-T-2-Toxin ist zweifelhaft, da durch experimentelle Verabreichung zwar das klinische Bild des Grätschens, nicht aber die myofibrilläre Hypoplasie hervorgerufen werden können.

Klinisches Bild und Verlauf

In der Regel sind mehrere Ferkel eines Wurfes mehr oder weniger deutlich betroffen. Die Ferkel zeigen unmittelbar nach der Geburt eine sitzende Haltung, wobei die Hintergliedmaßen seitlich oder schräg nach vorn abgespreizt werden (Abb. 11-9). Aufstehen oder Gehen gelingt häufig nicht oder nur unter Schwierigkeiten, in schweren

Erbliche und angeborene Störungen

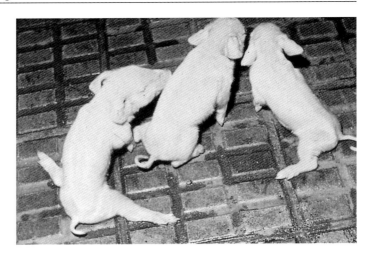

Abbildung 11-9 Grätschen der Saugferkel (Foto: Klinik für kleine Klauentiere, Hannover)

Fällen ist eine Fortbewegung mit Hilfe der Vordergliedmaßen nicht mehr möglich, da auch diese seitlich abgespreizt werden. Da die Ferkel nicht regelmäßig das Gesäuge aufsuchen, magern sie sehr schnell ab. Die Haut der Plantarseite der Hintergliedmaßen und der Analregion weist oft blutige Abschürfungen auf. Fluchtreaktionen beim Niederlegen der Sau können nur verzögert ausgeführt werden. Wenn die Ferkel Milch aufnehmen können und nicht von der Sau erdrückt werden, kommt es im Verlauf der ersten Lebenswoche zur Selbstheilung.

Diagnose und Differentialdiagnose
Die Diagnose ist aufgrund des klinischen Bildes zu stellen. Die histologische Untersuchung ist nur in frühen Krankheitsfällen verwendbar. In den ersten 48 Lebensstunden ist eine Hypoplasie der Myofibrillen in der Hintergliedmaßenmuskulatur histologisch nachweisbar. Derartige Hypoplasien werden in geringerem Ausmaß auch bei gesund erscheinenden Ferkeln angetroffen. Traumatisch bedingte Muskelrisse oder Beckenfrakturen können bei Saugferkeln, die von der Mutter teilweise erdrückt wurden, zu einem klinischen Bild führen, das dem des Spreizens ähnlich ist. Meist ist nur ein Ferkel betroffen, bei Beckenfraktur ist die Erkrankung nicht reversibel.

Therapie und Prophylaxe
Eine kausale Therapie ist nicht bekannt. Durch Fesselung der Hinterbeine soll die Selbstheilung beschleunigt und die Fluchtfähigkeit der Ferkel hergestellt werden (Abb. 11-10). Es ist unbedingt dafür zu sorgen, daß die Sau die behinderten Ferkel nicht erdrücken kann (Abferkelkäfig). Bei hoher

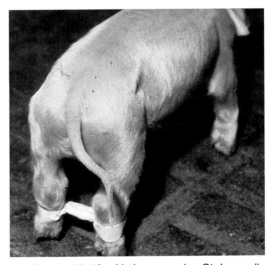

Abbildung 11-10 Verbessern des Stehvermögens bei Grätschferkeln durch Zusammenkoppeln der Hintergliedmaßen mit einem Heftpflasterstreifen (Foto: Klinik für kleine Klauentiere, Hannover)

Krankheitsfrequenz in einer Population sollte gegen Beinspreizen selektiert werden. Eine zu frühe Partusinduktion ist zu vermeiden.

Literatur

DERNELL, W. S. (1982): Myoclonia congenita and splayleg in swine: part 2. AGRI-PRACTICE **4**, No. 9, 37-39.

JIRMANOVA, I. and L. LOJDA (1985): Dexamethason applied to pregnant minisows induced splayleg in minipiglets. Zbl. Vet. Med. A **32**, 445-458.

KÖHLER, R., und W. SEFFNER (1975): Angeborenes Beinspreizen bei Saugferkeln. Monatsh. Veterinärmed. **30**, 259-262.

KOLB, E., und S. HILLERT (1983): Biochemische und klinisch-chemische Aspekte der Ursachen sowie des Entstehens des Stehunvermögens (Ausgrätschen) der neugeborenen Ferkel. Wiss. Zentr. Karl-Marx-Univ. Leipzig, Math.-Naturwiss. R. **32**, 295-304.

MAASS, P., und J. SCHULZE (1979): Zur genetischen Disposition des angeborenen Beinspreizens bei Saugferkeln. Monatsh. Veterinärmed. **34**, 20-21.

THURLEY, D. C. (1967): Muskulaturentwicklung und Gliedmaßenschwäche („leg weakness") bei Schweinen. Dtsch. tierärztl. Wschr. **74**, 336-338.

11.4 Parasitäre Veränderungen

11.4.1 Sarkosporidiose (Sarcocystis infection)

Beim Schwein parasitieren Sarkosporidien mit einer Häufigkeit von 0,2–20 % der Mastschweine und bis zu 40 % der Zuchtsauen (Deutschland). Die zwei Arten *Sarcocystis miescheriana* (*S. suicanis* und *S. suihominis*) kommen etwa gleich häufig vor. Nach experimentellen Infektionen mit sehr hohen Dosen erkranken Schweine innerhalb von zwei Wochen p.i. mit Fieber über 41 °C und herabgesetzter Anteilnahme an der Umgebung. Unter Erscheinungen von Dyspnoe und Zyanosen können die Schweine verenden. Spontane Erkrankungen und Todesfälle sind jedoch praktisch unbekannt oder werden übersehen. Das wird mit einem stabilen enzootischen Gleichgewicht erklärt, bei dem die Schweine durch wiederholte Aufnahme kleiner Sporozystenmengen (z. B. Einschleppung von Hundekot mit dem Schuhwerk) immunisiert werden und damit bei Reinfektionsmöglichkeiten eine akute Sarkozystose und die Ausbildung weiterer Zysten verhindert werden.

Bei der Schlachttier- und Fleischuntersuchung werden gelegentlich Schweine wegen Sarkosporidiose beanstandet (3–4 auf 1 Mio. Schlachtschweine).

11.4.2 Trichinose (Trichinellosis)

Im Gegensatz zu Ost-Südeuropa ist in Deutschland die Trichinose des Schweines außerordentlich selten und verläuft in der Regel symptomlos. Nur nach massiver Infektion von Schweinen mit *Trichinella spiralis* entsprechen der Verlauf und die Symptomatik den Beobachtungen bei der Trichinose des Menschen. Während der Invasions- und Vermehrungsphase im Darm bestehen Fieber, Inappetenz und eventuell Diarrhoe. Während des Migrationsstadiums, also etwa vier bis sechs Wochen nach Infektion, treten neben weiterbestehendem Fieber Unruhe, steifer und schwankender Gang, Schluck- und Atembeschwerden auf, die schließlich zum Tode führen. Da die Übertragung praktisch nur durch infiziertes Fleisch von Säugetieren möglich ist, dürfte die Ratte als natürliches Reservoir und gelegentliche Infektionsquelle für Haus- und Wildschwein eine Rolle spielen und latente Erkrankungen verursachen. Wegen der epidemiologischen Bedeutung derartiger Einzelfälle für den Menschen ist die Trichinenuntersuchung bei Schlachtschweinen vorgeschrieben, dabei werden bis zu 20 befallene Tiere auf 100 Mio. gefunden.

Literatur

BOROWKA, J. (1989): Die Ergebnisse der Schlachttier- und Fleischuntersuchung 1987. Quelle: Statistisches Bundesamt. Fleischwirtschaft **69**, 933.

GERLACH (1866): Die Trichinen. Hannover: Hofbuchdruckerei Gebr. Jänecke.

GROTHE, R. (1980): Trichinellose: Z. Allg. Med. **16**, 1133-1136.

POZIO, E. (1995): Ecology of Trichinella parasites in Europe on the threshold of the third millennium. Helminthologia **32**, 111-116.

RUPPERT, E. (1988): Fleischhygienestatistik 1986. Rundschau Fleischhygiene Lebensmittelüberwachung **40**, 65-66.

SCHAD, G. A., C. H. DUFFY, D. A. LEIBY, D. H. MURRELL and E. W. ZIRKLE (1987): Trichinella spiralis in an agricultural ecosystem: transmission under natural and experimentally modified on-farm conditions. J. Parasitol. **73**, 95-102.

SCHNIEDER, T., und M. ROMMEL (1983): Ausbildung und Dauer der Immunität gegen Sarcocystis miescheriana im Schwein bei kontinuierlicher Verabreichung kleiner Mengen von Sporozysten. Berl. Münch. tierärztl. Wschr. **96**, 167-170.

11.5 Alimentäre Störungen

11.5.1 Ernährungsbedingte Muskeldegeneration durch Vitamin-E- und Selenmangel (Muscular dystrophy, vitamin E and selenium deficiency)

Ätiologie und Pathogenese

Ernährungsbedingte Muskeldegenerationen (Nutritional muscular degeneration) sind bei vielen Tierarten experimentell durch Vitamin-E- und/oder Selenmangel im Futter in Verbindung mit einem Überangebot an polyungesättigten Fettsäuren auslösbar. Spontanfälle der ernährungsbedingten Muskeldegeneration traten beim Schwein in skandinavischen und nordamerikanischen Gebieten auf, deren Böden und Futterpflanzen wenig Selen enthalten oder deren Getreide oft klimabedingt verdorben sind. Bei uns sind spontane Erkrankungsfälle nur selten anzutreffen, da handelsübliche Futtermittel für Schweine regelmäßig mit Selen supplementiert sind. Bei ausschließlicher Fütterung mit bestandseigenen Futtermitteln von sandigen oder moorigen Böden wäre eine Selenunterversorgung in Betracht zu ziehen. Dagegen können durch Vitamin-E-Mangel bedingte Muskeldegenerationen eher erwartet werden, da Vitamin E auch in supplementierten Futtermitteln bei zu langer oder unsachgemäßer Lagerung durch Oxydation zerstört wird. Ausgekeimtes Getreide ist bereits vor der Ernte arm an Vitamin E. Durch derart veränderte Futterstoffe kann der Vitamin-E-Bedarf nicht mehr gedeckt werden. Zu einem relativen Vitamin-E-Mangel kann es kommen, wenn durch ein verstärktes Angebot an polyungesättigten Fettsäuren (z. B. Fisch- und Maisprodukte) oder übermäßige Vitamin-A-Zulagen der Vitamin-E-Bedarf noch erhöht ist.

Auch Intoxikationen durch Ionophore (Narasin, Monensin, Salinomycin), Gossypol (in Baumwollsaatprodukten) oder gleichzeitige Anwendung von Salinomycin und Tiamulin (Wechselwirkung mit Verstärkung) sowie Überdosierung von Chinoxalinen können zu Muskeldegenerationen führen. Bei diesen Intoxikationen werden wie beim Vitamin-E-Mangel regelmäßig auch Herzmuskel- und Leberdegenerationen angetroffen, die ein selbständiges Krankheitsbild bestimmen (s. Maulbeerherzkrankheit, Abschn. 8.2.5). Salinomycin ist zur Zeit das einzige Ionophor-Antibiotikum, das beim Schwein als Leistungsförderer zugelassen ist. Ist eine Medikation mit Tiamulin geplant, gehört es zur Sorgfaltspflicht zu überprüfen, ob sich Salinomycin in der Futtermischung befindet (Vergiftungsgefahr!).

Die Pathogenese der Erkrankung ist nicht vollständig geklärt. Dem Vitamin E wird eine wichtige Rolle bei der Regeneration ungesättigter Fettsäuren aus ihren Peroxyden an der inneren Zellmembran zugeschrieben. Selen ist Kofaktor einer intrazellulären Glutathionperoxidase (GSH-Px), die die Umwandlung von Fettsäureperoxiden in unschädliche Hydroxyfettsäuren katalysiert. Beim Fehlen einer oder beider Substanzen kommt es offenbar in Geweben mit hohem Sauerstoffumsatz (rote Muskelfasern, Herzmuskel, Leber) zur Schädigung von Zellmembranen und -organellen durch Peroxidradikale. Da in der Muskulatur nur eine selenabhängige GSH-Px vorkommt, ist dieses Gewebe besonders von einem Selenmangel betroffen, während die Leber beim Schwein auch eine selenunabhängige GSH-Px enthält und offenbar Selenmangel besser toleriert. Vitamin E und Selen können sich nicht gegenseitig ersetzen. Andererseits scheint es nicht möglich zu sein, die klinischen und pathologisch-anatomischen Veränderungen beider Mangelzustände grundsätzlich zu unterscheiden. Der Mangel einer oder beider Substanzen führt beim Schwein zu subakuter, fortschreitender Muskeldegeneration, von der bevorzugt die sogenannten roten Muskelfasern, die in allen Muskeln vorkommen, betroffen sind. Infolge des progredienten Verlaufs sind degenerierte und regenerierende Muskelfasern nebeneinander anzutreffen.

Klinisches Bild und Verlauf
In der Regel erkranken Läufergruppen von 20–60 kg Gewicht. Ein Teil der Tiere ist klinisch inapparent und nur enzymatisch und histopathologisch nachweisbar erkrankt, andere zeigen Apathie und unspezifische, generalisierte Bewegungsstörungen wie Paresen, Ataxien oder Muskeltremor. Akute Krankheitsfälle mit Tachykardie und tödlichem Ausgang sind selten, in der Regel ist der Verlauf protrahiert.

Diagnose und Differentialdiagnose
Die Diagnose ist allein aufgrund des klinischen Bildes nicht zu stellen. Epidemiologische Befunde (Futteranamnese, betroffene Altersgruppen) in Verbindung mit erhöhten Plasmaenzymaktivitäten (CK > 2000, CK/ASAT < 50, s. Tab. 11-1) führen zum Krankheitsverdacht. Im Gegensatz zur Belastungsmyopathie ist durch vergleichsweise starken Anstieg der ASAT der CK/ASAT-Quotient der erhöhten Enzymgehalte im Plasma kleiner als 50. In Zweifelsfällen ist die histopathologische Untersuchung der Muskulatur hilfreich für die Diagnosestellung. Bei der pathologisch-anatomischen Untersuchung erscheint die Muskulatur unverändert oder graugelb bis weiß verfärbt. Histologisch finden sich Muskelfaserdegenerations- und Regenerationsprozesse nebeneinander in diffuser Verteilung. Diese Veränderungen zeigen sich mehr oder weniger intensiv in der gesamten Muskulatur, wobei insbesondere rote Muskelfasern und auch der Herzmuskel betroffen sind (s. Maulbeerherzkrankheit, Abschn. 8.2.5). Hierin liegt ein wesentliches Unterscheidungsmerkmal zur Belastungsmyopathie, bei der nur die Muskelgruppen mit überwiegend weißen Muskelfasern primär verändert sind. Die Abgrenzung der ernährungsbedingten Muskeldegeneration gegenüber der Maulbeerherzkrankheit und der Hepatosis diaetetica, die hauptsächlich als Folgen von Vitamin-E-Mangel und Intoxikationen mit Ionophorantibiotika angesehen werden, ist prinzipiell blutenzymatisch und pathologisch-anatomisch möglich, nicht selten treten alle drei Erkrankungsformen gleichzeitig auf.

Bei gehäuftem Auftreten dieser Erkrankungen im Bestand ist zur Aufklärung der primären Ursache die kostspielige Bestimmung von Selen und Vitamin E (α-Tocopherol) im verwendeten Futter und im Blutplasma betroffener Tiere entscheidend. Als Referenzwerte im Blutplasma sind für Selen 0,1–0,5 mg/l und für α-Tocopherol 1–5 mg/l anzusehen. Im Futter sollten die im folgenden Abschnitt „Therapie und Prophylaxe" aufgeführten Mengen enthalten sein.

Therapie und Prophylaxe
Bei rechtzeitiger Behandlung ist die Prognose der ernährungsbedingten Muskeldegeneration günstig. Vitamin-E- und Selen-

zulagen zum Futter heilen bzw. verhüten die ernährungsbedingte Muskeldegeneration. 10–60 I.E. α-Tocopherol und 0,2–0,5 mg Selen je Kilogramm Futter sind anzustreben, wenn mit erhöhtem Angebot an ungesättigten Fettsäuren gerechnet werden muß. Unverdorbene Alleinfutter auf der Basis einheimischer Getreideschrotmischungen enthalten in der Regel durch Zusätze ausreichende Vitamin-E- und Selenmengen. Insbesondere Selen sollte nur zugesetzt werden, wenn nach der Deklaration bzw. den Bestandteilen der Mischung noch keine Se-Ergänzung erfolgte, um Intoxikationen sicher zu vermeiden. Eine Gehaltsbestimmung ist wünschenswert, aber zu aufwendig. Chronische Selenintoxikation ist bei Selengehalten über 5 mg/kg Futter möglich (s. Selenvergiftung, Abschn. 10.5.2).

Literatur

HOPPE, P. P., F. J. SCHOENER and M. FRIGG (1992): Effects of dietary retinol on hepatic retinol storage and on plasma and tissue alpha-tocopherol in pigs. Internat. J. Vit. Nutr. Res. **62**, 121-129.

LANNEK, N. (1963): Muscular dystrophy in pigs, aetiological aspects. Proc. 17th World Vet. Congr., Hannover, 1263-1267.

LANNEK, N. (1967): Zwei Formen von Muskeldegenerationen bei Schweinen. Dtsch. tierärztl. Wschr. **74**, 321-324.

MOIR, D. C. and H. G. MASTERS (1979): Hepatosis dietetica, nutritional myopathy, mulberry heart disease and associated hepatic selenium levels in pigs. Austr. Vet. J. **55**, 360-364.

SCHLOTKE, B. (1975): Die Maulbeerherzkrankheit oder diätetische Mikroangiopathie. Tierärztl. Praxis **3**, 303-308.

VLEET, J. F. VAN (1980): Current knowledge of selenium-vitamin E deficiency in domestic animals. J. Am. Vet. Ass. **176**, 321-325.

WALLIMANN, M., R. HANIMANN, A. VON ROTZ und H. JUCKER (1984): Zur Selen- und Vitamin E-Versorgung des Schweines. Beziehungen zur Maulbeerherzkrankheit. Teil 1 und 2. Schweiz. Arch. Tierheilk. **126**, 553-570, 621-631.

11.5.2 Muskeldegeneration der Saugferkel nach Eisenapplikation (Muscle degeneration in baby pigs after iron injection)

Todesfälle nach Eisenapplikation treten bei Saugferkeln selten auf und haben verschiedene Ursachen. Ein Teil dieser Zwischenfälle beruht auf Skelettmuskeldegeneration und akutem Herzstillstand. Dieses Krankheitsbild ist spontan nur in den Ländern beobachtet worden, in denen auch die ernährungsbedingte Muskeldegeneration gehäuft vorkommt.

Ätiologie und Pathogenese

Die durch Eisenapplikation auslösbare Muskeldegeneration tritt bei Ferkeln auf, deren Mütter während der Trächtigkeit ein Futter erhielten, das arm an Vitamin E und reich an ungesättigten Fettsäuren war. Die Muttertiere selbst zeigen in der Regel keine ernährungsbedingte Muskeldegeneration, sie erscheinen klinisch gesund. Ihre Milch enthält jedoch weniger Vitamin E und mehr polyungesättigte Fettsäuren als die normal ernährter Sauen. Die Pathogenese der Muskeldegeneration ist nicht bekannt, vermutlich fördert das applizierte Eisen Peroxydationsprozesse im Gewebe.

Klinisches Bild und Verlauf

Wenige Stunden nach der Eisenapplikation zeigen die betroffenen Ferkel Apathie, körperliche Schwäche, Schwanken und Muskelspasmen. Nach kurzer Zeit tritt Dyspnoe und Herzstillstand ein. Hierfür soll eine Hyperkaliämie infolge Kaliumfreisetzung aus der Muskulatur verantwortlich sein.

Diagnose und Differentialdiagnose

Das plötzliche Sterben eines ganzen Ferkelwurfes nach Eisenapplikation läßt den Verdacht auf latenten Vitamin-E-Mangel aufkommen. Entscheidend ist jedoch der pathologisch-anatomische Nachweis von Muskeldegenerationen. Differentialdiagnostisch ist bei plötzlichen Todesfällen nach Eisenapplikation eine Anaerobierinfektion durch die Injektion selbst oder eine Kalziphylaxie bei gleichzeitiger Gabe von Vitamin D_3 (s. 14.3.3) in Betracht zu ziehen.

Therapie und Prophylaxe
Die überwiegende Zahl der erkrankten Ferkel stirbt innerhalb weniger Stunden nach der Eiseninjektion. Eine Behandlung bereits erkrankter Ferkel ist also wegen des perakuten Verlaufs wenig aussichtsreich. Bei Verdacht auf Vitamin-E-Mangelversorgung der Sauen sollten den Ferkeln einen Tag vor der Eisenapplikation 10–20 mg α-Tocopherol injiziert werden. Diese Behandlung sollte versuchsweise auch bei bereits erkrankten Tieren angewandt werden.

Literatur
LANNEK, N., P. LINDBERG and G. TOLLERZ (1962): Lowered resistance to iron in vitamin-E deficient piglets and mice. Nature **195**, 1006-1007.
PATTERSON, D. S. P., W. M. ALLEN, D. C. THURLEY and J. T. DONE (1967): The toxicity of Iron-Dextran in piglets. Vet. Rec. **80**, 333-334.

11.6 Sonstige Muskelerkrankungen

11.6.1 Muskelrisse (Muscle ruptures)

Bei Sauen werden zur Zeit der Geburt gelegentlich Rupturen des M. adductor oder des M. gracilis beobachtet.

Ätiologie
Muskelrisse entstehen durch traumatische Einwirkungen, z.B. Niederstürzen allgemein geschwächter Tiere.

Klinisches Bild und Verlauf
Betroffen sind meist mehrgebärende Sauen. Sie nehmen eine hundesitzige Haltung ein, wobei die Hintergliedmaßen seitlich und nach vorn gespreizt werden, auch mit Unterstützung können oder wollen sie nicht aufstehen. Häufig zeigen die medialen und plantaren Hautpartien am Metatarsus und an den Afterklauen blutige Hautabschürfungen infolge vergeblicher Aufstehversuche. Die Sensibilität im Bereich der Gliedmaßen ist nachweisbar, der Allgemeinzustand der Tiere ist meist unverändert. In leichten Fällen kommt es nach ein bis zwei Wochen zur Ausheilung.

Diagnose und Differentialdiagnose
Aufgrund des klinischen Bildes ist die Diagnose nach Ausschluß von Apophyseolysis und Epiphyseolysis wahrscheinlich, da Beckenfrakturen und Symphysenrisse nur sehr selten vorkommen. Der Nachweis erhöhter Enzymaktivitäten der Kreatinkinase (CK) und der Aspartataminotransferase (ASAT) kann nur bedingt den Verdacht auf Muskelriß bestätigen, da Sauen mit Veranlagung zur Belastungsmyopathie (Streßempfindlichkeit) regelmäßig nach Geburten erhöhte Enzymaktivitäten im Blutplasma aufweisen. Bei Muskelrissen der Adduktoren ist allerdings die ASAT überproportional erhöht, so daß CK/ASAT-Quotienten unter 50 resultieren. Bei betroffenen Sauen, die geschlachtet werden oder aus anderen Gründen verenden, lassen sich charakteristische pathologisch-anatomische Veränderungen nachweisen. Der M. gracilis oder der darunterliegende M. adductor sind im Bereich der Symphyse lokal aufgelockert und blutig durchtränkt. Histologisch finden sich in Abhängigkeit vom Alter des Prozesses Muskelfaserzerreißungen, Gewebsblutungen, Muskelfaserdegenerationen und bindegewebige Reparationsprozesse. Differentialdiagnostisch ist an Frakturen im Beckenbereich, Symphysenriß, Apo- und Epiphyseolysis, Querschnittslähmung bei Wirbelfraktur oder Wirbelabszeß zu denken. In den beiden letzten Fällen ist die Sensibilität

im Bereich der Gliedmaßen meist erloschen. Alle genannten Erkrankungen zeigen im Gegensatz zu Muskelrissen keine Heilungstendenz.

Therapie und Prophylaxe
Die Prognose der Muskelrisse ist abhängig von ihrem Ausmaß. Durch gegenseitige Fesselung der Hintergliedmaßen auf einen Abstand von 30 cm können die Ausheilung begünstigt und weitere Zerreißungen vermieden werden. Nach Fesselung der Hintergliedmaßen sind Ausheilungen von Muskelrissen innerhalb von 2–3 Wochen beobachtet worden. In den meisten Fällen ist nach Fesselung und weicher Lagerung eine Wiederherstellung zu erwarten (eigene unveröffentlichte Beobachtungen).

11.6.2 Seltene Myopathien (Rarely occurring muscle disorders)

Einige Myopathien des Schweines sind nur als Einzelfälle oder als isoliertes Bestandsproblem aufgetreten, sie sollen bibliographisch erwähnt werden. So wird ein „Pietrain Creeper Syndrom" als zunächst anfallsweise auftretendes, später progressives Zittern und Festliegen bei zwei bis zwölf Wochen alten Ferkeln beschrieben, das offenbar genetisch bedingt in einzelnen Würfen bei Pietrainschweinen vorgekommen ist.

Literatur

BRADLEY, R. and G. A. H. WELLS (1979): Developmental muscle disorders in the pig. Vet. Annual **18**, 144-157.

WELLS, G. A. H., P. J. N. PINSENT and J. N. TODD (1980): A progressive, familial myopathy of pietrain pig: The clinical syndrome. Vet. Rec. **106**, 556-558.

Weitere Einzelfälle sind in folgenden Arbeiten beschrieben:

DWIVEDI, J. N. (1968): Eosinophilic myositis in a pig. Indian Vet. J. **45**, 13-14.

LANGPAP, A. (1966): Pseudohypertrophia lipomatosa bei einem Schwein. Schlacht-Viehofztg. **66**, 293.

LASZLO, F. (1938): Über die Muskelhypoplasie des Schweines. Dtsch. tierärztl. Wschr. **46**, 369-371.

MONTRONI, L. et F. TESTI (1965): Alterazioni infrastrutturali nella miodistrofia spontanea in un suino. Acta med. vet., Napoli, **11**, 505-523.

SCHILLING, E. (1957): Angeborene doppelseitige Atrophie des M. biceps beim Schwein. Anat. Anzeiger **104**, 150-156.

SEIBOLD, M. R. and C. L. DAVIS (1967): Generalized myositis ossificans (familial) in pigs. Path. Vet. **4**, 79-88.

12 Gliedmaßen- und Skeletterkrankungen

K. H. LAHRMANN und H. PLONAIT

12.1 Klinische Diagnostik

Bereits die Ruhehaltung von Schweinen kann Hinweise auf Schäden am Bewegungsapparat geben. Hausschweine liegen den weitaus größten Teil des Tages, werden aber bei Anwesenheit fremder Personen unruhig, legen sich, einmal aufgestanden, nicht wieder oder nehmen zumindest keine entspannte Position ein. Die Adspektion des ruhenden Tieres steht daher, wie beim Schwein allgemein, am Anfang des Untersuchungsganges.

Das wache, aufmerksame Schwein nimmt Brustlage mit gebeugten, unter den Leib gezogenen Vorder- und Hintergliedmaßen ein. Streckung der Gliedmaßen nach vorn kann auf Schmerzen bei der Beugung („Hangbeinlahmheit") oder bei der Belastung der Klauenwand (Rehe) hindeuten oder auf Bewegungsunvermögen (gestörter Muskel- oder Nervenfunktion) beruhen.

Mit zunehmender Entspannung, im Ablauf des physiologischen Schlafrhythmus, aber auch als Behaglichkeitsäußerung bei Körperpflege oder Säugeakt, gehen Schweine in Seitenlage mit gestreckten Gliedmaßen über. Die Bevorzugung einseitiger Seitenlage zur Entlastung schmerzender Gliedmaßen oder ausbleibender Wechsel zur Brustlage, um die dafür erforderliche Gliedmaßenbeugung zu vermeiden, sind an der Braunfärbung des Haarkleides in der Flanke durch Harn zu erkennen (charakteristisch für Gelenkrotlauf).

Die hundesitzige Stellung wird von gesunden Schweinen nur kurzfristig vor dem Aufstehen eingenommen. Längeres Verharren in dieser Haltung ist eine Ersatzhandlung für beabsichtigtes Stehen. Es ist fast immer durch Schmerzen bei Belastung der Hintergliedmaßen („Stützbeinlahmheit") oder Versagen des aktiven Bewegungsapparates bedingt. Die Streckung der Hintergliedmaßen ist oft mit Grätschen verbunden.

Eine Ausnahme bilden Sauen in Kastenständen, deren Bewegungsspielraum im Stehen sehr eng ist. Sie zeigen im Sitzen ein „Trauern" genanntes Verhalten. Auch das Bestreben, Spaltenböden im hinteren Standbereich nicht zu betreten, hat Hundesitz zur Folge, oft allerdings erst dann, wenn schmerzhafte Gliedmaßenschäden eingetreten sind (s. o.).

Tiere, die bevorzugt sitzen, sind nach dem Auftreiben an haarloser, oft rötlich gefärbter Haut im Bereich der langen Sitzbeinmuskulatur zu erkennen. Zusätzlich können sich Hilfsschleimbeutel am Calcaneus („Piephacke") sowie plantar und kaudolateral im Bereich des Tarsometatarsalgelenkes einstellen (s. Haltungsbedingte Hautveränderungen, Abschn. 5.7).

Auf die Beobachtung des Liegeverhaltens folgt die Beurteilung der im Stehen eingenommenen Haltung. Wenn eine entspannte Seitenlage des Patienten es ermöglicht, sollte aber zuvor noch die Unterseite der Klauen betrachtet und palpiert werden, weil sie, von Ferkeln abgesehen, sonst nur unter Narkose zugänglich ist.

Die Beurteilung der im Stehen eingenommenen Haltung und mehr noch des Fortbewegungsablaufs erfordert eine ausreichend große, feste Fläche, die weder glatt noch uneben sein darf. Auf engem Raum, der zu Wendungen zwingt, in Anwesenheit von Boxgenossen und auf Spaltenböden sind nur bedingt Aussagen möglich.

Zunächst wird die gleichmäßige Belastung der Gliedmaßen in Ruhe beobachtet, die sich am ehesten durch kurzfristiges Futterangebot erreichen läßt. Zu achten ist auf bevorzugte Entlastung einer Gliedmaße (Schonen) oder schnellen Belastungswechsel (Trippeln, Schildern). Ferner fallen dabei abnorme Stellungen auf, wie Karpalbeugehaltung (bei Osteopathien oder Gelenkrotlauf), säbelbeinige, kuhhessige Stellung der Hintergliedmaßen (bei Stallklauenbildung, Osteochondrose), steile, zehenenge Stellung mit Belastung der Zehenspitze eines oder beider Hinterbeine (bei Epiphyseolysis oder Gonitis).

Bei sehr schmerzhaften Gliedmaßenerkrankungen können die Tiere jeden Versuch des Aufstehens, auch nach Unterstützung, verweigern, oder es ergeben sich hochgradig unkoordinierte Bewegungen, die zum Ausgleiten führen. Dann ist es oft schwer zu entscheiden, ob Lahmheit oder Lähmung die primäre Ursache ist. Charakteristisch für hochgradige Schmerzen ist das Stehen auf den gebeugten Karpalgelenken, wobei zusätzlich der Unterkiefer aufgestützt wird. Diese Haltung dient meist der Entlastung der Hintergliedmaßen (z. B. bei Epiphyseolysis), kann aber auch durch Schmerzen distal der Karpalgelenke (oder Radialislähmung) zustande kommen.

Ebenfalls als Zeichen starker Schmerzen beim Stehen an mehreren Gliedmaßen (z. B. Polyarthritis) sind gekrümmter Rücken und unter den Leib gestellte Gliedmaßen zu deuten. Eine derart verkrampfte Haltung sollte nicht als Zeichen einer Wirbelsäulen- oder Rückenmuskelerkrankung mißdeutet werden. Oft ist sie von Muskeltremor begleitet. Zu dauernder Aufkrümmung des Rückens (Kyphose) können angeborene, degenerative, entzündliche und traumatische Wirbelerkrankungen führen.

Abzugrenzen sind aufgekrümmter Rücken als Zeichen des Unwohlseins, besonders Schmerzen im Abdomen, z. B. bei Peritonitis, und die asymmetrische Schwellung bei akuter Rückenmuskelnekrose adulter Schweine. Asymmetrie der Oberschenkel- und Beckenmuskulatur stellt sich durch Inaktivitätsatrophie als Folge chronischer Lahmheit ein. Sie kann auch durch Ablösung des Sitzbeinhöckers (Apophyseolysis) zustande kommen. Myogener oder neural bedingter Muskelschwund ist abzugrenzen.

Die Bewegung sollte im Schrittempo von der Seite sowie von hinten beobachtet werden. Von vorn sieht man wegen des gesenkten Kopfes wenig, und es ist auch schwierig, Schweine gerade auf eine Person zuzutreiben. Im Gehen fallen auch weniger schmerzhafte Zustände auf, die sich meist durch kürzere Belastung der betroffenen Gliedmaße (schnelleres Fußen der gesunden und nickende Kopfbewegung) äußern. Daneben werden Gangveränderungen bemerkt, die in schleuderndem Schritt aus der Hüfte mit gestreckten Gliedmaßen (bei Arthrosis deformans tarsi) oder streichendem, verkürztem Zehenspitzengang (bei Epiphyseolysis des Femurkopfes) bestehen können oder auf zentralnervöse Funktionsstörungen hinweisen (Ataxie, „Parademarsch").

Zusammenfassend muß betont werden, daß die Beobachtung von Haltung und Bewegung zwar wertvolle Hinweise auf die mögliche Ursache einer Lahmheit gibt, kaum jemals aber für sich schon eine sichere Diagnose gestattet. In der Regel kann die betroffene Gliedmaße erkannt werden, die dann näher und bevorzugt auf die vermutete Veränderung hin untersucht wird. Unter Praxisbedingungen ist dieser Teil des Untersuchungsganges durch fehlenden Bewegungsraum behindert und bei schweren Bewegungsstörungen auch kaum anwendbar.

Die Adspektion der einzelnen Gliedmaßen folgt formal der Beurteilung des Patienten in Ruhe und Bewegung. Man beginnt distal am Klauenschuh einer Vordergliedmaße und schreitet nach proximal, dann nach kaudal fort. Sohle und Ballen sind am stehenden Schwein nicht zugänglich. Ihre Untersuchung erfolgt am noch ruhenden Tier oder in Narkose. Dann ist auch die Exploration tiefreichender Läsionen mit der Knopfsonde oder durch Freilegen mit dem Rinnenmesser möglich. Zu achten ist an der Klaue auf

Hornspalten und -klüfte, Panaritium, Rehesymptome (Wärme und Druckempfindlichkeit, zwischen den Afterklauen fühlbare Pulsation), übermäßiges Wachstum (Stallklauen) und Deformation der Klaue. Häufige Veränderungen an Sohle und Ballen sind Rißbildungen, wucherndes oder nekrotisches Ballenhorn und Blutergüsse in der Lederhaut („Steingalle").

Die Haut der Gliedmaße wird von distal nach proximal auf Verletzungen, Entzündungszeichen, Abszesse, Haarlosigkeit, Scheuerstellen, Dekubitus und Schleimbeutelbildung untersucht. An den Gelenken wird neben Entzündungszeichen (Druck-, Beuge- und Rotationsempfindlichkeit, Wärme, Rötung, Umfangsvermehrung) auf vermehrte Füllung geachtet, die sich durch Ausfüllung physiologisch palpierbarer Vertiefungen und, falls hochgradig, auch anhand von Fluktuation nachweisen läßt.

Die Palpation an der Gliedmaße von Schweinen, besonders aber der Nachweis von Schmerzreaktionen, gelingt nur, wenn die Berührung des Patienten nicht mit einer Einschränkung der Bewegungsfreiheit einhergeht. Jedes Festhalten einer Gliedmaße wird mit heftigen Abwehrbewegungen beantwortet. Ruhiges Verhalten und lockeres Mitgehen bei langsamen Bewegungen des palpierten Bereichs sind Voraussetzung verwertbarer Befunde. Eine individuelle oder situationsbedingte Berührungsempfindlichkeit und Neigung zu Schreckreaktionen sind zu beachten.

Beim Aufsuchen und Beurteilen der einzelnen Gelenke gemäß Abbildung 12-1 und 12-2 sollten die folgenden Hinweise beachtet werden:

- Klauengelenk: Im Bereich des Processus extensorius bei abgebeugtem Gelenk palpieren.
- Kron- und Fesselgelenk: Orientierung an den Bandhöckern. Nach Beugung ist der Gelenkspalt von kranial fühlbar.
- Karpalgelenk: Die obere Konturlinie des Os accessorium verläuft in Höhe des proximalen Gelenkspaltes, der bei gebeugter Gliedmaße laterodorsal fühlbar ist.
- Ellenbogengelenk: zugänglich im Bereich der Fossa supracoronoidea lateralis (Olecranon von kaudal umfassen).
- Schultergelenk: Befunderhebung auf Gelenkumgebung beschränkt (Umfangs-

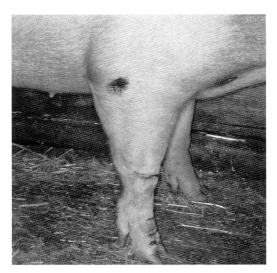

Abbildung 12-1 Gelenkspalten bzw. Palpationsstellen an der Vordergliedmaße des Schweines

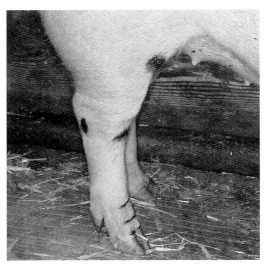

Abbildung 12-2 Gelenkspalten bzw. Palpationsstellen an der Hintergliedmaße des Schweines

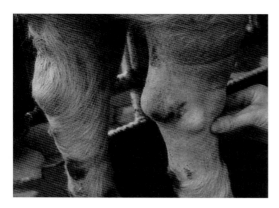

Abbildung 12-3 Vermehrte Füllung des Tarsalgelenks. Bei Druck auf die Beugeseite wölbt sich der Gelenksack zwischen dem Malleolus lateralis und dem Calcaneus vor. (Foto: Klinik für kleine Klauentiere, Hannover)

vermehrung, Berührungsschmerz). Asymmetrie der Schulterpartien bei Betrachtung von vorn.
- Sprunggelenk: Unmittelbar distal des lateralen und medialen Malleolus liegen die latero- und mediodistalen Anteile des Talokruralgelenkes. Fluktuation durch Umfassen des Calcaneus von kaudal her auslösbar („Kreuzgalle"). Bei vermehrter Füllung des Gelenkes wird eine Vorwölbung auf der Beugeseite fühlbar und umgekehrt (s. Abb. 12-3).
- Kniegelenk: Von der Crista tibiae über die Tuberositas tibiae zum mittleren geraden Kniescheibenband und zur Patella vorpalpieren. Gelenksack des Femorotibialgelenkes beiderseits des mittleren geraden Kniescheibenbandes. Bei starker Gelenkfüllung gelingt die Palpation des Kniescheibenbandes nur undeutlich.
- Hüftgelenk: Die palpatorische Befunderhebung von außen ist unergiebig. Untersuchung auf Krepitation durch Handauflegen auf den Trochanter major beim Gehen, sonst in Seitenlage unter Narkose (Hilfsmittel: Phonendoskop).

Häufiger Befund bei einstreulos gehaltenen Schweinen: akzessorische Schleimbeutel an Knochenvorsprüngen der Gliedmaßen. Konsistenz weich bis knochenhart, nicht schmerzhaft. Sie sind keine Lahmheitsursache, manchmal, besonders bei unsymmetrischem Auftreten, ein Folgesymptom (s. Abb. 5-11).

Die Sondierung von Klauendefekten und Fisteln, die Gelenkpunktion und der Nachweis von Frakturen und Epiphyseolysis sowie meist auch die Adspektion von Sohle und Ballen sind nur in Narkose durchführbar. Erforderliche Behandlungsmaßnahmen können sich anschließen und sollten vorbereitet werden. Ausnahmen von dieser Regel sind die Untersuchung ruhiger Zuchttiere durch vertraute Personen oder die Fixation mit Spezialeinrichtungen (OP-Wagen, Modell Hannover; Zwangsstände zur Klauenbehandlung). Bei Fleischrassen entsteht durch Fesselung ohne Sedation allerdings ein erhebliches Risiko der Belastungsmyopathie.

Bei hochgradigen Bewegungsstörungen der Hintergliedmaßen ist die Untersuchung der Wirbelsäule und Beckenknochen angebracht.

Wirbelfrakturen, die meist den Brust- bzw. Lendenwirbelbereich betreffen, sind durch Schmerzreaktion auf kräftigen, allmählich zunehmenden Druck auf die Dornfortsätze nachweisbar. Oft liegen gleichzeitig Querschnittslähmung und erloschene Hautsensibilität vor.

Apophyseolysis eines oder beider Sitzbeinhöcker ist durch Absacken der Sitzbeinmuskulatur im Stehen, hundesitzige bzw. nach hinten gestreckte Gliedmaßenstellung und Krepitation (palpatorisch oder auskultatorisch) gekennzeichnet. Der Verdacht des Bruches von Beckenknochen oder eines Symphysenrisses kann oft durch rektale Untersuchung bestätigt werden.

Für die Gelenkpunktion sind wegen der zu erwartenden Abwehrbewegungen Narkose und zur Infektionsprophylaxe Reinigung und Desinfektion, möglichst auch Rasur der Punktionsstelle geboten. Grundsätzlich werden sterile Einweginstrumente verwendet. Für Zellzählung und Ausstrich sind heparinpräparierte Monovetten® (Hersteller: Sarstedt) zweckmäßig.

Zugänglich sind folgende Gelenksäcke:
- Talokruralgelenk (von lateral)
  1. in der Gelenkbeuge kranial des Malleolus fibulae mit lateromedialer Stichrichtung oder
  2. zwischen Fibulaende und Calcaneus in kraniodistaler Richtung.
- Kniegelenk (die drei Gelenksäcke stehen miteinander in Verbindung)
  Lateral des mittleren geraden Kniescheibenbandes etwas proximal der Mitte zwischen Tuberositas tibiae und Patella mit kaudomedialer Stichrichtung.
- Karpalgelenk (Articulatio antebrachiocarpea)
  In den bei gebeugter Gliedmaße fühlbaren Gelenksspalt wird in kraniokaudaler Richtung eingestochen.
- Ellenbogengelenk:
  Ausgehend von der Palpation der Crista epicondylica lateralis des Humerus bei gebeugtem Gelenk kommt man
  1. nach distal zum lateralen Epicondylus. In die kaudal davon fühlbare Fossa supracoronoidea lateralis wird nach kraniomedial gestochen.
  2. Im proximalen Bereich der Crista epicondylica lateralis durch das Caput laterale des M. triceps brachii in mediodistaler Richtung auf die Fossa olecrani zustechend.

Die durch Punktion gewonnene Gelenkflüssigkeit wird durch Abtropfen einer kleinen Menge aus der Kanüle beurteilt.

Physiologisch wäre eine fadenziehende, annähernd farblose Synovia. Aus gesunden Gelenken ist sie wegen geringer Menge kaum zu gewinnen, eher schon bei aseptischer Arthritis (Torsion, Stauchung) oder Arthrose (Osteochondrose).

Als Entzündungssymptom kommt es durch Blutbeimengung zu rötlicher bis bräunlicher Färbung, bei chronischen geringgradigen Veränderungen, z.B. durch Mykoplasmen, zur leichten Gelbfärbung der Synovia.

Eingewanderte Leukozyten führen zur Trübung, in hochgradigen Fällen wird der Gelenkinhalt rahmig-dickflüssig und ist nur mit weiten Kanülen zu gewinnen. Durch Abbau des Hyaluronats (Mukopolysaccharide) verliert die Synovia ihre Viskosität und tropft wasserartig ab. Ein hoher Fibringehalt macht sich durch grießartige Beimengung und schnelle Gerinnung des Punktats bemerkbar.

Physiologische Synovia enthält zwischen 0,2–1,0 G/l (0,2–1,0 Tausend/mm^3) an Zellen, davon erweisen sich im Ausstrich höchstens 10 % als neutrophile Granulozyten. Bei traumatischer, aseptischer Arthritis bleibt die Zellzahl unter 1,0 G/l, Infektionen lassen sie deutlich darüber ansteigen. Zur Einsendung für bakteriologische Untersuchungen wird der Polyäthylenkonus des Entnahmegeräts durch Anbrennen verschweißt.

Eine über die klinische Untersuchung des Patienten unter Praxisbedingungen hinausgehende Diagnostik von Skelett- und Gelenkerkrankungen ist durch die Sektion (vor allem makroskopisch, einschließlich Erregerisolierung), durch Untersuchung von Blutproben, Futteranalyse und Knochenbiopsie beim Verdacht von Mineralstoffmangelosteopathie sowie durch die Anfertigung von Röntgenbildern gegeben.

Letztere, vor allem für die Lehre und Erforschung der Pathogenese wertvolle Methodik, ist von BOLLWAHN (1965) eingehend dargestellt worden. Aus Kostengründen und epidemiologischen Erwägungen wird ihre an eine Tierklinik gebundene Anwendung in der Praxis auf Einzelfälle beschränkt sein.

Literatur

Bollwahn, W. (1965): Klinische Diagnostik der Lahmheiten beim Schwein unter besonderer Berücksichtigung der Röntgenuntersuchung. Hannover: Tierärztl. Hochsch., Habil.-Schr.

BOLLWAHN, W. (1966): Zur Methodik der klinischen Lahmheitsdiagnostik beim Schwein. Dtsch. tierärztl. Wschr. **73**, 373-377.

BOLLWAHN, W. (1967): Die Zusammensetzung der Synovia bei entzündlichen und degenerativen Gelenkerkrankungen des Schweines. Dtsch. tierärztl. Wschr. **74**, 341-346.

COMBS, N. R., E. T. KORNEGAY, M. D. LINDEMANN, D. R. NOTTER and F. H. WELKER (1991): Evaluation of a bone biopsy technique for determining the calcium and phosphorus status of swine from weaning to market weight. J. Anim. Sci. **69**, 664-672.

HILL, M. A., H. D. HILLEY and R. H. C. PENNY (1986): Skeletal system. In: LEMAN, A. D. et al. (eds.), Diseases of Swine, 6th ed. Ames: Iowa State University Press.

PUGH, O. L. and R. H. C. PENNY (1966): A crate for the restraint of large pigs. Vet. Rec. **79**, 390-391.

STRAW, B. E. and D. J. MEUTEN (1986): Physical examination. In: LEMAN, A. D. et al. (eds.), Diseases of Swine, 6th ed. Ames: Iowa State University Press.

WISSDORF, H. (1965): Das Kniegelenk des Schweines. Anatomische Grundlagen und Injektionsmöglichkeit. Dtsch. tierärztl. Wschr. **72**, 289-294.

WISSDORF, H. (1965): Das Ellenbogengelenk – Articulatio cubiti – des Schweines. Grundlagen für die Gelenkinjektion. Dtsch. tierärztl. Wschr. **72**, 569-570.

WISSDORF, H. (1966): Das Tarsalgelenk des Schweines. Gelenkkapselverhältnisse und Injektionsmöglichkeiten. Zbl. Vet. Med. A **13**, 378-383.

WISSDORF, H., und K. NEURAND (1966): Das Karpalgelenk des Schweines – Grundlagen für die Gelenkinjektion. Dtsch. tierärztl. Wschr. **73**, 396-404.

12.2 Erbliche und angeborene Erkrankungen

12.2.1 Arthropathia deformans (Osteochondrose-Syndrom, „Beinschwäche") (Osteochondrosis, „Leg weakness")

Gleichzeitig mit Ausrichtung der Zucht auf Fleischansatz und schnelles Wachstum und einer diesem Wachstumspotential entsprechenden Fütterung traten bei Zucht- und Mastschweinen zunehmend Bewegungsstörungen auf, die ihrer unspezifischen Symptomatik und Lokalisation wegen zunächst die Bezeichnung „Beinschwäche" erhielten. Sie wurden erstmalig eingehend untersucht, als an den straffen Tarsalgelenken langer, fleischreicher Landrasseschweine Symptome auffielen, die dem Spat des Pferdes ähnelten und eine Ursache der Impotentia coeundi bildeten. Inzwischen sind hochgradige Erkrankungen dieser Art hierzulande aufgrund zuchthygienischer Maßnahmen seltener geworden.

Der Anteil der Osteochondrosen an den Abgangsursachen wegen Lahmheit betrug nach epidemiologischen Erhebungen in den USA und Kanada dennoch 40–50 %. Die wirtschaftliche Bedeutung liegt vor allem in der eingeschränkten Nutzungsfähigkeit bzw. Nutzungsdauer von Zuchttieren und in der Mastverzögerung. Degenerative Veränderungen sind häufig an den Karpal- und Tarsalgelenken, aber auch in unterschiedlicher Ausprägung an anderen Gelenken und Epiphysenfugen der Gliedmaßen sowie an der Wirbelsäule zu beobachten.

Ätiologie und Pathogenese

Der Zucht auf Frühreife in der Gewichtszunahme und Geschlechtsreife mit etwa 8 Monaten steht bei den heute gezüchteten Schweinen eine langsame Skelettentwicklung gegenüber, bei der das Längenwachstum der Knochen mit 3 Jahren endet und die Osteonstruktur des erwachsenen Skeletts mit 4 Jahren erreicht wird. Der Knochenbau junger Schweine ist daher sowohl statisch, durch das Unterstützen eines relativ schweren Körpers, als auch dynamisch, durch die Einwirkung übermäßiger Muskelkräfte, überlastet. Dadurch ergeben sich neben Epiphysenablösungen, Verformung der Epiphysenfugen und Mikrofrakturen auch Gelenkveränderungen, die durch Überbelastung der Knorpelschicht zustande kommen.

Tangential- und Radiärzone des Gelenkknorpels, welche die Gleit- und Polsterfunktion der Gelenkfläche ausüben, werden beim erwachsenen Tier von verkalktem Knorpel und einer dichten Knochenplatte unterstützt. Beim Jungtier schließt sich an Tangential- und Radiärzone als Wachstums-

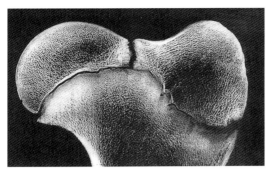 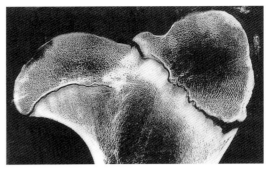

Abbildung 12-4 Arthrosis deformans am Femurkopf. Der linke Knochen ist nahezu normal, der rechte zeigt Abflachung und Verformung der Gelenkfläche, Schäden des Knorpels und des darunterliegenden Knochengewebes sowie unregelmäßige Epiphysenfugen. (Röntgenstrukturaufnahmen von Knochenschliffen: DÄMMRICH, Berlin)

schicht der Epiphysenknorpel an, welcher nur von Grundsubstanzpfeilern und Spongiosabälkchen getragen wird. Auf Druck reagiert diese schwache Struktur mit Verformung und Abplattung der Gelenkflächen. An besonders druckbelasteten Stellen wird die Knorpelzellproliferation im Gelenkknorpel oder in der Wachstumszone gestört. Dünnere Knorpelschichten, rinnenartige Einsenkungen, schließlich Spaltbildung oder Knorpeldefekte durch Abschilferung sind die Folge. Da es sich um junge Tiere handelt, finden sich entstehende Defekte neben älteren, die durch proliferative Vorgänge ausgefüllt werden. Die Synovia ist in betroffenen Gelenken vermehrt.

Derartige Verformungen, Degenerations- und Ausheilungsanzeichen können sich an allen Gelenken finden, nicht nur in den straffen Gelenken des Tarsus, sondern häufiger noch am Talokruralgelenk, am Caput femoris und an den Kondylen des Femurs (Abb. 12-4), am Caput humeri und an der Trochlea humeri sowie an den Karpalgelenken. Charakteristisch ist die Chondrosis dissecans mit schuppenförmiger Knorpelablösung auf den konvexen Gelenkflächen (Abb. 12-5). Aus der Pathogenese erklärt sich, daß sowohl Stellungsanomalien zur Arthropathia deformans prädisponieren, wie auch zunehmende Gelenkveränderungen die Gliedmaßenstellung verändern können. Die Schwere der Veränderungen wird entscheidend bestimmt vom Grad des Mißverhältnisses von Körpermasse und Skelettreife. Es ergibt sich aus dem Zusammenwirken von genetischer Veranlagung, Haltungsbedingungen und Fütterungsintensität.

In Nachkommenprüfungen wurden für Skelettläsionen (Osteochondrose) Heritabilitätswerte (h^2) zwischen 0,2 und 0,6 ermittelt, für klinische Befunde („Leg weakness") lagen sie niedriger (0,1–0,5). Die züchteri-

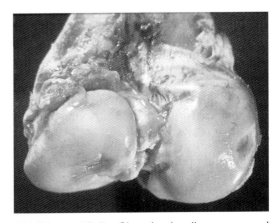

Abbildung 12-5 Chondrosis dissecans und deformierte Gelenkflächen am distalen Humerusende eines Schweines (Foto: DÄMMRICH, Berlin)

sche Beeinflussung ist schwierig, weil nur schwere Knorpel- und Knochenveränderungen in enger Beziehung zur klinischen Symptomatik stehen.

Futterzusammensetzung einschließlich Mineralstoffversorgung, Haltungsweise, Absetz- oder Umgruppierungsstreß und Geschlecht haben keinen primären Einfluß. Es ist jedoch naheliegend, daß ungewohnte Bewegungsformen, z.B. erstmalige Umstellung auf Spaltenböden oder einseitige Belastung der gesunden Gliedmaßen bei Lahmheiten anderer Genese, Arthropathia deformans provozieren können. Ebenso kann fehlende Bewegungsmöglichkeit bei schnellem Wachstum (kleine Flatdeckabteile, Überbelegung) durch einseitige Belastung zur Deformation von Gelenken und Epiphysenfugen führen.

Klinische Erscheinungen und Verlauf

Obwohl die Arthropathia deformans eine weitverbreitete Lahmheitsursache schnell wachsender Schweine ist, besteht nur ein loser Zusammenhang zwischen dem Grad der Gelenkveränderungen, die sich bei der Schlachtung zeigen und den zuvor beobachteten Bewegungsstörungen. Es gibt auch keine für diese Erkrankung charakteristische Lahmheit.

Eine allmählich zunehmende symmetrische Bewegungsstörung mit Bevorzugung hundesitziger Stellung, eventuell begleitet von palpierbar vermehrter Gelenkfüllung ohne periartikuläre Entzündungssymptome und einem geringgradig serösen, gelblichtrüben, aber entzündlich unveränderten Gelenkpunktat bei Schweinen mit zierlichem Knochenbau in der Endmast, ist andererseits ein häufig anzutreffendes Krankheitsbild.

Erste Krankheitserscheinungen können mit 50 kg Körpergewicht auftreten, besonders gefährdet sind Jungeber in Eigenleistungsprüfung bei ad libitum Fütterung. Die Futterverwertung ist nicht herabgesetzt, sofern die Tiere nicht vom Futter abgedrängt werden. Frühe Anzeichen beeinträchtigten Stehvermögens bei Patienten, die sich noch auftreiben lassen, sind die Bildung akzessorischer Schleimbeutel an Tarsus oder Carpus und haarlose, gerötete Kaudalflächen der Schinken. In der Regel ist eine fortlaufende Verschlechterung zu erwarten. Besserung durch Ausheilen schmerzhafter Läsionen ist möglich.

Diagnose und Differentialdiagnose

Die ursprünglich für pathognomisch geltenden, chronisch-ankylosierenden Veränderungen der distalen Tarsalgelenke mit medialer Osteophytenbildung bei Zuchtschweinen sind selten geworden. Gleiches gilt vom Frühstadium dieses Krankheitsbildes mit Tarsalgelenkfüllung und gestrecktem, streifendem Vorführen der Hintergliedmaße durch schleudernde Beckenbewegungen. Plötzlich auftretende Lahmheiten sprechen gegen degenerative Gelenkveränderungen. Sie können durch akute mechanische Überbelastung der unreifen Skelettstruktur zustande kommen und auf geringgradigen aber schmerzhaften Periostreizungen durch Mikrofrakturen im Bereich der Insertionsstellen von Sehnen oder Bändern beruhen.

Ob eine im Bestand gehäuft beobachtete Bewegungsstörung durch Arthropathia deformans verursacht ist, ergibt sich am ehesten durch Ausschluß anderer Ursachen chronischer Lahmheit, vor allem Mineralstoffmangelversorgung und Gelenkrotlauf, aber auch durch sorgfältige Überprüfung auf Klauenschäden. Der Nachweis typischer Gelenkveränderungen bei der Schlachtung für sich allein beweist wenig, da sie bei allen Schweinen mehr oder weniger häufig vorliegen.

In Einzelfällen kann der Nachweis arthrotischer Veränderungen im Röntgenbild (Abb. 12-6) zur Diagnosestellung bei wertvollen Zuchttieren beitragen.

Therapie und Prophylaxe

Eine kurzfristige Besserung der Bewegungsstörung durch mehrmalige i.m. Injektion von analgetisch-antiphlogistisch wirksamen Substanzen, wie z.B. Meloxicam (0,4 mg/kg KM), oder von Präparaten, welche die physiologische Beschaffenheit der Synovia und

Erbliche und angeborene Erkrankungen

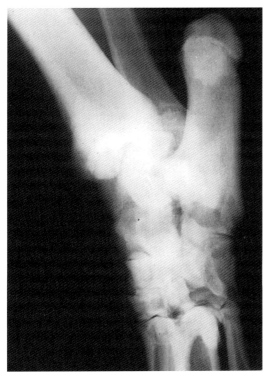

Abbildung 12-6 Arthrosis deformans tarsi eines Ebers. Am Röntgenbild fallen vor allem die Veränderungen an den straffen Gelenken auf.

des Knorpels wiederherstellen, wie z. B. sulfatierte Glykosaminoglykane, die in Deutschland allerdings nur beim Pferd als Ergänzungsfuttermittel zugelassen sind, sind möglich, in Anbetracht der chronischen Natur des medikamentös nicht beeinflußbaren Krankheitsprozesses jedoch von fragwürdigem Nutzen.

Umstellung auf Einstreu und Futterrestriktion können die Selbstheilung fördern. Die prophylaktische Wirkung restriktiver Fütterung sollte andererseits nicht überschätzt werden, da bei gleicher genetischer Veranlagung erst extreme Fütterungsunterschiede deutliche Auswirkungen auf die Morbidität haben. Erhöhung des Mineralstoffangebots mit dem Futter und Vitamin-D-Gaben sind therapeutisch wie prophylaktisch wirkungslos, falls die Fütterungsnormen eingehalten wurden.

Langfristig ist die Selektion von Schweinen mit „frühreifem Skelett" anzustreben. Die Selektion gegen „Beinschwäche" bzw. Osteochondrose ist aber schwierig, weil die Veränderungen am lebenden Tier nicht sicher erkennbar sind.

Wirksamer als eine Überbewertung von Mängeln der Gliedmaßenstellung und des sichtbaren Knochenumfangs bei der Zuchtwahl dürfte zu diesem Ziel die einstreulose Aufzucht aller Zuchttiere und die Mastleistungsprüfung der Eber beitragen. Tiere mit schwachem Skelett werden hierbei wegen auftretender Bewegungsstörungen eliminiert. In entgegengesetzter Richtung wirkt allerdings die fortgesetzte Selektion auf tägliche Zunahme und Fleischfülle.

Literatur

BONITZ, W. (1977): Beobachtungen an Schweinen mit Sprunggelenksarthrosen. Tierärztl. Umsch. **32**, 13-16.

BRENNAN, J. J., F. X. AHERNE and T. NAKANO (1987): Effects of glycosaminoglycan polysulfate treatment on soundness, hyaluronic acid content of synovial fluid and proteoglycan aggregate in articular cartilage of lame boars. Can. J. Vet. Res. **51**, 394-398.

DÄMMRICH, K. (1970): Die Polyarthrose der Mastschweine als konstitutionell bedingte Aufzuchtkrankheit. Berl. Münch. tierärztl. Wschr. **83**, 450-456.

DÄMMRICH, K., und J. UNSHELM (1975): Die Einflüsse extremer Unterschiede in der Nährstoffversorgung auf die Entwicklung des Skeletts und das Vorkommen von Skelettveränderungen bei Schweinen der Deutschen Landrasse. Zbl. Vet. Med. A **22**, 1-13.

DEWEY, C. E., R. M. FRIENDSHIP and M. R. WILSON (1993): Clinical and post mortem examination of sows culled for lameness. Can. Vet. J. **34**, 555-556.

GLODEK, P. (1988): Züchterische Bearbeitung von Antagonismen zwischen Leistung und Gesundheit beim Schwein. Tierärztl. Prax. Suppl. **3**, 11-15.

HÄNI, H., J. TROXLER und B. WÜRSTEN (1983): Untersuchungen zum Einfluß der Haltung auf Verbreitung und Schweregrad von Osteochondrosis (OC) bei Mastschweinen: Vergleich der

Haltung im Offenfront-Tiefstreustall (OF) und auf Teilspaltenboden (TS). Schweiz. Arch. Tierheilk. **125**, 453-475.

HÄNI, H., J. KESSLER und P. STOLL (1983): Einfluß der Versorgung mit Calcium und Phosphor auf Osteochondrosis (OC) beim Mastschwein. Schweiz. Arch. Tierheilk. **125**, 537-544.

HÄNI, H., D. SCHWÖRER and P. MOREL (1990): Genetic analysis of osteochondrosis (OC) in swiss landrace (SLR) and swiss large white (SLW) breeds. Proc. 11th IPVS Congress, Lausanne.

HILL, M. A. (1990): Economic relevance, diagnostic, and countermeasures for degenerative joint disease (osteoarthrosis) and dyschondroplasia (osteochondrosis) in pigs. J. Am. Vet. Med. Ass. **197**, 254-259.

KORNEGAY, E. T., N. R. COMBS, H. P. VEIT and M. D. LINDEMANN (1990): Articular cartilage condition score of distal humerus and femur of swine as influenced by dietary Ca-P levels, sex and age. Can. J. Anim. Sci. **70**, 255-258.

LUNDEHEIM, N. (1987): Genetic analysis of osteochondrosis and leg weakness in the Swedish Pig Progeny Testing Scheme. Acta agric. scand. **37**, 159-173.

NAKANO, T., J. J. BRENNAN and F. X. AHERNE (1987): Leg weakness and osteochondrosis in swine: A review. Can. J. anim. Sci. **67**, 883-901.

PIEDRAFITA, J., M. F. ROTHSCHILD and L. L. CHRISTIAN (1991): Differential response to restricted feeding in two divergent lines of duroc swine selected for frontleg structure. J. Anim. Breed. Gen. **108**, 139-146.

SABEC, D. (1986): Arthrosis and apophyseolysis in duroc swine. Mod. Vet. Practice **67**, 533-536.

UNGEMACH, F. R. (1999): Pharmaka zur Beeinflussung von Entzündungen. In: LÖSCHER, W., F. R. UNGEMACH und R. KROKER (Hrsg.), 4. Aufl., Pharmakotherapie bei Haus- und Nutztieren, 319-328. Parey Buchverlag Berlin.

VALK, P. C. VAN DER, P. G. VAN DER WAL and S. A. GOEDEGEBUURE (1982): The value of clinical symptoms of leg weakness in relation to osteochondrosis in swine. Proc. 7th IPVS Congress, Mexico, 135.

WALDMANN, K. H. (1987): Arthrosis deformans tarsi als Bestandsproblem. Prakt. Tierarzt **68**, 26-31.

WALKER, B. and F. X. AHERNE (1988): The effect of mixing stress on the incidence of osteochondrosis in pigs: scanning electron microscopy. Can. J. Anim. Sci. **68**, 591-602.

WALKER, B. and F. X. AHERNE (1988): The effect of sow nutrition during lactation on the incidence and severity of osteochondrosis in their offspring at 100 kg liveweight. Can. J. Anim. Sci. **68**, 865-872.

12.2.2 Epiphyseolysis (Oberschenkelkopfablösung) (Epiphyseolysis)

Als häufige Ursache plötzlich, nach Deckakt oder Transport, auftretender Lahmheit bei jungen Zuchtschweinen ist die Ablösung des Femurkopfes in der Epiphysenfuge etwa zur gleichen Zeit aufgefallen wie die Arthropathia deformans, d. h. mit Beginn der Züchtung frühreifer muskelreicher Schweine und deren intensiver Fütterung. Ihr Vorkommen wurde jedoch schon zuvor (als „Fraktur") beschrieben, bleibt aber nicht auf den Typ des Fleischschweines oder das männliche Geschlecht beschränkt.

Ätiologie und Pathogenese

Generalisierte Skelettveränderungen wie bei Arthropathia deformans (Osteochondrose-Syndrom) und/oder sekundärem Hyperparathyreoidismus (Kalziummangel-Osteopathie) werden bei der Mehrzahl der betroffenen Tiere festgestellt, die Parameter des Knochenstoffwechsels (Kalzium, Phosphor, alkalische Phosphatase) ergeben aber keine konkreten Hinweise auf eine dominierende Bedeutung von Mineralstoffmangel-Osteopathien in der Pathogenese der Epiphyseolyse.

Die Ablösung erfolgt nicht im Bereich des Knochens, sondern durch degenerative Prozesse im Knorpel der Epiphysenfuge, entweder an der epiphysären Seite oder in der Eröffnungszone. Sie werden als Folge einer mechanischen Überbelastung aufgefaßt, die sich durch mediodistale Verlagerung des Femurkopfes sowie durch die im Verhältnis zur Gewichtszunahme bei schnellwachsenden Schweinen verminderte Scherbelastbarkeit des Knorpels ergibt.

Ausgleiten der Hinterextremitäten auf planbefestigten, rutschigen Böden wirkt prädisponierend für schwere Verlaufsformen der Erkrankung. Eine höhere Morbidität bei Jungebern läßt einen Zusammenhang mit der anabolen Wirkung von somatotropem Hormon und Androgenen auf das Muskelwachstum vermuten. Diese Beziehung könnte jedoch auch sekundär über beschleunigte Gewichtsentwicklung und besondere Gelenkbeanspruchung beim Deckakt zustande kommen.

Epiphyseolysis kann ein- oder beidseitig auftreten. Die Ablösung in der Epiphysenfuge, welche von geringer Schmerzhaftigkeit begleitet ist, geht der Schädigung des empfindlichen Periosts voran. Durch fortgesetzte Reibung wird nach eingetretener Loslösung der Oberschenkelhals abgenutzt und erscheint verkürzt. Es kommt zu Blutungen, Muskelschäden und reaktiver Entzündung, jedoch nicht zur Infektion.

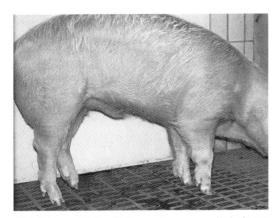

Abbildung 12-7 Zehenspitzengang bei einem Eber mit Epiphyseolysis (Foto: Klinik für kleine Klauentiere, Hannover)

Klinisches Bild und Verlauf

Obwohl Epiphyseolysis im Alter von 5 Monaten bis zweieinhalb Jahren bei beiden Geschlechtern und auch bei Kastraten beobachtet wurde, sind Eber zwischen 8 und 12 Monaten häufiger betroffen.

Bei diesen weist der Vorbericht meist auf eine intensive Fütterung hin. Bei Mastschweinen und säugenden bzw. abgesetzten Sauen legt die Fütterungsanamnese manchmal eine Kalziummangelversorgung als Hilfsursache nahe. Nur einzelne Tiere des Bestandes sind betroffen.

Lahmheitsanzeichen treten allmählich zunehmend, zunächst unspezifisch, oder plötzlich nach Belastung (Transport, Deckakt) auf. Zehenspitzengang mit verkürztem Schritt und medialem Aufsetzen sind zu erwarten, solange das Tier zu stehen vermag (Abb. 12-7). In schweren Fällen beidseitiger Epiphyseolysis wird eine hundesitzige Stellung eingenommen. Bei Aufhebeversuchen verharrt der Patient unter Schmerzäußerungen mit aufgestütztem Unterkiefer. Nach längerer Dauer sind Inaktivitätsatrophie der Oberschenkelmuskulatur und Dekubitus zu erwarten. Die Prognose ist infaust, umgehende Verwertung, bei Transportunfähigkeit Tötung sind daher geboten.

Die Diagnose wird durch Nachweis der Krepitation zwischen Collum femoris und abgelöstem Caput gestellt. Dazu wird die gestreckte Gliedmaße des Patienten in Narkose rotiert und im Bereich des Trochanter major auskultiert. In manchen Fällen läßt sich die Krepitation bereits fühlen, wenn der Untersucher hinter dem Tier geht und die Hände seitlich an die Hüftgelenke drückt.

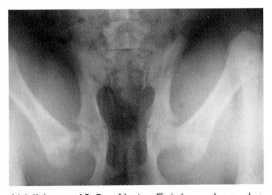

Abbildung 12-8 Akute Epiphyseolyse des Femurkopfes im Röntgenbild (Röntgenbild: Klinische Radiologie, Berlin)

Ein Hinweis kann sich auch durch das Herabhängen des Beckens bzw. Tuber ischiadicum der betroffenen Seite ergeben.

Eine Röntgenaufnahme in Rückenlage mit ventrodorsalem Strahlengang bei gebeugten, gespreizten Hintergliedmaßen ermöglicht manchmal die Diagnose unvollständiger Ablösung (s. Abb. 12-8).

Prophylaxe
Sofern die Fütterungsanamnese eine Kalziummangelversorgung nahelegt, sollte diese durch Bestimmung von Kalzium und alkalischer Phosphatase im Serum bei mehreren Tieren der Nutzungsgruppe abgeklärt und korrigiert werden. Eine bessere Kalziumverwertung wird durch den Zusatz von 2400 I.E. Vitamin D_3/kg Futter erreicht. Eine verhaltene Fütterung bei jungen Ebern mit extremen Zunahmen würde dem Ziel der Eigenleistungsprüfung widersprechen und wäre zudem zuchthygienisch fragwürdig.

Literatur

BOLLWAHN, W. (1965): Beitrag zur Semiologie und Diagnostik der Ablösung der proximalen Femurepiphyse des Schweines. Dtsch. tierärztl. Wschr. **72**, 321-324.

GANTER, M., W. BOLLWAHN und J. KAMPHUES (1990): Zur Bedeutung von Mineralstoffimbalanzen im Futter als Ursache der Epiphyseolysis beim Schwein. Tierärztl. Umsch. **45**, 838-853.

HERRMANN, H.-J. (1969): Zur Pathologie, Pathogenese und Ätiologie der Epiphyseolysis capitis femoris des Schweines. Arch. exp. Vet. Med. **23**, 19-47.

HUPKA, E. (1959): Über die Begattungsimpotenz der Jungeber (Epiphyseolysis). Dtsch. tierärztl. Wschr. **66**, 201-203.

ROUSSEAUX, C. G. (1981): Femoral fractures in pigs associated with calcium deficiency. Austr. Vet. J. **57**, 508-510.

VAUGHAN, L. C. (1969): Locomotory disturbance in pigs. Brit. vet. J. **125**, 354-365.

VOLLMAR, H., H. RADSCHAT und W. BOLLWAHN (1987): Ein Beitrag zur Pathogenese der Epiphyseolysis beim Schwein. Tierärztl. Praxis **15**, 149-154.

12.2.3 Apophyseolysis (Sitzbeinhöckerablösung) (Separation of the ischial tuberosity)

Vereinzelt beobachtete Fälle der Ablösung der Sitzbeinhöcker wurden zunächst als Abrißfraktur diagnostiziert, bis ihr gehäuftes Auftreten bei Jungsauen in einem Großbestand unter Intensivhaltungsbedingungen zur Beschreibung eines charakteristischen Krankheitsbildes führte, das dem Formenkreis des Osteochondrose-Syndroms zuzurechnen ist.

Pathogenese und klinisches Bild
Der als Apophyse dem Sitzbein angefügte Tuber ischiadicum lockert sich im Bereich der Knorpelfuge, die degenerativ verändert ist. Die Trennungslinie ist unregelmäßig und verläuft manchmal am Ansatz des M. biceps femoris durch das Os ischium (Abb. 12-9).

Es ist unklar, ob Strukturschwächen des Knochens (wie beim Osteochondrose-Syndrom, bei Kalziummangelernährung) eine Voraussetzung für die Apophyseolyse bilden. Meist sind Sauen der Landrasse oder ähnlicher Zuchtrichtungen betroffen, es scheint daher eine erbliche Disposition vorzuliegen. Da die Krankheit nur in der zweiten Trächtigkeitshälfte, vor allem aber kurz vor oder nach Geburt oder Abort auftritt, könnten

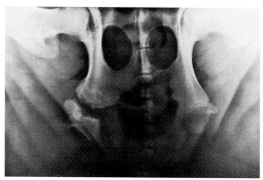

Abbildung 12-9 Ablösung eines Sitzbeinhöckers im Röntgenbild (Aufnahme: ZIMMERMANN, Bern)

auch hormonelle Faktoren an der Ätiologie beteiligt sein. Überbelastung durch Ausgleiten auf glatten Stallböden käme als auslösender Faktor in Frage.

Bewegungsstörungen setzen plötzlich oder allmählich ein. Nach zunehmender Lahmheit der Hintergliedmaßen mit Bevorzugung der hundesitzigen Stellung kommt es zur Behinderung der Streckfunktion und des Vorführens der Gliedmaße: Knie- und Sprunggelenk sind bei Belastung unphysiologisch stark gewinkelt. Die Zehen köten über oder werden mit der ganzen Sohle aufgesetzt. Das Vorführen erfolgt ungeschickt, zehenweit, mit schleudernder Bewegung. Die Tiere laufen unsicher und gleiten oft aus. Ursache ist die zunehmende Funktionseinschränkung der langen Sitzbeinmuskulatur (M. biceps femoris, M. semitendineus und M. semimembranaceus), deren Beckenköpfe am Tuber ischiadicum ansetzen. Während bei teilweiser Ablösung schmerzbedingt die beschriebenen Bewegungsstörungen zu erwarten sind, kommt es nach vollständiger Trennung in der Regel zum Festliegen, d.h., die Patienten können sich nicht mehr selbständig erheben.

Das Allgemeinbefinden bleibt ungestört. Der Geburtsablauf ist in der Regel allerdings behindert und kann durch Kreislaufversagen tödlich enden.

Bei einseitiger oder unvollständiger Apophyseolyse ist Spontanheilung möglich.

Diagnose und Differentialdiagnose

Die physiologisch beiderseits im Perinealbereich palpierbaren Sitzbeinhöcker sind bei beginnender Ablösung beweglich und gleiten nach Trennung ventrolateral. In Narkose können sie gegen die rauhe Kaudalfläche des nun verkürzt erscheinenden Sitzbeins gedrückt werden. Durch gleichzeitige Bewegung der Gliedmaße entsteht fühl- oder auskultierbare Krepitation. Eine beginnende Ablösung kann im Röntgenbild bei ventrodorsaler Projektion entweder als unregelmäßige Aufhellung der Knorpelfuge oder Überlappen der aneinandergrenzenden Konturen von Sitzbein und Tuber ischiadicum

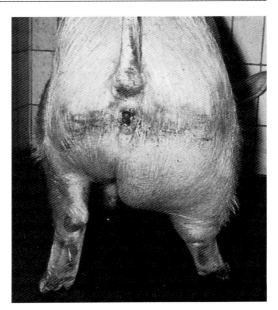

Abbildung 12-10 Sauen mit Apophyseolysis der Sitzbeinhöcker können nur mit Unterstützung auf den Hintergliedmaßen stehen. Die Muskulatur hängt meist beidseitig reithosenförmig herab; hier nur einseitig und dadurch besonders deutlich. (Foto: Klinik für kleine Klauentiere, Hannover)

erscheinen. Bei vollständigem beidseitigem Abriß erscheinen die Schenkel in hundesitziger Haltung durch Ausweichen der Muskulatur nach lateral stark gerundet. Im Stehen sacken sie nach ventrolateral, so daß von kaudal gesehen eine reithosenähnliche Kontur entsteht (Abb. 12-10).

Differentialdiagnostisch kommen die vielfältigen Ursachen einer hundesitzigen Stellung in Frage, im geburtsnahen Zeitraum aber vor allem Verletzungen infolge Schwergeburt, Komplikationen der Lumbosakralanästhesie, Adduktorenrisse und Symphysenriß.

Literatur

Done, S. H., M. J. Meredith and R. R. Ashdown (1979): Detachment of the ischial tuberosity in sows. Vet. Rec. **105**, 520-523.

SABEC, S. (1967): Untersuchung über die Ablösung der Sitzbeinhöcker (Apophyseolysis) bei Jungsauen. Dtsch. tierärztl. Wschr. **74**, 489-491.

SABEC, D. (1971): Zur Symptomatologie und Diagnostik der Sitzbeinhöckerablösung (Apophyseolysis) beim Schwein. Dtsch. tierärztl. Wschr. **78**, 5-9.

SABEC, D. (1986): Arthrosis and apophyseolysis in duroc swine. Mod. Vet. Pract. **67**, 533-536.

SCHULZE, W. (1962): Beidseitige Sitzbeinhöckerfraktur bei einer Sau. Dtsch. tierärztl. Wschr. **69**, 621.

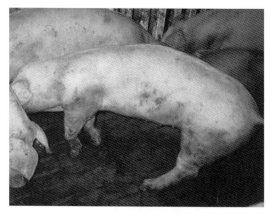

Abbildung 12-11 Vorbiegige, faßbeinige Stellung der Vordergliedmaßen infolge Ulnaosteochondrose bei einer Jungsau (Radius-curvus-Syndrom)

12.2.4 Ulnaosteochondrose (Radius-curvus-Syndrom) (Dyschondroplasia of the ulna)

Besonders auffallend und kritisch bei der Selektion von Zuchtschweinen bewertet sind Stellungsanomalien der Vordergliedmaßen in Form vorbiegiger, faßbeiniger Karpalgelenke (Abb. 12-11).

Sie kommen zustande, wenn das Längenwachstum der Ulna durch Chondrodysplasie der distalen (einzigen) Epiphysenfuge verzögert ist, wodurch die von Radius und Ulna gebildete Gelenkfläche schräg gestellt wird und das Karpalgelenk nach kraniolateral gebeugt erscheint. Sekundär verbiegt sich dann auch der Radius (Radius curvus) (Abb. 12-12).

Solche Veränderungen an der Ulnaepiphysenfuge können klinisch folgenlos bleiben, zum Radius-Curvus-Syndrom führen oder auch in Nekrose und Osteomyelitis übergehen (Abb. 12-13).

Die Osteomyelitis zeigt sich durch eine plötzlich auftretende Lahmheit und druckschmerzempfindliche Schwellung im Bereich der Ulnaepiphyse (proximal und lateral des Karpalgelenks). Sie ist durch wiederholte Penicillinbehandlung (täglich 30 000 I.E./kg KM i. m. über 2 Wochen) in der Regel heilbar. Differentialdiagnostisch auszuschließen sind Schleimbeutelbildung (ohne Lahmheit) und Arthritis des Karpalgelenks (Schwellung diffuser und weiter distal).

Auch das Radius-curvus-Syndrom kann schwere Lahmheit zur Folge haben (Abb. 12-11). Eine Besserung ist dann nicht zu erwarten.

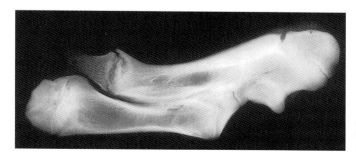

Abbildung 12-12 Ulnaosteochondrose im Röntgenbild (Aufnahme: WEILER, Berlin)

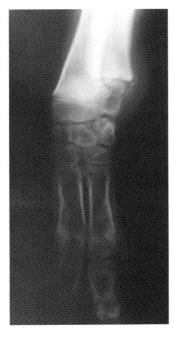

Abbildung 12-13 Ulnaosteomyelitis. Hochgradige Veränderungen mit Nekrose der Epiphyse und periostalen Reaktionen (Röntgenbild: Klinische Radiologie, Berlin)

Stellungsanomalien der Vordergliedmaßen bei Läuferschweinen können sich spontan wieder korrigieren, wozu Bewegungsmöglichkeit und -anreiz in Großgruppenhaltung auf trittsicheren Fußböden beitragen.

Literatur

HÜLSMANN, H. G., und W. BOLLWAHN (1990): Ulna-Osteomyelitis bei jungen Zuchtschweinen. Tierärztl. Umsch. **45**, 797-805.

12.2.5 Gliedmaßenanomalien

12.2.5.1 Krummsteifbeinigkeit (Arthrogryposis, Congenital articular rigidity)

Die Krummsteifbeinigkeit steht mit einer Häufigkeit von nur 0,1 % an erster Stelle unter den angeborenen Gliedmaßendefekten.

Unbeweglichkeit der Gelenke in Beuge- oder Streckstellung, oft verbunden mit Deformation und Unterentwicklung von Gliedmaßen, bildet das gemeinsame Merkmal einer ätiologisch und im Erscheinungsbild vielfältigen Gruppe von Entwicklungsstörungen, deren meist gebrauchte wissenschaftliche Bezeichnung Arthrogrypose insofern irreführt, als betroffene Gliedmaßen nicht alle gekrümmt sind. Zutreffender wäre es, wie im englischen Schrifttum von kongenitaler artikulärer Rigidität (CAR) zu sprechen.

Gemeinsamer pathogenetischer Mechanismus ist das Ausbleiben fetaler Gliedmaßenbewegung, welche im Wechselspiel Gelenk-, Knochen- und Muskelentwicklung stimuliert. Diese Immobilität kann endogen auf Störungen der Muskelinnervation (Erschlaffung, Dauerkontraktion), der Muskelentwicklung oder der Skelettentwicklung beruhen, aber auch exogen durch eingeschränkte Bewegungsfreiheit des Fetus zustande kommen. Einmal ausgelöst, neigen diese Schäden dazu, sich eigengesetzlich, unabhängig von der Ursache zu verschlimmern: Die eingeschränkte passive Beweglichkeit der fehlgebildeten Gelenke führt zur Behinderung der aktiven Bewegung, und so verstärkt sich die Immobilität im Laufe der pränatalen Entwicklung. Ankylosen entstehen dabei jedoch nicht.

Als Ursachen der Krummsteifbeinigkeit kommen sowohl hereditäre als auch alimentäre und toxische Faktoren in Frage (Tab. 12-1), wobei Begleitsymptome teilweise eine Differenzierung ermöglichen.

Die betroffenen Ferkel sind nach der Geburt fast immer nicht lebensfähig (Abb. 12-14). Sie bilden oft einen Anlaß für Schwergeburten oder werden verzögert geboren, was auf ihrer Unfähigkeit beruhen mag, aktiv am Geburtsvorgang mitzuwirken.

12.2.5.2 Dickbeinigkeit (Congenital thick legs)

Eine vom Periost ausgehende Bindegewebsproliferation, welche die angrenzenden Weichteilgewebe allseitig umfaßt, kann als selbständiges Krankheitsbild oder in Kombination mit der Krummsteifbeinigkeit auftreten (Tab. 12-1). Ursache dieser Ano-

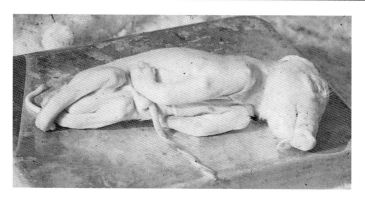

Abbildung 12-14 Krummsteifbeinigkeit. Betroffene Ferkel werden meist tot geboren. (Foto: Klinik für kleine Klauentiere, Hannover)

Tabelle 12-1 Multiple Ätiologie der Krummsteifbeinigkeit

Ursache	Begleitsymptome
1. hereditär, rezessiv	
2. hereditär, rezessiv	Bindegewebszubildung der Vorderbeine „Dickbeinigkeit"
3. Vitamin-A-Mangel	Anophthalmie
4. Manganmangel	
5. Tabakpflanzenvergiftung, Gefleckter Schierling (noch drei weitere amerikanische Pflanzen)	Gaumenspalten
6. Methalliburmedikation	Dysmelie

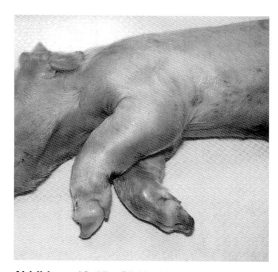

Abbildung 12-15 Dickbeinigkeit, eine kongenitale Bindegewebszubildung der Vordergliedmaßen, wird als rezessiver Erbdefekt angesehen.

malie ist ein Letalfaktor (C5), der einfachrezessiv vererbt wird. Die betroffenen Ferkel zeigen Verdickungen vorzugsweise der Vorderextremitäten im Radius-Ulna-Bereich (Abb. 12-15) und sterben innerhalb von 5 Tagen.

12.2.5.3 Polydaktylie, Digitale Asymmetrie (Polydactylism)

Überzählige Zehen und asymmetrische Klauen mit meist kleineren medialen Zehen sind ebenfalls vererbt und klinisch nur im Fall einseitiger Überbeanspruchung einer Zehe von Bedeutung.

Literatur

BRYANT, K. L., E. T. KORNEGAY, J. W. KNIGHT, H. P. VIETH and D. R. NOTTER: Influence of supplemental Biotin on the lesions, soundness scores and hair characteristics in gilts and sows fed two types of grain. J. Anim. Sci. **57**, Suppl. 1, 237-238.

CROWE, M. W. and H. T. PIKE (1973): Congenital arthrogryposis associated with ingestion of tobacco stalks by pregnant sows. J. Am. Vet. Med. Ass. **162**, 453-455.

DIOZÉ, B. and G. P. MARTINEAU (1984): Congenital hyperostosis in piglets: A consequence of a disorganization of the perichondrial ossification groove of ranvier. Can. J. Comp. Med. **48**, 414-419.

EDWARDS, M. J. and R. C. MULLEY (1992): Genetic and developmental diseases. In: LEMAN, A. D., et al. (eds.), Diseases of Swine, 7th ed., 692-701. Ames: Iowa State University Press.

HOVORKA, J. (1988): Contemporary knowledge on digital asymmetry in pigs. Veterinarstvi **38**, 261-266.

JOHANNSEN, U., R. SCHÄFER und W. WITTIG (1984): Zur Pathologie der Dickbeinigkeit des Schweines. Monatsh. Veterinärmed. **39**, 290-293.

KEELER, R. F., et al. (1984): Teratogenicity in swine of the tobacco alkaloid anabasine isolated from Nicotiana glauca. Teratology **30**, 61-69.

KING, G. J. (1969): Deformities in piglets following administration of methallibure during specific stages of gestation. J. Reprod. Fertil. **20**, 551-553.

PANTER, K. E., R. F. KEELER and W. B. BUCK (1985): Induction of cleft palate in newborn pigs by maternal ingestion of poison hemlock (Conium maculatum). Am. J. Vet. Res. **46**, 1368-1371.

SWATLAND, H. J. (1974): Developmental disorders of skeletal muscle in cattle, pigs and sheep. Vet. Bull. **44**, 179-202.

12.3 Bakterielle Erkrankungen

12.3.1 Polyarthritis der Saugferkel (Polyarthritis of baby pigs)

Eitrige Gelenkentzündungen gehören mit erheblicher Morbidität, wenn auch geringer Mortalität, zu den weitverbreiteten Aufzuchtkrankheiten der Saugferkel in kleinbäuerlichen Betrieben wie auch in Großbeständen.

Ätiologie und Pathogenese
Als spezifische Arthritiserreger wurden Streptokokken der Gruppen C und L (Streptococcus suis Typ I) aus betroffenen Gelenken am häufigsten isoliert. Mit diesen Keimen gelang es auch, durch intravenöse Infektion das Krankheitsbild zu erzeugen. Seltener fanden sich Reinkulturen von Staphylokokken spp., *E. coli* oder *Arcanobacterium pyogenes* als fakultativ pathogene Erreger.

Einer septikämischen Phase folgt die Ansiedelung der Erreger in den Gelenken (metastatische Polyarthritis).

Die weite Verbreitung von Streptokokken als symptomlose Besiedler des Nasen-Rachenraumes bei Sauen und ihr häufiges Vorkommen in Lochialsekret und Milch machen eine Infektion der Ferkel durch das Muttertier wahrscheinlich. Als Infektionspforten kommen Nabel und Tonsillen, vor allem aber Hautläsionen in Frage.

Neben Schürfwunden an den Gliedmaßen, die von rauhen, scharfkantigen oder perforierten Böden verursacht werden, sind hieran auch Verletzungen durch zootechnische Eingriffe (Zähnekürzen, Schwanzkupieren, Kastration) beteiligt.

Es ergibt sich jedoch nur eine mäßige Verringerung der Krankheitsfälle, wenn sie unterlassen werden.

Am Beginn der Erkrankung stehen die Entzündung der Gelenkkapsel und vermehrte Bildung leukozytenhaltiger (eitriger) Synovia. Neben Gelenken sind auch Sehnenscheiden betroffen. Hierauf können Ausheilung oder fibröse Umwandlung der Synovialis sowie Ulzeration des Gelenkknorpels mit Ankylosierung folgen. Die Erreger lassen sich nur aus einem Teil der veränderten Gelenke und im Krankheitsverlauf immer seltener isolieren.

Klinisches Bild und Verlauf
Betroffen sind ein oder mehrere Ferkel gegen Ende der ersten Lebenswoche oder etwas später. Die Erkrankung tritt bestandsweise gehäuft auf. Bis zu 60 % der Würfe können betroffen sein, wobei die Morbidität innerhalb des Wurfs 50 % erreichen kann. Eine besondere Gefährdung besteht in Jungsauenwürfen, bei untergewichtigen Ferkeln, im Winter und bei Erkrankung der Sau an fieberhaften Puerperalstörungen.

Neben der plötzlich an einer oder mehreren Gliedmaßen zu beobachtenden Lahmheit fallen betroffene Ferkel durch deutliche Zeichen einer Allgemeinerkrankung auf. Sie sondern sich ab, liegen während der Spielaktivität anderer und haben ein gesträubtes Haarkleid. Bei näherer Untersuchung kann man meist ein oder mehrere Gelenke prall gefüllt finden und Fieber nachweisen (Abb. 12-16).

Als Folge unbehandelter Polyarthritis der Saugferkel ist Kümmern zu erwarten. Todesfälle sind im Vergleich zur Morbidität selten. Trotz sorgfältiger Behandlung bis zur klinischen Heilung, waren bis zur Schlachtung mäßig verringerte Zunahmen nachweisbar.

Diagnose und Differentialdiagnose

Der Nachweis von entzündlicher Umfangsvermehrung mit Fluktuation an einem oder mehreren, äußerlich unverletzten Gelenken, verbunden mit akuter Allgemeinerkrankung, ermöglicht eine klinische Diagnose. Erreger und Antibiogramm können durch Gelenkpunktion unter antiseptischen Bedingungen oder Sektion unbehandelter Ferkel ermittelt werden. Zum Anlegen der Kultur ist reichlich Probenmaterial zu verwenden.

Zu unterscheiden sind Verletzungen und Infektionen der Gliedmaßen, die von Schürfwunden ausgehen, und das Grätschen der Hintergliedmaßen sowie Verletzung der Ferkel durch die Sau (Tritt, Erdrücken). Es ist auch an lokale Nebenwirkungen intramuskulärer Injektionen zu denken (Eisenmangelprophylaxe).

Therapie und Prophylaxe

Penicillin in hoher Dosis (25 000–50 000 I.E./kg KM) und als Depotpräparat (Benzathin-Penicillin), bei Resistenz auch andere Wirkstoffe (Ampicillin, Tetracyclin, Sulfonamide) werden bis zur Heilung der klinisch erkrankten Ferkel ggf. wiederholt injiziert. Die erste Behandlung sollte auch die gesund erscheinenden Wurfgeschwister umfassen.

Eine metaphylaktische Injektion von Penicillin am ersten Lebenstag hat sich in gefährdeten Beständen bei jahrelanger Anwendung als unverändert wirksam erwiesen, verhütet die Erkrankung allerdings nicht vollständig.

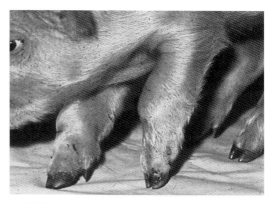

Abbildung 12-16 Polyarthritis purulenta bei einem Saugferkel. Umfangsvermehrung beider Karpalgelenke und des rechten Klauengelenkes

Das Risiko von Verletzungen, die als Infektionspforten in Frage kommen, sollte verringert werden (s. Haltungsbedingte Hautveränderungen, Abschn. 5.7). Zootechnische Eingriffe sollten unter aseptisch-antiseptischen Kautelen erfolgen (sterile Instrumente, antiseptische Wundbehandlung). Durch Immunisierung der Sauen mit stallspezifischen Streptokokken- und Staphylokokkenvakzinen oder mit einer 14tägigen Futtermedikation nach Einstellen in den Abferkelstall, z.B. mit Trimethoprim-Sulfadiazin (30 mg/kg KM) oder Lincomycin (10 mg/kg KM) ist es ebenfalls möglich, die Erkrankungsrate zu senken.

Da die Sau als Infektionsträger gilt, ist von intensivierten Desinfektionsmaßnahmen im Abferkelstall keine Wirkung zu erwarten. Eine Belegung der Abferkelbuchten im Rein-Raus-Verfahren führt dagegen zu einer allmählichen Senkung des Infektionsdrucks. Versuche zur Nabeldesinfektion haben sich als nicht praktikabel erwiesen.

Literatur

BILKEI, G. (1989): Prävention der Streptokokkeninfektion bei Ferkeln. Swiss. Vet. **6**, 12-14.

HÖRÜGEL, K., S. HOY und G. MEHLHORN (1984): Untersuchungen zum Einfluß exogener und endogener Faktoren auf das Auftreten von Gelenkent-

zündungen bei Saugferkeln und deren Auswirkungen auf ausgewählte Leistungsparameter. Monatsh. Veterinärmed. **39**, 766-769.
NIELSEN, N. C., N. BILLE, J. L. LARSEN and J. SVENDSEN (1975): Preweaning mortality in pigs. 7. Polyarthritis. Nord. Vet. Med. **27**, 529-543.
RIISING, H. J., N. C. NIELSEN, N. BILLE and J. SVENDSEN (1976): Streptococcal infections in suckling pigs. 1. Epidemiological investigations. 2. Serological and biochemical examinations. Nord. Veterinärmed. **28**, 65-79, 80-87.
ROBERTS, E. D., F. K. RAMSEY, W. P. SWITZER and J. M. LAYTON (1968): Pathologic changes of porcine suppurative arthritis produced by Streptococcus equisimilis. Am. J. Vet. Res. **29**, 253-262.
SCHÖLL, W., J. BERNHARD, B. KÖHLER, W. SENF, J. ZABKE, F. GLASER und J. BARBE (1983): Beitrag zur Immunprophylaxe von Streptokokkeninfektionen der Saugferkel – Erprobung einer Streptokokken-Staphylokokken-Adsorbatvakzine zur Muttertierimpfung hochträchtiger Sauen. Arch. exp. Vet. Med. **37**, 511-526.
SENF, W., M. KRÄFT und V. KNÖFLER (1980): Beitrag zur Bekämpfung von Streptokokken- und Staphylokokkeninfektionen bei Saugferkeln. Monatsh. Veterinärmed. **35**, 503-506.
SMITH, B. (1988): Lameness in pigs associated with foot and limb disorders. In Practice **10**, 113-117.
WHITE, M. (1994): Joint disease in pigs. In Practice **16**, 37-41.

12.3.2 Glässersche Krankheit – Polyserositis (Glässer's disease, Polyserositis)

Bereits 1910 unterschied Glässer im Komplex der „Schweineseuche" eine akute, mit fibrinöser Serositis und Arthritis verlaufende Erkrankung, die nach Transport auftrat, von der kontagiösen Bronchopneumonie.

Mit ihrem Auftreten ist zu rechnen, wenn erregerfrei aufgewachsene Schweine (z. B. aus SPF-Beständen) in Ställe mit symptomfrei infizierten Schweinen kommen. In Einzelfällen tritt die Erkrankung auch enzootisch auf, wenn starker Infektionsdruck und Resistenzschwächung (z. B. Kälte-, Umstellungsstreß) zusammentreffen. Nach Sektionsstatistiken in den USA und Kanada gehen weniger als 1 % der untersuchten Fälle auf Haemophilus-parasuis-Infektionen allein zurück.

Ätiologie und Pathogenese

Empfängliche Tiere erkranken nach Infektion mit geringen Keimzahlen (500) des Erregers *Haemophilus (H.) parasuis*, während bei den meisten Schweinen unter Praxisbedingungen Immunität vorliegt. Man findet bei Sektion gestorbener Tiere serofibrinöse bis fibrinopurulente Meningoenzephalitis (> 80 % der Fälle), Arthritis (> 70 %), Peritonitis (> 60 %), Pleuritis (> 50 %) und Perikarditis (> 40 %). Eine Polyarthritis allein tritt in weniger als 5 % der Fälle auf.

Der Erreger ist schwierig zu züchten (NAD-abhängig) und wird nur bei etwa der Hälfte der charakteristisch erkrankten Tiere festgestellt. Andererseits ist *Haemophilus parasuis* häufig aus den Atemwegen klinisch gesunder Schweine und besonders aus pneumonisch veränderten Lungen zu isolieren.

Bakterien der Spezies *Haemophilus parasuis* umfassen 15 pathogene und apathogene Serotypen, zwischen denen keine oder nur eine schwache Kreuzimmunität besteht. Differentialdiagnostisch abzugrenzen sind Haemophilus spp. Taxon C, Actinobacillus minor, Actinobacillus porcinus und Actinobacillus indolicus. Unbekapselte Stämme, insbesondere die Serotypen 4 und 5 haben in Bezug auf Pathogenität und Häufigkeit die größte epizootiologische Bedeutung.

Das Infektionsrisiko ist bei natürlicher aerogener Infektion selbst mit hohen Erregerdosen sehr gering, wie experimentelle Untersuchungen vermuten lassen. Dagegen lassen sich schon nach intravenöser oder intraabdominaler Injektion mit geringen Keimdosen klinische Krankheitsbilder im Experiment erzeugen.

Klinische Symptome und Verlauf

Betroffen sind vorwiegend Läuferschweine, eine Woche nachdem sie zur Mast eingestellt werden. Besonders gefährdet sind Zuchtschweine, die als Nachkommen primärer SPF-Schweine aus geschlossenen Beständen in die konventionelle Schweinehaltung kommen. Dann können auch zuchtreife Eber und Sauen schwer erkranken. Bei Einschleppung in einen voll empfänglichen Bestand sind Tiere aller Altersgruppen betroffen. Es kommt zu perakuten Todesfällen mit Septikämiesymptomen. Länger bestehende SPF-Bestände sind oft latent infiziert und dann nicht besonders gefährdet. Allgemein bleibt die Erkrankung auf sporadische Einzelfälle im Alter von 2 Wochen bis 4 Monaten beschränkt und zeigt keine Tendenz zur Übertragung oder Zunahme.

Am Anfang der Krankheitserscheinungen stehen Apathie, Appetitlosigkeit und hohes Fieber (bis 42,0 °C), kurzfristig gefolgt von Peritonitis, Pleuritis und Arthritis: Nach Auftreiben stehen die Patienten mit aufgekrümmten Rücken und aufgezogener Bauchdecke. Sie bewegen sich zögernd unter Schmerzäußerungen. Bauchdecke und Rippen sind berührungsempfindlich, das Beklopfen des Brustkorbes löst oft Husten aus. An den Gliedmaßengelenken sind entzündliche Umfangsvermehrung und Fluktuation palpierbar. Bei der Auskultation lassen sich neben hoher Herzfrequenz perikardiale und pleurale Reibegeräusche wahrnehmen. Periphere Hautpartien sowie die Bauchunterseite sind zyanotisch, die Konjunktiven tiefrot.

Als Zeichen einsetzender ZNS-Störungen sind Ataxie und etwa zwei Tage nach Krankheitsbeginn Seitenlage, begleitet von rudernden Gliedmaßenbewegungen zu sehen. Diese Patienten sterben dann nach wenigen Tagen.

Bei milderem Verlauf oder unzureichender Therapie gehen die Erscheinungen der Serositis und Polyarthritis in ein chronisches Stadium über, das zum Kümmern führt.

Diagnose und Differentialdiagnose

Eine akut einsetzende, hochfieberhafte Allgemeinerkrankung mit Anzeichen von hochgradig schmerzhafter Arthritis und Peritonitis bzw. Pleuritis weist auf Glässersche Krankheit hin. Abzugrenzen sind die milder und ohne zentralnervöse Symptome und Todesfälle verlaufende Mykoplasmen-Polyserositis sowie die Infektion mit *Streptococcus suis* Typ II, bei der akute Enzephalitis und Polyarthritis ohne Symptome der Peritonitis oder Pleuritis auftreten.

Die Isolierung von *H. parasuis* (und auch *Str. suis*) gelingt am besten aus dem Liquor cerebrospinalis unbehandelter Tiere oder aus Gelenkflüssigkeit. Die Abgrenzung gegen Mykoplasmen – Polyserositis ist therapeutisch wichtig.

Das Sektionsbild wird von Entzündungserscheinungen an den betroffenen Körpermembranen bestimmt, die in darunterliegende Gewebe ausstrahlen können. Spätere Stadien mit fibrinösen Organverklebungen und fibrösen Verwachsungen in den großen Körperhöhlen ähneln teilweise denen nach Maulbeerherzkrankheit oder Haemophilus-Pleuropneumonie. Sie können auch durch *Pasteurella multocida* verursacht werden.

Therapie und Prophylaxe

Die frühzeitige parenterale Behandlung mit den gegen Haemophiluskeime zu bevorzugenden Wirkstoffen Penicillin (30 000 I.E./kg KM) oder Trimethoprim/Sulfonamid (50 mg/kg KM) ist zur Vermeidung von Folgeschäden wichtig. Sie kann durch antiphlogistisch und/oder analgetisch wirkende Substanzen wie z.B. Dexamethason (0,04–0,08 mg/kg KM) oder Meloxicam (0,4 mg/kg KM) ergänzt werden. Beim Auftreten nach Neuzugängen sind die Tiere gleicher Herkunft metaphylaktisch einzubeziehen.

Bei Therapieversagen ist an Mykoplasmen oder an eine Erregerresistenz zu denken. Eine Zunahme penicillinunempfindlicher Serotypen erfordert daher eine gezielte Behandlung nach Antibiogramm in Problembeständen.

Zur Prophylaxe kann die am Beginn der Vormast vielfach übliche Futtermedikation beitragen, wenn sie gegen Haemophilus spp. wirksame Substanzen (z.B. Tetracyclin oder Amoxicillin) enthält (Dosierungen s. Tab. 4-3). Weiterhin sollten resistenzmindernde Streßsituationen im Absatzalter vermieden werden.

Falls wiederholt Krankheitsfälle nach Auslieferung von Tieren eines Zuchtbestandes beobachtet werden, ist ein zuverlässiger Schutz durch Vakzination möglich (zweimal, spätestens 5 und 2 Wochen vor dem Transport). In Problembetrieben kann die Erkrankungsrate bei Ferkeln durch Impfung der Muttertiere 5 und 2 Wochen a. p. und bei Absatzferkeln in der 3. und 5. Lebenswoche deutlich reduziert werden.

Literatur

AMANO, H., N. KAJIO, M. SHIBATA and M. TSUCHIYA (1993): An outbreak of Glasser's disease in SPF pigs. J. Jap. Med. Ass. **46**, 99-102.

BAEHLER, J. F., H. BURGISSER, P. A. DE MEURON et J. NICOLET (1974): Infection à Haemophilus parasuis chez le porc. Schweiz. Arch. Tierheilk. **116**, 183-188.

HJÄRRE, A. (1957): Glässers Krankheit. Arch. exp. Vet. Med. **11**, 3-8.

KIELSTEIN, P., und R. LEIRER (1990): Zur Glässerschen Krankheit des Schweines – Ätiologisch-epizootiologische Untersuchungen zum Erregerspektrum. Monatsh. Veterinärmed. **45**, 577-582.

KIELSTEIN, P., H. ROSNER und A. RASSBACH (1992): Die Glässersche Krankheit als Enzootie in Schweinegroßbeständen und die Bedeutung bestimmter biologischer Eigenschaften von Haemophilus parasuis für den Krankheitsverlauf. Monatsh. Veterinärmed. **47**, 539-544.

KIELSTEIN, P., A. RASSBACH, D. PÖHLE, U. JOHANNSEN, M. WIEGAND und M. SCHÄFER (1994): Zur Pathogenese der Haemophilus-parasuis-Infektion des Schweines (Glässersche Krankheit). Monatsh. Veterinärmed. **49**, 71-75.

KROKER, R. (1999): Pharmaka zur Behandlung und Verhütung bakterieller Infektionen. In: LÖSCHER, W., F. R. UNGEMACH und R. KROKER (Hrsg.), Pharmakotherapie bei Haus- und Nutztieren, 4. Aufl., 214-246. Parey Buchverlag Berlin.

NIELSEN, R. and V. DANIELSEN (1975): An outbreak of Glässers disease. Studies on etiology, serology and the effect of vaccination. Nord. Veterinärmed. **27**, 20-25.

RAPP-GABRIELSON, V. J. and D. A. GABRIELSON (1992): Prevalence of Haemophilus parasuis serovars among isolates from swine. Am. J. Vet. Res. **53**, 659-664.

RIISING, H.-J. (1981): Prevention of Glässer's disease through immunity to Haemophilus parasuis. Zbl. Vet. Med. B **28**, 630-638.

SMART, N. L., O. P. MINIATS, S. ROSENDAL and R. M. FRIENDSHIP (1989): Glasser's disease and prevalence of subclinical infection with Haemophilus parasuis in swine in southern Ontario. Can. Vet. J. **30**, 339-343.

SMITH, B. (1988): Lameness in pigs associated with foot and limb disorders. In Practice **10**, 113-117.

UNGEMACH, F. R. (1999): Pharmaka zur Beeinflussung von Entzündungen. In: LÖSCHER, W., F. R. UNGEMACH und R. KROKER (Hrsg.), 4. Aufl., Pharmakotherapie bei Haus- und Nutztieren, 319-348. Parey Buchverlag Berlin.

WOLF, H., H. G. ENGEL, K. D. UMLAUF, M. BARTSCH und H. STARK (1990): Herstellung und Einsatz einer bestandsspezifischen Haemophilus parasuis-Vakzine. Monatsh. Veterinärmed. **45**, 45-47.

12.3.3 Mykoplasmen-Polyserositis (Mycoplasma hyorhinis polyserositis)

Bei Untersuchungen über die Pathogenität von *Mycoplasma (M.) hyorhinis* wurde festgestellt, daß dieser nahezu ubiquitär in den Atemwegen von Schweinen nachweisbare Erreger bei intraperitonealer Infektion die Erscheinungen einer milde verlaufenden Serosen- und Gelenkentzündung hervorruft. An der Pathogenese der Rhinitis atrophicans ist *Mycoplasma hyorhinis* nicht beteiligt. Es gibt Stämme, die in gnotobiotischen Ferkeln Pneumonie hervorrufen, doch scheint die Anwesenheit des Keimes den Verlauf von Pneumonien generell nicht zu beeinflussen.

Ätiologie und Pathogenese

Man nimmt an, daß unter Feldbedingungen Lungenaffektionen und Resistenzminderung das Eindringen von *M. hyorhinis* in die Blutbahn ermöglichen, worauf die Besiedelung seröser Häute der großen Körperhöhlen und der Synovialis folgt.

Nach experimenteller intraperitonealer Infektion waren die Erreger regelmäßig und langfristig in veränderten Gelenken zu finden, in den großen Körperhöhlen ebenfalls, wenn auch nach einem Monat abnehmend, und auch recht häufig in der Zerebrospinalflüssigkeit. Serofibrinöse oder fibrinopurulente Serositis und Exsudation in den großen Körperhöhlen entwickelten sich im Laufe einer Woche und erreichten nach 10 Tagen ihr Maximum. Danach gingen die Entzündungserscheinungen zurück. Nach einem Monat hatten sich Adhäsionen gebildet. Periorchitis war ein häufiger Befund. Unter 24 experimentell infizierten Schweinen wurde bei einem Tier Meningitis gefunden, das zuvor durch Hyperästhesie aufgefallen war. Makroskopische Veränderungen an den Gelenken folgten denen der serösen Häute mit Verzögerung. Deutliche Veränderungen der Synovialis, insbesondere eine Zottenhypertrophie und serös-blutige Gelenkfüllung traten 10 Tage nach experimenteller Infektion in Erscheinung. Die Gelenkveränderungen bleiben über Monate erhalten, verursachen jedoch selten ausgeprägte Kapselfibrose oder schwerwiegende Veränderungen der Gelenkflächen.

Klinisches Bild und Verlauf

Von der Erkrankung sind Schweine im Alter zwischen 3 und 10 Wochen betroffen, in seltenen Fällen junge Zuchtschweine (Eber). Krankheitserscheinungen setzen 3–10 Tage nach Infektion oder resistenzminderndem Streß ein. Sie beginnen mit gesträubtem Haarkleid, verminderter Futteraufnahme und Trägheit sowie mäßiger, wiederkehrender Temperaturerhöhung. Neben Berührungsempfindlichkeit des Abdomens und frequenter Atmung werden bevorzugte Brustlage und entlastende Streckbewegungen als Zeichen der Peritonitis und Pleuritis gesehen. Diese Erscheinungen gehen nach ein bis zwei Wochen zurück, während die etwas später einsetzende Lahmheit und Gelenkschwellung zwei Monate und länger anhält. Mangelhafte Gewichtsentwicklung ist zu erwarten.

Das mögliche Auftreten von Meningitissymptomen sowie Arthritis im Atlantookzipitalgelenk, die zu einer an Otitis interna erinnernde Kopf-Schiefhaltung führt, dürfte sich auf Einzelfälle beschränken.

Diagnose und Differentialdiagnose

Ein eher chronischer milder Verlauf unter Symptomen der Serosen- und Gelenkentzündung, der durch Penicillin oder andere auf Haemophilus-Keime wirkende Chemotherapie nicht anspricht, läßt eine Mykoplasmen-Polyserositis vermuten.

Die bakteriologische Bestätigung kann wegen der anspruchsvollen Kulturbedingungen von Mykoplasmen wie Haemophilus mißlingen. Das chronische Stadium, bei dem Gelenksymptome vorherrschen, unterscheidet sich von anderen Polyarthritiden klinisch durch die relativ milden Veränderungen. Das Alter zu Beginn der Erkrankung und bei der Sektion zutage tretende Begleitsymptome können zur Differenzierung von Streptokokkeninfektionen, Gelenk-Rotlauf und Mykoplasmen-Arthritis (M. hyosynoviae) beitragen.

Therapie und Prophylaxe

Trotz weiter Verbreitung der Mykoplasmen-Polyserositis in den USA sind dort bisher keine zufriedenstellenden Behandlungsergebnisse mit den nach Antibiogramm wirksamen Antibiotika Tylosin und Lincomycin erzielt worden.

Literatur

HILL, M. A. (1992): Skeletal system and feet. In: LEMAN, A. D., et al. (eds.), Diseases of Swine, 7th ed., 179. Ames: Iowa State University Press.

ROBERTS, E. D., W. P. SWITZER and F. K. RAMSEY (1963): Pathology of the visceral organs of swine inoculated with Mycoplasma hyorhinis. Am. J. Vet. Res. **24**, 9-18.

ROBERTS, E. D., W. P. SWITZER and F. K. RAMSEY (1963): The pathology of Mycoplasma hyorhinis arthritis produced experimentally in swine. Am. J. Vet. Res. **24**, 19-31.

Ross, R. F. (1992): Mycoplasmal diseases. In: LEMAN, A. D., et al. (eds.), Diseases of Swine, 7th ed., 543-545. Ames: Iowa State University Press.

SWITZER, W. P. (1953): Studies on infectious atrophic rhinitis of swine. II. Intraperitoneal and intranasal inoculation of young pigs with a filterable agent isolated from nasal mucosa of swine. Vet. Med. **48**, 392-394.

12.3.4 Mykoplasmen-Polyarthritis (Mycoplasma hyosynoviae arthritis)

Eine vorwiegend bei Freilandhaltung auftretende Lahmheit heranwachsender Schweine, die durch *Mycoplasma (M.) hyosynoviae* verursacht wird, ist in den USA weit verbreitet. Während auch aus England Berichte über Bestandserkrankungen durch diesen Keim vorliegen, ist seine klinische Bedeutung in Deutschland unklar, obwohl er hier ebenfalls nachgewiesen wurde.

Ätiologie und Pathogenese

Im Sekret des Rachenraumes (Tonsillen) von Zuchtsauen ist *M. hyosynoviae* (zeitweilig auch *M. granularum* genannt) in amerikanischen Schweinebeständen meist nachweisbar. Bei Ferkeln findet die Infektion vereinzelt ab der 4., zunehmend bis zur 12. Lebenswoche statt. Klinische Erscheinungen werden unter Praxisbedingungen erst bei etwas älteren Schweinen zwischen 3. und 6. Monat beobachtet. Im Experiment folgt 2-4 Tage nach intranasaler Infektion eine septikämische Phase von 8-10 Tagen. Dann erfolgt auch eine massive Erregerausscheidung und Besiedelung der Gelenke, die bis zu drei Wochen anhält. Die Infektion der Gelenke kann symptomlos ablaufen oder Entzündung der Synovialis, periartikuläres Ödem und vermehrte Bildung einer serofibrinös veränderten Gelenkflüssigkeit hervorrufen. Kapselfibrose, Pannusbildung oder Serositis sind nicht zu erwarten.

Klinisches Bild und Verlauf

Die plötzlich einsetzende Lahmheit, meist mehrerer Gliedmaßen, welche von ungleichmäßiger Gliedmaßenbelastung und Einnehmen abnormer Stellungen bis zum Stehunvermögen reichen kann, ist von geringer Allgemeinstörung (evtl. Appetitlosigkeit), jedoch keiner Temperaturerhöhung begleitet. Sie tritt bei Tieren der gefährdeten Altersgruppe gehäuft auf, z.B. nach Zukauf von Zuchtschweinen. Gelenkschwellungen werden meist nicht bemerkt, doch sind die Gelenke druckempfindlich. Besserung der Bewegungsstörung ist nach 3-10 Tagen zu erwarten, jedoch können Lahmheit, Stellungsanomalien oder steifer Gang länger fortbestehen. Todesfälle oder schwerwiegende Gelenkschäden sind nicht zu befürchten. Während der akuten Erkrankung sind die Zunahmen allerdings verringert, und bei der Selektion von Zuchttieren sind gehäufte Gliedmaßenmängel zu erwarten. Letztere beruhen unter Umständen auch auf einer subklinischen Arthropathia deformans, welche die Ansiedelung von Mykoplasmen begünstigt.

Diagnose und Differentialdiagnose

Akut auftretende, zur spontanen Ausheilung tendierende Polyarthritis weist auf *M. hyosynoviae* als Erreger hin. Bei Osteochondrose ist eine allmähliche Verschlechterung mit zunehmendem Gewicht zu erwarten und die eventuell vermehrte Gelenkflüssigkeit ist qualitativ physiologisch. Rotlauf-Polyarthritis ist zeitweilig von mäßig erhöhter Körpertemperatur begleitet und nimmt einen chronischen Verlauf.

Eine mikrobiologische Differenzierung ist möglich durch Kultur des Erregers aus Gelenkflüssigkeit (Proben gefroren einsenden) sowie Nachweis hoher bzw. ansteigender Serumantikörpertiter mittels Komplementbindung oder Wachstumshemmung. Bei länger zurückliegendem Krankheitsbeginn sind im Sektionsbild Rotlauf- und Streptokokken-Polyarthritis an hochgradigeren Veränderungen der Gelenkkapsel und der Gelenkflächen, Mykoplasmen-Polyserositis und Glässersche Krankheit an der Beteiligung seröser Häute zu erkennen.

Auch der Therapieerfolg mit mykoplasmenspezifischen Antibiotika oder das Auftreten trotz Rotlaufimpfung ermöglichen eine Abgrenzung.

Therapie und Prophylaxe
Durch Injektion von Tylosin, Tiamulin oder Lincomycin (10 mg/kg KM) an drei aufeinanderfolgenden Tagen ist eine rasche und anhaltende Besserung zu erreichen. Kortikosteroide oder Analgetika am ersten Tage werden zusätzlich empfohlen.

Als Prophylaxe sind in gefährdeten Beständen streßfreies Eingewöhnen von Zuchttierzugängen sowie ggf. anstelle von Freilandhaltung die Aufzucht der Jungtiere im Stall zu raten. Eine einmalige Tiamulininjektion (5 mg/kg KM) oder mehrwöchige Futtermedikation mit Tetracyclin (20–85 mg/kg KM), Tylosin (10 mg/kg KM), Lincomycin (10 mg/kg KM) und Tiamulin (10 mg/kg KM) oder auch eine Trinkwassermedikation mit Lincomycin (10 mg/kg KM) über 9 Tage senken das Erkrankungsrisiko bei Neueinstellungen. Schutzimpfungen erwiesen sich im Experiment als wirksam, Impfstoffe sind aber kommerziell noch nicht erhältlich.

Literatur

BLOWLEY, R. W. (1993): Mycoplasma hyosynoviae arthritis. Pig Vet. J. **30**, 72-76.
BURCH, D. G. S. and R. F. W. GOODWIN (1984): Use of tiamulin in a herd of pigs seriously affected with Mycoplasma hyosynoviae arthritis. Vet. Res. **115**, 594-595.
FRIIS, N. F., P. AHRENS and H. LARSEN (1991): Mycoplasma hyosynoviae isolation from the upper respiratory tract and tonsils of pigs. Acta vet. scand. **32**, 425-429.
OKUDA, T., M. KATO and T. KUMAKI (1990): Occurrence and control of Mycoplasma hyosynoviae arthritis in pigs. J. Jap. Vet. Med. Ass. **43**, 105-110.
ROSS, R. F. and J. R. DUNCAN (1970): Mycoplasma hyosynoviae arthritis of swine. J. Am. Vet. Med. Ass. **157**, 1515-1518.
ROSS, R. F. (1992): Mycoplasmal diseases. In: LEMAN, A. D., et al. (eds.), Diseases of Swine, 7th ed., 545-547. Ames: Iowa State University Press.
SVENDSEN, T. and S. SCHIONNING (1994): Preventative treatment of arthritis caused by mycoplasma hyosinoviae in a feeding unit with Lincocin Vet. Soluble Powder 40 %. Proc. 13th IPVS Congress, Bangkok, 348.
WHITE, M. (1994): Joint disease in the pig. In Practice **16**, 37-41.

12.3.5 Arthritis purulenta (Purulent arthritis)

Als eitrige Gelenkentzündung im engeren Sinne versteht man die durch typische Wundinfektionserreger, Streptokokken, Staphylokokken oder *Arcanobacterium pyogenes* (*Actinomyces pyogenes*) verursachten Erscheinungen, welche durch perforierende Verletzung des Gelenks, aus dem periartikulären Bereich übergreifende Entzündungsprozesse oder hämatogene Streuung der Erreger aus Eiterherden entstehen. Unberücksichtigt bleibt dabei, daß letztlich bei allen bakteriell bedingten Arthritiden hohe Leukozytenzahlen in der Synovia zu finden sind und damit das Kriterium der eitrigen Arthritis gegeben wäre.

Pathologisch-anatomisch werden die Stadien der Arthritis acuta serofibrinosa bis Arthritis et Osteomyelitis purulenta (bzw. ancylopoetica) durchlaufen.

Ätiologie und Pathogenese
Gelenknahe Hauterosionen bei Saugferkeln und infizierte Dekubitusstellen bei älteren Schweinen können den periartikulären Bereich und das Gelenk erfassen. Als Infektionsherde für die hämatogene Besiedelung kommen Kastrationswunden, Kannibalismus, Pulpitis und Nabelentzündung in Frage. Hier bestehen Übergänge zur metastatischen Polyarthritis der Saugferkel, deren septikämische Phase mit und ohne vorherige lokale Ansiedelung in Wunden ablaufen kann. Bei der durch *Streptococcus suis* Typ II hervor-

gerufenen eitrigen Polyarthritis der Absatzferkel und Mastschweine stehen Septikämie- und Meningitissymptome im Vordergrund der klinischen Erscheinungen.

Mechanisch durch Distorsion oder Kontusion vorgeschädigte Gelenke (Arthritis aseptica) bilden einen bevorzugten Ansiedelungsort hämatogener Erregerstreuung. Zu perforierenden Gelenkverletzungen besteht in der Intensivhaltung kaum Gelegenheit. Auch bei Stroheinstreu (Gabelstich) oder Auslaufhaltung (Stacheldraht) sind sie selten. Eine Fistelbildung bei chronischer Arthritis purulenta kann meist sowohl als fortbestehende Gelenkverletzung wie auch als Durchbruch des Einschmelzungsprozesses nach außen gedeutet werden.

Nach bakteriologischen Befunden an Schlachtschweinen mit Gelenkentzündung finden sich in absteigender Häufigkeit Streptokokken, *Arcanobacterium pyogenes* und Staphylokokken (diese aber insgesamt seltener als Rotlauferreger oder negative Befunde). Bei akuten klinischen Fällen ist mit einem ähnlichen Spektrum zu rechnen, während bei chronischen, hochgradigen Gelenkveränderungen *Arcanobacterium pyogenes* vorherrscht.

Die Erkrankung beginnt mit Entzündung der Gelenkinnenhaut (Synovialitis) und entzündlichem Ödem der Umgebung sowie vermehrter Bildung von serofibrinöser Synovia, an deren Stelle im weiteren Verlauf dickflüssig-übelriechender Eiter treten kann. Durch Knorpelusuren wird das darunterliegende Knochengewebe freigelegt und ebenfalls angegriffen. Während bei älteren Tieren ein fortschreitender Einschmelzungsprozeß mit Osteomyelitis und Periostitis zu erwarten ist, bildet sich bei jungen Tieren (bis etwa 3 Monaten) ein Demarkationswall, der nach einem Stadium der Abszeß- und Fistelbildung zur Ausheilung in Form zunächst bindegewebiger, dann ossifizierender Ankylose führen kann.

Klinische Symptome und Verlauf
Eitrige Gelenkentzündungen haben mittel- bis hochgradige Lahmheit der betroffenen Gliedmaßen zur Folge, die bis zum schmerzbedingten Festliegen gehen kann. Erkrankte Gelenke sind umfangsvermehrt, druckempfindlich und warm. Erhöhte Körpertemperatur, Apathie und Appetitlosigkeit sind häufig. Im weiteren Verlauf kann es zur Fistelbildung oder Austritt von Eiter in die Umgebung des Gelenks kommen. Die zunächst teigig-weich bis fluktuierende Umfangsvermehrung des Gelenks macht einer teilweise derben Deformation der Knochenkonturen Platz. Chronisch erkrankte Jungtiere kümmern.

Diagnose und Differentialdiagnose
Der Nachweis von Schmerz und Umfangsvermehrung an Gelenken, verbunden mit Allgemeinstörung, weisen auf eine infektiöse Arthritis hin. Die akute eitrige Gelenkentzündung ist abzugrenzen gegen Infektionen mit spezifischen Polyarthritiserregern anhand charakteristischer Begleitsymptome und besonderer Risikogruppen.

Die aseptische Arthritis kann einen ähnlichen Befund am Gelenk ergeben, geht aber nicht mit Allgemeinstörungen einher und ergibt ein grobsinnlich unverändertes Gelenkpunktat, das allerdings durch Serumaustritt vermehrt und verdünnt ist. Ebenfalls wenig verändert ist die Synoviaqualität bei Osteochondrose. An der Gelenkkapsel fehlen dann Entzündungsanzeichen (teigige Schwellung, Druckempfindlichkeit, Wärme).

Im chronischen Stadium unterscheidet sich die fortschreitende Zerstörung der knöchernen Gelenkanteile mit Stützbeinlahmheit von den durch Bindegewebswucherungen bestimmten Veränderungen bei chronischem Rotlauf, die auch die Beugefunktion beeinträchtigen (bevorzugte Seitenlage). Aseptische Arthritis sowie mykoplasmenbedingte Gelenkveränderungen neigen zur Spontanheilung. Osteochondrose verschlechtert sich ohne auffallende Veränderungen in der Umgebung des Gelenks (Ausnahme spätähnliche Erscheinungen am Sprunggelenk).

Im Röntgenbild ist die chronische Arthritis purulenta durch aufgelöste Konturen der Gelenkflächen sowie unregelmäßige Knochenzubildungen am Periost und im Bereich der Gelenkkapsel gekennzeichnet. Durch Osteomyelitis kommt es zu Aufhellungen.

Bei Bestandsproblemen ist die bakteriologische Untersuchung von Gelenkpunktat akuter, unbehandelter Fälle angebracht, die zur Ermittlung des Erregers und seines Antibiogramms dient.

Therapie und Prophylaxe

Eine systemische Behandlung mittels hochdosierter antibakteriell wirksamer Substanzen, z.B. Penicillin (40 000 I.E./kg KM), muß in den ersten Tagen nach Erkrankungsbeginn einsetzen und täglich bis zur Heilung fortgesetzt werden. Nach einer Woche ist kein Erfolg mehr zu erwarten.

Eine symptomatische Besserung der Lahmheit und des Allgemeinbefindens durch Kortikosteroide, z.B. Dexamethason (0,04–0,08 mg/kg KM), oder Analgetika, z.B. Meloxicam (0,4 mg/kg KM) ist bei Therapiebeginn angebracht. Eine sofortige Absonderung und Umstallung auf weiche, trockene Böden mit individueller Futter- und Tränkeversorgung wirken bei allen Bewegungs-erkrankungen heilungsfördernd.

Die Applikation von Antibiotika ins Gelenk dient anläßlich einer diagnostischen Punktion dem Infektionsschutz. Sie ist als Therapie unter Praxisbedingungen unwirtschaftlich, da sie wegen Abwehrreaktion nur unter Narkose sicher durchführbar ist.

Bei gehäuftem Auftreten eitriger Gelenkentzündungen sind nach Ausschluß spezifischer Polyarthritiserreger die möglichen Ursachen periartikulärer oder hämatogener Infektion auszuschalten (Fußbodenmängel, Kannibalismus, zootechnische Eingriffe). Absondern oder Tötung von Tieren mit eiternden Hautläsionen, nekrotisierendem Dekubitus oder Fisteln mit nachfolgender Stalldesinfektion verringern den Infektionsdruck.

Neben fleischhygienischen Mängeln beschränken auch nationale wie internationale Transportbestimmungen aus tierschützerischen Gesichtspunkten eine Schlachtverwertung von Schweinen.

Literatur

BÖHM, K. H., und W. BISPING (1972): Kulturelle Untersuchungen an Schlachtschweinen mit Verdacht auf chronischen Rotlauf unter besonderer Berücksichtigung fleischbeschaulicher Aspekte. Schlacht. Viehh. Z. **72**, 355–362; 389-394.

BOLLWAHN, W. (1980): Gliedmaßen- und Skeletterkrankungen. In: SCHULZE, W., et al. (eds.), Klinik der Schweinekrankheiten. Hannover: Verlag M. & H. Schaper.

SMITH, B. (1988): Lameness in pigs associated with foot and limb disorders. In Practice **10**, 113-117.

TURNER, G. V. S. (1982): The pathology of infectious polyarthritis in slaughter pigs. South African Vet. Ass. **53**, 95-98.

VAUGHAN, L. C. (1969): Locomotory disturbance in pigs. Br. vet. J. **125**, 354-365.

WHITE, M. (1994): Joint disease in the pig. In Practice **16**, 37-41.

12.3.6 Osteomyelitis (Osteomyelitis)

Vereinzelt vorkommende Knochenentzündungen mit mittel-bis hochgradiger Bewegungsstörung sind meist die Folge unspezifischer bakterieller Infektionen. Sie gehen entweder direkt auf offene Knochenverletzungen oder indirekt auf übergreifende Entzündungen von Gelenken bzw. aus dem umliegenden Bindegewebe und auf hämatogene Streuung aus primären Sepsisherden zurück. Epiphysenfugen und Diaphysen sind nach experimentellen Untersuchungen bevorzugte Lokalisationen hämatogener Infektionen mit pyogenen Erregern.

In den vergangenen Jahren häufiger beobachtete Prädilektionsstellen sind bei jungen Zuchtschweinen (100–130 kg KM) die distale Ulna-Epiphyse und bei Zuchtsauen die Lumbal- und Sakralwirbel sowie das Os ilium. Osteomyelitis der Wirbelsäulenknochen tritt klinisch als Ataxie oder Lähmung der Hintergliedmaßen in Erscheinung.

Differentialdiagnostisch abzugrenzen sind bei der Ulna-Osteomyelitis aufgrund der Umfangsvermehrung an der distalen Lateralfläche des Unterarms Hilfsschleimbeutel,

Karpalgelenkentzündungen oder -arthrosen, bei Osteomyelitiden im Beckenbereich Apophyseolysis, Epiphyseolysis und Frakturen des Femurs.

Eine eindeutige Diagnose ermöglicht erst die Röntgenuntersuchung. Voraussetzungen für den Therapieerfolg sind die frühzeitige Diagnosestellung und eine konsequente antibiotische Behandlung über mindestens 14 Tage, vorzugsweise mit Penicillin (40 000 I.E./kg KM). Vorbeugende Maßnahmen bestehen in der Prävention bzw. rechtzeitigen Therapie von Primärerkrankungen.

Literatur

ALT, M., U. WITTSTATT, K.-H. LAHRMANN und B. MÜNZER (1989): Osteomyelitis der Lumbal- und Sakralwirbel sowie des Os ilium als Ursache von Bewegungsstörungen bei Zuchtsauen. Prakt. Tierarzt **70**, 30-37.

HÜLSMANN, H. G., und W. BOLLWAHN (1990): Ulna-Osteomyelitis bei jungen Zuchtschweinen. Tierärztl. Umsch. **45**, 797-805.

NEHER, G. M. and J. M. CARTER (1963): Understanding the pathology of your arthritic patient. J. Amer. Vet. Rad. Soc. **4**, 9-17.

KROKER, R. (1991): Pharmaka zur Behandlung und Verhütung bakterieller Infektionen. In: LÖSCHER, W., F. R. UNGEMACH und R. KROKER (Hrsg.), Grundlagen der Pharmakotherapie bei Haus- und Nutztieren, 202-236. Berlin, Hamburg: Verlag Paul Parey.

12.4 Sonstige Erkrankungen

12.4.1 Klauenerkrankungen (Foot lesions)

Klauenveränderungen zählen beim Schwein unter neuzeitlichen Haltungsbedingungen mit zu den häufigsten Lahmheitsursachen. Die Morbiditätsrate schwankt z. B. in Zuchtbeständen zwischen 5 und 30 %.

Die Schäden hängen nach Art und Häufigkeit entscheidend von der Bodenbeschaffenheit ab. Daneben scheinen die genetische Disposition (pigmentierte Klauen geringer), Fütterung (vor allem Biotinmangel) und Hornelastizität (zu trockene oder zu feuchte Böden) bezüglich der Hornqualität, daneben ein höheres Körpergewicht (Alter, Trächtigkeit), Einzelhaltung und Bewegungsmangel die Morbidität zu beeinflussen. Rassenunterschiede fehlen. Statistisch kommen Klauenläsionen häufiger an den Hinterextremitäten vor. Bereits beim Saugferkel, auch auf scheinbar klauenschonenden Kunststoffspaltenböden, kommt es oft zu Klauenschäden (Abb. 12-17 und 12-18).

12.4.1.1 Mangelhafte Abnutzung – Stallklauenbildung

Ein übermäßiges Wachstum des Hornschuhs, das im Extremfall zu schnabelartiger Verlängerung der Hauptzehen und Afterklauen führt, ist bei älteren, bewegungsarm gehalte-

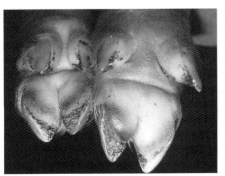
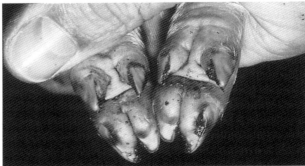

Abbildung 12-17 und **12-18** Pododermatitis haemorrhagica (links) und als Folge Sohlennekrose (rechts) bei Saugferkeln durch Einklemmen der Klauen im Spaltenboden (Foto: HELLER, Lüneburg)

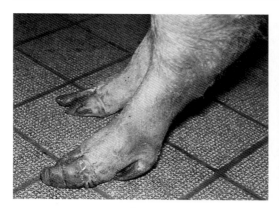

Abbildung 12-19 Übermäßige Länge von Klauen und Afterklauen (Stallklauenbildung). Die rechte Außenklaue zeigt außerdem ringförmige Zonen gestörten Hornwachstums, die von Belastungsrehe herrühren könnten. An der linken Innenklaue hat sich eine Hornspalte gebildet.

nen Zuchttieren weit verbreitet (Abb. 12-19). Besonders betroffen sind Sauen in Anbinde- oder Kastenhaltung auf glatten Metallrosten.

Die vermehrte Ballenbelastung kann infolge Lederhautquetschungen und Hornspaltenbildung zur Lahmheit führen und reaktive Ballenhornwucherung auslösen (Abb. 12-20). Durch die Überbelastung des Aufhängeapparats der Wandlederhaut entsteht manchmal chronische Rehe. Durch überlange, scharfe Afterklauen sind Verletzungen der Volar- und Plantarflächen der Zehen möglich. Sie können sich aber auch in Spalten einklemmen, abreißen oder abbrechen.

Die Korrektur erfolgt mit dem für Rinder üblichen Klauenschneider (Abb. 12-21) oder mit einem Winkel- bzw. Bandschleifgerät in Narkose (Abb. 12-22).

12.4.1.2 Übermäßige Klauenabnutzung

Besonders bei der erstmaligen Belegung einstreuloser Ställe mit planbefestigten Betonflächen können Tragrand, Sohle und Ballen so weit abgenutzt werden, daß die Lederhaut gereizt wird oder teilweise freiliegt. Verant-

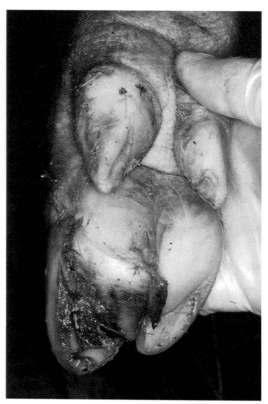

Abbildung 12-20 Übermäßiges Wachstum des Ballenhorns mit Spuren wiederholter Quetschung (Pododermatitis haemorrhagica). Am Übergang zwischen Sohle und Ballen hat sich ein Riß gebildet, der bis auf die Klauenlederhaut reicht.

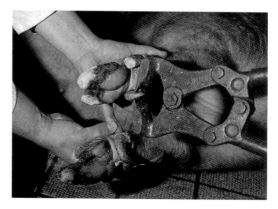

Abbildung 12-21 Kürzen von Stallklauen mit dem Klauenschneider bei einer Zuchtsau in Narkose

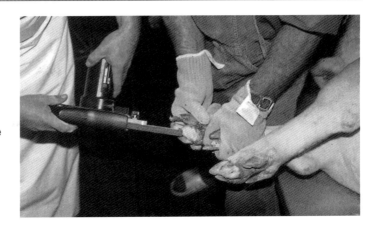

Abbildung 12-22 Schonende Klauenbehandlung mit einem Bandschleifgerät. Der Helfer trägt Kettenhandschuhe und spreizt die Klauen mit dazwischen gestecktem Zeigefinger. (Foto: HEINRITZI, München)

wortlich sind neben einer rauhen Oberfläche wahrscheinlich auch eine Verätzung (Kolliquationsnekrose) durch die alkalische Reaktion des Zements und mangelnde Gewöhnung an einstreulose Haltung. Ähnlich können die Freilegung und Aufrauhung der Liegefläche eines Teilspaltenbodens mit dem Hochdruckreiniger wirken, die lange mit einer Kotschicht bedeckt war.

Biotinmangel kann ebenfalls die Abrasion von Horn begünstigen. Als Folge werden steile Klauenstellung, kleine Fußungsflächen, perforierende Hornschuhverletzungen, Quetschungen der Klauenlederhaut mit Blutaustritt und hochgradiger Stützbeinlahmheit beobachtet. Abrasionen der lateralen Klauenwand und des Kronsaums können aber auch ein Panaritium zur Folge haben.

Als kurzfristige Abhilfe ist Einstreu mit pumpfähigem Material (Sägespäne, Häcksel) zu empfehlen. Anstriche zur Abdeckung machen den Boden meist zu glatt und sind nicht dauerhaft. Bei längerem Aufenthalt auf rauhen Böden ist eine Anpassung des Klauenwachstums an den Abrieb zu erwarten.

12.4.1.3 Verletzung durch schadhafte Böden

Grobe Unebenheiten, die auf Betonflächen und Spaltenböden durch Abnutzung und Auflösungsvorgänge entstehen, haben Quetschungen und Verletzungen an Sohle, Ballen und Kronsaum zur Folge. Quetschungen im Sohlenbereich führen zu schmerzhaften Blutergüssen (Pododermatitis haemorrhagica, Steingalle) und damit akuter Lahmheit. Als Folge chronischer Reizung kann sich überschießend zerklüftetes Ballenhorn bilden, das in manchen Fällen nekrotisch zerfällt oder am Übergang zur Sohle einreißt.

Perforierende Verletzungen im Bereich von Sohle oder Saum bilden die Eintrittspforte für eitrig-nekrotisierende Entzündungen. Derartige Verletzungen sind auch auf steinigen Ausläufen möglich, besonders wenn gleichzeitig Nässe die Klauen aufweicht. Das Infektionsrisiko steigt mit der Zahl betroffener Tiere. Die beim Rind verbreiteten, rezidivierenden Sohlengeschwüre mit Doppelsohlenbildung werden beim Schwein selten gefunden.

Im Vordergrund der Prophylaxe sollte der Ersatz schadhafter Böden stehen. Besserung kann durch Einstreu, Trockenhalten und regelmäßiges Treiben durch ein Fußbad mit 5–10 % Formalin versucht werden.

12.4.1.4 Schäden an der Klauenwand – Hornspalte, Hornkluft, Ausschuhen

Beim Schwein finden sich senkrecht verlaufende, oberflächliche Haarrisse oder bis auf die Lederhaut reichende Hornspalten vorwiegend kaudolateral an der Außenklaue, nahe dem Übergang zum Ballen (s. Abb. 5-12).

Sie gehen vom Tragrand aus und verursachen Lahmheit, sobald die Klauenlederhaut gereizt wird. Bei Infektionen können von ihnen eitrig-nekrotisierende Prozesse ausgehen, die in die Tiefe der Klaue vordringen. Bei der Entstehung von Hornspalten wirken wahrscheinlich mechanische Belastungen durch ungünstige Bodenverhältnisse, Stellungsanomalien, Stallklauenbildung sowie individuelle Disposition zusammen. Bei Biotinmangel werden sie gehäuft beobachtet (s. Hautkrankheiten, Kap. 5).

Ihre Behandlung kann bei Zuchttieren im Rahmen routinemäßiger Klauenpflege unter Narkose vorgenommen werden. Sie besteht im Freilegen veränderter Bezirke der Klauenlederhaut mit dem Rinnenmesser, wobei auf einen flachen Übergang zu den stehenbleibenden Wandteilen zu achten ist. Eitrig-nekrotisierende Prozesse sind mit der Knopfsonde auf Beteiligung tieferer Strukturen zu überprüfen (s. Tiefes Panaritium, Abschn. 12.4.1.7).

Auf die Klauenlederhaut beschränkte Veränderungen werden mit Antibiotikaspray oder jodhaltigen Desinfektionsmitteln lokal behandelt und bei größerem Umfang oder bei Blutungen z.B. auch mit Sulfonamid-Lebertransalbe unter einem Polsterverband versorgt. In Problembeständen können metaphylaktisch bei jedem Platzwechsel Fußbäder in einem antibiotika-paraffinhaltigen Wateschlamm (50 kg Torfmull, 5 l Paraffinöl, 5 kg 10 %iges Oxytetracyclin Fütterungsarzneimittel, 35 l Wasser) die schweren Folgen oberflächlicher Horndefekte reduzieren. Einmal wöchentliches Abspritzen der Klauen mit warmem Wasser und anschließendes Einreiben mit Pferdehuffett während der Fütterung beugt ebenfalls einer Austrocknung und einem damit verbundenen Elastizitätsverlust des Hornes vor. Ist Biotinmangel die Ursache von Horndefekten, haben nur langfristige Futterzusätze (0,35 mg/kg Futter) ab einem Körpergewicht von 25 kg eine prophylaktische Wirkung.

Hornklüfte verlaufen parallel zum Klauensaum und sind Folgen zurückliegender Störungen des Hornwachstums im

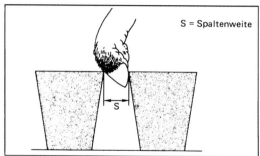

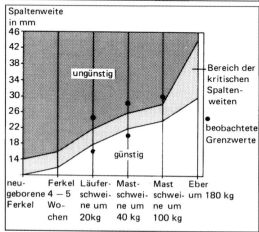

Abbildung 12-23 Kritische Spaltenweite perforierter Stallböden für Schweine. Zu enge Spalten verhindern das Durchtreten des Kots, breite Spalten führen zur Verletzung von Kronsaum und Ballen. (nach GEYER, 1979)

Saumbereich. Sofern sie sich halbmondförmig auf den kranialen Teil der Klaue beschränken, entstehen sie durch Verletzungen, z.B. an zu weiten Spaltenböden (Abb. 12-23). Falls sie ringförmig um die Klaue laufen, ist ein Panaritium als Ursache zu vermuten, wenn nur eine Klaue betroffen ist. Gleichartige Veränderungen an mehreren oder allen Klauen vieler Tiere lassen den zurückliegenden Ablauf von Bläschenkrankheit vermuten.

Hochgradige Prozesse dieser Art können zur Ablösung des Hornschuhs (Ausschuhen) führen. Wenn das eintritt, bevor neues Horn weitgehend die Klaue abdeckt, ist die

Prognose ungünstig. Bei teilweise freiliegender Klauenlederhaut oder Abriß einer Afterklaue kann ein Heilungsversuch unter Verband unternommen werden. Wenn ein unbehandelter Verlust der Afterklaue bereits zur Nekrose der Afterzehe geführt hat, muß diese amputiert werden. Hornkluftbildung, die nicht mit Ausschuhen einhergeht, gibt selten zu Lahmheiten Anlaß. Eine eventuelle Behandlung begrenzter Lederhautdefekte erfolgt wie bei Hornspalten.

Klauenwandschäden, die bei jungen Schweinen gehäuft auftreten, sind ebenso wie Sohlen- und Ballenläsionen ein Hinweis auf schwere Mängel an Spaltenböden, Kotstufen und dergleichen, die auf Spaltbreite, Gratbildung und Kantenabnutzung überprüft werden müssen.

12.4.1.5 Klauenrehe – Pododermatitis aseptica diffusa

Die mit hochgradiger Lahmheit verbundene Entzündung von Klauen- und Sohlenlederhaut tritt bei Zuchtsauen in akuter Form an allen Gliedmaßen auf, während sie bei chronischem Verlauf auch auf einzelne Zehen beschränkt sein kann.

Ätiologie und Pathogenese
Wie bei anderen Huftieren unterscheidet man zwischen toxischer Rehe und Belastungsrehe. Letztere entsteht bei übergewichtigen Zuchtsauen nach Umstellung auf einstreulose Haltung in akuter Form oder chronisch durch Überbelastung des Aufhängeapparats durch Stallklauenbildung, aber auch kompensatorische Gewichtsverlagerung bei einseitiger Stützbeinlahmheit. Die toxische Rehe wird bei schweren Verlaufsformen des MMA-Syndroms beobachtet und ähnelt der bei Kolimastitis der Kuh auftretenden. In schweren Fällen löst sich die Klauenlederhaut weitgehend von Klauenwand und Sohle, es kommt zur Senkung der Klauenspitze im Hornschuh („Rotation"). Nach Ausheilung milder Formen wird qualitativ minderwertiges Horn gebildet (Dyskeratose), das zu Klauenschäden und -infektionen prädisponiert (s. Abb. 12-19).

Klinisches Bild
Mittel- bis hochgradige Stützbeinlahmheit, Wärme und Druckempfindlichkeit der Klaue sowie eine zwischen den Afterklauen fühlbare Pulsation bei Fehlen äußerlich wahrnehmbarer Läsionen begründen den Verdacht auf Rehe.

Bei Erkrankung aller Gliedmaßen liegen die Tiere mit gestreckten Gliedmaßen, sind schwer aufzutreiben, stehen meist mit unter den Leib gestellten Vorder- und Hintergliedmaßen und zeigen starke Schrittverkürzung. Die größeren lateralen Klauen und die Vordergliedmaßen sind oft stärker betroffen. Gelegentlich wird Zehnspitzengang und plötzliches Überköten beobachtet. Differentialdiagnostisch sind Quetschung oder übermäßige Abnutzung von Sohle und Ballen in Erwägung zu ziehen.

Therapie
Im akuten Stadium ist die Injektion von Kortikosteroiden, z.B. Dexamethason (0,04–0,08 mg/kg KM) angebracht. Umstellen auf Tiefstreu bis zur Heilung bessert das Stehvermögen und ist auch für die prognostisch ungünstigen Fälle chronischer Rehe bis zur Verwertung zu empfehlen.

12.4.1.6 Oberflächliches Panaritium – Pododermatitis cutanea

Durch Verletzung und Infektion des Kronsaumes entsteht eine phlegmonöse Entzündung, die nicht in die Tiefe dringt, sondern ringförmig dem Kronsaum folgt.

Klinisches Bild und Verlauf
Die mit geringer bis mittelgradiger Stützbeinlahmheit verbundene Erkrankung wird meist erst bemerkt, nachdem sich eitriges Sekret in einem schmalen, bandförmigen Bereich unter dem Kronsaumepithel angesammelt hat; die angrenzende Haut und das darunterliegende Gewebe sind gerötet, warm, druckempfindlich und mäßig geschwollen (Abb. 12-24).

Gliedmaßen- und Skeletterkrankungen

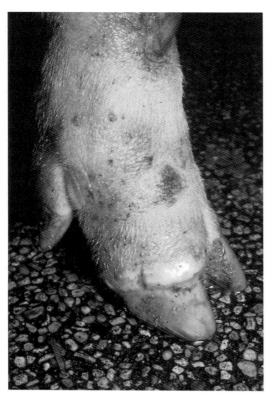

Abbildung 12-24 Oberflächliches Panaritium mit geringgradiger Schwellung und ringförmiger Sekretansammlung im Kronbereich. Die Gliedmaße wird belastet.

12.4.1.7 Tiefes Panaritium – Pododermatitis articulare et ossale

Diese Bezeichnung umfaßt alle tiefreichenden, eitrig-nekrotisierenden Prozesse im Bereich von Kronbein und Klaue, wobei oft nicht eindeutig zu klären ist, ob sie vom Kronsaum, dem Klauengelenk oder infizierten Verletzungen des Ballens ausgegangen sind.

Panaritien können unter prädisponierenden Haltungsbedingungen (Drahtgitterboden) auch schon bei Saugferkeln in den ersten beiden Lebenswochen an mehreren Zehen gleichzeitig auftreten, wobei große Würfe und Puerperalerkrankungen bei Muttertieren wichtige Risikofaktoren darstellen.

Klinische Erscheinungen und Verlauf
Die Patienten werden mit einer hochgradigen, bereits längere Zeit bestehenden Stützbeinlahmheit und phlegmonösen Umfangs-

Das oberflächliche Panaritium heilt nach wenigen Tagen spontan und wird unter Praxisbedingungen wahrscheinlich oft übersehen. Verlaufsformen, die mit deutlicher Lahmheit und Umfangsvermehrung einhergehen, können häufig durch einmalige parenterale Chemotherapie, z. B. Benzathin-Penicillin 30 000 I.E./kg KM günstig beeinflußt werden.

Möglichst vor Behandlung, spätestens aber, wenn diese erfolglos bleibt, ist zu überprüfen, ob ein tiefes Panaritium oder andere tiefgreifende, eitrig-nekrotisierende Prozesse im Hornschuh die Ursache sind. Mit großer Wahrscheinlichkeit ist das anzunehmen, wenn Fistelöffnungen vorliegen.

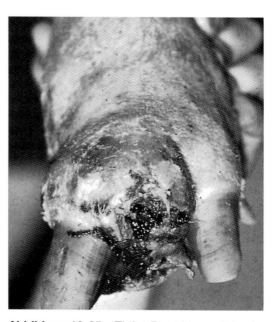

Abbildung 12-25 Tiefes Panaritium mit hochgradiger, derber Schwellung im Kron- und Fesselbereich sowie Fistelbildung. Es besteht hochgradige Stützbeinlahmheit. (Foto: Klinik für kleine Klauentiere, Hannover)

vermehrung im Kronbeinbereich vorgestellt, die bei älteren Tieren vorwiegend eine Außenklaue der Hintergliedmaßen betrifft.

Der Kronsaum ist meist nekrotisch. In seinem Verlauf oder unmittelbar proximal finden sich eine bis mehrere Fistelöffnungen, aus denen sich geringe Mengen dünnflüssig-übelriechenden Sekrets entleeren. Während der Hornschuh in der Regel nicht verändert ist, erstreckt sich vom Kronsaum bis zum Fesselbein oder Metakarpus eine derbe, schmerzhafte Umfangsvermehrung, die den Umfang der Zehe annähernd verdoppeln kann (Abb. 12.25).

Der Krankheitsprozeß breitet sich unter eitriger Einschmelzung der Zehenknochen nach proximal aus und greift bei Erreichen des Fesselgelenks auf die gegenüberliegende Zehe über. Fieber und Schwellung der Inguinallymphknoten sind als Symptome einsetzender Sepsis zu werten.

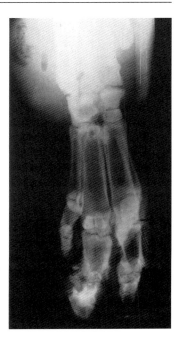

Abbildung 12-26 Osteolyse von Klauenbein und Kronbein bei tiefem Panaritium im Röntgenbild

Diagnose

Die Bestätigung des Verdachts tiefgreifender Veränderungen erhält man durch Sondierung vorhandener Fistelöffnungen unter Narkose. Meist kann die Knopfsonde dann quer durch den Gelenkspalt geschoben werden, und in der Tiefe werden unregelmäßig rauhe Knochenflächen fühlbar.

Die Röntgenaufnahme der Zehe hilft, in fortgeschrittenen Fällen das Übergreifen der Osteomyelitis auf das Fesselbein und der weiterreichenden Periostitis auf die andere Zehe zu erkennen (Abb. 12-26). Sie bringt auch bei den seltenen Umfangsvermehrungen im Kronsaumbereich ohne Fistelöffnungen (Arthritis, Fraktur) Vorteile.

Therapie und Prophylaxe

Bei Jungtieren bis zum Gewicht von 40 kg kann man konservativ mit lokaler Instillation von Antibiotika-Suspensionen in die Fistelöffnungen und gleichzeitiger systemischer Behandlung mit Benzathin-Penicillin (30 000 I.E./kg KM), möglichst unter einem Schutzverband, mit günstigen Heilungschancen rechnen. Es kommt dann zur Ankylose des Klauengelenks. In Problembeständen senkt die prophylaktische mehrtägige Behandlung von Saugferkeln mit 100 mg Langzeit-Oxytetracyclin das Erkrankungsrisiko.

Bei älteren Tieren muß die Klaue amputiert werden, was nur bei wertvollen Zuchttieren wirtschaftlich ist und auch nur bei Einzelhaltung auf Einstreu längere Nutzung erwarten läßt, weil die verbliebene Klaue (meist die kleinere mediale) nicht überbelastet werden darf. Postoperative Beobachtungsstudien zeigen jedoch, daß unter günstigen Haltungsbedingungen eine mehrjährige Nutzung von Zuchttieren durchaus noch möglich ist.

Eine konservative Behandlung älterer Tiere durch systemische antibakterielle Therapie bewirkt in der Regel eine Verringerung der phlegmonösen Weichteilschwellung, kaum jedoch Besserung der Lahmheit. Sie kann zur Operationsvorbereitung indiziert sein oder bei unmittelbar bevorstehender Geburt bzw. noch nicht absetzbaren Ferkeln helfen, die Schlachtverwertung um ein bis zwei Wochen hinauszuschieben.

Aufgrund von Mischinfektionen (*Fusobacterium necrophorum*, *Arcanobacterium pyogenes*, *E. coli* u. a. Keime) sind Breitspektrum-Antibiotika wie z. B. Ampicillin (10 mg/kg KM) anzuwenden.

12.4.1.8 Klauenamputation

Die bei tiefem Panaritium und ähnlichen irreversiblen Schäden des Zehenendgliedes indizierte Operation ähnelt im Ablauf der beim Rind üblichen Technik. Unterschiede ergeben sich durch Hautnekrosen und Fistelbildung im Saumbereich, die eine proximalere Schnittführung notwendig machen sowie die Schmerzausschaltung mittels Narkose. An speziellen Instrumenten benötigt man: Esmarchschlauch, Embryotom-Sägedraht und -Handgriffe, Lorbeerblattmesser, scharfen Löffel sowie eine Knochenfaßzange (notfalls sterile Rohrzange).

Die Schmerzausschaltung erfolgt durch Narkose (z. B. mit Azaperon und Ketamin) (siehe Kapitel 3.3) und bei Operationen an der Hintergliedmaße vorzugsweise durch eine zusätzliche Lumbosakralanästhesie, z. B. mit Procain 2 % (0,7 ml pro 10 cm Scheitel-Steiß-Länge). An Vorder- oder Hinterextremitäten kann auch eine lokale zirkuläre Infiltrationsanästhesie in Höhe des Fesselgelenks oder eine kombinierte intravenöse Stauungsanästhesie und -antibiose durchgeführt werden: ca. 8–10 ml Procain 2 % und 100 000 I.E. Benzyl-Penicillin. Für die Punktion am besten geeignet sind an den Vordergliedmaßen die V. digitalis dorsalis communis II und an den Vorder- und Hintergliedmaßen die Vv. digitales dorsales communes II und IV.

Die erkrankte Gliedmaße wird auf dem Operationstisch (notfalls einer Leiter) so ausgebunden, daß die betroffene Klaue oben liegt. Sie wird einschließlich des Bereichs der Mittelfußknochen gereinigt, möglichst auch rasiert, und desinfiziert. Der Esmarchschlauch wird im proximalen Mittelfußbereich angelegt, danach ggf. distal davon die Lokalanästhesie durchgeführt.

Unter Beachtung von Hautnekrosen und Fistelöffnungen, aber unter weitestgehender Schonung intakter Haut, wird mit dem Skalpell ein Zirkulärschnitt um die Klaue geführt. In diesen wird die Embryotomsäge eingelegt und die Klaue abgesetzt, welche ein Helfer gestreckt hält (als Hilfsmittel kann dabei ein Klauenschneider dienen).

Das Kronbein, durch dessen distales Ende der Schnitt verläuft, wird nun mit dem Lorbeerblattmesser freipräpariert und im Krongelenk abgesetzt. Erleichtert wird das durch Anlegen eines lateral in Richtung Zehenachse bis zum Fesselbein reichenden Hautschnittes. Das Messer wird in den Gelenkspalt eingeführt und folgt ihm, während man mit einer Knochenzange das Kronbein bewegt. Das subkutane Gewebe, das später die Wundheilung bestimmt, ist beim Präparieren möglichst zu schonen. Die Beugesehnen werden möglichst weit proximal reseziert. Falls die nun freiliegende, distale Gelenkfläche des Fesselbeins in fortgeschrittenen Fällen bereits Anzeichen von Osteolyse aufweist, wird das Fesselbein in der Diaphyse mittels Drahtsäge abgesetzt. In der Regel liegt eine intakte Gelenkfläche vor, deren Knorpel mit dem scharfen Löffel abgeschabt wird.

Zur Adaptation der Wundränder sollte eine kammbildende Naht (vertikale Matratzennaht) bevorzugt werden, um die Wundhöhle klein zu halten und die Blutungsneigung einzuschränken. Bei knappen Hautresten wird man sich auf Knopfhefte beschränken müssen. Die Resektion distaler Fesselbeinanteile kann es erforderlich machen, die Wundhöhle mit einer Gazebinde zu tamponieren. Vor Knüpfen der Hefte wird die Wundhöhle mit einer Antibiotikasuspension versorgt und anschließend ein Klauenverband angelegt (Klauenverband, s. Abschn. 12.4.1.9).

Nach Erwachen aus der Narkose werden meist erhebliche Schmerzreaktionen beobachtet (Schlagen mit der behandelten Gliedmaße). Um diese zu dämpfen, ist die wiederholte Injektion von Analgetika, z. B. Meloxicam (0,4 mg/kg KM) angebracht. Die präoperativ begonnene systemische Chemotherapie sollte noch 4 Tage post operationem fortgesetzt werden, da die Wunden als infiziert betrachtet werden müssen.

Nach einer Woche wird der Verband in Narkose erneuert, und dabei werden auch die Nahthefte gezogen. Eine Besserung der zunächst vorhandenen hochgradigen Stützbeinlahmheit sollte sich zu diesem Zeitpunkt einstellen. Bei komplikationsloser Heilung kann der zweite Verband bis zur weitgehenden Abnutzung an der Gliedmaße belassen werden.

12.4.1.9 Klauenverband

Nach chirurgischen Eingriffen an der Klaue, die umfangreiche, zu Blutung und Infektion neigende Wundflächen hinterlassen, ist das Anlegen eines Zehenverbandes, der bis zum Mittelfuß reicht, erforderlich. Hierbei bestehen wesentliche Unterschiede zu den beim Rind üblichen Verfahren, da die Zehen vom Bereich der Afterklauen distalwärts schlanker werden, wodurch ungeeignete Verbände abgleiten. Nach einer Klauenamputation kommt hinzu, daß die Gliedmaße unsymmetrisch wird. Entscheidendes Hilfsmittel zur Überwindung dieser Schwierigkeit ist ein 4 bis 5 cm breites Heftpflaster, das nicht nur die Haftung des Verbandes an der möglichst rasierten Haut von Metakarpus oder Metatarsus ermöglicht, sondern auch einen Feuchtigkeitsschutz im Bereich der Zehe ergibt.

Nach Abdecken des Wundbereichs mit antibiotikagetränkter Gaze werden Zwischenklauenspalt und Afterklauen mit Watte gepolstert. Der durch den Zwischenklauenspalt laufende Wattestreifen soll etwas proximal des Fesselgelenks enden und die Unterpolsterung der Afterklauen festhalten. Ein langer, U-förmig in Zehenachse angelegter Heftpflasterstreifen, der proximal der Polsterung an die Haut geklebt wird, und ein locker, ringförmig angelegter Streifen fixieren die Polsterung zunächst. Diese Aufgabe kann auch eine diagonal verlaufende (s. u.) Mull- oder Elastikbinde übernehmen. Weitere U-förmige Pflasterstreifen, welche diagonal von der Klaue über die Zehe zum Mittelfuß laufen, bedecken allmählich die Polsterung bzw. Binde. Sie werden proximal mit einem ringförmigen Streifen zusammengefaßt, der jedoch nicht einschnüren darf.

Anschließend werden von der Zehe beginnend, unter Abrollen des Pflasters, fortlaufende diagonale Verbandlagen aufgebracht (Kornährenverband), die an der ungepolsterten Haut des Mittelfußes enden. Die Haut sollte hier möglichst enthaart, jedenfalls aber entfettet und trocken sein, um gute Haftung zu ermöglichen. Festes Anziehen von Heftpflaster oder Binden ist wegen der Gefahr von Stauungen zu unterlassen. Der Verband muß aber am Mittelfuß enger sein als im Bereich der Afterzehen und darf andererseits die Fessel nicht einschnüren.

Literatur

BAUMANN, G., und J. WISSER (1972): Der Einfluß der Spaltenbodenhaltung auf die Klauengesundheit bei Mastschweinen. Arch. exp. Vet. Med. **26**, 569-588.

BEERS-SCHREUERS, H. M. G. VAN, L. VELLENGA and H. J. BREUKING (1991): Theoretical and practical aspects of foot diseases in pigs. Selezione Veterinaria **32**, 411-416.

BERNER, H. (1986): Tierschutzrelevante pathologische Indikatoren bei Sauen in neuzeitlichen Haltungssystemen. Tierärztl. Prax. **14**, 67-78.

BILKEI, G. (1989): Beitrag zur Lösung der Klauenprobleme in der Schweinezucht. Tierärztl. Prax. **17**, 281-284.

BILKEI, G. (1991): Einfache, praxisreife Methode zur Minderung der Klauenschäden in der Schweinezucht. Prakt. Tierarzt **72**, 608-609.

BOLLWAHN, W. (1966): Das tiefe Panaritium beim Schwein. Dtsch. tierärztl. Wschr. **73**, 560-564.

BOLLWAHN, W., und G. WIEBUSCH (1977): Fußbodenbelag und Klauenkrankheiten beim Schwein. Fortschritte der Veterinärmed. Heft 28: 12. Kongreßbericht der DVG, 5967. Berlin, Hamburg: Verlag Paul Parey.

GARDNER, I., D. W. HIRD, N. M. SULLIVAN and R. J. PIERCE (1990): Clinical, pathologic, and microbiologic findings of foot abscess in neonatal pigs. J. Am. Vet. Med. Ass. **196**, 1791-1794.

GARDNER, I. and D. W. HIRD (1994): Risk factors for development of foot abscess in neonatal pigs. J. Am. Vet. Med. Ass. **204**, 1062-1067.

KOFLER, J., und H. EDINGER (1993): Zur Behandlung der eitrigen Klauengelenkentzündung bei Zuchtebern und Zuchtsauen durch Exartikulation der Zehe im Krongelenk. Wien. tierärztl. Mschr. **80**, 248-254.

KRONEMAN, A., L. VELLENGA, H. M. VERMEER, F. J. VAN DER WILT (1992): Health of the claws of pigs. Pig News and Information **14**, 154 (1290 abstr.).

KRONEMAN, A., L. VELLENGA, F. J. VAN DER WILT and H. M. VERMEER (1993): Field research on veterinary problems in group-housed sows – a survey of lameness. J. Vet. Med. Ass. **40**, 704-712.

KROKER, R. (1999): Pharmaka zur Behandlung und Verhütung bakterieller Infektionen. In: LÖSCHER, W., F. R. UNGEMACH und R. KROKER (Hrsg.), 4. Aufl., Pharmakotherapie bei Haus- und Nutztieren, 214-246. Parey Buchverlag Berlin.

LOEFFLER, K., und D. MARX (1983): Haltungs- und zuchtbedingte Schäden am Bewegungsapparat landwirtschaftlicher Nutztiere. Tierärztl. Prax. **11**, 23-36.

LÖSCHER, W. (1999): Pharmaka mit Wirkung auf das Zentralnervensystem, Lokalanästhetika. In: LÖSCHER, W., F. R. UNGEMACH und R. KROKER (Hrsg.), 4. Aufl., Pharmakotherapie bei Haus- und Nutztieren, 69-122. Parey Buchverlag Berlin.

MACLEAN, C. W. (1968): Acute laminitis in sows. Vet. Rec. **83**, 71-75.

NILSSON, S. A. (1964): Laminitis in pigs. Nord. Vet. Med. **16**, 128-139.

PENNY, R. H. C., A. D. OSBORNE and A. I. WRIGHT (1963): The causes and incidence of lameness in store and adult pigs. Vet. Rec. **47**, 1225-1240.

PENNY, R. H. C., A. D. OSBORNE, A. I. WRIGHT and T. K. STEPHENS (1965): Foot-rot in pigs: Observations on the clinical disease. Vet. Rec. **77**, 1101-1108.

PRANGE, H., und G. BAUMANN (1972): Beziehungen zwischen Fußbodengestaltung und Gliedmaßengesundheit in der modernen Schweinehaltung. Monatsh. Veterinärmed. **27**, 416-423.

SCHULENBURG, ASTRID VON DER, und K. MEYER (1985): Klinische Beobachtungen an Klauen von Mastschweinen bei unterschiedlichen Aufstallungsarten. Prakt. Tierarzt **66**, 999-1005.

SIMMINS, P. H. and P. H. BROOKS (1988): Supplementary biotin for sows: Effects on claw integrity. Vet. Rec. **122**, 431-435.

UNGEMACH, F. R. (1999): Pharmaka zur Beeinflussung von Entzündungen. In: LÖSCHER, W., F. R. UNGEMACH und R. KROKER (Hrsg.), Grundlagen der Pharmakotherapie bei Haus- und Nutztieren, 4. Aufl., 319-348. Parey Buchverlag Berlin.

VAUGHAN, L. C. (1969): Locomotory disturbance in pigs. Br. vet. J. **125**, 354-365.

VOLLMAR, H., und W. BOLLWAHN (1987): Klauenpflege beim Schwein mit Hilfe des Winkelschleifers. Wien. tierärztl. Mschr. **74**, 83-86.

YAMADA, H., T. ISHIKAWA, N. ABE, K. MIYAHARA, M. SATOH, T. KAMAYA and T. HIROSE (1990): X-ray findings in foot lesions of young store pigs. J. Jap. Vet. Med. Ass. **43**, 728-733.

12.4.2 Mineralstoffmangel-Osteopathien (Bone mineral deficiency)

Bei mangelhafter Versorgung des Organismus mit den Mineralstoffen Kalzium (Ca) und Phosphor (P) entstehen verschiedene Krankheitsbilder, die nach ihrem auffälligsten Symptom, der Verformung des Skeletts, auch Knochenweiche genannt werden. Sie waren in der Vergangenheit bei schnell wachsenden Jungtieren sowie während der Gravidität und Laktation weit verbreitet, sind jedoch beim Schwein seit der Ergänzung des Futters durch Mineralstoff- und Vitaminzusätze selten geworden.

Überdosierung von Mineralstoffen und Vitamin D_3 sind heute in der Praxis viel häufiger anzutreffen als Mangelsituationen. Daher muß die Vermutung einer ernährungsbedingten Osteopathie sorgfältig differentialdiagnostisch abgesichert werden.

Ätiologie und Pathogenese

Verständnis und Übersicht der beim Schwein in Frage kommenden Störungen waren in der älteren Literatur erschwert durch das Bemühen, die Begriffe der humanmedizinischen Pathologie auf Befunde beim Schwein anzuwenden, denen pathophysiologisch andersartige Vorgänge zugrunde lagen.

Beim Menschen liegt die physiologische Konzentration von anorganischem Phosphat (P) im Blutplasma niedrig, und es besteht ein essentieller Vitamin-D-Bedarf. Vitamin-D-Mangel und verschiedene endogene Störungen haben daher leicht eine ausbleibende

Mineralisation von Osteoid (Osteomalazie beim Erwachsenen) und zusätzlich ausbleibende Verknöcherung der Epiphysenfugen (Rachitis beim Kind) zur Folge, weil das Produkt der Ionenkonzentration von Kalzium und Phosphor in der Gewebsflüssigkeit nicht mehr die zur Mineralstoffeinlagerung in der Kollagen-Matrix erforderliche Schwelle (Ca[mmol/l] $\times$ P [mmol/l] $\geq$ 3,3) erreicht (histologische Veränderungen bereits unter Ca $\times$ P = 5,0, s. Abb. 12-27).

Schweine andererseits sind gegen Vitamin-D-Mangel relativ unempfindlich, resorbieren daher Kalzium und Phosphor gut. Einer der hereditären Pseudomangelrachitis des Kindes gleichender, ebenfalls vererbter Defekt des Vitamin-D-Stoffwechsels wurde vereinzelt auch beim Schwein beobachtet. Bei diesen Tieren versagt die Synthese der biologisch aktiven Form des Vitamin D_3 (1,25 Dihydroxycholecalciferol) in der Niere. Dadurch sind die gesund geborenen Ferkel weitgehend unfähig, Kalzium zu resorbieren. Sekundär ist die Phosphatresorption behindert und die renale Phosphorausscheidung erhöht. Bei schnell wachsenden Schweinen kann ein Vitamin-D-Mangel im Futter jedoch auch eine Osteodystrophia fibrosa bewirken. Schnell wachsende Schweine haben einen sehr hohen Mineralstoffbedarf, der für Phosphor bei Getreidefütterung nur bedingt gedeckt ist, für Kalzium jedoch stets Zusätze erfordert.

Eine Kalziummangelernährung führt beim Schwein zunächst nicht zum Absinken der Kalziumkonzentration im Plasma, da die Nebenschilddrüse bei sinkender Tendenz Parathormon ausschüttet, das durch Knochengewebsabbau (Osteoklastenaktivierung) den Kalziumspiegel in der extrazellulären Flüssigkeit aufrechterhält. Es entsteht ein sekundärer Hyperparathyreoidismus. Histopathologisch bietet sich das Bild der Osteodystrophia fibrosa, einer Schwächung der Knochenstruktur durch Osteoklasie bei physiologischer Verkalkung neugebildeten Knochens bzw. der Epiphysenfugen bei Jungtieren. Klinisch hat dies eine erhöhte Frakturneigung, kaum jedoch deutliche Knochenverbiegungen zur Folge. An den Gelenkflächen und Epiphysen treten allerdings Verformungen auf, die denen der Arthropathia deformans ähneln. Erst wenn bei fortgesetzter Kalziumunterversorgung die Regulation versagt und der Kalziumspiegel sinkt, sind auch eine mangelhafte Mineralisation des kompensatorisch überschießend gebildeten Osteoids und Ersatz des Knochengewebes durch Fasergewebe zu erwarten, die zunehmende Skelettdeformation zur Folge haben.

Phosphormangelernährung führt beim Schwein rasch zu absinkenden Phosphatkonzentrationen im Blutplasma, da keine die Knochenreserven mobilisierende Regelung besteht. Im Experiment lassen sich auf diese Weise Krankheitsbild und histologische Befunde der kindlichen Rachitis mit Skelettdeformation, verbreiterten Epiphysenfugen und Osteoidüberschuß erzeugen.

Bei einseitiger Getreidefütterung auf rein pflanzlicher Basis sind unter praktischen Fütterungsbedingungen Defizite möglich, da

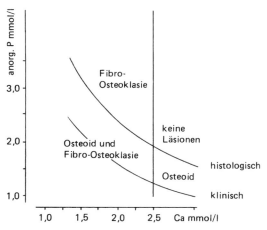

Abbildung 12-27 Art der pathomorphologischen Veränderungen bei Mineralstoffmangelzuständen des Organismus in Abhängigkeit von der Kalzium- und Phosphatkonzentration im Blutplasma. Dem Schema liegen Befunde am Schwein zugrunde, sie gelten aber im Prinzip auch für andere Haussäugetiere und den Menschen.

im Durchschnitt weniger als ein Drittel des Phosphors aufgrund der Bindung an Phytin biologisch verfügbar ist. Dies gilt insbesondere für Rationen mit hohen Anteilen von Mais, Hafer oder Sojaschrot, die das Phytinspaltende Enzym Phytase nicht enthalten. Das Phytinphosphat bildet aber auch mit Kalzium unlösliche Komplexverbindungen, wodurch es bei knappem Angebot zu Kalziummangelzuständen kommt. Umgekehrt kann durch übermäßigen Kalziumgehalt des Futters bei knappem Phosphorangebot dessen Verwertung durch Kalzium-Phosphor-Verbindungen behindert werden (Ergänzung von Getreidefutter durch kohlensauren Kalk).

Überschüssig in anorganischer, löslicher Form angebotenes Phosphat wird resorbiert und über die Niere ausgeschieden. Es stört die Kalziumverwertung daher nicht.

Klinische Bilder

Als erste Erscheinung einer Mineralstoffmangel-Osteopathie sind zögerndes Aufstehen, häufig wechselnde Belastung der Gliedmaßen im Stehen (Trippeln) und unspezifische Lahmheiten zu erwarten. Sie beruhen wahrscheinlich auf Verformungen der Gelenkflächen oder Epiphysenfugen sowie Periostschmerzen und unterscheiden sich wenig von denen der Arthrosis deformans. Die durch Kalziummangel ausgelöste Knochenresorption verstärkt die Neigung zur konstitutionsbedingten Arthropathia deformans, und umgekehrt vermindert langsameres Wachstum den Kalziumbedarf. Skelettanomalien bei einzelnen Kümmerern liegt daher sicher keine Mineralstoffmangelversorgung zugrunde.

Mechanische Überbelastung des geschwächten Skeletts kann Frakturen zur Folge haben. Am häufigsten ist hiervon die Femurdiaphyse betroffen. Epiphyseolysis des Oberschenkelkopfes wird bei Kalziummangelversorgung vermehrt beobachtet, so daß ein kausaler Zusammenhang gesichert erscheint. Für die Apophyseolysis des Sitzbeins ist er nicht erwiesen.

Die in alten Veröffentlichungen beschriebenen Knochenverbiegungen und Auftreibungen der Kieferknochen durch extreme Fasergewebsbildung treten erst nach extremer und anhaltender Mangelversorgung mit Kalzium auf. Sie sind mit deutlicher Wachstumsverzögerung und einer durch Hypokalzämie bedingten Übererregbarkeit (Krampfanfälle, Laryngospasmus) und Berührungsempfindlichkeit verbunden.

Ein ähnliches Bild: Gliedmaßenverbiegungen, tonnenförmiger Rumpf, Hyperästhe-

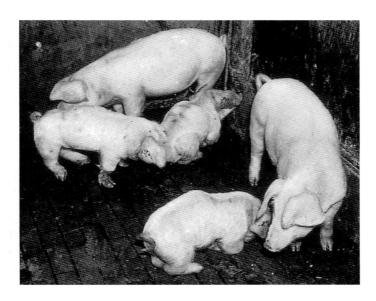

Abbildung 12-28 Läuferschweine mit erblicher Rachitis und gesunde Wurfgeschwister im Alter von 14 Wochen

sie und Wachstumsstillstand im Läuferalter bei einigen Ferkeln des Wurfes, während Geschwister sich vollkommen normal entwickeln, ist für die erbliche Rachitis des Schweines charakteristisch (Abb. 12-28). Diese Tiere sterben durch Koprostase infolge hochgradiger Beckendeformation.

Diagnose und Differentialdiagnose
Gehäuft im Bestand bei schnellwachsenden, graviden oder laktierenden Schweinen auftretende unklare Lahmheitserscheinungen sollten Anlaß geben, die Fütterungsanamnese zu überprüfen. Geringfügige Abweichungen von den empfohlenen Bereichen Ca = 0,7–0,9 %, P = 0,5–0,8 % und Vitamin D = 300–1 500 I.E./kg Futter (bezogen auf Trockensubstanz) sollten nicht überbewertet werden.

Fehlende Vitamin-D-Zusätze oder -Gehaltsangaben sind wegen des geringen Tagesbedarfs von 5-10 I.E./kg KM unkritisch. Das Risiko mangelhafter Verfügbarkeit von Kalzium und Phosphor infolge Phytinbindung (s. o.) ist zu beachten.

Auf jeden Fall angezeigt ist die Überprüfung der Fütterung, wenn Frakturen, Epiphyseolysis oder Verbiegungen der Gliedmaßen und der Wirbelsäule gehäuft beobachtet werden. Falls diese auf Mineralstoffmangelversorgung beruhen, sind auch Abweichungen der Blutplasmakonzentrationen von Kalzium, anorganischem Phosphor und alkalischer Phosphatase zu erwarten (s. Tab. 12-2). Um ungerechtfertigte Schlüsse aus Zufallsbefunden zu vermeiden, sollten außer den klinisch kranken Tieren noch einige gleich gefütterte gesunde Zeitgefährten in die Untersuchung einbezogen werden.

Es ist zu beachten, daß die Proben am Morgen vor der Fütterung entnommen werden sollten, für die Kalziumbestimmung keine kalziumbindenden Antikoagulanzien (EDTA oder Zitrat) verwendet werden dürfen und für die Phosphorbestimmung das Serum vor Versand von den Erythrozyten getrennt werden muß. Solange nur geringgradige Bewegungsstörungen vorliegen, werden andererseits Blutuntersuchungen wie auch das makroskopische Sektionsbild nur wenig diagnostische Information ergeben.

Die Abgrenzung geringgradiger Mineralstoff-Mangelosteopathie von konstitutionsbedingter Arthrosis deformans ist schwierig und wird sich vor allem auf die Fütterungsanamnese bzw. Futteranalyse stützen. Beide Zustände betreffen in der Regel die schneller wachsenden Tiere am stärksten. Infektionsbedingte chronische Polyarthritis (Rotlauf, Streptokokken, Mykoplasmen) kann mit geringgradiger Temperaturerhöhung einhergehen und führt bei stärker betroffenen Tieren zur Wachstumsdepression. Deutlich veränderte Synovia und entzündliche Gelenkschwellung finden sich nur bei Arthritis.

Gehäuft in Gruppen oder im Bestand nach Neueinstellung oder Boxwechsel auftretende Lahmheiten sind auf Klauenschäden zu überprüfen.

Therapie und Prophylaxe
Die Einhaltung der Normen handelsüblicher Futtermittel oder Mineralstoffzusätze (s. o.)

Tabelle 12-2 Differentialdiagnose von Störungen des Knochenmineralstoffwechsels

	Plasma Ca	Plasma anorg. P	Plasma AP
Vitamin-D-Mangel	–	–	+
Phosphormangel	Θ bis +	–	+
Kalziummangel (= sek. Hyperparathyreoidismus)	Θ bis –	Θ bis +	+
Osteochondrose	Θ	Θ	Θ
Vitamin-D-Vergiftung	+	– bis +	– bis Θ

Θ = normal; + = erhöht; – = erniedrigt

ist zur Wiederherstellung eines physiologischen Knochenmineralstoffwechsels ausreichend. Übermäßige Zulagen von Kalziumkarbonat oder löslichen Phosphaten beeinträchtigen Geschmack und Futteraufnahme. Hohe Kalziumgehalte behindern zudem die Zinkresorption und können Parakeratose verursachen.

Bei extensiver Einzelhaltung sollte eine tägliche Zugabe von Mineralstoffmischung (Ca : P = 2 : 1) in Mengen von 1/2 Eßlöffel für Mastschweine, 1 Eßlöffel für tragende und 2 Eßlöffel für säugende Sauen empfohlen werden. Bei Getreidefütterung genügt notfalls kohlensaurer Kalk, wobei aber Spurenelemente und Vitamine fehlen.

Ein zu weites Ca/P-Verhältnis ist negativ korreliert mit den täglichen Zunahmen. Kalzium ist das am häufigsten überdosierte Mineral, weil kohlensaurer Kalk billig ist.

Eine Kalziumüberdosierung beeinträchtigt über die Schmackhaftigkeit des Futters die Zunahmen, erhöht die Säurebindungskapazität und damit das Kolienterotoxämierisiko und hemmt die Resorption von Tetracyclin durch Bildung von Spurenelement- und Kalziumphytat-Komplexen.

Durch Injektion von Kalziumglukonatlösungen oder organischen Phosphorpräparaten kann wegen der im Vergleich zum Bedarf minimalen Dosis keine Therapie eines Mangelzustandes erreicht werden.

Die in handelsüblichen Futtermischungen und -zusätzen enthaltenen Vitamin-D-Mengen (meist 1000 I.E./kg) gewährleisten stets eine reichliche Bedarfsdeckung.

Eine orale oder parenterale Behandlung mit Vitamin D_3, die über den Bedarf hinausgeht, kann am Beginn der Therapie von Mangelzuständen zur Resorptionsförderung der mit dem Futter angebotenen Mineralstoffe sinnvoll sein. Die Dosis sollte bei einmaliger Behandlung im Bereich von 1000 bis 10 000 I.E./kg KM für wassermischbare Injektionspräparate liegen.

Wesentlich höhere Gaben oder kurzfristige Wiederholung können das Krankheitsbild der Kalzinose mit Hyperkalzämie, Organverkalkung und Wachstumsstillstand erzeugen. Die Vitamin-D_3-Überdosierung ist bei gleichzeitig hohem Kalziumangebot besonders gefährlich. Bei Dauerbehandlung haben 1000 I.E./kg und Tag Hyperkalzämie, 3000 I.E./kg und Tag Organverkalkungen und 10 000 I.E./kg und Tag Tod durch Nierenversagen zur Folge.

Die Bioverfügbarkeit von Phosphor kann durch einen höheren Anteil von Futtermitteln tierischer Herkunft (Fisch-, Blut-, Knochenmehl) in der Ration oder durch Zusatz von gentechnisch erzeugter (mikrobieller) Phytase verbessert werden (500–1000 I.E./kg Futter). Dadurch können die Phosphorsupplementierung im Futter und die umweltbelastende Phosphorausscheidung mit den Fäzes um 30 bzw. 50 % reduziert werden.

Literatur

CROMWELL, G. L. (1992): The biological availibility of phosphorus in feedstuffs for pigs. Pig News and Information **13**, 75N-78N.

HALL, D. D., G. L. CROMWELL and T. S. STAHLY (1991): Effects of dietary calcium, phosphorus, calcium: phosphorus ratio and vitamin K on performance, bone strenght and blood clotting status of pigs. J. Anim. Sci. **69**, 646-655.

HÜLSMANN, H. G., N. STOCKHOFE-ZURWIEDEN, M. GANTER und E. MÜLLER (1991): Klinische Befunde bei der Vitamin-D-Intoxikation des Schweines. Tierärztl. Prax. **19**, 488-492.

KAMPHUES, H., E. MÜLLER und W. DROCHNER (1990): Klinische Effekte einer extremen Ca-Überdosierung im Ferkelaufzuchtfutter. Tierärztl. Prax. **18**, 251-254.

KAUNE, R., und J. HARMEYER (1987): Eine erbliche Störung des Vitamin-D-Stoffwechsels beim Schwein. Die Pseudo-Vitamin-D-Mangelrachitis, Typ I. Berl. Münch. tierärztl. Wschr. **100**, 6-13.

KESSLER, J., und K. EGLI (1992): Phosphor und Phytase im Schweinemastfutter: Geht die Rechnung auf? Kleinviehzüchter **40**, 205-208.

MAREK, J., und O. WELLMANN (1931): Die Rachitis. Jena: Gustav Fischer Verlag.

NIELSEN, N. C., S. ANDERSEN, A. MADSEN and H. P. MORTENSEN (1971): Dietary calcium-phosphorus ratios for growing pigs in relation to serum levels and bone development. Acta vet. scand. **12**, 202-219.

PALLAUF, J., D. HÖHLER, G. RIMBACH and H. NEUSSER (1992): Effect of microbial phytase supplementation to a maize-soya-diet on the apparent absorption of phosphorus and calcium in piglets. J. Anim. Physiol. Anim. Nutr. **67**, 30-40.
PEDERSEN, J. G. A. (1940): Experimental Rachitis hos svin. Beretn. Vet. og Londbohöjsk. 193.
PLONAIT, H. (1967): Mineralstoffwechselstörungen bei Ferkeln und Mastschweinen. Dtsch. tierärztl. Wschr. **74**, 338-341.
PLONAIT, H. (1969): Erbliche Rachitis der Saugferkel: Pathogenese und Therapie. Zbl. Vet. Med. A **16**, 271-316.
PLONAIT, H. (1980): Labordiagnostik für die tierärztliche Praxis. Parey Buchverlag Berlin.
THOMPSON, G. K. and B. M. ROBINSON (1989): An osteodystrophy apparently caused by Vitamin-D deficiency in growing pigs. New Zealand Vet. J. **37**, 155-157.
WEIGAND, E., M. KIRCHGESSNER und T. E. G. KAUFMANN (1988): Einfluß abgestufter Ca:P-Verhältnisse im Futter auf Wachstum und Futterverwertung von Absatzferkeln. Züchtungskunde **60**, 143-154.

12.4.3 Wirbelsäulenerkrankungen (Diseases of the vertebral column)

Klinisch manifeste Rückenverkrümmungen (Abb. 12-29) mit oder ohne Bewegungsstörungen traten zu Zeiten einer überwiegend

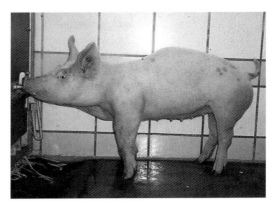

Abbildung 12-29 Absatzferkel mit angeborener Kyphose (Blockwirbel LWS)

traditionellen Schweineproduktion nur vereinzelt auf. In der neuzeitlichen Intensivtierhaltung scheint dieses Krankheitsbild unter den Skeletterkrankungen aber zunehmend an Bedeutung zu gewinnen, obwohl mangels epidemiologischer Untersuchungen konkrete Angaben zur Häufigkeit der Erkrankung und ihren Risikofaktoren fehlen. Ihr Vorkommen scheint jedoch in engem Zusammenhang mit Haltungs- und Managementfehlern zu stehen.

Ätiologie und Pathogenese
Ursachen sind angeborene, infektiöse, traumatische und degenerative Wirbel- bzw. Wirbelgelenkerkrankungen mit morphologisch veränderten Wirbeln:

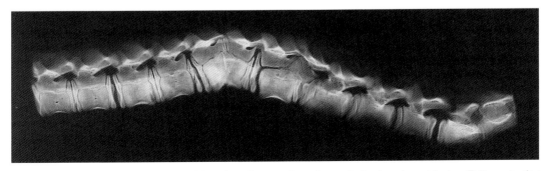

Abbildung 12-30 Blockwirbel: Verschmelzung des 2. und 3. Lendenwirbels. Präparat der Wirbelsäule des Schweines aus Abbildung 12-29. Brustwirbelsäule links im Bild, Rippen entfernt (Aufnahme: DÄMMRICH, Berlin)

- Blockwirbel (Abb. 12-30) entstehen durch die Verschmelzung oder Verwachsung von zwei oder mehreren Wirbelkörpern, -bögen oder -dornfortsätzen.
- Halbwirbel (Abb. 12-31) sind halbseitig bzw. unvollständig verknöcherte Wirbelkörper.
- Keilwirbel (Abb. 12-32) sind einseitig, meist ventral verschmälerte Wirbelkörper.

Die Pathogenese kongenitaler Block- und Halb- bzw. Keilwirbel ist noch ungeklärt. Eine Vererbung konnte in den bisher beschriebenen Fällen nicht nachgewiesen werden.

Eine Wirbelentzündung (Spondylitis bzw. Diskospondylitis) ist meist die Folge einer lokal aszendierenden Infektion entlang des Wirbelkanals oder einer hämatogenen Absiedelung typischer Wundinfektionserreger (Pyämie) oder Rotlaufbakterien. Bei Läufer- und Mastschweinen sind die überwiegenden Ursachen eitriger Wirbelosteomyelitiden Schwanzkannibalismus bzw. unsachgemäß durchgeführte zootechnische Eingriffe (Abb. 12-32 und 12-35).

Bevorzugte Lokalisation der keilförmig adaptierten Wirbelkörper ist der Thorakolumbalbereich (Abb. 12-32). Bei Altsauen, insbesondere bei stark abgemagerten Zuchttieren, kommen Dekubitus oder infizierte Nekrosen als Sepsisherde in Frage. Bevorzugte Lokalisation ist bei dieser Nutzungsgruppe der Lumbosakralbereich (Abb. 12-33). Arthritis bzw. Arthrose der Wirbelgelenke sind in der Regel die Folgen einer Rotlaufinfektion.

Wirbelfrakturen mit unterschiedlicher Lokalisation werden häufiger bei Saugferkeln (Abb. 12-34) beobachtet und entstehen vermutlich durch Gewalteinwirkung von Seiten der Muttertiere bei loser Haltung in Abferkelbuchten. Seltener entstehen Wirbelfrakturen oder -luxationen bei Sauen nach

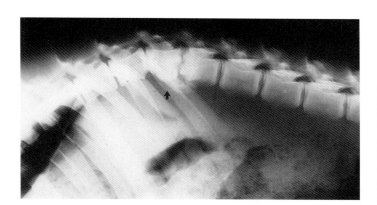

Abbildung 12-31 Absatzferkel mit angeborener Kyphose: unvollständige Verknöcherung im Bereich der ventralen Quadranten des 15. Brustwirbels bis 1. Lendenwirbels „Halbwirbel" (Röntgenbild: Klinische Radiologie, Berlin)

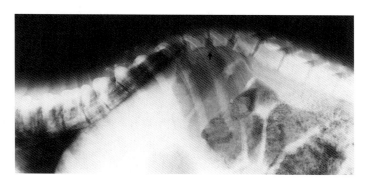

Abbildung 12-32 Mastschwein mit Kyphose infolge Osteomyelitis des 15. Brustwirbels, Keilwirbel (Röntgenbild: Klinische Radiologie, Berlin)

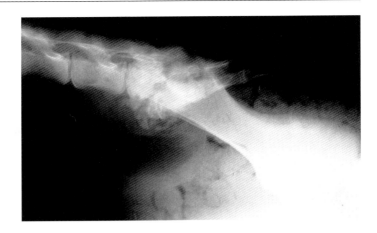

Abbildung 12-33 Kyphose und Ataxie einer Zuchtsau infolge Osteomyelitis des Kreuzbeins (Röntgenbild: Klinische Radiologie, Berlin)

plötzlichem Aufspringen in fehlerhaft konstruierten Einzelständen.

Degenerative Wirbelerkrankungen (Spondylosen) infolge Mineralstoffmangelosteopathien bzw. Osteochondrosen oder adaptive Wirbeldeformationen infolge fehlerhafter Körperhaltung oder Gliedmaßenstellung, z. B. bei chronischen Gelenkerkrankungen, treten nur sporadisch auf.

Klinische Erscheinungen und Verlauf
Wirbelsäulenerkrankungen neigen zur Chronizität und fallen klinisch in der Regel erst durch permanente Verkrümmung in Form von Kyphosen, Lordosen, seltener Skoliosen mit oder ohne Bewegungsstörungen auf. Wirbelsäulenverkrümmungen ohne motorische Störungen sind häufig angeboren und bleiben meist ohne Folgen. In Verbindung mit Lähmungserscheinungen durch Einengung des Wirbelkanals liegt eine Rückenmarkschädigung vor, wobei die Prognose wegen meist irreversibler Schäden ungünstig ist. In Verbindung mit unspezifischer Lahmheit liegt der Verdacht einer Wirbelarthropathie nahe. Eine spitzwinklige dorsale Rückgratverbiegung (Gibbus) mit oder ohne motorische Ausfallerscheinungen ist häufig die Folge einer traumatischen oder „pathologischen" Wirbelfraktur (Abb. 12-35).

Diagnose und Differentialdiagnose
Dauerhafte Rückgratverbiegungen begründen allein schon adspektorisch den Verdacht einer Wirbelerkrankung. Mit Hilfe weiterer Leitsymptome (insbesondere Bewegungsstö-

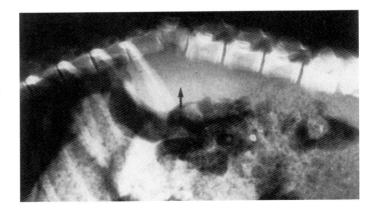

Abbildung 12-34 Mastschwein mit Gibbus infolge Fraktur des 14. Brustwirbels im Saugferkelalter. Keilwirbelbildung des nach dorsal subluxierten Fragments mit Einengung des Wirbelkanals und Kallusbildung zwischen den Fragmenten (Röntgenbild: Klinische Radiologie, Berlin)

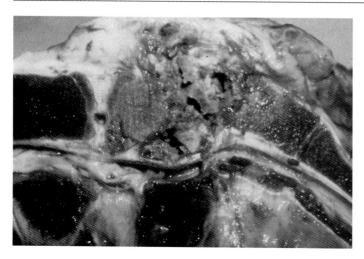

Abbildung 12-35 Abszeß im Rückenmarkkanal und Osteomyelitis des Wirbelkörpers nach Kannibalismus mit aszendierender Infektion. Kompression des Rückenmarks (Foto: DÄMMRICH, Berlin)

rungen), anderer Organbefunde (Primärerkrankung) und des Alters läßt sich die Diagnose klinisch weiter eingrenzen (Tab.12-3).

Eine exakte ätiologische Diagnose ermöglicht erst die Röntgenaufnahme der Wirbelsäule unter Narkose oder die postmortale Untersuchung anhand der Form, Art und Lokalisation sowie des Ausmaßes der Wirbelschädigung.

Differentialdiagnostisch abzugrenzen sind vorübergehende Aufkrümmungen des Rückens bei Tenesmus, Peritonitis, Rückenmuskelnekrose sowie Lahmheiten und Lähmungen anderer Genese.

Therapie und Prophylaxe

Eine Therapie, die den allgemeinen Behandlungsprinzipien bei Erkrankungen des Bewegungsapparates gleicht, kommt häufig zu spät. In aussichtslosen Fällen ist daher eine alsbaldige Schlachtverwertung, die tierschützerischen und fleischhygienischen Bestimmungen genügen muß, oder eine Euthanasie anzuraten. Vorbeugend sollte bei wiederhol-

Tabelle 12-3 Differenzierung von Wirbelsäulenerkrankungen beim Schwein unter Praxisbedingungen

Pathogenese	Alter/Nutzung	Leitsymptome		Begleitsymptome
		WS-Deformation	Motorik	
Mißbildung	Ferkel	Kyphose Lordose Skoliose	o.b.B.	nein
Osteomyelitis	Läufer/Mast Sau	Kyphose (Kyphose)	Lähmung/ Ataxie	ja ja
Fraktur	Ferkel	Gibbus	Lähmung/ Ataxie	nein
Osteopathie	Läufer >	Kyphose Lordose	Lahmheit	ja
Arthropathie	Mast >	Kyphose	Lahmheit	ja

tem oder gehäuftem Auftreten von Wirbelsäulenerkrankungen der Bestand auf Haltungs- und Managementfehler überprüft werden.

Literatur

ALT, M., U. WITTSTATT, K.-H. LAHRMANN und B. MÜNTZER (1989): Osteomyelitis der Lumbal- und Sacralwirbel sowie des Os ilium als Ursache von Bewegungsstörungen bei Zuchtsauen. Prakt. Tierarzt **70**, 30-37.
BERNER, H. (1986): Tierschutzrelevante pathologische Indikatoren bei Sauen in neuzeitlichen Haltungssystemen. Tierärztl. Prax. **14**, 67-78.
FOSTER, P. D. (1986): A case of kyphosis in pigs. Proc. Pig. Vet. Soc. **17**, 122-124.
LAHRMANN, K.-H. und BARBARA STAUDT (1991): Blockwirbelbildung beim Schwein. J. Vet. Med. A **38**, 691-695.
LAHRMANN, K.-H. und K. HARTUNG (1993): Ursachen kyphotischer und lordotischer Wirbelsäulenverkrümmungen mit keilförmiger Wirbeldeformation beim Schwein. Berl. Münch. tierärztl. Wschr. **106**, 127-132.
PENNY, R. H. C., J. R. WALTERS, J. GRAY and D. S. JENNINGS (1984). A „Humpy backed" syndrome of pigs. Proc. 8th IPVS Congress, Ghent, 268.
RAINER, G., und V. DZABO (1990): Keilwirbelbildung als Ursache für Beinschwächesyndrom beim Schwein – ein Fallbericht. Dtsch. tierärztl. Wschr. **97**, 366-367.
TAROCCO, C. (1987): The lumbar kyphosis syndrome in pigs. Rivista di Suinicoltura **28**, 59-60.

12.4.4 Gliedmaßenfrakturen (Fractures)

Knochenbrüche bei Schweinen sind selten und betreffen vorwiegend die Femurdiaphyse gelegentlich auch andere Röhrenknochen.

Oberschenkelfrakturen werden bei Sauen nach dem Absetzen (z. B. beim Deckakt) oder bei schnell wachsenden Läuferschweinen beobachtet und begründen den Verdacht pathologischer Frakturanfälligkeit infolge Kalziummangelosteopathie (s. Mineralstoffmangel-Osteopathien, Abschn. 12.4.2).

Traumatische Frakturen sind zurückzuführen auf falsch konstruierte Stalleinrichtungen, fehlerhafte Böden (insbesondere glatte Oberflächen) oder unsachgemäßen Umgang beim Treiben von Tieren.

Die Feststellung der Femurfraktur und ihre Abgrenzung von anderen hochgradigen Bewegungsstörungen der Hintergliedmaßen ist wegen der umgebenden Muskelmassen und hochgradiger Schmerzhaftigkeit im Vergleich zu anderen Lokalisationen besonders schwierig und gelingt in der Regel nur unter Narkose durch Nachweis von abnormer Beweglichkeit und Krepitation. Zuvor kann versucht werden, durch Perkussion der Crista tibiae und Auskultation am Hüfthöcker den Nachweis einer unterbrochenen Leitung des Schalls zu führen (Vergleich mit gesunder Seite). Adspektorisch kann die Verkürzung der Gliedmaße auf eine Fraktur mit Dislokation der Bruchenden hinweisen.

Die Therapie ist unter den Bedingungen der Intensivhaltung unwirtschaftlich. Bei Lagerung auf Tiefstreu und entsprechender Pflege sind sowohl die Aussichten der Spontanheilung wie der Behandlungserfolg bei innerer Osteosynthese günstig zu beurteilen. Ausreichende Mineralstoffversorgung und Vitamin-D-Injektion beim Patienten sowie Überprüfung der Mineralstoffversorgung des Bestandes sind angezeigt.

Literatur

BERNER, H. (1986): Tierschutzrelevante pathologische Indikatoren bei Sauen in neuzeitlichen Haltungssystemen. Tierärztl. Prax. **14**, 67-78.
PEELEN, J. P. J., J. VAN DEN BERG, U. NARUCKA, J. F. M. NOUWS, B. D. OKMA en A. TH. M. VERDIJK (1981): Afwijkingen bij slachtdieren. I. Wervelfracturen bij zeugen. Tijdschr. Diergeneesk. **106**, 72-74.
VAUGHAN, L. C. (1966): The repair of fractures in pigs. Vet. Rec. **79**, 2-8.
WIESSNER, F., und W. WIESSNER (1952): Oberschenkelfrakturen bei Schweinen. Wien. tierärztl. Mschr. **39**, 613-621.

13 Erkrankungen der Verdauungsorgane und des Abdomens

K.-H. WALDMANN und H. PLONAIT

13.1 Pathophysiologie der Diarrhoe

Das beim Schwein häufig beobachtete Symptom der Diarrhoe hat ungeachtet seiner vielgestaltigen Formen einen gemeinsamen Pathomechanismus, nämlich die Malabsorption von Wasser.

Die volle Bedeutung dieser Aussage ergibt sich, wenn man bedenkt, daß die Ausscheidung von Wasser in den Verdauungstrakt (Speichel, Magensaft usw.) bereits physiologisch das fünffache der oral aufgenommenen Menge beträgt. Diese Sekrete müssen zusätzlich zum Nahrungswasser fast vollständig resorbiert werden, damit die physiologische Kotkonsistenz mit etwa 75 % Wassergehalt entsteht. Störungen dieses Gleichgewichts können auf Behinderung der Resorption (Malabsorption), z. B. nach Atrophie der Dünndarmzotten bei TGE, auf gesteigerter Sekretion (Hypersekretion), wie bei der Kolidiarrhoe, oder auf unvollständiger Nährstoffverdauung (Maldigestion), z. B. infolge Enzymmangels bei Überfütterung oder Verfütterung ungewohnter oder nicht altersgemäßer Futtermittel, beruhen. Keinesfalls entsteht Diarrhoe primär durch intensivierte Peristaltik und zu schnelle Passage des Nahrungswassers. Im Rektum allerdings ergibt sich bei Durchfall ein gesteigerter Entleerungsreiz durch Füllung und Entzündung.

Im Dünndarm ist die Peristaltik bei Enteritis, auch Gastritis und Magenüberladung, unkoordiniert und herabgesetzt. Die periodisch vom Pylorus zum Caecum wandernden Zonen starker, regelmäßiger Kontraktion fehlen. Wahrscheinlich wird dadurch die Ansiedlung von bakteriellen Durchfallerregern zusätzlich begünstigt.

Eine Erhöhung des Wassergehalts im Kot von 75 auf 95 % (Verringerung der Trockensubstanz von 25 auf 5 %) bedeutet eine fünffach gesteigerte Wasserausscheidung. Stets damit verbunden ist der Verlust von Elektrolyten (vor allem Na und Cl), die stets mit dem Wasser zusammen resorbiert und sezerniert werden. Zusätzlich kann die Nährstoffresorption gestört sein, oder Blutbestandteile gehen verloren (Abb. 13-1).

Unvollständig resorbierte Kohlenhydrate und Fettsäuren werden im Darm teilweise bakteriell abgebaut. Diese Produkte hemmen die Resorption von Wasser durch osmotische

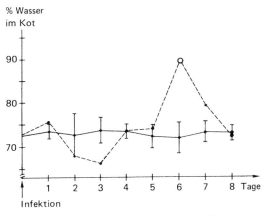

Abbildung 13-1 Wassergehalt des Kotes von Schweinen bei experimenteller TGE-Infektion. Die Virusausscheidung O im Kot fiel mit hochgradigem Anstieg des Wassergehalts zusammen. Die durchgezogene Kurve gibt Mittelwerte und Standardabweichung von Kotproben nichtinfizierter Tiere wieder. (WALTER, 1975)

Bindung und können durch Entzündung sekretionssteigernd wirken, sofern sie chemisch reizen.

Unvollständige Nährstoffresorption mit Diarrhoe bei gesunden Schweinen beobachtet man nach Verfütterung von Stärke an Saugferkel vor der vierten Lebenswoche oder bei plötzlicher Milchfütterung erwachsener Schweine. Fehlende Verdauungsenzyme erschweren die Resorption und führen zur osmotischen Diarrhoe.

Davon abgesehen kommt gestörte Resorption von Nährstoffen und Wasser beim Schwein durch Verlust des resorptionsfähigen Dünndarmepithels zustande, das sich an der Spitze der Darmzotten befindet. Solche Schäden sind charakteristisch für die virusbedingten Enteritiden des Schweines (TGE, EVD und Rotavirusinfektion). Da die Sekretion der Verdauungsdrüsen und des Epithels der Dünndarmkrypten fortgesetzt wird, ist die Wasser-, Elektrolyt- und Energiebilanz dieser Tiere hochgradig negativ. Dehydratation, Hypoglykämie und Azidose sind die Folge. Es wird ein heller, übelriechender Kot abgesetzt, der Nahrungsbestandteile und abgestoßene Zellen enthält. Wenn nur Teile des Dünndarms betroffen sind, ist ein Ausgleich durch orale Rehydratation (s. u.) möglich (Rotavirus- und Coronavirusinfektion bei älteren Schweinen).

Gesteigerte Sekretion bei erhaltener Resorption ergibt sich bei der Kolidiarrhoe. Einige Stämme des physiologischen Dickdarmbewohners *Escherichia coli* können sich am Dünndarmepithel anheften und scheiden ein Enterotoxin aus, das bei Bindung an Rezeptoren der Zellwand die Bildung von zyklischem AMP stimuliert und dadurch vermehrte Sekretion auslöst. Diesem Flüssigkeitsangebot ist die Rückresorption des Dünn- und Dickdarms nicht gewachsen. Mit dem ausgeschiedenen wäßrig-dünnen Kot gehen Flüssigkeit und Elektrolyte verloren, während die oral aufgenommenen Nährstoffe weitgehend verwertet werden. Der Kot enthält kaum Nahrungsbestandteile und riecht eher fade. Die negative Wasser- und Elektrolytbilanz dieser Tiere kann durch reichliches Angebot von isotonischer Kochsalz-Glukose-Lösung teilweise kompensiert werden, weil ein gekoppelter Glukose-Natrium-Resorptionsmechanismus ausgelöst wird, dem sekundär die Wasserresorption folgt (orale Rehydratation) (Abb. 13-2).

Eine unkomplizierte Kolidiarrhoe verläuft ohne Schädigung der Schleimhaut. Sie wäre

Physiologische Funktion der Dünndarmzotten

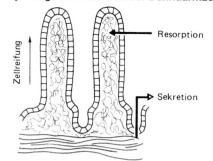

Pathogenese der Koli-Diarrhoe

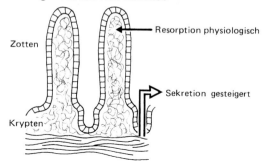

Pathogenese einer Virus-Diarrhoe
z. B. Rotavirusinfektion

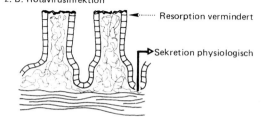

Abbildung 13-2 Schematische Darstellung der Pathogenese der Hypersekretionsdiarrhoe (Mitte) und der Malabsorptionsdiarrhoe (unten) im Gegensatz zum weitgehenden Gleichgewicht der Resorption von Wasser (und Elektrolyten) im Dünndarm (oben).

demnach zwar ein „Katarrh", aber keine Enteritis. Werden bei einer Darminfektion Entzündungsvorgänge ausgelöst, dann ist mit einer Sekretionssteigerung durch das vermehrt gebildete Prostaglandin E zu rechnen. Durchfallerscheinungen bei Infektionen, die nur begrenzte Darmabschnitte betreffen (Kokzidiose, Intestinaler Adenomatosekomplex) oder nur kleine Bezirke der Schleimhaut schädigen (Strongyloidose, Trichurose), würden so verständlich.

Enteritiden, die vorwiegend oder ausschließlich den Dickdarm betreffen, sind für das Schwein weniger belastend, da die Funktionen des Dünndarms zur Lebenserhaltung weitgehend ausreichen. Der Kot weicht in Farbe und Geruch weniger vom physiologischen Zustand ab, sofern keine Blutbeimengung vorliegt. Er kann durch Hypersekretion der Becherzellen oft eine schleimige Konsistenz annehmen. Die in handelsüblichen Futtermischungen meist enthaltenen Salze von Eisen und Kupfer verweilen ausreichend lange im Dickdarmmilieu, um in schwarze Sulfide umgewandelt zu werden. Der Kot ist dadurch zementartig bis schwarzgrau gefärbt.

Abschließend soll diese Übersicht der Diarrhoepathogenese beim Schwein durch zwei Gesichtspunkte ergänzt werden, welche das Allgemeinbefinden des Patienten betreffen.

Einmal ist die Schadwirkung toxinbildender Erreger nicht auf die Darmschleimhaut beschränkt. Toxine können nach Resorption auch systemisch wirken, wie bei der nekrotisierenden Enteritis. Durch Resorption eines Vasotoxins, das von den Kolibakterien im Darm gebildet wird, entsteht bei der Kolienterotoxämie eine schwere Allgemeinerkrankung (zerebrospinale Angiopathie), sogar ohne daß Schäden an der Darmschleimhaut auftreten.

Andererseits kann die Diarrhoe nur ein unbedeutendes Begleitsymptom einer Allgemeinerkrankung sein, wie bei der Schweinepest und auch meist bei der Salmonellose. In beiden Fällen beherrscht die Allgemeinerkrankung das klinische Bild, während die Störung der Darmfunktion als pathogenetischer Faktor zurücktritt.

Literatur

ARGENZIO, R. A. (1984): Pathophysiology of neonatal diarrhea. Agri-Pract. **5**, 25-32.

BERTSCHINGER, H. U. (1984): Differentialdiagnose von Darmerkrankungen beim Schwein in der Klinik und im Labor. Prakt. Tierarzt **65**, Collegium veterinarium XIV (1983), 29-32.

BUDDLE, J. R. and J. R. BOLTON (1992): The pathophysiology of diarrhoea in pigs. Pig News and Information **13**, 41N-45N.

EWE, K. (1975): Pathogenese der Diarrhoe. Med. Klin. **70**, 1408-1416.

HIRSCHHORN, N. and W. B. GREENOUGH III (1991): Progress in oral rehydration therapy. Sci. Am. **264**, 16-22.

KAMPHUES, J. (1984): Neue Erkenntnisse zur nutritiv bedingten Diarrhoe der Absetzferkel. Prakt. Tierarzt **65**, 1116-1122.

KAMPHUES, J. (1992): Risks of increasing feeding intensity in growing pigs. Proc. 8th Int. Conf. Prod. Diseases in Farm Anim. (ICPD) Berne, 79-91.

MOON, H. W. (1978): Mechanisms in the pathogenesis of diarrhea: A review. J. Am. Vet. Med. Ass. **172**, 443-448.

PETZINGER, E. (1984): Trends in der Arzneimitteltherapie: Elektrolyttransporte im Darm. Ein Beitrag zur Pathophysiologie und Therapie Enterotoxin-verursachter Durchfälle. Berl. Münch. tierärztl. Wschr. **97**, 83-89.

POSPISCHIL, A., R. G. HESS, G. BALJER und P. A. BACHMANN (1986): Infektiöse Durchfallerkrankungen beim Ferkel: morphologische und mikrobiologische Befunde. Tierärztl. Prax. **14**, 353-363.

RUCKEBUSCH, Y. (1977): Elektromyographische Analyse der Dünndarmmotorik bei Haustieren. Zbl. Vet. Med. A **24**, 1-12.

13.2 Klinische Diagnostik am Verdauungstrakt und Abdomen

Futteraufnahme ist bei Schweinen eine zuverlässig auslösbare Verhaltensweise, da diese Tiere meist restriktiv – nicht bis zur vollen Sättigung gefüttert werden. Selbst satte Schweine zeigen ausgeprägten Erkundungstrieb durch Beknabbern fremder Gegenstände und sind naschhaft gegenüber süßer Nahrung. Herabgesetztes Interesse gegenüber dem Futter wird allerdings eher Anzeichen gestörten Allgemeinbefindens sein, als auf Behinderung der Futteraufnahme oder Verdauung beruhen. Eine Ausnahme bilden ältere Zuchttiere, die ungewohntes oder als nicht schmackhaft empfundenes Futter (Medikamente) beharrlich zu verweigern pflegen. Läufer- und Mastschweine sind der Futterqualität gegenüber unkritischer.

Schaumbildung an der Mundspalte findet sich bei erregten Schweinen infolge Kieferschlagens (Drohgebärde) oder bei Kaukrämpfen (ZNS-Reizung). Auch im Endstadium eines Lungenödems tritt Schaum aus der Mundspalte (s. Erkrankungen des Herz-Kreislauf-Systems, Kap. 8).

Speichelfluß und Würgebewegungen, meist begleitet von Husten oder Atemnot weisen auf Krankheitsvorgänge im Rachenraum oder Schlundverstopfung hin. Andere Veränderungen der Maulhöhle werden selten beobachtet und sind allerdings auch schwer festzustellen. Epithelablösungen an Rüsselscheibe, Lippen und Zunge treten bei Maul- und Klauenseuche, Bläschenkrankheit und Staphylococcus-hyicus-Infektion auf, bleiben aber an Intensität und Häufigkeit hinter den Klauen- bzw. Hautveränderungen zurück.

Über Zahnschäden ist wenig bekannt, wenn man von eitriger Pulpitis absieht, die als Folge des Abkneifens der Eckzähne bei Saugferkeln weit verbreitet ist. Borkenbesetzte Bißwunden oder Hautnekrosen an den Lippen und der Wangenhaut sind andererseits Folge von Rangordnungskämpfen zwischen Ferkeln, die noch im Besitz ihrer „Waffen" sind, mit denen sie auch den unvorsichtigen Untersucher empfindlich verletzen können. Die Zunge und ein Teil der Maulhöhle werden beim Ferkel sichtbar, wenn man es mit der Lendengegend unter den linken Arm klemmt und mit den Fingern der linken Hand durch Druck auf die Backen die Kiefer öffnet. Abnorme Verhornung der Zunge von Ferkeln findet sich bei Vitamin-A-Mangel. Schuppig-rissige Lippen und Zunge neben ähnlichen Hautveränderungen lassen auf Biotinmangel schließen. Auch an Verätzungen ist zu denken.

Bei älteren Schweinen ermöglicht eine Narkose die störungsfreie Untersuchung der Mundhöhle und des Rachenraumes. Als Hilfsmittel dienen kleine Ausführungen der bei Rind und Pferd üblichen Maulkeile oder -gatter sowie eine schlanke Punktleuchte. Schluckbeschwerden, die gelegentlich durch Schwellungen, Abszesse oder Fremdkörper im Pharynx oder den Tonsillen bedingt sind, lassen sich so erkennen. Tupferproben von den Tonsillen zur bakteriologischen Untersuchung können auch ohne Anästhesie unter Fixierung mit der Oberkieferschlinge durch Spreizen mit einem lyraförmigen Maulgatter (Abb. 13-3) entnommen werden.

Zur Sondierung der Speiseröhre und des Magens mit der Schlauchsonde ist ebenfalls dieses Gerät oder ein Beißholz mit entsprechend großer Bohrung erforderlich. Diese Maßnahme dient zur Diagnose (und Thera-

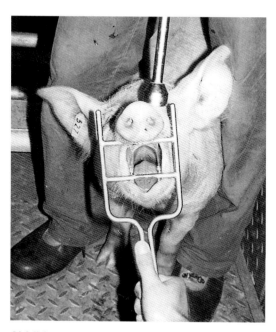

Abbildung 13-3 Zur Untersuchung der Mundhöhle und des Rachens (z. B. der Tonsillen) eignet sich beim Schwein ein lyraförmiges Maulgatter passender Größe.

pie) der Schlundverstopfung, die meist durch Verschlingen teilweise gekochter Kartoffeln zustande kommt. Rohe Früchte werden von Schweinen sorgfältig gekaut und spitze Fremdkörper gemieden.

Erbrechen wird beim Schwein häufig beobachtet. Es geht vom Brechzentrum in der Medulla oblongata aus und kann Anzeichen zentralnervöser Störungen sein, beruht beim Schwein aber meist reflektorisch auf Reizung der Magenschleimhaut oder auch Magenüberladung. Der erbrochene Mageninhalt ist oft durch Gallebeimengung grünlich-gelb und reagiert sauer (Unterscheidung von regurgitiertem Futter bei Schlundverstopfung). Erbrochenes Blut (schwarzrot) stammt aus blutenden Magengeschwüren.

Schmerzhafte Zustände im Bereich des Abdomens können durch aufgekrümmten Rücken und angespannt hochgeschürzte Bauchmuskulatur auffallen. Die Palpation der Bauchdecken geschieht durch vorsichtiges Anheben von ventral, wobei auf zunehmende Spannung und Schmerzanzeichen zu achten ist. Ursache ist meist eine Peritonitis. Plötzlicher kräftiger Druck löst auch bei Gesunden reflektorische Muskelanspannung und Schreckreaktion aus. Auch Zähneknirschen kann von Abdominalschmerzen herrühren.

Sichtbare Umfangsvermehrungen des Leibes sind häufig durch Kotabsatzstörungen (Rektumstenose, Atresia ani) und Aufblähung der Därme verursacht. Das Abdomen scheint insgesamt gespannt und ergibt einen tympanischen Perkussionsschall. Magendilatation führt zur Auftreibung im Bereich der Rippenbögen. Bei Kolontorsion zeigt sich eine stärkere Vorwölbung vor dem Becken. Hochgradige Flüssigkeitsansammlung in der Bauchhöhle hat ein ventral ausladendes, an Trächtigkeit erinnerndes Abdomen mit leerem Perkussionsschall und eventuell nachweisbarer Fluktuation zur Folge.

Plötzliches Einfallen der Flanken bei zunächst noch gutem Ernährungszustand ergibt sich durch vollständige Entleerung des Kolons bei Schweinedysenterie. Örtlich begrenzte Vorwölbungen am Bauch kommen in der Regel durch angeborene oder erworbene Lücken der Bauchmuskulatur (Hernien) zustande.

In den ersten Lebenswochen sind Nabelabszesse ein häufiger Befund, bleiben aber meist klein. Andere Abszesse oder Hämatome sind selten. Harnansammlung im Präputialdivertikel kann beim Eber einer Hernie ähneln. Charakteristische Befunde einer Hernie sind Reponierbarkeit des Inhalts durch die ringförmige Bruchpforte sowie Palpierbarkeit des inneren Bruchsackes unter der Haut. Jedoch kann bei Verwachsungen (häufig) oder Inkarzeration (selten) die Reponierbarkeit und bei traumatischen Hernien der innere Bruchsack fehlen.

Die Umgebung des Afters gesunder Schweine ist sauber, Kotreste weisen auf Absatz flüssigen Kotes, d. h. auf Durchfall, Diarrhoe hin. Auffälliger noch findet sich Durchfallkot auf der Haut von Boxengenossen. Rötung der Afterschleimhaut beruht auf chemischer Reizung durch saure Kotbestandteile (Milchsäure, Fettsäuren) im Durchfallkot.

Zur pilzförmigen Ausstülpung des Mastdarms kommt es beim Rektumprolaps. Reponierbarkeit einerseits und Verletzung oder Nekrose der vorgefallenen Anteile andererseits sind neben dem Umfang wesentliche Kriterien der Beurteilung. Kotabsatzstörungen können durch angeborene Hemmungsmißbildungen der Afteröffnung (Atresia ani) oder Rektumstrikturen bedingt sein. Letztere sind bei digitaler Exploration des Rektums palpierbar. Diese muß, wie auch das Einführen eines Thermometers, in kraniodorsaler Richtung erfolgen.

Zur Gewinnung von Kotproben führt man Finger oder Hand, von einem Plastikhandschuh bedeckt, ins Rektum ein und fängt die Probe durch Umstülpen des Handschuhs auf (gleichzeitig Transportbeutel).

In der Periode ausschließlicher Milchnahrung besteht der Kot von Saugferkeln aus trockenen, hellbraunen Pillen von ca. 3 mm Durchmesser, die im Stall kaum auffindbar sind. Pastöser, strangartiger Kot hat bereits einen unphysiologisch erhöhten Wassergehalt (Diarrhoe) oder Fettgehalt (Steatorrhoe).

Bei älteren Schweinen kann ein fest geballter Kot Anzeichen verlangsamter Darmpassage (z. B. bei Fieber) oder ernährungsbedingter Obstipation sein. Physiologisch ist dann der Absatz von fest-breiigen Kotsträngen, die meist olivfarben sind, durch den Eisen- und Kupfergehalt des Futters aber auch schwarzgrau gefärbt sein können. Blutbeimengungen, die aus Magen oder Dünndarm stammen, färben den Kot teerfarben braunschwarz (Ausnahme: hämorrhagische Enteritis der Saugferkel = schaumig orange). Beim Magenulkus ist der dunkle Kot fest geballt, bei Enteritis flüssig. Zu Blutungen in den Darm kommt es auch durch verschimmeltes Futter (Mykotoxikosen), Cumarinvergiftung (Nagetierbekämpfung) oder Vitamin-K-Mangel. Blutaustritt in den Dickdarm (Schweinedysenterie) färbt den Kot rotbraun bis himbeerfarben.

Der Wassergehalt des Schweinekots liegt physiologisch unter 75 %. Er steigt bei Diarrhoe über 90 % an.

Bei Diarrhoe (Durchfall) kommt es schnell zu hochgradigem Flüssigkeitsverlust aus dem Körper (Dehydratation). Das zeigt sich bei Schweinen vor allem an gesträubtem Haarkleid und Hervortreten von Knochenvorsprüngen (wie bei schlechtem Ernährungszustand). Die bei anderen Tierarten übliche Prüfung des Hautturgors (Hautfalte bilden) ist nicht anwendbar. Bei jungen Saugferkeln ist die Haut an Brustkorb und Flanken in Falten gelegt: Scheinbar treten die Rippen hervor.

Unverdaute Futterbestandteile beruhen auf Maldigestion und Resorptionsstörungen im Dünndarm. Dünndarmkot, der rasch das Kolon passiert, ist hell und meist übelriechend. Liegt die Ursache der Diarrhoe lediglich im Dickdarm, dann ist der Kot dunkler und schleimhaltig. Bei Schweinedysenterie riecht er pilzartig muffig und kann frisches Blut enthalten (Abb. 13-4).

Meist sind Darminfektionen Ursache des Durchfalls beim Schwein, gelegentlich, besonders in Kleinbeständen, verdorbenes Fut-

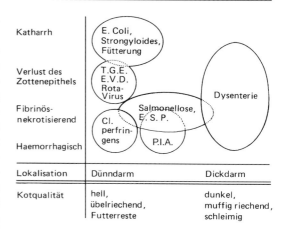

Abbildung 13-4 Differentialdiagnose der Enteritiden beim Schwein aufgrund von Kotqualität, Lokalisation und Art der Darmveränderungen

ter, selten Vergiftungen oder falsche Futterzusammensetzung. Es ist naheliegend, den Erreger einer infektiösen Darmerkrankung durch Untersuchung von Kotproben festzustellen, jedoch gelingt das nur bei einem Teil der Fälle: Eier und Oozysten von Parasiten werden nicht regelmäßig ausgeschieden, Bakterien aus dem Dünndarm werden während der Passage durch den Dickdarm von anderen Keimen verdrängt, Viren sind nach dem Anfangsstadium der Infektion im Darminhalt nicht mehr zu finden, während die von ihnen verursachten Schäden fortbestehen. Meist vergehen außerdem Stunden oder Tage, bis eine entnommene Kotprobe untersucht wird, wodurch empfindliche Erreger (vor allem Bakterien) absterben.

In die differentialdiagnostischen Überlegungen ist daher einzubeziehen, ob die in Frage kommenden Erreger im Kot nachweisbar sein werden, oder ob vor kurzem erkrankte, unbehandelte Tiere seziert werden müssen, um frisches Material der Darmschleimhaut zur Untersuchung zu gewinnen (Tab. 13-1). Selbstverständlich können bei der Sektion bereits aus der Lokalisation und Art der Veränderungen Schlüsse auf den mutmaßlichen Erreger gezogen werden.

Klinische Diagnostik am Verdauungstrakt und Abdomen

Tabelle 13-1 Probenmaterial und Untersuchungsmethoden zur Diagnose von Darminfektionen

	Kotprobe	Darmmukosa	Lokalisation und Läsion
Viren			
Rotavirus (Rotaviren-Diarrhoe)	Elektronenmikroskopie, Immunfluoreszenz, ELISA, Latex-Agglutination	Immunfluoreszenz (Elektronenmikroskopie, Histologie)	Kaudaler Dünndarm: Epithelverlust an der Zottenspitze
Coronaviren (Transmissible Gastroenteritis, Epizootische Virus-Diarrhoe)	Gewebekultur, Elektronenmikroskopie	Immunfluoreszenz, Immunperoxidase Gewebekultur (Elektronenmikroskopie, Histologie)	Gesamter Dünndarm: abschnittsweiser bis vollständiger Verlust des Zottenepithels
Togavirus (Europäische Schweinepest)	–	(Immunfluoreszenz in lymphatischem Gewebe)	Dickdarm: Petechien, Ulzera
Bakterien			
E. coli (Koliruhr)	(Kultur) (Serotypbestimmung)	Kultur (Serotypbestimmung)	Dünndarm: wenig verändert
Cl. perfringens Typ C (Nekrotisierende Enteritis)	–	Gefärbter Abstrich, Kultur, Toxinnachweis	Dünndarm (abschnittsweise): hämorrhagisch, fibrinös, nekrotisierend
Lawsonia intracellularis (Proliferative Enteropathie)	–	Gefärbter Abstrich, Histologie, Zellkultur, PCR	Ileum: Mukosa hämorrhagisch-proliferierend
Brachyspira hyodysenteriae (Dysenterie)	Kultur, (Immunfluoreszenz, PCR)	Kultur, Immunfluoreszenz, PCR, (gefärbter Abstrich)	Dickdarm: gering bis hämorrhagisch-fibrinös
Salmonellen (Salmonellose)	Kultur	Kultur, (Serotypbestimmung)	Ileum: Petechien Kolon: Ulzera
Parasiten			
Kokzidien (Kokzidiose)	Flotation	Gefärbter Abstrich	Dünndarm: (abschnittsweise) fibrinös
Strongyloides ransomi (Strongyloidose)	Flotation	Abstrich (ungefärbt)	kranialer Dünndarm: gering
Trichuris suis	Flotation	–	(Dünndarm und) Dickdarm: gering

Bei der Einsendung abgebundener Darmschlingen sind Anteile von Duodenum, Jejunum und Ileum gekühlt, im Nativzustand sowie gleichartige, durch Formalininjektion ins Darmlumen konservierte Proben optimal für die Diagnose. Formalinpräparate getrennt verpacken.

Daneben ist die im Bestand vorwiegend betroffene Altersgruppe für die Differentialdiagnose wichtig (s. Abb. 13-16).

13.3 Erbliche und angeborene Zustände

13.3.1 Gaumenspalten (Cleft palate)

Spaltbildungen des Gaumens, des Oberkiefers und der Lippe können in Einzelfällen als amniogene Mißbildungen entstehen, doch sind derartige Defekte beim Schwein meist erblich. In einem Fall gehäuften Auftretens von Gaumenspalten bei den Nachkommen eines Ebers wurde Trisomie mit chromosomaler Translokation als Ursache nachgewiesen. Betroffene Ferkel werden tot geboren oder sterben bald, weil sie meist unfähig sind zu saugen (Letalfaktor).

Es gibt auch Berichte über das Auftreten von Lippenkiefergaumenspalten bei Nachkommen Vitamin-A-mangelernährter Sauen.

Spontan und experimentell entstehen Gaumenspalten neben kongenitalem Tremor und Krummsteifbeinigkeit durch Verfütterung von geflecktem Schierling (*Conium maculatum*) an tragende Sauen.

Literatur

BEER, J. (1962): Ein Erbfehler mit multiplen Anomalien beim Schwein und sein außergewöhnlicher Erbgang. Zuchthyg. **6**, 353-370.
BUTZ, H., und H. MEYER (1960): Über einen Zuchtversuch bei Schweinen mit Lippenkiefergaumenspalten. Dtsch. tierärztl. Wschr. **67**, 522-525.
HANNAM, D. A. R. (1985): Hemlock (Conium maculatum) poisoning in the pig. Vet. Rec. **116**, 322.
MAKINO, H., Y. OGAWA, T. KUROSU, Y. SATO and Y. MIYAKE (1993): Chromosomal abberation in piglets with cleft palate occurred consecutively. J. Jpn. Vet. Med. Ass. **46**, 829-832.
PANTER, K. E., R. F. KEELER and W. B. BUCK (1985): Induction of cleft palate in newborn pigs by maternal ingestion of poison hemlock (Conium maculatum). Am. J. Vet. Res. **46**, 1368-1371.

13.3.2 Atresia ani (Atresia ani)

Die Afterlosigkeit kommt in drei Formen vor:
– Atresia ani simplex, bei welcher der After durch eine Hautmembran verschlossen ist,
– Atresia ani et recti, mit blind vor oder im Becken endendem Rektum, und
– als Kloakenbildung (Rektovaginalfistel) weiblicher Schweine, die durch Einmündung des Rektums in die Vagina zustande kommt, wobei ebenfalls kein After vorhanden ist.

Das Leiden ist erblich und soll auf zwei rezessiven Faktoren beruhen, die zur Ausbildung des Defekts gemeinsam auftreten müssen. Die Häufigkeit des Auftretens beträgt mit starken Schwankungen etwa 0,1–0,3 %.

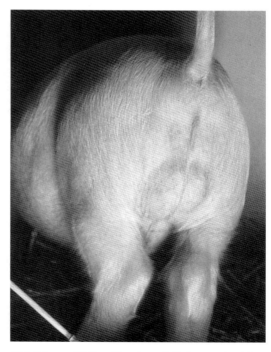

Abbildung 13-5 Atresia ani. Solange das Ferkel sich ausschließlich von der hochverdaulichen Muttermilch ernährt, kann der Defekt unbemerkt bleiben. Spätestens bei Zufütterung kommt es zur Tympanie.

Solange afterlose Ferkel ausschließlich Muttermilch aufnehmen, entwickeln sie sich normal und werden zunächst oft übersehen. Mit der Aufnahme von Beifutter setzt Gasbildung im Darmlumen ein, und das Kotvolumen wird größer. Spätestens in der dritten Lebenswoche fallen diese Ferkel dann durch aufgetriebenen Leib und Wachstumsstillstand auf (Abb. 13-5). Weibliche Tiere mit Rektovaginalfistel erreichen meist ohne Störungen Schlachtreife. Zuweilen werden sie auch gedeckt und bringen Ferkel zur Welt.

Ein Versuch, die Afteröffnung chirurgisch herzustellen, sollte nur dann unternommen werden, wenn das Rektum unter der Aftermembran deutlich palpierbar ist. Nach Anlegen eines Kreuzschnittes sind Darmschleimhaut und Haut aneinanderzuheften, da anderenfalls der After durch Narbenbildung wieder verschlossen wird. Die Anlegung eines inguinalen Anus praeter naturalis (Technik s. Literatur) zur Behandlung der Atresia ani et recti wird unter intensiven Produktionsbedingungen meist unwirtschaftlich sein.

Literatur

HENRICSON, B. (1963): Atresia ani beim Schwein. Acta vet. scand. **4**, 263-270.

NORRISH, J. G. and J. C. RENNIE (1968): Observations on the inheritance of atresia ani in swine. J. Heredity **59**, 186-187.

PLONAIT, H. (1962): Die Anlegung einer Fistel des Colon descendens zur Behandlung der Atresia ani et recti beim Schwein. Tierärztl. Umsch. **17**, 424-426.

SAPERSTEIN, G. (1993): Congenital abnormalities of internal organs and body cavities. Vet. Clin. North Am. Food Anim. Pract. **9**, 115-125.

STIGLER, J., O. DISTL, B. KRUFF und H. KRÄUßLICH (1992): Zur Erblichkeit wirtschaftlich relevanter Mißbildungen beim Schwein. Tierärztl. Umsch. **47**, 883-886.

WRATHALL, A. E. (1988): The boar and congenital problems. Pig Vet. Soc. Proc. **21**, 116-134.

13.3.3 Hernia scrotalis und Hernia inguinalis (Inguinal hernia, „Rupture")

Wenn sich durch einen unphysiologisch weiten Leistenring Eingeweide, in der Regel Dünndarmschlingen, in den Processus vaginalis männlicher Tiere schieben, entsteht eine Skrotalhernie (Hodensackbruch) (Abb. 13-6). Die gleichartige Veränderung beim Zwitter enthält stets Uterusschlingen. Seltener kommt es beim weiblichen Ferkel zur Ausstülpung des Bauchfells durch den Leistenring, die dann Hernia inguinalis (Leistenbruch) genannt wird.

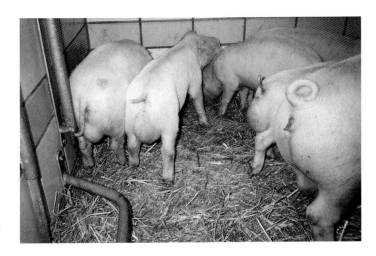

Abbildung 13-6 Läuferschweine mit Hernia scrotalis (Mitte sowie rechts) und Hernia inguinalis (links)

Ätiologie
Hodensack- und Leistenbruch sind grundsätzlich gleichartige angeborene Defekte hereditärer Genese. Der Erbgang wird als rezessiv mit unvollständiger Penetranz beschrieben. Nach neueren Untersuchungen wird neben der Beteiligung von Polygenen auch bisher nicht näher definierbaren Umweltfaktoren eine Rolle bei der Hernienentstehung zuerkannt. Die Frequenz von Merkmalsträgern lag in der traditionellen Schweinezucht bei 0,5-1,0 %. Durch intensive Selektion wurde sie in den meisten Zuchtpopulationen erheblich verringert.

Klinisches Bild und Verlauf
Bei den betroffenen Ferkeln wird im Laufe der ersten Lebenswochen eine wechselnd große, asymmetrische Vorwölbung im Bereich des Hodensackes bemerkt, die bei Palpation oder Aufheben an den Hintergliedmaßen zurückgeht und durch Druck auf das Abdomen provozierbar ist. Während der ersten Lebenstage tritt sie, wahrscheinlich wegen geringerer Füllung der Baucheingeweide, spontan kaum in Erscheinung. Mit zunehmendem Alter besteht eine Tendenz zur Vergrößerung des Bruchsackes, falls die Bruchpforte sehr weit ist. In einem relativ engen Leistenring kann es zur Inkarzeration kommen. Durch Anstauung von Darminhalt und Abschnürung des venösen Abflusses ergibt sich in rascher Folge ein Circulus vitiosus von Ödem und Nekrose des Darms sowie Toxinresorption und Kreislaufkollaps, der in weniger als 24 Stunden zum Tode führt, so daß solche Krankheitsfälle unter Praxisbedingungen selten dem Tierarzt vorgestellt werden. In Analogie zum Nabelbruch ist anzunehmen, daß bei enger Bruchpforte und kleinem Bruchsack eine Tendenz zur Selbstheilung besteht, indem die größer gewordenen Darmschlingen nach zufälliger Reposition nicht mehr in den Processus vaginalis eindringen können.

Eine häufiger anzutreffende Komplikation ist die fibrinöse Verklebung und Verwachsung des Bruchinhalts mit dem Bruchsack, meist als Folge der Kastration durch Skrotalschnitt bei Ferkeln, die unbemerkt an einer Hernie litten, möglicherweise auch durch traumatische Einwirkungen auf Hernien großen Umfangs.

Diagnose und Differentialdiagnose
Eine weiche Umfangsvermehrung im Skrotalbereich (beim weiblichen Ferkel weiter inguinal gelegen), die sich durch einen fühlbar erweiterten Leistenring in die Bauchhöhle reponieren läßt, bestätigt die Diagnose einer unkomplizierten Skrotal- resp. Inguinalhernie. Äußerer Bruchsack (Haut), innerer Bruchsack (Processus vaginalis) und Inhalt sind dann frei gegeneinander verschieblich.

Ein „verwachsener Bruch" durch Adhäsionsperitonitis nach Kastration ist eindeutig identifizierbar, wenn die Bruchpforte deutlich fühlbar ist und die Reposition palpierbarer Darmschlingen noch teilweise gelingt. Ein Verdacht dieses Zustandes ist gegeben, wenn die Umfangsvermehrung mit der Haut verwachsen ist und der Umfang bei Massage abnimmt. Eine pralle bis derbe Konsistenz ist für chronische Samenstrangentzündungen (Funiculitis, Samenstrangabszeß, -fistel) charakteristisch. Es können aber auch Kombinationen von Funikulitis und Hernie auftreten. Beide Zustände sind chronisch, daher kaum berührungsempfindlich und verursachen keine akute Beeinträchtigung des Allgemeinbefindens.

Eine inkarzerierte Hernie ist prall und schmerzhaft, bei hochgradig gestörtem Allgemeinzustand (Appetitlosigkeit, Fieber, Kreislaufstörung).

Weitere, beim Ferkel meist weniger umfangreiche Umfangsvermehrungen im Skrotalbereich können durch Orchitis, Periorchitis, Hydrozele oder Phlegmone der Subkutis entstehen. Diese treten auch bei älteren Ebern auf.

Auch Komplikationen vorangegangener Operationen im Inguinalbereich sind in die Differentialdiagnose einzubeziehen. Neben Rezidiven sind Sekret- und Eiteransammlung in der Skrotalhöhle sowie Narbenbrüche nach Kastration von Kryptorchiden oder Hermaphroditen auszuschließen.

Therapie und Prophylaxe

Eine risikofreie Mastnutzung ist nur durch chirurgische Korrektur der Hernie zu erreichen. Diese wird beim männlichen Ferkel mit der Kastration verbunden. Die Operation ist grundsätzlich nur bei unkomplizierten Hernien indiziert, weil in allen anderen Fällen das Ergebnis bezüglich des Überlebens und einer wirtschaftlichen Nutzung fraglich und vom operationstechnischen Aufwand her nicht gerechtfertigt ist. Zur Operation vorgestellte Bruchferkel müssen daher sorgfältig untersucht und beim Vorliegen einer Peritonitis adhaesiva der Schlachtung zugeführt werden.

Ausnahmen von dieser Regel können inkarzerierte Hernien bilden, wenn der Allgemeinzustand noch gut ist, oder Verwachsungen des Bruchinhalts, die sich erst im Laufe der Operation herausstellen. Für diese Patienten sollte auch bei erfolgreichem Operationsverlauf der Rat zur Schlachtung als Läuferschwein gegeben werden.

Zur Weiterzucht sind grundsätzlich weder die Wurfgeschwister noch die Eltern von Bruchferkeln geeignet, wenn die Frequenz von Anlageträgern in der Population gesenkt werden soll. An Sauen zur Erzeugung von Mastferkeln werden meist geringere Ansprüche gestellt. Mütter von Bruchferkeln sollten mit einem anderen, bisher unverdächtigen Eber gepaart werden.

Operationstechnik

Die Operation der Inguinal- und Skrotalhernie wird im Alter von etwa 8 Wochen nach vorherigem 24stündigem Fasten und unter Narkose an den Hinterbeinen hängend vorgenommen.

Als Operationsfeld wird der Bereich zwischen den Kniefalten, vom Skrotumansatz bis zum Nabel vorbereitet.

Lateral der letzten Zitzenpaare werden zwei parallele Hautschnitte von 6–8 cm Länge angelegt. Instrumentell durch Spreizen der Scherenschenkel (Schere mit stumpfen Enden) oder mit den Zeigefingern beider Hände wird in Schnittrichtung stumpf in die Tiefe präpariert, wobei der Leistenlymphknoten lateral umgangen und möglichst nicht freigelegt wird. Man gelangt nun zu einer Faszie (Lamina femoralis), deren Durchtrennung nach Anheben mit der Pinzette durch einen Scherenschlag unterstützt werden kann. Unmittelbar darunter liegt der Processus vaginalis, durch den der Samenstrang und ggf. Darmteile bläulich hindurchschimmern. Er ist seitlich begleitet vom M. cremaster. Der Processus vaginalis wird aus dem Scrotum gelöst, indem mit dem von medial unter den Proc. vaginalis geschobenen Zeigefinger und Daumen einer Hand Zug nach kranial ausgeübt wird, während Zeigefinger und Daumen der anderen Hand den Hoden vom Skrotum her nach kranial schieben. Dabei wird vermieden, nach kaudal in die Wundhöhle zu greifen oder die nicht gereinigte Skrotalhaut zu berühren (Abb. 13-7). Nach Reposition eventuell noch vorgefallener Darmteile und stumpfem Frei-

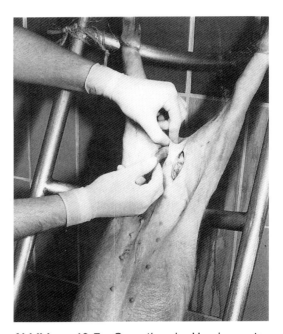

Abbildung 13-7 Operation der Hernia scrotalis: Vorlagern des Proc. vaginalis nach Inzision beidseits in der Regio inguinalis. Der Patient ist hängend mit Strohbändern an einer Leiter fixiert.

präparieren des Processus vaginalis vom äußeren Leistenring wird der Bruchsack spiralig (um ca. 360°) gedreht und zwischen Ring- und Kleinfinger einer Hand gehalten, während eine doppelte Ligatur aus Polyamid fest und so proximal wie möglich angelegt wird. Das Aufdrehen hat den Zweck, erneutes Vorpressen von Darmteilen beim Anlegen der Ligatur zu verhindern (Abb. 13-8).

Eine nahe am Leistenring angelegte kräftige Arterienklemme würde den gleichen Dienst leisten. Jede Schleife der Ligatur wird so stark angezogen, daß der M. cremaster durchschnitten wird, und dann verknotet. Die dazwischen liegende „Gewebsbrücke" sichert die Ligatur vor dem Abgleiten. Fixieren des Ligaturfadens mittels atraumatischer Nadel am Processus vaginalis distal der Ligatur ist auch möglich. Der Processus vaginalis, ggf. Hoden und M. cremaster können nun etwa 1 cm distal der Ligatur mit der Schere abgesetzt werden. Bei unübersichtlichen Verhältnissen am inneren Bruchsack infolge bindegewebiger Zubildungen empfiehlt es sich, den Bruchsack vor dem Absetzen mit der Schere zu eröffnen und seinen Inhalt zu prüfen, um nicht zufällig in die Ligatur geratene Baucheingeweide (Darm, Blase) zu verletzen. Der Stumpf wird so weit wie möglich in den Leistenkanal geschoben und der äußere Leistenring mit dem auch für die Ligatur verwendeten Material verschlossen. Es werden mit atraumatischer Nadel stets von lateral nach medial stechend ein oder zwei Sultansche Diagonalhefte gesetzt, wobei am kranialen Winkel begonnen wird. Im kaudalen Bereich des Leistenringes ist besondere Vorsicht geboten, weil im benachbarten Schenkelkanal die Arteria femoralis verläuft, deren Verletzung zu Blutungen führt, die nur durch Unterbindung mittels Massenligatur gestillt werden können. Die Blutversorgung des Beines wird durch diese Notmaßnahme nicht bleibend beeinträchtigt. Das Risiko dieses Zwischenfalles ist durch Nähen von lateral nach medial mit atraumatischer Nadel sicher vermeidbar (s. Abb. 18-9).

Die nicht sichtbar bruchbehaftete Seite wird grundsätzlich gleichartig behandelt, wodurch beim Eberferkel gleichzeitig die Kastration erfolgt und beim weiblichen Ferkel die Gewähr gegeben ist, daß durch den weiten Leistenring nicht eine neue Hernie austritt.

Bei unkomplizierten Routineoperationen ansonsten gesunder Schweine ist eine lokale oder systemische Antibiose nicht zwingend erforderlich. Wird sie vorsorglich trotzdem durchgeführt, ist der parenteralen Antibiose unmittelbar im Anschluß an die Allgemeinanästhesie der Vorzug zu geben.

Die Operation kann damit abgeschlossen werden, da die Wundränder im Verlaufe des Nachschlafes miteinander verkleben. Voraussetzung ist allerdings, daß der Patient während dieser Zeit (ca. 12 Stunden) von den Boxgenossen abgesondert wird. Ist das nicht möglich, dann muß entweder eine sehr kurz wirkende Narkose verwendet werden, damit das operierte Tier sich der Berührung des

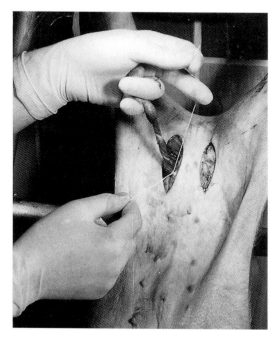

Abbildung 13-8 Ligatur des Proc. vaginalis, der nach Aufdrehen zwischen Ringfinger und kleinem Finger der linken Hand gehalten wird

Erbliche und angeborene Zustände

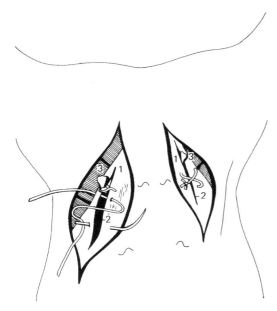

Abbildung 13-9 Nahttechnik beim Verschluß der Bauchdecke

1 = Endsehne des äußeren schiefen Bauchmuskels, 2 = nach kranial erweiterter Leistenspalt, 3 = Samenstrangstumpf nach Kastration mit bedecktem Samenstrang. Stichrichtung stets von lateral nach medial, um das Risiko einer Verletzung der A. femoralis auszuschließen. (SCHULZE u. BICKHARDT, 1965)

Wundbereichs entziehen kann, oder es werden Hauthefte mit einfachem Catgut gesetzt, die nicht gezogen werden müssen, wenn sie auch gelegentlich Fadenfisteln oder Sekretstauungen verursachen.

Der Heilungsverlauf ist – mit oder ohne Hautnaht – in der Regel unauffällig. Häufigste Komplikation ist eine ödematöse Schwellung des Inguinal- und/oder Skrotalbereichs, die den Patienten nicht beeinträchtigt. Phlegmonöse Entzündungen, von Fieber und Appetitlosigkeit begleitet, sind selten und sollten durch parenterale Chemotherapie behandelt werden. Es ist unbedingt zu vermeiden, die Patienten nach der Operation zur Untersuchung oder Wundbehandlung an den Hinterbeinen hochzuheben, weil dadurch die verklebten Wundränder auseinandergerissen werden. Man vermeidet dies durch vorsichtiges Anheben am Schwanz, wobei das Tier noch auf den Vorderbeinen steht.

Sicherer Erfolg und schnelle Durchführung der Operation einer Inguinalhernie sind entscheidend davon abhängig, daß der innere Bruchsack nicht vor Anlegen der Ligatur eröffnet wird. Beim Saugferkel ist er sehr zart und reißt beim Freipräparieren leicht ein. Damit ist die Peritonealhöhle eröffnet, und Eingeweide können vorfallen. Diese Situation entsteht nicht selten, wenn jüngere Ferkel, die noch von einem Helfer an den Hinterbeinen gehalten werden können, ohne Narkose operiert werden. Meist wird dann auch der Verschluß der Bruchpforte auf die Ligatur des inneren Bruchsackes beschränkt. Insgesamt ist dieses Vorgehen in der Regel erfolgreich und wird auch von Laien so durchgeführt. Es ist aber wegen fehlender Naht des Leistenringes und des Risikos der Eröffnung des Processus vaginalis im Ergebnis unzuverlässiger als die Operation im Alter von 8 Wochen unter Narkose. Vom rechtlichen Standpunkt her ist es nicht zulässig, da nach dem Tierschutzgesetz (§ 5) die Kastration männlicher Schweine bis zum Alter von 4 Wochen ohne Betäubung nur gestattet ist, sofern kein von der normalen anatomischen Beschaffenheit abweichender Befund vorliegt.

Unvermeidlich ist die Eröffnung des inneren Bruchsackes, wenn eine inkarzerierte Hernie oder Verklebungen des Inhalts vorliegen. Der Leistenring ist dann nach kranial soweit zu erweitern, daß der Bruchinhalt als Ganzes in die Bauchhöhle versackt werden kann. Der innere Bruchsack ist zu resezieren, seine Ränder werden mit Arterienklemmen fixiert und sorgfältig in die Naht des Leistenringes einbezogen. Als Nähte kommen ausstülpende horizontale U-Hefte, besser Sultansche Diagonalhefte in Frage. Der ebenfalls nach kranial erweiterte Hautschnitt ist mittels fortlaufender subepidermaler Naht mit resorbierbarem Nahtmaterial unter Erfassung der Bauchmuskulatur zu verschlie-

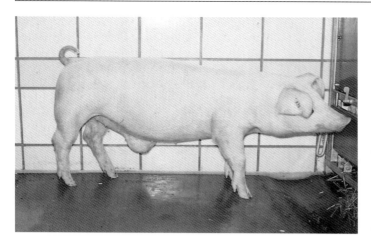

Abbildung 13-10 Hernia umbilicalis beim männlichen Schwein. Penis, Präputium und Präputialbeutel liegen zwischen innerem und äußerem Bruchsack, meist etwas asymmetrisch.

ßen. Zur Gewährung des Sekretabflusses kann der kaudale Bereich der Hautwunde auf ca. 2 cm offen bleiben (s. o.). Da trotz sorgfältigen Vorgehens und hochdosierter antibakterieller Behandlung (lokal und parenteral) ein späteres Kümmern des Patienten zu erwarten ist, sind solche Operationen, wie eingangs betont, auf Ausnahmefälle zu beschränken.

13.3.4 Hernia umbilicalis (Umbilical hernia)

Ausstülpungen des Bauchfells durch die unphysiologisch weite Nabelöffnung sind konnatale Defekte, für die eine erbliche Genese angenommen wird. Sie kommen bei beiden Geschlechtern vor und werden durchschnittlich bei 0,1–0,2 %, z. T. bis zu 1,5 % der Schweine beobachtet (Abb. 13-10).

Klinisches Bild und Verlauf
Im Bereich des Nabels tritt, im Laufe der ersten Lebenswochen zunehmend, eine halbkugelförmige, weiche Umfangsvermehrung auf, die sich durch eine ringförmige Lücke in der Bauchwand (Bruchpforte, Anulus fibrosus) reponieren läßt. In unkomplizierten Fällen ist die Haut (äußerer Bruchsack) gegenüber dem Peritoneum (innerer Bruchsack) und dieses gegenüber dem Bruchinhalt (Dünndarm und/oder Teile des großen Netzes) verschieblich (Abb. 13-11). Beim männlichen Tier verlaufen Präputium und Präputialdivertikel unter der Haut bis etwa zum Zentrum der Vorwölbung.

Häufigste Komplikation sind Nabelabszesse oder deren Narben, die, in der Subkutis liegend, auf den inneren Bruchsack übergreifen können. Weiterhin finden sich Verwachsungen des Bruchinhalts mit dem inneren Bruchsack (Adhäsionsperitonitis), bindegewebige Verdickung des inneren Bruchsackes und vereinzelt knöcherne Meta-

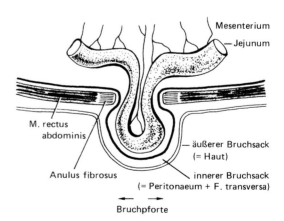

Abbildung 13-11 Schematische Darstellung der anatomischen Verhältnisse bei der unkomplizierten Hernia umbilicalis eines weiblichen Schweines

Erbliche und angeborene Zustände

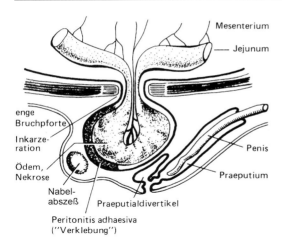

Abbildung 13-12 Schematische Darstellung der anatomischen Verhältnisse bei Hernia umbilicalis eines männlichen Schweines und möglicher Komplikationen: Nabelabszeß, Peritonitis adhaesiva und Inkarzeration

plasie im Bereich der Bruchpforte (Abb. 13-12). Während bei großen, für mehrere Finger passierbaren Bruchpforten eine Tendenz zur Ausweitung des Bruchsackes besteht, wodurch die Gefahr der Verletzung des Inhalts durch Boxgenossen zunimmt und dekubitusartige Hautläsionen auftreten, wird bei bis zu einfingerweiten Öffnungen oft Selbstheilung beobachtet. Diese enthalten meist nur Zipfel des großen Netzes. Für mittelgroße Bruchpforten, die das Eintreten einer Dünndarmschlinge in den Bruchsack zulassen, entsteht im Laufe des Wachstums ein zunehmendes Risiko der Inkarzeration durch Größenzunahme des Darmes gegenüber dem gleichbleibenden Durchmesser des fibrösen Ringes der Bruchpforte. Kommt es einmal zur Stauung von Darminhalt oder venösem Blutabfluß, so setzt ein Circulus vitiosus ein, der durch Ödem und Nekrose des Darmes, Toxinresorption aus dem Darminhalt und Kreislaufkollaps meist in weniger als 24 Stunden zum Tode führt.

Im Falle einer traumatisch bedingten oder von einem Nabelabszeß ausgehenden Adhäsionsperitonitis ist ein unbefriedigendes Mastergebnis zu erwarten. Zur Zucht sind von Nabelbrüchen betroffene Schweine aus zuchthygienischen Gründen nicht geeignet.

Diagnose und Differentialdiagnose

Vorwölbungen in der Nabelgegend können beim Saugferkel auch durch Nabelabszesse, die nicht reponierbar und in der Regel prallfluktuierend sind, sowie beim Eber durch Harnansammlung im Präputialdivertikel entstehen, die sich auf Druck entleert.

Reponierbarkeit und eine deutlich ertastbare Bruchpforte als Kriterien einer Hernie fehlen beim inkarzerierten und verwachsenen Nabelbruch. Zum palpatorischen Befund einer mäßig eindrückbaren, stielartig mit der vermuteten Bruchpforte verbundenen Umfangsvermehrung bei Peritonitis adhaesiva chronica treten bei der Inkarzeration Berührungsempfindlichkeit und akute Allgemeinerkrankung (Inappetenz, Fieber, Kreislaufstörung) auf.

Therapie und Prophylaxe

Grundsätzlich ist eine chirurgische Korrektur des Nabelbruches indiziert, damit die Patienten risikolos gemästet werden können. Die Wirtschaftlichkeit der Operation ist, besonders beim männlichen Tier, wegen des beträchtlichen Zeitaufwandes in der rationalisierten Schweineproduktion fragwürdig. Man wird daher Patienten mit kleinen Bruchpforten, bis Fingerstärke, der Selbstheilung überlassen, bei größeren männliche im Läuferalter schlachten und nur bei weiblichen die Operation in Betracht ziehen. Versuche, den Nabelbruch bei weiblichen Ferkeln mittels elastischer Ligatur zu behandeln oder die Bruchpforte durch Injektion granulationsfördernder Substanzen zu verschließen, hatten unzuverlässige Ergebnisse. Prophylaktisch ist der Ausschluß der Geschwister und Eltern betroffener Tiere von der Zucht anzuraten.

Operationstechnik

Die Vorbereitung des Patienten durch 24-stündiges Fasten muß zur Entlastung der Bauchhöhle unbedingt erfolgen. Eine reflexfreie Narkose ist durch ausreichende Dosie-

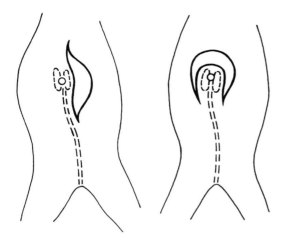

Abbildung 13-13 Schnittführung und Naht bei Nabelbruchoperation männlicher Schweine müssen Präputium und Präputialbeutel schonen. Rechts: Schnittführung nach BECKER (1992)

rung bzw. Nachdosierung von Anästhetika zu gewährleisten. Der Patient kann an der Leiter mit den Hintergliedmaßen hängend oder auf dem Rücken liegend fixiert werden. Als Operationsfeld wird die Haut zwischen den Kniefalten bis zu den Rippenbögen vorbereitet. Die Operation beginnt mit dem Abtrennen eines spindelförmigen, von kranial nach kaudal über den Bruchsack verlaufenden Hautlappens, dessen Breite dem nach Reposition des Bruchinhalts überflüssigen Gewebe entspricht. Der Hautschnitt wird mit dem Skalpell beim weiblichen Patienten median, beim männlichen asymmetrisch auf der größeren Bruchhälfte etwa 2 cm lateral des Präputiums angesetzt (Abb. 13-13).

Der umschnittene Hautbezirk kann, von einem Assistenten mit Hakenfaßzange oder Hakenpinzette gehalten, zum Straffziehen des inneren Bruchsackes dienen, während dieser bis zur Bruchpforte freipräpariert wird. Dies erfolgt vorsichtig unter Belassung von möglichst viel Bindegewebe an der Haut und ohne den inneren Bruchsack und ggf. das Präputium zu verletzen. Um die Übersichtlichkeit des Operationsfeldes zu erhöhen und Raum zur eventuell später notwendigen Implantation eines Polyamidnetzes zu gewinnen, werden Haut und Subkutis noch im Umkreis von ca. 4 cm neben der Bruchpforte von der Rektusscheide abpräpariert. Nun wird der innere Bruchsack reponiert und die Bruchpforte mit Sultanschen Diagonal- oder horizontalen U-Heften aus Polyamid (Nr. 4–6) verschlossen, wobei durch Einführen eines Zeigefingers in die Bauchhöhle versehentliches Durchstechen von Eingeweiden verhindert wird. Falls bindegewebige Veränderungen am Bruchsack die Reposition verhindern, wird dieser vor Verschluß der Bruchpforte reseziert.

Da der fibröse Ring der Bruchpforte infolge geringer Durchblutung nach der Naht nur wenig Granulationsgewebe bildet und später nur schwach vernarbt, ist für den Verschluß der Bruchpforte stets belastbares, nichtresorbierbares Nahtmaterial zu verwenden. Um das Rezidivrisiko weiter zu vermindern, kann über der verschlossenen Bruchpforte ein Netz aus Polyamidfäden oder ähnlichem, schwer resorbierbarem Nahtmaterial implantiert werden, das, straffgespannt an der Rektusscheide mit 6–8 Knopfheften fixiert, zunächst eine zusätzliche mechanische Stützfunktion hat, vor allem aber die Subkutis in der Umgebung der Bruchpforte zur Bildung von Granulationsgewebe anregt, wodurch eine Narbenplatte entsteht, die einen dauerhaften Verschluß der Bruchpforte gewährleistet.

Die erforderlichen Netze von ca. 6 x 8 cm können aus chirurgischem Nahtmaterial weitmaschig gehäkelt werden. Es genügt aber auch, mit solchem Nahtmaterial im Operationsfeld zahlreiche, quer zur Körperachse verlaufende Hefte in Art einer Entlastungsnaht auf der Rektusscheide anzulegen.

Auch der Verschluß der Hautwunde, der als fortlaufende subepidermale Naht mit resorbierbarem Faden oder als kammbildende vertikale Matratzennaht ausgeführt werden kann, erfaßt Teile des darunterliegenden Gewebes, d. h. den M. rectus abdominis, wodurch eine Taschenbildung vermieden und der narbenbildende Effekt verstärkt wird. Beim männlichen Patienten dürfen Präputialdivertikel und Präputialhöhle jedoch nicht bei der Naht durchstochen werden. Eine lokale Antibiose der Bauchhöhle ist lediglich nach versehentlicher Ruptur oder Resektion des inneren Bruchsackes erforderlich. Eine einmalige systemische Antibiose kann wie bei der Skrotalhernienoperation direkt im Anschluß an die Allgemeinanästhesie vorgenommen werden. Nichtresorbierbare Hauthefte werden nach 8 Tagen entfernt.

In der postoperativen Phase ist eine mäßige ödematöse Schwellung die Regel. Taschenbildung und zu locker eingesetzte Netze haben ein Serom bzw. Abstoßungsreaktion mit Bildung einer eitergefüllten Wundhöhle zur Folge.

13.3.5 Hernia abdominalis (Abdominal hernia)

Meist durch Verletzung oder als Komplikation einer Laparotomie, seltener als kongenitaler Defekt treten Baucheingeweide durch Lücken der Bauchwand hervor und werden als Vorwölbungen unterschiedlicher Größe und Lokalisation sichtbar. Man nennt diese Erscheinung auch Hernia ventralis (Bauchbruch) und im Falle postoperativen Auftretens Narbenbruch.

Klinisches Bild

Angeborene Bauchbrüche, die gelegentlich durch das Fehlen mehr oder weniger großer Abschnitte des M. rectus abdominis zustande kommen, lassen die palpatorische Unterscheidung von äußerem Bruchsack (Haut) und innerem Bruchsack (Peritoneum und Fascia transversa) sowie die Abgrenzung der Bruchpforte zu. Bei traumatischen und postoperativen Hernien fehlt oft die innere Auskleidung mit Bauchfell. Die Subkutis sowie die Ränder der Bauchmuskulatur verkleben und verwachsen mit den Baucheingeweiden, wodurch der palpatorische Befund undeutlicher wird. Im Falle des Narbenbruches kann das Bild durch die Folgen einer Wundinfektion zusätzlich kompliziert sein.

Diagnose und Differentialdiagnose

Bei deutlicher Feststellung einer doppelwandigen Umfangsvermehrung mit verschieblichem, weichem Inhalt, der durch eine abgegrenzte Bruchpforte in die Bauchhöhle reponierbar ist, bereitet die Diagnose keine Schwierigkeit. Ein gleichartiger Befund am Nabel wird als Hernia umbilicalis (Nabelbruch) bezeichnet und ist in der Regel erblich bedingt.

Wenn der innere Bruchsack fehlt und/oder Verwachsungen vorliegen, ist die Reponierbarkeit des Bruchinhalts in die Bauchhöhle das entscheidende Kriterium. Sie kann bei großem Umfang schwierig sein und nur am fastenden Tier gelingen. Fehlt sie, so ist bei fluktuierendem Inhalt an Hämatome, im Bereich von Operationswunden auch an Serome oder Eiteransammlung zu denken.

Therapie und Prophylaxe

Bauchbrüche beim Schwein, gleichgültig welcher Genese, sind aus wirtschaftlichen und operationstechnischen Gründen nicht operationswürdig. Kleineren, beim Saugferkel bemerkten konnatalen Defekten gegenüber kann bis zum Läuferalter in der Hoffnung auf Selbstheilung eine abwartende Haltung eingenommen werden. Bei Verwachsungen und postoperativen Narbenbrüchen ist nach Abklingen der akuten Entzündungserscheinungen die Verwertung angebracht.

Falls in Einzelfällen die Operation einer Ventralhernie beim Schwein unternommen wird, kann der für Nabelbrüche angegebenen Technik sinngemäß gefolgt werden.

Narbenbrüche entstehen regelmäßig, wenn das Peritoneum beim Verschluß einer Laparotomiewunde nicht erfaßt oder mangelhaft verschlossen wurde. Sie entstehen besonders leicht nach Operationen im Bereich des M. rectus abdominis (Ventrolateralschnitt unterhalb der Kniefalte oder Schnitt in der Linea alba).

Literatur

ALTHOFF, W., M. MAYER, L. RICHTER und D. SIMON (1988): Zur erblichen Abhängigkeit der Geburtsfehler Brüche und Binnenhodigkeit beim Schwein. Züchtungskunde **60**, 319-329.

BOLZ, W., O. DIETZ, H. SCHLEITER und R. TEUSCHER (1968): Lehrbuch der speziellen Veterinärchirurgie, Teil I. Stuttgart: Gustav Fischer Verlag.

DIETZ, O., F. SCHAETZ, H. SCHLEITER und R. TEUSCHER (1981): Anästhesie und Operationen bei Groß- und Kleintieren, 3. Aufl., Stuttgart: Ferdinand Enke Verlag.

LAHRMANN, K.-H. (1992): Klinische Prüfung herkömmlicher und alternativer Verfahren zur Prophylaxe chirurgisch bedingter Infektionen beim Schwein. Berlin: Freie Univ., Fachber. Veterinärmed., Habil.-Schr.

PLONAIT, H. (1962): Die Operation von Hernien und Samenstrangfisteln beim Schwein und ihre Erfolgsaussichten. Dtsch. tierärztl. Wschr. **69**, 275-280.

SEARCY-BERNAL, R., I. A. GARDNER and D. W. HIRD (1994): Effects of and factors associated with umbilical hernias in a swine herd. J. Am. Vet. Med. Ass. **204**, 1660-1664.

STIGLER, J., O. DISTL, B. KRUFF und H. KRÄUSSLICH (1992): Zur Erblichkeit wirtschaftlich relevanter Mißbildungen beim Schwein. Tierärztl. Umsch. **47**, 883-886.

VOGT, D. W. AND M. R. ELLERSIECK (1990): Heritability of susceptibility to scrotal herniation in swine. Am. J. Vet. Res. **51**, 1501-1503.

WRATHALL, A. E. (1988): The boar and congenital problems. Pig Vet. Soc. Proc. **21**, 116-134.

13.4 Virusinfektionen

13.4.1 Erbrechen und Kümmern der Saugferkel (Vomiting and wasting disease)

Zwei unterschiedliche Verlaufsformen dieser Krankheit: „Ontario Encephalitis" und „Vomiting and Wasting Disease" (VWD) sind in Nordamerika bekannt, von denen in Europa bisher nur die mit Erbrechen und Kümmern einhergehende Form beobachtet wurde.

Ätiologie und Pathogenese
Erreger ist ein Coronavirus, das hämagglutinierende Enzephalomyelitis-Virus (HEV), das sich nach nasaler Aufnahme rasch im oberen Respirationstrakt und der Lunge ansiedelt und anschließend neurotrop zum Bulbus olfactorius und 4–5 Tage post infectionem zum Stammhirn gelangt. Etwa gleichzeitig findet es sich in den Ganglien der Magenwand, und klinische Symptome setzen ein.

Die Bildung von virusneutralisierenden Antikörpern beginnt 7 Tage p. i. und erreicht mit 12 Tagen ein Maximum, womit eine langfristige Immunität verbunden ist. Das Virus ist dann nicht mehr nachweisbar.

Klinisches Bild und Verlauf
Erbrechen und Kümmern befällt Ferkel in den ersten drei Lebenswochen (s. a. Abb. 13.5). Die Tiere sind matt und erbrechen die aufgenommene Milch kurz nach dem Saugakt. Der Rumpf erscheint im Bereich des Rippenbogens durch den stark erweiterten Magen aufgetrieben (Abb. 13.14). Zentralnervöse Symptome sind selten und mild. Diarrhoe tritt nicht auf. Meist kümmern die Ferkel mehrere Wochen, bis sie sterben oder getötet werden. Zur Heilung kommt es in keinem Fall.

„Ontario Encephalitis" beginnt am 4.–5. Lebenstag mit Apathie und Erbrechen. Unter zunehmenden Reiz- und Ausfallserscheinungen verenden die Ferkel während der nächsten Tage oder genesen vollständig, falls sie den 5. Krankheitstag überleben (Abb. 13–15).

Für den Verlauf im Bestand ist charakteristisch, daß während eines Zeitraums von etwa drei Wochen Ferkel im empfänglichen Alter erkranken. Danach sind die Sauen immun, weil sie sich symptomlos oder unter kurzfristiger Allgemeinerkrankung mit dem Erreger auseinandergesetzt haben, und schützen ihre Ferkel durch Kolostrumantikörper. Die Mehrzahl, aber nicht alle Würfe, werden betroffen und innerhalb der Würfe nur ein Teil der Ferkel.

Diagnose und Differentialdiagnose
Die Diagnose kann anhand des klinischen Bildes und Verlaufs im Bestand und bei der Sektion aufgrund des stark erweiterten, mit

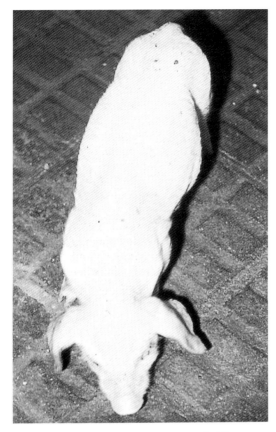

Abbildung 13-14 Erbrechen und Kümmern (Vomiting and wasting disease). Der erweiterte Magen führt zu einer Auftreibung des Abdomens unmittelbar hinter dem Rippenbogen.

Gas und wenig Nahrung gefüllten Magens gestellt werden. Histologisch sind Ganglienzelldegeneration in der Magenwand und in einem Teil der Fälle eine milde Enzephalitis zu finden.

Die Virusisolierung aus den Tonsillen, Gehirn oder Lungen kann nur kurz nach Beginn klinischer Erscheinungen gelingen. Antikörper sind bei zahlreichen Schweinen nachweisbar, ohne daß im Bestand Erbrechen und Kümmern beobachtet wurde.

Differentialdiagnostisch ist Erbrechen im Anfangsstadium akuter Gastroenteritiden (TGE, EVD, Kolidiarrhoe, *Clostridium perfringens* Typ C) auszuschließen.

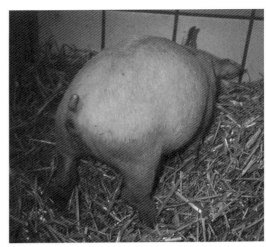

Abbildung 13-15 Rektumstenose. Das Abdomen ist durch Gasbildung aufgetrieben. Es wird kein oder wenig flüssiger Kot abgesetzt.

Prophylaxe

Eine Therapie für erkrankte Ferkel ist nicht bekannt. Bei Feststellung der Erkrankung sollten alle tragenden Sauen sobald wie möglich durch Kontakt mit kürzlich erkrankten Ferkeln immunisiert werden.

Literatur

ALEXANDER, T. J. L., W. P. C. RICHARDS and C. K. ROE (1959): An encephalomyelitis of suckling pigs in Ontario. Can. J. Comp. Med. Vet. Sci. **23**, 316-319.

ANDRIES, K. and M. PENSAERT (1980): Immunofluorescence studies on the pathogenesis of hemagglutinating encephalomyelitis virus infection in pigs after oronasal inoculation. Am. J. Vet. Res. **41**, 1372-1378.

ANDRIES, K., M. PENSAERT and P. CALLEBAUT (1978): Pathogenicity of hemagglutinating encephalomyelitis (vomiting and wasting disease) virus of pigs, using different routes of inoculation. Zbl. Vet. Med. B **25**, 461-468.

BUGNOWSKI, H., und S. LANGE (1978): Über das Auftreten einer der „Vomiting and Wasting Disease" entsprechenden Erkrankung der Saugferkel. Monatsh. Veterinärmed. **33**, 607-613.

CARTWRIGHT, S. and M. LUCAS (1970): Vomiting and wasting disease in piglets. Virological and epidemiological studies. Vet. Rec. **86**, 278-280.

HESS, R., und P. BACHMANN (1978): Erbrechen und Kümmern der Ferkel: Vorkommen und Verbreitung in Süddeutschland. Tierärztl. Umsch. **33**, 571-574.

MÖSTL, K. (1990): Coronaviridae, pathogenetic and clinical aspects: an update. Comp. Immunol. Microbiol. Infect. Dis. **13**, 169-180.

PLONAIT, H. (1969): Erbrechen und Kümmern bei Saugferkeln (Übersichtsreferat). Dtsch. tierärztl. Wschr. **76**, 697-698.

STEINICKE NIELSEN, O. (1956): Baby pig mortality and infantile pyloric stenosis. Acta. Paed. **45**, 444-448.

13.4.2 Transmissible Gastroenteritis, TGE (Transmissible gastroenteritis)

Die von einem Virus (TGEV) hervorgerufene, in der klassischen epizootischen Verlaufsform stets akute Erkrankung ist durch Atrophie der Dünndarmzotten und Durchfall bei Schweinen aller Altersstufen mit hoher Morbidität und Mortalität junger Saugferkel gekennzeichnet. Sie wurde 1946 von DOYLE in den USA erstmalig beschrieben, trat 1956 in Japan, 1968 in Großbritannien auf und ist jetzt weltweit verbreitet. Erste Fälle in Deutschland, die einen klinisch und epidemiologisch typischen Verlauf nahmen, wurden unter der Bezeichnung Oldenburger Schweineseuche bekannt. Davon abweichend konnten in den letzten Jahren besonders in großen Zuchtbetrieben mit kontinuierlichem Abferkelvorgang zunehmend auch enzootische Krankheitsverläufe beobachtet werden. Außerdem ist seit 1984 eine kreuzprotektive Virusvariante des TGEV nachzuweisen, die sich in den Schweinepopulationen Westeuropas explosionsartig ausgebreitet hat. Da dieses Virus nicht enteropathogen ist und vornehmlich den Respirationstrakt infiziert, wird es auch als „Porcine respiratory coronavirus" (PRCV) bezeichnet. Mit dem Auftreten des wenig pathogenen PRCV hat sich der Durchseuchungsgrad mit Coronaviren bei gleichzeitiger Abnahme klassischer klinischer TGE-Fälle deutlich erhöht.

Ätiologie und Pathogenese

TGEV gehört zur Gruppe der Coronaviren, befällt nach oraler Aufnahme die Epithelzellen der Dünndarmzotten und wird nach deren Zerstörung mit dem Kot ausgeschieden.

Außerhalb des Schweines behält das Virus bei Zimmertemperatur für 10 Tage, bei –20 °C mehr als 6 Monate seine Infektiosität. Sonnenlicht tötet es innerhalb von 6 Stunden ab, Phenol 0,5 % nach 30 Minuten, Formalin 0,05 % in 20 Minuten.

Zwischen den in verschiedenen Ländern isolierten TGEV-Stämmen bestehen keine serologischen Unterschiede. Schwere und Verlauf der durch das TGE-Virus verursachten Krankheitsfälle sind ebenfalls recht einheitlich. Abweichungen sind eher durch Immunitätsbildung (TGEV o. PRCV) oder den Altersaufbau betroffener Bestände als durch verschieden virulente TGEV-Stämme zu erklären.

Eine kurzfristige Vermehrung und Ausscheidung des Virus ohne klinische Symptome wurde beim Hund, der Katze, dem Fuchs bzw. beim Star nachgewiesen. Ob diese zur Verbreitung beitragen, ist unklar.

Unter experimentellen Bedingungen ist eine aerogene Übertragung der klassischen TGE möglich, aber bei chirurgischem Verschluß des Ösophagus vermehrt sich das Virus nur in der Lunge, ohne Veränderungen am Darm zu erzeugen. Der natürliche Infektionsweg führt daher offenbar über den Magen, was durch die Stabilität des Erregers gegen Magensäure und Trypsin begünstigt wird.

Bereits 5–6 Stunden nach experimenteller Infektion von Saugferkeln in der ersten Lebenswoche ist in den Zottenepithelien des Jejunums eine Vermehrung des Virus nachweisbar, mit 16–18 Stunden findet es sich in den meisten Epithelzellen, und diese beginnen sich abzulösen. Hiermit ist der Höhepunkt der Virusausscheidung erreicht. Das funktionell unreife Epithel der Krypten wird vom Virus nicht befallen, proliferiert und deckt nach 24–30 Stunden die zurückgebliebenen Zottenstümpfe wieder ab. Die verlorengegangene Resorptionsfähigkeit der Schleimhaut wird dadurch noch nicht wieder hergestellt. Die Ausreifung der Epithelzellen und das Längenwachstum der Zotten setzen 1 bis 2 Tage später ein. Ein Teil der ausreifenden Zellen wird erneut vom Virus befallen. Frühestens 7 Tage nach der Infektion sind die Zotten wieder voll hergestellt, und die Resorptionsstörung hört auf. Virusvermehrung findet in einzelnen Zellen weiterhin statt.

Der Jejunuminhalt von Mastschweinen erwies sich bis 35 Tage, der von Saugferkeln bis 8 Wochen als infektiös. In Lungenhomogenaten war das Virus noch 104 Tage nach der Infektion nachweisbar. Die Ausscheidung infektionsfähigen Virus mit dem Kot erfolgt in der Regel nur zwischen dem 1. und 7. Tag bei Saugferkeln und dem 3.–7. Tag bei Mastschweinen. Dies kann auf immunologischer oder auch Thermoinaktivierung während der Darmpassage beruhen. Durch unspezifische Diarrhoe (Glaubersalz) läßt sich die Virusausscheidung bis zum 49. Tag provozieren. Die längste Ausscheidungsdauer wird mit 8 Wochen angegeben. Das Überstehen der TGE erzeugt eine Immunität von nicht genau bekannter Dauer. Epidemiologische Beobachtungen lassen eine 2jährige Immunität der Zuchtsauen vermuten. Bereits am 5. Tag nach Infektion sind virusneutralisierende Antikörper im Serum nachweisbar. Da die parenterale Übertragung von Serumantikörpern keinen Einfluß auf das Krankheitsgeschehen nimmt, sind offenbar die in der Darmschleimhaut nachweisbaren Antikörper vom sIgA-Typ für die Schutzwirkung entscheidend. Die Titer im Serum steigen mehrere Wochen nach Krankheitsbeginn an und sind nach 9 Monaten noch nachweisbar. Ihre Höhe steht zur Schwere des Krankheitsverlaufs in Beziehung.

Über drei Wochen alte Schweine sind weniger empfänglich gegenüber der TGE. Die zum Haften der Infektion erforderliche Virusdosis (I.D. 50) ist bei 5–6 Monate alten Tieren 10 000fach größer als bei Saugferkeln am 2. Lebenstag. Dies wird mit dem Vorhandensein von Mikrokanalikuli an den Epithelzellen von Jejunum und Ileum von Saugferkeln in Beziehung gebracht, welche die Aufnahme bzw. das Eindringen von Makromolekülen in die Zelle bis zur 3. Lebenswoche gestatten, später aber verschwinden.

Der unterschiedliche Verlauf der Krankheit ergibt sich jedoch nicht allein aus dem bei älteren Schweinen verzögerten und oft weniger ausgedehnten Befall der Epithelzellen mit dem TGE-Virus, sondern auch aus der schnelleren Regeneration der Darmepithelien (7–10 Tage in der 1., 2–4 Tage in der 3. Lebenswoche) und der größeren Widerstandsfähigkeit des Organismus gegen Dehydratation und Nährstoffmangel.

Die respiratorische Variante des TGE-Virus, das porzine respiratorische Coronavirus (PRCV) unterscheidet sich weder morphologisch noch in seinen konventionell antigen-serologischen Eigenschaften vom klassischen TGE-Virus. Lediglich mit monoklonalen Antikörpern gegen unterschiedliche Determinanten des Peplomer-Glykoproteins E2 kann zwischen TGEV und PRCV differenziert werden. Nach Genomanalysen ist PRCV als genetische Variante von TGEV mit geringerer Virulenz und veränderter Organprävalenz anzusehen. PRCV wird aerogen übertragen und persistiert enzootisch im Bestand. Nach oronasaler Infektion breitet sich das Virus hauptsächlich im Respirationstrakt aus. Die Infektion verläuft i. d. R. subklinisch, sofern keine Sekundärinfektionen hinzukommen. In enzootisch verseuchten Zuchtbeständen bilden die Ferkel zwischen der 4. und 8. Lebenswoche eine aktive Immunität aus.

Klinisches Bild und Verlauf
Als erstes klinisches Anzeichen der epizootischen TGE wird oft Erbrechen beobachtet. Es kann als reflektorische Reaktion des

Magens auf die Reizung der Darmschleimhaut durch das Virus angesehen werden. Auch die bei der Sektion zu findende Anfüllung des Magens mit geronnener Milch oder Futter weist auf einen Pylorusverschluß hin.

Gleichzeitig oder kurz darauf setzt graugelber übelriechender Durchfall ein, dem besonders beim Saugferkel bei zunächst noch vorhandener Sauglust zunehmende Exsikkose und Schwäche folgen. Mit dem Kot gehen nicht nur die oral aufgenommenen Nährstoffe und Flüssigkeit verloren, sondern auch eine erheblich größere körpereigene Wasser- und Elektrolytmenge, die in den weiterhin gebildeten Sekreten des Magen-Darm-Trakts enthalten ist und ebenfalls nicht resorbiert werden kann.

Bis zu 10 Tage alte Saugferkel verlieren das gesamte Zottenepithel im Jejunum und Ileum, wodurch der Dünndarm bei der Sektion transparent erscheint. Bis zur Regeneration eines funktionsfähigen Epithels vergehen in diesem Alter mindestens 5 Tage, ein Zeitraum, den nur wenige Ferkel überleben. Neben Hypoglykämie kommt es zu einem renal bedingten akuten Nierenversagen mit akuter Tubulusnekrose. Bei protrahiertem Krankheitsverlauf kann sich daraus auch eine chronische Niereninsuffizienz entwickeln. In der Folge wird die diarrhoebedingte Dehydratation durch den Verlust der Fähigkeit zur Harnkonzentrierung und Polyurie bei hochgradig erkrankten Ferkeln noch verstärkt.

Bei Mastschweinen und Sauen können Temperaturerhöhung bis 40,5 °C, Apathie und Appetitlosigkeit um 1–2 Tage der Diarrhoe vorangehen. In diesem Stadium werden gelegentlich plötzliche Todesfälle gesehen. Dann wird an 2–4 Tagen übelriechender, graugelber, von Futterpartikeln durchsetzter Kot abgesetzt.

Die Schädigung des Dünndarmepithels ist bei älteren Tieren weniger weitgehend als bei Saugferkeln und wechselt im Ausmaß. Wenn die restlichen Epithelzellen zur Aufrechterhaltung der physiologischen Resorption ausreichen, hat die Infektion keinen Durchfall zur Folge, obwohl Virusausscheidung und spätere Antikörperbildung stattfinden.

Auf das akute Stadium der Erkrankung folgen bei überlebenden Saugferkeln oft Kümmern, bei Mastschweinen mangelhafte Zunahmen und bei Zuchtsauen Sterilität.

Charakteristisch für den Verlauf im Bestand ist das plötzliche Auftreten bei Schweinen aller Altersgruppen, mit annähernd 100 % Morbidität und Mortalität bei Saugferkeln bis zum 10. Lebenstag. Mit 3 Wochen infizierte Ferkel sterben zu etwa 10 %, während bei Mast- und Zuchtschweinen nur selten Todesfälle auftreten. Die Morbidität ist bei Mastschweinen im allgemeinen hoch, bei säugenden Zuchtsauen, besonders kurz nach der Geburt, höher als bei abgesetzten oder tragenden.

Abweichungen von diesem charakteristischen Verlauf erklären sich meist durch die Aufteilung des Bestandes in mehrere Gebäude, Zugänge von Tieren unterschiedlicher Immunität nach vorausgegangener, evtl. unerkannter Durchseuchung und passive Immunität der Saugferkel immuner Sauen.

In Großbetrieben kann die TGE durch das gleichzeitige Vorkommen von Immunität, Reinfektion bei Nachlassen der Immunität, passiver Immunität von Saugferkeln und voller Empfänglichkeit von Absetzferkeln enzootisch werden. Auch in zukaufenden Mastbetrieben können die Zusammenhänge zwischen Immunität, Virusausscheidung und klinischer Erkrankung sehr unübersichtlich sein.

Aufgrund des hohen Durchseuchungsgrades mit PRCV und der damit verbundenen kreuzprotektiven Immunität gegen TGEV ist in den letzten Jahren der klassische klinische TGE-Verlauf deutlich seltener geworden.

Diagnose und Differentialdiagnose

Akute Krankheitsausbrüche sind meist am klinischen Bild und Verlauf zu erkennen. In Zweifelsfällen können die Feststellung des

Virusantigens mittels Immunfluoreszenz in der Darmschleimhaut oder der Nachweis virusneutralisierender Antikörper (cave: PRCV!) im Serum herangezogen werden. Sehr empfindlich für den Nachweis geringer Virusmengen ist die Anzüchtung auf Zellkulturen von Schweineschilddrüsen.

Ein Nachweis von Atrophie der Dünndarmzotten bei der Sektion mittels Stereolupe sowie Milchkoagula im Magen und ein transparenter Dünndarm bei Saugferkeln machen das Vorliegen von TGE hochgradig wahrscheinlich. Andererseits werden ähnliche Befunde auch bei der differentialdiagnostisch wichtigsten Saugferkelerkrankung, der Kolidiarrhoe, sowie der Rotavirus- und der EVD-Infektion gesehen.

Das Auftreten von Kolidiarrhoe ist jedoch auf die Neugeborenenperiode und das Absetzalter beschränkt. Chemotherapie ist dabei in der Regel wirksam.

Im Mastbestand kann die TGE am akuteren Verlauf, der Kotfarbe und der Unwirksamkeit entsprechender Chemotherapie von der Dysenterie, am fehlenden oder nur kurzfristigen Fieber vom chronischen Verlauf der Schweinepest und der Salmonellose abgegrenzt werden.

Neuerdings treten zunehmend akute Durchfallerkrankungen auf, deren klinisches Bild und Verlauf der TGE gleichen, ohne daß TGE-Virus nachgewiesen werden kann. Man beobachtet dabei häufiger Todesfälle von Mastschweinen, während die Saugferkel weniger oder nicht erkranken (Epizootische Virusdiarrhoe, EVD).

Serologisch kann die TGE von der PRCV-Infektion eindeutig nur mit Hilfe eines Blocking-ELISA (mittels monoklonaler Antikörper) unterschieden werden. Ein positives Ergebnis im konventionellen Serumneutralisationstest bei gleichzeitig fehlendem TGEV-Antigen im Kot spricht für eine PRCV-Infektion. Der sichere PRCV-Nachweis ist wegen des subklinischen Infektionsverlaufes schwierig. Beweisend ist der Antigennachweis durch Immunfluoreszenz oder Virusanzüchtung aus Tonsillentupfern oder Lungengewebe.

Therapie und Prophylaxe

Der Ablauf der TGE-Virusinfektion ist therapeutisch nicht beeinflußbar. Durch reichliches Angebot von Wasser an Saugferkel und auf die Hälfte verminderte, wenn möglich auch reizarme Diät (Kleie, Leinsamen) bei Mastschweinen sowie chemotherapeutische Beeinflussung der bakteriellen Darmflora (z. B. Neomycin- oder Colistin-Futtermedikation) kann versucht werden, sekundäre Schäden zu verringern.

Auf das wesentliche Krankheitsgeschehen, die Resorptionsstörung im Dünndarm bis zur Ausbildung neuer funktionsfähiger Darmepithelien, haben diese Maßnahmen keinen Einfluß.

Bei Mastschweinen ist besonders bei Flüssigfütterung auf reichliches Wasserangebot zu achten, weil der Verlust von Körperwasser zu Hämokonzentration und Kreislaufkollaps führen kann. Die Wirkung oraler Rehydratation (Tab. 13-2) bei Saugferkeln hängt vom Umfang der Darmläsionen ab. Da sie die Volumenauffüllung jedoch deutlich beschleunigt und auch die gestörte Nierenfunktionen günstig beeinflußt, sollte die orale Rehydratation stets versucht werden. Bei älteren Saugferkeln mit teilweise erhaltener Resorptionskapazität kann Frühabsetzen und Entlastung des Darmes von der Laktose der

Tabelle 13-2 Rezepte zur Rehydratation

Elektrolyt-Glukoselösung (oral):
    5 g Kochsalz ($^1/_2$ Teelöffel*)
    50 g Glukose (7 Teelöffel*)
    ad 1000 Wasser
    in Schale oder Selbsttränke anbieten

Gepufferte Elektrolyt-Glukoselösung (oral) nach PETZINGER (1984):
    3,5 g Na Cl ($^1/_3$ Teelöffel*)
    2,5 g Na HCO$_3$ ($^1/_4$ Teelöffel*)
    1,5 g K Cl ($^1/_6$ Teelöffel*)
    20 g Glukose (3 Teelöffel*)
    ad 1000 Wasser

*) 1 gehäufter Teelöffel Kochsalz = 10 g, Glukose = 7 g
    1 gehäufter Eßlöffel Kochsalz = 25 g, Glukose = 17 g

Sauenmilch vorteilhaft sein. Von schwer geschädigten Ferkeln kann auch Glukose nicht resorbiert werden und bleibt bestenfalls wirkungslos. Wichtig ist für alle Altersgruppen, die Ställe warm und die Liegeflächen trokken zu halten.

Im Experiment überleben bis zu 80 % der Saugferkel, wenn mehrmals täglich isotonische Elektrolyt-Glukose-Lösung (z. B. 1,2 % $NaHCO_3$ + 5 % Glukose) parenteral zugeführt wird. Auch die intraperitoneale Injektion von isotonischer Glukoselösung erhöht die Überlebenschancen. Meist kümmern solche Tiere anschließend ebenso wie spontan überlebende.

Wirksam geschützt werden Saugferkel immuner Sauen durch die ständige Aufnahme von Antikörpern des IgA-Typs mit der Muttermilch. Die vor allem mit dem Kolostrum übertragenen sIgA-Antikörper sind prophylaktisch unwirksam, soweit sie ins Blutserum der Ferkel übergehen. Entscheidend ist die im Darmlumen verbleibende Antikörperwirkung, die durch ständige Zufuhr mit der Milch aufrechterhalten wird. Die einmalige Gabe von Immunserum parenteral oder oral schützt daher nicht. Es kann aber versucht werden, den Ferkeln mehrfach Serum oder Zitratblut rekonvaleszenter Schweine einzugeben.

Die wichtigste Möglichkeit, Verluste neugeborener Ferkel in einem infizierten Bestand zu verringern, besteht in der Infektion aller tragenden Sauen mit Darminhalt erkrankter Ferkel zum frühestmöglichen Zeitpunkt.

Abgeschwächte TGE-Virusstämme wurden in infizierten Großbeständen zur Unterstützung der spontanen Durchseuchungsimmunität verwandt. Bisher gibt es keine praxisreife Vakzine, die für Ferkel mit Sicherheit apathogen ist und bei parenteraler Anwendung das geimpfte Tier oder die Saugferkel zuverlässig schützt.

Innerhalb eines Bestandes, zwischen dessen Abteilungen Personen und Geräte verkehren, ist es nicht möglich, die Ausbreitung der TGE zu verhüten. Um die Verschleppung in andere Bestände sicher zu vermeiden, müßte nach dem letzten Krankheitsfall länger als 8 Wochen (längste nachgewiesene Ausscheidung) gewartet werden.

Die Mehrzahl der TGE-Ausbrüche entsteht im Winter. In Anbetracht der Temperatur- und Lichtempfindlichkeit des Virus läßt dies auf weitergetragenen Kot als Hauptinfektionsquelle schließen. Anamnestisch wird die Infektion oft mit dem Abtransport von Ferkeln oder Schlachtschweinen in Bezug gebracht.

Das Reservoir für die Infektion während des Sommers bzw. zwischen den Seuchenzügen, die einander früher in 3- bis 4jährigen Abständen folgten, scheinen größere Bestände zu sein, in denen die Infektion durch Erkrankung von Ferkeln immuner Sauen nach dem Absetzen oder ständigen Zukauf empfänglicher Ferkel zur Mast aufrechterhalten bleibt. Weniger wahrscheinlich ist die Verfütterung von virushaltigen Abfällen tiefgefrorener Schweine an Hunde, deren Kot dann Schweine infiziert.

Mit zunehmender Bestandsgröße ist die TGE in Europa ähnlich endemisch geworden, wie sie es in den USA und Osteuropa seit langem war.

Literatur

BERNARD, S., E. BOTTREAU, J. M. AYNAUD, P. HAVE and J. SZYMANSKY (1989): Natural infection with the porcine respiratory coronavirus induces protective lactogenic immunity against transmissible gastroenteritis. Vet. Microbiol. **21**, 1-8.

CALLEBAUT, P., I. CORREA, M. PENSAERT, G. JIMENEZ and L. ENJUANES (1988): Antigenic differentiation between transmissible gastroenteritis virus of swine and a related porcine respiratory coronavirus. J. Gen. Virol. **69**, 1725-1730.

COX, E., M. B. PENSAERT and P. CALLEBAUT (1993): Intestinal protection against challenge with transmissible gastroenteritis virus of pigs immune after infection with the porcine respiratory coronavirus. Vacc. **11**, 267-272.

DROLET, R., M. MORIN and M. FONTAINE (1984): Hypoglycemia: A factor associated with low survival rate of neonatal piglets infected with transmissible gastroenteritis virus. Can. J. Comp. Vet. Med. **48**, 282-285.

DROLET, R., M. MORIN and M. FONTAINE (1985): Fluid therapy trials in neonatal piglets infected with transmissible gastroenteritis virus. Can. J. Comp. Med. **49**, 357-360.

GROSCHUP, M. H., und R. AHL (1993): Zur Serodiagnostik der Porzinen Respiratorischen Coronavirus-Infektion. Tierärztl. Umsch. **48**, 563-569.

HAELTERMANN, E. O. (1972): On the pathogenesis of transmissible gastroenteritis of swine. J. Am. Vet. Med. Ass. **160**, 534-540.

HEINRITZI, K., G. PLANK und W. EICHHORN (1990): Neue Aspekte im klinischen Verlauf der Coronavirusinfektion der Schweine. Tierärztl. Umsch. **45**, 39-44.

LEOPOLDT, D., H. LIEBERMANN und G. ZAGRODNIK (1975): Zur Epizootologie der transmissiblen Gastroenteritis (TGE) der Schweine. Monatsh. Veterinärmed. **30**, 641-645.

OLSON, D. P., G. L. WAXLER and A. W. ROBERTS (1973): Small intestinal lesions of transmissible gastroenteritis in gnotobiotic pigs: A scanning electron microscopic study. Am. J. Vet. Res. **34**, 1239-1245.

PENSAERT, M. (1976): Pathogenese und Immunität bei der Transmissiblen Gastroenteritis der Schweine. Tierärztl. Umsch. **31**, 535-542.

PENSAERT, M. (1989): Transmissible Gastroenteritis Virus (Respiratory variant). In: PENSAERT, M. B. (ed.), Virus infections of porcines, 154-165. Amsterdam, Oxford, New York, Tokyo: Elsevier Science Publishers.

PENSAERT, M., P. CALLEBAUT and J. VERGOTE (1986): Isolation of a porcine respiratory, non-enteric coronavirus related to transmissible gastroenteritis. Vet. Q. **8**, 257-261.

PENSAERT, M., E. COX, K. VAN DEUN and P. CALLEBAUT (1993): A sero-epizootiological study of porcine respiratory coronavirus in belgian swine. Vet. Q. **15**, 16-20.

PRITCHARD, G. C. (1982): Observations on clinical aspects of transmissible gastroenteritis of pigs in Norfolk and Suffolk, 1980-81. Vet. Rec. **110**, 465-469.

WALDMANN, K.-H. (1994): Klinische Untersuchungen zur Nierenfunktion des Schweines bei normalem und gestörtem Flüssigkeitshaushalt. Hannover: Tierärztl. Hochsch., Habil.-Schr.

WESLEY, R. D., R. D. WOODS, H. D. HILL and J. D. BIWER (1990): Evidence for a porcine respiratory coronavirus, antigenically similar to transmissible gastroenteritis virus, in the United States. J. Vet. Diagn. Invest. **2**, 312-317.

WITTE, K. H., A. S. HAZEM und K. H. BÄHR (1974): Tilgung eines Ausbruchs von Transmissibler Gastroenteritis (TGE) in einem Schweinezuchtbetrieb durch Sperrmaßnahmen. Zbl. Vet. Med. B **21**, 501-508.

WOOD, E. N. (1979): Transmissible gastroenteritis and epidemic diarrhoea of pigs. Br. vet. J. **135**, 303-314.

13.4.3 Epizootische Virus-Diarrhoe, EVD (Epidemic diarrhoea)

Verlustreiche, infektiöse Durchfallerkrankungen wurden nach 1970 zunehmend von einem Coronavirus verursacht, das sich vom TGE-Erreger unterscheidet. Dieses Virus kommt nur beim Schwein vor, zeigt keine Antigenverwandtschaft mit anderen Coronaviren des Schweines und läßt sich in enzymatisch vorbehandelten Zellkulturen vermehren.

Infektionsmodus und Pathogenese gleichen weitgehend der TGE. Bisher ungeklärt ist, warum in manchen betroffenen Beständen die Saugferkel empfänglicher Muttersauen nur milde, Mastschweine dagegen schwer mit Todesfolge (teilweise Belastungsmyopathie) erkranken.

Die Diagnose kann durch Erregernachweis mittels Immunfluoreszenz in Dünndarmschnitten sowie ELISA oder Elektronenmikroskopie im Kot gestellt werden, aber auch serologisch mittels Blocking-ELISA (monoklonale Antikörper), IIFT bzw. IBFT aufgrund Titeranstiegs, der 2–5 Wochen nach Infektion sein Maximum erreicht. Humorale Antikörper können für mehr als 2 Jahre im Schwein persistieren, schützen jedoch nicht vor Reinfektion. Auch der labordiagnostische Ausschluß von TGE sichert bei charakteristischem Verlauf im Bestand die Diagnose.

Beide Krankheiten können wegen fehlender Kreuzimmunität nacheinander oder gleichzeitig im Bestand auftreten. Auch bezüglich der Prophylaxe und eventueller unterstützender Therapie besteht kein Unterschied zur TGE. Impfstoffe sind nicht verfügbar.

Literatur

BOLLWAHN, W., R. G. HESS, A. POSPISCHIL, K. HEINRITZI und P. A. BACHMANN (1981): Klinische und epidemiologische Aspekte der Epizootischen Virusdiarrhoe (EVD). In: 14. Kongr. d. Dtsch. Veterinärmed. Ges., Bad Nauheim, 91-100.

CALLEBAUT, P., P. DEBOUCK and M. PENSAERT (1982): Enzyme-linked immunosorbent assay for the detection of the corona virus-like agent and its antibodies in pigs with porcine epidemic diarrhea. Vet. Microbiol. **7**, 295-306.

HESS, R. G., W. BOLLWAHN, A. POSPISCHIL, K. HEINRITZI und P. A. BACHMANN (1980): Neue Aspekte der Virusätiologie bei Durchfallerkrankungen des Schweines: Vorkommen von Infektionen mit dem Epizootischen Virusdiarrhoe-(EVD-)Virus. Berl. Münch. tierärztl. Wschr. **93**, 445-449.

PENSAERT, M. B. (1986): Porcine epidemic diarrhea. In: LEMAN, A. D., et al. (eds.), Diseases of Swine, 6th ed., 402-406. Ames: Iowa State University Press.

PENSAERT, M. B. (1989): Porcine epidemic diarrhea virus. In: PENSAERT, M. B. (ed.), Virus infections of porcines, 167-176. Amsterdam, Oxford, New York, Tokyo: Elsevier Science Publishers.

PIJPERS, A., A. P. VAN NIEUWSTADT, C. TERPSTRA and J. H. M. VERHEIJDEN (1993): Porcine epidemic diarrhoea virus as a cause of persistent diarrhoea in a herd of breeding and finishing pigs. Vet. Rec. **132**, 129-131.

PRAGER, D., und K. H. WITTE (1981): Die serologische Diagnose der Epizootischen Virusdiarrhoe (EVD) des Schweines mit Hilfe der indirekten Immunfluoreszenztechnik (IIFT). II. Antikörper-Antwort nach experimenteller Infektion. Tierärztl. Umsch. **36**, 477-480.

PRAGER, D., und K. H. WITTE (1983): Die Häufigkeit von Transmissible Gastroenteritis (TGE)- und Epizootische Virusdiarrhoe (EVD)-Virusinfektionen als Ursachen seuchenhafter Durchfälle in westfälischen Schweinezucht- und -mastbeständen. Tierärztl. Umsch. **38**, 155-158.

WITTE, K. H. (1984): Virusbedingte Durchfälle beim Schwein, insbesondere unter den Bedingungen der Großbestände. Prakt. Tierarzt **65**, Collegium veterinarium XIV (1983), 32-38.

WITTE, K. H., und D. PRAGER (1987): Der Nachweis von Antikörpern gegen das Virus der Epizootischen Virusdiarrhoe (EVD) des Schweines mit dem Immunfluoreszensblockadetest (IFBT). Ein Vergleich mit der indirekten Immunfluoreszenstechnik (IIFT). Tierärztl. Umsch. **42**, 817-820.

WITTE, K., D. PRAGER, H. ERNST und N. NIENHOFF (1981): Die Epizootische Virusdiarrhoe (EVD). Tierärztl. Umsch. **36**, 235-250.

WOOD, E. N. (1977): An apparently new syndrome of porcine epidemic diarrhea. Vet. Rec. **100**, 243-244.

13.4.4 Rotavirusinfektion (Rotavirus infection)

Das Rotavirus des Schweines gehört zu einer Gruppe wenig wirtsspezifischer Erreger, welche sich in den Dünndarmepithelzellen vermehren und dadurch bei Jungtieren und Kindern Durchfall auslösen können. Die runde, im Elektronenmikroskop an ein Rad mit kurzen Speichen erinnernde Gestalt des Virus gab zu der aus dem Lateinischen abgeleiteten Bezeichnung „rota" (Rad) Anlaß. Rotavirus-Infektionen kommen weltweit vor; die Seroprävalenz für Serotypen der Gruppe A liegt bei 90–100 %.

Ätiologie und Pathogenese

Der mit dem Kot infizierter Ferkel massenhaft ausgeschiedene, bei Raumtemperatur bis 9 Monate haltbare und von Desinfektionsmitteln schwer angreifbare Erreger befällt nach oraler Aufnahme das Epithel der Zottenspitzen von Jejunum und Ileum, wodurch die Zotten verkürzt erscheinen und ihrer Resorptionsfunktion beraubt werden.

Die meisten der bei verschiedenen Tierarten als Durchfallerreger identifizierten Rotaviren gehören der Serogruppe A (mit 2 Subgruppen und mehrere Serotypen) an, sind zwischen den Spezies experimentell übertragbar und verursachen dann ebenfalls

Diarrhoe (so z. B. Rotaviren vom Kalb und Menschen beim Ferkel). Daneben wurden weitere, serologisch nicht kreuzreagierende Rotavirusgruppen festgestellt, die beim Schwein ebenfalls Durchfall verursachen können (Serogruppen B, C, E).

Kolostrumfrei, mutterlos aufgezogene oder gnotobiotische Ferkel erkranken 12 bis 24 Stunden nach experimenteller Infektion unter schweren Krankheitserscheinungen mit hoher Mortalität. Mit einem Gramm Kot werden vom 2.–5. Tag p. i. 10^7–10^8 infektiöse Dosen Virus ausgeschieden. Während dieser Zeit ist das Virusantigen auch immunfluoreszenzmikroskopisch in Epithel- und desquamierten Zellen massiert nachweisbar. Deutliche Regenerationsanzeichen beginnen am 4.–5. Tag p. i., Diarrhoe setzte 12–30 Stunden nach experimenteller Infektion ein und dauerte bis zum 4. oder 5. Tag. Gegen Ende dieser Periode kann Dehydratation eintreten.

Unter Feldbedingungen sind wegen der sehr weiten Verbreitung von Rotaviren und damit allgemeiner Immunität der Muttertiere milde Verlaufsformen die Regel, die bei absinkendem Antikörpergehalt der Sauenmilch in der zweiten oder dritten Lebenswoche auftreten. Antikörper im Darminhalt sind vom 5. bis 10. Tag nach experimenteller Infektion nachweisbar. Humorale Antikörper treten erst nach zwei Wochen auf. Aufgrund des bevorzugten Befalls kaudaler Dünndarmabschnitte ist eine Störung der Fettresorption und des enterohepatischen Gallensäurezyklus anzunehmen, welche die im Saugferkelalter häufig beobachtete, vorübergehende Steatorrhoe bei wenig gestörtem Allgemeinbefinden erklären könnte. Der Nachweis von Rotaviren im Kot gelingt jedoch nur bei einem Teil solcher Fälle.

Klinisches Bild und Verlauf
Schwere Verlaufsformen der Rotavirusinfektion, die mit Apathie, Appetitlosigkeit und gelegentlichem Erbrechen beginnen und zu anhaltendem Durchfall mit Absatz von Kot, der Reste unverdauter Nahrung enthält, führen, sind selten, können aber zu anhaltenden Bestandsproblemen führen. In den ersten Lebenstagen beruhen sie auf fehlender Immunität der Muttersau. Bei Sauen mit sehr hohem Antikörpergehalt der Milch können die Ferkel als Folge ausgebliebener Infektionsimmunität erst nach dem Absetzen erkranken.

Die Regel ist jedoch ein nur wenige Tage dauernder, hellgelb-pastöser Durchfall, der das Allgemeinbefinden der Ferkel nur wenig beeinträchtigt und etwa zwischen dem 10. und 20. Lebenstag auftritt. Die Infektion von Läuferschweinen und erwachsenen Tieren verläuft subklinisch.

Wegen der ubiquitären Verbreitung des Virus muß man davon ausgehen, daß die Mehrzahl der reinen Rotavirusinfektionen auch bei Ferkeln symptomlos verläuft. Mischinfektionen mit Rotaviren und *Escherichia coli*, die sehr häufig bei Durchfallerkrankungen sowohl von Saugferkeln als auch von Absetzferkeln nachgewiesen werden können, bewirken allerdings nicht selten einen schwereren Krankheitsverlauf und höhere Verluste als bei *E.-coli*-Monoinfektionen.

Diagnose und Differentialdiagnose
Nachweis und Züchtung von Rotaviren in Gewebekulturen sind schwierig und für die Routinediagnostik ungeeignet. Die hohe Konzentration des Erregers im Durchfallkot ermöglicht jedoch seinen Nachweis durch Elektronenmikroskopie, ELISA und Agglutinationsreaktion antikörperbeschichteter Latexpartikel. In Gefrierschnitten oder Ausstrichen von Darmschleimhaut läßt sich das Virus mittels Immunfluoreszenz darstellen.

Ein zellkulturadaptierter Rotavirusstamm vom Kalb ermöglicht die Bestimmung neutralisierender Antikörper im Serum, welche 2–4 Wochen nach Infektion ihr Maximum erreichen. Komplementbindungsreaktion und ELISA sind ebenfalls zur Antikörperbestimmung einsetzbar. Aufgrund der weiten Verbreitung von Rotaviren ist die diagnostische Interpretation serologisch positiver Befunde allerdings schwierig.

Weitgehende Kreuzreaktionen zwischen Rotaviren der Gruppe A erleichtern die diagnostische Verwendung von Reagenzien verschiedenen Ursprungs, Rotaviren der Gruppen B-D (Pararotaviren) werden jedoch nicht erfaßt.

Differentialdiagnostisch sind die im gleichen Altersabschnitt auftretenden Durchfälle infolge
- Kokzidiose,
- Strongyloidose,
- Kolidiarrhoe und
- Clostridieninfektion (nekrotisierende Enteritis)

abzugrenzen. In chronisch verseuchten, teilimmunen Großbeständen kann die Unterscheidung der Rotavirusinfektion von TGE und EVD schwierig sein.

Da die klinischen Erscheinungen sich – vor allem im Anfangsstadium – ähneln, gelingt die zuverlässige Unterscheidung nur durch Erregernachweis und Ausschluß anderer Durchfallursachen. Im Kleinbestand können Therapieversuche (Sulfonamide – Anthelminthika) zur Klärung beitragen.

Die Kolidiarrhoe kann meist anhand früheren Auftretens und des nahrungsfreien, dünnflüssigen Kots erkannt werden.

Therapie und Prophylaxe

Offenbar sind an der Entstehung des typischen „Zweiwochendurchfalls" der Saugferkel neben Rotaviren meist noch koliforme Bakterien beteiligt, denn eine orale Behandlung mit koliwirksamen Medikamenten führt in der Regel zur klinischen Heilung innerhalb von 24 Stunden.

Das ständige Angebot einer Elektrolyt-Glukose-Lösung zur oralen Rehydratation ist zu empfehlen, da im Gegensatz zu TGE und EVD keine vollständige Zerstörung des Dünndarmepithels zu erwarten ist. Starterfutter oder Kalttränke sind abzusetzen, da nichtresorbierte Oligosaccharide eine zusätzliche osmotische Diarrhoe provozieren würden.

In Problembeständen sind sorgfältige Reinigung und Desinfektion von Abferkelställen sowie Immunisierung der tragenden Sauen durch Kotkontakt anzuraten. Besonders problematisch sind dann der Zugang hochtragender Sauen und der Versuch mutterloser Aufzucht von Ferkeln.

Die orale Immunisierung von Muttersauen oder Ferkeln mit einem Lebendimpfstoff ist möglich.

Literatur

BACHMANN, P. A., R. G. HESS und T. HÄNICHEN (1979): Isolierung und Identifizierung von Rotaviren als Durchfallerreger bei Ferkeln und deren Verbreitung beim Schwein in der Bundesrepublik Deutschland. Tierärztl. Umsch. **34**, 825-828.

BRIDGER, J. C. and J. V. BROWN (1985): Prevalence of antibody to typical and atypical rotaviruses in pigs. Vet. Rec. **116**, 50.

CORTHIER, G. and P. VANNIER (1983): Production of coproantibodies and immune complexes in piglets infected with rotavirus. J. Infect. Dis. **147**, 293-296.

DEBOUCK, P. (1989): Porcine Rotavirus. In: PENSAERT, M. B. (ed.), Virus infections of porcines, 97-109. Amsterdam, Oxford, New York, Tokyo: Elsevier Science Publishers.

FITZGERALD, G. R., et al. (1986): Evaluating the performance of a porcine rotavirus vaccine. Vet. Med. **81**, 188-192.

FLEWETT, T. and G. WOODE (1978): The rotaviruses. Brief review. Arch. Virol. **57**, 1-23.

FU, Z. F., D. J. HAMPSON and D. K. BLACKMORE (1989): Detection and survival of group A rotavirus in a piggery. Vet. Rec. **125**, 576-578.

GATTI, M. S. V., M. M. G. FERRAZ, M. L. RÁCZ and A. F. P. DE CASTRO (1993): Rotavirus excretion in naturally infected pigs with and without diarrhoea. Vet. Microbiol. **37**, 187-190.

GELBERG, H. B. (1992): Studies on the age resistance of swine to group A rotavirus infection. Vet. Pathol. **29**, 161-168.

HESS, R. G. and P. A. BACHMANN (1981): Distribution of antibodies to rotavirus in serum and lacteal secretions of naturally infected swine and their suckling pigs. Am. J. Vet. Res. **42**, 1149-1152.

JOHNSON, M. W., G. R. FITZGERALD, M. W. WELTER and C. J. WELTER (1992): The six most common pathogens responsible for diarrhea in newborn pigs. Vet. Med. **87**, 382-386.

PAUL, P. S., Y. S. LYOO, J. J. ANDREWS and H. T. HILL (1988): Isolation of two new serotypes of porcine rotavirus from pigs with diarrhea. Arch. Virol. **100**, 139-143.

PAUL, P. S. and G. W. STEVENSON (1992): Rotavirus and Reovirus. In: LEMAN, A. D., et al. (eds.), Diseases of Swine, 7th ed. Ames: Iowa State University Press.

SHAW, D. P., L. G. MOREHOUSE and R. F. SOLORZANO (1989): Rotavirus replication in colostrum-fed and colostrum-deprived pigs. Am. J. Vet. Res. **50**, 1966-1970.

TORRES-MEDINA, A. and N. UNDERDAHL (1980): Scanning electron microscopy of intestine of gnotobiotic piglets infected with porcine rotavirus. Can. J. Comp. Med. **44**, 403-411.

WESTERCAMP, D. H. (1986): Field trials of porcine rotavirus vaccine to combat postweaning scours in haby pigs. Mod. vet. Pract. **67**, 17-18.

WOODE, G. N. (1986): Porcine rotavirus infection. In: LEMAN, A. D., et al. (eds.), Diseases of Swine, 6th ed. Ames: Iowa State University Press.

13.5 Bakterielle Infektionen

13.5.1 Kolidiarrhoe, „Koliruhr" (Enteric colibacillosis, Neonatal diarrhoea)

Von den Krankheitsbildern, die *Escherichia (E.) coli* beim Schwein verursacht, wird unter Kolidiarrhoe eine Diarrhoe verstanden, die auf übermäßiger Sekretion der morphologisch meist wenig oder nicht geschädigten Dünndarmschleimhaut beruht.

Die Variabilität des Erregers und die wechselnden Umstände der Krankheitsentstehung bringen es mit sich, daß Übergänge zwischen der Kolidiarrhoe und der Kolisepsis oder der Kolienterotoxämie häufig sind.

Faßt man alle Durchfallerkrankungen, an denen *E. coli* beteiligt ist, unter dem Begriff Kolienteritis zusammen, also auch die primär durch Fütterungsfehler oder Rotavirus ausgelösten, so ist damit ein Krankheitskomplex bezeichnet, dem weltweit etwa die Hälfte der Todesfälle bei Saug- und Absetzferkeln zuzuschreiben ist.

Ätiologie und Pathogenese
Kolidiarrhoe entsteht, wenn sich enterotoxinbildende Stämme von *E. coli* (ETEC) im oberen Dünndarm um das 1000- bis 10 000fache des Normalwertes von 10 000 Keimen pro Gramm Darminhalt vermehren. Am häufigsten lassen sich Infektionen mit den Serotypen O8, O138, O139, O141, O147, O149 und O157 im Zusammenhang mit einer *E.-coli*-Diarrhoe nachweisen. Die Ansiedlung gelingt vor allem solchen Typen von *E. coli*, die als obligaten Virulenzfaktor speziesspezifische Fimbrien an der Oberfläche tragen, die ihnen die Anheftung am Epithel der Darmzotten ermöglichen. Die Fimbrien werden aufgrund ihrer unterschiedlichen Antigene in F 4 (früher K 88 ab, ac, ad, häufigstes Fimbrienantigen), F 5 (früher K 99), F 6 (früher 987P) und F 41 unterteilt. Eine weitere Voraussetzung für das Auftreten klinischer Krankheitsfälle ist das Fehlen serotypspezifischer Antikörper in der Muttermilch und den Darmsekreten des Ferkels.

Diese Bedingungen sind gegeben:
- bei neugeborenen Ferkeln, wenn deren Mütter zuvor keine Immunität erworben haben (z. B. nach Zukauf hochtragender Sauen, Ferkel von Jungsauen);
- beim Absetzen von Ferkeln immuner Sauen, wenn der Antikörpergehalt der Muttermilch vom sIgA-Typ derartig hoch war, daß während der Säugeperiode keine aktive Immunisierung des Ferkels durch pathogene Kolikeime stattfand,
- wenn die Menge der Muttermilch bei Agalaktie oder ihr Anteil am Nahrungsgemisch bei Beginn der Zufütterung plötzlich zurückgehen und gleichzeitig ungeeignete Nahrung aufgenommen wird.

Es gibt Schweine, die gegen die Anheftung der F-4-Typen von *E. coli* genetisch resistent sind. Muttersauen mit dieser Eigenschaft bilden weniger Antikörper gegen enteropathogene *E. coli* und übertragen wahrscheinlich auch weniger passive Immunität auf ihre Ferkel.

Als weiterer obligater Virulenzfaktor der ETEC-Stämme ist die Fähigkeit zur Enterotoxinbildung anzusehen. Unter der Einwirkung dieser Enterotoxine (LT = hitzelabiles, Sta oder Stb = hitzestabiles Toxin) ist die Sekretion in den Dünndarm abnorm gesteigert, während die Resorptionsfunktion und die Struktur des Darmepithels weitgehend erhalten bleiben. Die in den Dünndarm sezernierte Flüssigkeitsmenge überschreitet die Resorptionskapazität von Dünndarm und Dickdarm, so daß ein wäßriger Kot ausgeschieden wird, der weitgehend frei von Nahrungsbestandteilen ist.

Die Krankheitserscheinungen bei typischer Kolidiarrhoe bestehen ausschließlich in Exsikkose infolge Flüssigkeitsverlust. Sie können jedoch durch gleichzeitig auftretende Kolisepsis, Koliendotoxinschock oder Ödemkrankheit kompliziert werden, wenn die Erreger in den Organismus eindringen oder entsprechende Toxine produzieren.

Infektionsquelle sind feuchte, kotbedeckte Liegeflächen, verschmutzte Tränken, gelegentlich eitriger Vaginalfluor von an Endometritis erkrankten Muttersauen. Neugeborene Ferkel können schon wenige Stunden nach oraler Infektion Durchfall haben. Bei experimenteller Nabelinfektion läßt sich 1 Stunde später Bakteriämie und nach 24 Stunden Besiedelung des Dünndarms nachweisen. Ältere Ferkel haben nach experimenteller oraler Infektion zunächst 24 Stunden verminderte Kotausscheidung gezeigt, bevor Durchfallsymptome auftraten.

Neben den an Durchfall leidenden Tieren sind vor allem die älteren Ferkel Träger und Ausscheider von ETEC-Stämmen. Im Kot säugender Sauen eines von Kolidiarrhoe betroffenen Bestandes lassen sich ETEC-Erreger wesentlich häufiger nachweisen als bei den tragenden Tieren. Es ist ungeklärt, ob und unter welchen Bedingungen enteropathogene Stämme von *E. coli* zwischen Beständen übertragen werden.

Klinisches Bild und Verlauf
Die erkrankten Saugferkel setzen wäßriggelben, nach Zufütterung bzw. Absetzen dünnflüssig-braunen Kot ab, der nur selten unverdaute Nahrung enthält. Trotz erhaltener Sauglust nimmt bei Saugferkeln die Exsikkose rasch zu, ältere Tiere wirken struppig, abgemagert. Häufigkeit und Schwere der Krankheitserscheinungen wechseln innerhalb und zwischen den Würfen. Oft erkranken bevorzugt die Ferkel von Erstgebärenden.

Innerhalb des Bestandes nimmt die Kolidiarrhoe einen enzootischen Verlauf. Bei Neubelegung eines Stalles oder zu Beginn einer Abferkelperiode sind die Krankheitsfälle seltener als nach längerer ununterbrochener Belegung. Das fortgesetzte Auftreten von Kolidiarrhoe während der ersten Lebenswoche und nach dem Absetzen bei denselben Ferkeln ist unwahrscheinlich, wird aber gelegentlich beobachtet. Bei neugeborenen Ferkeln ist der klinische Verlauf jedoch grundsätzlich schwerer als bei Absetzferkeln.

Eine seltene, aber auffällige Sonderform der Kolienteritis ist das Krankheitsbild der hämorrhagischen Gastroenteritis. Betroffen sind meist ältere Saugferkel und Absetzferkel, die nach kurzer Krankheit sterben. Symptome sind periphere Zyanose und bei etwa der Hälfte der Tiere gelbbrauner Durchfall. Charakteristisch im Sektionsbild ist die hochgradige Hyperämie von Magen und Dünndarm, teilweise mit Blutaustritt ins Darmlumen. Diese Veränderungen sind schockbedingt. Kot und Dickdarm enthalten kein Blut.

Manchmal kümmern zahlreiche Ferkel nach Überstehen der Kolidiarrhoe. Hierbei kann es sich um Spätfolgen einer gleichzeitig abgelaufenen Kolienterotoxämie handeln.

Diagnose und Differentialdiagnose
Das enzootische Auftreten wäßrigen Durchfalls in einer oder mehreren der gefährdeten Altersgruppen eines Bestandes macht Koliruhr wahrscheinlich.

Bei der Sektion ist der Dünndarm geringgradig hyperämisch oder wie alle übrigen Organe unverändert. Mit der Stereolupe sind gelegentlich Bezirke mit Zottenatrophie im hinteren Dünndarm zu sehen, die wahrscheinlich auf gleichzeitiger Rotavirusinfektion beruhen.

Bakteriologisch hat vor allem der Nachweis hoher Konzentrationen von enterotoxischen *E. coli* im oberen Dünndarm frisch verendeter oder getöteter, nicht chemotherapeutisch behandelter Ferkel diagnostische Bedeutung. Negative Befunde an behandelten Tieren und positive Befunde bei später Sektion gestorbener Ferkel sowie in Kotproben ohne Nachweis von Virulenzfaktoren sind nicht zu bewerten. Über die Klärung der Ätiologie hinaus sind die Resistenzprüfung des Erregers für die Therapie und die Feststellung des Serotyps für die Immunoprophylaxe wichtig. Differentialdiagnostisch kommen in Frage:

1. TGE, die akut und ohne Beschränkung auf bestimmte Altersgruppen auftritt, im Dünndarm zu totalem oder auf die unteren Abschnitte beschränktem Zottenverlust führt, chemotherapieresistent ist und in Zweifelsfällen durch Immunfluoreszenz und virusneutralisierende Serumantikörper nachgewiesen werden kann.
2. Strongyloidose, bei der Diarrhoe frühestens mit 3 Tagen, meist aber am Ende der ersten Lebenswoche auftritt, die keine raschen Todesfälle, aber Anämie zur Folge hat. Anthelminthische Therapie ist wirksam, im Zweifelsfall Kot oder Dünndarminhalt parasitologisch untersuchen.
3. Nekrotisierende Enteritis durch *Clostridium perfringens* Typ C, die vorwiegend in der ersten oder zweiten Lebenswoche auftritt, jedoch nicht innerhalb der ersten zwölf Stunden, und rasch zum Tode führt. Der Kot ist gelb, schaumig, blutgefärbt, übelriechend. Chemotherapie bleibt wirkungslos. Pathognomonisch sind ein mehrere Zentimeter langer nekrotischer Abschnitt im Dünndarm und der Erregernachweis.
4. Kokzidiose tritt vor allem mit Beginn der zweiten Lebenswoche auf. Es kommt zu gelb-pastösem bis gau-wäßrigem, übelriechenden Durchfall. Die Sektion ergibt Zottenatrophie. Histologisch sind Sporozoiten in den Enterozyten nachweisbar. Bei Krankheitsbeginn kann die Kotuntersuchung auf Oozysten noch negativ sein.
5. Gelblich-pastöse Kotkonsistenz, die während der dritten Lebenswoche bei Ferkeln mit ungestörtem Allgemeinbefinden auftritt und nach einigen Tagen spontan verschwindet. Begleitsymptome sind oft Konjunktivitis, bei Sektion nonpurulente Enzephalitis. Zusammenhänge mit Östrus, Milchüberschuß oder Futterwechsel der Sau scheinen nicht zu bestehen. Die Ursache ist unklar. Einem Teil dieser Fälle könnte eine Rotavirusinfektion zugrunde liegen.

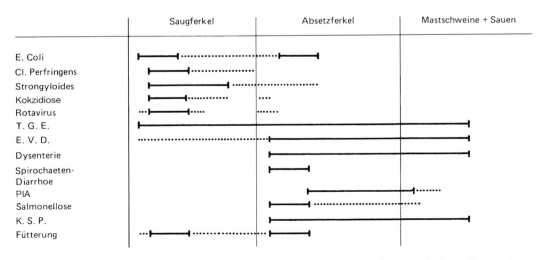

Abbildung 13-16 Differentialdiagnose der Enteritiden des Schweines nach betroffenen Altersgruppen (s. a. Abb. 13-4 und Tab. 13-1)

6. Dysenterie bei Absetzferkeln, einhergehend mit dunkel-schleimigem Kot, der manchmal Blutspuren enthält. Der Verlauf ist chronischer, Todesfälle sind seltener. Ein Erfolg spezifischer Chemotherapie bestätigt die Diagnose oft sicherer als die meist geringgradigen Veränderungen im Dickdarm. Beweisend ist der bakteriologisch-kulturelle Nachweis von *Brachyspira* (früher *Serpulina/Treponema*) *hyodysenteriae* in Kot- oder Darmproben.
7. Chronische Infektion mit *Salmonella (S.) typhimurium*, selten *S. typhisuis* oder *S. choleraesuis* bei Läuferschweinen, die zu Kümmern infolge diphtheroider bis ulzerierender Enteritis führt.
8. Puerperalstörungen bei der Muttersau, Fehler in der Fütterungstechnik, verdorbenes Futter oder Schweinepest können einer durch Sektion und bakteriologische Untersuchung festgestellten Kolienteritis primär zugrunde liegen.

Die Altersabhängigkeit des Auftretens infektiöser Enteritiden beim Schwein ist in Abbildung 13-16 schematisch dargestellt.

Therapie und Prophylaxe

Neben der ausreichenden Versorgung mit sauberem Trinkwasser ist eine sofort nach Auftreten von Durchfall beginnende, wirksame und bis zur Heilung täglich zu wiederholende Chemotherapie erforderlich.

Empfehlungen zur Wahl des Wirkstoffs können wegen der variablen Chemotherapieresistenz von *E. coli* nicht gegeben werden. Im Kleinbetrieb kann die Auswahl in Frage kommender Präparate durch Vergleich der Wirkung an jeweils mehreren Tieren erfolgen, in großen Beständen sollte sich der Behandlungsplan auf Resistenzprüfungen stützen. Die Applikation kann beim jungen Saugferkel oral oder parenteral erfolgen, wobei die Wirksamkeit im Darmtrakt und wegen des geringen Körpergewichts die Dosierung zu beachten sind. Bei älteren Saugferkeln stehen Zusätze zum Trinkwasser, nach dem Absetzen vor allem Futtermedikation im Vordergrund.

Unter Berücksichtigung des pathophysiologischen Diarrhoeprinzips der sekretorischen Diarrhoe mit überwiegend isotoner Dehydratation zeigt der Ausgleich der Flüssigkeitsbilanz durch orale Rehydratation (s. Tab. 13-2 Elektrolyt- und Glukoselösung) gute Erfolge. Sollten entsprechende Rehydratationslösungen nicht zur Verfügung stehen, ist mindestens ständig Trinkwasser anzubieten. Außerdem sind die Ferkel warm zu halten.

Zur Metaphylaxe dienen Futtermedikation der Sau für eine 5- bis 10tägige, kurz vor dem Geburtstermin beginnende Periode sowie die zur Behandlung der Ferkel angegebenen Maßnahmen.

Die Erfolgsaussichten individueller Chemotherapie beim Saugferkel und der Metaphylaxe beim Absetzferkel sind bei unkomplizierter Kolidiarrhoe gut. Mißerfolge beruhen auf der Entwicklung von Chemotherapieresistenz des Erregers oder auf unerkannten Primärerkrankungen, z. B. Puerperalstörungen. Das Erkrankungsrisiko ist chemotherapeutisch nicht zu beeinflussen, da es sich aus dem Zusammenwirken von Erreger, Immunitätslage, Stallkonstruktion und Betriebsablauf ergibt.

Die Umgebung der Ferkel in der ersten Lebenswoche und nach dem Absetzen muß frei vom Kot vorangegangener oder benachbarter Ferkel sein. Die Tierbetreuung und Kotbeseitigung müssen bei jedem Arbeitsgang mit desinfizierten Geräten und Stiefeln bei dem jüngsten Ferkelwurf beginnen und bei den ältesten oder gegebenenfalls kranken Tieren enden.

Schalentränken müssen gut zugänglich sein und täglich gesäubert werden. Nippeltränken sind hygienisch vorteilhafter. Sie müssen aber in der ersten Lebenswoche der Ferkel bei Diarrhoe oder Agalaktie durch transportable Tränken ergänzt werden.

Hochstehende, voneinander getrennte Abferkelboxen und Flatdecks mit perforiertem Boden sind für die Prophylaxe von Infektionen mit *E. coli* optimal.

Die Immunprophylaxe basiert auf passiver oraler Immunisierung sowie auf aktiver Immunisierung. Die passive Immunisierung kann über den Immuntransfer mit maternalen Kolostral- und Milchantikörpern oder über die orale Verabreichung von Immunglobulinpräparaten auf der Basis von Blutplasma aus Schlachtschweinen, in vitro gebildeten monoklonalen Antikörpern, bovinen Kolostral- oder Hühnereiantikörpern erfolgen.

Optimale Produktion von Antikörpern des sIgA-(**s**ekretorisches **I**mmun**g**lobulin **A**)-Typs in Milch und Darmsekreten wird nur nach oraler Vakzination der Sau erreicht. Parenterale Vakzination stimuliert überwiegend IgG, das mit dem Kolostrum in hoher Konzentration übertragen und bis zum 2. Tag post partum durch einen Trypsininhibitor der Milch vor Verdauung geschützt wird. Nach dieser Periode kann eine Schutzwirkung der in den Blutkreislauf des Ferkels übergetretenen IgG-Antikörper angenommen werden, soweit sie sich gegen das Antigen F 4 richten.

Serotypspezifische Hyperimmunseren haben sowohl oral wie parenteral bei neugeborenen Ferkeln prophylaktische Wirkung gezeigt. Beim Absetzferkel blieb ihre Anwendung erfolglos, was sich aus dem für Kolostrum-IgG dargelegten Zusammenhang erklärt.

Die einfachste Methode aktiver, oraler Vakzinierung ist die Verfütterung der Fäzes von Absetzferkeln eines Bestandes an die tragenden Sauen. Durch Tausch kolidiarrhoekranker Würfe gegen gesunde, offenbar geschützte des Bestandes in den ersten Lebenstagen läßt sich eine Therapie durch das IgA der Amme erreichen. Neu in den Bestand eingestellte Sauen müssen bereits vor dem Decken Gelegenheit haben, Ferkelkot aufzunehmen, da dieser auch Viren enthalten kann, die das SMEDI-Syndrom, bei trächtigen Sauen also Fruchttod und evtl. Aborte, hervorrufen würden. Abzuraten ist vom Verfüttern des Absetzferkelkots an Saugferkel vor dem Absetzen, da dies zur Kontamination des Abferkelstalles führen würde.

Obwohl die orale Vakzinierung von Sauen vor der Geburt und von Ferkeln vor dem Absetzen mit lebenden oder hitzeinaktivierten Kulturen sich als sehr wirksam erwiesen haben, wird in der Praxis fast ausschließlich die parentale Muttertiervakzination mit handelsüblichen oder stall-(serotyp)-spezifischen Impfstoffen durchgeführt. Die Grundimmunisierung erfolgt zweimal im Abstand von 2 Wochen im letzten Drittel der Trächtigkeit, Boosterimpfungen werden jeweils 2 Wochen vor der nächsten Geburt vorgenommen. Die kommerziellen Vakzinen enthalten in der Regel polyvalente Fimbrienantigene und können außerdem noch mit inaktivierten Keimen (Ganzzellvakzine) oder Toxoiden (Toxoidvakzine) kombiniert sein.

Eine parenterale Immunisierung der Sauen mit reiner E.-coli-Toxoidvakzine ergibt unter Praxisbedingungen nicht die theoretisch zu erwartende Schutzwirkung, da hierdurch zwar die Symptomatik, nicht jedoch die Infektion bekämpft wird.

Trotz deutlicher Steigerung der Effektivität heute verfügbarer Vakzinen ist die Immunprophylaxe gegen *E. coli* aufgrund des breiten Antigenspektrums und der zahlreichen, den Erkrankungsverlauf beeinflussenden Faktoren häufig nicht befriedigend. Man erreicht zwar meist eine Verringerung der Verluste, aber keine Sanierung.

Literatur

AWAD-MASALMEH, M. (1982): Untersuchungen an enteropathogenen E. coli des Ferkels – Serologie und Chemoresistenz. Wien. tierärztl. Mschr. **69**, 358-364.

AWAD-MASALEMEH, M., H. SAGMEISTER und H. WILLINGER (1985): Untersuchungen zur Immunprophylaxe der Colidiarrhöe des Absetzferkels. Zbl. Vet. Med. B **32**, 751-758.

BALJER, G. (1986): E. coli-Diarrhoe der Saug- und Absatzferkel. Prakt. Tierarzt **67**, 388-398.

BALJER, G., S. CHORHERR, E. SICKEL und D. GIESSEN (1975): Orale aktive Immunisierung neugeborener Ferkel gegen Escherichia coli. Zbl. Vet. Med. B **22**, 488-498.

BALJER, G., und L. H. WIELER (1993): E.-coli-Diarrhoe der Saug- und Absatzferkel: aktueller Stand immunprophylaktischer Möglichkeiten. Prakt. Tierarzt **75**, colleg. vet. 24, 87-91.

BENFIELD, D. A., D. H. FRANCIS, J. P. MCADARAGH, D. D. JOHNSON, M. E. BERGELAND, K. ROSSOW and R. MOORE (1988): Combined rotavirus and K 99 Escherichia coli infection in gnotobiotic pigs. Am. J. Vet. Res. 49, 330-337.

BERTSCHINGER, H. U. (1986): Hämorrhagische Enteropathien beim Schwein. Prakt. Tierarzt 67, 399-402.

BYWATER, R. J. and G. N. WOODE (1980): Oral fluid replacement by a glucose glycine electrolyte formulation in E. coli and rotavirus diarrhoea in pigs. Vet. Rec. 106, 75-78.

CUBLER, K. (1991): Impfungen gegen bakterielle Erkrankungen des Schweines, 2. E. Coli-Infektion. Vet. 5, 16-22.

EDFORS-LILJA, I., U. GUSTAFSSON, Y. DUVAL-IFLAH, H. ELLERGREN, M. JOHANSSON, R. K. JUNEJA, L. MARKLUND and L. ANDERSSON (1995): The porcine intestinal receptor for Escherichia coli K 88 ab, K 88 ac: regional localization on chromosome 13 and influence of IgG response to K 88 antigen. Anim. Genet. 26, 237-242.

FAUBERT, C. and R. DROLET (1992): Hemorrhagic gastroenteritis caused by Escherichia coli in piglets: Clinical, pathological and microbiological findings. Can. Vet. J. 33, 251-256.

GAASTRA, W. and F. K. DE GRAAF (1982): Host specific fimbrial adhesins of non-invasive enterotoxigenic E. coli strains. Microbiol. Rev. 46, 129.

GLAWISCHNIG, E., K. SASSHOFER und W. ORTNER (1986): Ein Beitrag zur oralen Immunprophylaxe der durch Escherichia coli bedingten Diarrhöen der Saugferkel. 1. Mitt.: Immunisierung der Muttersau und Diarrhöegeschehen bei den Ferkeln. Wien. tierärztl. Mschr. 73, 184-187.

GÖRANSSON, L., S. LANGE and I. LÖNNROTH (1995): Post weaning diarrhoea: focus on diet. Pig News and Information 16, 89N-91N.

GYLES, D. L. (ed.) (1994): Escherichia coli in domestic animals and humans. Wallingford, UK: CAB International.

HIRSCHHORN, N. and W. B. GREENOUGH III (1991): Progress in oral rehydration therapy. Sci. Am. 264, 16-22.

HÖRÜGEL, K., und J. ZABKE (1985): Untersuchungen zur Klinik und Therapie des Saugferkel-Frühdurchfalles. Monatsh. Veterinärmed. 40, 155-159.

KÖFER, J., F. HINTERDORFER und M. AWAD-MASALMEH (1992): O-Serogruppen hämolysierender Escherichia coli und Resistenz gegen Chemotherapeutika bei Isolaten aus erkrankten Schweinen in der Steiermark. Wien. tierärztl. Mschr. 79, 115-119.

NAGY, B., S. HÖGLUND and B. MOREIN (1990): Iscom (Immunostimulating Complex) vaccines containing mono- or polyvalent pili of enterotoxigenic E. coli; immune response of rabbit and swine. J. Vet. Med. B 37, 728-738.

NAGY, B., H. W. MOON und R. E. ISAACSON (1979): Pathogenese der enteralen E.-coli-Infektion bei neugeborenen Ferkeln und Kälbern. Wien. tierärztl. Mschr. 66, 15-19.

SELLWOOD, R. (1982): Escherichia-coli associated porcine neonatal diarrhea: Antibacterial activities of colostrum from genetically susceptible and resistant sows. Infect. Immun. 35, 396-401.

SNODGRASS, D. R., D. S. CHANDLER and T. J. MAKIN (1981): Inheritance of Escherichia coli K 88 adhesion in pigs: Identification of non adhesive phenotypes in a commercial herd. Vet. Rec. 109, 461-463.

STAMM, M., und I. SORG (1993): Intestinale Rezeptoren für adhäsive Fimbrien von Escherichia coli beim Schwein – eine Literaturübersicht. Schweiz. Arch. Tierheilk. 135, 89-95.

WALDMANN, K.-H. (1983): Impfmöglichkeiten bei Coliinfektionen der Saugferkel. Prakt. Tierarzt. 8, 681-688.

WALDMANN, K.-H. (1990): Influence of colibacillosis on fluid, electrolyte and energy balance in newborn pigs. Pig News and Information 11, 337-340.

YOKOYAMA, H., R. C. PERALTA, R. DIAZ, S. SENDO, Y. IKEMORI and Y. KODAMA (1992): Passive protective effect of chicken egg yolk immunoglobulins against experimental enterotoxigenic Escherichia coli infection in neonatal pigs. Infect. Immun. 60, 998-1007.

13.5.2 Kolisepsis (Neonatal E. coli septicaemia)

Häufig wird bei der bakteriologischen Untersuchung verendeter Saugferkel *E. coli* aus verschiedenen Organen isoliert. Hieraus darf nicht der Schluß gezogen werden, daß stets eine E.-coli-Septikämie vorgelegen hätte. In der Regel handelt es sich um Keime, die während der Agonie vom Darm her eingedrungen sind.

Nach experimenteller Nabelinfektion gnotobiotischer Ferkel mit *E. coli* entsteht nur eine vorübergehende Bakteriämie. Es ist anzunehmen, daß spontane parenterale Infektionen bei Ferkeln, die keine serotypspezifischen Kolostralantikörper aufgenommen haben oder aus anderen Gründen stark resistenzgeschwächt sind, ähnlich ablaufen. Plötzliche Todesfälle 12 bis 48 Stunden nach Geburt kommen vor. Als Symptome wären Nabelentzündungen, Polyserositis, Meningitis und Arthritis, daneben auch Diarrhoe, zu erwarten.

Literatur

CHRISTIE, B. R. AND G. L. WAXLER (1973): Colibacillosis in gnotobiotic baby pigs. Can. J. Comp. Med. **37**, 261-270, 271-280.

13.5.3 Kolienterotoxämie (Oedema disease)

Unter dieser Bezeichnung werden solche von *E. coli* verursachten Krankheitsbilder verstanden, bei denen Toxinwirkungen auf die Blutgefäße im Vordergrund stehen: Kolitoxinschock und Ödemkrankheit.

Ätiologie und Pathogenese
Nach heutiger Kenntnis beruht die pathogene Wirkung von *E. coli* auf drei Komponenten:
– dem Enterotoxin, das die Darmsekretion pathologisch steigert und Kolidiarrhoe auslöst,
– dem Shiga-like-Toxin – STx2e (früher Neurotoxin, Vasotoxin oder Verotoxin) –, das Ödemkrankheit verursacht, und
– dem Endotoxin, das bei intravenöser Injektion und wahrscheinlich auch im natürlichen Krankheitsverlauf ein Schockgeschehen zur Folge hat.

Die meisten enteropathogenen *E.-coli*-Stämme des Schweines wachsen auf der Blutagarplatte hämolysierend. Es ist jedoch unklar, welcher Zusammenhang zwischen diesem kulturellen Merkmal und der Pathogenese besteht.

Alle *E.-coli*-Stämme enthalten das Endotoxin (Lipopolysaccharid), welches durch Zytokinfreisetzung schockauslösend wirkt. Im Experiment kommt es 10 Stunden nach Injektion des Toxins zu Gefäßdilatation, Blutdrucksenkung und serofibrinösen Ergüssen in die großen Körperhöhlen. Der Darm ist zunächst hyperämisch. Bei längerer Krankheitsdauer können katarrhalische, fibrinöse oder nekrotisierende Enteritiden entstehen.

Wenige *E.-coli*-Serotypen, vor allem O139, O138, O141 und O157 weisen als Kolonisationsfaktor sogenannte F-18- (früher F 107)-Fimbrien auf, mit denen die Anheftung an die Dünndarmschleimhaut ermöglicht wird. Als weiteren Virulenzfaktor bilden sie ein dem Shigella-Neurotoxin ähnelndes Lipoproteid (STx2e), das wegen seiner speziellen Gefäßwirkung auch als Vasotoxin bezeichnet wird oder aufgrund verozellschädigender Wirkung auch Verotoxin genannt wird. Es läßt sich im Darminhalt ödemkranker Schweine wie in Reinkulturen des Erregers nachweisen und erzeugt 24 Stunden nach Injektion Ödembildung und Blutdrucksenkung, nach 48 Stunden Blutdruckerhöhung und Ataxie. Diese Beobachtungen wurden als Gefäßschädigung (Ödembildung) mit folgender Einengung der Strombahn durch geschwollene Gefäßwände mit schließlicher Schädigung des Nervengewebes durch Anoxie interpretiert. Im weiteren Verlauf wurden nach 5 Tagen Enzephalomalazie und nach 5 Wochen Zystenbildung im Zentralnervensystem festgestellt. Die für das Krankheitsbild typischen Ödeme sind in der Unterhaut des Nasenrückens und der Augenlider, der Magenwand und dem Dickdarmgekröse am augenfälligsten ausgebildet.

Zur Produktion und Resorption von STx2e oder Endotoxin kann es nur bei hochgradiger Vermehrung enteropathogener Stämme von *E. coli* im Dünndarm kommen. Erfahrungsgemäß wirken plötzlicher Wechsel der Futterzusammensetzung beim Absetzen und vor allem ad-libitum-Zugang zu schmackhaftem Futter begünstigend, rohfaserreiche und eiweißarme Futtermittel sowie besonders die rationierte Fütterung in den ersten Tagen nach dem Absetzen vorbeugend gegenüber Dysbiose im Darmtrakt. Als Erklärung für diese Beobachtungen bieten sich die Förderung der Darmmotorik durch hohen Rohfasergehalt und die Hemmung der Peristaltik bei Magenüberladung an. Hinzu käme das Aufhören der Zufuhr maternaler IgA-Antikörper beim Absetzen oder der erstmalige Kontakt mit enteropathogenen Kolistämmen bei Stallwechsel (Zusammenstellung von Mastgruppen).

Klinisches Bild und Verlauf

Ödemkrankheit und Kolitoxinschock treten vorzugsweise einige Tage bis zwei Wochen nach dem Absetzen oder der Einstellung zur Mast auf, werden aber gelegentlich auch bei Saugferkeln oder Mast- und Zuchtschweinen beobachtet. Meist sind gut entwickelte Ferkel, „die besten der Gruppe", betroffen. Der Kolitoxinschock ist eher in kleinbäuerlichen Betrieben bei betriebseigener Hackfrucht-Getreide-Fütterung, die Ödemkrankheit auch bei standardisierter Futterqualität zu finden („Eiweißvergiftung").

Meist erkranken mehrere Ferkel eines Wurfes bzw. einer Mastgruppe gleichzeitig oder kurz nacheinander. Charakteristische klinische Symptome werden nur bei einem Teil der Tiere gesehen. Andere verenden perakut oder zeigen unspezifische Allgemeinstörungen. Gleichzeitig kann Diarrhoe vorliegen oder einige Tage zuvor beobachtet worden sein. Die Körpertemperatur ist nicht erhöht, vor dem Tode subnormal.

Hinzu kommen bei Ödemkrankheit Ataxie, die sich bis zur Parese der Hinter- und auch Vordergliedmaßen steigern kann, Schreckhaftigkeit, unkoordinierte Zuckungen einzelner Muskeln oder auch „Radfahrbewegungen" in Seitenlage. Die Lautäußerungen können verändert sein oder ganz ausbleiben (Aphonie). Als Anzeichen der Ödembildung bleibt nach Kompression eines Augenlides zwischen den Fingern eine Falte bestehen, und die Haut des Nasenrückens läßt sich mit dem Daumennagel fühlbar eindrücken. Infolge eines Lungenödems kommt es zur Dyspnoe. Kolitoxinschock äußert sich neben der Allgemeinstörung durch Zyanose, Hervortreten der Ohrvenen und verwaschen rote Konjunktiven.

Klinisch erkrankte Tiere sterben meist innerhalb der folgenden 24 Stunden, Überlebende entwickeln sich oft unbefriedigend. Gelegentlich kommt es durch Poliomyelomalazie zu irreversiblen Querschnittslähmungen.

Diagnose und Differentialdiagnose

Die Diagnose der Ödemkrankheit stützt sich auf die Feststellung von Ödemen sowie von zentralnervösen Reiz- und Ausfallerscheinungen bei Schweinen im Absetz- bis Läuferalter. Bei perakut verendeten Tieren sind ein futtergefüllter Magen und Ödeme an Nasenrücken, Magenwand, Gallenblasenwand und Mesenterium charakteristisch. Abzugrenzen sind die nervösen Symptome bei Aujeszkyscher Krankheit, der Streptokokkenmeningitis, Teschener Krankheit, Schweinepest, Otitis media und Kochsalzvergiftung. Ödeme fehlen bei diesen.

Kolitoxinschock ist bei einer nicht fieberhaften, durch hochgradige Zyanose und weitere Symptome peripher bedingter Kreislaufschwäche gekennzeichneten Allgemeinerkrankung anzunehmen. Protrahierte Verlaufsformen müssen von Schweinepest, akuter Salmonellose, Dysenterie und Maulbeerherzkrankheit unterschieden werden. Sorgfältige Temperaturmessungen im Bestand sowie Sektion und Erregernachweis sind in Zweifelsfällen angebracht.

Therapie und Prophylaxe

Eine Behandlung klinisch kranker Tiere kann durch wiederholte parenterale Chemotherapie und Antihistaminika versucht werden. Der Erfolg ist sowohl bezüglich des Überlebens als auch wirtschaftlicher Nutzung unsicher. Zusätzlicher Einsatz von Glukokortikoiden, Neuroleptika und peripher angreifenden Kreislaufmitteln bringt keine wesentliche Verbesserung.

Da nach Auftreten eines Falles mit weiteren Erkrankungen in der dem gleichen Risiko ausgesetzten Gruppe zu rechnen ist, sollte diese stets metaphylaktisch behandelt werden. Im einfachsten Fall erfolgt dies durch mehrtägigen Futterentzug bei reichlichem Wasserangebot, von dem mittels strikt rationierter Fütterung allmählich wieder auf das normale Fütterungsniveau gegangen wird, ohne die Futterqualität zu ändern.

Bei verlustreichem Verlauf wird zusätzlich parenteral oder über Trinkwasser Chemotherapie eingesetzt, die anhand eines Resistenztests auf den im Bestand vorherrschenden Stamm von *E. coli* gerichtet sein sollte.

Von den zur Prophylaxe verfügbaren Maßnahmen sind die diätetischen langfristig erfolgversprechender als die chemotherapeutischen und diese, sofern dem Antibiogramm nach realisierbar, wirksamer als die parenterale Vakzination. Am Anfang eines Prophylaxeplans sollte jedoch stets eine kritische Überprüfung der Haltungs- und Fütterungstechnik stehen. Abrupte Wechsel der Futterqualität und -menge sowie das zeitliche Zusammenfallen belastender Umwelteinflüsse sind zu vermeiden.

Rohfaserreiches Futter (über 6 %), an das die Ferkel vor dem Absetzen bereits allmählich gewöhnt wurden, verringert das Risiko der Ödemkrankheit, beeinträchtigt aber die täglichen Zunahmen und ist daher im spezialisierten Ferkelerzeugungsbetrieb ebenso unbeliebt wie die sorgfältig rationierte Fütterung der Absetzferkel, die zusätzlich den Nachteil erhöhten Arbeitsaufwandes mit sich bringt.

Gegen *E. coli* wirksame chemotherapeutische Futterzusätze, die einige Tage vor und bis zu zwei Wochen nach dem Absetzen oder der Einstellung zur Mast gegeben werden, ermöglichen vielfach ein „Durchfüttern" der Ferkel, so daß maximale Zunahmen erreicht werden. Bei langfristiger schematischer Anwendung sind jedoch Mißerfolge durch Resistenzbildung zu erwarten.

Treten nach Absetzen der prophylaktischen Futtermedikation bzw. Chemotherapie gehäuft Fälle von Kolienterotoxämie auf, so kann dies an einer vollkommenen Hemmung der pathogenen Kolierreger liegen, welche die Immunisierung des Ferkels verhindert hat. Allmähliche Übergänge, die sich durch Mischen des auslaufenden mit dem neuen Futter ergeben, sind stets angebracht und können auch dieses Risiko verringern, erhöhen aber möglicherweise die Resistenzbildung.

Obwohl eine Kombination von diätetisch-chemotherapeutischer Prophylaxe mit oraler Vakzinierung gegenüber der Kolienterotoxämie optimal erscheint, liegen hierzu noch wenig praktische Erfahrungen vor. Bisher hat sich die orale Vakzinierung gegen STx2e-*E.-coli* allerdings nicht so wirksam gezeigt wie diejenige gegen ETEC in der Absetzphase.

Die parenterale Vakzination mit formalinbehandelten Kulturen von *E. coli* oder mit bestandspezifischen Toxoidimpfstoffen befriedigt in ihrer Wirkung nicht immer, kann aber bei Bestandsproblemen mit ungünstigem Resistenzspektrum empfohlen werden. Während der Säugeperiode erhalten die Ferkel zwei subkutane Injektionen von 2- bis 3 ml einer stall- oder serotypspezifischen Vakzine im Abstand von zwei Wochen.

Literatur

BALJER, G., und L. H. WIELER (1993): E.-coli-Diarrhoe der Saug- und Absetzferkel: aktueller Stand immunprophylaktischer Möglichkeiten. Prakt. Tierarzt **75**, Collegium veterinarium XXIV, 87-91.

BERTSCHINGER, H. U. (1995): Pathogenesis of porcine post-weaning Escherichia coli diarrhoea and of oedema disease. Pig News and Information **16**, 85N-88N.

BERTSCHINGER, H. U. (1976): Die chemotherapeutische Wirksamkeit von Olaquindox bei Ferkeln mit experimenteller Colidiarrhoe und Colienterotoxämie. Schweiz. Arch. Tierheilk. **118**, 397-407.

BERTSCHINGER, H. U., H. JUCKER, H. M. HALTER und H. P. PFIRTER (1981): Zur Prophylaxe der Colienterotoxämie des Schweines: Dauer der oralen Immunisierung mit virulenten Erregern unter dem

Schutze eines Diätfutters. Schweiz. Arch. Tierheilk. **123**, 61-68.

BÜRGI, E., T. SYDLER, H. U. BERTSCHINGER und A. POSPISCHIL (1992): Mitteilung über das Vorkommen von Ödemkrankheit bei Zuchtschweinen. Tierärztl. Umsch. **47**, 582-588.

CLUGSTON, R. E., et al. (1974): Experimental edema disease of swine. Can. J. Comp. Med. **38**, 22-28, 29-31, 34.

FRANCIS, D. H., R. A. MOXLEY and C. Y. ANDRAOS (1989): Edema disease-like brain lesions in gnotobiotic piglets infected with Escherichia coli serotype O157:H7. Infect. Immun. **57**, 1339-1342.

IMBERECHTS, H., H. DE GREVE, J.-P. HERNALSTEENS, C. SCHLICKER, H. BOUCHET, P. POHL, G. CHARLIER, H. U. BERTSCHINGER, P. WILD, J. VANDEKERCKHOVE, J. VAN DAMME, M. VAN MONTAGU and P. LINTERMANS (1993): The role of adhesive F 107 fimbriae and of SLT-IIv toxin in the pathogenesis of edema disease in pigs. Zbl. Bakteriol. **278**, 445-450.

IMBERECHTS, H., H. DE GREVE and P. LINTERMANS (1992): The pathogenesis of edema disease in pigs. A review. Vet. Microbiol. **31**, 221-233.

JOHANNSEN, U. (1974): Untersuchungen zur Pathologie und Pathogenese der spontanen Kolienterotoxämie und des experimentellen Koliendotoxinsyndroms der Schweine. 8. Mitt.: Gesamtauswertung und Schlußfolgerungen. Arch. exp. Veterinärmed. **28**, 889-903.

KAMPHUES, J. (1987): Untersuchungen zu Verdauungsvorgängen bei Absetzferkeln in Abhängigkeit von Futtermenge und -zubereitung sowie von Futterzusätzen. Hannover: Tierärztl. Hochsch., Habil.-Schr.

KAUKER, E. (1971): Ein Beitrag zur Oedemkrankheit der Schweine (Coli-Enterotoxämie). Dtsch. tierärztl. Wschr. **78**, 182-184.

KAUSCHE, F. M., E. A. DEAN, L. H. ARP, J. E. SAMUEL and H. W. MOON (1992): An experimental model for subclinical edema disease (Escherichia coli enterotoxemia) manifest as vascular necrosis in pigs. Am. J. Vet. Res. **53**, 281-287.

SCHIMMELPFENNIG, H. (1970): Untersuchungen zur Ätiologie und Pathogenese der Oedemkrankheit des Schweines. Zbl. Vet. Med., Beih. 13.

WEINSTEIN, D. L., M. P. JACKSON, J. E. SAMUEL, R. K. HOLMES and A. D. O'BRIEN (1988): Cloning and sequencing of a shiga-like toxin type II variant from an Escherichia coli strain responsible for edema disease of swine. J. Bacteriol. **170**, 4223-4230.

13.5.4 Salmonelleninfektion und Salmonellose (Salmonella infection, Salmonellosis)

Zwei Problemkreise der Salmonelleninfektion beim Schwein sind grundsätzlich zu unterscheiden. Zunächst ein fleischhygienisches, das durch klinisch gesunde Ausscheider im Laufe des Schlachtprozesses entsteht und letztlich einen hohen Prozentsatz aller Schlachtprodukte betrifft. Hieran ist die gesamte Vielfalt der Serotypen beteiligt.

Andererseits die relativ seltenen Fälle klinischer Erkrankung (Salmonellose im engeren Sinne) durch die schweineadaptierten Serotypen *Salmonella (S.) choleraesuis* und *S. typhisuis* sowie *S. typhimurium* mit einem breiteren Wirtsspektrum.

Ätiologie und Pathogenese

Die zur Gruppe der Enterobacteriaceae gehörigen Salmonellen werden serologisch nach Typen unterschieden (insgesamt über 3000), von denen einige aufgrund epidemiologischer und klinischer Beobachtungen als besonders virulent für bestimmte Tierarten erkannt wurden.

Zum Haften einer Infektion sind neben pathogenem Serotyp und geschwächter Resistenz noch große Erregermengen Voraussetzung. Diese kommen leicht zustande, da Salmonellen sich in einem weiten Temperaturbereich (zwischen 5 und 45 °C) und auf vielen Substraten außerhalb des Tierkörpers vermehren können. Sie überleben auch gefroren oder getrocknet Monate bis Jahre, werden jedoch durch Sonnenlicht, Wärme (> 70 °C) und gebräuchliche Desinfektionsmittel innerhalb von Minuten abgetötet.

Bei Monoinfektion erzeugt *S. choleraesuis* eine akute Septikämie, gefolgt von Kolitis und miliaren Lebernekrosen, während *S. typhimurium* zu nekrotisierender Kolitis und Typhlitis führt. Die seltene Erkrankung durch *S. typhisuis* verläuft chronisch mit nekrotisierender Kolitis, verkäsender Lymphadenitis der Mediastinal- und Pharyngeallymphknoten sowie herdförmiger Pneumonie.

Die pathogenen Serotypen haben die Fähigkeit, in Enterozyten und Makrophagen der Darmschleimhaut einzudringen. Sowohl *S. choleraesuis* als auch *S. typhimurium* waren 24 Stunden nach experimenteller Infektion in den Mesenteriallymphknoten nachweisbar. Nach 48 Stunden war *S. choleraesuis* regelmäßig im Blut zu finden. Unter Praxisbedingungen ist dieser Keim der Erreger der septikämischen Salmonellose. *S. typhimurium* fand sich dagegen nur selten im Blut oder in Organen. In der Schleimhaut von Ileum, Caecum und Kolon ruft dieser Serotyp eine ulzerierende bis nekrotisierende Enteritis hervor. Sie beruht auf Gefäßschäden infolge lokaler Endotoxinbildung und nimmt einen chronischen Verlauf. Grundsätzlich sind die durch schweinepathogene Serotypen verursachten Veränderungen am Darm gleichartig.

Im Gegensatz zu anderen Enteritiden sind die Krankheitserscheinungen nicht die Folge massiver Vermehrung der Erreger im Darmlumen oder einer primären Schädigung des Darmepithels.

Zur Diarrhoe kommt es nicht infolge Resorptionsstörung, sondern durch enterotoxinbedingte Hypersekretion, ähnlich der Kolidiarrhoe, sowie entzündungsbedingt durch Prostaglandine.

Für die Therapie ist wichtig, daß die das Krankheitsgeschehen bestimmenden Erreger vorwiegend intrazellulär lokalisiert und daher schwer zugänglich sind.

Klinische Erscheinungen und Verlauf

An Salmonellose erkranken vor allem junge Schweine vom Absetzen bis 4 Monaten, gelegentlich aber auch Zuchtschweine. In betroffenen Beständen sind meist resistenzmindernde und infektionsfördernde Faktoren nachweisbar, aber die Krankheitsfälle treten oft regellos und vereinzelt auf. Nach oraler Infektion vergeht eine Inkubationszeit von 24–48 Stunden bis zum Auftreten von Fieber (40,5–42,0 °C), Mattigkeit und Freßunlust.

Bei septikämischer Salmonellose kommen plötzliche Todesfälle vor. Charakteristisch ist eine blaurote Verfärbung der Ohrmuscheln, die sich bald auch an der Rüsselscheibe, dem Unterbauch und den Gliedmaßen zeigt. Die Mortalität solcher Fälle ist in der Regel hoch, die Zyanose kann aber auch nach kurzer Dauer zurückgehen. Durchfall mit wäßrigem, gelbgrauem Kot setzt nach 3–4 Tagen ein. Im akuten Stadium sind auch Pneumonie sowie bei Sauen Aborte beobachtet worden. An Saugferkeln, die verenden, wird die Infektion ggf. erst postmortal erkannt.

Wenn Septikämiesymptome ausbleiben (*S.-typhimurium*-Infektion), ist Durchfall begleitet von Fieber über 3 bis 7 Tage zu erwarten. Nach scheinbarer Besserung können sich mehrere Rückfälle anschließen, so daß Kümmerer entstehen. Auch bei klinisch geheilten Tieren ist langfristige Erregerausscheidung die Regel.

Diagnose und Differentialdiagnose

Bei Fieber in Verbindung mit diffuser Zyanose peripherer Körperteile besteht der Verdacht septikämischer Salmonellose. Abzugrenzen sind Rotlauf, der meist mit Backsteinblattern einhergeht und Schweinepest, die, wenn überhaupt, kleinfleckige (petechiale) Hautblutungen aufweist. Der fiebersenkende Erfolg einer parenteralen antibakteriellen Behandlung: Rotlauf mit Penicillin, gegen Salmonellose z. B. mit Enrofloxacin oder Gentamicin, schließt Schweinepest aus.

Mit ähnlichen Kreislaufsymptomen wie bei septikämischer Salmonellose, jedoch ohne Fieber, verläuft bei Absetzferkeln der Koliendotoxinschock.

Der Sektionsbefund im akuten Stadium ist durch ödematöse Schwellung der Mesenteriallymphknoten, Milzschwellung, hämorrhagische Ileitis, eventuell Gastritis und submiliare Leberherde charakterisiert. In den Organen unbehandelter Tiere findet sich in der Regel *S. choleraesuis*.

Eine Durchfallerkrankung mit chronischem Verlauf und Fieber kann neben

Salmonellose auch Schweinepest, Dysenterie und proliferative hämorrhagische Enteropathie als Ursache haben oder mit ihnen gemeinsam auftreten (immunsuppressive Wirkung der Schweinepest). Schleim- und rötliche Blutbeimengung sprechen für Dysenterie, schwarzbrauner Kot für hämorrhagische Enteropathie. Beide reagieren meist kurzfristig auf spezifische parenterale Chemotherapie, z. B. Tiamulin einerseits, Tetracyclin andererseits.

Postmortale Veränderungen sind bei Dysenterie auf den Dickdarm beschränkt, fibrinös-diphtheroid, oft geringgradig und von geringer oder keiner Lymphknotenschwellung begleitet. Für hämorrhagische Enteropathie ist die Proliferation des Ileums charakteristisch, während Salmonellose vorwiegend den Dickdarm betrifft, wo diffuse bis herdförmige Nekrosen und Ulzera entstehen. Zur deutlichen ödematösen Schwellung der Mesenteriallymphknoten können verschiedene Grade von Veränderungen der bei Septikämie betroffenen Organe treten. Die Isolierung der Salmonellen gelingt aus Darmlymphknoten oder einer Kotprobe, unsicherer aus der Kolonschleimhaut. Bei chronischer, subklinischer Infektion sind Salmonellen am längsten in den Tonsillen nachweisbar.

Salmonellen, die bei der bakteriologischen Untersuchung von Organmaterial oder Kot erst mit Hilfe von Anreicherungsverfahren feststellbar sind, berechtigen dagegen nicht zur Stellung einer ätiologischen Diagnose.

Als Folgeerscheinung chronischer Salmonellose kommt es beim Läuferschwein gelegentlich zur Rektumstenose durch Narbenbildung nach Schädigung periproktaler Gefäße.

Therapie und Prophylaxe
Akut mit hochgradiger Zyanose und Atemnot erkrankte und kümmernde Tiere sind zu töten, da bei geringer Heilungsaussicht die Fortdauer der Infektion und Erregerausscheidung zu erwarten sind. Zur Behandlung werden parenterale antibakterielle Chemotherapie (ggf. nach Antibiogramm), Injektion von Immunserum und Trinkwassermedikation eingesetzt. Die Vermeidung resistenzmindernder Situationen durch Verbesserung der Haltungsbedingungen sowie das Verhindern gegenseitiger Infektion von Schweinen verschiedener Herkunft sind entscheidende Voraussetzungen zur Verringerung der Erkrankungshäufigkeit im Mastbetrieb.

In geschlossenen Ferkelerzeuger-Mastbeständen oder Zuchtbetrieben ist die Infektion von Absetzferkeln oder Läufern durch ältere Mastschweine mittels konsequenter Einhaltung des Rein-Raus-Verfahrens in getrennten Stallabteilungen zu vermeiden.

Auch die Fütterungshygiene muß überprüft werden. Stehenlassen kontaminierten Flüssigfutters ermöglicht eine Keimvermehrung. Der Zusatz organischer Säuren zum Flüssigfutter wirkt sich infektionshemmend aus (z. B. 0,1–0,2 % Ameisensäure).

Es hängt von der Erregerdosis und der Resistenzlage ab, ob klinische Erkrankung oder inapparente Infektion eintreten. Durch Keimhemmung kann auch ein geeignetes Medizinalfutter vorbeugend wirken. Eine direkte Wirkung oraler Medikation auf den Verlauf einer bestehenden Infektion oder die Erregerausscheidung konnte bisher nicht nachgewiesen werden. Diese Mißerfolge in der Therapie und Beseitigung des Ausscheiderstatus erklären sich vor allem durch die Unzugänglichkeit der intrazellulär gelegenen Erreger. Eine orale Bestandsbehandlung oder Metaphylaxe muß daher mit resorbierbaren Substanzen erfolgen. Antibiotika, die nur im Darm wirken, wie Neomycin oder Colistin, sind ungeeignet. Daneben ist die allen Enterobakteriazeen eigene Neigung zur Resistenzbildung zu beachten. Zur Immunprophylaxe sind Lebendimpfstoffe geeigneter als inaktivierte Vakzinen. Sie können bei Jungtieren oral sowie bei Zuchtschweinen parenteral eingesetzt werden und verhüten eine klinische Erkrankung weitgehend. Eine Sanierung im Sinne anhaltender Salmonellenfreiheit eines Bestandes ist weder durch Medikation noch durch Impfung oder Ausmerzung erkannter Keimträger zu erreichen.

Salmonelleninfektion von Schweinen in der Fleischhygiene

Gegenüber der auf schweinepathogene Serotypen und seltene Bestandserkrankungen beschränkten Salmonellenerkrankung ist die weitverbreitete symptomlose Infektion von Schweinen mit Salmonellen verschiedenster Herkunft ein ernstes lebensmittelhygienisches Problem.

Bei der bakteriologischen Fleischuntersuchung von Krankschlachtungen und mehr noch bei stichprobenweiser Untersuchung von Kotproben gesunder Schweine wird neben dem mit 50 % vorherrschenden Serovar typhimurium ein breites Spektrum von Serotypen festgestellt, die zum Teil aus Fisch- und Tierkörpermehl stammen. Futtermittel können durch den Kot von Schadnagern mit *S. typhimurium* kontaminiert werden.

Die Übertragung von Salmonellen durch Tierzugänge, z. B. innerhalb einer Vermehrungspyramide, erscheint von untergeordneter Bedeutung.

Man muß annehmen, daß ein gewisser Prozentsatz an Keimträgern in fast jedem Schweinebestand vorkommt. Erregerausscheidung mit dem Kot ist jedoch nur zeitweilig oder gar nicht nachweisbar. Die Zahl der Ausscheider erhöht sich, wenn die Schweine nach Transport zur Schlachtstätte untersucht werden und nochmals, wenn die Untersuchung nach einer längeren Ruhepause vor der Schlachtung wiederholt wird. Diese Erscheinung wird durch Streßwirkung erklärt. Im Laufe des Schlachtvorganges erfolgt nun eine weitere gegenseitige Kontamination, beginnend mit dem Brühen und der Enthaarung. Kotaustritt aus dem After beim Ausschlachten sowie Kontamination der zum Trennen der Hälften benutzten Säge an den Tonsillen kommen hinzu.

Dadurch sind Schlachtkörper und Fleischwaren vom Schwein erheblich gefährdet, da alle Salmonellen, gleich welcher Herkunft, grundsätzlich als humanpathogen angesehen werden müssen.

Die bakteriologische Kontrolle von gesund geschlachteten Tieren oder Kotproben eines Bestandes, der zuvor durch einen positiven Salmonellenbefund anläßlich einer Notschlachtung aufgefallen war, ergibt mit hoher Wahrscheinlichkeit weitere Keimträger.

Kurzfristig läßt sich daran im betroffenen Bestand nichts ändern, es sei denn, eine Futtermedikation würde bis kurz vor der Schlachtung fortgesetzt. Mittels Kottupferuntersuchung einzelner Tiere können Keimträger und Ausscheider nicht zuverlässig ermittelt werden. Unter deutschen Produktionsbedingungen ist bei etwa 5–10 % der zur Schlachtung angelieferten Schweine ein positiver Salmonellenbefund bei Kotuntersuchung zu erwarten. Die Maßregelung salmonelleninfizierter Schweinebestände wird zukünftig nach der Schweine-Salmonellen-Verordnung erfolgen.

Die in Skandinavien, besonders Dänemark, und in den Niederlanden bereits realisierte Lösung dieses Problems besteht in der Verringerung der Salmonellenkontamination auf allen Stufen der Schweinefleischerzeugung:
– Futtermittel und Futterproduktion,
– Zuchttiere,
– Schlachtschweineerzeugung,
– Schlachtung.

Die Stufenkontrolle im Futtermittelwerk und Schlachtbetrieb erfolgt bakteriologisch, die der Schlachtschweine und der Zuchttiere serologisch an Fleischsaft- bzw. Blutproben mittels LPS-ELISA. Zwischen der Prävalenz serologischer Reagenten und Kotausscheidung im Bestand besteht enger Zusammenhang, jedoch nicht bei denselben Tieren. Sauen reagieren eher seropositiv, sind aber keine nachweislichen Ausscheider, ebenso die Saugferkel. Die stichprobenweise Untersuchung von Kotproben verschiedener Altersstufen in einem infizierten Bestand ergibt eine plötzliche Zunahme der Ausscheider in demjenigen Abschnitt der Aufzucht, wo die größte Infektionsgefährdung herrscht, die in der Regel von älteren Keimträgern ausgeht und vermieden werden muß (s. a. Abschn. „Therapie und Prophylaxe").

Durch regelmäßige Stichprobenuntersuchungen, die bei Überschreiten eines Grenzwertes positiver Ergebnisse Beratung und bei deren Nichtbeachtung oder Erfolglosigkeit Maßregelung bis zur Liefersperre zur Folge haben, konnte in Dänemark die Kontamination von Frischfleisch 1995 von 2 % auf 1 % gesenkt werden.

Da eine vollkommene Salmonellenfreiheit der Schweinebestände jedoch nicht erreichbar ist, behält eine optimale Schlachthygiene auch in Zukunft die entscheidende Bedeutung für die Salmonellenkontamination des Fleisches.

Literatur

BAGER, F., H. D. EMBORG, L. L. SORENSEN, C. HALGAARD und P. JENSEN (1995): Salmonellenkontrolle in dänischem Schweinefleisch. Fleischwirtschaft **75**, 141-142.

BARNES, D. M. and M. E. BERGELAND (1968): Salmonella typhisuis infection in Minnesota swine. J. Am. Vet. Med. Ass. **152**, 1766-1770.

BENTLEY, O. E. (1983): Comparative efficacy of neomycin and oxytetracycline alone and in combination against concurrent salmonellosis and pasteurellosis in swine. VM/SAC **78**, 409-414.

HEARD, T. W., N. E. JENNETT and A. H. LINTON (1968): The control and eradication of salmonellosis in a closed pig herd. Vet. Rec. **82**, 92-99.

MOREHOUSE, L. G. (1972): Salmonellosis in swine and its control. J. Am. Vet. Med. Ass. **160**, 593-601.

NEWELL, K. W. and L. P. WILLIAMS (1971): The control of salmonellae affecting swine and man. J. Am. Vet. Med. Ass. **158**, 89-98.

NIELSEN, B., D. BAGGESEN, F. BAGER and P. LIND (1994): Serological diagnosis of salmonella infections in swine by ELISA. Proc. 13th Congr. Int. Pig. Vet. Soc., Bangkok, 218.

OOSTEROM, J. and S. NOTERMANS (1983): Further research into the possibility of salmonella-free fattening and slaughter of pigs. J. Hyg. Camb. **91**, 59-69.

REED, W. M., H. J. OLANDER and H. L. THACKER (1986): Studies on the pathogenesis of Salmonella typhimurium and Salmonella choleraesuis var kunzendorf infection in weanling pigs. Am. J. Vet. Res. **47**, 75-83.

SCHÖLL, W. (1982): Zum Stand, zur Bedeutung und zur Bekämpfung von Salmonellainfektionen bei Schweinen in der DDR. Monatsh. Veterinärmed. **37**, 521-526.

SCHÖLL, W., B. WESTPHAL und J. KLÄHN (1982): Ergebnisse bei der oralen und parenteralen Anwendung von Suisaloral® „Dessau" zur Prophylaxe und Metaphylaxe der Schweinesalmonellose. Monatsh. Veterinärmed. **37**, 607-611.

SCHWARTZ, K. J. (1991): Diagnosing and controlling salmonella choleraesuis in swine. Vet. Med. **86**, 1041-1048.

SELBITZ, H. J., H. J. SINELL und A. SZIEGOLEIT (1995): Das Salmonellenproblem. Jena: Gustav Fischer Verlag.

SRINAND, S., R. A. ROBINSON, J. E. COLLINS and K. V. Nagaraja (1995): Serologic studies of experimentally induced Salmonella choleraesuis var kunzendorf infection in pigs. Am. J. Vet. Res. **56**, 1163-1168.

WILCOCK, B. P. and H. J. OLANDER (1978): Influence of oral antibiotic feeding on the duration and severity of clinical disease, growth performance, and pattern of shedding in swine inoculated with Salmonella typhimurium. J. Am. Vet. Med. Ass. **172**, 472-477.

WOOD, R. L., A. POSPISCHIL, R. ROSE (1989): Distribution of persistent Salmonella typhimurium infection in the internal organs of swine. Am. J. Vet. Res. **50**, 1015-1021.

13.5.5 Nekrotisierende Enteritis der Saugferkel (Clostridium perfringens type C enteritis)

Das enzootische Auftreten einer *durch Clostridium (Cl.) perfringens* Typ C verursachten nekrotisierenden Enteritis bei Saugferkeln wurde zunächst in England, Ungarn, Dänemark und den USA beschrieben. In Deutschland war diese Erkrankung selten, nimmt jedoch an Bedeutung zu.

Ätiologie und Pathogenese

Wichtigstes Erregerreservoir sind infizierte, klinisch gesunde Sauen, die den Erreger mit dem Kot ausscheiden. Da *Cl. perfringens* Typ C ebenso wie *Cl. perfringens* Typ A auch bei gesunden Ferkeln in geringer Anzahl in den Fäzes nachgewiesen werden kann, ist die Entwicklung des klinischen Krankheitsbildes oftmals von besonderen Belastungen aus der Umwelt der Tiere und einem erhöhten Infektionsdruck abhängig. Eine Anreicherung des Erregers ist besonders in Großbeständen bei Gruppenhaltung der Sauen, schlechter Stallhygiene oder Langzeitbehandlung von Ferkeln mit Antibiotika mit vorwiegend gramnegativem Wirkungsspektrum zu beobachten. Das Auftreten der nekrotisierenden Enteritis ist stark altersabhängig. Für die Infektion sind Ferkel in den ersten Lebenstagen besonders empfänglich, da das trypsinempfindliche Beta-Toxin von *Cl. perfringens* Typ C vor einer Inaktivierung durch im Kolostrum enthaltende Trypsininhibitoren und einen höheren pH-Wert des Magensaftes geschützt sind. Ab der 4. Lebenswoche treten keine Erkrankungen mehr auf. Der Erreger wird von den Ferkeln in der Regel bereits kurz nach der Geburt durch den Kontakt mit Sauenkot oder der kontaminierten Gesäugehaut oral aufgenommen. Er besiedelt die Zottenspitzen der Jejunalschleimhaut und breitet sich dann entlang der Basalmembran aus, wodurch es zur Epithelablösung und Nekrose der Schleimhaut kommt. Die Inkubationszeit beträgt oft nur wenige Stunden, höchsten einige Tage. Die Morbidität wechselt von Bestand zu Bestand und liegt zwischen 15 und 80 Prozent, die Letalität Neugeborener beträgt nahezu 100 Prozent. In akuten Fällen tritt Blut ins Darmlumen aus, während sich bei nekrotisierendem und eher subakutem bis chronischem Verlauf älterer Ferkel dicke nekrotische Membranen bilden. Wenn der Erreger bis in die Muskelschicht und die regionalen Darmlymphknoten vordringt, erzeugt er dort ein Emphysem. Beta-Toxin von *Clostridium perfringens* Typ C läßt sich in Darminhalt und Peritonealflüssigkeit kranker Ferkel nachweisen, erzeugt für sich allein jedoch nicht die charakteristischen Darmveränderungen.

Während dieses Toxin wahrscheinlich am raschen letalen Verlauf perakuter Fälle beteiligt ist, beruht der ebenfalls meist tödliche Ausgang bei länger dauernder Erkrankung wohl vorwiegend auf irreversibler Resorptionsstörung und Dehydratation.

Auch *Clostridium perfringens* Typ A kann Enteritis bei Saugferkeln verursachen. Diese verlaufen milder (Zottenatrophie, geringgradige Nekrosen).

Klinisches Bild und Verlauf

Erste Krankheitssymptome in Form von Apathie, Appetitlosigkeit, gesträubtem Haarkleid und Diarrhoe beginnen in typischen Fällen am zweiten Lebenstag, sie können aber auch schon 12 Stunden nach der Geburt oder erst mit 2–4 Wochen auftreten.

Bei perakutem Verlauf sterben die Ferkel wenige Stunden nach Krankheitsbeginn, ohne daß Diarrhoe in Erscheinung trat. Meist aber wird flüssiger Kot abgesetzt, der bei akuten Krankheitsbildern oft durch Blutbeimengungen rotbraun verfärbt ist oder auch übelriechend und schaumig sein kann und in mehr chronischen Fällen zu graugelb-griesartiger Konsistenz übergeht. Gelegentlich wird auch Erbrechen beobachtet. Fast alle erkrankten Tiere sterben, die meisten während der ersten oder zweiten Lebenswoche. Überlebende bleiben meist Kümmerer.

In betroffenen Beständen bleibt die Infektion über Monate bis Jahre enzootisch und kann dort erhebliche Verluste verursachen.

Diagnose und Differentialdiagnose

Blutbeimengungen im Kot bei Ferkeln während der ersten Lebenstage sind pathognomonisch. Später können sie auch durch Strongyloidesbefall verursacht sein. Diarrhoe am ersten Lebenstag bei zunächst ungestörtem Allgemeinbefinden spricht für Kolidiarrhoe, plötzliche Erkrankung aller Altersgruppen für epizootischen TGE-Verlauf. Die selten vorkommende Kolienterotoxämie bei Saugferkeln verläuft klinisch ähnlich. Auch Befall mit *Isospora suis* kommt in Betracht.

Charakteristische Sektionsbefunde sind hämorrhagisch nekrotisierende Veränderungen der Jejunumschleimhaut, die sich auf ringförmige Zonen beschränken können und manchmal von Emphysem begleitet sind. Nach chronischem Verlauf haften der Schleimhaut dicke nekrotische Membranen an, die dem Darm äußerlich ein bandartig gestreiftes Aussehen geben.

Zum bakteriologischen Nachweis der Erreger sind anaerobe Kulturbedingungen und eine Unterscheidung von *Clostridium perfringens* Typ A erforderlich, das im Dickdarm des Schweines häufig anzutreffen ist. Beweisend ist der Nachweis von Beta-Toxin, der neuerdings mit Hilfe eines Sandwich-ELISA (mit monoklonalen Antikörpern) möglich ist.

Therapie und Prophylaxe

Eine chemotherapeutische Behandlung erkrankter Saugferkel bleibt wirkungslos. Metaphylaktisch hat sich die orale Gabe von Penicillin oder Ampicillin (2 x täglich vom 1. bis 3. Lebenstag) bewährt. Auch Antitoxin (antitoxisches Hyperimmunserum) gegen *Clostridium perfringens* Typ C am ersten Lebenstag, intraperitoneal verabreicht, schützt die Ferkel vor Erkrankung. Man sollte die Sauen gefährdeter Bestände 6–5 und 3–2 Wochen ante partum mit Toxoidimpfstoffen vakzinieren. Neben den für Schweine verfügbaren Einfach- und Kombinationsvakzinen (gegen *E. coli* und *Cl. perfringens* Typ C) eignen sich auch die für Schafe entwickelten Präparate.

Literatur

BUSSIAN, E., und D. SEYFARTH (1978): Beitrag zur Bekämpfung der Clostridien-Enteritis des Saugferkels (hämorrhagisch-nekrotische Saugferkelenteritis) in einer 1000er Sauenanlage. Monatsh. Veterinärmed. **33**, 260-262.

HANSEN, K. M., P. L. FRANDSEN and A. MEYLING (1992): Clostridium perfringens type C β-toxin. Improved method of toxin detection by sandwich ELISA using monoclonal antibody. In: Proc. 12th Int. Pig Vet. Soc. Congr., Den Haag, 297.

HOEFLING, D. C. (1989): Recognizing diarrhea caused by Clostridium perfringens type C. Vet. Med. **84**, 437-448.

HÖGH, P. (1967): Necrotizing infectious enteritis in piglets caused by clostridium perfringens Type C. II. Incidence and clinical features. Acta vet. scand. **8**, 301-323.

JOHANNSEN, U., W. ERWERTH, G. KUNZ und B. KÖHLER (1986): Untersuchungen zur Clostridium-perfringens-Typ-C-Enterotoxämie (nekrotisierenden Enteritis) der Saugferkel. I. Mitt.: Versuche zur experimentellen Erzeugung der Krankheit durch Clostridium-perfringens-Typ-C-Intoxikation und -Infektion (Versuchsansatz, klinisches Krankheitsbild, Sektionsbefunde). Arch. exp. Vet. Med. **40**, 811-825.

JOHANNSEN, U., S. MENGER, P. ARNOLD, B. KÖHLER und H. J. SELBITZ (1993): Untersuchungen zur experimentellen Clostridium-perfringens-Typ A-Enterotoxämie der Saugferkel. Monatsh. Veterinärmed. **48**, 129-135, 299-306.

PLAISIER, A. J. (1971): Enterotoxemie ten gevolge van Clostridium perfringens type C bij jonge biggen. Tijdschr. Diergeneesk. **96**, 324-340.

RIPLEY, P. H. and A. F. GUSH (1983): Immunisation schedule for the prevention of infectious necrotic enteritis caused by Clostridium perfringens type C in piglets. Vet. Rec. **112**, 201-202.

SCHULTZ, R. A., F. ROCK, T. CUE and G. L. SCHULTZ (1986): Dose titration of bacitracin methylene disalicylate (BMD) fed to sows for prevention of Clostridium perfringens type C enteritis in suckling pigs. In: Proc. 9th Int. Pig Vet. Soc. Congr., Barcelona, 169.

SPRINGER, S., und H.-J. SELBITZ (1996): Die Impfung als Bestandteil der Bekämpfung der Clostridium perfringens Typ C-Enterotoxämie der Saugferkel. Prakt. Tierarzt **77**, 128-130.

TZIPORI, S. (1985): The relative importance of enteric pathogens affecting neonates of domestic animals. In: CORNELIUS, C. E. and C. F. SIMPSON (eds.): Advances in veterinary science and comparative medicine, 103-206. Orlando, San Diego, New York, Austin, London, Montreal, Sydney, Tokyo, Toronto: Academic Press, Inc.

13.5.6 Dysenterie (Swine dysentery)

Dysenterie ist eine infektiöse Entzündung der Schleimhaut vom Blinddarm und Kolon, die einen chronischen Verlauf nimmt und zu dunkel-schleimigem bis fibrinös-blutigem Durchfall führt. Sie ist weltweit als die mit Abstand häufigste Durchfallerkrankung bei Mastschweinen anzusehen. Hohe wirtschaftliche Verluste entstehen vor allem durch eine schlechtere Futterverwertung, längere Mastdauer und erhöhte Behandlungskosten.

Ätiologie und Pathogenese
Erreger ist eine anaerob wachsende, bewegliche Bakterienart mit mehreren Serotypen: *Brachyspira* (früher: *Serpulina* oder *Treponema*) *hyodysenteriae*, die im Kot ausgeschieden und oral aufgenommen wird. Die experimentelle Erzeugung charakteristischer Dysenteriesymptome setzt neben der Infektion mit *Brachyspira (B.) hyodysenteriae* eine weitere bakterielle Besiedelung, wie *Yersinia pseudotuberculosis*, *Campylobacter coli*, *Bacteroides vulgatus*, *Fusobacterium necrophorum* und anderen Anaerobiern, des Darmes voraus, die bei konventionell gehaltenen, gesunden Schweinen regelmäßig vorhanden ist und sich auch spontan bei isolierter Haltung von primären SPF-Ferkeln einstellt. Die Infektion gnotobiotischer Ferkel mit Reinkulturen des Erregers ist schwierig und erzeugt nur geringgradige Veränderungen der Darmschleimhaut. Zum Ausbruch der Erkrankung unter Praxisbedingungen tragen resistenzmindernde Faktoren (z. B. Stallwechsel, Transport, Futterwechsel, schlechtes Stallklima) entscheidend bei. Hauptinfektionsquelle ist der erregerhaltige Kot infizierter Schweine. Brachyspirenträgende, klinisch gesunde Absetzferkel aus chronisch infizierten Ferkelerzeugerbetrieben sind in den meisten Fällen als Ursache für das rezidivierende Dysenteriegeschehen in den zukaufenden Mastbetrieben anzusehen. Daneben gelten infizierte Schadnager als weiteres Reservoir von *B. hyodysenteriae*. Der Erreger ist bei niedrigen Temperaturen im Kot und in Erde sowie in der Gülle widerstands- und infektionsfähig.

Das massenhafte Vorkommen von *Campylobacter* (= *Vibrio*) *coli* und *Clostridium perfringens* im Kot bei Dysenterie ist seit langem bekannt und hat vor der Entdeckung von *B. hyodysenteriae* zur Vermutung einer ätiologischen Rolle dieser Keime geführt. („Vibrionendysenterie"). *Campylobacter coli* ist jedoch zur experimentellen Erzeugung der Krankheit nicht erforderlich und seine Bedeutung als Sekundärerreger ist ebenso unklar wie die von *Cl. perfringens*. Das gleiche gilt vom vermehrten Auftreten des *Balantidium coli* bei Dysenterie.

Eine andere Brachyspirenart, *B. innocens*, im Dickdarm von Schweinen, die morphologisch und serologisch von *B. hyodysenteriae* nicht unterscheidbar ist, ist apathogen. Hämolysierende Brachyspiren wurden auch im Darmkanal von Hunden, Ratten und Mäusen nachgewiesen.

Nach experimenteller Infektion von Meerschweinchen entsteht bei 50 % der Tiere Kolitis, und der Erreger kann in der Schleimhaut nachgewiesen werden.

Klinisches Bild und Verlauf
Der Erreger besiedelt ausschließlich den Dickdarm, wo er sich vor allem in Drüsengängen und dem übermäßig produzierten Schleim nachweisen läßt. Bei natürlicher Infektion treten klinische Symptome nach 4–14 Tagen auf, im Experiment auch früher. Initial entstehen Hyperämie, Resorptionsstörungen und vor allem vermehrte Schleimbildung. Die Bedeutung der bei *B. hyodysenteriae* nachgewiesenen Toxine (Hämolysin, Endotoxin) und deren Einfluß auf den Krankheitsprozeß ist nicht vollständig geklärt. Im weiteren Verlauf kommt es, vermutlich infolge synergistischer Interaktion mit der anderen anaeroben Bakterienflora, durch Ödem der Schleimhaut und Serumaustritt zur fibrinösen, infolge herdförmiger Nekrose der Schleimhaut und Vaskulitis auch zur hämorrhagischen Kolitis. Gelegentlich festgestellte Temperaturerhöhungen im Bereich von 39,5–40,0 °C sind wahrscheinlich diesem Stadium zuzuordnen.

Ursache des Durchfalls ist die gegenüber dem normalen Flüssigkeitsangebot aus dem Dünndarm zu geringe Resorptionskapazität des Dickdarms. Bei Krankheitsbeginn wird

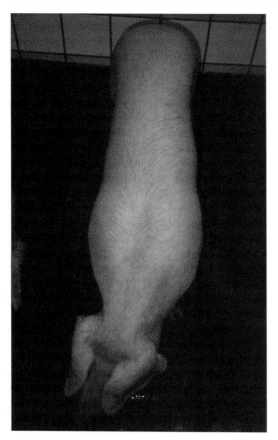

Abbildung 13-17 Besonders bei Beginn einer akuten Dysenterie entleert sich das gesamte Kolon. Die Tiere haben eingefallene Flanken. Der Ernährungszustand ist gut, eine Dehydratation besteht nicht.

der Dickdarminhalt entleert, wodurch der Eindruck plötzlicher Abmagerung entsteht (Abb. 13-17). In manchen Fällen kann die Diarrhoe bereits durch verringerte Futteraufnahme verschwinden. Bei schwerem Verlauf führt der Flüssigkeitsverlust zur Dehydratation. Schleimhautnekrosen, Austritt von Fibrin und Blut ins Darmlumen sowie verminderte Futteraufnahme können Kachexie und Tod zur Folge haben. Ohne Behandlung halten die klinischen Erscheinungen mehrere Wochen an. Bei Rekonvaleszenten lassen sich Serumantikörper und eine serotypspezifische Infektionsimmunität gegen Reinfektion nachweisen. Dieser Effekt ist von der Schwere vorangegangener Erkrankung abhängig. Bei unverzüglich einsetzender Chemotherapie nach klinischem Krankheitsausbruch bildet sich dagegen kein oder nur ein unvollkommener Immunschutz aus, wodurch derartig behandelte Tiere für Reinfektionen sofort wieder voll empfänglich sind. Die Erregerausscheidung kann noch bis zu 10 Wochen nach klinischer Genesung anhalten. Außerdem scheint B. hyodysenteriae in der Lage zu sein, langfristig intrazellulär im Bereich der Dickdarmschleimhaut persistieren und später wieder aktiviert werden zu können.

Typische Krankheitserscheinungen mit hoher Morbidität werden vor allem bei Läuferschweinen, weniger bei älteren Schweinen und gelegentlich bei Saugferkeln beobachtet.

In verseuchten Zuchtbeständen erkranken die Ferkel wenige Tage nach dem Absetzen. Hier können einzelne Zuchtsauen symptomlose Infektionsträger sein, welche ihren Wurf anstecken. Für die Verbreitung der Infektion im Bestand ist die massive Erregerausscheidung der zunächst wenigen erkrankten Absetzferkel bzw. zugekauften Läuferschweine im Mastbetrieb verantwortlich.

Dysenteriekot und der hochgradig keimhaltige Dickdarmschleim werden von Schweinen gern gefressen oder auch von der verschmutzten Analgegend abgeleckt. Zur Infektion bedarf es offenbar größerer Mengen frischer Fäzes. Indirekte Übertragung hat im Infektionsgeschehen wahrscheinlich eine geringere Bedeutung.

Diagnose und Differentialdiagnose

Das klinische Bild zementfarben-breiigen bis schleimig-blutigen Durchfalls rechtfertigt den Verdacht und sollte zu weiteren Untersuchungen oder versuchsweiser Behandlung Anlaß geben. Sichtbare Blutbeimengungen im Kot in Verbindung mit fibrinös hämorrhagischer Kolitis bei der Sektion sind pathognomisch, bei mildem Verlauf aber nicht zu erwarten. Man muß mit Fällen rechnen, die weder bei histologischer Untersuchung der Dickdarmschleimhaut noch beim chemischen Test auf okkultes Blut positive Befunde ergeben und doch chronische Bestandsprobleme darstellen. Der Erregernachweis erfolgt durch immunfluoreszenz-mikroskopische oder kulturelle Untersuchung von Kot- und Dickdarmschleimhautproben. Die Kultur des Erregers bietet den Vorteil anschließender Resistenzprüfung.

Das häufige Vorkommen apathogener, serologisch und morphologisch nicht unterscheidbarer Brachyspiren hat häufige falschpositive Befunde bei der fluoreszenzserologischen Untersuchung von Kot und Schleimhautausstrichen zur Folge. Diese Methode ist zum Nachweis latenter Infektionsträger und zur Bestandskontrolle auf Dysenteriefreiheit nicht geeignet.

Serumantikörper, die eine Agglutinationsreaktion mit dem Erreger ergeben, treten nur unregelmäßig – auch nach klinischer Erkrankung – auf. Auch hier sind Kreuzreaktionen mit apathogenen Brachyspiren möglich. Die im Rahmen von Sanierungsverfahren wichtige Feststellung der Erregerfreiheit am lebenden Schwein ist bei der Schweinedysenterie derzeit nicht möglich.

Differentialdiagnostisch sind die TGE und EVD, charakterisiert durch Saugferkelverluste und akuten, mit Bestandsimmunität endenden Verlauf, und die Kolidiarrhoe der Absetzferkel, beschränkt auf diese Altersgruppe und evtl. Saugferkel, mit entsprechenden bakteriologischen und Sektionsbefunden abzugrenzen. Rotavireninfektion kann bei Absetzferkeln als Durchfall mit vermehrter Schleimbildung vorkommen. Das gleichzeitige Auftreten von Salmonellose oder Schweinepest kann therapieresistente Dysenterie vortäuschen. Die intestinale Adenomatose kann einem milden Dysenterieverlauf ähneln, tritt jedoch bisher nur sporadisch auf und geht in der betreffenden Altersklasse fast nie mit blutigem Durchfall einher.

Vorübergehende dysenterieähnliche Erscheinungen bei Läuferschweinen können auch durch *Brachyspira pilosicoli* verursacht werden, die sich immunologisch und biochemisch von *Brachyspira hyodysenteriae* unterscheidet. Dieses Krankheitsbild wurde bisher „Spirochaetal diarrhoea" (Spirochätendiarrhoe) genannt und fand wenig Beachtung, obwohl es möglicherweise weiter verbreitet ist.

Therapie
Aufgrund zunehmender Resistenzbildung stehen derzeit nur noch wenige gut wirksame Chemotherapeutika für die Behandlung der Dysenterie zur Verfügung. Nitroimidazole, z. B. Ronidazol, sind nicht mehr zugelassen. Die Applikation erfolgt im Mastbestand in der Regel oral. Bei Behandlung erkrankter Tiergruppen über Futtermedikation sind schwerkranke, die weniger fressen und trinken, zusätzlich parenteral zu versorgen.

Von den dysenteriewirksamen Medikamenten können Lincomycin, Tylosin und Tiamulin mit der Dosis 10 mg/kg KM parenteral/oral oder Valnemulin (4 mg/kg KM) oral appliziert werden.

Besonders bei Tieren, die an Durchfall leiden, ist für reichliches Wasserangebot zu sorgen. Durstenlassen, um die Koteindickung zu erzwingen, führt zur Kreislaufbelastung durch Dehydratation und ist sinnlose Tierquälerei. Auch eine orale Rehydratation (s. Kolidiarrhoe, Abschn. 13.5.1) hat sich bei der Dysenterie sehr bewährt. Da aber in der Regel größere Tiergruppen oder ganze Bestände zu behandeln sind, bleibt sie wegen des erhöhten Aufwandes auf Einzelfälle beschränkt.

Die Wirkung der Chemotherapie kann, abgesehen von Unwirksamkeit infolge Resistenzentwicklung, drei Stufen erreichen:
– Verschwinden klinischer Symptome unter Medikation, jedoch Rezidiv nach Absetzen des Medikamentes,
– klinische Heilung bei Fortbestehen der Erregerausscheidung und
– Sanierung des Bestandes durch Elimination des Erregers.

Letzteres scheint mit wirksamen Chemotherapeutika (z.B. Tiamulin) möglich zu sein, setzt allerdings die gleichzeitige Ausschaltung der Erregerreservoire voraus (s. Abschn. „Ätiologie und Verlauf").

Um Rezidive durch erneute Vermehrung der im Darm (intrazellulär?) verbliebenen oder mit Kot erneut aufgenommenen Brachyspiren zu verhindern, muß das Medikament nach Verschwinden der klinischen Symptome noch mindestens 3 Wochen lang in therapeutischer Dosis verabreicht werden. Die klinisch geheilten Schweine sind in saubere Boxen umzustellen.

Mehrere gegen Dysenterie wirksame Substanzen wurden als nutritive Futterzusätze (z. B. Chinoxaline) verwendet. Die dabei üblichen subtherapeutischen Dosen trugen wahrscheinlich zur Selektion resistenter Stämme bei. Dysenteriebehandlung und nutritiver Effekt sind nicht identisch, da die futtereinsparende Wirkung bei gesunden Schweinen wahrscheinlich durch Hemmung bakteriellen Stoffwechsels im Dünndarm zustande kommt.

Vor Einsatz von Tiamulin oder Valnemulin zur Dysenteriebekämpfung muß abgeklärt werden, ob der Leistungsförderer Salinomycin als Futterzusatzstoff eingesetzt wird, da eine Inkompatibilität zwischen beiden Substanzen besteht. Die gleichzeitige Applikation beider Substanzen führt zu dosisabhängiger Vergiftung.

Prophylaxe

Durch orale oder parenterale Immunisierung ist keine praktisch verwertbare Schutzwirkung, sondern nur ein milderer klinischer Verlauf zu erreichen.

Infizierte Zuchtbestände und zukaufende Mastbetriebe können durch Futtermedikation nach dem Absetzen bzw. während der Vormast klinische Erscheinungen vermeiden.

Es scheint eine Beziehung zwischen aufgenommener Kotmenge und Schwere des Krankheitsverlaufs zu bestehen. Alle Maßnahmen und Haltungsformen, die den Kontakt der Schweine mit infiziertem Kot verringern, sind daher in einem gewissen Grade prophylaktisch wirksam.

Gesunde Zuchtbestände sollten alle zugekauften Schweine zunächst getrennt aufstellen und in therapeutischer Dosis behandeln, um eventuelle latente Träger von *Brachyspira hyodysenteriae* zu eliminieren. Zur Zeit dürfte aufgrund der Resistenzlage Tiamulin hierfür das Mittel der Wahl sein.

Literatur

AMTSBERG, G., und M. MERKT (1986): Schweinedysenterie: Pathogenese, Epidemiologie und Nachweis. Prakt. Tierarzt **67**, 584-591.

BLAHA, T., H. GÜNTHER, K.-D. FLOSSMANN und W. ERLER (1984): Der epizootische Grundvorgang der Schweinedysenterie. Zbl. Vet. Med. B **31**, 451-465.

FERNIE, D. S., P. H. RIPLEY and P. D. WALKER (1983): Swine dysentery: Protection against experimental challenge following single dose parenteral immunisation with inactivated Treponema hyodysenteriae. Res. Vet. Sci. **35**, 217-221.

GOODWIN, R. F. W. and P. WHITTLESTONE (1984): Monitoring for swine dysentery: Six years' experience with a control scheme. Vet. Rec. **115**, 240-241.

HARLIZIUS, J. (1993): Untersuchungen zur Dysenteriebehandlung beim Schwein: Kombination von Vakzination und Chemotherapie. Hannover: Tierärztl. Hochsch., Diss.

HARRIS, D. L., T. J. L. ALEXANDER, S. C. WHIPP, I. M. ROBINSON, R. D. GLOCK and P. J. MATTHEWS (1978): Swine Dysentery: Studies of gnotobiotic pigs inoculated with Treponema hyodysenteriae, Bacteroides vulgatus, and Fusobacterium necrophorum. J. Am. Vet. Med. Ass. **172**, 468-471.

KUNZE, A., und H. WEBER (1984): Möglichkeiten und Ergebnisse der Dysenteriebekämpfung mit reduziertem Arzneimittelaufwand. Monatsh. Veterinärmed. **39**, 136-140.

LYSONS, R. J. (1979): Swine dysentery. Br. Vet. J. **135**, 395-400.

LYSONS, R. J., K. A. KENT, A. P. BLAND, R. SELLWOOD, W. F. ROBINSON and A. J. FROST (1991): A cytotoxic haemolysin from Treponema hyodysenteriae – a probable virulence determinant in swine dysentery. J. Med. Microbiol. **34**, 97-102.

OLSON, L. D. (1986): Probable elimination of swine dysentery after feeding ronidazole, carbadox or lincomycin and verification by feeding sodium arsanilate. Can. J. Vet. Res. **50**, 365-368.

RÜBSAMEN, S., und S. RÜBSAMEN (1986): Hippurat-Hydrolyse: Ein Schnelltest zur Unterscheidung von Treponema hyodysenteriae und Treponema innocens. Tierärztl. Umsch. **41**, 673-677.

SCHLIESSER, T., und S. RÜBSAMEN (1981): Zur Empfindlichkeit des Erregers der Schweinedysenterie Treponema hyodysenteriae gegenüber Alzogur®. Tierärztl. Umsch. **36**, 848-850.

STANTON, T. B. (1992): Proposal to change the genus designation Serpula to Serpulina gen. nov. containing the species Serpulina hyodysenteriae comb. nov. and Serpulina innocens comb. nov. Int. J. Syst. Bacteriol. **42**, 189-190.

STANTON, T. B. and N. S. JENSEN (1993): Monitoring experimental swine dysentery: rectal swab blood test and Serpulina (Treponema) hyodysenteriae detection. Vet. Microbiol. **34**, 389-396.

STANTON, T. B., N. S. JENSEN, T. A. CASEY, L. A. TORDORFF, F. E. DEWHIRST and B. J. PASTER (1991): Reclassification of Treponema hyodysenteriae and Treponema innocens in a new genus, Serpula gen. nov., as Serpula hyodysenteriae comb. nov. and Serpula innocens comb. nov. Int. J. Syst. Bacteriol. **41**, 50-58.

SZENT-IVANYI, T. (1985): Erfahrungen über die Pathogenese und Bekämpfung der Schweinedysenterie in Ungarn. Wien. tierärztl. Mschr. **72**, 33-38.

TAYLOR, D. J., J. R. SIMMONS and H. M. LAIRD (1980): Production of diarrhoea and dysentery in pigs by feeding pure cultures of a spirochaete differing from Treponema hyodysenteriae. Vet. Rec. **106**, 326-332.

TROTT, D. J., C. R. HUXTABLE and D. J. HAMPSON (1996): Infection of newly weaned pigs with human and porcine strains of Serpulina pilosicoli. Proc. 14th IPVS Congress, Bologna, 285.

WALDMANN, K.-H. (1992): Voraussetzungen und Maßnahmen zur Sanierung von Ferkelerzeugerbetrieben mit latenter Schweinedysenterie. Tierärztl. Prax. **20**, 159-163.

WALDMANN, K.-H., und D. E. G. LINDEMANN (1991): Untersuchungen zum Flüssigkeits- und Elektrolythaushalt bei dysenteriekranken Mastschweinen. Prakt. Tierarzt **73**, Collegium veterinarium XXII, 50-54.

13.5.7 Proliferative Enteropathie – Porziner intestinaler Adenomatosekomplex, PIA (Proliferative enteropathy)

Mehrere vereinzelt auftretende Krankheitsbilder des Schweines, die mit proliferativen Veränderungen der Ileumschleimhaut einhergehen, wurden zunächst in England beschrieben und mit dem Bakterium *Campylobacter sputorum* Subspecies *mucosalis* bzw. später in den USA mit *Campylobacter hyointestinalis* in Verbindung gebracht. Intensive mikrobiologische Untersuchungen der letzten Jahre ergaben jedoch antigenetische Unterschiede zu den genannten Bakterien und wiesen einen Campylobacter-ähnlichen, obligat intrazellulär wachsenden Erreger nach, der erst als „Campylobacter-like organism (CLO)", später als „Ileal symbiont (IS) intracellularis" bezeichnet wurde. 1995 wurde für diesen Erreger der Proliferativen Enteropathie, der einer neuen Gattung zugeordnet wurde, der Name *Lawsonia intracellularis* eingeführt.

Bei Absetzferkeln wurde eine vorübergehende Proliferation unreifer Epithelzellen des Ileums mit Vermehrung des Erregers im Zytoplasma festgestellt und als „Porcine intestinal adenomatosis" – PIA – bezeichnet. Klinisch sind bei dieser milden Adenomatoseform eine vorübergehende geringgradige Störung des Allgemeinbefindens, Freßunlust und eine mehrtägige Durchfallphase zu beobachten.

Möglicherweise geht durch Ansiedlung von Sekundärerregern aus dieser Krankheitsform eine „Nekrotisierende Enteritis" hervor, die wiederum besonders das Ileum, aber auch Teile des Dickdarms betreffen kann.

Eine nachfolgende Ausheilung solcher Nekrosen unter starker Granulationsgewebsbildung im Darmlumen und Hypertrophie der Muskelschichten charakterisieren das Bild der „Regionalen Ileitis", die bis zum Verschluß des Darmlumens führen kann.

Die klinische Symptomatik von nekrotisierender Enteritis und regionaler Ileitis ist durch zunehmende Störung des Allgemeinbefindens, stärkere Diarrhoe und erhöhte Letalität gekennzeichnet. Der Durchfallkot enthält in diesen Krankheitsphasen meist Beimengungen von Blut und nekrotischen Gewebsteilen. Überlebende Tiere kümmern häufig.

Die „Proliferative Hämorrhagische Enteropathie" weist bezüglich histologischer und bakteriologischer Befunde große Ähnlichkeit mit den zuvor erwähnten Krankheitsbildern auf. Sie tritt jedoch nicht vereinzelt bei Ferkeln, sondern bei jungen Zuchtschweinen oder Mastläufern einzelner Bestände gehäuft auf.

Plötzliche Todesfälle ohne vorherige Krankheitsanzeichen kommen vor. Sonst sind Appetitlosigkeit und Blässe zu beobachten, bevor wenige Stunden später wäßrigschwarz-übelriechender oder teerartig veränderter Kot abgesetzt wird. Körpertemperaturen zwischen subnormal und 40 °C sowie vereinzelte Aborte, jedoch keine Mumifikation, können festgestellt werden. Acht bis 24 Stunden nach Beginn der Diarrhoe tritt meist der Tod ein. Morbidität und Mortalität innerhalb der betroffenen Tiergruppen sind hoch. Die Krankheit kann auch als unspezifisches Kümmern verlaufen.

Im Sektionsbild sind die Veränderungen meist auf einen deutlich abgegrenzten Abschnitt des Ileums beschränkt, dessen Oberfläche hirnwindungsartig durch die Serosa scheint und manchmal Petechien zeigt. Das distale Drittel des Jejunums ist oft mit betroffen, seltener das Caecum oder Kolon. Das Darmlumen enthält blutige Flüssigkeit oder Blutkoagula. Mukosa und Submukosa sind verdickt und gelegentlich fibrinbedeckt, weisen aber keine sichtbaren Blutaustrittstellen auf. Histologisch und in Abklatschpräparaten ist der Erreger mittels Spezialfärbungen (z. B. Silber- oder Ziehl-Neelsen-Färbung) im apikalen Zytoplasma der Kryptepithelien nachweisbar. *Lawsonia intracellularis* ist nur in Zellkulturen kultivierbar.

Die Diagnose ist anhand des klinischen und besonders des pathologisch-anatomischen Bildes zu stellen. Für den Erregernachweis wurden verschiedene Tests wie ELISA, DNA-Hybridisierung, indirekte Immunfluoreszenz oder PCR entwickelt. Serologische Untersuchungen sind als Herdenscreening möglich. Differentialdiagnostisch sind vor allem die Dysenterie, Salmonelleninfektionen und je nach Alter der betroffenen Tiere *E.-coli*-Infektionen abzugrenzen. Bei plötzlicher Blässe und Anämie durch proliferative hämorrhagische Enteropathie älterer Schweine sind Magenulzera zu berücksichtigen.

Bei Tieren, die beginnende klinische Symptome zeigen, führt eine langanhaltende Therapie mit Tetracyclinpräparaten, Lincomycin-Spectinomycin, Tylosin, Tiamulin oder Valnemulin zur Heilung. Methoden zur Resistenzprüfung von *Lawsonia intracellularis* werden derzeit entwickelt.

Neu in einen gefährdeten Bestand gebrachte Tiere können durch Kontakt mit zuvor erkrankten und gleichzeitige Futtermedikation über drei Wochen vor Erkrankung geschützt werden.

Literatur

GEBHART, C.J., S. MCORIST, G.H.K. LAWSON, J.E. COLLINS and G.E. WARD (1994): Specific in situ hybridization of the intracellular organism of porcine proliferative enteropathy. Vet. Pathol. **31**, 462-467.

LOVE, R. J., D. N. LOVE and M. J. EDWARDS (1977): Proliferative haemorrhagic enteropathy in pigs. Vet. Rec. **100**, 65-68.

MCORIST, S., C. J. GEBHART, R. BOID and S. M. BARNS (1995): Characterization of Lawsonia intracellularis gen. nov., sp. nov., the obligately intracellular bacterium of porcine proliferative enteropathy. Int. J. Syst. Bacteriol. **45**, 820-825.

MCORIST, S., C. J. GEBHART and G. H. K. LAWSON (1994): Polymerase chain reaction for diagnosis of porcine proliferative enteropathy. Vet. Microbiol. **41**, 205-212.

McOrist, S. and G. H. K. Lawson (1989): Reproduction of proliferative enteritis in gnotobiotic pigs. Res. Vet. Sci. **46**, 27-33.

Moore, G. M. and T. R. Shryock (1996): Lawsonia intracellularis and swine enteric disease. Contin. Educ. **18**, Suppl. Anim. Med. Manag. 11-17.

Rowland, A. C. and G. H. K. Lawson (1975): Porcine intestinal adenomatosis: A possible relationship with necrotic enteritis, regional ileitis and proliferative haemorrhagic enteropathy. Vet. Rec. **97**, 178-180.

Rüdiger-Bösch, B., U. Schmidt, J. Mumme, H. Nienhoff und F.-J. Kaup (1986): Über das Auftreten des Adenomatose-Komplexes beim Schwein. Berl. Münch. tierärztl. Wschr. **99**, 109-118.

Schafer, R. (1982): Zum Vorkommen der Regionalen Enteritis (Intestinaler Adenomatosekomplex) des Schweines im Bezirk Magdeburg. Monatsh. Veterinärmed. **37**, 851-855.

13.5.8 Tuberkulose (Tuberculosis)

Ätiologie und Pathogenese

Obwohl Schweine auch für humane und bovine Mykobakterien empfänglich sind, sind solche Infektionen wegen der Tilgung der Tuberkulose beim Rind und der Isolierung erregerausscheidender Menschen gegenwärtig nicht zu erwarten.

Die Infektion von Schweinen mit aviären oder atypischen Mykobakterien besteht als Problem der Fleischhygiene fort, wenn auch mit abnehmender Tendenz, seitdem der Kontakt mit extensiv gehaltenem Geflügel, die Verfütterung infizierter Abfälle sowie Haltung auf Tiefstreu oder in Ausläufen, die kontaminiert sein können, selten geworden sind. Wildschweine erweisen sich als relativ häufig infiziert (> 1 %). Ausbrüche mit hoher Morbidität sind wiederholt bei Einstreu mit Holzspänen beobachtet worden, wobei die Erreger bereits im Sägewerk gefunden wurden und sich offenbar in der feuchten Streu vermehren konnten.

Läuferschweine im Alter von 8 Wochen sind für die Infektion besonders empfänglich. Es entstehen dann bis zur Schlachtung Veränderungen an den Retropharyngeal- und Mesenteriallymphknoten, die in Schwellung mit verkäsenden und verkalkenden nekrotischen Herden bestehen. Da häufig die Tonsillen betroffen sind, kommen solche Tiere auch als Ausscheider in Frage.

Primärherde in der Lunge kamen auch in der Vergangenheit, als noch Gelegenheit zur aerogenen Infektion mit humaner oder boviner Tuberkulose bestand, relativ selten vor, ebenso gehörten generalisierte Formen eher zu den Ausnahmen. Sie sind auch bei Infektion mit aviären Mykobakterien möglich, wobei die Veränderungen diffuser sind und weniger zur Kapselbildung und Verkalkung neigen.

Klinisches Bild und Diagnose

Klinische Symptome werden als Folge der im Verdauungstrakt auftretenden Primärherde nicht beobachtet. Nach Generalisation ist Abmagerung, eventuell auch Fieber, zu erwarten, und es kann zu Knotenbildung im Gesäuge, Schwellung des Hodens oder Auftreibungen der Knochen kommen. Differentialdiagnostisch sind zunächst die wesentlich häufigeren chronischen Erkrankungen der Lunge, des Darmkanals oder der Harnorgane sowie die Kachexie der Zuchtsauen in Betracht zu ziehen. Nach Vorbericht oder Haltungsbedingungen sollte eine Infektionsmöglichkeit gegeben sein.

Zur Diagnose führt die intrakutane Tuberkulinprobe in der losen Haut der proximalen Ohrmuschel, welche vor allem mit aviärem Tuberkulin oder gleichzeitig am Ohr der anderen Seite mit bovinem Tuberkulin durchgeführt wird. Schmerzhafte Schwellung innerhalb von 24–48 Stunden, die mit einem Kutimeter durch Messung vor und nach Reaktion objektivierbar ist und mehr als 2 mm betragen sollte, gilt als positive Reaktion.

Bei der Schlachtung sind alle Herde außerhalb der Lymphknoten des Verdauungstraktes vorsichtshalber als Zeichen einer Generalisation zu werten. Der Erregernachweis in Läsionen gelang bis zu 4 Monaten nach experimenteller Infektion häufig, 7 Monate danach nicht mehr.

Zum Teil wurden aus Veränderungen der Mesenteriallymphknoten, die denen bei aviärer Tuberkulose glichen, auch *Rhodococcus (Corynebacterium) equi* oder atypische Mykobakterien isoliert.

Prophylaxe

Wenn bei geschlachteten Mastschweinen gehäuft tuberkulös veränderte Darmlymphknoten auftreten, dann ist die Infektionsquelle vorwiegend in der Umwelt der Läuferschweine zu suchen. Im Tuberkulintest positiv reagierende Schweine oder Mastgruppen sind abzusondern und die Ställe erst nach Reinigung und Desinfektion wieder zu belegen. Benutzte Ausläufe sind als mehrjährig infiziert anzusehen. Das Verwenden von Spänen als Einstreu ist einzustellen.

Literatur

ACLAND, H. M. and R. H. WHITLOCK (1984): Experimental infection of pigs with Mycobacterium avium serotype 4. Proc. 8th IPVS Congr., Ghent, 141.

ENGEL, H. B. W., D. G. GROTTHUIS, W. WOUDA, C. D. W. KÖNIG and L. H. H. M. LENDFERS (1978): „Pig-compost" as a source of Mycobacterium avium infection in swine. Zbl. Vet. Med. B **25**, 373-382.

JANETSCHKE, P. (1963): Über die Tuberkulose beim Schwein. Monatsh. Veterinärmed. **18**, 860-864.

SCHULZ, G., H. DEUTER und J. DEDEK (1992): Zum Vorkommen von Mycobacterium bovis beim freilebenden Schwarzwild. In: IPPEN, R. und H. D. SCHRÖDER (ed.), Erkrankungen der Zootiere, 51-53. Berlin: Akademie Verlag.

THOEN, C. O. and A. G. KARLSON (1986): Tuberculosis. In: LEMAN, A. D., et al. (eds.), Diseases of Swine, 6th ed. Ames: Iowa State University Press.

UHLEMANN, J., R. HELD, K. MÜLLER, H. JAHN und H. DÜRRLING (1975): Schweinetuberkulose in einem Mastkombinat nach Einstreu von Hobel- und Sägespänen. Monatsh. Veterinärmed. **30**, 175-180.

WINDSOR, R. S., D. S. DURRANT and K. J. BURN (1984): Avian tuberculosis in pigs: Mycobacterium intracellulare infection in a breeding herd. Vet. Res. **114**, 497-500.

13.5.9 Yersinia-enterocolitica-Infektion (Infection with Yersinia)

Viele Schweine sind symptomlos Träger von *Yersinia enterocolitica*, seltener *Yersinia pseudotuberculosis*. Diese Keime werden als fakultativ-pathogen angesehen, da sie im Experiment bei Ferkeln eine katarrhalische Enteritis des Dünn- und Dickdarms auslösen können und vereinzelt auch als Erreger von fieberhaftem, blutigem Durchfall nachgewiesen wurden.

Yersinia enterocolitica bleibt im Kot 3 Wochen infektiös und kann sich in geeigneten Substraten bei 20 °C vermehren. Für *Yersinia pseudotuberculosis* sind Schadnager die Infektionsquelle für Schweine.

Mehrere, beim Schwein weit verbreitete Serotypen von *Yersinia enterocolitica* erzeugen beim Menschen, der sich über kontaminiertes Fleisch infiziert, Enteritis. Derartige Erkrankungen wurden zunehmend diagnostiziert, wodurch die subklinischen Yersinia-Infektionen des Schweins eine ähnliche fleischhygienische Bedeutung gewinnen wie die Kontamination mit Salmonellen.

Gegenüber klinisch manifester Yersinia-Infektion war Tetracyclin wirksam. In vitro war der Keim ferner gegen Neomycin, Sulfonamide und Spectinomycin empfindlich. Zur Prophylaxe, vor allem der Zurückdrängung subklinischer Infektionen sind, ähnlich wie bei der Salmonelleninfektion, Trennung der Altersgruppen in der Aufzucht und lückenloses Rein-Raus-Verfahren angebracht.

Zu beachten ist die serologische Kreuzreaktion von *Yersinia enterocolitica* mit *Brucella suis*, die zu falsch-positiven Reaktionen bei Zuchttieruntersuchungen Anlaß geben kann.

Literatur

EWERTH, W., und H. NATTERMANN (1987): Histopathologische Untersuchungen bei der experimentellen oralen Yersinia enterocolitica Infektion des Jungschweines. Monatsh. Veterinärmed. **42**, 319-324.

HUNTER, D., S. HUGHES and E. FOX (1983): Isolation of Yersinia enterocolitica from pigs in the United Kingdom. Vet. Rec. **112**, 322-323.
SCHIEMANN, D. A. (1988): The pathogenicity of Yersinia enterocolitica for piglets. Can. J. Vet. Res. **52**, 325-330.
TAYLOR, D. J. (1992): Infection with Yersinia. In: LEMAN, A. D., et al. (eds.), Diseases of Swine, 7th ed., 639-641. Ames: Iowa State University Press.

13.6 Parasitäre Erkrankungen

13.6.1 Askaridose (Ascariasis)

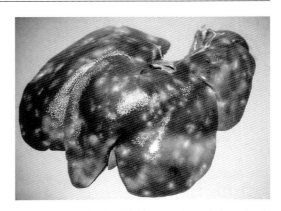

Abbildung 13-18 Bindegewebsreaktion durch wandernde Askaridenlarven in der Leber, „Milk spots" (Foto: SCHMIDT, Münster)

Der Spulwurm des Schweines, *Ascaris suum*, fällt seiner Größe wegen gelegentlich im Kot auf. Seine Verbreitung und Bedeutung gehen unter den Bedingungen der Intensivhaltung zurück.

Ätiologie und Pathogenese
Es dauert mindestens 24 Tage, meist aber doppelt so lange, bis sich in den massenhaft im Kot befallener Schweine ausgeschiedenen Eiern infektionsfähige Larven entwickeln. Nach oraler Aufnahme schlüpfen die Larven im Dünndarm, dringen in das Pfortadersystem ein und wandern 4–6 Tage im Leberparenchym. Anschließend gelangen sie hämatogen zur Lunge, wandern in die Alveolen und von dort in den Bronchialbaum ein, wonach sie passiv über Trachea und Ösophagus nach 10–15 Tagen wieder den Dünndarm erreichen. Sie ernähren sich nun von Darminhalt und wachsen 8–9 Wochen post infectionem zu geschlechtsreifen Würmern heran, die täglich bis zu 1 Mio. Eier produzieren können. Pathogen wirken die wandernden Larven in Leber und Lunge. Mit einsetzender Immunität entstehen auf der Leberoberfläche durch interstitielle Gewebsreaktion die schlachtwertmindernden „Milchflecken" (Abb. 13-18).

Auf ihrem Weg durch die Lunge können Askariden bei massivem Befall den Verlauf chronischer Pneumonie komplizieren. Ob die geschlechtsreifen Formen den Wirt nicht nur durch Nahrungsentzug, sondern auch durch ausgeschiedene Stoffwechselprodukte schädigen, ist unklar. Massiver Befall kann mäßige katarrhalische Enteritis zur Folge haben. In Einzelfällen verlegen Askaridenknäuel das Darmlumen (nach Behandlung), oder ein Wurm wandert in den Gallengang ein, wodurch es zur Gallenstauung (Ikterus) kommt.

Unter den Bedingungen der intensiven Schweineproduktion (regelmäßige Entwurmung, Rein-Raus-Verfahren) besteht ein Gegensatz zwischen zurückgehendem Nachweis von Askarideneiern im Kot und Fortbestehen askaridenbedingter Leberveränderungen. Diese finden sich bei Schlachtschweinen im Sommer häufiger als im Winter.

Die Saisonalität entsteht durch gehemmte Embryonierung der Askarideneier bei Temperaturen unter 15 °C (Optimum bei 30 °C). Besonders deutlich wird dieser Effekt, wenn das Stallklima stark von der Außentemperatur abhängt oder bei Freilandhaltung. Die Zahl aufgenommener Eier bestimmt den Grad und die Geschwindigkeit der Immunisierung. Bei fortgesetzter, hochgradiger Infektion von Läuferschweinen können die Askaridenlarven nach 4 bis 6 Wochen nicht mehr die Darmbarriere überwinden, die bis dahin entstandenen Leberveränderungen heilen bis zur Schlachtung aus. Geringgradige Infektion führt nicht zu diesem Schutz, es entstehen weiterhin „Milchflecken". Die Zahl im Darm nachweisbarer juveniler Askariden entspricht etwa der Zahl aufgenommener Eier. Geschlechtsreife Askariden sind jedoch nur in wenigen der infizierten Schweine zu finden und ihre Zahl ist unabhängig von der der Infektionsdosis. Wegen der Widerstandsfähigkeit der Askarideneier genügen wenige Ausscheider, um den für die Leberveränderungen im Schlachtalter verantwortlichen geringen, aber konstanten Infektionsdruck aufrechtzuerhalten.

Bereits Saug- und Absetzferkel werden durch die Wanderphase der Askariden geschädigt.

Die Beeinträchtigung der Mastleistung durch Spulwurmbefall wird oft überschätzt, weil er in Betrieben mit schlechter Haltungshygiene zusammen mit Atemorganerkrankungen auftritt. Im Bestandsdurchschnitt ist durch Askariden allein eine Verringerung der Zunahmen von 1 % oder weniger zu erwarten. Einzelne Tiere können allerdings wesentlich schwerer betroffen sein und auch das Zusammenwirken wandernder Larven mit Pneumonieerregern ist in Betracht zu ziehen.

Ältere Zuchtschweine sind in der Regel spulwurmfrei, nur wenige sind Träger geschlechtsreifer Askariden. Nach wurmfreier Aufzucht (Spaltenböden) können sie aber auch voll empfänglich sein und z. B. bei Gewährung von Auslauf erstmalig erkranken.

Klinische Symptome und Verlauf
Befallen sind Ferkel und jüngere Mastschweine. Massiver Befall kann während der Lungenpassage der Larven Dyspnoe, Husten, Fieber und Appetitlosigkeit verursachen, doch sind diese Erscheinungen kaum von der Komplikation einer mikrobiellen Pneumonie (Enzootische Pneumonie) zu differenzieren. Wechselhafte Futteraufnahme, Kolikerscheinungen, Anämie und auffallend trockener Kot werden im weiteren Verlauf gesehen. Der meist zu erwartende mäßige Befall verläuft symptomlos.

Diagnose und Differentialdiagnose
Um die relativ wenigen Ausscheider zu erfassen, sind bei Beurteilung des Askaridenbefalls eines Bestandes Sammelkotproben zu untersuchen, außerdem ist die Präpatenzperiode zu beachten. Die dickschaligen braunen Eier mit höckeriger Oberfläche werden im Flotationsverfahren nachgewiesen. Bei der Sektion im Dünndarm und gelegentlich auch im abgesetzten Kot finden sich 15–30 cm lange, 4 mm dicke gelbliche Würmer. Heftige Gewebsreaktionen der Leber können auch durch Larven der Spulwurmarten von Katze und Hund verursacht werden. Diese gelangen im Schwein aber nicht zur weiteren Entwicklung.

Askaridenfreiheit eines Bestandes liegt mit großer Sicherheit vor, wenn die Lebern bei der Schlachtung regelmäßig frei von Veränderungen sind.

Therapie und Prophylaxe
Behandelt werden die Sauen vor Einstellung in den Abferkelstall und Läuferschweine bei Mastbeginn. Da die Therapie mit den älteren Anthelminthika wandernde Larven nicht erfaßt, ist eine Langzeitbehandlung mit niedriger Dosierung (z. B. über 2 Wochen) oder Wiederholung nach 4 Wochen angebracht. In massiv infizierter Umgebung (Extensivhaltung, Ausläufe) tritt unter der Langzeitbehandlung eine Immunisierung ein, weil diese das Einwandern der Larven nicht verhindert. Wirksam gegen Askariden sind Levamisol, Mebendazol, Fenbendazol, Flubendazol, Doramectin, Ivermectin. Das injizierbare Ivermectin und andere Avermectine sind gegen Askariden gut wirksam (Dosierung s. Tab. 13-3). Avermectine erfassen oral oder parenteral verabreicht sowohl die adulten Askariden wie die wandernden Larven. Die Behandlung der Sauen hat zum Ziel, die Kontamination des Abferkelstalles mit Askarideneiern zu ver-

Tabelle 13-3 Behandlung des Magen-Darm-Wurmbefalls beim Schwein

Wirkstoff Freiname (Handelsname)	Dosis 1 x per os mg/kg KM	Hyostrongylus rubidus	Strongyloides ransomi	Ascaris suum	Trichuris suis	Oesophagostomum spp.	Anmerkungen
Doramectin (Dectomax-S®)	–	++	++	++	++	++	Nur i.m. Injektion 0,3 mg/kg KM
Fenbendazole (Panacur®)	5–30	++	++	++	++	++	
Flubendazol (Flubenol®)	5	++	++	++	++	++	Auch Langzeitmedikation
Ivermectin (Ivomec Prämix®)	0,03–0,1*	++	++	++	++	++	Auch s.c. Injektion
Levamisole (Concurat®)	7,5	++	+	++	+	++	Auch s.c. Injektion (Citarin®)
Piperazinsalze	200			++		+	von Sauen manchmal verweigert

++ gut, + teilweise wirksam, Langzeitmedikation s. Tabelle 4.1
* nur Langzeitmedikation 7 Tage

hindern. Sie kann bereits von einzelnen Askariden ausgehen, die das Muttertier nicht beeinträchtigen.

In sorgfältig gereinigten Abferkelställen ist eine stärkere Infektion der Ferkel unwahrscheinlich, weil von der Muttersau ausgeschiedene Spulwurmeier während der Säugeperiode nicht infektionsfähig werden.

Sofern eine Infektion im Saugferkelalter anzunehmen ist, kann nach dem Absetzen, bereits vor Ablauf der Präpatenzperiode oral mit Avermectinen behandelt werden (z. B. 8 Tage Ivomec Prämix®).

Spulwurmeier sind sehr widerstandsfähig gegen Austrocknung, jahrelang infektiös und nur durch schwefelkohlenstoffhaltige Desinfektionsmittel oder Hitze abzutöten. Eine sichere Bestandssanierung ist daher kaum zu erreichen, auch wenn der Befall längere Zeit durch Kotuntersuchung nicht nachweisbar bleibt.

Mit Askarideneiern verseuchte Erdausläufe sind nicht desinfizierbar. Ferkel oder ferkelführende Sauen sollten zu ihnen keinen Zugang haben. Das Waschen der Sau vor dem Einstellen in den Abferkelstall verhindert die Verschleppung von Askarideneiern, die mit Kot an der Haut haften.

Katzen und Hunde, die Zugang zum Schweinestall oder Futterlager haben, sind zu entwurmen, um Leberflecken durch *Toxocara canis* bzw. *cati* zu vermeiden.

Literatur

BERNARDO, T. M., I. R. DOHOO and A. DONALD (1990): Effect of ascariasis and respiratory diseases on growth rates in swine. Can. J. Vet. Res. **54**, 278-284.

BINDSEIL, E. (1972): On the development of interstitial hepatitis (milk spots) following infection with Ascaris suum. Nord. Veterinaermed. **24**, 191-195.

BOTH, G. (1983): Der Einfluß einer planmäßigen Entwurmung mit Flubenol® auf den Prozentsatz und den Schweregrad der durch Ascaris suum-Larven hervorgerufenen Leberschäden bei Mastschweinen. Tierärztl. Umsch. **38**, 158-163.

ERIKSEN, L., P. NANSEN, A. ROEPSTORFF, P. LIND and O. NILSSON (1992): Response to repeated inoculations with Ascaris suum eggs during the fattening priod I. Studies on worm kinetics. Parasitology Research **78**, 241-246.

EVANS, P. and L. VAN LEENGOED (1984): Field studies with in-feed medication of pigs in the Netherlands using the anthelmintic thiophanate with particular reference to efficacy against Ascaris suum. Vet. Quart. **6**, 27-30.

HAUPT, W., E. A. NICKEL, W. ERBENDRUTH und H. JACOB (1978): Mehrjährige Erhebungen über den Endoparasitenbefall bei Schlachtschweinen aus einer Waldmastanlage im Bezirk Leipzig. Monatsh. Veterinärmed. **33**, 912-914.

MENZIES, F. D., E. A. GOODALL and S. M. TAYLOR (1994): The epidemiology of ascaris suum infections in pigs in Northern Ireland, 1969-1991. Brit. Vet. J. **150**, 165-172.

MISKIMINS, D. W., J. H. GREVE and J. R. BAKER (1994): The serious effects of ascarid larval migration on a group of market-weight swine. Vet. Med. **89**, 247-253.

MUFF, F., W. KOCH und K. WOLFF (1984): Zur Epizootologie des Askaridenbefalles beim Schwein. Schweiz. Arch. Tierheilk. **126**, 409-428.

NICKEL, E. A. (1960): Untersuchungen über Verlauf und Auswirkungen experimenteller Spulwurminfektionen bei Läufern und Mastschweinen. Berl. Münch. tierärztl. Wschr. **73**, 265-270.

NILSSON, O. (1982): Ascariasis in the pig. An epizootical and clinical study. Acta vet. scand. Supplement **79**, 109 pp.

SCHILLHORN VAN VEEN, T. W. and C. D. GIBSON (1983): Anthelmintic activity of ivermectin in pigs naturally infected with Ascaris and Trichuris. Am. J. Vet. Res. **44**, 1732-1733.

STANKIEWICZ, M. and D. L. FROE (1993): A new approach to control of ascariasis in pigs. Acta parasitol. **38**, 93-95.

STEVENSON, P. (1979): The influence of environmental temperature on the rate of development of Ascaris suum eggs in Great Britain. Res. Vet. Sci. **27**, 193-196.

URBAN, J. F., R. D. ROMANOWSKI and N. STEELE (1989): Influence of helminth parasite exposure and strategic application of anthelmintics on the development of immunity and growth of swine. J. Anim. Sci. **67**, 1668-1677.

13.6.2 Hyostrongylose (Hyostrongylosis)

Wegen Färbung und Ansiedlungsort wird *Hyostrongylus rubidus* auch roter Magenwurm genannt. Er befällt Haus- und Wildschweine, kann aber auch bei Hasen, Schafen und Kälbern vorkommen.

Ätiologie und Pathogenese

Aus den Eiern des Parasiten, die mit dem Kot abgesetzt werden, entwickeln sich frühestens nach 4 Tagen infektionsfähige 3. Larven, die mehrere Monate leben und oral aufgenommen werden. Dies geschieht vorwiegend auf Weiden und in Ausläufen, doch sind Infektionen im Stall auch möglich.

Im Magen suchen die Larven die Gänge der Fundusdrüsen auf, in deren Tiefe sie sich weiterentwickeln und durch Gewebsreizung knötchenartige Schleimhautveränderungen hervorrufen. Frühestens nach 20 Tagen wandert *Hyostrongylus rubidus* ins Magenlumen, wird geschlechtsreif und ernährt sich als Blutsauger. Dabei verursacht er katarrhalische bis diphtheroide Entzündung oder auch flache schleimbedeckte Ulzera in der Magenschleimhaut. Bei wiederholter Infektion machen die Larven im Drüsengewebe eine Ruhepause durch, die erst mit beginnender Laktation beendet wird.

Klinisches Bild und Verlauf

Obwohl Stallinfektionen vorkommen und Schweine jeden Alters gleich anfällig sind, findet man starken Befall und klinische Erkrankung vorwiegend bei Sauen, die zeitweilig auf der Weide gehalten wurden, während der Laktation. Symptome sind Abmagerung, Anämie, Durchfall und Fruchtbarkeitsstörungen. Bei stark befallenen jüngeren Schweinen wird Appetitlosigkeit neben mangelhafter Zunahme und Anämie beobachtet. Plötzliche Todesfälle durch blutende Magenulzera sind möglich.

Bei wiederholtem schwachem Befall bleibt die Wurmbesiedelung des Wirtstiers aufrechterhalten. Dagegen hat fortgesetzt starke Infektion zunehmende Immunität und Rückgang der Wurmzahl zur Folge. Während der Laktation kommt es zu verstärkter Pathogenität von *Hyostrongylus rubidus*. Nach dem Absetzen kann Selbstheilung eintreten, nicht allerdings bei stark abgemagerten, geschwächten Sauen.

krankung der Ferkel ist auch bei Würfen unbehandelter Sauen nicht zu erwarten, sofern sie ausschließlich im Stall gehalten werden. Wird die Abferkelbox täglich sorgfältig von Kot gereinigt, so bleibt ein Hyostrongylusbefall der Ferkel aus.

Diagnose und Differentialdiagnose
Die dünnschaligen, eine Furchungskugel enthaltenden Eier sind im Kot mit Hilfe des Flotationsverfahrens nachweisbar. Ihre Unterscheidung von den gleichgestalteten Eiern der Oesophagostomum-Arten gelingt nur durch Anzüchtung und Differenzierung der 3. Larvenstadien.

Bei Eröffnung des Magens befallener Tiere findet man nach Entfernen der Schleimschicht die 4–11 mm langen Würmer als dunkelrote Striche auf dem Grunde der Ulzera oder im Bereich entzündlicher Veränderungen. Ferner werden die von den Larven verursachten linsen- bis haselnußgroßen Knötchen sichtbar.

Differentialdiagnostisch sind Gastritiden anderer Genese und die primär haltungsbedingten Magengeschwüre abzugrenzen.

Therapie und Prophylaxe
Zur Therapie sind Doramectin, Ivermectin, Levamisol, Fenbendazol oder Flubendazol zu bevorzugen, weil sie teilweise auch auf präadulte Parasiten wirken (Dosierung s. Tab. 13-3).

Die ruhenden 4. Larvenstadien werden allerdings von keinem Präparat erfaßt und bilden ein Reservoir, aus dem sich nach Behandlung neue geschlechtsreife Parasiten entwickeln.

Eine Behandlung der Sauen vor dem Einstellen in den Abferkelstall verhindert die bei Hyostrongylusbefall post partum zu erwartende verstärkte Eiausscheidung. Man unterbricht damit zwar nicht den Infektionszyklus, doch werden bessere Aufzuchterfolge erreicht. Eine klinisch wahrnehmbare Er-

Literatur

BARTH, D. (1968): Hyostrongylus rubidus, ein weitverbreiteter Schweineparasit in Deutschland. Tierärztl. Umsch. **23**, 115-122.

DANGOLLA, A., H. BJØRN and P. NANSEN (1994): A study on the transmission of Oesophagostomum dentatum and Hyostrongylus rubidus among outdoor reared pigs in Denmark. Acta vet. scand. **35**, 409-416.

NEUBRAND, K. (1971): Zum Wurmbefall der Muttersauen und der routinemäßigen Entwurmung mit Thiabendazol. Tierärztl. Umsch. **26**, 488-493.

ROSE, J. H. and A. J. SMALL (1982): Observations on the development and survival of the free living stages of Hyostrongylus rubidus both in their natural environments out of doors and under controlled conditions in the laboratory. Parasitology **85**, 33-42.

STEWART, T. B., O. M. HALE and O. G. MARTI (1985): Experimental infections with Hyostrongylus rubidus and the effects on performance of growing pigs. Vet. Parasitol. **17**, 219-227.

13.6.3 Ösophagostomose (Oesophagostomiasis)

Die beiden in Mitteleuropa verbreiteten Arten *Oesophagostomum dentatum* und *Oesophagostomum quadrispinulatum* werden auch unter der Bezeichnung Knötchenwürmer zusammengefaßt. Maßgeblich hierfür sind charakteristische Veränderungen der Dickdarmschleimhaut, die durch die Einwanderung des Parasiten während einer histotropen Entwicklungsphase entstehen.

Ätiologie und Pathogenese

Frühestens nach 8 Tagen, bei normalen Stalltemperaturen etwas später, haben sich aus den im Kot ausgeschiedenen Eiern infektionstüchtige, dritte Larvenstadien entwickelt. Nach oraler Aufnahme dringen diese 24 Stunden später in die Submukosa des Dickdarms vor, die sie als vierte Larve verlassen, um bald darauf als geschlechtsreifer Parasit an der Schleimhautoberfläche zu saugen. Die Phase der Gewebswanderung hat bei erstmaligem Befall nur geringe Reaktionen seitens des Wirtsgewebes zur Folge und kann sieben Tage nach Eindringen abgeschlossen sein. Nach wiederholter Infektion bilden sich als Ausdruck zunehmender Immunität erbsengroße derbe Knötchen, in denen die Larven längere Zeit ruhen oder absterben. Sie können reaktiviert werden und sich zu vermehrungsfähigen Parasiten weiterentwickeln, wenn die adulte Wurmpopulation zurückgeht (auch nach Behandlung!) oder wenn die Laktation beginnt.

Die Dauer der Präpatenzperiode unterscheidet sich daher nicht nur zwischen *Oesophagostomum dentatum* (minimal 35 Tage) und *Oesophagostomum quadrispinulatum* (mindestens 17 Tage), sondern auch entsprechend der Immunitätslage. Offenbar entwickelt sich keine wirksame Immunität, denn Oesophagostomumbefall und -ausscheidung nehmen mit dem Alter zu und sind bei Zuchtschweinen weit verbreitet.

Zu Schadwirkungen kommt es vor allem durch die Schleimhautläsionen infolge der Gewebswanderung. Massive experimentelle Infektion kann zu nekrotisch-diphtheroider Enteritis und blutiger Diarrhoe führen. Sekundär können Läsionen der Balantidiose oder Salmonellose auftreten. Die typischen Knötchen beeinträchtigen die Nutzung des Dickdarms als Wursthülle.

Die pathogene Bedeutung des geschlechtsreifen Parasiten ist geringer und schwer abzuschätzen.

Klinische Symptome und Verlauf

Ferkel sind einer experimentellen Oesophagostomuminfektion gegenüber sehr empfänglich und reagieren mit Appetitlosigkeit, Diarrhoe und Abmagerung. Unter Praxisbedingungen findet sich ein Oesophagostomumbefall jedoch vorwiegend bei älteren Mast- und Zuchtschweinen und verläuft meist symptomlos. Bei mageren Zuchtsauen mit hoher Eiausscheidung wurde vermehrt Anaphrodisie beobachtet.

Diagnose und Differentialdiagnose

Die Feststellung des Oesophagostomumbefalls erfolgt durch Kotuntersuchung mittels Flotationsverfahren. Die Eier beider Oesophagostomumarten (dünnschalig, mit Furchungskugel) ähneln einander und denen von *Hyostrongylus rubidus*. Alle drei können, falls erforderlich, durch Anzüchtung und Differenzierung der 3. Larven unterschieden werden. An der Darmschleimhaut bilden sich bei Erstinfektionen linsengroße Erhebungen, die nach Auswandern des Parasiten vollständig zurückgehen. Nach Reinfektion entstehen bis erbsgroße Knötchen mit rötlich-grünlichem Inhalt, die sich langsamer zurückbilden oder auch verkalken können, sofern sie nicht zum Ausgangspunkt von Sekundärinfektionen werden. Die geschlechtsreifen Würmer finden sich an der Darmschleimhaut als 10–15 mm lange, weißliche, zwirnfadenstarke Gebilde.

Therapie und Prophylaxe

Ivermectin und andere Avermectine sind gut wirksam und erfassen auch die Larvenstadien in der Darmwand. Zur Bekämpfung der geschlechtsreifen Oesophagostomen sind die Wirkstoffe Fenbendazol, Flubendazol und Levamisol, weniger dagegen Piperazin, geeignet (Dosierung s. Tab. 13-3). Als Behandlungszeitpunkte kommen vor allem der Mastbeginn und die Woche vor Einstellung zum Abferkeln in Frage.

Mit letzterem strebt man eine möglichst geringe Eiausscheidung im Abferkelstall an. Als Prophylaxe sind ferner Trockenhaltung und häufige Reinigung der Kot- und Liegeflächen wirksam.

Literatur

DANGOLLA, A., H. BJØRN and P. NANSEN (1994): A study on the transmission of Oesophagostomum dentatum and Hyostrongylus rubidus among outdoor reared pigs in Denmark. Acta vet. scand. **35**, 409-416.

HALE, O. M. (1981): Influence of an experimental infection of nodular worms (Oesophagostomum spp.) on performance of pigs. J. Anim. Sci. **52**, 316-322.

NEUBRAND, K. (1971): Zum Wurmbefall der Muttersauen und der routinemäßigen Entwurmung mit Thiabendazol. Tierärztl. Umsch. **26**, 488-493.

NICKEL, E. A., und W. HAUPT (1969): Ein Beitrag zum Verlauf der parasitischen Phase der Knötchenwurmentwicklung beim Schwein. Arch. exp. Vet. Med. **23**, 1203-1210.

PFEIFFER, A. (1977): Die Verbesserung des Absatzgewichts von Ferkeln durch rationellen Einsatz neuerer Anthelminthica bei den Muttersauen. Prakt. Tierarzt **58**, 32-38.

POELVOORDE, J. and P. BERGHEN (1981): Experimental infection of pigs with Oesophagostomum dentatum: pathogenesis and parasitology of repeated mass infection. Res. Vet. Sci. **31**, 10-13.

ROSE, J. H. and A. J. SMALL (1983): Observations on the effect of anthelmintic treatment on the transmission of Hyostrongylus rubidus and Oesophagostomum spp. among sows at pasture. J. Helminthol. **57**, 1-8.

STEWART, T. B. and L. C. GASBARRE (1989): The veterinary importance of nodular worms (Oesophagostomum spp.). Parasitology Today **5**, 209-213.

13.6.4 Strongyloidose (Strongyloides ransomi infection)

Der Zwergfadenwurm *Strongyloides ransomi* ist der einzige Darmparasit junger Saugferkel. Sein kurzer Entwicklungszyklus sowie die Fähigkeit zu galaktogener und perkutaner Infektion bringen es mit sich, daß er auch unter den Bedingungen der Intensivhaltung chronische Bestandserkrankungen hervorrufen kann.

Ätiologie und Pathogenese

Aus den Eiern des Parasiten, die mit dem Kot ausgeschieden werden, entwickeln sich Larven, die nach 2 Häutungen frühestens nach 4 Tagen, meist aber einer Woche, infektionsfähig sind. Diese suchen, von Wärmereizen geleitet, erneut Schweine auf, durch deren Haut sie eindringen, hämatogen zur Lunge gelangen, dort in die Alveolen auswandern, um durch Trachea, Ösophagus und Magen ihren Weg zum Dünndarm zu nehmen. Sie treffen dort am 3. oder 4. Tag post infectionem ein, bohren sich in die Schleimhaut ein und sind nach weiteren zwei Häutungen am 6. Tag vermehrungsfähig.

Bei Infektion von Sauen mit Strongyloides gelangt ein Teil der Larven hämatogen ins abdominale Fettgewebe und ruht dort bis zur einsetzenden Laktation. Dann wandern diese Larven ins Milchdrüsenlumen ein und gelangen mit der Kolostralmilch direkt in den Dünndarm der Ferkel, wo sie ihre Entwicklung fortsetzen und so schon am 3. Lebenstag der Ferkel mit der Eiausscheidung beginnen können. Die praktische Bedeutung nicht galaktogener oraler Infektion und intrauteriner Infektion ist unklar.

Starke perkutane Infektion hat Immunität zur Folge, die weitere kutane Einwanderung verhindert. Die Eiausscheidung der erwachsenen Parasiten wird davon nicht merklich beeinflußt. Die galaktogene Infektion erzeugt keine Immunität, die Ferkel bleiben empfänglich für eine perkutane Infektion, die der Eiausscheidung mit dem Kot bald folgt. Oft hat erst diese deutliche klinische Symptome zur Folge.

Klinische Symptome und Verlauf

Strongyloides verursacht bei starkem perkutanem Befall Quaddelbildung und Rötung der Haut von Bauch, Brust und Innenschenkel. Bei der Wanderung durch die Lunge treten, vor allem unter der Pleura, Blutungen auf, und man nimmt an, daß der Verlauf einer gleichzeitig vorhandenen Pneumonie erschwert wird. Fehlt diese Komplikation, so sind außer gelegentlichem Husten keine klinischen Symptome zu erwarten.

Leitsymptom des Strongyloidesbefalls ist die Diarrhoe, die vorwiegend in der zweiten Lebenswoche beginnt und von blaßgrauer Haut, Anämie und Abmagerung begleitet ist. Der Kot ist meist gelblich pastös, selten bei schwerkranken älteren Ferkeln rotbraun und dünnflüssig.

Möglicherweise sind unter Praxisbedingungen mikrobielle Infektionen des Darmkanals am Zustandekommen der Symptomatik beteiligt.

Mit zunehmendem Alter sind die klinischen Symptome einer Strongyloidesinfektion weniger ausgeprägt. Statt Durchfall kann dann auch normaler oder besonders fester Kot abgesetzt werden. Todesfälle, die bei jungen Saugferkeln vorkommen, sind bei älteren nicht zu erwarten. Die perkutane Infektion von Sauen, Grundlage der galaktogenen Infektion, verläuft symptomlos.

Diagnose und Differentialdiagnose
Allmählich einsetzende, von Anämie und Kümmern begleitete Durchfälle von Saugferkeln in der zweiten Lebenswoche begründen einen klinischen Verdacht der Strongyloidose. Dieser sollte durch den Nachweis der dünnschaligen, eine U-förmige Larve enthaltenden Eier im Kot bestätigt werden. Sicherer ist bei der Sektion die Untersuchung der Dünndarmschleimhaut (Kompressorium des Trichinoskops benutzen oder Mukosageschabsel aufschwemmen), da der Fettgehalt des Ferkelkots die Anreicherung der Eier mittels Flotation stört. Bevorzugt befallen ist das vordere Drittel des Dünndarms. Die 3–5 mm langen, haarfeinen Würmer bohren sich in der Schleimhaut vorwärts und legen kettenförmig Eier ab.

Differentialdiagnostisch sind Durchfälle rein bakterieller oder viraler Ätiologie anhand des Verlaufs und Erregernachweises abzugrenzen. Eisenmangelanämie findet man vorwiegend bei gut entwickelten Ferkeln.

Therapie und Prophylaxe
Zur Behandlung von Saugferkeln sind oral applizierbare Präparate in Pastenform oder injizierbare Medikamente (z. B. Doramectin, Ivermectin oder Levamisol) anwendbar (Dosierung s. Tab. 13-3). Der Wirkstoff Flubendazol vereinigt zuverlässige Wirkung mit guter Verträglichkeit.

Häufigkeit und Zeitpunkt der Applikation richten sich nach der Befallstärke im Bestand. In schwierigen Fällen sollte bis zu 3mal – am 3., 6. und 14. Lebenstag – behandelt werden, in leichteren genügt die einmalige Metaphylaxe am 3. Tag.

Sauen, die im Kot Strongyloideseier ausscheiden, sollten vor Einstellung in den Abferkelstall behandelt werden. Die Behandlung der Sau vor dem Abferkeln mit Ivermectin schützt gegen die galaktogene Infektion der Ferkel. Ruheformen und wandernde Larven werden von anderen Präparaten nicht erfaßt.

Die chirurgische Gewinnung und getrennte Aufzucht von Ferkeln im SPF-Verfahren unterbricht den galaktogenen Kreislauf der Strongyloidesinfektion offenbar mit großer Sicherheit, obwohl dies wegen der Möglichkeit pränataler Infektionen theoretisch zweifelhaft sein mag.

Von den Faktoren Feuchtigkeit und Wärme, welche die perkutane Infektion begünstigen, ist im Abferkelstall die Feuchtigkeit zu vermeiden. Sorgfältige Reinigung der Liegeflächen im Abstand von weniger als drei Tagen oder die Anwendung von Formalin 5 % im gleichen Abstand würden die Entwicklung der Eier zu infektionsfähigen Larven verhindern. Die zunehmende Haltung von Zuchtschweinen und Saugferkeln auf Spaltenböden hat den Strongyloidesbefall stark verringert.

Literatur

BARTH, D. and J. M. PRESTON (1985): Efficacy of ivermectin against somatic Strongyloides ransomi larvae. Vet. Rec. **116**, 366-367.

BRAUNE, S., und H. FREITAG (1970): Erfahrungen mit Thibenzole-Paste bei der Bekämpfung des Ferkeldurchfalls in der ersten Lebenswoche. Tierärztl. Umsch. **25**, 356-359.

ENIGK, K., E. WEINGÄRTNER und M. SCHMELZLE (1974): Zur Chemoprophylaxe der galaktogenen Strongyloides-Infektion beim Schwein. Zbl. Vet. Med. B **21**, 413-425.

HALE, O. M. and O. G. MARTI (1984): Influence of an experimental infection of Strongyloides ransomi on performance of pigs. J. Anim. Sci. **58**, 1231-1235.

MÜLLER, E. (1976): Untersuchungen über die Verbreitung von Strongyloides ransomi. Tierärztl. Umsch. **31**, 172-174.

MURRELL, K. D. (1981): Induction of protective immunity to Strongyloides ransomi in pigs. Am. J. Vet. Res. **22**, 1915-1919.

PFEIFFER, H., und R. SUPPERER (1969): Über die Bekämpfung der Strongyloidose der Saugferkel mit Thiabendazol. Wien. tierärztl. Mschr. **56**, 116-120.

13.6.5 Trichurose (Trichuris suis infection)

Die Eier des Parasiten *Trichuris suis* (Peitschenwurm) werden 4–6 Wochen nach Ausscheidung mit dem Kot infektiös und sind gegen Sonnenlicht und Austrocknung empfindlich. Nur feuchte, schattige Erdausläufe oder selten gereinigte Laufställe bieten daher dem Parasiten geeignete Infektionsgelegenheit.

Die geschlüpften Larven dringen zunächst ins Dünndarmepithel, das sie 16 Tage post infectionem wieder verlassen, um sich dann mit dem peitschenartigen Vorderende in der Dickdarmschleimhaut festzusetzen. Die Präpatenzperiode beträgt 40–50 Tage, die Lebensdauer 4–5 Monate. Experimentelle Trichurisinfektion kann zu katarrhalischer bis hämorrhagisch-nekrotisierender Kolitis führen. Klinisch machen sich dann Diarrhoe, verminderte Zunahme und Anämie bemerkbar, auch Abmagerung und Todesfälle kommen vor.

Da ein massiver Befall unter Praxisbedingungen unwahrscheinlich ist, verläuft die Trichurose meist subklinisch. Der Nachweis der zitronenförmigen Eier des Parasiten im Flotationsverfahren gestattet die Diagnose.

Zur Therapie sind Ivermectin, Doramectin, Flubendazol und Fenbendazol wirksam (Dosierung s. Tab. 13-3). Prophylaktisch sind regelmäßige Stallreinigung und Trockenhaltung von Ausläufen zu empfehlen.

Literatur

BEER, R. J. S. (1973): Studies on the biology of the life-cycle of Trichuris suis. Parasitology **67**, 253-262.

BEER, R. J. S. and I. J. LEAN (1973): Clinical trichuriasis produced experimentally in growing pigs, Part I. Pathology and infection. Vet. Rec. **93**, 189-194.

BEER, R. J. S., I. J. LEAN, D. E. JACOBS and M. K. CURRAN (1973): Clinical trichuriasis produced experimentally in growing pigs, Part II. Anthelmintic efficacy of Dichlorvos. Vet. Rec. **93**, 195-197.

NITZ, K.-J. (1974): Die anthelminthische Wirkung von Mebendazol als Medizinalfutter bei Schweinen. Tierärztl. Umsch. **29**, 495-496.

13.6.6 Bandwurmzysten in Leber und Bauchhöhle (Hepatitis cysticercosa)

Für zwei beim Hund parasitierende Bandwürmer kommt das Schwein als Zwischenwirt in Frage.

Die Finne von *Echinococcus (E.) granulosus* wird *Echinococcus cysticus* genannt, sie entwickelt sich unter langsamem, verdrängendem Wachstum zu 75 % der Fälle in der Leber zu 1–20 cm großen Blasen. Klinische

Symptome sind nicht zu erwarten. Auch als Schlachtbefund wird *E. cysticus* beim Schwein nur sehr selten gefunden (Vorkommen in Osteuropa).

Cysticercus tenuicollis, die Finne des bei Hunden weitverbreiteten Bandwurmes *Taenia hydatigena*, verursacht während ihrer 6–8 Wochen dauernden Entwicklung Bohrgänge in Leber (Abb. 13-19) und Lunge, die bei massivem Befall von Ferkeln zum Tode führen können. Die klinischen Symptome sind unspezifisch. Bei der Sektion finden sich erbsgroße Finnen in den Bohrgängen oder als Endstadium im Gekröse.

Die Finne des Menschenbandwurmes *Taenia solium*, der *Cysticercus cellulosae*, findet sich fast ausschließlich in der Muskulatur und ist in Mitteleuropa sehr selten geworden.

Da die Infektion vom Kot bandwurmbefallener Hunde bzw. Menschen ausgeht, sollten Hunde keinen Zugang zu Schweineställen und Ausläufen haben und Schweineweiden nicht mit Fäkalien gedüngt werden. Entwurmung der Hunde und Kochen von Schweinefleisch vor der Verwendung als Hundefutter sind zu empfehlen, stellen aber keine zuverlässigen Schutzmaßnahmen dar.

Literatur

ECKERT, J. (1970): Echinokokkose bei Mensch und Tier. Schweiz. Arch. Tierheilk. **112**, 443-457.

SCHIEFFER, B. (1966): Zum Vorkommen plötzlicher Todesfälle bei Schweinen durch Cysticercus tenuicollis. Tierärztl. Umsch. **21**, 276-281.

13.6.7 Leberegelbefall (Fascioliasis, Liver fluke disease)

Bei Weidehaltung von Schweinen ist ein Befall mit dem großen Leberegel, *Fasciola hepatica*, möglich, der allerdings meist subklinisch verläuft und auch an den Lebern außer bindegewebig verdickten Gallengängen kaum Veränderungen hervorruft. Die Befallstärke kann in den Herbstmonaten zunehmen. Die Diagnose erfolgt durch Nachweis von Leberegeleiern im Kot mittels des Sedimentationsverfahrens. Leberegelbefall beim Schwein wurde erfolgreich mit 3 mg/kg KM Menichlorpholan (Bilevon®) behandelt. Dieser Wirkstoff ist nicht mehr im Handel. Wegen ihrer geringen Toxizität müßten die bei Wiederkäuern bewährten Fasciolizide Albendazol (Valbazen®) und Closantel (Flukiver®) auch bei Schweinen einsetzbar sein (Zulassungsproblem beachten!).

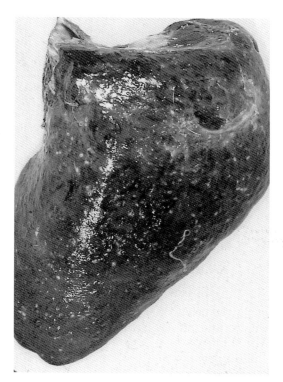

Abbildung 13-19 Leber mit Bandwurmzysten, *Cysticercus tenuicollis* (Foto: Institut für Veterinärpathologie, Bern)

Literatur

DALCHOW, W, F. HÖRCHNER und K. ZUSCHNEID (1971): Zum Vorkommen und zur Verbreitung von

Fasciola hepatica beim Schwein. Berl. Münch. tierärztl. Wschr. **84**, 402-405.

ELLICOTT, D. H. and A. J. COLEGRAVE (1968): Treatment of fascioliasis in pigs. Vet. Rec. **83**, 526-527.

FLUCKE, W., und W. GÜNTHER (1970): Behandlungsversuche mit Bilevon® (Niclofolan) bei natürlich mit Fasciola hepatica infizierten Zuchtsauen. Veterinärmed. Nachr., 3-12.

13.6.8 Balantidiose (Balantidium coli)

Das zu den Ziliaten gehörige *Balantidium coli* ist ein weitverbreiteter Kommensale des Schweinedickdarms. Es kann nach primärer Schädigung der Mukosa durch andere Erreger oder bei hochgradiger Resistenzschwächung in die Drüsengänge eindringen und diese zerstören.

Die akute Balantidiose soll mit katarrhalischer bis hämorrhagischer Kolitis und Typhlitis einhergehen. Es ist aber unklar, wieweit diese Erscheinungen primär oder gleichzeitig auf Schweinedysenterie beruhen.

Balantidienoozysten lassen sich durch das Flotationsverfahren im Kot nachweisen. Ihr Anteil am Krankheitsgeschehen kann aber nur durch die histologische Untersuchung veränderter Darmschleimhaut geklärt werden. Die zur Dysenteriebehandlung verwendeten, nicht mehr zugelassenen Nitroimidazole sind auch gegen Balantidien wirksam. Es empfiehlt sich, die Therapie und Prophylaxe gegen Primär- bzw. Hilfsursachen der Balantidienvermehrung zu richten.

Literatur

Häni, H., und B. Hörning (1974): Zur Balantidiose des Schweines. Schweiz. Arch. Tierheilk. **116**, 303-306.

Wischnjakoff, J. (1967): Ein Beitrag zur Balantidiose beim Schwein. Monatsh. Veterinärmed. **22**, 620-621.

13.6.9 Kokzidiose (Coccidiosis)

Kokzidienoozysten sind bei der Kotuntersuchung von Absetzferkeln ein häufiger Befund, der nur selten mit Enteritis in Beziehung steht. Meist handelt es sich dabei um Eimeria-Arten, die nur bei massiver, erstmaliger Infektion pathogen wirken. Eine erhebliche, unter den Bedingungen der Intensivhaltung zunehmende Bedeutung hat dagegen die Infektion von Saugferkeln mit *Isospora suis*.

Ätiologie und Pathogenese

Nach oraler Aufnahme sporulierter Oozysten in den ersten Lebenstagen schlüpfen im Dünndarm Sporozoiten und durchlaufen in den Enterozyten der Darmzotten mehrere ungeschlechtliche Vermehrungszyklen bis am 4. Tag nach Infektion über ein sexuelles Stadium Oozysten gebildet werden. Diese können ab 5. Tag im Kot nachgewiesen werden.

Durch Zerstörung des Zottenepithels kommt es zu Resorptionsstörungen, die denen bei viralen Enteritiden ähneln. Zehn bis 14 Tage nach Infektion tritt Heilung und anhaltende Immunität ein, so daß bei Sauen nur sehr selten Oozystenausscheidung nachweisbar ist. Auch die meist symptomlos verlaufende Eimeria-Infektion führt zur Immunität.

Infektionsquelle für die neugeborenen Ferkel sind daher nicht die Sauen, obwohl einzelne Träger die Infektion in neu errichtete Ställe verschleppen können. Entscheidend ist die Kontamination der Abferkelbuchten durch die Ferkel vorangegangener Belegungen und die schnelle Sporulation ausgeschiedener Oozysten (< 12 Stunden) auf den beheizten Liegeflächen der Ferkel. Die Oozysten sind sehr widerstandsfähig, überleben mindestens 10 Monate und werden nur durch Hitze (Flamme) sowie ätzende oder schwefelkohlenstoffhaltige Desinfektionsmittel nach gründlicher Reinigung abgetötet.

Klinische Symptome und Verlauf

Die Krankheitserscheinungen beginnen mit gelblich-pastösem Kot am Ende der ersten Lebenswoche und können sich zu grau-wäßrigem, sauer bis ranzig riechendem Kot steigern. Es kommt nicht zu hämorrhagischer Enteritis. Die Darmschleimhaut weist nur in schweren Fällen fibrinös-nekrotische Veränderungen im Jejunum und Ileum auf.

Die Morbidität im Bestand kann hoch sein, die Mortalität bleibt meist gering. Die Entwicklung der Ferkel wird teilweise bis zum Kümmern verzögert. Falls keine Komplikationen durch andere Erreger eintreten, hört der Durchfall am Ende der zweiten Lebenswoche auf. Isospora-Ausscheidung wird gelegentlich auch bei Diarrhoe der Absetzferkel nachgewiesen. Ob sie diese verursacht, ist unklar.

Diagnose und Differentialdiagnose

Klinisch hat die Isospora-Infektion große Ähnlichkeit mit der Rotavirusinfektion. Beide Erreger können gleichzeitig auftreten. In den gleichen Altersbereich fallen auch die nekrotisierende Enteritis (*Cl. perfringens*) sowie die Strongyloidose und sind differentialdiagnostisch zu beachten. Bei massiver Infektion geht die Diarrhoe der Oozystenausscheidung einige Tage voran. Der Nachweis des Erregers im Kot erfolgt am besten bei Ferkeln, die bereits 2–3 Tage Durchfall haben. Weil der Fettgehalt des Kots die Flotation erschwert, kann die Färbung von Kotausstrichen nach Ziehl-Neelsen (Karbolfuchsin) zweckmäßig sein. In Abstrichen der Dünndarmschleimhaut sind die 1. Merozoiten mit den für Blutausstriche üblichen Färbemethoden nachweisbar. Durch Histologie sind sowohl die ungeschlechtlichen Vermehrungsstadien wie auch der Umfang der Veränderungen und gegebenenfalls ihr Anteil am Krankheitsgeschehen bei Mischinfektionen feststellbar.

Therapie und Prophylaxe

Die Isospora-Infektion ist ein Bestandsproblem, das nur durch wirksame Desinfektion der Abferkelboxen vor Neubelegung und Vermeidung der Erregerverschleppung zwischen Stallabteilen beherrscht werden kann. Eine vollständige Sanierung ist wegen der Widerstandsfähigkeit der Oozysten nicht möglich. Bei Nachlassen der Prophylaxe nehmen die Probleme wieder zu. Eine chemotherapeutische Behandlung der Saugferkel muß vor Auftreten klinischer Symptome einsetzen, um überhaupt wirksam zu sein, und kann den Krankheitsverlauf bestenfalls mildern. Toltrazuril, (Baycox®) in einer Dosis von 20 mg/kg KM am 3. Lebenstag oral oder mittels Injektion verabreicht, verhindert Oozystenausscheidung und Kümmern. Es beendet auch eine schon bestehende Diarrhoe. Andere Kokzidiostatika (Sulfonamide) müßten täglich verabreicht werden und sind unsicher in der Wirkung. Erkrankten Ferkeln sollte Elektrolyt-Glukoselösung mit der Tränke angeboten werden.

Von der früher empfohlenen Behandlung der Sauen vor dem Abferkeln ist keine Besserung des Bestandsproblems zu erwarten, da nur wenige unter ihnen Oozysten ausscheiden.

Literatur

COUSSEMENT, W., R. DUCATELLE, G. GEERAERTS and P. BERGHEN (1981): Baby pig diarrhea caused by coccidiosis. Vet. Quart. **3**, 57-60.

GIRARD, C. and M. MORIN (1987): Amprolium and Furazolidone as preventive treatment for intestinal coccidiosis of piglets. Can. Vet. J. **28**, 667-669.

HARLEMAN, J. H. and R. C. MEYER (1983): Isospora suis infection in piglets. A review. Vet. Quart. **5**, 178-185.

HARLEMAN, J. H. and R. C. MEYER (1985): Pathogenicity of Isospora suis in gnotobiotic and conventionalised piglets. Vet. Rec. **116**, 561-565.

HENRY, S. C. and L. M. TOCKACH (1995): Eimeria associated pathology in breeding gilts. Swine Health and Production **3**, 200-201.

LINDSAY, D. S. (1989): Diagnosing and controlling Isospora suis in nursing pigs. Vet. Med. **84**, 443-448.

LINDSAY, D. S., B. L. BLAGBURN and B. P. STEWART (1992): Coccidia and other protozoa. In: Leman, A. D., et al. (eds.), Diseases of Swine, 7th ed., 660-667. Ames: Iowa State University Press.

LINDSAY, D. S., W. L. CURRENT and J. R. TAYLOR (1985): Effects of experimentally induced Isospora suis infection on morbidity, mortality, and weight gains in nursing pigs. Am. J. Vet. Res. **46**, 1511-1512.

MÄNNER, K., F.-R. MATUSCHKA und J. SEEHAWER (1981): Einfluß einer Monoinfektion mit Isospora suis und ihre Behandlung mit Halofuginon und Lasalocid auf die Aufzuchtleistungen, Verdauungskoeffizienten und die stoffliche Zusammensetzung der Ganztierkörper frühabgesetzter Ferkel. Berl. Münch. tierärztl. Wschr. **94**, 25-33.

NILSSON, O., et al. (1984): Epidemiology of porcine neonatal steatorrhoea in Sweden. 1. Prevalence and clinical significance of coccidial and rotaviral infections. Nord. Veterinaermed. **36**, 103-110.

ROBERTS, L. and E. J. WALKER (1982): Field study of coccidial and rotaviral diarrhoea in unweaned piglets. Vet. Rec. **110**, 11-13.

ROBINSON, Y., M. MORIN, C. GIRARD and R. HIGGINS (1983): Experimental transmission of intestinal coccidiosis to piglets: Clinical, Parasitological and Pathological findings. Can. J. Comp. Med. **47**, 401-407.

ROMMEL, M. (1969): Untersuchungen über Infektionsverlauf sowie Ausbildung und Natur der Immunität an experimentell mit Eimeria scabra (Henry, 1931) und E. polita (Pellerdy, 1949) infizierten Schweinen. Berlin: Freie Univ., Habil.-Schr. Fachber. Veterinärmed.

SANFORD, S. E. and G. K. A. JOSEPHSON (1981): Porcine neonatal coccidiosis. Can. Vet. J. **22**, 282-285.

TUBBS, R. C. (1986): A review of porcine neonatal coccidiosis. Mod. Vet. Pract. **67**, 899-903.

TUBBS, C. R. (1987): Controlling coccidiosis in neonatal pigs. Vet. Med. **82**, 646-650.

13.6.10 Kryptosporidieninfektion (Cryptosporidial infection)

Die zu den Kokzidien gerechneten Kryptosporidien finden sich bei verschiedenen Haustieren im Verlauf von Durchfallerkrankungen auf den Spitzen der Dünndarmzotten. Sie gelten als fakultativ pathogene Erreger.

Das Maximum der Befallshäufigkeit liegt zwischen 6 und 12 Wochen, jedoch auch bei jüngeren und älteren Schweinen werden Kryptosporidien als Zufallsbefund bei histologischer Untersuchung der Darmzotten von Jejunum und Ileum festgestellt.

Die Infektion gnotobiotischer Ferkel gelang mit Kryptosporidien vom Kalb und erzeugte schwere Enteritis. Auch bei konventionellen Saugferkeln konnte durch experimentelle Infektion eine Enteritis ausgelöst werden. Diarrhoe wurde 3–12 Tage nach Infektion beobachtet. Die Oozystenausscheidung begann nach 8 Tagen (Präpatenzperiode). Im Verlauf der Erkrankung wanderte der Befall im Darmkanal kaudalwärts bis ins Kolon. Die Diagnose erfolgt an gefärbten Tupfpräparaten der Darmschleimhaut (Ziehl-Neelsen-Färbung) oder an histologischen Schnitten. Wenn Kryptosporidien bei Schweinen mit Durchfall festgestellt werden, sind andere Enteritiserreger sorgfältig auszuschließen, bevor sie als krankheitsbestimmend angesehen werden können. Eine wirksame Therapie ist nicht bekannt.

Literatur

BOCH, J., E. GÖBEL, J. HEINE, U. BRÄNDLER und L. SCHLOEMER (1982): Kryptosporidien-Infektion bei Haustieren. Berl. Münch. tierärztl. Wschr. **95**, 361-367.

HEINE, J., H. W. MOON, D. B. WOODMANSEE and J. F. L. POHLENZ (1984): Experimental tracheal and conjunctival infections with Cryptosporidium sp. in pigs. Vet. Parasitol. **17**, 17-25.

LINKS, I. J. (1982): Cryptosporidial infection in piglets. Austr. Vet. J. **58**, 60-62.

SANFORD, S. E. (1987): Enteric cryptosporidial infection in pigs: 184 cases (1981-1985). J. Am. Vet. Med. Ass. **190**, 695-698.

SCHMIDT, U., und H. NIENHOFF (1982): Kryptosporidiose beim Schwein. Dtsch. tierärztl. Wschr. **89**, 437-439.

TZIPORI, S., M. SMITH, T. MAKIN and C. HALPIN (1982): Enterocolitis in piglets caused by Cryptosporidium sp. purified from calf faeces. Vet. Parasitol. **11**, 121-126.

VITOVEC, J. and B. KOUDELA (1992): Pathogenesis of intestinal cryptosporidiosis in conventional and gnotobiotic piglets. Vet. Parasitol. **43**, 25-36.

13.7 Alimentäre Störungen

13.7.1 Diätetische Diarrhoe (Diarrhoea caused by incorrect diet)

Fütterungsfehler als Ursache von Verdauungsstörungen und anderen Erkrankungen waren in der extensiven Schweinehaltung verbreitet und sind infolge sorgfältiger Rationsgestaltung in der Intensivhaltung gegenüber infektiösen Enteritiden zurückgetreten.

Ursachen für Durchfälle, die bei einem Futterwechsel auftreten können, sind:
- Verderb mit Vermehrung pathogener Erreger im Futter oder Ansammlung toxischer Stoffwechselprodukte;
- ungeeignete Qualität mit nicht oder schwer resorbierbaren Bestandteilen, die den Darm reizen oder Wasser binden oder beides nach bakteriellem Abbau bewirken, z. B. schwer verdauliche Kohlenhydrate wie rohe Kartoffeln oder Rüben (Gärungsdiarrhoe) oder zu viel schwer verdauliches Protein (wie Bohnen, Erbsen) bei geringem Rohfaserangebot (Fäulnisdiarrhoe);
- mangelnde Gewöhnung an bestimmte Futterbestandteile, z. B. plötzliche Verfütterung von Molke oder Milch an Mastschweine sowie plötzliche Umstellung auf pflanzliches Futter beim Absetzen;
- nicht altersgemäße Nahrungsbestandteile, z. B. Kuhmilch- oder Stärkefütterung bei jungen Saugferkeln.

Zwischen Verdauungsphysiologie und Bakterienflora im Magen-Darm-Trakt besteht ein enger Zusammenhang, der im einfachsten Fall an der Vermehrung milchsäurebildender Bakterien im Dickdarm bei reichlichem Angebot noch unverdauter Kohlenhydrate deutlich wird. Enteritis hemmt die Magenentleerung und kann zum Erbrechen führen. Magenüberladung – durch sehr schmackhaftes Futter auslösbar – hemmt die Darmmotorik und kann die Ansiedelung von Enteritiserregern (z. B. *E. coli*) im Dünndarm fördern. Futter mit hoher Säurebindungskapazität (Mineralstoffe und/oder Protein) begünstigt das Haften von Kolierregern im Dünndarm. Aber auch normale Nahrungsaufnahme kann zum Durchfall führen, wenn die Resorption im Darm durch subklinische Dysenterie oder mangelhafte Ausheilung virusbedingter Zottenatrophie eingeschränkt ist. Bei knapper Fütterung sind die Tiere dann scheinbar gesund.

Im Gegensatz zu schwer verdaulichen, nährstoffreichen Futtermitteln wirken unverdauliche Ballaststoffe (Stroh, Erde, Ton, Sand) günstig auf die Verdauungsvorgänge von Schweinen und werden auch gern gefressen. Sie fördern die physiologische Peristaltik und absorbieren möglicherweise toxische Stoffwechselprodukte.

Literatur

Drochner, W., A. S. Hazem, H. Meyer und F. W. Rensmann (1977): Praktische Versuche mit Modellstudien zur Pathogenese nutritiv bedingter Diarrhoen beim Ferkel. In: 12. Kongr. d. Dtsch. Veterinärmed. Ges., Bad Nauheim, S. 220-225 (Fortschr. Veterinärmed. 28).

Ehlert, D., H. Jung und F. Kruligk (1983): Prädisponierende Faktoren für das Auftreten von Durchfallerkrankungen bei frühabgesetzten Ferkeln (Übersichtsreferat). Monatsh. Veterinärmed. **38**, 538-544.

Kamphues, J. (1984): Neue Erkenntnisse zur nutritiv bedingten Diarrhoe der Absetzferkel. Prakt. Tierarzt **65**, 1116-1122.

Kesting, U., und G. Bolduan (1985): Diarrhoe-Erscheinungen beim Schwein durch Kohlenhydratüberfütterung. Monatsh. Veterinärmed. **40**, 82-85.

Miller, B. G., T. J. Newby, C. R. Stokes and F. J. Bourne (1984): Influence of diet on postweaning malabsorption and diarrhoea in the pig. Res. Vet. Sci. **36**, 187-193.

Nielsen, N. C. and J. L. Larsen (1986): Influence of the acid binding capacity of feed on E. coli associated post weaning diarrhoea in pigs. Proc. 9th. IPVS Congress, Barcelona, 137.

Niemeyer, H., und H. Schmidt (1992): Untersuchungen über die Säurebindungskapazität von Ferkelfutter unterschiedlicher Herkunft und ihre Bedeutung für die Entstehung von Durchfall bei Absatzferkeln. Tierärztl. Umsch. **47**, 612-619.

13.7.2 Magenulkus (Gastric ulceration)

Erosionen der Magenschleimhaut, die sich teilweise zu tiefreichenden Ulzera entwickeln, treten parallel zur Einführung intensiver Haltungs- und Fütterungsmethoden weltweit vermehrt auf und können bedeutende wirtschaftliche Verluste mit sich bringen.

Ätiologie und Pathogenese
Unter zahlreichen an der Ätiologie möglicherweise beteiligten Faktoren stehen die Fütterung feingemahlenen (< 0,5 mm), faserarmen Getreideschrotes (Mais, Weizen), die Hitzebehandlung des Getreides bei Trocknung und Pelletierung sowie Streß durch Stallwechsel, Transport und enge Aufstallung im Vordergrund. Letztlich entstehen Magenulzera durch fortgesetzte Einwirkung des Magensaftes auf die Schleimhaut der Kardiazone. Wie dieser Prozeß beim Schwein zustande kommt, ist nicht vollständig geklärt. Die durch faserarmes, feinkörniges Futter beschleunigte Magenentleerung ist ein wesentlicher Faktor.

Klinisches Bild und Verlauf
Die Erkrankung tritt bei Mastschweinen jeden Alters und jeder Rasse auf, bei schnellwachsenden Tieren und Kastraten etwas häufiger. Gefährdet sind auch Jungsauen, wenn sie kurz vor der Geburt transportiert werden oder den Stall wechseln müssen.

Symptome sind Appetitlosigkeit, Blässe, Bewegungsunlust, subnormale Temperatur und Schmerzäußerungen. Massive Blutungen in den Darmkanal können den Kot dunkel verfärben bis zu teerartiger Konsistenz. Vereinzelt wird auch Blut erbrochen. Die entstehende Anämie führt kompensatorisch zu einer beschleunigten vertieften Atmung. Durch Resistenzschwächung treten häufig Pneumonien auf, die ebenfalls Dyspnoe hervorrufen. Plötzliche Todesfälle durch Verbluten ins Magenlumen und plötzliche Verschlechterung durch Perforation der Magenwand kommen vor. Weitverbreitet ist die subklinische Form der Erkrankung, die außer eventuell verringerten Zunahmen unauffällig verläuft, bei der jedoch postmortal oder endoskopisch typische Schleimhautveränderungen nachweisbar sind. Bei Ausheilung von Magengeschwüren kann es durch Narbenbildung zur Striktur der Ösophaguseinmündung kommen. Solche Tiere erbrechen nach raschem Fressen einen Teil des Futters.

Diagnose und Differentialdiagnose
Besonders in leichten und chronischen Fällen sind die klinischen Symptome unspezifisch und ermöglichen nur eine Verdachtsdiagnose. Erbrechen von Blut ist pathognomonisch, kommt aber selten vor und sollte nicht mit Nasenbluten bei Rhinitis atrophicans verwechselt werden. Schwarzfärbung des Kots kann auch auf Proliferativer Hämorrhagischer Enteropathie oder hohem Kupfergehalt des Futters beruhen. Der chemische Nachweis okkulten Blutes mit Schnelltests im Kot (Peroxydasereaktion) reagiert auch bei gesunden Schweinen häufig positiv. Der hämatologische Befund einer Anämie bei Mastschweinen weist auf blutende Magengeschwüre hin, doch ist chronische Kupfervergiftung auszuschließen. Bei abgemagerten, anämischen Absetzferkeln ist an Strongyloidose zu denken.

Der Sektions- bzw. Schlachtbefund zeigt je nach Schwere der Erkrankung Verfärbung, Gewebszerstörung oder Narbenbildung, die halbmond- oder ringförmig die Ösophaguseinmündung umgeben. Seltener sieht man Geschwüre in Form krater- bis streifenförmiger Rötungen oder Erosionen in den übrigen Magenabschnitten. War die Magenwand durchbrochen, so sind Verklebung mit benachbarten Organen (Zwerchfell, Leber) und Peritonitis zu finden. Abzugrenzen sind die Verätzung der Magenschleimhaut durch große Kupfersulfatkristalle im Futter und großflächige Rötung bei Gastritis.

Therapie und Prophylaxe
Magenulkusverdächtige Schweine erholen sich meist erstaunlich rasch bei Einzelhaltung in Laufboxen mit Stroheinstreu. Das

Fressen von Stroh wirkt therapeutisch. Bei hochgradiger Schwäche und Anämie könnten unter Klinikbedingungen Plasmaexpander (Elektrolytlösung), Kalziumglukonat zur Verringerung des Blutverlustes sowie Atropin zur Ruhigstellung des Magens und seiner Sekretion gegeben werden.

Die meisten Faktoren, welche Magenulzera provozieren, werden mit dem Ziel wirtschaftlicherer Produktion eingeführt (bessere Futterausnutzung, Raum- oder Arbeitsersparnis). Wo Magengeschwüre ein Bestandsproblem bilden, wird es daher nicht möglich sein, alle eventuellen Ursachen gleichzeitig zu beseitigen, sondern der im Einzelfall entscheidende Faktor muß durch schrittweises Vorgehen aufgefunden und eliminiert werden. Eine Überprüfung der Korngröße (Siebanalyse), auch im pelletierten Futter, und gegebenenfalls der betriebseigenen Mühle sollte durchgeführt bzw. veranlaßt werden. Mindestens 25 % der Partikel müssen größer als 1 mm sein.

Literatur

BLACKSHAW, J. K. (1980): Effects of gastric ulceration on growth rate of intensively reared pigs. Vet. Rec. 106, 52-54.
EHRENSPERGER, F., H. JUCKER, H. P. PFIRTER, J. POHLENZ und C. SCHLATTER (1976): Einfluß der Futterbeschaffenheit auf das Auftreten oesophagogastrischer Geschwüre und auf die Mastleistung beim Schwein. Zbl. Vet. Med. A 23, 265-276.
HEINRITZI, K. (1987): Der klinische Fall. Tierärztl. Praxis 15, 349, 441-444.
HUNZICKER, O., und J. NICOLET (1968): Oesophagogastrische Laesionen beim Schwein. Schweiz. Arch. Tierheilk. 110, 302-308.
JOHANNSEN, U., S. SOHST, H. VIERNEISEL, G. WUJANZ, D. SEYFARTH und H. STEIN (1991): Untersuchungen zum gehäuften Auftreten des oesophagogastrischen Ulcus bei Schweinen einer industriemäßigen Mastanlage. Monatsh. Veterinärmed. 46, 431-437.
KIECKHÖFER, H. (1994): Untersuchungen zur Pathogenese sowie zur endoskopischen Diagnostik und Therapie von Magengeschwüren bei Mastschweinen. Hannover: Tierärztl. Hochsch., Diss.

KOWALCZYK, T. (1969): Etiologic factors of gastric ulcers in swine. Am. J. Vet. Res. 30, 393-400.
THOONEN, J., und J. HOORENS (1963): Magengeschwüre der Pars oesophagea mit Verblutungstod bei Schweinen. Dtsch. tierärztl. Wschr. 70, 394-395.
WONDRA, K. J., J. D. HANCOCK, K. C. BEHNKE, R. H. HINES und C. R. STARK (1995): Effects of particle size and pelleting on growth performance, nutrient digestibility, and stomach morphology in finishing pigs. J. Anim. Sci. 73, 757-763.
WOOD, A. K. W. and D. E. KIDDER (1982): Radiologic observations of gastric mixing and emptying of food in growing pigs. Am. J. Vet. Res. 43, 1401-1408.

13.7.3 Schlundverstopfung (Obstruction of the oesophagus)

Nur wenn das Futter Früchte, Knollen oder Fremdkörper enthält, kann es beim Schwein zur Schlundverstopfung kommen. Sie ist daher unter modernen Haltungsbedingungen selten geworden. Neuerdings können die bei Freiland- und Gruppenhaltung von Sauen verwendeten Großpellets zur Schlundverstopfung führen.

Meist sind es runde Gebilde von Hühnereigröße, die sich im kranialen Drittel der Speiseröhre, selten weiter kaudal, festsetzen. Unmittelbar darauf werden Futterverweigerung, Würgen, Speichelfluß und eine gestreckte Kopfhaltung beobachtet. Gelegentlich aufgenommene Flüssigkeit wird nach kurzer Zeit wieder ausgeworfen.

Der Fremdkörper ist zuweilen von außen fühlbar, oder seine Lage kann durch Einführen einer Magensonde bestimmt werden (Beißholz benutzen). In manchen Fällen gelingt es, den Fremdkörper mit der Sonde in den Magen zu schieben, sie kann ihn aber auch durchbohren (gekochte Kartoffel) oder daran vorbeigleiten.

Differentialdiagnostisch sind Verletzungen, Entzündungen (u. a. Milzbrand) und

Gewebswucherungen im Rachen und Kehlkopfbereich durch Adspektion unter Narkose und Zuhilfenahme eines Maulgatters auszuschließen.

Im Halsteil des Ösophagus festsitzende Objekte werden nach chirurgischer Freilegung der Speiseröhre, ohne diese zu öffnen, in den Rachen zurückgeschoben.

Nach Vorbereitung der Halsunterseite, Narkose und Einsetzen eines Maulgatters wird in der Medianlinie vom Kehlkopf kaudalwärts ein 15 cm langer Schnitt bis auf den M. sternohyoideus gelegt. Dieser und das links der Trachea gelegene Bindegewebe werden stumpf durchtrennt, bis man zum Ösophagus und dem darin befindlichen Fremdkörper gelangt. Er wird oralwärts massiert und mit einer Zange herausgenommen. Wundhöhle und Muskel werden durch Catguthefte adaptiert und die Hautwunde wird nach antibiotischer Versorgung durch eine kammbildende Naht geschlossen.

Literatur

BOLLWAHN, W., und A. S. HAZEM (1977): Die Behandlung der Schlundverstopfung beim Schwein. Tierärztl. Umsch. **33**, 25-26.

HAZEM, A. S. (1974): Beitrag zur Differentialdiagnose der Schlundverstopfung des Schweines. Dtsch. tierärztl. Wschr. **81**, 340-341.

13.7.4 Haarbälle und Teigbälle im Magen (Hairballs and doughballs)

Haarbälle (Trichobezoare) fanden sich häufig im Magen von Schlachtschweinen, wenn Schlachtabfälle von Schweinen und Rindern verfüttert wurden, die viele Haare enthielten. Sie können die Ursachen von Erbrechen und Abmagerung sein. Das wurde vereinzelt auch bei älteren Schweinen beobachtet, die ständig in Betonausläufen mit Bodenfütterung gehalten wurden (Fressen ausgefallener Borsten). Bei betroffenen Miniaturschweinen wurden die Haarbälle chirurgisch entfernt.

Teigbälle von knetgummiartiger Konsistenz im Magen können sich bei Verfütterung von feingemahlenem, kleberreichem Weizen bilden. Backweizen sollte daher nur grob gemahlen verfüttert werden.

Literatur

CAGIENARD, B. (1970): Hairball in the pig. Vet. Rec. **86**, 357.

CLAQUE, D. C. (1970): Hairball in the pig. Vet. Rec. **86**, 791.

EDDY, R. G. (1970): Hairball in the pig. Vet. Rec. **86**, 447.

JEPSEN, P. L., C. C. MIDDLETON und E. C. STEPHENS (1977): Trichophytobezoars in miniature swine. J. Am. Vet. Med. Ass. **171**, 848-849.

PENNY, R. H. C., H. J. GUISE, T. A. ABBOTT und D. H. KERR (1993): Can ground wheat form doughballs in pigs' stomachs? Vet. Rec. **133**, 297-298.

13.7.5 Tympanie bei Hefegärung (Bloat by yeast fermentation)

Aufblähen und Apathie, teilweise Durchfall und plötzliche Todesfälle können durch starke Vermehrung von Hefen in leicht vergärbaren Futtermitteln verursacht werden. Bei mangelhafter Reinigung von Flüssigfütterungsanlagen (kein Nachspülen von Mischer und Leitungen mit Wasser) und Verfütterung eines hohen Anteils von Bäckereiabfällen, Kartoffelstärke, Molkenkonzentrat oder Melasse ist das Futtergemisch stark mit Hefepilzen kontaminiert. Es beginnt eine intensive Gärung, die sich in Magen und Darm, gegebenenfalls auch in entnommenen Futterproben, fortsetzt. Das Aufblähen wird durch hastige Aufnahme großer Futtermengen begünstigt (einmal tägliche Flüssigfütterung).

Die Prophylaxe entspricht den für das enterohämorrhagische Syndrom (s. Abschn. 13.9.1) genannten Maßnahmen.

Literatur

DROCHNER, W. (1990): Intestinales Fehlfermentationssyndrom nach Flüssigfütterung leichtvergärbarer Komponenten. Deutsch. tierärztl. Wschr. **97**, 535-537.

13.8 Toxisch bedingte Erkrankungen

13.8.1 Leberschäden (Hepatosis)

Primär die Leber betreffende Erkrankungen sind beim Schwein selten. In der Mehrzahl treten sie erst als postmortale Befunde in Erscheinung. Ihre Ätiologie ist vielfältig, wobei toxische und alimentäre Ursachen vorherrschen. Da eine erschöpfende Darstellung im Rahmen dieses Buches nicht möglich ist, soll hier eine orientierende Übersicht gegeben werden, die gegebenenfalls durch ein Handbuch der Toxikologie zu ergänzen wäre.

Ätiologie und Pathogenese

Schädigungen der Leber können Folge einer Infektion sein (Leptospirose, Listeriose, Ornithose), durch Giftstoffe verursacht werden oder sekundär bei Eisenmangelanämie, Kreislaufschäden oder Galleabflußstörungen entstehen.

Die Reaktion des Lebergewebes besteht zunächst vorwiegend in Zelldegeneration oder Entzündung, beide können nach längerer Dauer zum weitgehenden Ersatz des Lebergewebes durch Bindegewebe (Zirrhose) führen.

Wichtige Ursachen toxischer Leberschädigung sind der Aufstellung in Tabelle 13-4 zu entnehmen.

Diese Vielfalt der Ursachen läßt sich keinem einheitlichen Schema der Pathogenese unterordnen. Ähnlich sind sich dagegen die Auswirkungen des Leberschadens auf den Organismus.

Ikterus entsteht hierbei durch intrahepatischen Gallerückstau, sekundäre Photosensibilisierung durch mangelhafte Ausscheidung von Phylloerythrin (Grünfutter), Aszites durch erhöhten Strömungswiderstand im Pfortaderkreislauf (Zirrhose, Stauungsleber) und verringerte Synthese von Plasmaproteinen. Mangelhafte Prothrombinbildung sowie eine bei Gallemangel im Darm verminderte Vitamin-K-Resorption erhöhen die Neigung zu spontanen Blutun-

Tabelle 13-4 Ursachen toxischer Leberschädigung

Ranzige Fette, ungesättigte Fettsäuren, Peroxydbildung	in	Lebertran, Fischmehl, Getreideschrot
Kupfersalze	als	Futterzusatz
Cyanamid, z. B. Alzogur®	als	geruchshemmender Güllezusatz
Steinkohlenteer- und Braunkohlenteerderivate	als	Fußbodenmaterial oder Schutzanstrich auch Tontaubenscherben
Dinitroverbindungen	als	„Gelbspritzmittel" oder zur Unkrautbekämpfung
Schimmelpilztoxine (Aflatoxin u. a. s. Tab. 13-5)	in	feuchtem Getreide (Mais!), verdorbenen Erdnüssen
Photosensibilisierende Pflanzen	bei	Weidegang oder Grünfuttergabe
Toxische Unkrautsamen	in	minderwertigem Getreide
Gossypol	in	Baumwollsaatmehl

gen. Als Folge allgemeiner Stoffwechselstörung stellen sich Kümmern und Appetitlosigkeit ein.

Klinische Symptome und Verlauf
Leberschäden können rasch, perakut zum Tode führen. Bei akutem Verlauf gehen Apathie oder Krämpfe dem Tode voraus. Ikterus und vor allem Aszites treten erst im Laufe längerer Erkrankung in Erscheinung. Dabei sind dann auch Inappetenz und Abmagerung bzw. Wachstumsstörung zu beobachten. Aus der Tatsache, daß postmortal feststellbare Leberschäden nur selten klinisch wahrnehmbare Symptome verursachen, darf man schließen, daß die Leber des Schweines erhebliche funktionelle Reserven besitzt. Umgekehrt sind deutlicher hepatogener Ikterus oder Aszites prognostisch als ungünstig zu beurteilen.

Diagnose und Differentialdiagnose
Die Gelbfärbung von Haut, Schleimhäuten und Sklera als Leitsymptom macht das Vorliegen eines hochgradigen Leberschadens wahrscheinlich. Differentialdiagnostisch ist vor allem an Eperythrozoonose zu denken. In Verdachtsfällen sollte die Aktivität der Aspartataminotransferase (ASAT, ältere Bezeichnung GOT) im Blutplasma bestimmt werden. Zur Abgrenzung gegen Myopathien dient die gleichzeitige Bestimmung der Kreatinkinase(CK)-Aktivität. ASAT-Werte über 22 U/l sind als pathologisch und starke Erhöhung der ASAT bei normalen CK-Werten als leberspezifisch anzusehen. Nach Aufhören der Zellschädigung normalisieren sich die Werte innerhalb von wenigen Tagen. Die Halbwertzeit der ASAT im Plasma beträgt beim Schwein 5 Stunden.

Konzentrationen des Gesamtbilirubins im Plasma über 4,10 mmol/l sind pathologisch. Im Harn gesunder Schweine läßt sich kein Bilirubin nachweisen. Adspektorisch wahrnehmbar wird Ikterus erst bei erheblicher Erhöhung des Plasmabilirubins. Gleichzeitig tritt Bilirubinurie auf, die zu braungrünlicher Färbung des Urins führt.

Leberzirrhose kann sich klinisch durch Aszites bemerkbar machen. Dessen klinische Abgrenzung gegen Auftreibungen des Abdomens anderer Genese ist beim Schwein schwierig. Meist wird die Zirrhose als Sektionsbefund bei kümmernden Tieren diagnostiziert. Die Leber ist dann narbig verändert, verkleinert und von fester Konsistenz.

Akute Leberschäden gehen meist mit einer Vergrößerung und erhöhter Brüchigkeit des Organs einher. Die Farbe kann bei gleichzeitig erhöhter Blutfülle schwarzrot sein. Meist bewirken Leberschäden aber eine gelbliche, oft herdförmig unregelmäßige Verfärbung.

Wenn Leberschäden auf einer Vergiftung beruhen, finden sich oft Entzündungssymptome im Magen-Darm-Kanal, Verätzungen in Maulhöhle und Speiseröhre sowie Nierenschäden. In solchen Fällen können Erbrechen und Diarrhoe klinisch in Erscheinung treten.

Therapie und Prophylaxe
Bei toxisch bedingten Leberschäden steht die Erkennung und Ausschaltung der Noxe im Vordergrund. Die Behandlung klinisch kranker Tiere ist wenig aussichtsreich. Eine Ausnahme bilden die einer Chemotherapie zugänglichen Infektionskrankheiten (Leptospirose, Listeriose, Ornithose) sowie Leberegelbefall. Weitere, nicht durch Vergiftung hervorgerufene Leberveränderungen sind als Literaturzitate erfaßt. Der Aflatoxikose ist ein besonderer Abschnitt gewidmet.

Literatur
BENTZ, H. (1968): Nutztiervergiftungen, Erkennung und Verhütung. Jena: Verlag Gustav Fischer.

FEZER, G. (1970): Listeriose beim Ferkel. Berl. Münch. tierärztl. Wschr. **83**, 384.

GROTH, A. H. and J. R. ROSDAIL (1955): Cystic bile ducts and renal tubules in baby pigs. J. Am. Vet. Med. Ass. **126**, 133-134.

HAMIR, A. N. (1980): Torsion of liver in a sow. Vet. Rec. **106**, 362-363.

HEINRITZI, K., und W. BOLLWAHN (1985): Alzogur®-Vergiftung beim Schwein. Tierärztl. Umsch. **40**, 914-921.

JOHANNSEN, U., H. GÜRTLER und W. WITTIG (1986): Untersuchungen zum Fettlebersyndrom des Saugferkels. Monatsh. Veterinärmed. **41**, 745-751.

KELLER, H. (1973): Enzootische Leberentzündung. In: 10 Jahre Herdensanierung mit Spezifisch-Pathogen-Freien (SPF) Schweinen, 42-44. Sursee: AG für SPF Tiere.

NATSCHEFF, B., P. GABRASCHANSKI, D. OGNJANOFF, D. DJUROFF und P. GANZSCHEFF (1965): Beitrag zur Frage der Ornithose beim Schwein und ihrer Behandlung. Berl. Münch. tierärztl. Wschr. **78**, 368-369.

SHANKS, P. L. (1971): Iron deficiency anaemia and big-liver disease in piglets. Vet. Rec. **89**, 128-130.

13.8.2 Aflatoxikose (Aflatoxicosis)

Von Schimmelpilzen der Arten *Aspergillus (A.) flavus* und *A. parasiticus* werden mehrere, chemisch ähnliche Mykotoxine gebildet, von denen Aflatoxin B1 und G1 die größte Bedeutung haben. Alle wirken akut und chronisch hepatotoxisch sowie bei anhaltender Verabreichung kanzerogen.

Ätiologie und Pathogenese

Obwohl toxinbildende Aspergillusstämme auch im gemäßigten Klima vorkommen, besteht ein erhöhtes Risiko bei Verfütterung von Futtermitteln tropischer Herkunft, weil die Toxinbildung Temperaturen von 25–40 °C voraussetzt. Besonders dramatische Vergiftungsfälle entstanden durch verschimmelte Erdnüsse, in denen über 20 mg/kg Aflatoxin B1 gefunden wurden. Hohe Toxingehalte kommen auch in Mais, Baumwollsamen, Bohnen, Hirse und Brotabfällen nach längerer Lagerung bei hohenTemperaturen (z. B. unter Folie im Sommer) vor. Weniger gefährdet sind Ährengetreide, besonders im gemäßigten Klima, und Sojabohnen. Die LD50 für Absetzferkel, die empfindlicher als ältere Schweine sind, beträgt 0,6 mg/kg KM, und eine Dosis von 1,0–2,0 mg/kg KM führt nach 18–72 Stunden zum Tode. Man findet bei diesen Tieren zentrolobuläre Lebernekrose und -hämorrhagie, petechiale Blutungen auf den serösen Häuten, in der Darmmukosa und der Subkutis. Es kann auch zum Blutaustritt in die Körperhöhlen und den Darm kommen. Bei einer täglichen Dosis von 0,3 mg/kg KM (etwa 6 mg/kg Futter) sterben die Tiere nach 7-14 Tagen oder kümmern hochgradig. Neben Lebernekrose und Hämorrhagien sind dann Gallengangsproliferation und Ikterus feststellbar (s. Tab. 13-5).

Ältere Mastschweine reagieren auf Aflatoxingehalte (B1 + G1) über 0,4 mg/kg im Futter bei langfristiger Gabe mit verminderter Zunahme. Ab 1,5 mg/kg ist auch die Futterverwertung verschlechtert, und die vergrößerte Leber weist Leberzellschäden sowie Gallengangsproliferation auf.

Fünfmonatige Fütterung von Zuchtschweinen mit 0,45 mg Aflatoxin pro kg Futter hatte keinen Einfluß auf die Fortpflanzung. Auch Sauen, die 30 Monate lang etwa 1 mg/kg Futter erhielten, zeigten keine Störung der Gravidität und Laktation. Die Lebern dieser Tiere waren jedoch degenerativ und tumorös verändert. Aflatoxin wird mit der Milch auf die Ferkel übertragen und wirkt immunsuppressiv.

Klinisches Bild und Diagnose

Erste Symptome einer akuten Aflatoxinvergiftung treten nach wenigen Stunden in Form von Apathie, Appetitlosigkeit, Erbrechen, Zittern und Muskelschwäche auf. Die Körpertemperatur steigt auf 40–41 °C. In perakuten Fällen tritt vor dem Tod Schaum und Blut aus Mund und Nase. Im weiteren Verlauf findet sich Blut im Kot, oder es setzt Durchfall ein. Tragende Sauen abortieren.

Am Beginn einer chronischen Aflatoxinvergiftung können Durchfall und auch Erbrechen stehen, denen dann Ikterus und Kümmern folgen. Bei niedrigen Aflatoxingehalten sind nur verminderte Zunahmen zu erwarten.

Klinisch-chemisch treten erhöhte Aktivitäten der ASAT (GOT), ALT (GPT) und alkalischen Phosphatase im Blutplasma auf, die in akuten Fällen von einem Bilirubin-

Tabelle 13-5 Mycotoxikosen beim Schwein

Krankheitsbild (Toxine)	Symptome und Veränderungen akut	chronisch	Bedingungen des Auftretens (Vorkommen)
Aflatoxikose (Aflatoxine, ähnlich: Rubratoxin)	Erbrechen, Diarrhoe Fieber, Ikterus Lebernekrose Haemorrhagie in Serosa, Subkutis, Mukosa (Tod nach wenigen Stunden)	Wachstumsdepression Lebertumor (Immunsuppression?)	Erdnüsse, Mais, Hirse 25–40 °C (Importfutter)
Fumonisin-Vergiftung	Dyspnoe, Lungenödem, Tod	Inappetenz, Leberschäden evtl. Ikterus	Mais
Toxische Nephropathie (Ochratoxine, Citrinin)	Nierenversagen Tubulusnekrose perirenales Ödem (Tod nach 5 Tagen)	Wachstumsdepression Nierenfibrose Polyurie	Feuchtes (> 18 %) Getreide, Mais (–2 bis 30 °C) (Skandinavien, Balkan, USA)
Trichothecentoxikose (T-2, DAS u. a.)	Futterverweigerung (hämorrhagische Enteritis? Abort? Konzeptionsstörung?)	Futterverweigerung verminderte Zunahmen (Leukopenie?)	Feuchter (> 20 %) Mais, Getreide (–8 bis +25 °C) (weltweit)
Desoxynivalenol (Vomitoxin)	Erbrechen, danach Futterverweigerung	Futterverweigerung	Mais (Gerste, Weizen) Temperaturwechsel 12 auf 25 °C (USA, Europa, Australien)
Hyperöstrogenismus (Zearalenon)	Vulvaschwellung Rektumprolaps Milchdrüsenschwellung	Pseudogravidität Ovaratrophie (Dauerbrunst) kleine Würfe von untergewichtigen Ferkeln	Aussaat befallenen Getreides (Feldpilz) spätreife Weizensorten (weltweit)
Ergotismus (Lysergsäurealkaloide)	keine	Frühgeburt unterentwickelter Ferkel Milchdrüsenaplasie	Verschimmeltes Stroh (Osteuropa)
Stachybotryotoxikose (Makrozyklische Trichothecene)	Entzündung der äußeren Kopfschleimhäute bei Ferkeln	–	

anstieg begleitet sind, der jedoch bei chronischem Verlauf ausbleiben kann.

Die Diagnose der Aflatoxikose stützt sich auf den klinischen oder pathomorphologischen Nachweis von Leberschäden in Verbindung mit der Aflatoxinbestimmung in Futter oder Organen (Leber, Niere). Differentialdiagnostisch sind andere hepatotoxische Substanzen, vor allem Kupferintoxikation und Eperythrozoonose, auszuschließen.

Prophylaxe und gesundheitspolitische Gesichtspunkte

Da der Gehalt importierter Futtermittelkomponenten in der EU nicht über 0,02–0,05 mg/kg Aflatoxin B1 liegen darf, und die Entstehung hoher Aflatoxinkonzentrationen in heimischem Getreide unwahrscheinlich ist, werden schwere Fälle von Aflatoxikose in Nordwesteuropa eine Ausnahme bilden. Mit chronischen, klinisch wenig auffälligen Wirkungen ist dagegen zu rechnen. Dies hat auch lebensmittelhygienische Bedeutung, weil bereits bei 0,3 mg/kg Futter Rückstände von 10 µg/kg Aflatoxin in Leber und Niere auftreten können.

Durch Zusatz von Tonerde (Bentonit) oder Kalzium-Aluminium-Silikat konnten Schadwirkungen vermindert werden.

Literatur

COOK, W. O., W. G. VAN ALSTINE and G. D. OSWEILER (1989): Aflatoxicosis in Iowa swine: Eight cases (1983-1985). J. Am. Vet. Med. Ass. **194**, 554-560.

CYSEWSKI, S. J. (1976): The acute and chronic effects of aflatoxin in swine. Proc. IPVS Congr., Ames, 9.

CYSEWSKI, S. J., A. C. PIER, G. W. ENGSTROM, J. L. RICHARD, R. W. DOUGHERTY and J. R. THURSTON (1968): Clinical pathologic features of acute aflatoxicosis in swine. Am. J. Vet. Res. **29**, 1577-1590.

GEDEK, B. (1984): In: ROLLE/MAYR (Hrsg.), Medizinische Mikrobiologie, Infektions- und Seuchenlehre, 5. Aufl., 979-985. Stuttgart: Ferdinand Enke Verlag.

KETTERER, P. J., B. J. BLANEY, C. J. MOORE, I. S. MCINNES and P. W. COOK (1982): Field cases of aflatoxicosis in pigs. Aust. Vet. J. **59**, 113-117.

SCHELL, T. C., M. D. LINDEMANN, E. T. KORNEGAY, D. J. BLODGETT and J. A. DOERR (1993): Effectiveness of different types of clay for reducing the detrimental effects of Aflatoxin-Contaminated diets on performance and serum profiles of weanling pigs. J. Anim. Sci. **71**, 1226-1231.

SHALKOP, W. T. and B. H. ARMBRECHT (1974): Carcinogenic response of brood sows fed aflatoxin for 28 to 30 months. Am. J. Vet. Res. **35**, 623-627.

SISK, D. B., W. W. CARLTON and T. M. CURTIN (1968): Experimental aflatoxicosis in young swine. Am. J. Vet. Res. **29**, 1591-1602.

SOUTHERN, L. L. and A. J. CLAWSON (1979): Effects of aflatoxins on finishing swine. J. Anim. Sci. **49**, 1006-1011.

ZIMMERMANN, W., M. JOST und M. WANNER (1982): Der Einfluß von aflatoxinhaltiger Erdnuß in der Futterration auf Wachstum, Aminopyrin-Atemtest und einige klinisch-chemische Parameter des Schweines. Schweiz. Arch. Tierheilk. **124**, 377-387.

13.8.3 Trichothecentoxikose (Trichothecene toxicosis)

Von Feldpilzen der Gattung Fusarium, aber auch anderen, werden auf der Getreidepflanze mehrere, einander chemisch ähnliche Mykotoxine gebildet, von denen das T-2-Toxin, Diacetoxyscirpenol (DAS) und Desoxynivalenol (Vomitoxin) am besten erforscht sind. Die ihnen aufgrund von Praxisbeobachtungen zugeschriebenen Wirkungen auf den Verdauungstrakt und die Hämatopoese konnten mit Reinsubstanzen im Experiment jedoch nur teilweise reproduziert werden.

Ätiologie und Pathogenese

Durch intravenöse Injektion der obengenannten Trichothecene konnten Erbrechen, zunächst begleitet von gieriger Futteraufnahme und Absatz geformten Kotes, und nachfolgend Apathie, Körperschwäche sowie Diarrhoe ausgelöst werden. Die Tiere starben innerhalb von 24 Stunden oder erholten sich. Bei einem Teil der Verendeten wurden Hämorrhagien und Blutaustritt im Ileum und Caecum sowie Nekrosen in den Mesenteriallymphknoten gefunden. Die LD50 betrug dabei für T-2 1,2 mg/kg KM und für DAS 0,4 mg/kg KM. Da aber Futter mit 12 bzw. 8 mg/kg dieser Substanzen von Schweinen nicht oder nur zögernd gefressen wird, gelingt es nicht, eine akute Toxizität im Fütterungsversuch nachzuweisen. Nach zweiwöchiger Verfütterung von 4 mg/kg T-2 im Futter treten krustöse Veränderungen (Hyper- und Parakeratose) an Lippen und Zunge sowie der Haut im Bereich der Präputialöffnung auf. Histologisch sind die Epithelschäden bereits bei niedrigeren Dosen nachweisbar. Bei chronischer Gabe niedriger Dosen an T-2 (0,5–1,0 mg/kg Futter) sind die Zunahmen junger Schweine vermindert. Es kommt zu Anämie, Leukopenie und Immunsuppression.

Die intravenöse Behandlung tragender Sauen mit T-2 (0,2–0,4 mg/kg) löste Aborte aus. Ein Futter mit 12 mg/kg störte die Gravidität nicht. Vor der Konzeption einsetzend hatte diese Behandlung allerdings Umrauschen und Würfe mit wenigen, kleinen Ferkeln zur Folge.

Klinische Erscheinungen

Futter, das über 20 mg/kg Vomitoxin enthält, löst eine Stunde nach erstmaliger Aufnahme Erbrechen aus, dem Zähneknirschen vorausgeht. Die Schweine fressen danach sogleich mykotoxinfreies Futter, verweigern aber Mischungen mit 12 mg/kg Vomitoxin und mehr. Organschäden entstehen nicht, jedoch beeinträchtigen bereits 1 mg/kg bei fortgesetzter Gabe die Zunahmen („Repellens-Wirkung").

Ob und wie die chronische Aufnahme von T-2 und DAS eventuell in Kombination mit weiteren Mykotoxinen Schadwirkungen hervorruft, ist nach den zitierten Versuchsergebnissen unklar. Beim Schwein und Rind wird von Todesfällen mit petechialen Blutungen auf den serösen Häuten und Blutaustritt in die Körperhöhlen und/oder ins Darmlumen bei „Mouldy corn toxicosis" berichtet. Beim Menschen haben Fusarientoxine eine strahlenschadenähnliche Leukopenie hervorgerufen, die bei Katzen experimentell reproduzierbar war. Ungünstige Einflüsse auf den Verlauf infektiöser Bestandserkrankungen und mangelhafte Vakzinationsergebnisse sind ebenfalls in Betracht zu ziehen.

Diagnose

Eine Vermutungsdiagnose ergibt sich durch auffällige Futterverweigerung bei gleichzeitigen Anzeichen von Hunger, der bei Vomitoxin kurzfristig Erbrechen vorangeht. Abzugrenzen sind die Anfangsstadien akuter Magen-Darm-Infektionen (TGE, EVD) und, auf Einzelfälle beschränkt, Magengeschwüre sowie Schlundverstopfung. Die im Experiment beobachteten Hautveränderungen sind in der Praxis kaum zu erwarten, da Futter mit hohem T-2-Gehalt wegen Futterverweigerung und Zunahmerückgang abgesetzt wird.

Der Nachweis von Trichothecenen ist schwierig. Er kann grundsätzlich mittels chemischer Methoden im Futter, wegen rascher Ausscheidung aber nicht im Blut oder Tierkörper erfolgen. Da diese Mykotoxine gegen Erhitzung und chemische Einflüsse stabil sind, können sie auch in Futtermitteln enthalten sein, aus denen keine Schimmelpilze isolierbar sind.

Prophylaxe

Verdächtige Futtermittel müssen so unter einwandfreie vermischt werden, daß der Gehalt von T-2 und DAS unter 1 mg/kg sinkt, auch diese Mischung sollte nicht an Sauen vor der Bedeckung verfüttert werden. Vomitoxinhaltiges Futter wird bei 1 mg/kg noch zögernd gefressen.

Literatur

COPPOCK, R. W., S. P. SWANSON, H. B. GELBERG, G. D. KORITZ, W. E. HOFFMANN, W. B. BUCK and R. F. VESONDER (1985): Preliminary study of the pharmacokinetics and toxicopathy of deoxynivalenol (vomitoxin) in swine. Am. J. Vet. Res. **46**, 169-174.

GEDEK, B. (1984): In: ROLLE/MAYR (Hrsg.), Medizinische Mikrobiologie, Infektions- und Seuchenlehre, 5. Aufl., 1001-1004. Stuttgart: Ferdinand Enke Verlag.

PATTERSON, D. S. P., J. G. MATTHEWS, B. J. SHREEVE, B. A. ROBERTS, S. M. MCDONALD and A. W.

HAYES (1979): The failure of trichothecene mycotoxins and whole cultures of Fusarium tricinctum to cause experimental haemorrhagic syndroms in calves and pigs. Vet. Rec. **105**, 252-255.

RAFAI, P., A. BATA, A. VANYI, Z. PAPP, E. BRYDL, L. JAKAB, S. TUBOLY and E. TURY (1995): Effect of various levels of T-2 toxin on the clinical status, performance and metabolism of growing pigs. Vet. Rec. **136**, 485-489.

RAFAI, P., S. TUBOLY, A. BATA, P. TILLY, A. VANYI, Z. PAPP, L. JAKAB and E. TURY (1995): Effect of various levels of T-2 toxin in the immune system of growing pigs. Vet. Rec. **136**, 511-514.

WEAVER, G. A., H. J. KURTZ, F. Y. BATES, M. S. CHI, C. J. MIROCHA, J. C. BEHRENS and T. S. ROBISON (1978): Acute and chronic toxicity of T-2 mycotoxin in swine. Vet. Rec. **103**, 531-535.

WEAVER, G. A., H. J. KURTZ, C. J. MIROCHA, F. Y. BATES and J. C. BEHRENS (1978): Acute toxicity of the mycotoxin diacetoxyscirpenol in swine. Can. Vet. J. **19**, 267-271.

WEAVER, G. A., H. J. KURTZ and C. J. MIROCHA (1980): The effect of two Fusarium toxins on swine. Proc. 6th IPVS Congr., Copenhagen, 288.

YOUNG, L. G., L. MCGIRR, E. E. VALLI, J. H. LUMSDEN and A. LUN (1983): Vomitoxin in corn fed to young pigs. J. Anim. Sci. 57, 655-664.

13.9 Ätiologisch ungeklärte Krankheiten

13.9.1 Enterohämorrhagisches Syndrom durch Darmverlagerung (Intestinal haemorrhage syndrome)

Diese Krankheit wurde als Ursache plötzlicher Todesfälle bei Mastschweinen in England, Nordamerika, der Schweiz und den Niederlanden beschrieben, kommt aber auch in der Bundesrepublik Deutschland vor.

Ätiologie und Pathogenese sind ungeklärt. Das jahrelang fortgesetzte Auftreten in bestimmten Betrieben, oft, aber nicht immer, bei Molkefütterung, legt eine umweltbedingte Ätiologie nahe. Einmal tägliche Fütterung und Hefegärung (s. Tympanie bei Hefegärung, Abschn. 13.7.5) sind in Betracht zu ziehen.

Es erkranken vorwiegend ältere Mastschweine. Sie werden, ohne zuvor Krankheitsanzeichen gezeigt zu haben, tot oder im Verenden aufgefunden, wobei Blässe und ein tympanisch aufgetriebenes Abdomen auffällt. Die Sektion ergibt einen blutgefüllten, aufgegasten Dünndarm. Beläßt man die Därme bei der Sektion zunächst in situ, so zeigt die Blinddarmspitze nach kranial statt kaudal, und die vordere Gekrösewurzel erweist sich als strangartig verdreht (Abb. 13-20 und 13-21). Bakteriologisch wird häufig *Clostridium perfringens* Typ A gefunden. Dieser Keim ist wahrscheinlich für die Gasbildung und rasche Autolyse verantwortlich. Clostridien können sich in Molke rasch vermehren (Schadfaktor bei der Käseherstellung). Ihre ätiologische Rolle ist jedoch unklar. Wahrscheinlicher sind Hefen. Die Gasbildung könnte zur Torsion führen. Differentialdiagnostisch sind abzugrenzen:
- Verblutung aus Magengeschwüren,
- Maulbeerherzkrankheit,
- Proliferative Hämorrhagische Enteropathie,
- hämorrhagische Kolienterotoxämie,

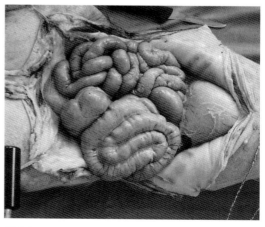

Abbildung 13-20 Physiologische Lage der Baucheingeweide beim Schwein: Blinddarmspitze kaudal, Kolon links, Dünndarm rechts (Foto: Anatomisches Institut, Hannover)

Ätiologisch ungeklärte Krankheiten

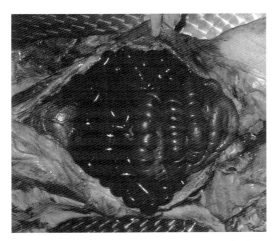

Abbildung 13-21 Enterohämorrhagisches Syndrom durch Drehung der Därme um die Gekrösewurzel. Blinddarmspitze kranial (Foto: Schmidt, Münster)

- schwere Verlaufsformen der Schweinedysenterie und
- Volvulus.

Antibiotische Dauermedikation des Trockenfutters in einem molkeverwertenden Betrieb verhütete die zuvor etwa 10 % betragenden Todesfälle durch Enterohämorrhagisches Syndrom weitgehend. Medikation ist jedoch keine langfristige Lösung.

Entscheidende Maßnahmen sind Sauberhalten der Fütterungsanlage, kurzfristige Verwertung von Flüssigfuttermitteln sowie regelmäßige, mindestens zweimal tägliche Fütterung. Ein Zusatz von 0,4 % organischen Säuren im Flüssigfutter zur Hemmung von Hefen (Propionsäure) und Bakterien (Ameisensäure) wird empfohlen.

Literatur

BERTSCHINGER, H. U. (1986): Hämorrhagische Enteropathien beim Schwein. Prakt. Tierarzt **67**, 395-402.

HÄNI, H., W. ZIMMERMANN, A. HUBER und J. SCHMIDT (1993): Das hämorrhagische Intestinalsyndrom (HIS) des Schweines: Klinische, pathologisch-anatomische und ätiopathogenetische Aspekte. Schweiz. Arch. Tierheilk. **135**, 117-124.

JONES, J. E. T. (1967): An intestinal haemorrhage syndrome in pigs. Brit. Vet. J. **123**, 286-294.

SCHULTZ, R. A. and G. N. DANIELS (1984): Use of bacitracin methylene disalicylate (BMD) to control hemorrhagic bowel syndrome in swine. Vet. Med. Small Anim. Clin. **79**, 253-256.

TODD, J. N., T. D. JONES, T. L. A. MORGAN, P. G. RANCIS and S. G. HEWITT (1977): Intestinal hemorrhage and volvulus in whey fed pigs. Vet. Rec. **100**, 11-12.

WILSON, M. R. (1970): Sudden death in pigs. Can. Vet. J. **11**, 178-180.

13.9.2 Torsion des Magens oder Kolonkegels (Torsion of abdominal organs)

Magentorsion wird als Ursache plötzlicher Todesfälle bei Mastschweinen und Sauen beobachtet, die einmal täglich gefüttert werden. Bei der Sektion findet sich ein mit Futter überladener Magen, der um das Mesenterium gedreht ist. Es kann auch zu Milztorsion und Milzruptur kommen. Heftige Körperbewegungen (Überschlagen) beim Kampf am Futterplatz könnten die Zustände herbeigeführt haben.

Eine Verdrehung des Kolonkegels um seine Gekröseachse wurde bei älteren Sauen als Ursache einer Auftreibung des kaudalen Abdomens festgestellt, die von anhaltender Freßunlust bei mäßig gestörtem Allgemeinbefinden begleitet war. Versuche, die Torsion des aufgeblähten Kolons nach Flankenschnitt zu korrigieren, mißlangen. Die Laparotomie gestattete jedoch, die Diagnose zu stellen.

Literatur

BILKEI, G. (1987): Plötzlicher Tod durch Magendilatation bei Schweinen. Tierärztl. Prax. **15**, 373-374.

MORIN, M., R. SAUVAGEAU, J. B. PHANEUF, E. TEUSCHER, M. BEAUREGARD and A. LAGACE (1984): Torsion of abdominal organs in sows: A report of 36 cases. Can. Vet. J. **25**, 440-442.

SANFORD, S. E., G. K. JOSEPHSON and A. J. REHMTULLA (1994): Sudden death in sows. Can. Vet. J. **35**, 388.

13.9.3 Mastdarmstenose und Mastdarmstriktur (Rectal stricture)

Magere, im Wachstum zurückbleibende Mastschweine mit aufgetriebenem Leib, die häufig kleine Mengen flüssigen Kots absetzen, erweisen sich bei rektaler Untersuchung mit einer hochgradigen Verengung des Mastdarmes behaftet, die etwa 3–5 cm kranial des Afters liegt. Dieser irreparable Zustand wurde in der Vergangenheit ausschließlich als Endstadium eines unbehandelt abgelaufenen Rektumvorfalls angesehen. Klinisch gleichartige Erscheinungen können aber auch die Folge von narbiger Ausheilung einer ulzerativen Proktitis sein, die neben Diarrhoe bei *Salmonella-typhimurium*-Infektion des Schweines auftritt, und ferner ohne irgendwelche reaktive Veränderungen als angeborener Defekt vorkommen.

Literatur

BOYD, J. S. and D. J. TAYLOR (1990): The prevention and treatment of rectal stricture in the pig. Proc. 11th IPVS Congress, Lausanne, 285.

FINELL, G. R. (1988): Rectal strictures in pigs. Can. Vet. J. **29**, 747-748.

HÄNI, H., und E. SCHOLL (1976): Rektumstrikturen beim Schwein. Schweiz. Arch. Tierheilk. **118**, 325-328.

MÜLLER, E., H. A. SCHOON und L. C. SCHULZ (1980): Rectumstrikturen beim Schwein. Dtsch. tierärztl. Wschr. **87**, 196-199.

NIENHOFF, H., und U. SCHMIDT (1985): Diagnose: Mastdarmverengung. top agrar **5**, 12-13.

WILCOCK. B. P. and J. J. OLANDER (1977): The pathogenesis of porcine rectal stricture. I. The naturally occurring disease and its association with salmonellosis. Vet. Pathol. **14**, 36-42.

WILCOCK, B. P. and H. J. OLANDER (1977): The pathogenesis of porcine rectal stricture. II. Experimental salmonellosis and ischemic proctitis. Vet. Pathol. **14**, 36-42.

13.9.4 Mastdarmvorfall (Rectal prolapse)

Durch Umstülpung und Herauspressen eines ringförmigen Rektumabschnitts aus der Afteröffnung entsteht ein pilzförmiges Gebilde unterschiedlicher Größe, das infolge Abschnürung der abführenden Gefäße durch

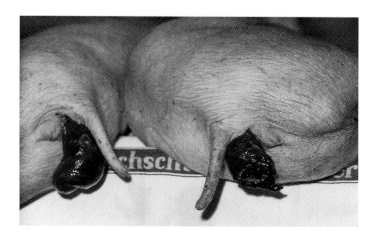

Abbildung 13-22 Frischer Mastdarmvorfall bei Läuferschweinen.

Links: noch unverletzt, Therapie durch Reposition aussichtsreich; rechts: Röhrchenmethode indiziert (Foto: Klinik für kleine Klauentiere, Hannover)

den Afterschließmuskel schnell ödematös wird und zu Verletzungen neigt (Abb. 13-22 und 13-24).

Dieser Zustand wird bei jungen Mastschweinen nicht selten beobachtet und scheint mit heftigem Husten, Reizung der Rektumschleimhaut durch dünnflüssigen Kot oder beidem in Verbindung zu stehen. Sonderfälle sind der Mastdarmvorfall bei Sauen mit stark ödematösem Perinealbereich während der Geburt und die durch Kotstauung im deformierten Becken bedingten Rektumvorfälle im Endstadium der erblichen Rachitis.

Im weiteren Verlauf kommt es zur fibrinösen Verklebung der im Inneren des vorgefallenen Darmabschnitts liegenden Serosablätter und zur Verletzung der auswärtsgekehrten Mukosa (Abb. 13-23). Schließlich hat die fortgesetzte Gefäßstauung eine Nekrose der außerhalb des Anus gelegenen Gewebe zur Folge, wodurch es zur Spontanheilung kommen kann, sofern nicht in Zukunft eine narbige Kontraktion zur Mastdarmstriktur oder -stenose führt.

Als Therapie ist die baldmöglichste Reposition des vorgefallenen Darmabschnitts anzustreben, solange noch keine Verletzungen vorliegen. Man verkleinert zunächst den Umfang des vorgefallenen Darmabschnitts (Abb. 13-24) durch vorsichtige Massage unter Anwendung von Gleitmitteln und kalten Duschen am kaudal hochgelagerten bzw. -gehaltenen Tier. Nach Reposition wird

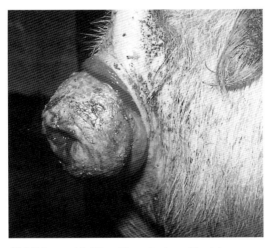

Abbildung 13-23 Chronischer Mastdarmvorfall, nur durch Resektion zu behandeln (Foto: ZIMMERMANN, Bern)

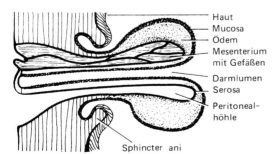

Abbildung 13-24 Schematische Darstellung eines vorgefallenen Mastdarms im Längsschnitt

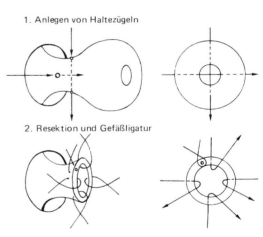

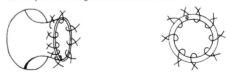

Abbildung 13-25 Amputation des vorgefallenen Mastdarms nach MÖLLER-FRICK. Kreuzweise durch das Darmlumen geführte Fäden dienen während der Amputation als Haltezügel, die das Zurückgleiten des inneren (kranialen) Darmabschnitts verhindern. Sie bilden anschließend erste Hefte, die durch eine Ligatur der Mesenterialgefäße und weitere Knopfhefte ergänzt werden.

durch eine zirkumanale Tabaksbeutelnaht oder ähnlich der „Bühnernaht" versenkte Ligatur das erneute Herauspressen verhindert.

Verletzte oder verklebte Mastdarmvorfälle sollten unter Narkose reseziert werden, wobei durch zuvor angelegte Zügel sichergestellt werden muß, daß das kraniale Darmende nicht in die Bauchhöhle gleitet, bevor alle durchtrennten Gefäße abgebunden sind und eine End-zu-End-Anastomose durch Knopfhefte hergestellt wurde (Operation nach MÖLLER-FRICK, Abb. 13-25). Die Fixation der Darmenden während der Amputation ist auch möglich, indem ein kurzer Plastikschlauch ins Lumen eingeführt wird, auf dem man den Darm mit kreuzweise durchgestochenen Injektionskanülen fixiert. Da eine Verschmutzung und nachfolgende Entzündung der im Nahtbereich entstehenden Wundfläche unvermeidlich sind, muß trotz sorgfältigen Vorgehens mit Strikturen gerechnet werden.

Eine einfache, unblutige Amputation gelingt durch Einführen eines Rohrstücks mit ringförmigen Kerben (Beißholz für Hunde, Installationsrohr für Elektroleitungen) und Anlegen einer festen Ligatur vor dem Anus. Das distale Rektumende wird nekrotisch und fällt nach einer Woche ab. Reste werden, falls erforderlich, abgeschnitten. Das Rohr ermöglicht kaum Kotpassage. Futterrestriktion, evtl. Milch und reichlich Wasserangebot sind während dieser Zeit erforderlich (Abb. 13-26).

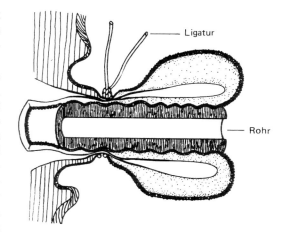

Abbildung 13-26 Behandlung des Rektumprolaps durch Ligatur. Kräftiges Fadenmaterial und festes Anziehen sowie Halt der Ligatur auf den Ringen des innenliegenden Rohrs sind für den Erfolg entscheidend.

Literatur

DIETZ, O., F. SCHAETZ, H. SCHLEITER und R. TEUSCHER (1981): Anästhesie und Operationen bei Groß- und Kleintieren. 3. Aufl. Stuttgart: Ferdinand Enke Verlag.

DOUGLAS, R. G. A. (1985): A simple method for correcting rectal prolapse in pigs. Vet. Rec. **117**, 129.

GARDNER, I. A., D. W. HIRD, C. E. FRANTI and J. GLENN (1988): Patterns and determinants of rectal prolapse in a herd of pigs. Vet. Rec. **123**, 222-225.

GROSSE BEILAGE, E. und TH. GROSSE BEILAGE (1994): Erfahrungen mit der chirurgischen Behandlung von Darmvorfällen (Prolapsus recti) beim Mastschwein unter Praxisbedingungen. Dtsch. tierärztl. Wschr. **101**, 383-387.

IVASEN, I., I. CRISTEA et L. GATINA (1979): Considérations practiques sur le prolapsus rectal chez les porcs et les cheveaux. Réc. Méd. Vet. **155**, 767-772.

VORDERFECHT, H. E. (1978): Amputation of rectal prolaps in pigs. Vet. Med. Small Anim. Clin. **73**, 201-206.

Farbtafeln I–V

Farbtafel I

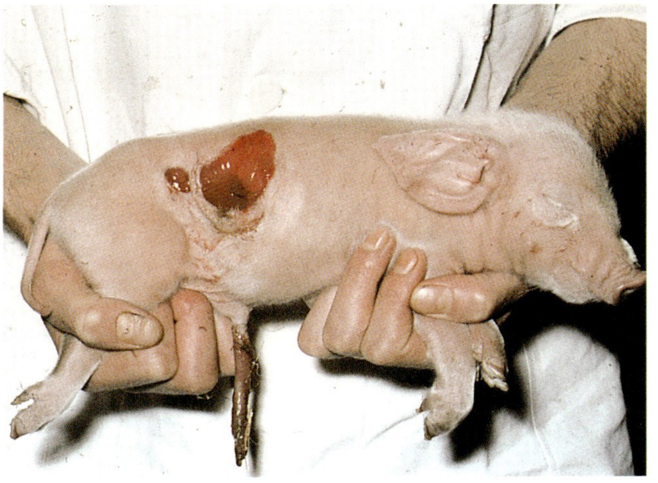

Abb. 1 Epitheliogenesis imperfecta. Größe und Lokalisation der Defekte sind unterschiedlich. (Foto: Klinik für kleine Klauentiere, Hannover)

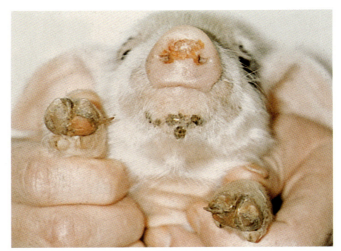

Abb. 2 Maul- und Klauenseuche beim Ferkel. Nach Ablösung der Aphthen liegt das berührungsempfindliche Korium frei. (Foto: Klinik für kleine Klauentiere, Hannover)

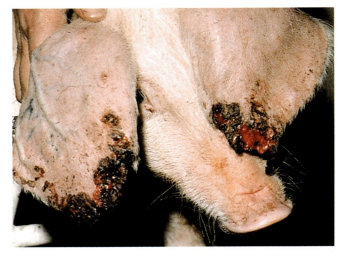

Abb. 3 „Ohrkannibalismus" als Folge einer Staphylococcus-hyicus-Infektion an den Ohrspitzen

Farbtafel I

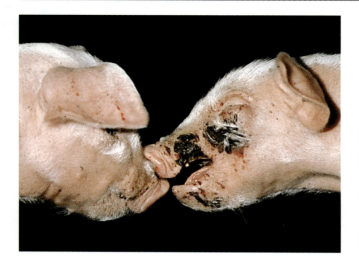

Abb. 4 Hautnekrosen im Lippen- und Backenbereich von Saugferkeln nach Rangordnungskämpfen. Die Wunden können reaktionslos abheilen, kleine subkutane Abszesse verursachen (links) oder nach Infektion mit *Fusobacterium necrophorum* zur Hautnekrose führen. (Foto: Klinik für kleine Klauentiere, Hannover)

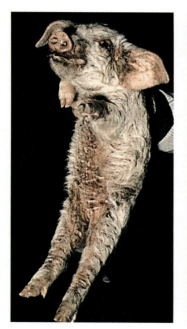

Abb. 5 Generalisierte Staphylococcus hyicus-Infektion beim Saugferkel („Pechräude", „Ferkelruß") (Foto: Klinik für kleine Klauentiere, Hannover)

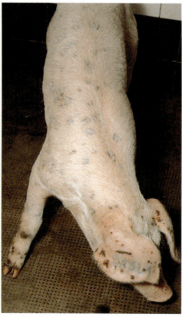

Abb. 6 Lokalisierte Staphylococcus hyicus-Infektion beim Läuferschwein („Pockenartiger Ausschlag"). Die krustenbedeckten Hautveränderungen haben unterschiedliche Form und Größe. Sie sind, im Gegensatz zu Pocken, leicht, „ohne Substanzverlust" ablösbar.

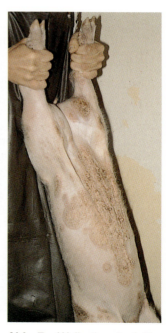

Abb. 7 Wallartige, kreisförmig auseinanderlaufende Hautveränderungen, die meist in der Inguinalgegend beginnen, kennzeichnen die Pityriasis rosea, die irreführenderweise auch als „Bauchflechte" bezeichnet wird.

Farbtafel II

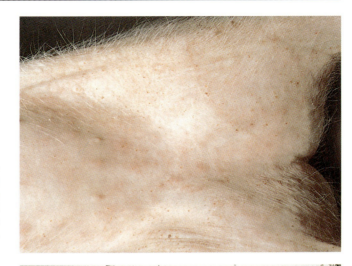

Abb. 1 Anfangsstadium der Sarkoptesräude im Inguinalbereich eines Absetzferkels. Es bilden sich kleine Papeln, auf deren Gipfel eine winzige, bräunliche Sekretkruste den Bohrgang der Milbe bedeckt.

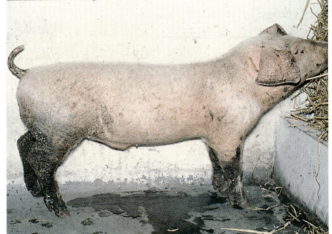

Abb. 2 Panzerartige, feuchtklebrige Krusten entstehen bei Parakeratose vor allem auf der Haut der Gliedmaßenenden sowie an Ohren und Schwanz. (Foto: Klinik für kleine Klauentiere, Hannover)

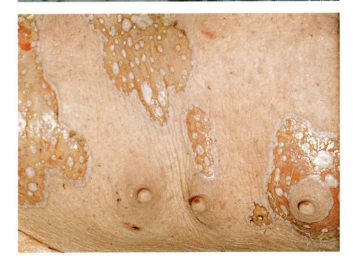

Abb. 3 Großflächige Epitheldefekte, die den Folgen einer Verbrennung ähneln, bilden sich bei der Ulzerierenden Dermatitis vor allem am Gesäuge. Die Veränderungen sind unempfindlich gegen Berührung und betreffen nicht die Zitzen.

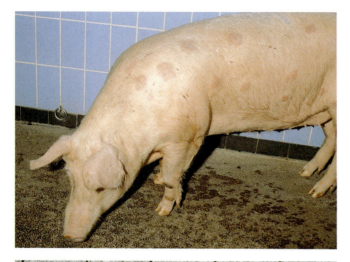

Abb. 4 Backsteinblattern, ein pathognomonisches Symptom des akuten Rotlaufs bei einer Sau.

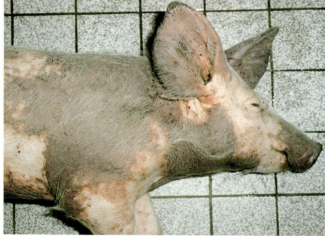

Abb. 5 Großflächige, landkartenartige Hautverfärbung bei septikämischem Rotlauf. Dieses Krankheitsbild wird nur noch selten gesehen. (Foto: SCHMIDT, Münster)

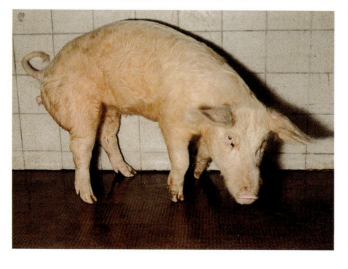

Abb. 6 Hochgradig schmerzhafte Bewegungsstörung mit eingeschränkter Gelenkfunktion (Karpalbeugehaltung), Verfärbung der Flanke durch anhaltendes Liegen in Seitenlage sowie Wachstumsstörung („Kümmern") bei Rotlaufpolyarthritis.

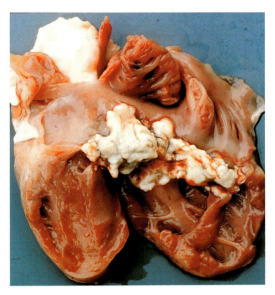

Abb. 7 Blumenkohlartige Veränderungen der Atrioventrikularklappen bei Endocarditis valvularis kommen bei Rotlauf und Streptokokkeninfektion vor. (Foto: SCHMIDT, Münster)

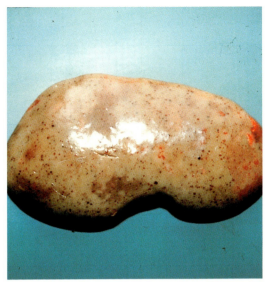

Abb. 8 Petechiale Blutungen unter der Nierenkapsel bei Schweinepest. Charakteristisch ist die lehmfarbene Aufhellung des Nierenparenchyms, während die Petechien auch bei anderen Septikämien des Schweines auftreten. (Foto: SCHMIDT, Münster)

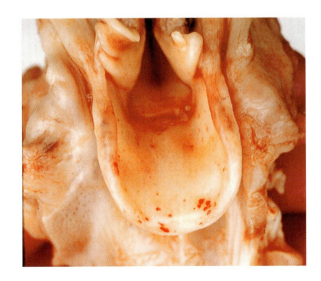

Abb. 9 Feine, petechiale Blutungen auf der Kehlkopfschleimhaut bei Schweinepest. Sie finden sich in ähnlicher Form auch noch auf der Blasenschleimhaut. (Foto: SCHMIDT, Münster)

Farbtafel III

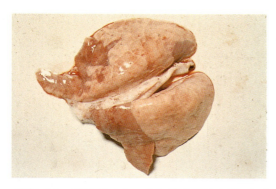

Abb. 1a Hepatisation der Spitzenlappen bei Mykoplasma-Pneumonie (Enzootische Pneumonie, „Ferkelgrippe"). Die Zwerchfellappen sind in der Regel nicht betroffen, und die Pleura pulmonalis ist frei von Veränderungen.

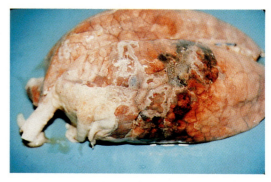

Abb. 1b Herdförmige (hämorrhagisch-nekrotisierende) Lungenveränderungen und fibrinöse Pleuritis bei chronischer Aktinobazillus-Pleuropneumonie (Foto: SCHMIDT, Münster)

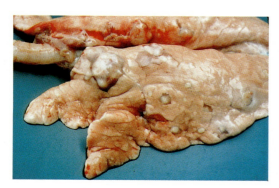

Abb. 1c Abszedierende Pneumonie als Folge hämatogener Streuung von Eitererregern aus Wundinfektionen. Sie tritt häufig bei Schwanzkannibalismus auf. (Foto: SCHMIDT, Münster)

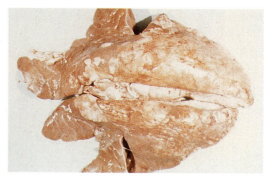

Abb 1d Chronische Bronchopneumonie. Sekundärinfektion einer Mykoplasma-Pneumonie durch Pasteurellen. Beteiligung der Zwerchfelllappen und geringgradige fibrinöse Pleuritis

Farbtafel III

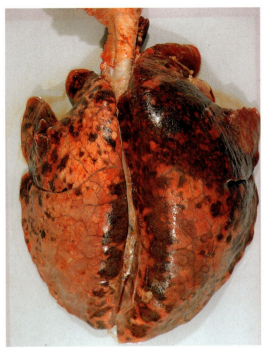

Abb. 1e Akute Aktinobazillus-Pleuropneumonie mit disseminierten Hämorrhagien (Foto: ZIMMERMANN, Bern)

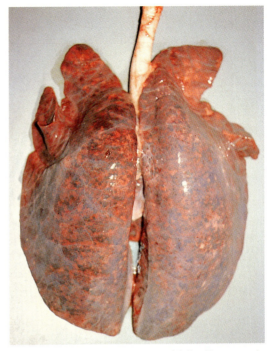

Abb. 1f Hochgradige interstitielle Pneumonie bei Lungenerkrankung unter Beteiligung des PRRS-Virus (Foto: SCHMIDT, Münster)

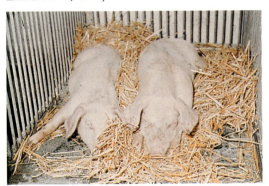

Abb. 2a Läuferschweine mit Maulbeerherzkrankheit. Hochgradige Muskelschwäche, Zyanosen und Exophthalmus bei erhaltener Anteilnahme an der Umgebung sind bei diesen Tieren festzustellen.

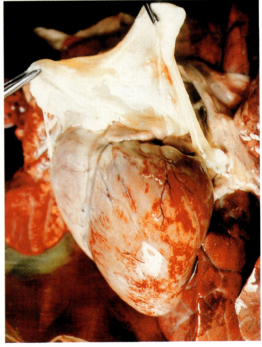

Abb. 2b Fleckige, subendokardiale Blutungen haben der Maulbeerherzkrankheit den Namen gegeben. (Foto: SCHMIDT, Münster)

Farbtafel III

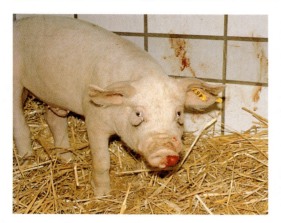

Abb. 3 Progressive Rhinitis atrophicans. Verkürzung und Seitwärtsverbiegung des Oberkiefers; Nasenbluten, Sekretbahnen unterhalb des medialen Augenwinkels

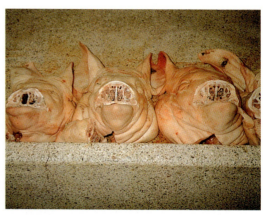

Abb. 4 Nasenquerschnitte in Höhe der ersten Prämolaren zur Diagnostik der Rhinitis atrophicans. Mitte: physiologischer Befund; links hochgradige, rechts mittelgradige Atrophie und Deformation der ventralen Nasenmuschel.

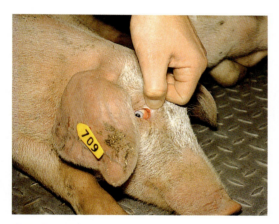

Abb. 5 Kreislaufinsuffizienz bei Koliendotoxinschock. Hochgradige Zyanose; die Episkleralgefäße sind injiziert und verwaschen.

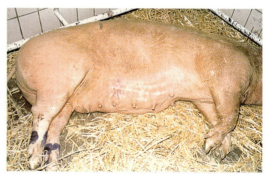

Abb. 6 Kreislaufinsuffizienz bei einer Sau; unregelmäßige Hautverfärbung, Dermographismus (Foto: Klinik für kleine Haustiere, Hannover)

Farbtafel IV

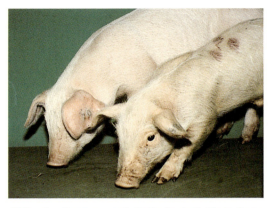

Abb. 1 Ikterus und Anämie bei Eperythrozoonose (rechts). Vergleich mit einem gesunden Absetzferkel (links) (Foto: Heinritzi, München)

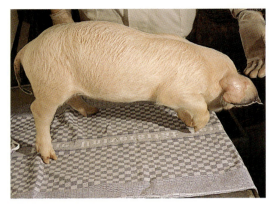

Abb. 2 Rezidivierende Zyanose mit darauf folgender Nekrose der Ohr- und Schwanzspitzen als Folgeerscheinung der Eperythrozoonose

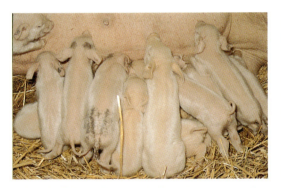

Abb. 3 Blasse, ikterische Hautfarbe neugeborener Ferkel bei isohämolytischer Anämie (Foto: Zimmermann, Bern)

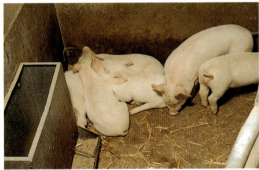

Abb. 4 Blässe und rasche Ermüdung von Saugferkeln bei hochgradiger Eisenmangelanämie infolge unterlassener Eisenbehandlung. Ein Ferkel des Wurfs wurde behandelt (rechts).

Farbtafel IV

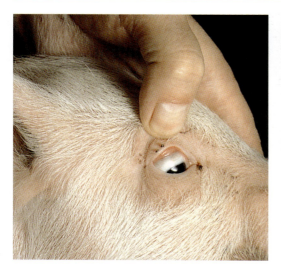

Abb. 5 Physiologische, hellrote Conjunctiva eines gesunden Ferkels

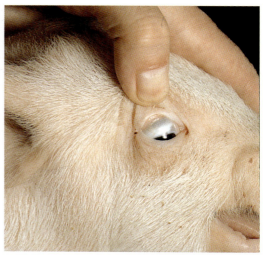

Abb. 6 Blasse Conjunctiva eines Ferkels mit Anämie (vgl. Abb. 5)

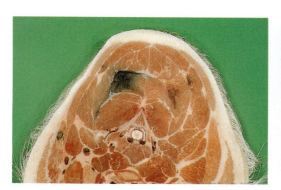

Abb. 7 Teilweise intermuskuläre Verteilung injizierter Medikamente. Links: Tuscheinjektion; rechts: Muskelnekrose nach Injektion von 3 ml Terramycin LA® in die Nackenmuskulatur (Läuferschwein 22 kg KM, 35-mm-Kanüle)

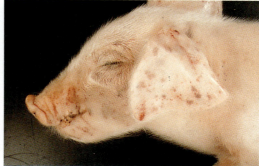

Abb. 8 Petechiale bis verlaufende Blutungen in der Subkutis eines Saugferkels bei thrombozytopenischer Purpura (Foto: SCHMIDT, Münster)

Farbtafel IV

Abb. 9a PSE-Veränderungen am Rückenmuskelquerschnitt nach der Schlachtung (Foto: Bundesanstalt für Fleischforschung, Kulmbach)

Abb. 9b Querschnitt eines gesunden Rückenmuskels nach der Schlachtung (Foto: Bundesanstalt für Fleischforschung, Kulmbach)

Abb. 9c DFD-Veränderungen am Rückenmuskel nach der Schlachtung (Foto: Bundesanstalt für Fleischforschung, Kulmbach)

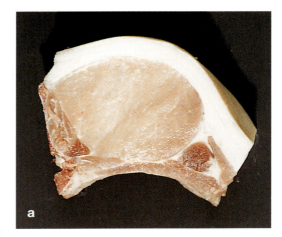

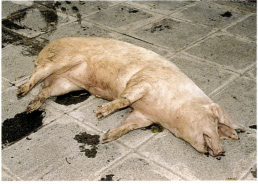

Abb. 10 Verenden im kardiogenen Schock infolge Laktazidämie bei akuter Belastungsmyopathie (z. B. „Transporttod"). Die Totenstarre ist sofort eingetreten.

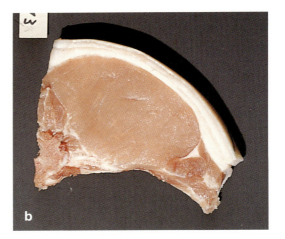

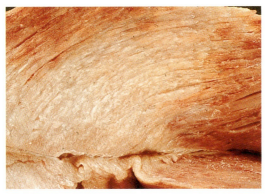

Abb. 11 Rückenmuskellängsschnitt bei akuter Rückenmuskelnekrose am 2. Krankheitstag. Der gesamte Muskelquerschnitt weist Muskelfasernekrosen auf, die sich makroskopisch kaum von PSE-Fleisch unterscheiden.

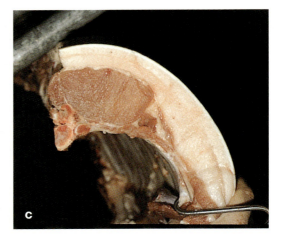

Farbtafel V

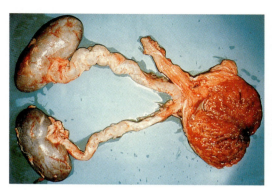

Abb. 1 Hämorrhagische Zystitis, dilatierte Harnleiter und Pyelonephritis bei Infektion mit *Actinomyces* (*Eubacterium*) *suis* (Foto: SCHMIDT, Münster)

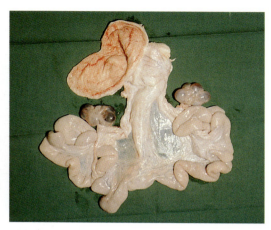

Abb. 2 Genitaltrakt einer Altsau. Die eröffnete Harnblase weist eine unveränderte Schleimhaut auf.

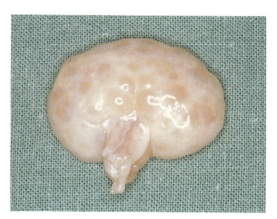

Abb. 3 Juveniles Ovar mit zahlreichen Tertiärfollikeln

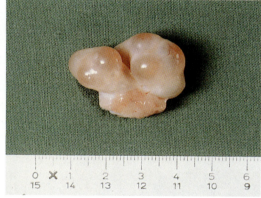

Abb. 4 Graaf-Follikel in Anbildung ohne Anzeichen eines vorangegangenen Zyklus: Proöstrus nach Laktation

Farbtafel V

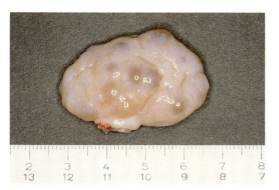

Abb. 5 Reife Graaf-Follikel ohne Anzeichen vorangegangener zyklischer Aktivität: Östrus nach Laktation

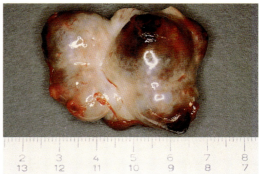

Abb. 6 Hochgradige blutgefüllte Follikel im Metöstrus: Corpora haemorrhagica, beim Schwein ein häufiger, physiologischer Befund

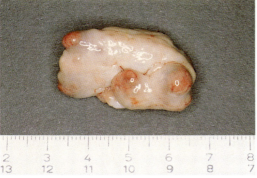

Abb. 7 Gelbkörper in Anbildung mit pilzartig aus den Ovulationsöffnungen (Stigmata) vorfallendem Gewebe: erster Zyklus nach Laktation

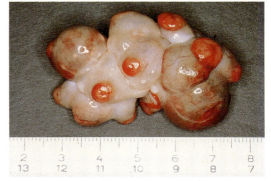

Abb. 8 Gelbkörper in Anbildung (Corpora lutea crescentia). Einige Follikelhöhlen sind noch mit Blutgerinnseln gefüllt (Corpora haemorrhagica), bei anderen fällt Gelbkörpergewebe aus den Ovulationsöffnungen vor. Dazwischen haben sich neue Tertiärfollikel gebildet.

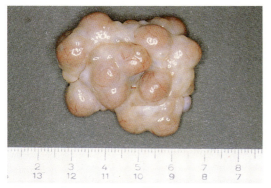

Abb. 9 Gelbkörper im Blütestadium (Corpora lutea secernentia), dazwischen Tertiärfollikel. Anzeichen vorangegangener Ovaraktivität fehlen: 1. Zyklus nach Laktation.

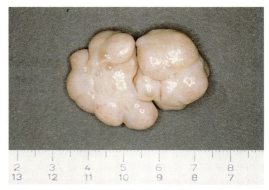

Abb. 10 Gelbkörper in Rückbildung (Corpora lutea regredientia); Tertiärfollikel noch relativ klein

Farbtafel V

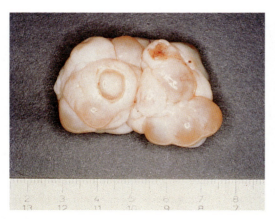

Abb. 11 Graaf-Follikel und rückgebildete Gelbkörper (Corpora albicantia): Umrauschen

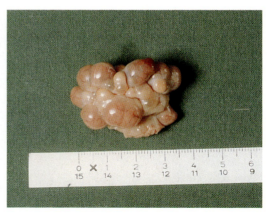

Abb. 12 Gelbkörper in Blüte, dazwischen Corpora albicantia und Tertiärfollikel: Ovar einer umrauschenden Sau im Interöstrus

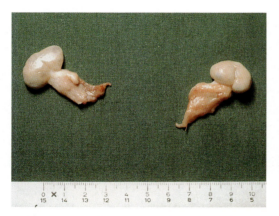

Abb. 13 Atrophische Ovarien einer Altsau

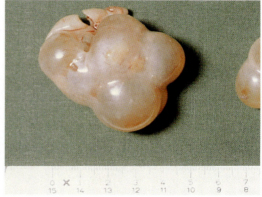

Abb. 14 Follikel-Theka-Zysten, Befund bei einer Altsau mit Daueröstrus

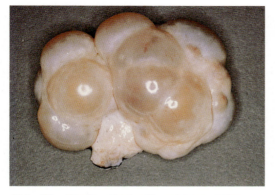

Abb. 15 Großzystische Ovardegeneration

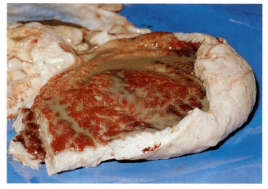

Abb. 16 Hämorrhagische Zystitis und hochgradiges, entzündliches Ödem der Blasenwand infolge *Actinobaculum* (*Eubacterium*) *suis*-Infektion

14 Erkrankungen der Harnorgane

M. WENDT und H. PLONAIT

14.1 Pathogenese und Diagnostik

Störungen der Harnbereitung und -ausscheidung haben beim Schwein vorwiegend folgende Ursachen und Konsequenzen.
Endogene Ursachen:
- Schock – herabgesetzte glomeruläre Filtration: Urämiegefahr;
- toxische Schäden an Glomeruli oder Tubuli mit gestörter Primärharnbildung und/oder Reabsorption: Dehydratation und Urämie;
- hämatogene Infektion in Form disseminierter eitriger Glomerulonephritis oder auch interstitieller Nephritis bei Leptospirose – meist ohne klinische Konsequenzen;
- Urolithiasis meist in Form von Harngrieß, der nur selten zur Harnstauung Anlaß gibt.

Exogene Ursachen:
- durch Deckverletzung oder Blasenverlagerung (selten) oder aszendierende Infektion (häufig). Aufsteigende Harnwegsinfektionen durchlaufen die Stadien der Bakteriurie, Zystitis, Ureteritis und Pyelonephritis.

Wegen der sehr unspezifischen klinischen Symptome ist in Verdachtsfällen die Untersuchung von Harnproben angebracht:
- makroskopische Untersuchung (Farbe, Geruch, Trübungen, Beimengungen),
- Keimgehalt (Nitritprobe, Eintauchnährböden),
- Blutbeimengung, Proteingehalt, pH-Wert (Teststreifen),
- Sediment (Epithelzellen, Leukozyten, Erythrozyten, Zylinder, Kristalle).

Sehr heller Harn tritt bei vermehrter Wasseraufnahme auf, kann aber auch ein Hinweis auf eine herabgesetzte Konzentrationsfähigkeit der Nieren sein. Dunkelgelber, konzentrierter Harn wird häufiger bei laktierenden Sauen beobachtet oder läßt auf eine mangelnde Trinkwasseraufnahme schließen. Blutbeimengungen als Mikrohämaturie (Streifentest) oder als Makrohämaturie (rote oder rotbraune Färbung) können im Zusammenhang mit der Geburt (Verletzungen, Lochialfluß), bei Deckverletzungen, bei der Harnentnahme per Katheter und bei Harnwegsinfektionen (*Actinobaculum [früher Eubacterium] suis, Proteus spp.*) auftreten. Ammoniakalische Geruchsabweichungen sind bei Infektionen mit ureasebildenden Bakterien zu erwarten. Als Ursachen für Trübungen und Beimengungen kommen vor allem Harnwegsinfektionen, aber auch eine Kontamination durch Vaginal- oder Zervikalfluor oder eine Kristallurie in Frage.

Bakteriurie ist für sich allein kein Krankheitssymptom, sondern deutet bei gehäuftem Auftreten auf eine Risikosituation im Bestand hin. Als pathologisch sind Keimzahlen von mindestens 10^5 Keimen/ml Harn anzusehen. Bei geringeren Keimgehalten kann eine Kontamination nicht ausgeschlossen werden. Weiterführende bakteriologische Untersuchungen an Harnproben oder Schlachtmaterial (Kultur, Immunfluoreszenz) dienen der genauen Keimdifferenzierung sowie der Ermittlung von Antibiogrammen.

Eine Proteinurie wird bei klinisch gesunden älteren Sauen häufig gefunden (kompensierte herdförmige Glomerulonephritis), Proteinwerte über 0,3 g/l stehen in Verbindung mit eitrigen bzw. hämorrhagischen Zystitiden oder hochgradigen Nierenschäden (Pyelonephritis, Nierenabszeß).

Der pH-Wert im Harn von Schweinen unterliegt in Abhängigkeit von der Fütterung (Basenüberschuß der Futtermischung) weiten Schwankungen (5,5–8,0). Sehr hohe alkalische pH-Werte (bis 9,0) entstehen bei Harnwegsinfektionen mit Ureasebildnern durch starke Ammoniakentwicklung.

Zahlreiche Leukozyten und Zellen aus tieferen Epithelschichten im Harnsediment zeigen Entzündungen im Harntrakt an, Zylinder verschiedener Zusammensetzung können bei Nierenalterationen beobachtet werden. Eine Kristallbildung im Harn ist abhängig vom pH-Wert, von der Wasseraufnahme des Tieres und vom Mineralstoffgehalt des Futters.

Zur Abklärung einer Nierenbeteiligung empfiehlt sich die Kontrolle einer Blutprobe auf Kreatinin- und Harnstoffkonzentration. Während Filtrationsstörungen (Kreatinin > 150 μmol/l) schon frühzeitig auftreten können, ist mit einem Anstieg des Blut-Harnstoffgehaltes (> 10 mmol/l) erst bei hochgradigen, zumeist irreversiblen Nierenschäden zu rechnen. Die Konzentrationsfähigkeit der Nieren kann bei Polyurie auch durch einen 24stündigen Wasserentzug geprüft werden, wobei zu Beginn und am Ende des Testes das spezifische Gewicht (Dichte) des Harns gemessen wird.

Die Gewinnung von Harnproben kann beim Ferkel mittels Blasenpunktion erfolgen, bei der Sau ist das Auffangen von Mittelstrahlurin durch den Betreuer am Morgen bei der Fütterung oder durch Auftreiben ruhender, reichlich getränkter Tiere zu empfehlen. Die Harnentnahme mit einem gekrümmten, nicht zu dünnen Metallkatheter (Uteruskatheter, Modell Breslau) oder besser mit Gummikatheter und Mandrin ist möglich und geschieht unter Sichtkontrolle (Spreizspekulum). Jedoch besteht dabei die Gefahr, daß iatrogen bedingte Blaseninfektionen oder Verletzungen im Bereich des Diverticulum suburethrale entstehen. Der Harn sollte in einem sterilen Gefäß aufgefangen werden.

Die Veränderungen an Harnleiter und Blase bei hochgradiger Zystitis und Pyelonephritis sind sonographisch mit den für gynägologische Untersuchungen verwendeten Geräten darstellbar.

Aufwendige Nierenfunktionstests und Zystoskopie (an der stehenden Sau) sind wissenschaftlichen Untersuchungen vorbehalten.

Literatur

BECKER, H.-A., R. KURTZ und G. v. MICKWITZ (1985): Chronische Harnwegsinfektionen beim Schwein, Diagnose und Therapie. Prakt. Tierarzt **66**, 1006-1011.

BOLLWAHN, W., H. v. VOPELIUS-FELDT, A. v. VOPELIUS-FELDT und G. ARNHOFER (1984): The clinical value of bacteriuria in sows. In: 8th Congr. Int. Pig Vet. Soc., Ghent, Proc., 149.

BOLLWAHN, W., und G. ARNHOFER (1989): Die Bedeutung exogener Faktoren für die Zusammensetzung des Harns der Zuchtsauen. Tierärztl. Prax. **17**, 43-46.

CARR, J., und J. R. WALTON (1992): Characteristics of plasma and urine from normal adult swine and changes found in sows with either asymptomatic bacteriuria or cystitis and pyelonephritis. In: 12th Congr. Int. Pig Vet. Soc., Den Haag, Proc., 263.

JONES, J. E. T. (1992): Urinary system. In: LEMAN, A. D. et al. (eds.): Diseases of Swine, 7th ed., 217-222. Ames: Iowa State University Press.

SOFRENOVIC, D., und W. BOLLWAHN (1963): Vergleichende klinisch-pathomorphologische Untersuchungen des Harnapparates beim Schwein. Dtsch. tierärztl. Wschr. **70**, 635-642.

14.2 Bakterielle Infektionen

14.2.1 Zystitis und Pyelonephritis (Urinary tract infections, Cystitis and pyelonephritis)

Bei Untersuchungen in Sauenbetrieben zur Ursache von Todesfällen und Schlachtabgängen stellen Harnwegsinfektionen mit einer Prävalenz von 10–25 % eine der häufigsten Erkrankungen dar. Entzündungen der Harnorgane finden sich eher bei älteren Sauen und können entweder als Einzelfälle oder bestandsweise gehäuft auftreten. Beim männlichen Schwein sind Harnwegsinfektionen dagegen selten.

Ätiologie und Pathogenese

Eine pathologische Vermehrung von Bakterien im Harntrakt erfolgt in der Regel nach einer aszendierenden Infektion der Blase, die sich am häufigsten zum Zeitpunkt der Geburt oder während des Puerperiums im Zusammenhang mit Infektionen des Genitaltraktes entwickelt. Der Deckakt und die Übertragung von Keimen durch den Eber auf die Sau stellen eine zweite wichtige Infektionsquelle dar. Darüber hinaus sind zu jeden Zeitpunkt des Reproduktionsstadiums Infektionen durch mangelhafte Stallhygiene möglich (stark verschmutztes äußeres Genitale bei ungenügender Kotbeseitigung).

Katarrhalisch-eitrige Zystitis

Das Keimspektrum bei asymptomatischen und katarrhalisch-eitrigen Zystitiden (*Escherichia coli*, Streptokokken, Staphylokokken, seltener Proteus spp., Klebsiellen, Pseudomonaden u. a.) gleicht dem der puerperalen Endometritis, es treten Rein- und Mischkulturen auf. Diese Infektionen sind zumeist Folgen einer Puerperalstörung und werden umgekehrt auch als ein prädisponierender Faktor für das MMA-Syndrom (siehe Mastitis-Metritis-Agalaktie-Syndrom, Abschn. 16.12) angesehen. Infektionen des Harntraktes mit den genannten Erregern bleiben in den meisten Fällen auf die Harnblase beschränkt, und außer eventuell vorhandenen Harnveränderungen werden keine klinischen Krankheitssymptome beobachtet. Entzündungserscheinungen an der Blasenschleimhaut zeigen katarrhalischen bis purulenten Charakter und beschränken sich oft auf den Bereich des Blasenbodens.

Hämorrhagische Zystitis

Bei hämorrhagischen Zystitiden kann fast immer eine Beteiligung von *Actinobaculum suis* (Synonym *Actinomyces, Eubacterium* bzw. *Corynebacterium suis*), selten auch Proteus spp., nachgewiesen werden. Dieser anaerobe Erreger findet sich sehr häufig in der Präputialhöhle von Ebern, ohne dort Läsionen zu verursachen, und kann beim Deckakt auf die Sau übertragen werden. Zum Haften der Infektion beim weiblichen Schwein sind anscheinend prädisponierende Umstände erforderlich, wie Deckverletzungen oder bereits vorliegende Zystitiden (s. o.) mit entsprechenden Läsionen am Blasenepithel. Vielfach finden sich deshalb Mischinfektionen, insbesondere mit *E.-coli*-Keimen. Das Blasenepithel solcher Schweine ist, oft im gesamten Bereich des Organs, hämorrhagisch-eitrig bis diphteroid-nekrotisch verändert und kann Ulzerationen aufweisen, die Blasenwand ist ödematös verdickt. Durch die massiven Schleimhautalterationen kann es im Gegensatz zu den klinisch unkomplizierten Blasenentzündungen im Verlauf der Zystitis zu Defekten an den Ureterenöffnungen im Blasenhalsbereich und durch Versagen von deren Klappenfunktion zu Reflux von infiziertem Harn, Entzündungen der Harnleiter, des Nierenbeckens und des Nierenparenchyms kommen. In diesen Fällen ist die Nierenfunktion beeinträchtigt und in schweren Fällen besteht eine Harnstoffretention (= Urämie) mit Störungen des Allgemeinbefindens, die zum Tod des Tieres führen kann. An den Nieren findet sich pathohistologisch neben einer Pyelitis eine fibrosierende interstitielle Nephritis.

Prädisponierende Faktoren für die Harnwegsinfektion bei tragenden Sauen in Einzelstandhaltung sind Schmierinfektion durch harnverschmutzte Liegeflächen, Trinkwasserrestriktion mit dem Ziel der Güllereduzierung (tierschutzwidrig) und Resistenzschwächung durch niedrige Stalltemperaturen bei restriktiver Fütterung im Winter.

Klinisches Bild und Verlauf

Asymptomatische Bakteriurie

Betroffene Schweine zeigen keine klinischen Krankheitserscheinungen. Der Harn ist makroskopisch unverändert und weist lediglich eine signifikante Bakteriurie auf ($\geq 10^5$ Keime/ml Harn).

Zystitis
Die Freßlust der Tiere ist höchstens kurzfristig eingeschränkt, das Allgemeinbefinden bleibt ansonsten ungestört, es tritt keine erhöhte Körpertemperatur auf. Selten fällt gehäuftes Absetzen kleinerer Mengen Harn auf. Der Harn ist in der Regel trübe und flockig, in schweren Fällen auch blutig mit Schleimbeimengungen. Ammoniakalische Geruchsabweichungen können vorhanden sein. Oft wird eitriger oder blutiger Ausfluß an der Vulva oder der Schwanzunterseite beobachtet.

Zystitis und Pyelonephritis
Der Harn zeigt sich regelmäßig blutig-eitrig verändert, die Schweine äußern vereinzelt Schmerzen beim Harnabsatz (aufgekrümmter Rücken, Stöhnen). Anhaltender Appetitmangel, Anämie und Abmagerung sind häufig. Bei fortgeschrittenen Nierenschäden mit Retention harnpflichtiger Stoffe stellen sich auch Zyanose, erhöhte Atemfrequenz, Untertemperatur und Schwächeanzeichen (Zittern, schwankender Gang) ein, in Einzelfällen kommen Aborte vor. In diesem Stadium wird auch die Wasseraufnahme eingestellt. Die Tiere verenden unter den Anzeichen eines akuten Kreislaufversagens.

Diagnose und Differentialdiagnose
Entscheidendes Kriterium für die Feststellung einer Harnwegsinfektion ist die Untersuchung einer Harnprobe. Makroskopisch veränderter Harn (Trübung, Beimengungen) in Verbindung mit einer erhöhten Gesamtkeimzahl ($\geq 10^5$ Keime/ml Harn) sprechen für das Vorliegen einer Zystitis. Die Nitritprobe ist nur bei positivem Ausgang aussagekräftig, besser ist die Verwendung von Eintauchnährböden. Die Diagnose kann gegebenfalls durch eine Sedimentkontrolle (Leukozyten, Epithelzellen, Erythrozyten) weiter gesichert werden. Eine Hämaturie weist oft schon auf eine Infektion mit *Actinobaculum suis* hin.

Weiterführende bakteriologische Untersuchungen zur Resistenzprüfung sind vor einer Bestandsbehandlung angebracht. Proben können mit Hilfe von Eintauchnährböden vorselektiert werden. Eine Einsendung dieser Nährböden zur weiteren Keimdifferenzierung ist möglich, jedoch muß beachtet werden, daß *Actinobaculum suis* nicht miterfaßt wird. Dieser Erreger ist nur durch eine mehrtägige anaerobe Bebrütung kultivierbar oder mittels Immunfluoreszenztechnik aus dem Harnsediment nachweisbar. Als Untersuchungsmaterial für die Erregerisolierung kommen Harn, Tupferproben in anaerobem Transportmedium, Blasenschleimhaut und Niere in Betracht.

Bei Patienten mit gestörtem Allgemeinbefinden ist vor Einleitung der Behandlung eine Bestimmung der Kreatinin- bzw. Harnstoffkonzentration im Blut durchzuführen. Als prognostisch sehr ungünstig sind Kreatininwerte über 200 µmol/l und Harnstoffwerte über 10 mmol/l anzusehen. Darüber hinaus können die rektale Palpation (strangartig verdickte Harnleiter) sowie die Sedimentkontrolle (Nierenepithelien, Zylinder) und der Proteingehalt im Harn (> 0,3 g/l) weiteren Aufschluß geben.

Differentialdiagnostisch ist bei Vorhandensein von Ausfluß durch eine vaginale Untersuchung (Röhrenspekulum) eine mögliche Genitalinfektion auszuschließen. Diese kann ebenso wie eine vorliegende Brunst zu Kontaminationen der Harnprobe (Leukozyten, Keime) führen. Trübungen im Harn können auch durch eine Kristallurie hervorgerufen werden, wobei aber keine erhöhten Keimgehalte vorhanden sein müssen. Proteinurie tritt ante partum und im Puerperium sowie bei fieberhaften Erkrankungen auf. Proteinurie und erhöhter Blutharnstoff sind auch bei toxischen Nierenschäden zu erwarten.

Therapie und Prophylaxe
Zur Behandlung eignen sich nierengängige, nicht nephrotoxische Substanzen, die sowohl gegen gramnegative als auch gegen grampositive Keime wirksam sein sollten,

z. B. Ampicillin (20 mg/kg KM), Tetracyclin (20 mg/kg KM), Trimethoprim-Sulfonamid (50 mg/kg KM) oder Enrofloxacin (5 mg/kg KM). Ist die Futteraufnahme nicht erhalten, muß die Therapie mittels Injektion begonnen werden. Unterstützend können spasmolytisch und analgetisch wirksame Präparate eingesetzt werden (z. B. Metamizol, 40 mg/kg KM). Sobald der Appetit der Patienten wiederhergestellt ist oder bei Bestandsbehandlung kann eine antibakterielle Futtermedikation erfolgen. Eine Behandlungsdauer von 10 Tagen sollte nicht unterschritten werden, da sonst mit persistierenden Infektionen zu rechnen ist. Erregerwechsel unter der Therapie sowie Rezidive bei hohem Keimdruck sind möglich.

Behandlungsversuche bei Tieren, die schon einen Nierenschaden aufweisen, sind sehr aufwendig und nur in Einzelfällen (anstehende Geburt, wertvolles Zuchttier) empfehlenswert. Neben der antibakteriellen Therapie ist eine intensive Infusionstherapie (physiologische Kochsalzlösung, 3-5 l/Tag) erforderlich, bis die Futteraufnahme wieder einsetzt. In dieser Zeit kann außerdem das Trinkwasser substituiert werden (3,5 g NaCl, 2,5 g NaHCO$_3$, 1,5 g KCl, 20 g Glukose ad 1 l Wasser).

Zur Ausschaltung möglicher Infektionsquellen im Bestand ist eine regelmäßige Reinigung, Desinfektion und Trockenhaltung der Kotflächen im Liegebereich einzeln aufgestallter Sauen von Bedeutung, um die Keimbelastung des äußeren Genitales zu verringern. Vorbeugende Maßnahmen gegen MMA-Erkrankungen können indirekt die Häufigkeit von Harnwegsinfektionen vermindern. Chronisch infizierte Sauen sollten bis zur Heilung separat aufgestallt werden, um Kontaminationen über den infizierten Harn zu vermeiden. Für Bestände, in denen *Actinobaculum-suis*-Infektionen ein Problem darstellen, ist es ratsam, für eine gewisse Zeit nur die künstliche Besamung einzusetzen. Von besonderer Bedeutung ist eine ausreichende Versorgung mit Trinkwasser, um den Spüleffekt in der Blase zu gewährleisten. Die Wasseraufnahme kann durch Erhöhung des Kochsalzanteils im Futter (bis 2 %) gesteigert werden. Bewegungsmöglichkeit für die Tiere fördert darüber hinaus die Miktionsfrequenz. Eine Absenkung des Harn-pH-Wertes durch Änderung der Futterzusammensetzung oder durch Futterzusätze (z. B. Methionin) kann die Keimvermehrung im Harn einschränken und empfiehlt sich speziell um den kritischen Zeitpunkt der Geburt.

Literatur

BERNER, H. (1978): Die Harnwegsinfektionen beim Schwein. München, Techn. Univ., Abt. Landwirtsch. u. Gartenbau, Weihenstephan-Freising, Habil.-Schr.

BERNER, H. (1987): Cystitis in der MMA-Diagnostik. Prakt. Tierarzt, Collegium veterinarium XVIII, 124-130.

BERNER, H. (1990): Erregerwechsel als Ursache von Mißerfolgen bei der Therapie bakteriell bedingter Krankheiten der Urogenitalorgane des Schweines. Dtsch. tierärztl. Wschr. **97**, 20-24.

CARR, J., und J. R. WALTON (1993): Bacterial flora of the urinary tract of pigs associated with cystitis and pyelonephritis. Vet. Rec. **132**, 575-577.

CARR, J., J. R. WALTON und S. H. DONE (1992): Reduction of the length of the intravesical ureter associated with pyelonephritis in the adult pig. J. Urol. **148**, 1924-1927.

DEE, S. A. (1991): Diagnosing and controlling urinary tract infections caused by Eubacterium suis in swine. Vet. Med. **86**, 231-238.

JONES, J. E. T. (1984): Cystitis and pyelonephritis associated with Corynebacterium suis infection in sows. Vet. Ann. **24**, 138-142.

LANGFELDT, N., M. WENDT und G. AMTSBERG (1990): Vergleichende Untersuchungen zum Nachweis von Corynebacterium-suis-Infektionen beim Schwein mit Hilfe der indirekten Immunofluoreszenz und der Kultur. Berl. Münch. tierärztl. Wochenschr. **103**, 273-276.

SOLTYS, M. A., und F. R. SPRATLING (1957): Infectious cystitis and pyelonephritis of pigs: a preliminary communication. Vet. Rec. **69**, 500-504.

STIRNIMANN, J. (1988): Zur Behandlung der akuten Harnwegsentzündung bei der Muttersau. Schweiz. Arch. Tierheilk. **130**, 605-611.

WENDT, M., M. LIEBHOLD, F. KAUP, G. AMTSBERG und W. BOLLWAHN (1990): Corynebacterium-suis-

Infektion beim Schwein. 1. Mitteilung: Klinische Diagnose unter besonderer Berücksichtigung von Harnuntersuchung und Zystoskopie. Tierärztl. Prax. **18**, 353-357.

WENDT, M. (1992): Untersuchungen zur Diagnostik und zur Charakterisierung von Harnwegsinfektionen der Sau unter besonderer Berücksichtigung von Eubacterium suis. Hannover: Tierärztl. Hochsch., Habil.-Schr.

WENDT, M., und J. SOBESTIANSKY (1995): Untersuchungen zur Therapie von Harnwegsinfektionen bei Sauen. Dtsch. tierärztl. Wschr. **102**, 21-27.

14.3 Fütterungsbedingte Veränderungen

14.3.1 Mykotoxische Nephropathie (Ochratoxicosis)

Verschimmeltes Getreide kann drei nephrotoxische Substanzen enthalten: Ochratoxin, Citrinin und Oxalsäure. Die unter Feldbedingungen entstehenden Konzentrationen von Citrinin erreichen jedoch kaum und die von Oxalsäure nie die Schwelle für toxische Wirkungen, so daß Schäden hauptsächlich durch Ochratoxin (A) entstehen. Chronische Formen dieser Erkrankung haben in Dänemark eine erhebliche Bedeutung und sind auch in Deutschland zu erwarten.

Ätiologie und Pathogenese

Es sind 7 Penicillium- und 6 Aspergillusarten bekannt, die Ochratoxine bilden, darunter *A. ochraceus*. Als Substrat kommen europäische und überseeische Getreidearten und Ölfrüchte in Frage, die mit 1–4 mg (im Extremfall 27 mg pro kg) Ochratoxin A kontaminiert sein können. Toxische Wirkungen sind innerhalb weniger Tage zu erwarten, wenn 10 mg Ochratoxin A/kg Futter enthalten sind. Bei mehrmonatiger Verabreichung entstehen schon ab 0,2 mg/kg Nierenschäden. Diese bestehen in einer selektiven Schädigung des proximalen Tubulusepithels, die Polyurie und Glukosurie verursacht und schließlich zu hochgradiger Dehydratation führt. Die Nieren sind zunächst blaß und geschwollen, in späteren Stadien fibrotisch atrophiert. Aus dilatierten Tubuli können sich kleine Zysten an der Oberfläche der Nieren entwickeln, daneben werden bei akuten Fällen perirenale Ödeme und nekrotische Läsionen der Mukosa im Gastrointestinaltrakt gefunden.

Die Befunde bei experimenteller Citrininvergiftung gleichen denen der Ochratoxikose. Es müssen 200–400 mg/kg Futter über 1–2 Monate verabreicht werden, um Schäden hervorzurufen. Die maximalen Konzentrationen von Citrinin in Futtergetreide von 80 mg/kg erreichen diese Schwelle jedoch nicht.

Klinisches Bild und Diagnose

Gewichtsverlust, Appetitlosigkeit und gesteigerte Wasseraufnahme (Polyurie) stehen im Vordergrund der klinischen Erscheinungen und können von Diarrhoe begleitet sein. Hohe Dosen ($\geq$ 1 mg/kg KM) können innerhalb von 5 Tagen zum Tode führen, während Spuren von Ochratoxin A lediglich bei ungestörtem Allgemeinbefinden Polydipsie auslösen, die auch nach Absetzen des toxinhaltigen Futters anhält. Im Harn sind oft über 10 g/l Glukose nachweisbar, Protein dagegen nur in Spuren (0,3 g/l). Kreatinin (und Harnstoff) im Blut sind mäßig erhöht. Leberschäden und entsprechende klinisch-chemische Befunde werden nur durch sehr hohe, experimentell verabreichte Mengen von Ochratoxin verursacht, können aber auch durch andere, gleichzeitig aufgenommene Mykotoxine entstehen (s. Aflatoxin). Bei Zuchtebern kann es zur Verschlechterung der Spermaqualität kommen (Abnahme der Dichte und Motilität, Zunahme von pathologischen Spermaformen).

Differentialdiagnostisch sind vor allem Exsikkose und Durchfall infolge chronischer Enteritis in Betracht zu ziehen. Ochratoxin A wurde auch in den Nieren von Absatzferkeln nachgewiesen, die nach akutem Krankheitsverlauf innerhalb von 1–2 Tagen verendeten. Dabei wurden Bewegungsstörungen und perirenale, auf die Lendenregion übergreifende Ödeme beobachtet. Klinisch und im Sektionsbild ähnelt diese, möglicherweise nicht allein durch Mykotoxine verursachte Krankheit der Vergiftung mit Rauhhaarigem Fuchsschwanz (*Amaranthus retroflexus*). Entsprechende Nierenstörungen sind auch bei der Vitamin-D-Intoxikation zu erwarten.

Für den Nachweis des Toxins kommen neben Futterproben Blutserum und die Nieren in Frage. Die Halbwertszeit von Ochratoxin A im Gewebe von Schweinen beträgt 3–5 Tage, 30 Tage nach Exposition gelingt der Nachweis in der Niere nur noch in Spuren oder gar nicht mehr. Die Feststellung von 0,025 mg Ochratoxin A/kg in Nieren von Schlachtschweinen, die durch Schwellung oder Atrophie auffallen, führt in Dänemark zum Verwerfen des Schlachtkörpers.

Tiere mit geringgradigen Krankheitssymptomen genesen relativ rasch, wenn das kontaminierte Futter sofort abgesetzt wird, bei chronischem Verlauf erfolgt die Erholung nur zögerlich.

Literatur

BAK, U. B., M. H. LEE und T. S. KWON (1992): Occurrence of mycotoxic nephropathy in weaner piglets associated with ochratoxin A contaminated rice hulls. In: 12th Congr. Int. Pig Vet. Soc., Den Haag, Proc., 661.

EWALD, C., und A. HEER (1989): Beobachtung zur Spermabeschaffenheit von vier Ebern während der Aufnahme mykotoxinhaltigen Futters (Ochratoxin A) und nach Futterumstellung – Eine Fallstudie. Berl. Münch. tierärztl. Wschr. **102**, 261-266.

FRIIS, P., E. HASSELAGER und P. KROGH (1969): Isolation of citrinin and oxalic acid from Penicillium viridicatum Westling and their nephrotoxicity in rats and pigs. Acta path. microbiol. scand. **77**, 559-560.

HARVEY, R. B., M. H. ELISSALDE, L. F. KUBENA, E. A. WEAVER, D. E. CORRIER and A. C. BEVERLY (1992): Immunotoxicity of ochratoxin A to growing gilts. Am. J. Vet. Res. **53**, 1966-1970.

KROGH, P., B. HALD und E. J. PEDERSEN (1973): Occurrence of ochratoxin A and citrinin in cereals associated with mycotoxic porcine nephropathy. Acta path. microbiol. scand. B **81**, 689-695.

LARSEN, E. H., O. AALUND und K. NIELSEN (1962): Perirenal edema in pigs. Nord. Veterinaermed. **14**, 338-355.

SZCZECH, G. M., W. W. CARLTON, J. TUITE und R. CALDWELL (1973): Ochratoxin A toxicosis in swine. Vet. Pathol. 10, 347-364.

TAPIA, M. O., und A. A. SEAWRIGHT (1984): Experimental ochratoxicosis A in pigs. Austr. Vet. J. **61**, 219-222.

14.3.2 Perirenales Ödem durch Fuchsschwanzvergiftung (Perirenal edema)

Der als Unkraut in Europa und Nordamerika wachsende Rauhhaarige Fuchsschwanz (*Amaranthus retroflexus*) wird von Schweinen gern gefressen und verursacht nach 3–10 Tagen Schwäche und Ataxie bei erhaltenem Bewußtsein und Appetit. Die Tiere nehmen bevorzugt Brustlage ein und schleppen die Hintergliedmaßen nach.

Ein ausgeprägtes Ödem des perirenalen Bindegewebes, das sich auf die Bänder der Beckenorgane erstreckt und sogar als Ödem der ventralen Bauchwand in Erscheinung treten kann, ist für diese Vergiftung typisch. Die Nieren selbst sind blaß und von normaler Größe. Histologisch liegt eine Degeneration des proximalen und distalen Tubulusepithels vor. Klinisch-chemisch findet man hochgradige Hyperkaliämie und Urämie. Der Harn enthält Protein und Glukose. Todesfälle sind innerhalb 24–48 Stunden nach Krankheitsbeginn zu erwarten. Überlebende Schweine entwickeln sich in der Regel normal, obwohl chronische Nierenschäden (Fibrose) zurückbleiben.

Die Diagnose stützt sich auf den Vorbericht, die Gelegenheit zur Aufnahme der Giftpflanze und das Sektionsbild. Ähnliche klinische Erscheinungen sieht man bei der Teschener Krankheit und der Maulbeerherzkrankheit.

Ein gleichartiges Krankheits- und Sektionsbild wird von akuten Fällen mykotoxischer Nephropathie bei Absatzferkeln berichtet.

Das sofortige Absetzen des kontaminierten Futters ist die einzig zu empfehlende Maßnahme im Krankheitsfall.

Literatur

BUCK, W. B., K. S. PRESTON, M. ABEL and V. L. MARSHALL (1966): Perirenal edema in swine: A disease caused by common weeds. J. Am. Vet. Med. Ass. **148**, 1525-1531.

OSWEILER, G. D., W. B. BUCK and E. J. BICKNELL (1969): Production of perirenal edema in swine with amaranthus retroflexus. Am. J. Vet. Res. **30**, 557-566.

14.3.3 Vitamin-D-Vergiftung (Vitamin D toxicosis)

Ätiologie und Pathogenese

Für die Schweine ist eine ausreichende Versorgung mit Vitamin D besonders aufgrund der hohen Wachstumsgeschwindigkeit und während der Laktation notwendig, um Mangelerkrankungen zu vermeiden. Die Substitution durch entsprechende Futterzusätze von Vitamin D_2 und D_3 sowie Injektionen von Vitamin D_3 bergen gleichzeitig die Gefahr einer Überdosierung.

Die Wirkung der exzessiven Vitamin-D-Gaben besteht in einem direkten toxischen Effekt des Vitamins auf Knochen- und Organzellen. Durch die Zerstörung von Osteozyten und daraus resultierender Freisetzung von Kalzium aus dem Knochen sowie durch eine erhöhte intestinale Resorption von Kalzium kommt es zur Hyperkalzämie. Der Gewebsdegeneration in den Organen folgt eine dystrophische Verkalkung, die sich insbesondere im Bereich der Nieren auswirkt und zu tubulären Resorptionsstörungen führt. Außerdem besteht eine negative Wirkung auf das erythropoetische Gewebe mit daraus resultierender Anämie. Pathomorphologisch bestehen Nekrosen und Verkalkungen in fast allen Organen und Geweben.

Erste Intoxikationserscheinungen sind bei täglicher Aufnahme zwischen 10 000 und 35 000 I.E. Vitamin D/kg KM zu erwarten. Der tägliche Bedarf bei Schweinen liegt zwischen 5 und 20 I.E./kg KM, als Zusatzstoff im Schweinefutter sind maximal 2000 I.E./kg Futter gestattet.

Das Auftreten von Intoxikationserscheinungen bei einmaliger Injektionsbehandlung kommt hauptsächlich bei Ferkeln im Zusammenhang mit einer gleichzeitigen Eiseninjektion vor. Bei Gaben von mindestens 100 000 I.E. Vitamin D_3 pro Tier kann es bei 3–4 Tage alten Ferkeln zur Kalziphylaxie kommen, indem durch parallele Verabreichung von Eisen eine systemische Hypersensibilität induziert wird. Die Folge sind Gewebsverkalkungen und dadurch bedingte Todesfälle. Die gebräuchliche Injektionsdosis bei Ferkeln liegt bei 2000 I.E. Vitamin D_3, jedoch besteht dafür keine Indikation. Mit den in der Nutztierpraxis üblichen hochkonzentrierten Präparaten kommt es leicht zu Überdosierung.

Klinisches Bild und Verlauf

Bei chronischer Vergiftung über das Futter sind zunächst herabgesetzte Gewichtszunahmen und eine schlechtere Futterverwertung feststellbar. Später verweigern die Tiere teilweise die Futteraufnahme und es zeigen sich Lahmheiten, häufiges Sitzen sowie eine auffällige Polydipsie und Polyurie.

Akute Verläufe sind seltener und werden nur durch extrem hohe Überdosierungen, z. B. direkte Verfütterung von hochkonzentrierten Vitamin-D-Vormischungen erzeugt. Symptome treten innerhalb von 12 Stunden auf und äußern sich durch Apathie, Erbrechen und häufiges Liegen. Es folgen Dyspnoe, Anorexie, Zähneknirschen und Diarrhoe. Erkrankte Tiere verenden nach 1 bis 2 Tagen. Bei weniger dramatischem Verlauf ist das gleiche Krankheitsbild verzögert nach etwa zwei Tagen zu beobachten. Daneben manifestieren sich auch Anämie, Polyurie und Polydipsie sowie eine Aphonie durch Stimmbandnekrose. Todesfälle stehen nach 1 bis 2 Wochen an.

Diagnose und Differentialdiagnose

Der klinische Verdacht auf eine Vitamin-D-Intoxikation kann aufgrund eines überhöhten Wasserverbrauchs und der Polyurie geäußert werden, erhöhte Kreatinin- und Harnstoffkonzentrationen im Blut weisen auf eine Nephropathie hin. Weiterhin ergeben sich bei der Blutuntersuchung Anzeichen einer hochgradigen Störung des Kalzium- und Phosphorstoffwechsels (Hyperkalzämie, Hypophosphorämie, verminderte Konzentration der alkalischen Phosphatase).

Das Ausmaß der Organveränderungen hängt von der Dauer der Erkrankung ab. An den Nieren ist neben interstitieller Nephritis und Glomerulonephritis eine Tubulonephrose feststellbar, außerdem können katarrhalisch-hämorrhagische Gastroenteritiden, interstitielle Pneumonien und Myokarddegenerationen vorhanden sein. In fast allen Organen bestehen Nekrosen und Mineralisationen unterschiedlichen Grades. Eine leichte Überdosierung ruft am Knochen eine Osteopetrose hervor, während höhere Dosen Osteonekrosen bewirken.

Eine Sicherung der Diagnose ist durch die Bestimmung des Vitamin-D-Gehaltes im Futter möglich.

Differentialdiagnostisch müssen vom klinischen Bild her bei der fütterungsbedingten Intoxikation andere Nephropathien (Ochratoxikose, Fuchsschwanzvergiftung) ausgeschlossen werden. Eine mögliche Aufnahme kalzinogener Pflanzen (z. B. Goldhafer) sollte abgeklärt werden.

Bei Ferkeln kann der Vorbericht (Todesfälle nach gleichzeitiger Verabreichung von Eisen und Vitamin D_3) auf eine Kalziphylaxie hindeuten. Schwellungen an den Injektionsstellen sowie Verkalkungen in Organen und Gefäßen sind weitere Symptome.

Eine spezielle Therapie oder Prophylaxe ist nicht möglich, wichtig ist das sofortige Absetzen des verdächtigen Futters sowie eine ausreichende Wasserversorgung der betroffenen Tiere.

Literatur

CHINEME, C. N., L. KROOK and W. G. POND (1976): Bone pathology in hypervitaminosis D. An experimental study in young pigs. Cornell Vet. **66**, 387-412.

HÄNI, H., J. THOMANN und H. SCHÄFER (1975): Zur Calcinose des Jungferkels. Schweiz. Arch. Tierheilk. **117**, 9-18.

HASCHEK, W. M., L. KROOK, F. A. KALLFELZ and W. G. POND (1978): Vitamin D toxicity. Initial site and mode of action. Cornell Vet. **68**, 324-364.

HÜLSMANN, H. G., N. STOCKHOFE-ZURWIEDEN, M. GANTER und E. MÜLLER (1991): Klinische Befunde bei der Vitamin-D-Intoxikation des Schweines. Tierärztl. Prax. **19**, 488-492.

LONG, G. G. (1984): Acute toxicosis in swine associated with excessive dietary intake of vitamin D. J. Am. Vet. Med. Ass. **184**, 164-170.

RAMBECK, W. A., und H. ZUCKER (1982): Vitamin-D-artige Aktivitäten in kalzinogenen Pflanzen. Zbl. Vet. Med. A **29**, 289-296.

PENN, G. (1970): Calciphylactic syndrome in pigs. Vet. Rec. **86**, 718-721.

SCHUH, M. and R. SWOBODA (1983): Vitamin D intoxication in fattening pigs. 3rd Int. Symp. World Ass. Vet. Lab. Diagn., Ames, Iowa, Proc., 303-307.

14.3.4 Urolithiasis

Weißgraue Beläge am ventralen Schamwinkel von Sauen und kalkartige Beimengungen zum Endharn weisen auf die hochgradige Bildung von Harnsediment in der Blase hin, das meist aus Magnesium-Ammonium-Phosphat (Struvit, Tripelphosphat) und Kalziumphosphaten (amorphe Phosphate, Apatit), seltener auch aus Kalziumkarbonat oder Uraten besteht.

Die Niederschläge sind meist mehlfein, können aber auch Pfefferkorn- bis Erbsgröße erreichen. Ihr bestandsweise gehäuftes Auftreten könnte Anlaß geben, einen infektiösen, entzündungsbedingten Vaginalausfluß anzunehmen. Die beim Verreiben zwischen den Fingerspitzen fühlbare sandartige Konsistenz ermöglicht jedoch eine sichere Unterscheidung. Die Erscheinung wird wahrscheinlich durch reichliche Mineralstoffzufuhr über das Futter, eventuell in Verbindung mit hochdosierten Vitamin-D-Gaben, sowie mangelnder Trinkwasserversorgung hervorgerufen. Eine restriktive Wasserversorgung tragender Sauen mit der Absicht, den Gülleanfall einzuschränken, ist zwar tierschutzwidrig, aber in der Praxis häufig zu finden. Ein hoher Harn-pH-Wert kann die Kristallbildung zusätzlich unterstützen. Störungen des Harnabsatzes sind beim weiblichen Schwein wegen der Feinkörnigkeit des Sediments nicht zu befürchten. Bei Ebern treten nur in Einzelfällen Komplikationen durch Harnsteine auf (Harnblasenruptur). Harngrieß wird bei geschlachteten Zuchtsauen ähnlich häufig gefunden wie Harnblasenentzündungen. Es kann angenommen werden, daß Kristallsedimente durch Schleimhautschädigungen in der Blase die Entstehung von Zystitiden begünstigen. Umgekehrt ist von anderen Spezies auch bekannt, daß die bakterielle Besiedelung des Harntraktes Sedimentbildung fördert.

Wenn Harngrieß gehäuft auftritt, sollten die Trinkwasserversorgung, die Mineralstoffversorgung sowie die Vitamin-D-Versorgung (über Futter und Injektion) überprüft werden. Diese darf 1000 I.E./kg KM und Tag nicht überschreiten, um eine Vitamin-D-Intoxikation zu vermeiden, die auch Organverkalkungen und Frakturneigung der Knochen zur Folge haben kann. Der Bedarf liegt bei 10–20 I. E.

Todesfälle, bei denen sich Urolithiasis postmortal als Ursache ergab, sind vereinzelt beobachtet worden. Sie waren bei Saugferkeln in der ersten Lebenswoche durch Verstopfung der Harnleiter mit Uratkristallen bedingt. Bei Absatzferkeln verlegten Kalziumphosphatsteine die Harnröhre männlicher Tiere. Massive Uratablagerungen in den Harnwegen finden sich auch bei Saugferkeln, die infolge Staphylococcus-hyicus-Infektion sterben. Flüssigkeitsmangel bei Aufnahme zellreicher Milch (Mastitis) oder Abbau von Körperzellen (Infektion), wenn Absatzferkel betroffen sind, evtl. reichliche Mineralstoff- und Vitamin-D-Versorgung in Verbindung mit ungewohnten oder infolge von Rangordnungskämpfen nicht zugänglichen Tränken kämen als Ursachen in Frage.

Sicherung der Flüssigkeitsversorgung und Optimierung der Futterzusammensetzung sind die wesentlichen Gesichtspunkte der Prophylaxe.

Literatur

BAUMGARTNER, W., und G. LOUPAL (1983): Harnblasenruptur infolge von Urolithiasis bei einem Zuchteber. Prakt. Tierarzt **64**, 1042-1044.

DJURICKOVIC, S. M., D. GANDHI, K. BROWN and S. YOON (1973): Urolithiasis in baby pigs. Vet. Med. Small Anim. Clin. **68**, 1151-1153.

EDWARDS, B. L. (1977): Urolithiasis in pigs. Vet. Rec. **101**, 432-433.

SMYTH, J. A., D. A. RICE, N. T. KAVANAGH and D. S. COLLINS (1986): Urolithiasis in weaned pigs. Vet. Rec. **119**, 158-159.

VAISSAIRE, J., A. GOTKOWSKY, D. DANSETTE, L. RENAULT, C. MAIRE, J. P. LABADIE et Y. MAURY (1977): Retentissement du mode d'abreuvement sur l'état sanitaire chez le porc. Journées de Recherche Porcine en France, INRA, Paris, 177-183.

WINDSOR, R. S. (1977): Urolithiasis in piglets. Vet. Rec. **101**, 367.

14.4 Traumatische Schäden

14.4.1 Deckverletzung, Blasenperforation

Wenn in seltenen Fällen der Eber beim Deckakt den Penis in die Harnröhre der Sau einführt, kann es zu Verletzungen im Bereich der Harnröhre und sogar zur Perforation der Blase kommen. Ein Vorbericht von Schmerzäußerungen der Sau beim Einführen des Penis ist bei lückenloser Beobachtung des Deckablaufs stets zu erwarten. Danach fallen Blutbeimengungen zum Harn und weitere Symptome der Harnwegsinfektion auf. Als Folge der Perforation tritt Peritonitis mit schmerzhaft gespannten Bauchdecken auf. Urämie ist nicht zu erwarten.

Eine frühzeitige antibakterielle Therapie ist in allen Fällen von Deckverletzungen indiziert. Zum Einsatz kommen die bei bakteriell bedingten Zystitiden erwähnten Substanzen, da mit dem Eindringen der harnwegsbesiedelnden Keime in die Schleimhautverletzungen zu rechnen ist.

Die Prognose ist in frischen Fällen vorsichtig zu stellen, sie ist bei Anzeichen von Peritonitis ungünstig.

Literatur

STIRNIMANN, J. (1984): Akute Harnwegsentzündung bei der Muttersau. Schweiz. Arch. Tierheilk. **126**, 597-605.

15 Fortpflanzungsphysiologie und Gynäkologie der Sau

H. Plonait

15.1 Östrus und ovarieller Zyklus

15.1.1 Symptome des Östrus

Das wichtigste Zeichen des Östrus (Brunst, Rausche) der Sau ist die Duldung des Aufspringens des Ebers. Der dabei auftretende Duldungsreflex kann auch vom Menschen ausgelöst werden, wenn er sich rittlings auf die Sau setzt und gegen die Flanken drückt. Voraus geht eine Periode, in der die Sau unruhig ist, die Nähe des Ebers sucht und Buchtgenossen bespringt (Proöstrus). Die Vulva vergrößert sich und ist hyperämisch (gerötet und warm). Bei deutlich ausgeprägtem Östrus fallen aufgestellte Ohren, weit geöffnete Augen und gelegentlich brummende Laute auf.

Die Hyperämisierung der Vulva geht gegen Ende der Brunst, dem optimalen Paarungszeitpunkt, bereits zurück. Die Schleimhaut in Scheidenvorhof und Vagina ist feucht und hellrot, der Zervixverschluß erstreckt sich weit nach kaudal, und die Zervix ist rektal deutlich als wurstartiges Gebilde fühlbar. In der Regel tritt kein Sekret aus der Schamspalte. Es ist unklar, ob mäßige Mengen grauweißen Ausflusses während der Brunst als Symptom einer Entzündung im Genitaltrakt zu werten sind.

Nach Erlöschen des Duldungsreflexes nimmt die Vulva eine schlaffe, leicht gefältelte Form an, die auch bei tragenden und säugenden Sauen zu finden ist. Die Genitalschleimhaut ist blaßrosa und trocken. Der kaudale Zervixbereich erscheint weit und ist rektal nur undeutlich fühlbar.

15.1.2 Östruserkennung

Bei Gruppenhaltung von Sauen in Ebernähe macht das Verhalten der weiblichen Tiere auf den Östrus aufmerksam. Sie finden sich an der Box des Ebers ein und stehen dort mit dem Kopf zum Eber gewandt.

In Anbindehaltung finden Probiereber die brünstigen Sauen aufgrund ihrer Duldung von Annäherungsversuchen. Um unerwünschte Belegung mit Konzeption auszuschließen, kann bei diesen Ebern eine Vasektomie oder chirurgische Penisverlagerung vorgenommen werden. Beim Deckakt vasektomierter Eber werden Sekrete der akzessorischen Geschlechtsdrüsen im Genitalkanal abgesetzt.

Die ovulationsfördernde Wirkung des Seminalplasmas könnte bei der Besamung von Problemsauen genutzt werden. Andererseits ist das Risiko der Übertragung von Infektionen (z. B. *A. suis*, *L. bratislava*) zu bedenken.

Tabelle 15-1 Einfluß des Ebers auf den vom Menschen auslösbaren Duldungsreflex brünstiger Sauen nach Signoret (1970)

Angebotener Reiz	% der Tiere mit Duldungsreflex
Ohne Eber	50
„Minnegesang" vom Tonband	75
Ebergeruch	81
Eber hinter einer Bretterwand (Geruch und Gehör)	90
Eber hinter Drahtzaun (Geruch, Gehör, Sicht)	97
Eberkontakt	100

Die Auslösung des Duldungsreflexes durch den Menschen gelingt in Anwesenheit eines Ebers häufiger, wobei verschiedene Reize unterschiedlich intensiv wirken (Tab. 15-1). In Anbindehaltung werden Eber zwischen die abgesetzten Sauen gestellt, um diesen Effekt zu nutzen.

Auch durch Messung der Leitfähigkeit des Scheidensekrets kann der Östrus meist erkannt sowie der optimale Deckzeitpunkt ermittelt werden.

15.1.3 Östrusbeeinflussung durch die Umwelt

Die Haltungsbedingungen der zum Decken anstehenden Sau beeinflussen nicht nur die Erkennung des Östrus, sondern auch ganz entscheidend die Zuverlässigkeit und Intensität seines Auftretens. Eine optimale Fruchtbarkeit ist nur bei Beachtung der als fördernd oder hemmend erkannten Faktoren der folgenden Aufstellung zu erreichen (Tab. 15-2).

Tabelle 15-2 Östrusbeeinflussung durch die Umwelt beim Schwein

Fördernd:
Licht: 10–12 h/Tag > 100 Lux
Temperatur: 18–22 °C
Ernährung: mäßige Energiezufuhr
hochwertiges Protein (ess. AS)
Vitamin A, Biotin
Bewegung, Ortswechsel
Eberkontakt (Pheromon, akustisch, taktil)

Hemmend:
Dunkelhaltung
Temperatur: > 24 °C, < 16 °C (strohlos)
Überbelegte Buchten, Anbindung, Kämpfe
Fütterung: Mast (max. Energiezufuhr)
Mangelernährung
Energiedefizit nach Laktation
Laktation

15.1.4 Pubertät

Das erstmalige Auftreten des Östrus bei Jungsauen bestimmt den Beginn der Geschlechtsreife, da es stets mit Ovulationen einhergeht. Das Alter bei der Pubertät variiert bei Zuchtschweinen zwischen 6 und 9 Monaten. Von den bereits genannten Umwelteinflüssen abgesehen, wird es durch die Rasse und den Geburtsmonat bestimmt. Offenbar gibt es Rassen oder Zuchtlinien, bei denen alle Tiere im gleichen Alter geschlechtsreif werden, während andere sich individuell unterschiedlich verhalten (Abb. 15-1). Auch der Prozentsatz von Jungsauen, die vollkommen anöstrisch bleiben, kann zwischen 20 %, z. B. bei Landrasse in Reinzucht, und weniger als 1 % bei Hybridsauen betragen.

Unter Mastbedingungen aufgezogene Sauen zeigen nach einem Transport oft nur eine Rausche oder wenige Zyklen, wonach wieder Anöstrie eintritt (Maststerilität oder symptomlose Ovulation). Wird dieses Problem durch Bedeckung bei der Transportrausche der noch sehr jungen Sau gelöst, dann sind entweder kleine Würfe und/oder ein langes Absetz-Östrusintervall nach dem ersten Wurf zu erwarten. Die optimale Ovulationsrate und Wurfgröße der Jungsau ist nach Ablauf von 2 oder 3 Zyklen zu erwarten (Abb. 15-2).

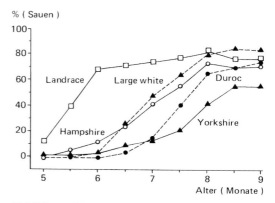

Abbildung 15-1 Beginn regelmäßiger Brunstzyklen von Jungsauen bei Stallhaltung in Abhängigkeit von Alter und Rasse (nach CHRISTENSON und FORD, 1979)

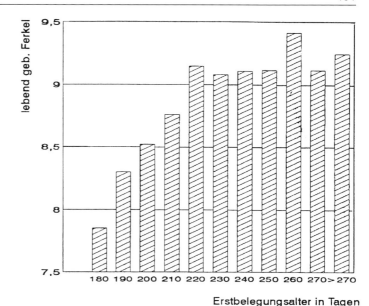

Abbildung 15-2 Einfluß des Erstbelegungsalters auf die Anzahl lebendgeborener Ferkel im ersten Wurf, n = 5665 erste Würfe (WERNER u. WÖRNER, 1993)

Während dieser Zeit, die auch der immunologischen Anpassung neu eingestellter Zuchttiere dient, sollten optimale Umweltbedingungen herrschen.

15.1.5 Endokrinologie des ovariellen Zyklus bei der Sau

Die Verbesserung hormonanalytischer Methoden hat auch beim Schwein ein erweitertes Verständnis der Fortpflanzungsphysiologie sowie eine exaktere Diagnostik ermöglicht und damit zunächst die Aussicht auf eine weitgehende Beeinflußbarkeit eröffnet. Inzwischen beginnen sich aber auch die Grenzen derartiger Eingriffe abzuzeichnen.

Die folgende anwendungsorientierte Darstellung geht aus von einem bei Säugetieren weitgehend übereinstimmenden Schema der endokrinen Steuerung von Sexualvorgängen (Abb. 15-3).
Dieses vereinfacht dargestellte System hat folgende Eigenschaften:
1. Mehrstufigkeit: Eine beobachtete oder erwünschte Funktion wird nicht direkt ausgelöst, sondern über eine Kette von Wirkstoffen und Wirkungsorten.
2. Wirkungsunterschiede derselben Substanz: Die Wirkung eines Hormons hängt nicht nur von seiner Konzentration am Erfolgsorgan (oder im Blutplasma) ab, sondern auch von der Zahl der vorhandenen Rezeptoren und der eventuellen Gegensteuerung anderer Hormone, die sich im Verlauf der Fortpflanzungsstadien ändern. Ferner werden mehrere Hormone, z. B. GnRH, LH und Oxytocin schubweise, pulsierend ausgeschüttet und wirken dann anders als bei dauernd erhöhtem Spiegel.
3. Rückkoppelung: Die Bildung oder Ausschüttung eines Hormons wirkt auf Hormone zurück, von denen es selbst direkt oder indirekt abhängt. Diese Rückmeldung (engl. „feed-back") kann fördern, dann kommt es zu einem lawinenartigen Anstieg, oder hemmen, wodurch ein Gleichgewichtszustand erhalten bleibt. Die Rückwirkung kann sich innerhalb eines Organs abspielen, z. B. im Ovar oder sogar außerhalb des Körpers, wenn z. B. das Brunstverhalten zur sexuellen Stimulation durch Aufsuchen des Partners führt.

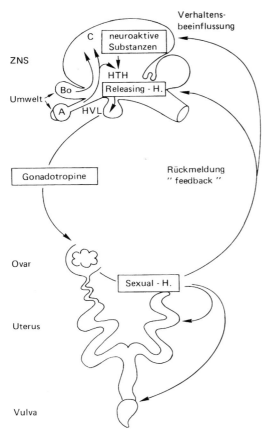

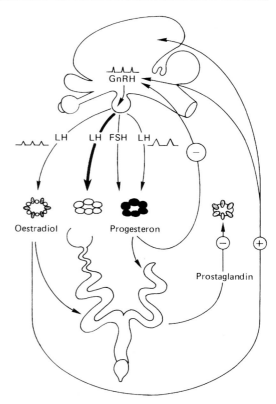

Abbildung 15-3 Stark vereinfachtes Schema der weiblichen Sexualfunktionen. Prinzipien der Steuerung (von oben nach unten) sind stets von Regelvorgängen (Rückkopplung innerhalb des Organs und zu übergeordneten Mechanismen) begleitet (C = Cortex, A = Auge, Bo = Bulbus olfactorius, HTH = Hypothalamus, HVL = Hypophysenvorderlappen).

Abbildung 15-4 Vereinfachte Darstellung der Hormonwirkungen im Verlauf des ovariellen Zyklus der Sau. Funktionszustände des Ovars von links nach rechts: Proöstrus, Östrus, Interöstrus (s. Abb. 15-2, 15-3 und Text)

Es ergibt sich so ein Netz von Wirkungen und Rückwirkungen, in dem Auslöser und Effekt oft nicht eindeutig erkennbar sind.

Hormonbehandlungen sind starke, meist stoßartige Eingriffe in dieses Netz von Beziehungen und wirken daher je nach Ausgangslage des Organismus auf erwünschte oder unerwünschte Weise, oft auch überhaupt nicht. In Abbildung 15-4 sind klinisch wichtige Hormonwirkungen im Verlauf des Zyklus der Sau schematisch dargestellt.

Die pulsierende Ausschüttung von GnRH aus dem Hypothalamus ist Voraussetzung für den Ablauf des Zyklus. Sie steht unter dem Einfluß von Neurotransmittern und extraneuralen Substanzen und kann durch exogene Reize beeinflußt werden. Ihr Fehlen führt zur Azyklie (Anöstrie). GnRH stimuliert die Ausschüttung von LH und FSH.

Die FSH-Konzentration im Blutplasma schwankt während des gesamten Ovarialzyklus nur geringfügig und ist stets höher als die des LH, das nur im präovulatorischen Gipfel vergleichbare Werte erreicht (Abb. 15-5). Ein präovulatorischer FSH-Anstieg

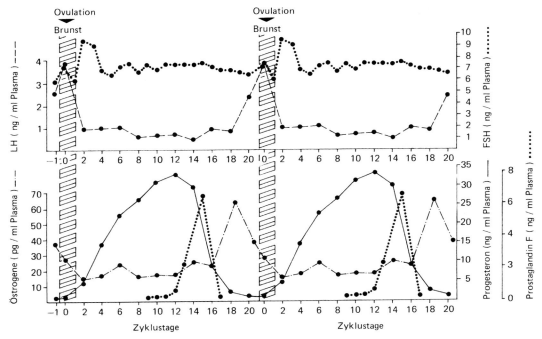

Abbildung 15-5 Hormonkonzentrationen im Blutplasma während des ovariellen Zyklus der Sau (nach KÖNIG, 1982). Die 22tägige Dauer des Zyklus im Schema ergab sich nur zeichnerisch, läge aber noch im physiologischen Bereich.

fehlt beim Schwein. Die Follikelanbildung wird wahrscheinlich durch ein bestimmtes Verhältnis von FSH zu LH angeregt.

Der LH-Spiegel weist kurzfristige Erhöhungen (Pulse) auf, die von einem niedrigen Basiswert ausgehen (Abb. 15-5 zeigt Mittelwerte). Die biologische Bedeutung dieser Pulse ist noch unklar.

GnRH entfaltet nur bei pulsatiler Einwirkung seine gonadotropinstimulierende Wirkung. Bei Dauerzufuhr nehmen die LH-Rezeptoren in den Gonaden ab und die Sexualhormonsynthese geht zurück. Bemerkenswert ist auch das Verhältnis von Östradiol und Progesteron, chemisch sehr ähnlicher Substanzen, während des Zyklus. Die erreichten Höchstwerte im Blutplasma verhalten sich wie 1:500.

Konzentrationsangaben erfolgen, besonders in der älteren Literatur und darauf beruhend auch in diesem Buch, in ng bzw. pg/ml.

Die entsprechenden Werte für mol/l sind für
– Progesteron: ng/ml × 1000/314 = nmol/l;
– Östradiol: pg/ml × 1000/272 = pmol/l.
Annähernd also Multiplikation des Zahlenwertes mit 3.

Bereits vor der Ovulation, danach aber beschleunigt, nimmt die Progesteronsynthese und -ausschüttung im Gelbkörpergewebe zu, das sich aus den Granulosa-Zellen der Follikelwand bildet, wodurch der Progesteronspiegel im Blutplasma von < 1 ng/ml bis > 30 ng/ml am 12. Zyklustag ansteigt. Danach nimmt die Produktion ab, der Plasmaspiegel wird aber, aus Fettdepots gespeist, noch zwei Tage länger gehalten.

Die Rückbildung des Gelbkörpers (Luteolyse) wird durch Prostaglandin $F_{2\alpha}$ ausgelöst, das bei ausgebliebener Konzeption vom Uterus zum Ovar gelangt und am 15. Zyklustag seinen Maximalwert erreicht. Das Corpus luteum des Schweines ist bis zum 12.

Zyklustag nicht durch Prostaglandin zu beeinflussen. Es bleibt nach Östrogenbehandlung während der Tage 11 bis 15 des Zyklus für längere Zeit erhalten (Scheinträchtigkeit).

Der rapide Abfall des Plasma-Progesteronspiegels nach dem 15. Zyklustag ermöglicht die Entwicklung einer neuen Generation Tertiärfollikel zu Graafschen Follikeln. Man hat zwischen dem 16. und 18. Tag eine Beschleunigung der LH-Pulse bei abnehmenden Spitzenwerten, abnehmende FSH-Spiegel und vorübergehend erhöhte Prolaktinwerte im Plasma festgestellt, deren Bedeutung für die Follikelreifung unklar sind.

FSH und LH werden verstärkt an die Rezeptoren der am weitesten entwickelten Tertiärfollikel gebunden. Die Zahl ausreifender Follikel hängt von der Versorgung des Ovars mit diesen Gonadotropinen ab. Von den am 16. Zyklustag vorhandenen Tertiärfollikeln verfallen etwa 50% der Atresie, während die anderen zur Reife gelangen. Die Zahl der entstehenden Tertiärfollikel scheint genetisch bestimmt zu sein, während der Prozentsatz der Atresie durch innere und äußere Faktoren beeinflußt werden kann (z. B. Gonadotropinbehandlung).

In den Follikeln wird Östradiol synthetisiert, das in steigender Konzentration im Plasma auftritt und die Östruserscheinungen am Geschlechtstrakt und im Verhalten bewirkt.

Die erhöhte Östradiolkonzentration im Blutplasma löst eine gesteigerte LH-Sekretion aus. Unter dem Einfluß dieser ununterbrochenen Ausschüttung von luteotropem Hormon, die mit dem Beginn der Duldungsperiode ihr Maximum erreicht, kommt es zur beschleunigten Reifung der Graafschen Follikel und etwa 40 Stunden später zur Ovulation.

Eine ausreichende Konzentration von Östradiol ist auch im Ovar für Reifungsvorgänge der Eizelle und des Follikels erforderlich, an der mehrere Inhibitoren und Aktivatoren, Prostaglandin E und das proteolytische Enzym Plasmin beteiligt sind.

Die Wirkung des Östradiols auf mehreren Ebenen, der Auslösung des Brunstverhaltens, der Förderung der LH-Sekretion und der Follikelreifung bis zur Ovulation, folgt dem Prinzip positiver Rückkopplung (Abb. 15-5).

15.1.6 Zeitlicher Ablauf des ovariellen Zyklus

Wenn keine Konzeption erfolgt, tritt der Östrus beim Schwein nach etwa drei Wochen erneut auf. Aus dem Abstand wiederholter Besamungstermine wurden 20,2 Tage mit einer Variationsbreite von ± 4,0 Tagen (Mittelwert ± 2 × Standardabweichung) als physiologische Zyklusdauer ermittelt (Abb. 15-6).

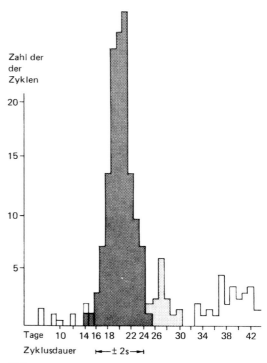

Abbildung 15-6 Zyklusdauer in einem Sauenbestand. Auswertung von 534 Umrauschintervallen. Physiologische Zyklen im Bereich von x̄ = 20,2 ± 1,98 Tagen. Ein Nebengipfel zwischen 24 und 30 Tagen kommt durch embryonalen Frühtod zustande (= Umrauschen mit scheinbar verlängerter Zyklusdauer).

Die gleichzeitig an beiden Ovarien ablaufenden Reifungs- oder Rückbildungsvorgänge von Follikeln und Gelbkörpern lassen sich zusammen mit den Veränderungen am Genitaltrakt in die Stadien des Proöstrus (Tag 17–20), Östrus (Tag 0–1), Metöstrus (Tag 2–5) und Interöstrus (= Diöstrus, Tag 6–16) einteilen, wobei es üblich ist, den ersten Tag der Duldungsbereitschaft als Zyklustag Null zu bezeichnen. Die Dauer der äußerlich wahrnehmbaren Brunstsymptome ist allerdings kürzer (Proöstrus 36–60 Stunden, Metöstrus oft wenig ausgeprägt).

Während der Säugezeit ruht die Ovaraktivität (= Laktationsanöstrus). Die Corpora lutea graviditatis wandeln sich zu Corpora albicantia und verschwinden. Nur in Ausnahmefällen, bei sehr kleinen Würfen, kommt es während der Laktation zu einer fertilen Brunst. Man hat versucht, diese Erscheinung durch zeitweiliges Entfernen der Ferkel gezielt auszulösen. Gelegentlich wird 3–4 Tage nach der Geburt ein anovulatorischer Östrus beobachtet.

Das Absetz-Rausche-Intervall wird bei Altsauen vor allem von der Laktationsdauer bestimmt (Abb. 15-7). Die Haltungsbedingungen nach dem Absetzen (Deckzentrum) sowie Ernährungszustand und Fütterung haben ebenfalls entscheidenden Einfluß (s. Gynäkologische Untersuchung der Zuchtsau, Abschn. 15.3.3 und Abb. 15-7). Die Ovulationsrate sehr früh abgesetzter Sauen (2–13 Tage Laktation) ist nicht verringert. Auch der Prozentsatz trächtiger Sauen (Konzeptionsrate) wird unter diesen Bedingungen nicht eindeutig beeinträchtigt, was überrascht, weil die Involution des Uterus erst nach 20 Tagen abgeschlossen ist. Jedoch steigen die Embryonalverluste bei Paarung/Insemination vor dem Ende der dritten Woche p. p. auf etwa 40% gegenüber 20% bei späterer Konzeption.

Unter günstigen Haltungsbedingungen ist zu erwarten, daß die Duldungsphase des Östrus bei 75% der Sauen am 4. oder 5. Tag nach dem Absetzen beginnt, bei 5% früher und bei 20% später.

Sauen, bei denen der Östrus 3–4 Tage nach dem Absetzen beginnt, sind 3–4 Tage lang brünstig und ovulieren am dritten Tag. Bei Brunstbeginn nach 5–6 Tagen ist die Duldungsperiode kürzer und undeutlicher. Die Ovulation ist während des zweiten Tages zu erwarten (s. Abb. 15.33).

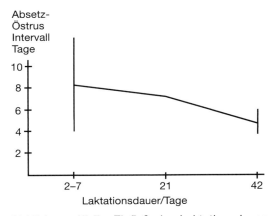

Abbildung 15-7 Einfluß der Laktationsdauer auf das Absetz-Östrus-Intervall ($\bar{x} \pm 2\,s$). Bei sehr frühem Absetzen vergehen 4-14, im Mittel 8 Tage, bevor der Östrus einsetzt. Erst nach dem 21. Tag ist zuverlässig mit kurzfristigem Einsetzen der Brunst zu rechnen (nach Daten von VARLEY, 1982).

Literatur

CHRISTENSON, R. K. and J. J. FORD (1979): Puberty and estrus in confinement-reared gilts. J. Anim. Sci. **49**, 743-751.

DELCROIX, I., R. MAUGET and J. P. SIGNORET (1989): Existence d'une synchronisation de la reproduction au sein d'un groupe social chez le sanglier. Journées Rech. Porcine en France **21**, 133-136.

ESBENSHADE, K. L., A. J. ZIECIK and J. H. BRITT (1990): Regulation and action of gonadotrophins in pigs. J. Reprod. Fertil. Suppl. **40**, 19-32.

FLOWERS, W. L. and K. L. ESBENSHADE (1993): Optimizing management of natural and artificial matings in swine. J. Reprod. Fertil. Suppl. **48**, 217-228.

FOXCROFT, G. R. and D. F. M. VAN DE WIEL (1982): Endocrine control of the oestrus cycle. In: COLE, D. J. A. and G. R. FOXCROFT (eds.), Control of Pig Reproduction, 161-177. London: Butterworth.

GLOSSOP, C. E. and J. A. FOULKES (1988): Occurrence of two phases of return to estrus in sows on commercial units. Vet. Rec. **122**, 163-164.

HUGHES, P. E. (1982): Factors affecting the natural attainment of puberty in the gilt. In: COLE, D. J. A. and G. R. FOXCROFT (eds.), Control of Pig Reproduction, 117-138. London: Butterworth.

HURTGEN, J. P. (1981): Influence of housing and management factors on reproductive efficiency of swine. J. Am. Vet. Med. Ass. **179**, 74-78.

KAISER, H., S. D. GILMAN, U. STAHL und H. JAHNE (1980): Untersuchungen zum Einsatz von synthetischem Ebergeruchsstoff zur Stimulierung der Fortpflanzungsleistungen bei Sauen. Monatsh. Veterinärmed. **35**, 863-866.

KRAELING, R. R. and C. R. BARB (1990): Hypothalamic control of gonadotrophin and prolactin secretion in pigs. J. Reprod. Fertil. Suppl. **40**, 3-17.

LAHRMANN, K.-H. und G. ARNDT (1987): Die Verbesserung der Fruchtbarkeit bei Zuchtsauen durch zusätzliche künstliche Beleuchtung im Deckzentrum. Züchtungskunde **59**, 339-346.

Leiser, R., W. Zimmermann, X. Sidler und A. Christen (1988): Normal-zyklische Erscheinungen im Endometrium und am Ovar des Schweines. Tierärztl. Praxis **16**, 261-280.

LOVE, R. L., G. EVANS and C. KLUPIEC (1993): Seasonal effects on fertility in gilts and sows. J. Reprod. Fertil. Suppl. **48**, 191-206.

PEARCE, G. P. (1992): Contact with oestrous female pigs stimulates and synchronises puberty in gilts. Vet. Rec. **130**, 318-323.

SIGNORET, J. P. (1970): Das sexuelle Verhalten der Schweine. Dtsch. tierärztl. Wschr. **77**, 132-134.

VARLEY, M. A. (1982): The time of weaning and its effects on reproductive function. In: COLE, D. J. A. and G. R. FOXCROFT (eds.), Control of pig reproduction. London: Butterworth Scientific.

VARLEY, M. A. and G. R. FOXCROFT (1990): Endocrinology of the lactating and weaned sow. J. Reprod. Fertil. Suppl. **40**, 47-61.

WEITZE, K. F., J. RABELER, T. WILLMEN and D. WABERSKI (1990): Interaction between inseminate, uterine and ovarial function in the sow. Reprod. Dom. Anim. **25**, 191-196.

WEITZE, K. F., H. WAGNER-RIETSCHEL, D. WABERSKI, L. RICHTER and J. KRIETER (1994): The onset of heat after weaning, heat duration, and ovulation as major factors in AI timing in sows. Reprod. Dom. Anim. **29**, 433-443.

YOUNG, L. G. and G. J. KING (1981): Reproductive performance of gilts bred on first versus third estrus. J. Anim. Sci. **53**, 19-25.

ZINK, M. F. and J. R. DIEHL (1984): Efficacy of using vaginal conductivity as an indicator of the optimum time to breed in swine. J. Anim. Sci. **59**, 869-874.

15.2 Zyklusinduktion, Brunstsynchronisation und terminorientierte Besamung

15.2.1 Zielsetzung

Für große Schweinezuchtbetriebe, die ganze Stallabteilungen im Rein-Raus-Verfahren belegen und einen Wochenrhythmus im Arbeitsablauf einhalten, ergeben sich aus der Unregelmäßigkeit des spontanen Östrusgeschehens erhebliche Probleme. Dadurch gewinnen Methoden, welche eine Planung des Deck- oder Besamungstermins ermöglichen, neben der Zahl erzeugter Ferkel/pro Sau und Jahr an Bedeutung.

Aus der damit möglichen zuverlässigeren Terminplanung bei der Jungsauenbelegung ergeben sich Vorteile für die Stallauslastung, Ebernutzung und marktgerechte Produktion.

Zusätzlich wird eine Beschränkung der Östruskontrolle und Bedeckung/Besamung auf bestimmte Arbeitstage der Woche und Sauengruppen sowie im Falle der terminorientierten Besamung sogar ein Fortfallen der zeitaufwendigen Brunstkontrolle angestrebt.

Bei Altsauen ist eine Terminplanung des Östruseintritts bereits durch zweckmäßige Wahl des Absetztermins erreichbar, insofern ist eine medikamentelle Zyklussteuerung bei guten Haltungsbedingungen weitgehend entbehrlich.

Wenn beim Absetzen eine hormonelle Zyklusinduktion erfolgt, sind auch die Voraussetzungen für die Ovulationsinduktion und terminorientierte Besamung gegeben.

15.2.2 Brunstsynchronisation

Von den prinzipiell vorstellbaren Ansätzen, eine zeitliche Verschiebung des Follikelwachstums und der Ovulation zu erreichen, ist beim Schwein nur die Verzögerung des folgenden Zyklus durch Futtermedikation mit GnRH-hemmenden Substanzen von praktischer Bedeutung.

Während der Gelbkörperphase sind zwar durch FSH- und HCG-Gabe Follikelwachstum und Ovulation auslösbar, jedoch fehlen die Voraussetzungen für Befruchtung und Embryonalentwicklung. Die Gabe von Prostaglandin F_{2a} hat bis zum 12. Tag des Zyklus keine luteolytische Wirkung, Östrogene wirken sogar luteotrop. Eine Brunstsynchronisation durch Verkürzung des Ovarialzyklus ist daher beim Schwein nicht möglich.

Nimmt man eine verlängerte Zyklusdauer in Kauf, dann könnten durch Gonadotropine zusätzlich gebildete oder durch Östrogengaben aufrechterhaltene Gelbkörper durch Prostaglandin zur Luteolyse veranlaßt werden. Diese Methoden sind aber unzuverlässiger als die medikamentöse Hemmung der Gonadotropinsekretion, wodurch die Bildung neuer Follikel bis zur spontanen Regression der Gelbkörper bei allen Sauen einer Behandlungsgruppe verhindert wird. Nach Absetzen der Medikation läuft dann unter dem Einfluß der endogen gebildeten Gonadotropine ein neuer Zyklus an.

Diese Wirkung läßt sich zuverlässig durch zwei Substanzen erzielen, die den Sauen mit dem Futter über 18–20 Tage verabreicht werden. In der DDR wurde Methallibur (100 mg/Tier $\times$ Tag) im Großmaßstab verwendet. Diese Substanz, ein Derivat des Dithiocarbamoylhydrazins, ist wegen teratogener Wirkung nicht mehr zugelassen. Sie wirkt durch Hemmung von GnRH und TRH und senkt damit auch die Schilddrüsenaktivität. Behandelte Sauen sind träger und fressen weniger. Es war üblich, die Synchronisation des Brunsteintritts durch Injektion von PMSG nach Absetzen der Medikation zu verstärken (Abb. 15-8).

Als Neuentwicklung wird Allyl-Trenbolon (= Altrenogest, Regumate®), ein Steroid mit gestagener Wirkung, mit Erfolg verwendet. Die Dosis beträgt 4–5 ml/Tier $\times$ Tag, individuell über das Futter gegeben. Außer der Entstehung von Follikelzysten bei Dosen < 6 mg/Tag sind keine Nebenwirkungen bekannt.

Nach dem Absetzen von Allyl-Trenbolon tritt bei etwa 90% der Sauen zwischen dem 5. und 8. Tag Östrus auf, wobei die Trächtigkeitsraten sich nicht von unbehandelten Kontrolltieren unterscheiden, während die Wurfgröße teilweise etwas darüber liegt.

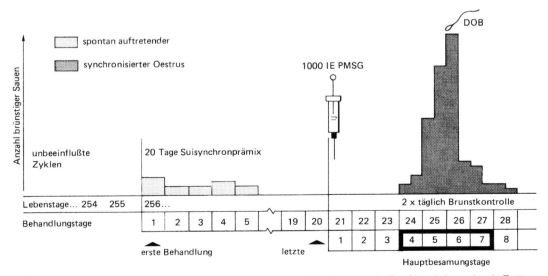

Abbildung 15-8 Ablauf der Brunstsynchronisation bei Jungsauen in Großbetrieben durch Futtermedikation mit dem Präparat „Suisynchron" (KÖNIG, 1982). Spontan auftretender Östrus = graue Säulen, synchronisierter Östrus = dunkle Säulen, DOB = duldungsorientierte Besamung. Nach dem gleichen Schema kann mit Allyl-Trenbolon (Regumate®) gearbeitet werden.

15.2.3 Pubertätsinduktion

Durch Injektion von PMSG (600–1000 I.E.) bei Jungsauen kurz vor dem Auftreten des ersten spontanen Östrus läßt sich zuverlässig eine Ovulation auslösen, die aber nicht zur Bedeckung ausgenutzt werden sollte, weil kleine Würfe und häufig auch Trächtigkeitsabbruch zu erwarten sind. Wegen unregelmäßiger Dauer der folgenden Zyklen geht die erreichte Gleichzeitigkeit bis zum optimal fruchtbaren, dritten Östrus wieder verloren. Auf die hormonelle Pubertätsinduktion kann eine Synchronisation des folgenden oder nächsten Zyklus mit Allyl-Trenbolon folgen.

In der bäuerlichen Schweinehaltung kann diese Maßnahme unter Verzicht auf den Synchronisationseffekt angebracht sein, wenn Rassen gehalten werden, bei denen regelmäßig ein schleppender Pubertätseintritt beobachtet wird.

Um Zystenbildung zu vermeiden, ist sicherzustellen, daß noch keine Zyklen angelaufen sind (z. B. Behandlung bei Umstellen vom Maststall ins Deckzentrum).

Kombinationspräparate, die PMSG und HCG enthalten, führen häufiger zur Zystenbildung als PMSG allein.

15.2.4 Zyklusinduktion beim Absetzen

Beim Frühabsetzen der Ferkel nach 3- bis 4wöchiger Laktation, nach dem ersten Wurf und im Spätsommer verzögert sich der Östruseintritt häufig um mehrere Wochen, oder es kommt zu äußerlich unbemerkbarem Zyklusablauf.

In diesen Situationen ist eine hormonelle Zyklusinduktion indiziert, die in der Injektion von 1000 I.E. PMSG, 400–800 I.E. PMSG + 200–400 I.E. HCG (z. B. Suigonan®) am Tage des Absetzens besteht. Bei etwa 90 % der Sauen tritt der Östrus dann 4–7 Tage nach dem Absetzen ein (Abb. 15-9).

Die Abferkelrate liegt bei beiden Verfahren etwas über der unbehandelter Kontrolltiere, die Würfe waren nach PMSG etwas größer (Superovulation), während nach Östradiolgabe zum Teil weniger Ferkel pro Wurf erzielt wurden.

Es ist möglich, daß bei wiederholter Anwendung von artfremden Gonadotropinen (PMSG vom Pferd, HCG menschlichen Ursprungs) Antikörperbildung und Wirkungsabschwächung eintreten.

Rückstandsprobleme bei der Schlachtung erfolglos behandelter Sauen sind nach Anwendung von Gonadotropinen nicht zu erwarten (Proteohormone, die oral aufgenommen unwirksam sind, Wartezeit 0 Tage).

Während die schematische Behandlung von Sauen mit hochgereinigtem PMSG unmittelbar nach dem Absetzen als risikofrei anzusehen ist, tritt bei späterer Behandlung nicht rauschender Sauen das Problem auf, in einen symptomlos ablaufenden Zyklus zu treffen (Stillbrünstigkeit bei ca. 50 % der anöstrischen Altsauen). Bei diesen Tieren können zwar Follikelbildung und Brunst auftreten, die Konzeption ist jedoch fraglich, und es kommt zur Bildung von Zysten. Am geringsten ist dieses Risiko 20–25 Tage nach dem Absetzen, man wäre dann im Takt des unerkannten Zyklus.

In Problembetrieben ist vor der Behandlung, zumindest stichprobenweise, eine rektale oder sonographische Untersuchung der Ovarien ratsam.

15.2.5 Terminorientierte Besamung

Sofern durch eine Zyklusinduktion mit Gonadotropinen beim Absetzen oder nach Brunstsynchronisation der voraussichtliche Ovulationstermin festliegt, kann durch eine

Zyklusinduktion, Brunstsynchronisation und terminorientierte Besamung

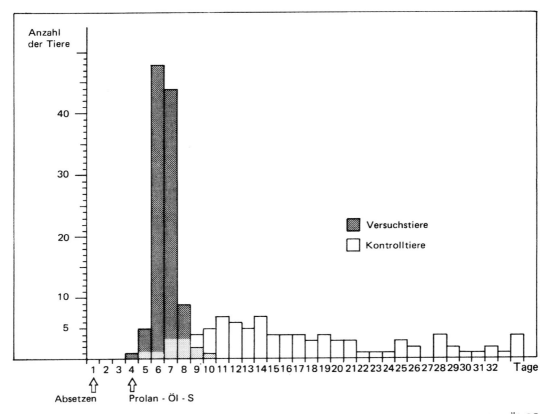

Abbildung 15-9 Zeitpunkt des Brunsteintritts nach Zyklusstart durch Injektion von Prolan-Öl-S® (= 400 I.E. Choriongonadotropin + 2 mg Östradiolbenzoat) am 3. Tag nach dem Absetzen der Ferkel (WERNER, 1968). Die angewandte Wirkstoffkombination ist nicht mehr zugelassen, der Effekt von PMSG gleichartig (s. Text).

HCG-Injektion, die dem ovulatorischen LH-Gipfel entspricht, die Ovulation etwas beschleunigt und ihr Auftreten zeitlich so eingeengt werden, daß die Besamung ohne mehrtägige Brunstkontrolle erfolgen kann.

Die HCG-Dosis beträgt 500 I.E., der Zeitpunkt liegt bei Altsauen 56–58 Stunden nach der Zyklusinduktion mit PMSG, bei Jungsauen 78–80 Stunden. HCG kann auch durch synthetisches GnRH (50 µg/Tier) ersetzt werden.

Für optimale Konzeptionsraten müssen die Sauen bei beiden Besamungsterminen einen Duldungsreflex aufweisen. Sauen, die noch am folgenden Tage Duldung zeigen, sollten nochmals besamt werden. Die erste Besamung erfolgt dann frühestens 22 Stunden und die zweite spätestens 42 Stunden nach der HCG-(bzw. GnRH-)Injektion.

15.2.6 Biologische Problematik hormoneller Zyklusbeeinflussung

Die Anwendung von Hormonen zur Zyklussteuerung ist keine medizinische Indikation. Selbst Anöstrie ist keine Krankheit im Sinne von Leiden, sondern die Reaktion eines gesunden Organismus auf innere oder äußere Bedingungen (Laktation, Ernährungszustand, Fütterung, Haltung). Solche Behandlungen sind andererseits für die Sau (außer der Injektion) kaum belastend und ergeben wesentliche Vorteile für die Betriebsorganisation, Stallnutzung und biologische Leistung.

Solange keine gesetzlichen Einschränkungen erfolgen, wird der Umfang hormoneller Zyklussteuerung ausschließlich von wirtschaftlichen Erwägungen bestimmt. Den offensichtlichen Vorteilen für den einzelnen Schweineproduzenten könnten in Zukunft jedoch Nachteile für den Absatz von Schweinefleisch durch Konsumenten gegenüber stehen, die Fleisch ablehnen, das unter Hormoneinsatz (welcher Art auch immer) erzeugt wurde.

In der öffentlichen Diskussion würden Sauenhalter und ihre Organisationen eine bessere Position haben, wenn sie sich auf Zyklusstart in Problemsituationen (Herbst, Erstlingssauen) beschränken, die – bei gutem Willen – noch als medizinische Indikation gelten können. Das Herausstellen biotechnischer Routinen in der Fachpresse (Superovulation, Brunstsynchronisation, terminorientierte Besamung) liefert dagegen der emotionalen Ablehnung Argumente.

Im Bereich der züchterischen Weiterentwicklung verfälscht die hormonelle Zyklusbeeinflussung die genetische Fruchtbarkeitsveranlagung von Sauen. Die Züchtung auf höhere Fruchtbarkeit ist dann nicht möglich. Dies betrifft in der Hybridzucht allerdings nur relativ wenige Bestände, in denen Reinzucht-Linien gehalten werden.

Schädlich für die Produktivität der Betriebe wie das öffentliche Ansehen der Schweineproduzenten ist die Tendenz, mangelhafte Betriebsführung durch „die Spritze" ausgleichen zu wollen. Wirtschaftliche Vorteile bringt die hormonelle Zyklussteuerung nur bei sorgfältigem, planvollem Einsatz und wenn alle übrigen Voraussetzungen guter Fortpflanzungsleistungen gegeben sind.

Literatur

ALT, M., C. GÜNTHER, L. RICHTER und H. PLONAIT (1989): Untersuchungen über das Auftreten von Ovarialzysten bei Jungsauen nach Behandlung mit Gonadotropinpräparaten zur Zyklusinduktion. Berl. Münch. tierärztl. Wschr. **102**, 298-303.

BUSCH, W., P. POIRIER, P. MAAß, E. WOHLFAHRT und R. FREISTEDT (1992): Untersuchungen zur Brunstsynchronisation beim Schwein mit dem Gestagen Altrenogest (Regumate). Monatsh. Veterinärmed. **47**, 307-316.

HÜHN, U., W. HEIDLER, U. TÄUBER und S. ZAHN (1982): Untersuchungsergebnisse zur Brunststimulation von Altsauen mit unterschiedlichen PMSG-Dosierungen. Monatsh. Veterinärmed. **37**, 538-540.

HÜHN, U., und K. ROTHE (1992): Brunststimulation bei abgesetzten Sauen mittels Gonadotropinen. Monatsh. Veterinärmed. **47**, 615-621.

HURTGEN, J. P. and A. D. LEMAN (1979): Use of PMSG in the prevention of seasonal postweaning anestrus in sows. Theriogenology **12**, 207.

KAUFMANN, F. V. and W. HOLTZ (1981): Induction of ovulation in gonadotropin treated gilts with synthetic gonadotropin releasing hormone. Theriogenology **17**, 141-157.

KÖNIG, I. (1982): Fortpflanzung bei Schweinen. Berlin: VEB Deutscher Landwirtschaftsverlag.

LOVE, R. J. and R. G. GREY (1993): Early abortion of gilts as a way of synchronising oestrus and improving litter size. Aust. Vet. J. **70**, 452.

RAASCH, M. L., U. HÜHN, H. W. KEIL und P. TSCHAUSCHEV (1988): Ergebnisse und Erfahrungen zur Ovulationssynchronisation bei Altsauen unter Einschluß des neuen Biotechnikums Gonavet" „Berlin-Chemie". Tierzucht **42**, 266-268.

RICHTER, L., und P. WESTENDORF (1982): Untersuchungen zur Verbesserung der Reproduktionsleistung bei Sauen nach dem ersten Wurf durch hormonale Brunststimulation. Dtsch. tierärztl. Wschr. **89**, 81-83.

SCHNURRBUSCH, U., J. KAUFFOLD und A. RICHTER (1994): Brunst- und Ovulationssynchronisation bei Jungsauen mit dem Prostaglandin $F_{2\alpha}$ - Analogon Tiaprost® und Gonadotropinen. Tierärztl. Umsch. **49**, 238-248.

WÄHNER, M., A. BARTON und W. JANK (1988): Untersuchungen zum Brunstverhalten und zur Fruchtbarkeitsleistung von ovulationssynchronisierten Sauen unterschiedlicher Wurfnummern. Tierzucht **42**, 279-280.

WEBEL, S. K. and B. N. DAY (1982): The control of ovulation. In: COLE, D. J. A. and G. R. FOXCROFT

(eds.), Control of pig reproduction. London: Butterworth.
WERNER, J. (1968): Wirkung der Behandlung von Sauen mit dem Gonadotropin-Präparat Prolan-Oel S nach dem Ende der Laktation auf den Östrus sowie Größe und Gewicht des folgenden Wurfes. Hannover: Tierärztl. Hochsch., Diss.
WUJANZ, G., M. FÜRLL, P. DÖBBERTHIN und H.-G. ENGEL (1983): Untersuchungen zur Prophylaxe und Therapie der Anaphylaxie des Schweines unter besonderer Berücksichtigung von Schockreaktionen nach der Applikation von Prolosan® „Dessau". Monatsh. Veterinärmed. **38**, 361-366.
ZAVY, M. T., R. D. GEISERT, D. S. BUCHANAN and S. A. NORTON (1988): Estrogen-induced pseudopregnancy in gilts: Its use in estrus synchronization and subsequent influence on litter response. Theriogenology **30**, 721-732.

15.3 Die Untersuchung von Fertilitätsstörungen bei Sauen

15.3.1 Bedeutung der Datenerfassung für den Vorbericht

Schweine galten in der traditionellen Landwirtschaft als unproblematisch fruchtbar. Seit aus ökonomischen und genetischen Gründen genauere Aufzeichnungen geführt werden, hat sich diese Annahme als unzutreffend erwiesen. In der intensiven Schweineproduktion wurde zumindest ein Ist/Soll-Vergleich der pro Sau und Jahr erzeugten Ferkel üblich und machte dem Tierhalter Fortpflanzungsstörungen bewußt. Arbeitstechnisch bedingte suboptimale Haltungsbedingungen und der Übergang von der individuellen Tierbetreuung zu schematischen Arbeitsabläufen haben außerdem die Voraussetzungen für optimale Fortpflanzungsvorgänge in vielen Fällen verschlechtert.

Suboptimale Fertilität in einem Schweinebestand ist in erster Linie ein quantitatives Problem, dem stets mehrere Ursachen und Erscheinungsformen gleichzeitig zugrunde liegen, von denen einzelne in verschiedenen Betrieben unterschiedliche Bedeutung gewinnen können.

Als Grundlage einer Problemlösung sollte daher nicht von der Untersuchung einzelner, etwa als „typisch" vorgestellter Sauen und auch nicht vom Vorbericht des Tierbetreuers aufgrund seines subjektiven Eindrucks ausgegangen werden, sondern nur von Zahlen, welche das Zuchtgeschehen und sein Ergebnis charakterisieren (= Kennzahlen, Parameter der Fertilität).

Die Kenntnis der zur Produktionsüberwachung aus ökonomischer Sicht erforderlichen Kennzahlen ermöglicht bereits eine grobe Einschätzung der Bestandssituation. Weitere Daten sind prinzipiell aus einer sorgfältigen Zuchtbuchführung zu entnehmen, ihre Aufarbeitung ist aber zeitraubend. Eine entscheidende Hilfe kann hier die Betriebsführung mittels Computerprogrammen (sogenannten „Sauenplanern") bieten. Sofern andererseits fehlende oder unzuverlässige Aufzeichnungen als wesentliche Ursache mangelhafter Zuchtergebnisse in Frage kommen, sollten die Lösungsaussichten zurückhaltend eingeschätzt werden.

Als Beispiele für eine vorbildliche Betriebsdatenerfassung werden hier zunächst Auswertungen einer handschriftlichen Zuchtbuchführung wiedergegeben (Abb. 15-10) und anschließend die entsprechenden Auflistungen eines EDV-Programms (Tab. 15-3). Aus ihnen läßt sich die wirtschaftliche Bedeutung des Problems erkennen und bei Kenntnis der Haltungsbedingungen sowie des genetischen Potentials des Bestandes abschätzen, welche Verbesserung erreichbar ist. Der Aufwand für eine weitergehende Auswertung oder fortlaufende Erfassung zusätzlicher Daten, wie auch die eingehende Untersuchung zahlreicher Sauen und ggf. deren Behandlung oder geänderte Haltung, sollte in einem vernünftigen Verhältnis zum erzielbaren Nutzen stehen.

Beim Versuch, die Auswertung nach Abbildung 15-10 mit Sollwerten, z.B. von Tab. 15-3, zu vergleichen, zeigen sich zwei

Darstellung 1: Deckregister

Deck-datum	Sau Nr.	Eber Nr.	soll ferkeln am	Bemerkungen
9.7.76	457	3455	1.11.	2x
11.7.	497	3075	3.11	
11.7.	488	3490	3.11.	2x
11.7.	491	3455	3.11.	
12.7.	484	3455	4.11.	
12.7.	504	3075	4.11	
13.7.	478	5928	5.11.	KB 1x
13.7.	374	3075	5.11.	
14.7.	530	3455	6.11.	E
14.7.	533	3490	6.11.	E, 16.8. Schl., lahm
14.7.	333	1850	6.11.	
16.7.	492	3455	8.11.	
16.7.	495	3490	8.11.	
20.7.	388	3075	12.11	2x
20.7.	419	5928	12.11.	KB 1x
20.7.	452	5928	12.11	KB 1x
20.7.	449	3490	12.11	2x

Darstellung 2: Abferkelliste

Sau Nr. 1	Eber Nr. 2	soll ferkeln 3	bisher Würfe 4	bisher Ferkel 5	geferkelt am 6	lebd. Ferkel 7	tote Ferkel 8	Ferkel-Nr. 9	abgesetzt am 10	Absatzferkel 11	Bemerkungen 12
457	3455	1.11.	2	16	1.11.	12	–	–	9.12.	11	
497	3075	3.11.	1	5	1.11	10	–	–	9.12.	10	
488	3490	3.11.	1	10	2.11.	11	2	812-814	9.12.	11	
491	3455	3.11	1	6	2.11.	10	–	–	9.12.	10	
484	3455	4.11.	1	6	3.11.	14	1	–	9.12.	11	
504	3075	4.11.	1	5	5.11.	4	–	–	9.12.	3	zum Schlachten
478	5928	5.11.	3	29	1.11.	13	3	815-819	9.12.	22	
374	3075	5.11.	4	44	5.11.	7	1	–	9.12.	7	
530	3455	6.11.									
333	1850	6.11.									
492	3455	8.11.									
495	3490	8.11.									
388	3075	12.11.									
419	5928	12.11.									
452	5928	12.11.									
449	3490	12.11.									

Darstellung 6: Monatsbericht

Monat ....

1. **Bestand** Altsauen (ab 1. Abferkelung)
   Jungsauen (ab 1. Bedeckung)
   Sauen insgesamt
   Schweine insgesamt 449

	Jungsauen	Altsauen	Sauen insgesamt
2. **Bedeckung** (s. Darst. 1)			
Bedeckungen, total	2	16	18
davon Umrauscherbedeckungen	1	2	3
% Umrauscherbedeckungen	50	13	17
3. **Abferkelung** (s. Darst. 2)			
Geborene Würfe	1	15	16
Lebend geborene Ferkel insges.	9	149	158
Tot geborene Ferkel insges.	–	10	10
% totgeborene Ferkel	0	6	6
Lebend geborene Ferkel je Wurf	9,0	9,9	9,3
4. **Absetzleistung** (s. Darst. 2)			
Abgesetzte Würfe	1	15	16
Abgesetzte Ferkel	9	131	140
Abgesetzte Ferkel je Wurf	9,0	8,7	8,8

Abbildung 15-10 Beispiele handschriftlicher Zuchtbuchführung und Ermittlung von Fertilitätsdaten zur Produktionskontrolle (FIEDLER, 1977)

Tabelle 15-3 Produktionsstatistik aus dem Sauenplaner (WERNER u. WÖRNER, 1993)

Betrieb:	1234
Zeitraum:	01/01/92 bis 31/12/92
Wurf-Nr.:	von 1 bis 12

	Soll-Grenzwert	Ist
Aktueller Bestand		
Eber		2
Sauen güst		0
tragend		61
säugend		16
Läufer		0
gesamt		77
Belegungen		
Umrauschquote (%)	10,0	15,9
Umrauschintervalle		
< 18 Tage (zu kurz)		0
18–23 Tage (regelmäßig)		13
24–36 Tage (unregelmäßig)		3
37–45 Tage (Rausche überseh.)		5
> 45 Tage (FB-Störungen)		8
davon nach Belegung gemerzt		
Abferkeln		
leb. geb. Ferkel/Wurf	11,0	11,0
tote Ferkel/Wurf		0,6
Absetzen		
Saugferkelverluste	9,0	7,6
Abgesetzte Ferkel/Wurf	10,0	10,1
Sonstige Produktionsmerkmale		
Tage zw. Einstellen und Erstbelegung		37
Erstbelegungsalter		218
Erstferkelalter (o. Aborte)	345	332
Abferkelquote (%)		81,9
Absetz-Rausche-Intervall/Wurf		6,5
Tragetage/Wurf (o. Aborte)		114,8
Säugetage/Wurf	28,0	39,4
Würfe/Sau und Jahr	2,40	2,10
Leb. geb. Ferkel/Sau und Jahr		23,1
Abgesetzte Ferkel/Sau und Jahr	24,0	21,3

Probleme, die in ähnlicher Form auch bei noch perfekteren Aufzeichnungen zu erwarten sind:
– Wichtige Daten, im Beispiel das Absetz-Östrus-Intervall und der Anteil nichttragender oder abortierender Sauen, sind nicht erfaßt.
– Die im Zeitraum eines Monats anfallenden Daten sind mit sehr großen zufälligen Schwankungen behaftet. Sie würden nur in

sehr großen Beständen sinnvolle Aussagen ermöglichen.

Beide Schwierigkeiten ließen sich überwinden. Die erste durch Auswertung der individuellen Sauenkartei (wenn eine vorhanden ist), die zweite durch Zusammenfassung längerer Zeiträume (mindestens Quartale) und Berücksichtigung statistischer Vertrauensbereiche für die Schätzung von Prozentwerten.

Beim Vergleich aktueller Ergebnisse eines Bestandes mit zurückliegenden sind wegen der saisonalen Fruchtbarkeitsschwankungen gleiche Jahresabschnitte zu betrachten. Zu beachten sind ferner Änderungen im Altersaufbau, in der genetischen Herkunft, der Haltungstechnik und der Betreuung. Vergleiche zwischen einzelnen Betrieben und mit Sollwertvorstellungen müssen neben eventuellen Rasseunterschieden und dem Jungsauenanteil auch das Verhältnis von Betreuungsaufwand und Fertilität berücksichtigen (vor allem in Ländern mit niedrigen Futterkosten).

15.3.2 Definition und Aussage von Fruchtbarkeitskennzahlen

Trotz der grundsätzlichen Notwendigkeit, Fruchtbarkeitsprobleme im Schweinebestand aufgrund von Zahlenwerten zu beurteilen, kann gegenwärtig keine verbindliche Regel aufgestellt werden, welche Daten unbedingt dafür erforderlich sind. Noch mehr gilt das für das praktische Vorgehen bei der Aufzeichnung und Auswertung. Eher möglich, und für sinnvolle Aussagen unentbehrlich, sind richtige Definition und Kenntnis des Informationsgehalts der Kennzahlen (= Parameter). Stichworte zu Gegenstand oder Vorgang, Definition, Anwendung und Bedeutung sowie gegebenenfalls ein Kommentar sollen hierfür Anhaltspunkte geben.

Sau (identifizierbar durch Tätowierung oder Ohrmarke)
Definition: jedes weibliche Schwein nach der ersten Belegung/KB bzw. Einstellung zur Zucht.
Anwendung: Anzahl Sauen/Bestand (aktuell, Jahresmittel), Datenerfassung im Lebenslauf der einzelnen Sau (stets bezogen auf die Identifikation = Nummer).
Bedeutung: Bezugsgröße für Wirtschaftlichkeit (aufgezogene Ferkel/Sau und Jahr).
Kommentar: Die Kosten der Sauenhaltung sind der entscheidende Aufwand des Betriebes.

Ein verbreiteter Fehler ist es, nur die abferkelnden Sauen zu zählen. Eine gesonderte Erfassung unbelegter Jungsauen ist wünschenswert (s. u.). Ohne Identifikation der Sau sind die meisten Aufzeichnungen wertlos. Probleme entstehen bei Verlust oder Wechsel von Ohrmarken.

Jungsau
Definition: weibliche Schweine im Zeitraum von der Selektion zur Zucht (bei Eigenremontierung) oder Einstellung in den Bestand bis zur Belegung/KB nach der ersten Laktation.
Anwendung: % anöstrischer Jungsauen, Jungsauenanteil am Bestand (%).
Bedeutung: Die insgesamt geringere Fruchtbarkeit beim ersten Wurf ist bei Vergleichen zu beachten. Remontierungskosten bei Anöstrie.
Kommentar: Die Daten der Jungsauen vor der ersten Belegung (% Schlachtung wegen Anöstrie oder anderer Mängel, Zahl der Östren bis zur Belegung) können nicht aus Deck- oder Abferkelregister entnommen werden.

Belegung/Künstliche Besamung
Definition: Termin, an dem ein Befruchtungsversuch erfolgte (ein- oder mehrfach).
Anwendung: Ebereinsatz/Woche, Ergebnis/Belegung, Ergebnis/belegte Sau.
Bedeutung: Bezugsdatum für Alter bei

Erstbelegung einer Jungsau, Umrauschen, Trächtigkeitskontrolle, Abferkeltermin.
Kommentar: Zu unterscheiden ist zwischen natürlichem Deckakt und künstlicher Besamung (KB), da letztere in der Regel etwas geringere Fruchtbarkeit ergibt und mehr Fehlerquellen aufweist. Die erste Besamung (Belegung) ist von denen nach Zykluswiederkehr zu unterscheiden.

Umrauschen
Definition: jede Wiederkehr der Brunst belegter/besamter Sauen vor Ablauf von 115 Tagen.
Anwendung: Umrauscher/erstbelegte Sauen eines Ebers (= a), Umrauscher/Belegungen (KB) (= b), mehrfaches Umrauschen/Sau (= b).
Bedeutung: Schlachtung (Behandlung) wegen Umrauschen.
a) Hinweis auf Impotentia generandi oder Mängel der KB
b) Hinweis auf Konzeptionsstörungen oder Fruchttod
Kommentar: Zu unterscheiden ist zwischen regelmäßigem Umrauschen (= Konzeptionsstörung, Intervall 16–24 Tage, eventuell 35–46 Tage = übergangene Brunstperiode) und unregelmäßigem Umrauschen (25–33 Tage und über 46 Tage = Embryonaltod oder Abort).

Nichttragende Sau
Definition: Nach Belegung (KB) ist kein Östrus aufgetreten, die Sau wurde jedoch nicht trächtig.
Anwendung: nichttragende Sauen/erste Belegungen (KB).
Bedeutung: Hinweis auf Störung der Ovarfunktion oder Fruchttod (s. u.).
Kommentar: Nichttragende Sauen müssen mittels Ultraschalluntersuchung am 30. Tag nach Belegung erkannt und in der Belegliste (Deckregister) aufgezeichnet werden. Oft bilden sie die größte Gruppe unfruchtbarer Sauen im Bestand. Ursachen: stille Brunst, Azyklie, Ovarzysten, Mumifikation. Erfassung und Vergleich zwischen Beständen wegen uneinheitlicher Trächtigkeitskontrolle schwierig.

Geburt
Definition: Termin der Geburt vollentwickelter Ferkel (lebensfähig, i. d. R. lebend, 111.-119. Trächtigkeitstag).
Anwendung: Geburten/erste Belegungen (KB).
Bedeutung: Indirekte Ermittlung der nichttragenden Sauen (Geburten + Aborte + geschlachtete Umrauscher + sonstige Ausfälle tragender Sauen = erste Belegungen nicht tragender Sauen).
Überprüfung des letzten Belegtermins (auf Korrektheit der Buchführung)

Abort (Frühgeburt)
Definition: jede Geburt von Feten vor dem 110. Trächtigkeitstag.
Anwendung: Aborte/Trächtigkeiten.
Bedeutung: Folge infektiöser oder haltungsbedingter Störung der Gravidität.
Kommentar: Abortierte Feten fallen bei Anbinde- oder Kastenstandhaltung eher auf als in Laufbuchten oder im Auslauf. Werden in der Abferkelliste registriert.
Erfassung der Wurfgröße wäre prinzipiell richtig, lohnt aber wegen Seltenheit und Ungenauigkeit nicht.

Tragend geschlachtete oder gestorbene Sauen
Definition: jede nach Feststellung der Trächtigkeit vor Geburt eines Wurfes geschlachtete Sau.
Anwendung: tragend geschlachtete Sauen/ erstmals belegte Sauen.
Bedeutung: Hinweis auf Ausfallrate.
Ungeeignete Haltungsbedingungen und/oder empfindliche Zuchtlinie.
Kommentar: Meist mangelhaft erfaßte Größe. Zweckmäßig wäre es, das Ausscheiden vor Trächtigkeitskontrolle (30. Tag) in der Deckliste, danach in der Abferkelliste zu registrieren.

Übertragen
Definition: Jede Dauer einer (am 30. Träch-

tigkeitstag) nachgewiesenen Trächtigkeit über 119 Tage hinaus.
Anwendung: Übertragen/Geburten, Übertragen/tragende Sauen.
Bedeutung: Intrauterine Virusinfektion, mumifizierte Feten oder Resorption der Embryonen.
Kommentar: Auftreten im Rahmen des SMEDI- oder PRR-Syndroms möglich. Registrierung der Wurfgröße wäre prinzipiell richtig, lohnt wegen Seltenheit und Ungenauigkeit nicht.

Wurfgröße
Definition: Zahl der insgesamt geborenen, vollentwickelten Ferkel. Erfaßt wird meist auch der Anteil totgeborener, vollentwickelter Ferkel. Mumien (möglichst auch Zahl) gesondert erfassen.
Anwendung: Mittelwert der Wurfgröße, Sauen insgesamt, Jungsauen getrennt von Mehrgebärenden, nach Wurfzahl getrennt.
Bedeutung: Maß des Befruchtungserfolges, Hinweis auf Belegungstechnik, KB-Technik. Bei großen Nachkommenzahlen auch genetische Fertilitätsunterschiede zwischen einzelnen Ebern und Sauen.
Kommentar: Die Zahl der insgesamt pro Wurf geborenen Ferkel ist wichtiger für die Aufklärung von Fertilitätsstörungen als der Anteil der Totgeburten, der ebenso wie Mumien mit Fetopathien zusammenhängen kann, vor allem aber Hinweise auf Geburtsstörungen und perinatale Verluste gibt.

Die Registrierung von Mumien ist wichtig, da sie auf Verluste im Fetalstadium hinweisen (Zeitpunkt, Ursache).

Absetzen
Definition: Termin des Absetzens eines Wurfes von der Sau.
Anwendung: Absetz-Belegintervall (= Zeit bis zum ersten Östrus), % Sauen mit Absetz-Belegintervall < 8 Tage.
Bedeutung: Verlängerung im Mittel oder erhöhter Prozentsatz über 8 Tage durch Anöstrie und symptomlose Brunst.
Folge: verlängerter Reproduktionszyklus.
Kommentar: Verlängerung vor allem nach großen Erstlingswürfen und im Frühherbst zu erwarten. Insgesamt verlängert bei Frühabsetzen.

Die exakte Beschreibung der Fortpflanzungsleistung eines Bestandes und ihrer Störungen ist demnach durch Erfassung von 7 Angaben möglich, welche im Zuchtbetrieb meist auch in irgendeiner Weise schriftlich festgehalten werden:
1. Sau/Jungsau
2. Belegung/KB
3. Umrauschen
4. Nichttragende Sau
5. Geburt, Abort, Übertragen, tragend geschlachtete Sau
6. Wurfgröße
7. Absetzen

Ihre nachträgliche Auswertung erweist sich aber als schwierig, soweit sie nicht ohnehin laufend zur Steuerung des Betriebsablaufs erfolgt war.

15.3.3 Gynäkologische Untersuchung der Zuchtsau

Haltungsbedingungen
Der klinischen Untersuchung einzelner Tiere sollte eine Beurteilung der Haltungsbedingungen für Jungsauen, abgesetzte Sauen (Deckzentrum?) und tragende Sauen vorangehen.

Wichtige Gesichtspunkte dafür sind: Futterqualität und -menge, Bewegungsmöglichkeit, Eberkontakt, Stalltemperatur, Lichtintensität, Rangordnungskämpfe (vgl. Tab. 15-2).

Ein „liebevoller" Umgang des Tierhalters bzw. der Tierbetreuer mit den Zuchttieren sowie die Sorgfalt und Regelmäßigkeit der Betreuung sind der wichtigste Faktor für eine optimale Fertilität. Sie sind während eines Bestandsbesuchs nur unvollständig beurteilbar. Auf das Verhalten der Tiere gegenüber dem Betreuer (Annäherung/Zurückweichen) und seine Handhabung der Sauen ist zu achten. Nicht zuletzt muß sich der Tierarzt in dieser Hinsicht beispielhaft verhalten.

Allgemeine klinische Untersuchung

Am Anfang steht der Ausschluß akuter oder chronischer Erkrankungszustände, welche die Fruchtbarkeit beeinflussen, z. B. Magen-Darm-Wurmbefall oder Räude. Der Ernährungszustand sollte mäßig gut sein (Zuchtkondition). Sowohl verfettete Sauen („Maststerilität") als auch magere („Thin sow syndrome") neigen zu herabgesetzter Fruchtbarkeit. Schütteres, brüchiges Haarkleid, starke Schuppenbildung der Haut und gehäufte Klauenhornveränderungen können ein Hinweis auf Biotinmangel sein.

Bewegungsstörungen durch Schäden an Klauen oder Gliedmaßen sind zu beachten, da sie die weitere Zuchtnutzung einschränken können. Das gleiche gilt für Anzeichen chronischer Mastitis oder Aktinomykose des Gesäuges. Bei Jungsauen ist auf Stülpzitzen und ausreichende Zitzenzahl zu achten. Die physiologische Gesäugeanbildung ist bei Jungsauen im letzten Trächtigkeitsdrittel adspektorisch und palpatorisch feststellbar, bei Altsauen oft erst wenige Wochen vor der Geburt.

Spezielle gynäkologische Untersuchung

1. Adspektion der Vulva

Hyperämie und feuchte Schleimhaut im Östrus, bei mageren Tieren auch Ödembildung, reichlich trübes Sekret = Endometritis-Zervizitis-Verdacht. Gefältelte blasse Schamlippen im Diöstrus. Sekretspuren an Schwanz und Schenkeln = Ausfluß, der vaginoskopisch überprüft werden muß. Durch mikroskopische Untersuchung eines nach Gram gefärbten Ausstrichs sind bakteriell bedingte Entzündungen erkennbar (Leukozyten, Keime, Phagozytose). Kalkartige Sekretspuren am ventralen Schamwinkel weisen auf Sedimentbildung in der Blase hin. Als Folge eines Dammrisses oder von Bißverletzungen kann ein mangelhafter Schluß der Schamlippen vorliegen.

2. Vaginoskopie

Eine optimale Ausrüstung besteht aus einem Metall-Röhrenspekulum von 40 cm Länge und 3 cm Durchmesser mit einer Führungshülse für einen schlanken Beleuchtungsapparat. Nur durch eine stets gleichbleibende Beleuchtung kann man die oft unauffälligen Unterschiede im Bild der Zervix zuverlässig beurteilen. Die Befunde sind unter Beachtung der Zuchtbuchführung (mutmaßlicher Zyklustag), eventueller äußerer Brunstsymptome sowie der rektalen Befunde an Zervix, Uteruskörper und Ovar zu interpretieren.

Im Diöstrus ist das Spekulum weit in die Scheide einführbar, die Schleimhaut ist blaß und trocken. Im Östrus ist die Schleimhaut gerötet (hyperämisch), feucht. Die Zervixverschlußkissen beginnen kurz hinter dem Hymenalring und sind nicht für das Spekulum passierbar. Gerötete Schleimhaut im Diöstrus weist auf Zervizitis hin.

Bei Ovaratrophie ist eine blasse Schleimhaut mit enger Zervix zu erwarten. Trübes bis eitriges Sekret kann durch Zervizitis oder Endometritis bedingt sein.

Intensive rektale Palpation und mehrfaches Hin- und Herschieben des Spekulums führen durch Reizung der Vaginalschleimhaut zu irreführender Rötung. Auch bei leicht dehnbarer Zervix gelangt man durch Einschieben des Röhrenspekulums nicht bis in den Uteruskörper, sondern nur ins kraniale Drittel der Zervix, deren Verschlußkissen dort in der Regel enger ineinandergreifen, während das Organ über den Beckenrand in die Bauchhöhle abknickt. Bei graviden Sauen findet sich hier auch der physiologische Schleimpfropf.

3. Zervixtupferprobe

Alle zur Entnahme von Tupferproben bei der Stute geeigneten Tupferträger sind in Verbindung mit dem 40 cm langen, sterilisierten Röhrenspekulum verwendbar. Dafür haben sich auch sterilisierte Spekula aus Pappe zum Einmalgebrauch bewährt. Entnahme nach kurzer Sichtkontrolle, ob pathologisches Sekret vorliegt, ist aus Ersparnisgründen zu empfehlen. Eine blinde Tupferung ergibt oft unspezifische, kaum bewertbare mikrobiologische Befunde. Der Tupfer sollte 15 s Kontakt mit der Schleimhaut haben, um Sekret aufsaugen zu können. Das Spekulum darf vor Tupferentnahme nicht zurückgezogen werden, weil dann Schleimhaut freiliegt, die durch das Spekulum mit der unspezifischen Flora des Vestibulums kontaminiert wurde. Mit kurzen Tupfern aus dem Scheidenvorhof entnommene Proben sind diagnostisch wertlos. Für raschen Transport zum Untersuchungslabor, evtl. unter Verwendung eines Transportmediums, ist Sorge zu tragen.

4. Rektale Untersuchung

Für die rektale Untersuchung muß sich die Sau in einem Kastenstand, Freßplatz oder ähnlichen Einrichtungen befinden, die Zugang von hinten gestatten. Grundsätzlich wird mit locker gespitzter Hand palpiert.

Gewaltsame Überwindung von Kontraktionsringen und Greifbewegungen sind nicht zulässig. Die Größenverhältnisse zwischen Arm des Untersuchers und Rektum der Sau ergeben ähnliche Einschränkungen wie bei geburtshilflichen Manipulationen. Rechtshänder sollten bevorzugt den schlankeren linken Arm einsetzen (Abb. 15-11).

Der Untersucher muß plötzlichen Bewegungen der Sau folgen können. Dazu hält er mit der freien Hand den Schwanzansatz und vermeidet es, die untersuchende Hand am Knie abzustützen. Ein Perforationsrisiko ergibt sich bei wiederholter Untersuchung (Ödem der Darmwand durch Reizung). Bei Verdacht sollte ohne Handschuh nachuntersucht werden.

Vaginalschlauch und Cervix uteri sind im Diöstrus und während der Gravidität als undeutlich schlaffer Strang zwischen Rektum und Beckensymphyse palpierbar. Während der Brunst ist die Zervix als festes, wurstartiges Gebilde zu fühlen, das über die Symphyse

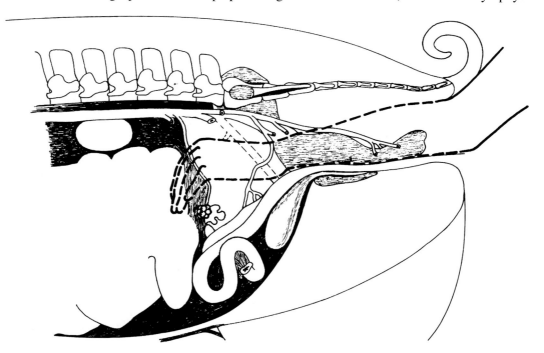

Abbildung 15-11 Rektale Untersuchungen der Sau. Für eine mittelgroße Männerhand ist der Beckenring von Sauen über 150 kg (Ende der 1. Gravidität) passierbar. Die Cervix uteri und die A. uterina sind stets, die Ovarien nicht immer zu erreichen.

nach kranial in die Bauchhöhle ragt. Dieses für sich genommen unbedeutende Symptom ermöglicht die Überprüfung von vaginoskopischen Befunden (s. o.) und gestattet die Interpretation von Funktionskörpern des Ovars als Follikel oder Corpora lutea.

Deutlicher fühlbar wird die Zervix oft auch bei zystöser Entartung der Eierstöcke.

Das Ovar findet man entweder, indem der kraniale Rand des Ligamentum latum nach ventral verfolgt wird oder durch „harkende" Bewegung der Fingerspitzen von kranial nach kaudal an der Bauchwand im Bereich der Kniefalte. Das aufgefundene Ovar wird gegen die Bauchwand gedrückt und mit den Fingerspitzen abgetastet. Es erscheint meist undeutlicher fühlbar als nach der Schlachtung, da es von der Bursa ovarica umhüllt bleibt. Physiologisch sind reichlich walnußgroße Ovarien mit unregelmäßig höckeriger Oberfläche und fest-elastischer Konsistenz. Follikel und Gelbkörper ergeben gleichartige palpatorische Befunde (= Funktionskörper) und sind nur durch Bezug auf andere Merkmale des Östrus oder Diöstrus zu differenzieren (s. o.).

Die Diagnose der Gravidität ist bei der Sau nach dem 60. Trächtigkeitstag durch rektale Palpation der A. uterina mit Sicherheit möglich. Die A. uterina ist dann mehr als bleistiftstark und weist bei Kompression schwirrende Strömungswirbel auf. Im Bereich der Überkreuzung mit der A. iliaca ist der Durchmesser beider Gefäße etwa gleich. Demgegenüber ist die A. uterina nichttragender Sauen strohhalmstark. Obwohl Berichte über rektal sicher nachweisbare Trächtigkeitsanzeichen zu wesentlich früheren Zeitpunkten vorliegen (Schwirren der A. uterina, dünnwandiger Uterus), hat die Rektaluntersuchung nur geringe praktische Bedeutung für die Trächtigkeitsdiagnose bei der Sau.

Auf die Möglichkeit, den Abschluß einer Geburt durch rektale Palpation noch im Uterus befindlicher Ferkel zu kontrollieren und die Palpation der vergrößerten Blase bei Zystitis bzw. der Harnleiter bei Pyelonephritis sei hier ergänzend hingewiesen.

5. Ultraschalldiagnostik

Sonographische Untersuchung der Ovarien. Zuverlässig darstellbar sind flüssigkeitsgefüllte Blasen ab ca. 3 mm Durchmesser: heranwachsende Tertiärfollikel,

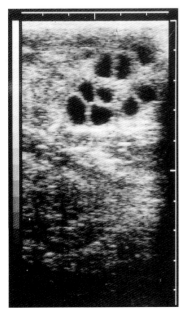

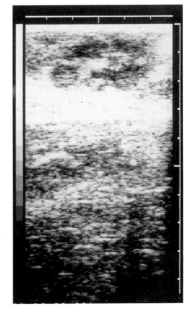

Abbildung 15-12 Ovar mit Graaf-Follikeln im Ultraschallbild (transrektale Sonographie, Aufnahme: DORKA, Berlin)

Abbildung 15-13 Ovar mit Gelbkörpern im Ultraschallbild (transrektale Sonographie, Aufnahme: DORKA, Berlin)

Graafsche Follikel (Abb. 15-12) und Zysten (Abb. 15-20). Gelbkörper zeichnen sich weniger gut ab (Abb. 15-13). Optimale Bilder erhält man mit einem in das Rektum eingeführten Schallkopf. Hierzu wird ein schlanker Linearscanner, in der Hand gehalten, eingeführt, was nur bei Altsauen möglich ist. Die Interpretation von Sonogrammen der Ovarien bei Jungsauen, die man mit einem Sektorscanner durch die Bauchwand im Kniefaltenbereich erhält, erfordert mehr Erfahrung.

Trächtigkeitsdiagnose mittels Ultraschall

Drei Verfahren der Ultraschalldiagnostik sind grundsätzlich zur Graviditätsdiagnose beim Schwein geeignet:
- Der Fetalpulsdetektor nach dem Doppler-Prinzip: Die wechselnde Strömungsgeschwindigkeit des Blutes im fetalen Herzen (Nabelaterie) oder in Uteringefäßen der Mutter wird akustisch wahrnehmbar gemacht.
- Das Schnittbildverfahren (Pulsecho-Sonographie), mit dem auf einem Bildschirm ein röntgenbildähnlicher Querschnitt der Bauchhöhlenorgane dargestellt wird.
- Das Echolotverfahren (Pulsecho-Amplitudendarstellung), bei dem die an der Oberfläche flüssigkeitsgefüllter Organe (oder Faszien) reflektierten Ultraschallimpulse ausgewertet werden (Abb. 15-14).

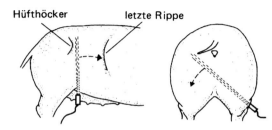

Abbildung 15-14 Ansatzstelle des Meßkopfes und Richtung der Impulse bei der Impulsecho-Ultraschall-Trächtigkeitsdiagnose (aus WALDMANN, 1984, nach MEREDITH)

Von diesen hat das Echolotverfahren weite Verbreitung in der Schweineproduktion gefunden, nachdem die ursprünglich auf einem Bildschirm dargestellten Echos durch elektronische Auswertung in charakteristische Signaltöne umgesetzt werden konnten, wodurch sich die Beurteilung wesentlich vereinfachte und die Geräte infolge Wegfalls des Bildschirms wesentlich kleiner und billiger wurden. Zwischen 30. und 65. Trächtigkeitstag sind zuverlässige Diagnosen möglich (Abb. 15-15).

Demgegenüber ist der Pulsdetektor störanfälliger, erfordert längere Einarbeitung und ist erst nach dem 40. Trächtigkeitstag anwendbar.

Vorteilhaft sind der Nachweis lebender Feten sowie die Diagnosemöglichkeit bis zur Geburt und bei anderen Haustierarten.

Das Sonographie-Schnittbildverfahren ermöglicht einem erfahrenen Untersucher die früheste Diagnose (20 bis 23 Tage) (Abb. 15-15).

Seine Anwendung zur laufenden Trächtigkeitskontrolle wird beschränkt durch die erforderlichen Fachkenntnisse und die Kosten des Geräts.

Bei routinemäßigem, ambulantem Einsatz von Betrieb zu Betrieb ist das damit verbundene Risiko, Infektionen zu übertragen, zu bedenken. Sinnvolle Schutzmaßnahmen wären batteriebetriebene Geräte in durchsichtiger Schutzhülle, sowie sorgfältige Desinfektion von Schallkopf und Kabel, sofern sie lückenlos eingehalten werden.

Wertvolle Zuchtbestände sollten externe Sonographiegeräte nur in Problemsituationen einsetzen. Gleichzeitig kann dann eine Ovardiagnostik bei den nichttragenden Sauen erfolgen.

Fehlerquellen ergeben sich beim Echolotprinzip durch Echos von einer stark gefüllten Blase, wenn der Impulsgeber nach kaudal gerichtet wird. Dadurch würde eine Trächtigkeit vorgetäuscht, jedoch ist dieser Irrtum leicht zu vermeiden, weil der trächtige Uterus wesentlich weiter kranial liegt und Echos in verschiedener Richtung und Tiefe ergibt.

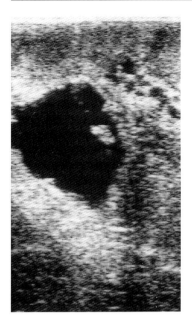

Abbildung 15-15 Gravider Uterus im Ultraschallbild am 23. Trächtigkeitstag. Das knopfartige Gebilde von ca. 3 mm Durchmesser könnte ein Embryo sein (transkutane Sonographie, Aufnahme: DORKA, Berlin).

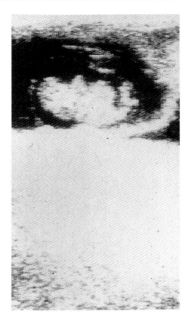

Abbildung 15-16 Fetus am 35. Tag im Ultraschallbild (transrektale Sonographie, Aufnahme: DORKA, Berlin)

Tabelle 15-4 Methoden der Trächtigkeitsdiagnose beim Schwein

Methode	Anwendung Gravid.-Tag	Erkennung grav. %	Erkennung n. gr. %	Voraussetzungen	Bemerkungen
Early Pregnancy Factor	2–Geburt			Labor	Experimentalstadium
Prostaglandin $F_2\alpha$	14–15	90	68	Labor	Experimentalstadium
Progesteron	17–24	99	85	Zykluskenntnis	Pos. bei Mumifikat. + Embryonaltod
Östrusbeobachtung (+ Zyklusstart)	17–24	100 (90–)	50–95	keine	Umweltabhängig, Arbeitsaufwand!
Östronsulfat (Plasma, Harn)	25–35	98	96	Labor	Wurfgröße schätzbar, Experimentalstadium
Ultraschall Pulsecho	30–90	95–100	80–95	Gerät	Flüssigkeit im Uterus nachgewiesen
Sonographie	20–Geburt	100	95	Gerät	Embryo, Fetus, Fruchtwasser
Doppler-	30–Geburt	90–99	–95	Gerät, Training, Ruhe	Fetalpuls = lebender Fetus
Vaginalbiopsie	30–90	96	69	Labor	
Rektaluntersuchung	30–Geburt	88–96	35–94	Training	vorwieg. Altsauen

Häufiger, und nur durch wiederholte Untersuchung vermeidbar, ist ein scheinbar negativer Befund bei tragenden Sauen. Offenbar gelingt es bei ungünstiger Lage der Fruchtblasen oder wenigen Feten nicht, zu jeder Zeit Echos zu erzielen. Da man die schwerwiegende Entscheidung der Schlachtung einer anscheinend nicht tragenden Sau nicht von der unsicheren einmaligen Untersuchung abhängig machen kann, benötigt jeder Betrieb ein eigenes Gerät, um im Zweifelsfall nachuntersuchen zu können.

Gegen Ende der Trächtigkeit ist der Fetus kaum noch von Fruchtwasser umgeben. Daher erhält man nach dem 90. Trächtigkeitstag auch keine deutlichen Echos, was aber ohne praktische Bedeutung ist. Eine Übersicht der zur Graviditätsdiagnose beim Schwein entwickelten Methoden gibt Tabelle 15-4.

15.3.4 Postmortaler Untersuchungsgang

Bei der Schlachtung von Sauen, die aus dem Zuchtgeschehen ausscheiden, fällt der weibliche Geschlechtstrakt mit Ovarien und Blase als Konfiskat an. Zur Identifikation sollten diese Organe zusammen mit einem Ohr der Sau, das Tätowierung oder Ohrmarke trägt, in einem Plastikbeutel verpackt und gekühlt aufbewahrt werden, bis sie auf einem gut beleuchteten Tisch, der eine stehende Arbeitshaltung ermöglicht, untersucht werden können. Zum Auftrennen von Vagina, Zervix, Uterus und Blase ist eine kleine Knieschere besonders geeignet. Die Eileiter werden mit verdünnter Gentianaviolettlösung (Stempelfarbe) oder verdünnter Tinte aus einer Spritze mit geknöpfter Kanüle durchspült. Die Befunde oder mindestens die Diagnosen sollten stichwortartig protokolliert werden, um festzuhalten, welche Veränderungen der Zahl nach im Vordergrund stehen.

Ein dafür geeignetes Schema ist als Tabelle 15-5 wiedergegeben.

Tabelle 15-5 Beispiel für ein Protokoll postmortaler Befunde an den Genitalorganen einer Sauengruppe bei der Schlachtung. Um das im Bestand vorherrschende Problem deutlich zu machen, ist die Untersuchung von 10–20 Sauen erforderlich.

Tier Nr.	Zervix		Uterus		Ovarien						Salpinx			Blase			Herkunft: Dat.:
	o.B.	Zervizitis	o.B.	Endometr.	Tert-Foll.	Gr. Foll.	Corp. lut.	Corp. alb.	Cyst.	Atr.	juv.	o.B.	eins. Atr	beid. Atr	o.B.	Zystitis	Sediment	Bemerkungen
101	✓		✓				✓	✓				✓				✓*		* Hämorrhagische Zystitis
102	✓		✓			✓**	✓					✓			✓			** Superovulation
103	✓			✓		✓	✓					✓			✓			
104	✓		✓		✓		✓					✓						
105		✓	✓			✓	✓						✓					
5	3	2	3	2	1	2	2	5***				3	1	1	2	1	1	*** Umrauschen

Nachdem der Urogenitaltrakt in annähernd physiologischer Position ausgebreitet ist, trennt man, von der Vulva beginnend, zunächst bis zur Zervix auf, wodurch Vagina und Scheidenvorhof mit Harnröhrenöffnung freiliegen. Hier ergeben sich nur ausnahmsweise beachtenswerte Befunde.

1. Harnblase

Sie wird, von der Harnröhre ausgehend, so weit geöffnet, daß Inhalt und Schleimhaut durch Umstülpen sichtbar werden.

Man achtet auf Trübung, Rötung und Eiterflocken im Harn. Zur Unterscheidung dieser Entzündungsprodukte von Sediment können auch Schnelltests herangezogen werden (Blut, Eiweiß, Leukozyten). Sediment hat, zwischen den Fingern zerrieben, eine sandartige Konsistenz. Zystitis ist an unregelmäßig geröteter, manchmal auch nekrotischer Schleimhaut sowie ödematös verdickter Blasenwand zu erkennen. Mäßig diffuse Rötung der Schleimhaut und trüber Harn ohne Eiterflocken sind vorsichtig zu bewerten. Eine bakteriologische Untersuchung des Blaseninhalts ist nur unmittelbar nach der Schlachtung sinnvoll. Bereits wenige Stunden später ist der Keimgehalt unspezifisch und erhöht.

2. Zervix

Das Lumen der Zervix kann durch Einführen und versuchsweises Spreizen der Schere abgeschätzt werden. Es ist kaudal stets weiter als im kranialen Drittel (s. o.). Rötung der Schleimhaut und eitriges Sekret weisen auf Entzündungsvorgänge hin. Die Farbe der Schleimhaut wird aber auch durch den Ausblutungsgrad und die Dauer der Lagerung vor der Untersuchung beeinflußt, während das Sekret auch aus dem Uterus stammen kann. Bei Jungsauen ist auf eine Verlegung des Zervixlumens (z. B. durch Septen) als Konzeptionshindernis zu achten.

3. Uterus

Ausgehend vom Uteruskörper werden beide Hörner mindestens 30 cm weit eröffnet und Schleimhaut sowie Inhalt beurteilt. Den Uterus in voller Länge zu öffnen, wäre angebracht, ist aber recht zeitraubend. Menge und Zusammensetzung des Sekrets sind besser zu beurteilen, wenn man den Inhalt von 15 cm des noch geschlossenen Teils herausstreift. Die Menge läßt sich durch Abtupfen mit einem Papierhandtuch abschätzen. Geringgradige Trübung oder Verfärbung wird beim Abstreifen mit dem Scherenschenkel deutlich.

Als Artefakt bei der Schlachtung wird gelegentlich ein mäßig mit Harn gefüllter Uterus („Urometra") gefunden. Er kommt durch agonale Blasenentleerung bei gleichzeitigem Aufhängen des Tierkörpers an den Hintergliedmaßen zustande. In Zweifelsfällen (z. B. um vergebliche bakteriologische Untersuchungen zu vermeiden) kann der Inhalt mit Teststreifen für Harnstoff (z. B. Azostix®) überprüft werden, die sofort reagieren.

Die eindeutige Abgrenzung zyklusbedingter Veränderungen des Uterus von Entzündungsvorgängen kann, besonders nach längerer Lagerung des Organs, schwierig sein und sollte unter Beachtung der Ovarbefunde erfolgen. Die proliferierte, ödematöse Schleimhaut im Östrus erscheint heller als die dünne Mukosa des Diöstrus. Ein physiologisches Sekret ist serös, sollte also frei von Trübung, Flocken oder Blutbeimengung sein.

Bei entsprechend steriler Öffnung des Uteruslumens (Abflammen von Serosa und Instrumenten) ergibt sich eine gute Übereinstimmung zwischen den bakteriologischen Ergebnissen von Zervixtupfern vor der Schlachtung und Kulturen aus dem Uterusinhalt. Dies trifft auch für Proben zu, die einige Stunden nach der Schlachtung entnommen wurden.

4. Ovarien

Die zyklischen Veränderungen an den Eierstöcken der Sau laufen synchron ab, so daß beide Organe gleichartige Befunde aufweisen, die quantitativ jedoch voneinander abweichen können (s. Farbtafel V).

Man findet neben schrumpfenden Gelbkörpern des zu Ende gehenden Zyklus heranreifende Tertiärfollikel. Die ovulationsbereiten Graafschen Follikel erreichen Durchmesser von etwa 10 mm. Ihre Zahl kann pro Ovar zehn und mehr betragen. Nach der Ovulation kollabieren die Follikel, wodurch der Eierstock für einige Tage deutlich an Umfang abnimmt. Fast ebenso häufig kommt es zu Blutungen in das Lumen des Follikels, der dann von einem festen Koagulum gefüllt ist, das allmählich von Gelbkörpergewebe ersetzt wird, im Zentrum aber über eine Woche erhalten bleibt. Für den gleichen Zeitraum sind die Ovulationsstellen (Stigmata) mit pilzförmiger Ausstülpung des Gelbkörpergewebes sichtbar. Corpora lutea entwickeln sich in gleicher Zahl wie Follikel zur Ovulation kamen. Sie erreichen am 7. Zyklustag die gleiche Größe wie Follikel und bleiben so während der zweiten Zykluswoche erhalten.

Wird die Sau tragend, bleiben die Gelbkörper bis zur Geburt bestehen, sonst beginnt nach dem 14. Zyklustag die Rückbildung. Da während der Laktation keine neuen Graafschen Follikel heranreifen, und die Corpora lutea graviditatis sich zurückbilden, entsteht ein Eierstock, der atrophisch erscheint, d. h. keine Funktionskörper aufweist. Solche Ovarien dürfen nur dann als Zeichen gestörter Sexualfunktion gedeutet werden, wenn sie nicht von laktierenden Sauen stammen (Gesäugebefund vergleichen). Zysten, die vereinzelt auftreten, dünnwandig und nur wenig größer als Graafsche Follikel sind, können als persistierende Follikel (Follikelatresie) interpretiert werden und sind nicht mit Störungen der Fruchtbarkeit verbunden. Multiple Zysten sind meist etwas dickwandiger und weisen teilweise Gelbkörpergewebe auf. Zum Teil finden sich an den betroffenen Eierstöcken noch physiologische Funktionskörper. Fehlen diese, ist mit dem Stillstand des Zyklus

Tabelle 15-6 Beurteilung von Ovarbefunden der Sau nach Schlachtung

Ovarbefunde Tertiärfollikel	Graaf-Follikel	Corpora lutea	Corpora albicantia	Zysten > 15 mm	Diagnose
Bei Jungsauen					
n < 20					präpubertär
	v				Pubertätsöstrus
v		v			1. Interöstrus nach Pubertät
	v	v	v		zyklisch (um-)rauschend
v		v	v		umrauschend Interöstrus
n > 20					Maststerilität (Follikelatresie)
Bei Altsauen					
v				v	Zyklusruhe < 3 Wochen p. p.
v					Zyklusruhe > 3 Wochen Laktation
> 3 mm					Proöstrus nach Absetzen
	v				1. Östrus nach Absetzen/Azyklie
	k				1. Metöstrus nach Absetzen/Azyklie
		h			1. Metöstrus nach Absetzen/Azyklie
v		v			1. Interöstrus nach Absetzen/Azyklie
v		v			Gravidität/Pseudogravidität
	v		v		Umrauschen
v		v	v		Interöstrus nach Umrauschen
	(v)	v	(v)	v	Zystöses Ovar mit zyklischer Aktivität
				v	Zystöses Ovar ohne zyklische Aktivität
v	v			≈ 15 mm	Atresie von Graaf-Follikeln (dünnwandig)
					Langfristige Ovarinaktivität (Atrophie)

n = Zahl, mm = Durchmesser, k = kollabiert, h = hämorrhagisch, v = vorhanden in einem diöstrusähnlichen Stadium zu rechnen. Art und Menge der produzierten Hormone und damit auch das Erscheinungsbild des Genitaltrakts sind anscheinend nicht einheitlich.

Follikelzysten als Ursache einer Dauerbrunst sind selten. Eine größere Zahl von Tertiärfollikeln (< 5 mm Durchmesser) ohne Funktionskörper ist als Hypofunktion des Ovars und nicht als kleinzystische Entartung zu deuten. Dieser Zustand wird bei Maststerilität juveniler Sauen und Hyperöstrogenismus (Zearalenonintoxikation) angetroffen.

Eine Übersicht am Ovar auftretender Befunde und ihrer Interpretation gibt Tabelle 15-6.

5. Eileiter

Zur Untersuchung der Eileiter wird die geknöpfte Kanüle von der Bursa ovarica aus ins Infundibulum eingeführt und Farblösung eingespritzt. Ihr Austritt in den Uterus wird durch Eröffnen der Hornspitzen sichtbar gemacht. Es werden Verlegungen sowie Eileiterdivertikel gefunden, wobei die Bedeutung der letzteren unklar ist. Wegen des engen Lumens und des geschlängelten Verlaufs muß bei der Durchspülung der Salpinx ein gewisser Druck ausgeübt werden, der eventuell auch vorhandene Verklebungen sprengt. Ein Teil der Fälle tatsächlich gestörter Eileiterpassage könnte daher unerkannt bleiben.

15.3.5 Labordiagnostische Methoden

15.3.5.1 Bestimmung von Steroidhormonen

Seit die Konzentrationsbestimmung von Steroidhormonen im Blutplasma durch Radioimmunoassay (RIA) und neuerdings auch Enzymimmunoassay (EIA) möglich ist, werden diese Methoden auch beim Schwein in der Diagnostik erprobt, wobei dem Progesteron eine Schrittmacherrolle zukam, da es wegen höherer Konzentration leichter nachweisbar ist als andere Steroide und inzwischen sogar mit ausreichender Genauigkeit unter Praxisbedingungen bestimmt werden kann. Da weitere Verbesserungen, Vereinfachungen und vor allem die Verbilligung der Reagenzien in der Hormonanalytik voraussehbar sind, sollen hier für das Schwein bekannte Anwendungsmöglichkeiten dargestellt werden, ohne auf die derzeit begrenzte praktische Verfügbarkeit Rücksicht zu nehmen.

Progesteron

Die Progesteronkonzentration im Blutplasma der Sau schwankt zwischen 10–35 ng/ml (32–110 nmol/l) bei Anwesenheit sezernierender Gelbkörper und weniger als 5 ng/ml (16 nmol/l) bei deren Fehlen bzw. Rückbildung.

Bei Kenntnis des Belegtermins ermöglicht die Plasmaprogesteronbestimmung zwischen dem 17. und dem 24. Tag nach Eintritt der vorangegangenen Brunst eine zuverlässige Trächtigkeitsdiagnose und zwischen dem 17. und 19. Tag im Falle der Nichtträchtigkeit eine Vorhersage des bevorstehenden Östrus. Letzteres hat für die Bereitstellung von Sperma für die künstliche Besamung, aber auch die Erkennung symptomlos ablaufender Zyklen (stille Brunst) Bedeutung. Durch wiederholte Progesteronbestimmung im Abstand von sieben Tagen sind azyklische Sauen (stets niedriger Progesteronspiegel) von symptomlos zyklischen (mit zweimal so hohem, ansteigendem oder abfallendem Progesteron) zu unterscheiden.

Östradiol

Die Östradiolkonzentration im Blutplasma der Sau erreicht am 18. Zyklustag mit Werten über 20 ng/l ihr Maximum und liegt zwischen 2. und 16. Zyklustag unter 5 ng/l (Abb. 15-5). Ein hoher Progesteronspiegel geht mit Ausnahme der Hochträchtigkeit (> 80. Tag) stets mit niedrigem Östradiol einher. Bei ruhenden Eierstöcken (Laktationsanöstrus, Azyklie) liegen beide Hormone in geringer Konzentration vor. Eine Ausnahme bilden Sauen mit zystischer Entartung des Ovars.

Östronsulfat

Von den Feten gebildete Östrogene werden in der Plazenta zu biologisch inaktivem Östronsulfat umgewandelt und gelangen so ins Blutplasma der Sau. Die Bestimmung von Östronsulfat in Blutproben vom 25.–30. Trächtigkeitstag ermöglicht eine sichere Graviditätsdiagnose und auch eine Schätzung der Fetenzahl. Gegenüber der Progesteronbestimmung liegt der Zeitpunkt des Trächtigkeitsnachweises etwas später, nicht viel vor dem Ultraschall-Pulsechoverfahren. Vorteilhaft ist der Ausschluß von Fällen der Pseudogravidität oder des Embryonaltodes, die bei der Progesteronbestimmung aus praktischer Sicht als falsch-positive Befunde gelten müssen.

Auch im Harn (und sogar im Kot) tritt zwischen dem 20. und 35. Tag der Trächtigkeit ein Anstieg der Östronsulfatausscheidung auf, dessen Maximum zwischen dem 25. und 30. Tag zur Graviditätsdiagnose ausnutzbar ist.

15.3.5.2 Vaginalbiopsie

Vor der Entwicklung der Ultraschallmethoden führte die Suche nach einem zur Trächtigkeitskontrolle in Großbeständen geeigneten Diagnoseverfahren zur histologischen Beurteilung des Scheidenepithels anhand von Biopsieproben. Ab dem 30. Trächtigkeitstag wird ein zweischichtiges Epithel gefunden, das sich von den während des Zyklus unter Östrogeneinfluß zwischen 4 und > 12 Kernreihen wechselnden Zellagen deutlich unterscheidet. Gegenüber hormonellen Methoden hätte das Verfahren den Vorteil, von der Kenntnis des Belegtermins unabhängig zu sein, es wird praktisch aber kaum noch angewendet.

Es wurde auch versucht, diese Methode zur Aufklärung von Fertilitätsstörungen heranzuziehen (Vaginitis, Ovarialzysten). Die gefundenen Zusammenhänge reichen jedoch für eine diagnostische Anwendung nicht aus. Das gleiche gilt für die Zytologie von Scheidenabstrichen der Sau, da im Zyklus keine Verhornung des Epithels auftritt.

Literatur

BERGEFELD, J., U. SCHNURRBUSCH, K.-P. BRÜSSOW und U. KALTOFEN (1981): Zur Ovardiagnostik in der Schweineproduktion. Monatsh. Veterinärmed. **36**, 807-811.

BOLLWAHN, W. (1972): Die adspektorische und palpatorische Untersuchung der Geschlechtsorgane der Sau. Veterinärmed. Nachr. **72**, 59-67.

CAMERON, R. D. A. (1977): Pregnancy diagnosis in the sow by rectal examination. Austr. Vet. J. **53**, 432-435.

CHOI, H. S., J. HOIS und E. BAMBERG (1986): Hormonanalytische Trächtigkeitsdiagnose beim Schwein. Wien. tierärztl. Mschr. **73**, 94-96.

DIAL, G. D., W. E. MARSH, D. D. POLSON and J. P. VAILLANCOURT (1992): Reproductive failure: Differential diagnosis. In: LEMAN, A. D., et al. (eds.), Diseases of Swine, 7th ed., 88-137. Ames: Iowa State University Press.

DONE, J. T. and T. W. HEARD (1968). Early pregnancy diagnosis in the sow by vaginal biopsy. Vet. Rec. **82**, 64-68.

DYCK, G. W. (1982): Pregnancy diagnosis. In: COLE, D. J. A. and G. R. FOXCROFT (eds.), Control of Pig Reproduction, 293-307, London: Butterworth.

FIEDLER (1977): Die Kunst zu führen. top agrar 6/77, 106-109.

FRAUNHOLZ, J., W. KÄHN und W. LEIDL (1989): Ein Vergleich zwischen der transrektalen und transkutanen Sonographie zur Trächtigkeitsdiagnose beim Schwein. Monatsh. Veterinärmed. **44**, 425-430.

HUCHZERMEYER, F., und H. PLONAIT (1960): Trächtigkeitsdiagnose und Rectaluntersuchung beim Schwein. Tierärztl. Umsch. **15**, 399-401.

KOSZTOLICH, O. (1982): Produktionsüberwachung in der Schweinezucht. Wien. tierärztl. Mschr. **69**, 319-328.

MEREDITH, M. J. (1977): Clinical examination of the ovaries and cervix of the sow. Vet. Rec. **101**, 70-74.

MEINHARD, H., C. KAPPEN und W. HOLTZ (1995): Trächtigkeitsfeststellung beim Schwein mit dem Dopplerverfahren. Dom. Anim. Reprod. **30**, 42-44.

MEREDITH, M. (1988): Pregnancy diagnosis in pigs. In Pract. **10**, 3-8.

MEYER, J.-N., F. ELSAESSER und F. ELLENDORFF (1975): Trächtigkeits- und Fertilitätstest beim Schwein mit Hilfe der Plasma-Progesteron-Bestimmung. Dtsch. tierärztl. Wschr. **82**, 473-475.

PENFORNIS, B. (1978): Gestion technique des lévages de truies 2) Analyse des documents de gestion. Rec. Méd. vét. **154**, 357-365.

SCHNURRBUSCH, U., J. BERGFELD, K.-P. BRÜSSOW und U. KALTOFEN (1981): Schema zur Ovarbeurteilung beim Schwein. Monatsh. Veterinärmed. **36**, 811-815.

SEREN, E., M. MATTIOLI, R. GAIANI and C. TAMANINI (1983): Direct estimation of urine estrone conjugate for a rapid pregnancy diagnosis in sows. Theriogenology **19**, 817-822.

SOEDE, N. M., C. C. H. WETZELS and B. KEMP (1994): Ultrasonography of pig ovaries: Benefits in research and on farms. Reprod. Dom. Anim. **29**, 366-370.

WALDMANN, K.-H. (1984): Kritische Wertung der Verfahren zur Trächtigkeitsdiagnostik bei Zuchtsauen. Tierärztl. Umsch. **39**, 442-450.

WEITZE, K. F., H. WAGNER-RIETSCHEL, D. WABERSKI, L. RICHTER und J. KRIETER (1994): The onset of heat after weaning, heat duration and ovulation as a major factor in A. I. timing in sows. Reprod. Dom. Anim. **29**, 433-443.

WELLENBERG, G. J., G. H. A. BORST en F. T. BOUWKAMP (1989): Oestronsulfaatbepaling bij het varken in bloed en urine (Determination of the oestrone sulphate levels in the blood and urine of pigs). Tijdschr. Diergeneeskd. **114**, 14-16.

WRATHALL, A. E. (1977): Reproductive failure in the pig: Diagnosis and control. Vet. Rec. **100**, 230-237.

15.4 Störungen der Ovarfunktion und ihre Therapie

15.4.1 Follikelatresie und abnorme Ovulationsraten

Im Laufe ihrer Entwicklung verfallen viele Eizellen samt ihrem Follikel der Degeneration. Dieser Vorgang, die Follikelatresie, ist grundsätzlich physiologisch, sein Ausmaß wird aber durch endogene und exogene Gonadotropineinwirkung beeinflußt. Von den bis zum 15. Zyklustag herangebildeten Tertiärfollikel entwickelt sich normalerweise etwa die Hälfte zu Graafschen Follikeln. Dieser Anteil kann bei mangelhafter Gonadotropinbildung verringert sein oder durch Behandlung mit Gonadotropinpräparaten erhöht werden (= Superovulation).

Zur Atresie (Persistenz ohne Ovulation) reifer Graafschen Follikel kommt es, wenn der präovulatorische LH-Anstieg infolge Gestagenwirkung ausbleibt oder bei Gonadotropinbehandlung PMSG und HCG gleichzeitig appliziert werden. Es entstehen dann Follikelzysten (s. u.).

Die Ursachen verringerter Ovulationsraten infolge Follikelatresie sind die gleichen wie bei verzögertem Brunsteintritt (s. u.). Kleine Würfe sind aber kein eindeutiges Indiz, da sie auch auf Konzeptionsstörungen und Embryonalsterblichkeit beruhen können. Eindeutige Klärung bringt der Ovarbefund bei Schlachtung (Zahl der Gelbkörper < 15 bei Altsauen bzw. < 10 bei Jungsauen).

15.4.2 Verzögerung der Pubertät und Verlängerung des Absetz-Brunst-Intervalls

Als physiologische Faktoren, welche den Eintritt des Östrus über den 8. Lebensmonat hinaus oder den 10. Tag nach dem Absetzen der Ferkel verzögern, sind eine genetisch bedingte Spätreife (s. Abb. 15-1) sowie die im Spätsommer verringerte Fruchtbarkeit zu nennen (Abb. 15-17).

Als Ursache der saisonalen Hypofertilität werden sowohl anhaltend hohe Stalltemperaturen im Hochsommer wie auch eine vom Wildschwein ererbte Ruhe der Sexualpotenz im Frühherbst angesehen. Letztere wird im Jahresablauf, wie bei anderen Tieren, von der Tageslichtlänge gesteuert und kann durch Lichtprogramme beeinflußt werden. Dabei wirken abnehmende Tageslängen stimulierend. Hohe Temperaturen als Ursache subnormaler Eierstocksfunktion sind vor allem in Südeuropa zu erwarten. Ihre Folgen lassen sich durch Vernebeln von Wasser über den Sauen, bei ausreichender Lüftung, mildern.

Mehrere Umweltfaktoren, besonders unter den Bedingungen der Intensivhaltung, wirken depressiv auf das Hypothalamus-

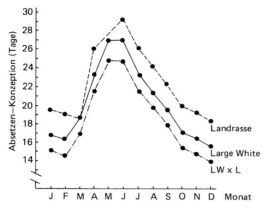

Abbildung 15-17 Jahreszeitliche Schwankungen des Intervalls Absetzen – Konzeption. Die Erscheinung der Sommer-Infertilität wird in dieser Darstellung besonders deutlich, weil sich Absetz-Östrus-Intervall und Verzögerung der Konzeption durch Umrauschen rechnerisch addieren. Kreuzungssauen sind weniger, im Prinzip aber gleichartig betroffen (LEGAULT et al., 1975).

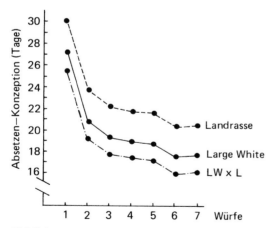

Abbildung 15-18 Das Intervall zwischen Absetzen der Ferkel und Konzeption ist nach dem ersten Wurf deutlich verlängert. Es handelt sich um Daten, welche aus dem folgenden Geburtstermin errechnet wurden. Eventuelles Umrauschen ging in die Mittelwerte ein, die dadurch ungewöhnlich lang erscheinen (LEGAULT et al., 1975).

Hypophysen-System (s. Tab. 15-2). Frühabsetzen verlängert das Absetz-Beleg-Intervall insgesamt, besonders auffällig aber nach dem ersten Wurf (Abb. 15-18). Es hat den Anschein, daß kurzfristige neuartige Umweltreize, Stallwechsel, Gruppenhaltung einander unbekannter Sauen, Auslauf, Futterwechsel und Transporte brunstauslösend wirken, auch wenn sie hochgradige körperliche Anstrengung mit sich bringen. Einförmig fortdauernde Belastung ist dagegen zu vermeiden.

Streß (d. h. erhöhter Kortikosteroidspiegel) kann von ungünstigen Haltungsbedingungen, Auseinandersetzungen zwischen den Tieren und nicht zuletzt von Furcht vor dem Betreuer ausgehen. Stereotypien (Stangenbeißen), die sich in reizarmer Einzelhaltung entwickeln, wirken über eine Endorphinausschüttung fruchtbarkeitsdepressiv.

Nach der Bedeckung/Besamung wirken Ruhe und Absonderung (z. B. in Freßliegeboxen) konzeptionsfördernd. Bei der Fütterung ist neben einer ausreichenden Energieversorgung auf ein ausreichendes Angebot an hochwertigem Eiweiß (essentielle Aminosäuren) sowie Vitaminen (Vitamin A, Biotin, evtl. Vitamin E) zu achten. Stets sind auch chronische Krankheiten (Endoparasiten, Pneumonie, Endokarditis, Harnwegsinfektionen) als Ursache verminderter Fruchtbarkeit in Betracht zu ziehen.

Folge einer unzureichenden Stimulation der Ovarien durch Gonadotropine sind die mangelhafte Anbildung oder frühzeitige Atresie der Follikel. Es ergibt sich ein inaktives, atrophisches Ovar ohne Funktionskörper (Corpora lutea oder Follikel) mit höchstens 4 mm großen Tertiärfollikeln. Dieser Zustand kann in ein normales zyklisches Geschehen übergehen, wozu bessere Umweltbedingungen maßgeblich beitragen, oder andauern (Maststerilität der Jungsauen, Eierstocksatrophie).

Differentialdiagnostisch sind subklinisch verlaufende Zyklen (stille Brunst) und mangelhafte Brunstkontrolle durch sorgfältige Erhebung des Vorberichts und rektale Überprüfung der Eierstöcke auf Funktionskörper oder Feststellung eines niedrigen Plasma-Progesterongehalts abzugrenzen, bevor eine Zyklusinduktion durch Injektion von 400–800 I.E. PMSG vorgenommen wird.

Etwas verringert wird das Risiko, einen unerkannt ablaufenden Zyklus durch Hormonbehandlung zu stören, wenn die Behandlung drei Wochen nach dem Absetzen erfolgt.

Die Behandlung mit FSH + LH in der Gelbkörperphase eines unerkannten Zyklus löst eine zusätzliche, unfruchtbare Ovulation aus. Dabei werden Gelbkörper und Follikelzysten gebildet. Wenn nach dem 12. Tag eines unerkannten Zyklus östrogenhaltige Präparate injiziert werden, entstehen persistierende Gelbkörper und dadurch eine Pseudogravidität.

Der Einsatz östrogenhaltiger Präparate ist daher in dieser Indikation nicht zu empfehlen. GnRH bleibt nach einmaliger Injektion in der Regel wirkungslos, da der physiologische pulsatile Effekt fehlt.

Weniger belastet mit dem Risiko unerwünschter Wirkungen auf das Ovar ist die Metaphylaxe des verzögerten Brunsteintritts in Form der Pubertätsinduktion oder der Zyklusinduktion beim Absetzen (s.o.), weil dann keine zyklisch aktiven Ovarien zu erwarten sind.

15.4.3 Anöstrie

Einer fortdauernden Brunstlosigkeit bei der Sau können neben der bereits besprochenen Eierstockruhe als Folge niedrigen Gonadotropinspiegels (hypothalamisch-hypophysäre Insuffizienz) mehrere Ursachen zugrunde liegen, deren Differentialdiagnose am lebenden Tier gegenwärtig noch Schwierigkeiten bereitet. Es sind dies:
- stille Brunst (Zyklusablauf ohne äußere Symptome);
- hochgradige Follikelatresie durch Zearalenonintoxikation;
- großzystische Entartung der Eierstöcke;
- persistierende Gelbkörper bei
  – Mumifikation des Wurfes,
  – Pseudogravidität;
- physiologische Gravidität;
- Mißbildungen der Ovarien bei Jungsauen bzw. Hermaphroditismus.

Anöstrie infolge Eierstockruhe ist klinisch durch eine weite Vagina mit blasser, trockener Schleimhaut gekennzeichnet, die rektal nur undeutlich zu fühlen ist. Die Eierstöcke sind daumengliedgroß und glatt. Die klinisch gleichartige, östrogenbedingte Follikelatresie ist histologisch durch Bildung polyovulärer Follikel charakterisiert.

15.4.4 Zystenbildung an den Eierstöcken

Wenn Sauen wegen ausbleibendem Östrus, unregelmäßigem Umrauschen oder Nichtträchtigkeit geschlachtet werden, findet man auf deren Ovarien oft blasenartige Gebilde unterschiedlicher Zahl und Größe, die als Zysten bezeichnet werden. Es handelt sich zweifellos um Graafsche Follikel, bei denen keine Ovulation stattfand. Das unterscheidet sie von „Blutzysten", die sich über Corpora haemorrhagica weiterentwickeln und Corpora lutea mit kleineren Hohlräumen, aber physiologischem Gelbkörpergewebe.

Man weiß heute recht gut, unter welchen Bedingungen Zysten entstehen (Abb. 15-19):
– Streß bzw. Kortikosteroid- oder ACTH-Behandlung während der Ovulation oder
– fehlerhafte Anwendung von Gonadotropinen oder Gestagenen bei der Zyklussteuerung.

Die spontane Entstehung von Ovarialzysten bei der Sau ist nur in wenigen Fällen experimentell durch physischen Streß (z. B. Hitzebelastung) ausgelöst worden. Eine Fülle von Versuchen hat andererseits gezeigt, daß Kortikosteroide und ACTH-Behandlung die Zystenbildung auslösen. Dabei wird, in Nachahmung anhaltender Streßzustände, durch erhöhte Glukokortikoidspiegel sowohl

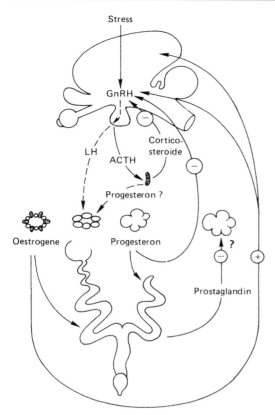

Abbildung 15-19 Schema der Pathogenese von Ovarialzysten. Als Auslösemechanismen kommen haltungsbedingter Streß, zykluswidrige Gonadotropinbehandlung oder endogene LH-Insuffizienz in Frage. Die dargestellten Hormonwirkungen sind theoretisch wahrscheinlich, aber nur teilweise experimentell belegt.

die Ansprechbarkeit der Hypophyse für GnRH herabgesetzt, als auch die Östrogensynthese im Tertiärfollikel verringert, die für Östrus und prävulatorischen LH-Anstieg essentiell ist. Gestörte Weiterentwicklung des Follikels und ausbleibende Ovulation sind die Folge.

Ein enger Zusammenhang zwischen den vielfältigen Streßursachen bei intensiver Schweinehaltung und der spontanen Entstehung von Zysten ist damit naheliegend. Man muß auch davon ausgehen, daß betroffene Sauen auch nach Entstehung der Zysten in der Regel weiterhin dem gleichen Streß ausgesetzt sind, was zur Persistenz oder Rezidiven dieses Zustandes führen könnte.

Bei der Zyklusblockade zur Brunstsynchronisation führen ungeeignete oder zu niedrig dosierte Gestagene (Progesteron und ähnliche, synthetische Wirkstoffe) zur Zystenbildung, weil sie das Heranreifen der Graafschen Follikel nicht verhindern, aber den prävulatorischen LH-Anstieg abschwächen.

Gonadotropine, die zum Zyklusstart eingesetzt werden, können entweder unbeabsichtigt in einen laufenden Zyklus treffen oder bei hohem HCG-Anteil den heranreifenden Follikel einer intensiven (nicht pulsierend wechselnden) LH-Wirkung aussetzen.

Makroskopisch wie histologisch bestehen keine Unterschiede zwischen den durch Hormonbehandlung induzierten und spontan entstandenen Zysten. Unphysiologisch zahlreiche Gelbkörper lassen eine Gonadotropinstimulation vermuten.

Es gibt einerseits Follikel-Theka-Zysten, die histologisch dem Graafschen Follikel ähneln und sowohl Östradiol wie Progesteron enthalten. Sie sind fast immer durchscheinend-dünnwandig. Häufiger sind Follikel-Lutein-Zysten, die vor allem Progesteron enthalten. Sie können eine dünne oder bis zu mehrere Millimeter dicke Wand haben. Aussehen, Größe oder Zahl der Zysten ermöglichen also keinen Rückschluß auf das aktive Gewebe, Granulosa oder Luteinzellen und die Hormonproduktion. Es ist naheliegend, daß die Follikel-Theka-Zysten auf eine frühere Störung der Follikelentwicklung zurückzuführen sind als die Follikel-Theka-Zysten, die zwar ebenfalls nicht ovulierten, aber bereits Luteinzellen aufweisen (s. Farbtafel V, Abb. 14 und 15).

Die vergleichende histologische Untersuchung der Reifungsvorgänge an den Gewebestrukturen von Zysten und den gleichzeitig auf den Ovarien angetroffenen Gelbkörpern zeigte, daß das Luteingewebe der Follikel-Theka-Zellen stets den gleichen Reifegrad aufwies, wie das der Gelbkörper. Die Granulosa-Zellschicht der Follikel-

Theka-Zellen ist während der Gelbkörperanbildung noch vorhanden und produziert, nach dem Zysteninhalt zu schließen, auch noch Östradiol. Wenn sich Blütegelbkörper auf dem Ovar finden, ist die Granulosa der Follikel-Theka-Zysten degeneriert, der Östradiolgehalt niedrig.

Ovarialzysten beim Schwein können sich in der Regel zurückbilden, zumindest die von Gelbkörpern begleiteten. Es ist aber unsicher, wie lange das dauert und ob es unter fortgesetztem Streß unter ungünstigen Umweltbedingungen überhaupt zu erwarten ist. Die Rückbildung induzierter Zysten scheint zuverlässiger und schneller einzutreten als bei spontan entstandenen.

Aus praktischer Sicht wären demnach spontan auftretende Zysten als Symptom streßbelasteter Haltung der Sauen zu interpretieren. Wegen des andersartigen Verhaltens induzierter Zysten ist deren zufällige Entstehung bei der hormonellen Zyklusbeeinflussung weniger kritisch zu sehen als bisher. Ihre Bedeutung liegt zunächst in einer Verringerung der Zahl ovulierender Follikel. Die Auslösung einer Ovulation in Anwesenheit von Gelbkörpern, durch Gonadotropinbehandlung im laufenden Zyklus (mangelhafte Brunstbeobachtung, Stillbrünstigkeit) führt zum Umrauschen wegen fortbestehender Progesteronwirkung auf den Genitaltrakt. Wahrscheinlich verläuft die dann folgende Brunstperiode jedoch physiologisch.

In Produktionsbetrieben führt die verlängerte Güstperiode – mit oder ohne Diagnose – zur Ausmerzung. Für den Zuchtbetrieb käme hinzu, daß die Merzung auch eine Selektion gegen die möglicherweise vorhandene genetische Disposition zur Zystenbildung bewirkt.

Ovarialzysten können unter Praxisbedingungen durch transkutane Sonographie mittels Sektorscanner diagnostiziert werden, transrektal auch mit einem Linearscanner (Abb. 15-20 und 15-21).

Ein Verdacht der großzystischen Entartung als Ursache von Brunstlosigkeit ist klinisch bei einer Vagina mit weitem Lumen, aber hyperämischer und feuchter Schleimhaut gegeben. Rektal sind eine kontrahierte Zervix und die vergrößerten Eierstöcke fühlbar. Die Plasma-Progesteronkonzentrationen

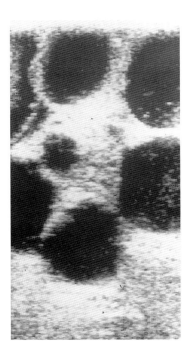

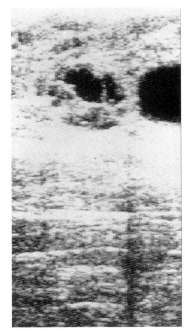

Abbildung 15-20 Großzystische Ovarveränderungen im Ultraschallbild (transrektale Sonographie, Aufnahme: DORKA, Berlin)

Abbildung 15-21 Echogene Strukturen (Luteinisierung?) in Ovarialzysten kurz vor der Rückbildung (transrektale Sonographie, Aufnahme: DORKA, Berlin)

unterscheiden sich nicht von den im Interöstrus oder bei Gravidität auftretenden.

Das gleichzeitige Auftreten von Progesteronkonzentrationen über 2,5 nmol/l und Östradiol, 10 pmol/l im Blutplasma, weist auf Zysten hin. Es ist jedoch nicht die Regel. Außerdem steht die Östradiolbestimmung meist in der Praxis nicht zur Verfügung.

Wenn in einem Zuchtbetrieb gehäuft Zysten als Ursache von Unfruchtbarkeit durch Schlachtbefund oder Sonographie festgestellt werden, sind die Haltungsbedingungen im Deckzentrum (Streß) und die hormonelle Zyklussteuerung (HCG-Dosis, Termine) zu überprüfen und entsprechend zu verbessern.

Eine sichere Therapie ist nicht bekannt. Versucht werden kann die Gabe von Prostaglandin-$F_{2\alpha}$-Präparaten allein oder in Kombination mit GnRH.

15.4.5 Persistierende Gelbkörper

Der Verdacht auf infektiöse Fetopathien als Ursache von mumifizierten Würfen ergibt sich oft erst aus dem Ausbleiben der Geburt, zuvor aus der fehlenden Gewichtszunahme nach anscheinend ungestörter Konzeption (vgl. SMEDI-Syndrom, Abschn. 15.9).

Die Pseudogravidität ohne vorangegangenen Deckakt entsteht bei Behandlung mit Östrogenpräparaten nach dem 12. Zyklustag. Sie kann auch durch Verfütterung zearalenonhaltigen (verschimmelten) Futters entstehen (s. Hyperoestrogenismus, Abschn. 15.6).

Die Abgrenzung dieser Zustände von der physiologischen Gravidität kann aufgrund wiederholt negativer Ultraschalldiagnostik vorgenommen werden. Eierstockruhe ist durch niedrigen Progesteronspiegel und ggf. den rektalen Ovarbefund zu unterscheiden. Die Rückbildung persistierender Gelbkörper ist mit Prostaglandin-$F_{2\alpha}$-Präparaten zuverlässig erreichbar. Bei unsicherer Diagnosestellung ist die Behandlung zum Zeitpunkt des errechneten Geburtstermins risikolos. Die Überlebenschancen eventuell vorhandener kleiner Würfe werden zusätzlich erhöht.

15.4.6 Nymphomanie

In seltenen Fällen produzieren die Ovarialzysten beim Schwein überwiegend Östrogene. Die betroffenen Sauen weisen dann dauernd Symptome und Verhalten brünstiger Tiere auf. Bei der Schlachtung dieser Tiere sind zahlreiche dünnwandige Zysten an den Ovarien zu erwarten. Differentialdiagnostisch wäre, besonders bei Jungsauen, die Zearalenontoxikose in Betracht zu ziehen (s. Hyperöstrogenismus, Abschn. 15.6).

Eine Therapie kann mit HCG-Präparaten versucht werden.

Literatur

ALMOND, G. W. and R. G. RICHARDS (1991): Endocrine changes associated with cystic ovarian degeneration in sows. J. Am. Vet. Med. Ass. **199**, 883-886.

ALT, M., C. GÜNTHER, L. RICHTER und H. PLONAIT (1989): Untersuchungen über das Auftreten von Ovarialzysten bei Jungsauen nach Behandlung mit Gonadotropinpräparaten zur Zyklusinduktion. Berl. Münch. tierärztl. Wschr. **102**, 298-303.

CLAUS, R., G. SCHELKLE und U. WEILER (1984): Erste Versuche zur Verbesserung der Fruchtbarkeitslage von Sauen im Sommer durch ein Lichtprogramm. Zuchthygiene **19**, 49-56.

DALIN, A. M. and S. EINARSSON (1986): Sexual maturity and anoestrus in gilts. Pig News and Information **7**, 299-302.

DORKA, A., und H. PLONAIT (1995): Ergebnisse fortlaufender Untersuchungen an Sauen mit zystisch entarteten Ovarien mittels Sonographie und Serum-Hormon-Bestimmung. Dtsch. tierärztl. Wschr. **102**, 16-21.

HÖRÜGEL, K., U. SCHNURRBUSCH und S. FISCHER (1991): Beobachtungen zum Einfluß von Schimmelpilzbefall der Futtermittel auf die Fruchtbarkeits- und Wurfleistung von Sauen. Monatsh. Veterinärmed. **46**, 175-180.

HOLTZ, W., und B. SCHLIEPER (1985): Die Superovulation beim Schwein. Dtsch. tierärztl. Wschr. **92**, 191-195.

HURTGEN, J. P. (1979): Seasonal breeding patterns in female swine. Univ. of Minnesota, Ph. D. Thesis.

KING, R. H. (1987): Nutritional anoestrus in young sows. Pig News and Information **8**, 15-22.

LEGAULT, C., J. DAGORN et D. TASTU (1975): Effets du mois de mise-bas, du numéro portée et du type

génétique de la mère sur les composantes de la productivité, de la truie dans les élevages francais. Journées Rech. Porcine en France, XLIII-LII.
LOVE, R. J. (1981): Seasonal infertility in pigs. Vet. Rec. **109**, 407-409.
MEREDITH, M. J. (1979): The treatment of anoestrus in a pig: A review. Vet. Rec. **104**, 25-27.
PETER, A. T. and R. M. LIPTRAP (1985): Plasma gonadotrophin levels in sows with experimental cystic ovarian follicles. Brit. Vet. J. **141**, 288-296.
RYAN, P. L. and J. I. RAESIDE (1991): Cystic ovarian degeneration in pigs: A review (First of two parts). Irish Vet. J. **44**, 22-25.
RYAN, P. L. and J. I. RAESIDE (1991): Cystic ovarian degeneration in pigs: A review (Second of two parts). Irish Vet. J. **44**, 27-36.
SCHARFE, S., und U. SCHNURRBUSCH (1992): Steroidhormonkonzentration in der Zystenflüssigkeit von Ovarialzysten des Schweines verschiedener makroskopischer und histologischer Beschaffenheit. Reprod. Dom. Anim. **27**, 188-189.
SCHNURRBUSCH, U. und S. SCHARFE (1991): Zum Vorkommen verschiedener Formen der Ovarialzysten des Schweines unter besonderer Berücksichtigung ihres Einflusses auf den Zyklusverlauf. Tierärztl. Praxis **19**, 635-643.
VANDEPLASSCHE, M., J. SPINCEMAILLE und R. BOUTERS (1971): Die zystöse Eierstocksdegeneration bei der Sau. Dtsch. tierärztl. Wschr. **78**, 91-93.
WRATHALL, A. E. (1980): Ovarian disorders in the sow. Vet. Bull. **50**, 253-272.

15.5 Hermaphroditismus

Individuen, deren äußere und/oder innere Geschlechtsorgane Merkmale beider Geschlechter aufweisen, werden als Zwitter (Hermaphroditen, Intersexe) bezeichnet. Schweine gehören neben Ziegen und Hunden zu den Tierarten, bei denen diese Erscheinung häufig ist.

Großangelegte Untersuchungen fanden 0,2 bis 0,5 % der geborenen Schweine betroffen. In kleinen Populationen und bei Inzuchtpaarungen wurden bis zu 28 % Intersexe beobachtet. Ureinwohner der Neuen Hebriden sollen durch kulinarisch motivierte Zuchtwahl etwa 12 % Zwitter erzielt haben.

Ätiologie

Die Intersexe des Schweines sind morphologisch vielgestaltet, karyotypisch jedoch in der Regel weiblich (38XX). Nur vereinzelt wurden Chimären mit weiblichen und männlichen (XX, XY) Zellinien, Trisomie der Geschlechtschromosomen (XXY) oder karyotypisch männliche Intersexe (XY) beschrieben.

Zur Erklärung der Ausbildung männlichen Keimdrüsengewebes bei weiblichem Karyotyp wird gegenwärtig die Hypothese einer autosomalen Translokation von Y-Genen diskutiert, welche die Bildung von HY-Antigen induzieren und damit die männliche Ausprägung der Keimdrüsenanlage einleiten könnte.

Das gebildete Hodengewebe ist reich an Interstitium und damit zur Testosteronproduktion fähig. In seinen Kanälen findet später jedoch, ähnlich wie bei Kryptorchiden, keine Spermiogenese statt.

Unter Testosteroneinfluß werden vom 30. bis 40. Tag der Embryonalentwicklung die weiblichen Anlagen der Müllerschen Gänge neben den männlichen Wolffschen Gängen ausdifferenziert, so daß sich eine unvollständige Virilisierung des äußeren Genitales bei weitgehend physiologisch ausgebildetem weiblichem Geschlechtstrakt ergibt.

Dieser Effekt ist experimentell durch intrauterine Testosteronbehandlung weiblicher Feten nachahmbar. Die Entwicklung und spätere Funktion des Ovars wird dabei nur wenig beeinflußt.

Bei der anatomischen Einteilung von Zwittern wird üblicherweise von der Art des Keimdrüsengewebes ausgegangen. Individuen, deren Gonaden weibliche und männliche Strukturen aufweisen, werden als echte Intersexe (Hermaphroditismus verus) bezeichnet. Sie bilden beim Schwein eine Minderheit gegenüber dem Pseudohermaphroditismus masculinus, bei dem nur Hodengewebe vorgefunden wird. Unter den echten Zwittern besitzt wiederum nur eine Minderheit einseitig einen Hoden und ein Ovar auf der anderen Seite. Diese können einen physiologischen ovariellen Zyklus aufweisen und fertil sein.

Natürlich auftretende Intersexe des Schweins ohne Hodengewebe, also mit physiologischen Ovarien, sind nicht bekannt und theoretisch (s. o.) auch nicht zu erwarten.

Das unterschiedlich häufige Vorkommen in den Zuchtpopulationen und vor allem die Ergebnisse von Inzuchtpaarungen beweisen eine vorwiegend hereditäre Genese der Intersexualität beim Schwein. Die auftretenden Zahlenverhältnisse sind mit einem einfachen rezessiven Erbgang jedoch nicht vereinbar, sondern wahrscheinlich zwei- oder mehrfaktoriell, geschlechtsreversibel autosomal bedingt.

Es wird vermutet, daß in Populationen mit häufiger Intersexualität weitere, weniger auffällig veränderte Tiere lediglich als steril auffallen und auch andere Defekte der Genitalorgane, die Infertilität zur Folge haben, vermehrt auftreten. Die Anlage zur Intersexualität würde damit nicht nur Verluste bei der Schlachtverwertung mit sich bringen, sondern sie käme daneben mit einem höheren Prozentsatz als Ursache der Unfruchtbarkeit von Jungsauen in Frage.

Zwickenbildung („Freemartinismus") kommt beim Schwein, ähnlich wie beim Rind, durch interplazentäre Gefäßanostomosen weiblicher Feten mit männlichen zustande. Betroffene Tiere haben weibliche Merkmale, jedoch keine Gonaden und bleiben, abgesehen von der Infertilität, meist unbemerkt.

Physiologische Geschlechtsorgane haben Sauen, bei denen der ventrale Schamwinkel rund, statt zipfelförmig ausgebildet ist.

Klinisches Bild

In der äußeren Erscheinung weichen die meisten Schweinezwitter wenig vom weiblichen

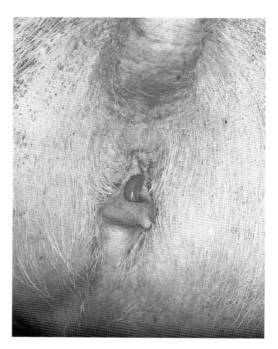

Abbildung 15-22 Penisartig vergrößerte Klitoris bei Hermaphroditismus. Vulvaöffnung und Harnabsatz sind nach dorsal gerichtet.

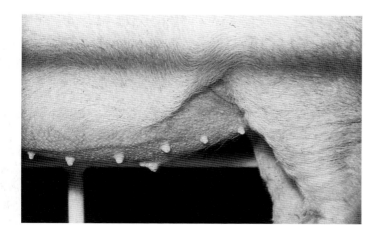

Abbildung 15-23 Präputialfalte (ohne Präputialöffnung), ein sicheres Zwittersymptom bei unklarem Klitorisbefund

Typ ab. Sie werden deshalb während der ersten Lebenswochen zum Teil übersehen.

Im Läuferalter sind jedoch die pathognomonischen Merkmale eines hervortretenden ventralen Schamwinkels mit penisartig vergrößerter Klitoris (Abb. 15-22) sowie eine behaarte Präputialfalte im Nabelbereich (Abb. 15-23) voll ausgeprägt. Der Harnabsatz erfolgt meist eberartig, stoßweise im Bogen nach oben.

Die Vulvaanlage kann die einer Glans penis ähnelnde Klitoris vorhautähnlich umschließen (Abb. 15-24) und auch in Richtung der Regio pubis verlagert sein. Gelegentlich ist ihre Öffnung sehr eng, der Harnabsatz ist erschwert und die Harnröhre im Perinealbereich dilatiert. Solche Tiere sind meist Kümmerer, wahrscheinlich infolge Urämie.

Wenn ein Skrotum ausgebildet ist (Abb. 15-24), lassen sich darin meist Gonaden und Uterusschlingen palpieren. Der Uterus von Zwittern im Läuferalter ist physiologisch nach Gestalt und Größe. Vereinzelt wurde totale Aplasie von Uterus und Gonaden bei Schweinen mit äußeren Merkmalen der Intersexualität gefunden. Mit einsetzender Geschlechtsreife kann sich eitriges Sekret bilden, das aus der Vulva abfließt oder im Inneren des Organs gestaut wird. Der übelriechende Inhalt kann mehrere (bis 40) Liter betragen. In Einzelfällen führt die Pyometra zur Perimetritis und Adhäsionsperitonitis.

Diagnose und Differentialdiagnose

Als pathognomonisch sind eine der Glans penis ähnelnde, vergrößerte Klitoris sowie die Ausbildung einer behaarten Präputialfalte im Nabelbereich anzusehen.

Die Vergrößerung des ventralen Schamwinkels bei physiologischer, höchstens streichholzkopfgroßer Klitoris sowie Inguinalhernien beim weiblichen Ferkel sind keine Zwittermerkmale. Das Fehlen des ventralen Schamwinkels, wodurch eine knospenartig runde Vulva entsteht, wird als Hinweis auf eine Hypoplasie der weiblichen Genitalorgane angesehen. Auch hier sind keine männlichen Keimdrüsen zu erwarten.

Die Unterscheidung von Zwittern mit oder ohne Skrotalinhalt (auch als Hernie bezeichnet) hat lediglich operationstechnische Bedeutung.

Therapie und Prophylaxe

Obwohl nur ein Teil der erst anläßlich der Schlachtung erkannten Zwitter wegen Geruchsabweichung des Fleisches beanstandet werden muß, ist eine uneingeschränkte Mastnutzung nur durch Kastration im Absatzalter zu erreichen. Neben den Keimdrüsen wird gleichzeitig der Uterus entfernt (Gonadohysterektomie, Abb. 15-25), da die Fleischqualität auch durch eine eventuell entstehende Pyometra beeinträchtigt werden kann. Die Operation ist auch in der rationalisierten Schweineproduktion als wirtschaftlich anzusehen, wenn sie gleichzeitig mit den meist auch anfallenden Behandlungen von Kryptorchiden und Skrotalhernien erfolgt. Bei älteren Zwittern stünde dem Aufwand der für die Gonadohysterektomie erforderlichen Laparotomie kein gleichwertiger Nutzen gegenüber.

Die Prophylaxe durch Ausscheiden der Geschwister und Eltern von Hermaphroditen bei der Zuchtwahl ist sehr wirksam. So sind Zwitter in der westdeutschen Schweinezucht zur Zeit wesentlich seltener als Kryptorchiden oder Hernien, während sie vor 20 Jahren

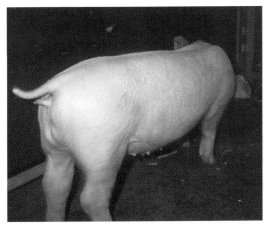

Abbildung 15-24 Zwitter mit vorhautartig ausgebildeter Vulva und „Skrotum"

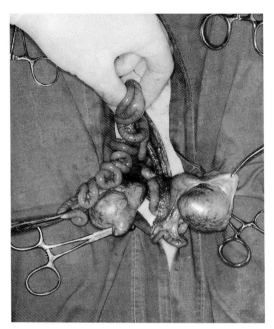

Abbildung 15-25 Genitalorgane eines Zwitters im Alter von 8 Wochen. Bei älteren Tieren kommt es zur Dilatation des Uterus durch Sekretstauung („Pyometra").

annähernd gleich häufig waren. Ähnliches wird aus Ungarn berichtet. Dies spricht dafür, daß die Intersexualität beim Schwein trotz vielfältiger Erscheinungsformen eine einheitliche hereditäre Genese hat.

Operationstechnik

Das chirurgische Vorgehen ähnelt, falls Processus vaginales ausgebildet sind, mit Ausnahme der Uterusamputation, dem bei Skrotalhernien, falls nicht, dem bei Kryptorchismus. Insofern gelten die für diese Fälle geschilderten Vorsichtsmaßregeln und Komplikationsrisiken sinngemäß.

Nach Vorbereitung des Operationsfeldes zwischen den Kniefalten von der Regio pubis bis zum Nabel und Allgemeinanästhesie wird der Patient mit den Hinterbeinen hängend an der Leiter fixiert, und rechts neben dem letzten Zitzenpaar wird ein Hautschnitt angelegt. Falls beide Skrotalhälften Inhalt aufweisen, wird auf jeder Seite eingeschnitten.

Es wird nun stumpf mit beiden Zeigefingern in die Tiefe präpariert, wobei der Leistenlymphknoten lateral umgangen und nach Möglichkeit nicht freigelegt wird. Nun tritt die sehnig-feste Lamina femoralis zutage, deren Durchtrennung mit einem Scherenschlag erleichtert wird. Unmittelbar darunter findet sich im kaudalen Wundwinkel, falls vorhanden, der Processus vaginalis, und im kranialen Bereich gelangt man zum äußeren Leistenring.

Der Proc. vaginalis wird mit dem rechten Zeigefinger von der Unterlage abgehoben, umfaßt und durch kranial gerichteten Zug aus dem Skrotum gelöst. Ebenso wird ggf. auf der gegenüberliegenden Seite verfahren. Nach Eröffnung eines (z. B. des linken) Processus vaginalis wird die darin enthaltene Gonade nach Ligatur der zuführenden Gefäße mit Polyamid (Nr. 4) abgesetzt und das Uterushorn vom Proc. vaginalis abgetrennt. Nach Eröffnung des rechten Proc. vaginalis kann es durch Zug am dort vorliegenden Uterusende durch die Bauchhöhle gezogen und aus dem rechten Leistenring entwickelt werden. Gelingt das nicht, ist damit zu rechnen, daß eine umfangreiche Pyometra in der Bauchhöhle vorliegt. Man reponiert dann das linke Uterushorn zunächst in die Bauchhöhle, dreht den leeren Processus vaginalis spiralig auf, wie bei der Operation einer Skrotalhernie, legt eine doppelte Ligatur mit Polyamid (Nr. 4–5) an, schneidet den Processus vaginalis 1–2 cm distal mit der Schere ab und setzt 1–2 Diagonalhefte auf den äußeren Rand des Leistenringes. Es wird dabei stets von lateral nach medial mit atraumatischer Nadel genäht unter besonderer Beachtung der im kaudalen Bereich unmittelbar lateral benachbarten Arteria femoralis.

Gelingt die Vorlagerung des gesamten Uterus aus dem rechten Leistenring, so werden die Gefäße der Gonade unterbunden und distal durchtrennt und dann auf Ligamentum latum und Uteruskörper eine doppelte Massenligatur unter Einschluß einer

„Gewebsbrücke" angelegt. Falls Uterus und Gonaden noch gering entwickelt sind, können sie in eine gemeinsame Ligatur gefaßt werden. Bei starker Blutversorgung des Uterus (Pyometra) sind die Gefäße des Ligamentum latum sowie die Kollateralgefäße des Corpus uteri jeder Seite mit atraumatischer Nadel oder Deschamps zu umstechen und abzubinden, bevor mit dem gleichen Faden die Massenligatur gelegt wird. Hierdurch ergibt sich neben sicherer Blutstillung auch eine zusätzliche Fixation der Ligatur am oft umfangreichen Uterusstumpf. Wenn es nicht gelingt, den Uterus aus der Bauchhöhle zu ziehen (man hat den Eindruck, er wäre im Inneren festgewachsen), kann versucht werden, den vermuteten Inhalt durch Eröffnen des Hornendes und Druck auf die Bauchdecke zu entleeren. Falls auch das mißlingt, wird der Hautschnitt nach kranial verlängert und der Leistenspalt unter Fingerkontrolle mit der Schere in Faserrichtung der Faszie des äußeren schiefen Bauchmuskels erweitert, um das Entleeren des Uterus zu erleichtern. Nach Gefäßligatur und Absetzen des Uterus wie oben beschrieben wird der Leistenspalt mit Diagonalheften aus schwer resorbierbarem, kräftigem Nahtmaterial geschlossen, wobei auf sorgfältiges Erfassen des Peritoneums und des kranialen Wundwinkels zu achten ist.

In diesem Bereich ist eine Hautnaht als vertikale Matratzennaht mit Kammbildung und Einschluß oberflächlicher Anteile der Bauchmuskulatur erforderlich. Die Haut des kaudalen Wundwinkels kann mit Knopfheften, die kein darunterliegendes Gewebe erfassen (Lymphknoten, Schenkelkanal!), verschlossen werden, falls eine Belästigung des Patienten durch Boxgenossen in der Nachschlafphase zu befürchten ist. Ist das nicht der Fall, und vor allem wenn die Bauchhöhle nicht geöffnet wurde, kann diese Naht unter Praxisbedingungen unterbleiben. Bauchhöhle und Skrotalhöhlen werden mit einer Chemotherapeutikasuspension antibakteriell versorgt.

Im Regelfall ist beim Zwitter allerdings kein Skrotum ausgebildet, und der Operateur muß sich zunächst Zugang zur Bauchhöhle verschaffen. Das kann nach Freilegung des äußeren Leistenringes (s. o.) mit dem Zeigefinger durch den Leistenkanal hindurch erfolgen, der ggf. nach kranial zu erweitern ist. Operateure mit kräftigen Händen werden eher darauf verzichten und kraniomedial die Rektusscheide und den M. rectus abdominis in Faserrichtung durchtrennen, wodurch, wie auch für die Kastration von Kryptorchiden, eine übersichtliche Operationssituation geschaffen wird. Das weitere Vorgehen entspricht dem oben dargestellten.

An dieser Stelle ist aber daran zu erinnern, daß nach Durchtrennung ventraler Abschnitte der Bauchdecke eine sorgfältige Nahttechnik erforderlich ist, um Narbenbrüche zu vermeiden. Ein erhöhtes Risiko dieser Art ergibt sich nach Laparotomie in der Linea alba, die als Zugang zum Uterus zunächst vorteilhaft erscheinen könnte (s. a. Hernia abdominalis, Abschn. 13.3.5).

Literatur

BÖSCH, BRIGITT, H. HÖHN und G. W. RIECK (1985): Hermaphroditismus verus bei einem graviden Mutterschwein mit einem 39.XX,14+-Mosaik. Zuchthygiene **20**, 161-168.

BOLLWAHN, W. (1980): Operation des Hermaphroditismus. In: Schulze, W. (Hrsg.), Klinik der Schweinekrankheiten, 363-364. Hannover: Verlag Schaper.

BREEUWSMA, A. J. (1969): Intersexualiteit bij varkens. Tijdschr. Diergeneesk. **94**, 493-504.

CHALMERS, C. (1987): Intersexuality in pigs: some current views. Pig News and Information **8**, 285-289.

ELSAESSER, F. (1982): Endokrinologie der sexuellen Differenzierung, der Sexualentwicklung und der Pubertät beim Schwein. Züchtungskunde **54**, 325-332.

FREUDENBERG, F. (1954): Grundlage für die Kastration von Schweinezwittern. Berl. Münch. tierärztl. Wschr. **67**, 37-40.

HALINA, W. G., D. W. BARRALES, G. D. PARTLOW and K. R. S. FISHER (1984): Intersexes in swine: A problem in descriptive anatomy. Can. J. Comp. Med. **48**, 313-321.

HUNTER, R. H. F., B. COOK and T. G. BAKER (1986): Intersexuality in five pigs, with particular reference to oestrous cycles, the ovotestis, steroid hormone secretion and potential fertility. Endocrinology **106**, 233-242.

KOLB, E. (1985): Neuere biochemische Erkenntnisse über den molekularen Mechanismus der Entwicklung der Fortpflanzungsorgane sowie der Regulation ihrer Funktion und der Entstehung von Fortpflanzungsstörungen bei Sauen. Monatsh. Veterinärmed. **40**, 592-596.

O'REILLY, P. J. (1979): Oestrous cycles and fertility in porcine hermaphrodites. Vet. Rec. **104**, 196.

PFEFFER, A. and M. WINTER (1977): Hermaphrodites in Australian pigs. Occurrence and morphology in an abattoir survey. Austr. Vet. J. **53**, 153-162.

STOCKER, H., und G. STRANZINGER (1981): H-Y Antigen: Genetische Aspekte und Nachweismethoden. Zuchthygiene **16**, 1-10.

15.6 Hyperöstrogenismus

Fütterungsbedingte Symptome unphysiologischer Östrogenwirkung werden beim Schwein meist durch das von Feldpilzen der Gattung Fusarium gebildete Zearalenon ausgelöst. Zur Aufnahme schädlicher Mengen von Phytoöstrogenen mit Grünfutter (Luzerne, Kleearten) besteht unter hiesigen Haltungsbedingungen selten Gelegenheit.

Ätiologie und Pathogenese

In feucht geerntetem Mais, aber auch anderen Getreidearten, die bereits auf dem Feld von *Fusarium roseum* und ähnlichen Pilzen befallen werden, bilden sich unter dem Einfluß wechselnder Temperaturen Zearalenon, das östrogen wirkt, sowie teilweise auch Trichothecene, die vorwiegend den Verdauungstrakt schädigen (s. Trichothecentoxikose, Abschn. 13.8.3).

Zearalenon ist trockungs- und auch weitgehend hitzebeständig. In Futtermitteln werden Toxinkonzentrationen bis 3000 mg/kg gefunden. Werte zwischen 1,0 und 200 mg/kg herrschen vor. Nachweisbare Wirkungen beim Schwein entstehen nach längerer Verabreichung bereits durch Gehalte von 0,25-5 mg/kg Futter (präpubertäre Zuchtschweine ab 0,05 mg/kg Futter).

Die Symptome entsprechen denen, die sich durch Injektion von Östradiol oder Stilbenpräparaten erzielen lassen. Man findet Ödematisierung, Größenzunahme und Epithelhyperplasie im Genitaltrakt sowie den Ausführungsgängen der Milchdrüse, hochgradige Störungen des ovariellen Zyklus und der fetalen Entwicklung beim weiblichen Schwein, beim Eber dagegen nur eine reversible Verzögerung der Pubertät und später keine Schädigung der Sexualfunktionen. Die Erscheinungen sind neben der Dosis und Dauer der Zearalenonzufuhr auch abhängig vom Alter, dem Zyklus- bzw. Trächtigkeitsstadium und in der Praxis zusätzlich durch die meist gegebene Wirkung weiterer Mykotoxine beeinflußt (s. Tab. 13-5).

Klinisches Bild und Diagnose

Die sichtbaren Symptome bestehen in Schwellung und Rötung der Vulva und Milchdrüsenanlagen bei jungen Schweinen (Abb. 15-26 bis 15-28).

Es wird auch von Vaginal- und Mastdarmvorfällen sowie Schwellung des Präputiums berichtet.

Die Erscheinungen setzen nach einer Woche Zearalenonfütterung ein und klingen bei Futterwechsel in etwa der gleichen Zeit ab. Sie sind bei Saug- und Absetzferkeln am deutlichsten, weniger ausgeprägt bei Jungsauen und bei Altsauen in der Regel nicht zu erwarten. Nur gelegentlich, als Wirkung hoher Dosen Zearalenon (> 50 mg/kg Futter), wird Dauerbrunst mit Duldungsreflex beobachtet.

In der Regel führt die Zearalenontoxikose bei geschlechtsreifen Sauen zur Anaphrodisie (Hyperämie der Vulva ohne Duldung). Am Ovar wird durch Einwirkung in der präovulatorischen Phase (präpubertäre oder laktierende Sauen) die Follikelreifung gehemmt, der Eierstock erscheint atrophisch oder mit atretischen Tertiärfollikeln übersät (Abb. 15-29). Im Interöstrus gegeben, kommt es zur Pseudogravidität mit persistierenden Corpora lutea. Teilweiser oder vollständiger Embryonaltod sowie Störungen der fetalen Entwicklung, die zu kleinen Würfen,

Hyperöstrogenismus

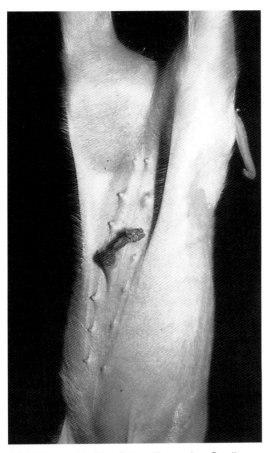

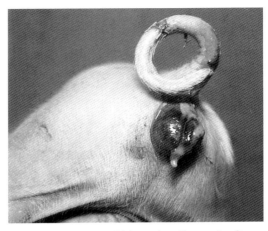

Abbildung 15-27 Vulvaschwellung als Symptom des Hyperöstrogenismus bei einem Saugferkel. Gleichzeitig wird meist Durchfall beobachtet.

Abbildung 15-26 Schwellung der Gesäugeanlagen bei Hyperöstrogenismus. Es ist möglich, daß die Veränderungen der Abb. 15-26 und 15-27 von pränatal gebildetem Östradiol verursacht werden.

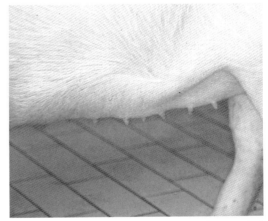

Abbildung 15-28 Hyperöstrogenismus bei einer Jungsau

oft mit untergewichtigen Ferkeln, führen, sind als Folge der Zearalenontoxikose gravider Sauen zu erwarten. Ein charakteristischer Schlachtbefund ist der vergrößerte Uterus juveniler oder nichtgravider Tiere. Futterverweigerung, Gewichtsverlust oder gleichzeitig beobachtete Aborte werden von Zearalenon nicht verursacht. Sie legen das Vorhandensein anderer Mykotoxine nahe (s. Übersicht Mykotoxikosen, Tab. 13-6). Äußere Symptome des Hyperöstrogenismus sind pathognomonisch. Ein Verdacht der Zearalenontoxikose ist auch gegeben, wenn sich Anöstriefälle im Bestand häufen. Er kann durch chemische Analyse von Futter, evtl. auch Blutserum oder Kot mittels chromatographischer Methoden bestätigt werden. Differentialdiagnostisch ist bei Saug- und Absetzferkeln an das Besaugen der Vulva und Reizung der Haut im Perianalbereich

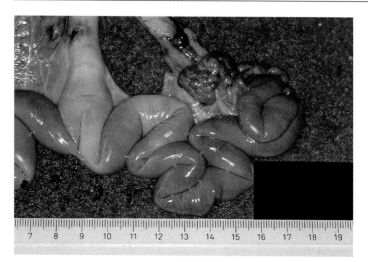

Abbildung 15-29 Hyperöstrogenismus bei einem Läuferschwein durch zearalenonhaltiges Futter. Es finden sich Hyperplasie des Uterus und der Eileiter und zystische Veränderung des Ovars.

bei Diarrhoe zu denken. Es fehlt dann die Schwellung der Milchdrüsenanlagen. Bei Neugeborenen könnten Symptome des Hyperöstrogenismus auf pränataler Östradiolwirkung beruhen.

Therapie und Prophylaxe

Im Gegensatz zum männlichen Schwein sind die Störungen der Sexualfunktion bei der Sau nach dem Absetzen des mykotoxinhaltigen Futters nur teilweise reversibel. Sofern Pseudogravidität vermutet wird, kann mittels Prostaglandin durch Luteolyse ein neuer Zyklus eingeleitet werden.

Da in der Praxis keine Methode zur Verfügung steht, um Zearalenon unschädlich zu machen, sollten verdächtige Futtermittel nicht an Zuchtschweine verabreicht, sondern notfalls in kleinen Anteilen dem Mastfutter zugemischt verwertet werden. Dabei das Rückstandsproblem bedenken!

Literatur

BAUER, J., K. HEINRITZI, M. GAREIS und BRIGITTE GEDEK (1987): Veränderungen am Genitaltrakt des weiblichen Schweines nach Verfütterung praxisrelevanter Zearalenonmengen. Tierärztl. Praxis **15**, 33-36.

BERGER, T., K. L. EBENSHADE, M. A. DIEKMAN, T. HOAGLAND and J. TUITE (1981): Influence of prepuberal consumption of zearalenone on sexual development of boars. J. Anim. Sci. **53**, 1559-1564.

BUXTON, E. A. (1927): Mycotic vaginitis in gilts. Vet. Med. **22**, 451.

CHANG, K., H. J. KURTZ and C. J. MIROCHA (1979): Effects of the mycotoxin zearalenone on swine reproduction. Am. J. Vet. Res. **40**, 1260-1267.

EDWARDS, S. T., C. CANTLEY, G. E. ROTTINGHAUS, G. D. OSWEILER and B. N. DAY (1987): The effects of zearalenone on reproduction in swine. I. The relationship between ingested zearalenone dose and anestrus in non-pregnant, sexually mature gilts. Theriogenology **28**, 43-49.

EDWARDS, S., T. C. CANTLEY and B. N. DAY (1987): The effects of zearalenone on reproduction in swine. II. The effect on puberty attainment and postweaning rebreeding performance. Theriogenology **28**, 51-58.

ETIENNE, M. and M. JEMMALI (1982): Effects of zearalenone (F2) on estrus activity and reproduction in gilts. J. Anim. Sci. **55**, 1-10.

FRIEND, D. W. and H. L. TRENHOLM (1988): Mycotoxin in pig nutrition. Pig News and Inf. **9**, 395-401.

GEDEK, B. (1993): In: MAYR, A. (Hrsg.), Rolle/Mayr, Medizinische Mikrobiologie, Infektions- und Seuchenlehre, 6. Aufl., 858-862. Stuttgart: Ferdinand Enke Verlag.

LONG, G. G., M. DIEKMAN, J. F. TUITE, G. M. SHANNON and R. F. VESONDER (1982): Effect of Fusarium roseum corn culture containing zearalenone on early pregnancy in swine. Am. J. Vet. Res. **43**, 1599-1603.

LONG, G. G., M. A. DIEKMAN and A. B. SCHEIDT (1988): Effect of zearalenone on days 7 to 10 post-mating on intrauterine environment and migration of embryos in sows. J. Anim. Sci. **66**, 452-458.

OSWEILER, G. D., L. P. RUHR, C. W. FOLEY and B. N. DAY (1980): Effects of zearalenone in mature breeding swine. Proc. 6th IPVS Congr., Copenhagen, 289.

STOLLA, R., J. BAUER und B. GLODEK (1987): Spermabeschaffenheit beim Eber nach Verfütterung des Mykotoxins Zearalenon. Zuchthyg. **78**, 165-172.

TUBBS, R. C., et al. (1991): Effects of prepubertal exposure to zearalenone. Agri-Pract. **12**, 35-41.

YOUNG, L. G. and G. J. KING (1986): Low concentrations of zearalenone in diets of boars for a prolonged period of time. J. Anim. Sci. **63**, 1197-1200.

YOUNG, L. G. and G. J. KING (1986): Low concentrations of zearalenone in diets of mature gilts. J. Anim. Sci. **63**, 1191-1196.

15.7 Zuchtsauenkachexie

Die Fütterung der graviden und laktierenden Sau hat einen großen Einfluß auf die Fruchtbarkeit, der sich sowohl bei der Konzeption wie den perinatalen Verlusten bemerkbar machen kann.

Eine optimale Zuchtkondition ergibt sich, wenn die Jungsau bei der ersten Belegung etwa 120 kg wiegt und während der Gravidität rund 50 kg zunimmt, davon sind etwa 20 kg Geburtsprodukte. In der Laktation soll sie nicht mehr als 15 kg abnehmen, was bei großen Würfen nur durch energiereiche Ernährung erreichbar ist. Während der folgenden Trächtigkeitsperioden sollten die Zunahmen geringer sein, da die Sau kaum noch wächst, und sich je nach Verlust durch die Laktation zwischen 35 und 45 kg bewegen. Das Gesamtgewicht schwankt dann (mit Uterusinhalt) ab 3. Reproduktionszyklus zwischen 150 und 200 kg (Hybridsauen 180–220 kg LM) (Abb. 15-30).

Zuchttiere sollten einen als „Zuchtkondition" bezeichneten, mäßigen Ernährungszustand (EZ) aufweisen. Mit der flachen Hand über den Rücken streichend sind die Dornfortsätze der Lendenwirbel dann fühlbar, aber nicht sichtbar. Hochtragende Sauen dürfen davon in Richtung eines guten EZ abweichen, bei denen die Dornfortsätze nur bei gezielter Palpation zu fühlen sind. Ein schlechter EZ liegt vor, wenn die Dornfortsätze sichtbar hervortreten. Er findet sich oft, obwohl unerwünscht, am Ende der

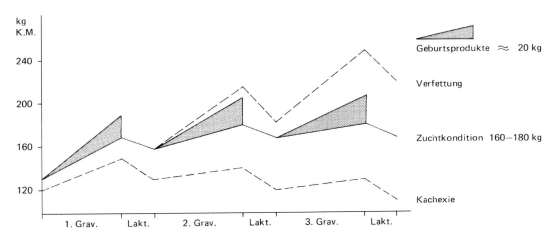

Abbildung 15-30 Körpermasseentwicklung von Zuchtsauen im Verlauf der Gravidität und Laktation. Ein ausreichend hohes Gewicht bei der 1. Zuchtnutzung und eine individuelle, bedarfsgerechte Fütterung sind Voraussetzung, um die Zuchtkondition zu erhalten. Sattfütterung während der Trächtigkeit führt zur Verfettung, schematische Rationierung zur Kachexie bei einem Teil der Sauen.

Laktation. Die Überprüfung ausreichender Körperfettreserven kann auch durch Ultraschall-Speckdickenmessung erfolgen.

Mit Ausnahme der ersten Trächtigkeit ist die erwünschte, mäßige Zunahme nur durch rationierte Fütterung mit relativ energiearmem Futter während der Gravidität zu erreichen. Sattfütterung führt zur Verfettung und hat gehäufte Schwergeburten, MMA-Prädisposition und Erdrücken der Ferkel zur Folge. Tragende Sauen müssen daher in Einzelfreßständen gefüttert werden. Bei Gruppenhaltung kann die individuelle, bedarfsgerechte Fütterung auch durch Abruffütterung (Transponder) gesichert werden. Auffällige Gewichtsverluste während der vorangegangenen Laktation sind durch individuelle Futterzulagen auszugleichen.

Die Abmagerung einzelner Sauen während der Gravidität kann krankheitsbedingt sein (z. B. durch Endoparasitenbefall oder chronische Infektionskrankheiten) und muß entsprechend untersucht werden. Zunächst ist jedoch zu prüfen, ob die vorgesehene Futterzuteilung tatsächlich wirksam wird. Ein teilweises Verdrängen vom Futter ist auch in Freßständen mit gemeinsamem Trog möglich.

Wenn Sauen einstreulos gehalten werden, sind bei Stalltemperaturen unter 18 °C Zulagen zu gewähren, um den erhöhten Erhaltungsbedarf auszugleichen. Sauen in Einzelständen sind besonders gefährdet, da sie nicht durch Aneinanderliegen in der Gruppe soziale Thermoregulation ausüben können. Es kommt durch katabole Stoffwechsellage zu Gonadotropindefizit, Ovaratrophie und auch Abort (s. Saisonale Aborte, Abschn. 15.15).

Starke Abmagerung während der Laktation beruht bei Erstlingssauen auf dem Unvermögen, eine dem Bedarf entsprechende Futtermenge aufzunehmen. Das kann auch an hoher Stalltemperatur sowie zu energiearmem oder unschmackhaftem Futter liegen. Auch bei älteren Tieren kann das eine Rolle spielen, wenn ballastreiches, nur für die Tragezeit geeignetes Futter angeboten wird. Eine andere Ursache kann bei langer Säugezeit das Verzehren des Sauenfutters durch die Ferkel sein.

Das von englischen Fütterungsfachleuten angestrebte Ziel eines (mit Ausnahme der Fetenentwicklung) gleichbleibenden Körpergewichts der Sau über Gravidität und Laktation hinweg, ist, wenn überhaupt, nur durch sorgfältige Beachtung des Ernährungszustandes während der Trächtigkeit und eine der Säugeleistung entsprechende energiereiche Fütterung zu erreichen. Auch der Wurfausgleich und frühes Absetzen wirken sich günstig aus.

Bei schematischer Rationszuteilung entwickelt sich bei einem Teil der Sauen eine über mehrere Reproduktionszyklen zunehmende Abmagerung, die „Thin sow syndrome" genannte Kachexie der Zuchtsauen. Es überrascht nicht, daß solche Sauen in der Regel nach dem Absetzen nicht brünstig werden. Bereits geringere Grade energetischer Unterversorgung sind jedoch die Ursache des bei Erstlingssauen deutlich verlängerten Absetz-Beleg-Intervalls und gehäufter Aborte im Spätherbst.

Eine besonders energiereiche Fütterung (Kohlenhydrate) nach dem Absetzen, die mit einsetzendem Östrus wieder eingestellt wird („Flushing"), ist in dieser Situation angebracht, sollte aber nur den ersten Schritt zu individueller, bedarfsgerechter Versorgung im gesamten Reproduktionszyklus bilden.

Diese ist bei Inkaufnahme mäßiger Schwankungen des Ernährungszustandes zwischen Gravidität und Laktation leichter erreichbar, als wenn versucht wird, die Sauen ständig schlank zu halten.

Kachektische Sauen haben keineswegs eine besonders schlechte Futterverwertung, wie die Tierbesitzer oft meinen, weil sie bei bestandsüblicher Fütterung nicht sofort zunehmen. Sie sind qualitativ und quantitativ wie säugende Sauen zu füttern, wenn möglich in der Nacht ein drittes Mal.

Literatur

BOLLWAHN, W. (1983): Differentialdiagnose der Zuchtsauenkachexie. Prakt. Tierarzt **64**, 516–520.

BRONSCH, K. (1984): Fütterungseinflüsse auf die Fortpflanzungsleistung der Sau. Tierärztl. Umsch. **39**, 432-438.

COLE, D. J. A. (1982): Nutrition and reproduction. In: COLE, D. J. A. and G. R. FOXCROFT (eds.): Control of Pig Reproduction, 603-619. London: Butterworth.

MACLEAN, C. W. (1968): The thin sow problem. Vet. Rec. **83**, 308-316.

MACPHERSON, R. M., ROSA M. CAMPBELL and R. I. SMART (1973): The thin sow, observations on digestive efficiency, nitrogen balance and carcass composition. Anim. Prod. **17**, 287-293.

PERSSON, A., et al. (1989): A long term study on the health status and performance of sows on different feed allowances during late pregnancy. Acta vet. scand. **30**, 9-17.

SCHNEIDER, D., und K. BRONSCH (1977): Untersuchungen zur Energieversorgung der Zuchtsau. Z. Tierphysiol. **38**, 43-51; **39**, 225-236.

15.8 Embryonalsterblichkeit und Umrauschen

Zwischen der Anzahl ovulierender Graafscher Follikel (bzw. Gelbkörper) und der Ferkelzahl/Wurf besteht eine Differenz von etwa 40%, die zum Teil auf mangelhafter Befruchtung beruht, im wesentlichen aber durch Absterben von Embryonen zustande kommt.

Umrauschen, die Wiederkehr des Östrus nach einem physiologischen Intervall, ist als Folge ausgebliebener Befruchtung oder Absterben aller Blastozysten vor dem 12. Zyklustag zu erwarten. Überleben bis zu diesem Zeitpunkt weniger als vier Embryonen, bleibt die Hälfte des Uteruslumens frei von Embryonen, oder sterben alle Embryonen zwischen 12. und 30. Tag post conceptionem, dann tritt der Östrus verzögert auf. Das Brunstintervall ist unphysiologisch verlängert, oft auf 26–28 Tage (s. Abb. 15-6).

Kleine Würfe und Umrauschen (Abb. 15-31) haben demnach grundsätzlich die gleichen Ursachen, nämlich mangelhafte Befruchtung, Lebensunfähigkeit der Embryonen oder ein ungünstiges uterines Milieu. Sie können jedoch auf unterschiedliche Weise zustande kommen und im Einzelfall wechselnden Anteil an der mangelhaften Fruchtbarkeit eines Sauenbestandes haben. Eine Übersicht in Frage kommender Ursachenkomplexe, nach Häufigkeit und Bedeutung geordnet, gibt Tabelle 15-7.

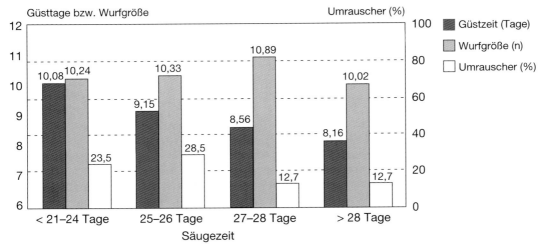

Abbildung 15-31 Beziehung zwischen Säugezeit, Güstzeit, Wurfgröße und Umrauschquote (Güstzeit = Absetzen bis Konzeption, WERNER u. WÖRNER, 1993)

Tabelle 15-7 Differentialdiagnose des Symptoms Umrauschen (Östruswiederkehr)

Ursachen (-Komplexe)		Häufigkeit
Tierhalter	Östruserkennung Paarungszeitpunkt »Perfektionismus«	V
Eber	Impotentia generandi Überbelastung Pathospermie Oligospermie Chromosomen- defekte	V
	Impotentia coeundi Lahmheiten Peniserkrankungen	V
Sau	Altsau Endometritis Eileiterverschluß Ovarzysten	V
	Jungsau Mißbildungen (Eileiter, Zervix, Uterus) Endometritis	V

15.8.1 Östruskontrolle und Paarungstermin

Für eine optimale Befruchtung genügt es nicht, die Paarung oder Besamung zu einem beliebigen Zeitpunkt während der Duldungsphase des Östrus stattfinden zu lassen. Während eine zu frühe Paarung (> 24 h vor der Ovulation) kleine Würfe oder Umrauschen nach physiologischem Intervall zur Folge hat, da die Eizellen zu wenige Spermien im Eileiter antreffen, ergibt ein zu später Termin (> 3 h nach der Ovulation) lebensunfähige Embryonen infolge Polyspermie oder Befruchtung degenerierender Eizellen (Abb. 15-32). Neben kleinen Würfen kommt es zu Umrauschen nach verlängertem Östrusintervall.

Wegen unterschiedlicher Dauer der Duldungsphase ist eine optimale Befruchtung nur dadurch zu sichern, daß 24 Stunden nach Östrusbeginn zweimal im Abstand von 12 Stunden inseminiert wird (Abb. 15-33).

Sauen, bei denen der Östrus bereits drei Tage nach dem Absetzen auftritt, haben eine deutliche, bis zu vier Tagen dauernde Duldungsphase und ovulieren während des

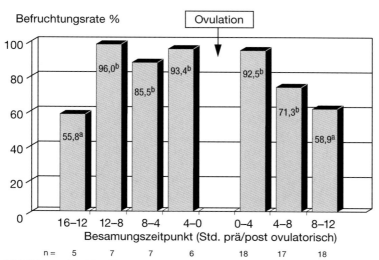

Abbildung 15-32 Einfluß des Zeitabstandes Besamung-Ovulation auf das Verhältnis von ovulierten Eizellen zu lebenden Embryonen am 5. Tag (WEITZE u. Mitarb., 1994). Optimale Ergebnisse bringt eine Besamung bis zu 12 Stunden vor Ovulation, aber nur bis höchstens 4 Stunden danach. Bei zu später Besamung entstehen durch Befruchtung gealterter Eizellen Embryonen, die erst nach dem 5. Tag absterben. Die Trächtigkeitsrate fällt daher noch schneller ab, als diese Graphik zeigt.

Embryonalsterblichkeit und Umrauschen

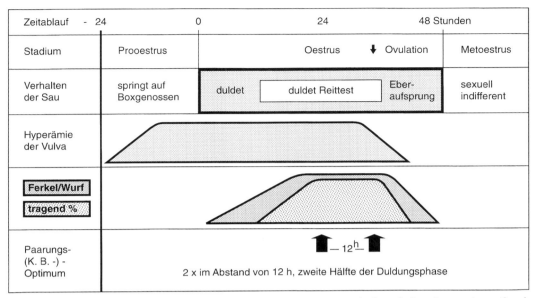

Abbildung 15-33 Zeitlicher Ablauf der Brunstsymptome beim Schwein und optimale Paarungstermine: 24 und 36 Stunden nach Beginn der Duldungsbereitschaft gegenüber dem Eber

dritten Tages. Wenn die Rausche erst eine Woche nach dem Absetzen beginnt, sind die Brunstsymptome schwach und die Ovulation ist bereits nach 24 Stunden zu erwarten (Abb. 15-34). Die Sauen ovulieren je nach Rauschedauer 12–24 Stunden vor dem Ende des Östrus. Je länger die Brunst insgesamt dauert, desto länger setzt sie sich über die Ovulation hinweg fort.

Das Schema der Abbildung 15-33 trifft demnach nur auf die „normalrauschende Sau" zu. Es ist mit etwa 5% früh- und 20% spätrauschenden Sauen zu rechnen. Diese Anteile werden betriebsspezifisch durch

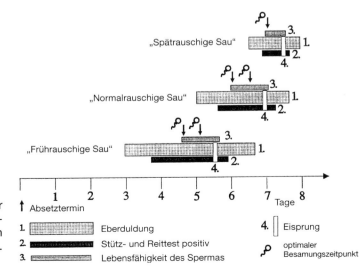

Abbildung 15-34 Optimaler Besamungszeitpunkt in Abhängigkeit vom Rauschebeginn nach dem Absetzen (WEITZE u. Mitarb., 1994)

Laktationsdauer, Fütterung und Haltungsbedingungen und ggf. hormonelle Stimulation des Zyklus beeinflußt. Wenn vor dem 21. Laktationstag abgesetzt wird, verzögert sich das Anlaufen des Zyklus bei vielen Sauen (Abb. 15-7). Es gibt mehr spät- und kurzrauschende Sauen, die Östruserkennung ist erschwert und vermehrtes Umrauschen infolge zu später Besamung kann die Folge sein.

Hieraus folgt, daß die Östruskontrolle durch den Tierhalter zweimal täglich erfolgen muß. Einem Sucheber gegenüber zeigt die Sau den Duldungsreflex über längere Zeit als beim Reittest durch den Menschen (Abb. 15-33). Der Eber ist jedoch nicht imstande, den optimalen Paarungszeitpunkt zu erkennen, weil er die duldungsbereite Sau beliebig oft bespringt. Beim freien Sprung sind daher zu frühe Deckakte, evtl. auch Infertilität durch Erschöpfung des Spermienvorrats im Nebenhoden zu erwarten. Eine Überbeanspruchung des Ebers auch bei überwachtem Deckakt ist zu vermuten, wenn das Zahlenverhältnis von Ebern zu Sauen 1:20 deutlich überschreitet, ohne daß künstliche Besamung erfolgt.

Alteber sollten nicht mehr als drei Sauen pro Woche (2 x) decken, Jungeber höchstens zwei. Bei mehreren Ebern im Bestand ist die Einsatzhäufigkeit anhand der Deckliste zu überprüfen, weil deckwillige Eber oft wesentlich häufiger eingesetzt werden als dem Betreuer bewußt ist. Eine spezielle Untersuchung des Deck- und Befruchtungsvermögens des Ebers auf pathologische Zustände ist erst dann angezeigt, wenn Überbeanspruchung ausgeschlossen werden kann.

Obwohl gehäuftes Umrauschen in vielen Fällen auf mangelhafter Tierbetreuung beruht, gibt es auch Schweinehalter, die vereinzelte Fälle von Umrauschen bereits als Problem empfinden. Die Kenntnis der Umrauscherquote des Betriebes über mindestens drei Monate ist für eine überzeugende Beratung ehrgeiziger Tierhalter daher ebenso wichtig wie für die Aufdeckung von Betreuungsfehlern oder pathologischen Fertilitätsstörungen.

15.8.2 Genetische Effekte

Unterschiede in der Wurfgröße bestehen nicht nur zwischen Schweinerassen sowie reinrassigen und Kreuzungssauen, was auch durch die Ovulationsrate bedingt sein kann, sondern auch zwischen der Paarung von Partnern gleicher oder unterschiedlicher Rasse sowie individuellen Ebern.

Es ergeben sich Differenzen von erheblicher wirtschaftlicher Bedeutung, die aber im einzelnen Betrieb durch die große Streubreite der Wurfgröße (s = ± 3 Ferkel) verdeckt werden und deshalb nur bei Auswertung von Besamungsergebnissen auffallen.

15.8.3 Hormonelle Einflüsse

Östrogenbildung durch die Blastozysten, die am 12. Tag nach Konzeption einsetzt, verhindert die Rückbildung der Gelbkörper unter der Einwirkung von Prostaglandin $F_2\alpha$. Ein Absinken der Progesteronkonzentration im Blutplasma unter 6 ng/ml führt zum Abbruch der Trächtigkeit.

Einflüsse unterschiedlicher Progesteronbildung oder „Wachstumsfaktoren" in den Uterussekreten auf die Embryonalsterblichkeit während der Implantationsphase vom 12. bis 18. Tag werden vermutet und konnten zum Teil durch verbesserte Überlebensraten der Embryonen nach Progesteronbehandlung bestätigt werden.

Der praktischen Anwendung von Gestagenen während dieser Zeit steht das Risiko der Zystenbildung bei den umrauschenden Sauen entgegen.

Zwischen der Ovulationsrate (Zahl gebildeter Gelbkörper) und der späteren Wurfgröße besteht ein annähernd linearer Zusammenhang. Kleinere Würfe weisen dabei eine geringere Embryonalsterblichkeit auf als größere (Abb. 15-35). Der begrenzende Faktor ist hier wahrscheinlich eine ab 30. Tag in der Trächtigkeit beginnende Konkurrenz um Plazentationsfläche. Wenn Embryonaltod (s. SMEDI-Syndrom, Abschn. 15.9) oder mangelhafte Befruchtung die Ursache klei-

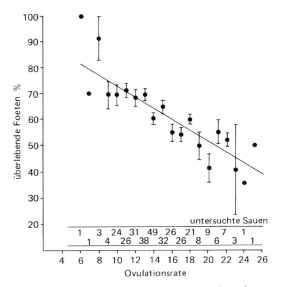

Abbildung 15-35 Bei Vergleich der Ovulationsrate (Zahl der Gelbkörper) mit der Wurfgröße zeigt sich eine abnehmende Überlebensrate, wenn zahlreiche Oozysten befruchtet werden. Die Erscheinung wird mit zunehmender Konkurrenz um Plazentationsfläche erklärt. (nach KING und WILLIAMS, 1984)

len Nachweises von Bakterien nimmt vom Vestibulum zum Cavum uteri ab. Die Art der bei wiederholter Untersuchung gefundenen Keime in Zervix und Uterus ist weitgehend übereinstimmend, im Vestibulum wechselnd. Bakteriologische Befunde am Uterus von Schlachttieren sind vorsichtig zu bewerten, da sich bei Zuchtsauen häufig Bakteriurie nachweisen läßt, und der Harn bei der Tötung oft in den Uterus gelangt. Man findet dann einen klaren, dünnflüssigen Inhalt. Der sichere Nachweis ist durch Schnellteststreifen für Blutharnstoff möglich, die sich sofort verfärben.

Histologische Entzündungsanzeichen sind ebenfalls in der Vagina häufiger als im Uterus. Zwischen dem auffallendsten Symptom einer Entzündung der Genitalschleimhaut, einem trüb-schleimigen bis rahmigen Scheidenausfluß (Fluor albus), und gehäuf-

ner Würfe sind, gilt diese Beziehung allerdings nicht. Dann übertrifft bei kleinen Würfen die Zahl der Gelbkörper die der Feten besonders auffällig.

Die im Blutplasma nachweisbare Östronsulfatkonzentration steigt mit der Zahl der Embryonen im Uterus. Für Progesteron besteht dieser Zusammenhang nicht.

15.8.4 Endometritis und bakterielle Besiedelung des Genitaltraktes

Der Zusammenhang zwischen Entzündungserscheinungen der Genitalschleimhaut bei Sauen und bakterieller Infektion ist unklar. Mit Ausnahme von *Brucella suis* gibt es keine spezifischen Erreger von Endometritis beim Schwein. Die Häufigkeit eines kulturel-

Tabelle 15-8 Differentialdiagnose des Symptoms Scheidenausfluß (Fluor albus)

Befund	Ursache	Vorkommen
Vestibulitis	Bakt. Infektion? E. coli Klebsiellen Streptokokken Mikrokokken	Jungsauen Vor und nach Deckakt auch Altsauen
Zervizitis	Bakt. Infektion A. pyogenes A. suis Mykoplasmen	30% der Altsauen mit Ausfluß
Endometritis	Bakt. Infektion? Pasteurellen Streptokokken E. coli	Nur 10% der umrauschen- den Sauen bakt. pos. (E. ohne Bakt. möglich, ebenso Bakt. ohne Entz.)
Urethritis- Zystitis	Bakt. Infektion E. coli A. suis	
Harn- sediment	Fällung von Ca-Salzen	Fütterungs- bedingt?

tem Umrauschen besteht ein nachweislicher Zusammenhang. Positive bakterologische Befunde an Zervixtupfern oder Uterusinhalt sowie histologisch nachweisbare Endometritis sind in solchen Fällen häufig, aber keineswegs immer zu finden. Eiterbildung im Uterus ohne Bakteriennachweis wurde ebenso gefunden wie bakterielle Besiedlung ohne Entzündungsanzeichen (Tab. 15-8).

Die bei der Untersuchung von Problemfällen vorwiegend nachweisbaren Streptokokken und *Escherichia (E.) coli* finden sich auch im Genitaltrakt klinisch unauffälliger Sauen. Gegenüber einer experimentellen intrauterinen Infektion sind Sauen im Diöstrus weitgehend resistent. Streptokokken und *E. coli* sind als ubiquitäre, fakultativ pathogene Keime des Genitaltraktes anzusehen. Die massive Besiedlung von Zervix und Uterus wird wahrscheinlich durch haltungsbedingte resistenzmindernde Faktoren und Schmierinfektion auf kotbedeckten Stallböden begünstigt. Klinisch latente Harnwegsinfektionen (Bakteriurie bis Zystitis-Pyelonephritis) sind dabei die wesentlichen Infektionsquellen. Auch der Eber könnte diese Keime bei aufeinanderfolgenden Deckakten von Sau zu Sau übertragen.

Die Rolle von *L. bratislava* bei Umrauschproblemen ist unklar. Serologische Titer im Bereich von 1:100–1:400 werden bei Intensivhaltung großer Sauenbestände zunehmend festgestellt, ohne daß ein enger Zusammenhang zu Fruchtbarkeitsstörungen besteht.

Während der Zusammenhang zwischen Embryonaltod und Implantationsstörung oder Trächtigkeitsabbruch und Prostaglandinsekretion im Falle der Endometritis offensichtlich ist, bleibt das Absterben von Blastozysten im symptomfrei bakterienbesiedelten Uterus oder bei Entzündungsprozessen, die sich auf Vagina und Zervix beschränken, weniger verständlich. Man kann nicht ausschließen, daß Entzündung und Keimflora des Genitaltraktes Symptome von umweltbedingter Resistenzschwächung oder Virusinfektionen sind und daß diese auch als primäre Ursache der Fertilitätsstörung wirken.

Daneben entstehen Endometritiden zweifellos als Spätfolge unvollständig ausgeheilter Puerperalerkrankungen. Bei entsprechendem Vorbericht besteht ihre Prophylaxe in sorgfältigerer MMA-Therapie.

Differentialdiagnostisch abzugrenzen vom Fluor albus sind Harnsedimente, die am ventralen Schamwinkel einen weißlichen Niederschlag bilden, der beim Verreiben zwischen den Fingern eine sandartige Konsistenz hat, sowie schwere Fälle eitriger Harnwegsentzündungen, die oft durch *Actinobaculum suis* (synonym *Actinomyces suis* bzw. *Eubacterium suis*) verursacht sind.

Der Nachweis eitrigen Sekrets im Zervixbereich mit dem Röhrenspekulum rechtfertigt die Therapie mittels Uterusinfusion, die in Form chemischer Curettage erfolgen kann. Die Behandlung kann 18 Stunden vor oder 24 Stunden nach dem Deckakt vorgenommen werden. Zu dieser Zeit tritt Scheidenausfluß meist deutlich in Erscheinung und erleichtert die Auswahl therapiewürdiger Tiere.

Mittels Besamungskatheter werden 100–200 ml Lotagen®-Lösung (2 Vol.-% des Konzentrats entsprechen 0,7–1,4 % Substanz) oder Lugol-Lösung (8 % der Stammlösung entsprechen 1,2 % Substanz) infundiert. Es kommt zur Nekrose des Oberflächenepithels, das innerhalb von 24 Stunden weitgehend regeneriert. Wenn das Uterusepithel durch Endometritis bis auf die Propria zerstört ist, treten nach Lotagen Propriaschäden auf, deren Regeneration bis zu zwei Wochen dauert. Implantationsstörungen und kleine Würfe können die Folge sein. Die chemische Curettage sollte daher zurückhaltend eingesetzt werden.

Die Chemotherapie mittels Uterusinfusion (mindestens 100 ml Volumen, besser 300 ml) oder als systemische Behandlung ist dann aussichtsreich, wenn wiederholt dieselbe Keimflora aus Zervixsekret isoliert werden konnte und ein im Antibiogramm als wirksam befundenes Medikament eingesetzt wird.

Bei schwerwiegenden Bestandsproblemen mit eitrigem Genitalausfluß und Umrauschen kann auch eine orale antibakterielle Medikation aller Sauen über drei Wochen nach dem Absetzen (bzw. vor der ersten Paarung/KB bei Jungsauen) erfolgen, z. B. mit Tetracyclin. Eber werden einbezogen und erhalten monatlich eine Präputialspülung mittels Antibiotikasuspension oder -Schaum. Erforderlichenfalls ist die Hygiene der Liegeflächen zu verbessern (Schmierinfektion).

Auch die individuelle orale oder parenterale Antibiotikabehandlung zum Deckzeitpunkt hat sich bewährt.

Wenn in Beständen mit hoher Umrauschquote bei mehreren betroffenen Sauen Antikörper gegen *Leptospira bratislava* oder verwandte Serovare nachgewiesen werden, ist ebenfalls eine orale Tetracyclinmedikation anzuraten. Alle Zuchtschweine des Bestandes sollten gleichzeitig mindestens eine Woche lang behandelt und in dieser Zeit alle Stallflächen desinfiziert werden.

Vor einer schematischen Uterusbehandlung aller Sauen mit Scheidenausfluß ohne stichprobenweise Zervixuntersuchung ist abzuraten, da das Sekret ausschließlich aus dem Vestibulum stammen kann. Durch eine kritiklose Uterusinfusion bei allen umrauschenden Sauen ist keine Verbesserung der Fruchtbarkeit zu erreichen.

15.8.5 Eileiterverschluß

Bei der Untersuchung von Genitaltrakten geschlachteter Zuchtsauen werden 10–20% verlegte Eileiter gefunden. Die Hälfte davon weisen beidseitige Verschlüsse auf. Verwachsungen der Eierstockstasche mit dem Ovar kommen ebenfalls, wenn auch wesentlich seltener, vor.

Die Ursache dieser Veränderungen ist wahrscheinlich in puerperalen Endometritiden zu suchen, und Bestandsproblemen ist durch verbesserte MMA-Behandlung zu begegnen. Die Erscheinungen: kleine Würfe bei einseitiger, ständiges Umrauschen als Folge beidseitiger Verlegung sind am lebenden Patienten nicht von anderen Störungen zu unterscheiden.

Literatur

AKKERMANS, J. P. W. M. (1975): Fertiliteitsstoringen bij het varken in Nederland door infectieuze agentia. Tijdschr. Diergeneesk. **100**, 809-820.

BARA, M. R., M. R. MCGOWAN, D. O'BOYLE and R. D. A. CAMERON (1993): A study of the microbial flora of the anterior vagina of normal sows during different stages of the reproductive cycle. Aust. Vet. J. **70**, 256-259.

BOLLWAHN, W., S. UEBERSCHÄR und J. HÖRMEYER (1978): Die intrauterine Lotagen-Applikation bei der Sau. Prakt. Tierarzt **59**, 845-848.

BRUMMELMAN, B. (1980): Uterine bacterial flora of sows and the relation with fertility. Proc. 6th IPVS Congress, Copenhagen, 56.

BRUMMELMAN, B. (1982): Vaginitis in estric sows and its relation to fertility. Proc. 7th IPVS, Mexico, 179.

DE WINTER, P. J. J., M. VERDONCK, A. DE KRUIF and L. A. DEVRIESE (1992): The influence of the oestrus cycle on the development of endometritis and vaginale discharge in the sow after intrauterine inoculation of E. coli. Proceedings II, 12th Congress August 17-20, Den Haag.

DZIUK, P. (1970): Estimation of optimum time for insemination of gilts and ewes by double-mating at certain times relative to ovulation. J. Reprod. Fert. **22**, 277-282.

EINARSSON, S. and T. ROJKITTIKHUN (1993): Effects of nutrition on pregnant and lactating sows. J. Reprod. Fertil. Suppl. **48**, 229-239.

HARING, F. (1937): Der Einfluß des Begattungszeitpunktes während der Rauschzeit beim Schwein auf den Befruchtungserfolg und das Geschlechtsverhältnis der Ferkel. Züchtungskunde **12**, 1-19.

HUNTER, R. H. F. (1977): Physiological factors influencing ovulation, fertilization, early embryonic development and establishment of pregnancy in pigs. Brit. Vet. J. **133**, 461-470.

KAMINSKI, H. J. (1979): Pathologisch-anatomische Veränderungen an den inneren Geschlechtsorganen und am Gesäuge geschlachteter Zuchtsauen. Hannover: Tierärztl. Hochschule, Diss.

KARLBERG, K., K. A. REIN and K. NORDSTOGA (1981): Histological and bacteriological examination of uterus from the repeat breeder gilt and sow. Nord. Veterinärmed. **33**, 359-365.

KING, R. H. and I. H. WILLIAMS (1984): The influence of ovulation rate on subsequent litter size in sows. Theriogenology **21**, 677-680.

KIRKWOOD, R. N. and P. A. THACKER (1988): Nutritional factors affecting ambryo survival in pigs (results and speculations). Pig News and Information **9**, 15-21.

KNIGHT, J. W., F. W. BAZER, W. W. THATCHER, D. E., FRANKE and H. D. WALLACE (1977): Conceptus development in intact and unilaterally hysterectomized-ovariectomized gilts: Interrelations among hormonal status, placental development, fetal fluids and fetal growth. J. Anim. Sci. **44**, 620-637.

MUIRHEAD, M. R. (1986): Epidemiology and control of vaginal discharges in the sow after service. Vet. Res. **119**, 233-235.

POLGE, C., L. E. A. ROWSON and M. C. CHANG (1966): The effect of reducing the number of embryos during early stages of gestation on the maintenance of pregnancy in the pig. J. Reprod. Fert. **12**, 395-397.

ROBERTS, R. M., S. XIE and W. E. TROUT (1993): Embryo-uterine interactions in pigs during week 2 of pregnancy. J. Reprod. Fertil. Suppl. **48**, 171-186.

SCOFIELD, A. M., F. G. CLEGG and G. E. LAMMING (1974): Embryonic mortality and uterine infection in the pig. J. Reprod. Fert. **36**, 353-361.

SCHNURRBUSCH, U., und K. ELZE (1981): Prä- und peripartale Ferkelverluste. Monatsh. Veterinärmed. **36**, 706-711.

WILLEKE, H. (1982): Beeinflußt der Eber die Wurfgröße? Schweinezucht u. Schweinemast **1**, 18-19.

STONE, B. A. (1987): Determinants of embryonic mortality in the pig. Pig News and Information **8**, 279-284.

WALDMANN, K. H. (1994): Symptom „Umrauschen" – Differentialdiagnose und Maßnahmen. Prakt. Tierarzt **75**, Sondernummer Collegium Veterinarium, 73-76.

15.9 Fruchttod und Abort

Die Geburt abgestorbener Ferkel zum physiologischen Termin und das vorzeitige Ausstoßen der Feten sind die auffallendsten und häufigsten Folgen einer Gruppe von Störungen der intrauterinen Entwicklung, denen trotz ähnlicher oder gemeinsamer Erscheinungsbilder sehr verschiedenartige Ursachen zugrunde liegen können.

Tabelle 15-9 Definitionen

S	= stillbirth	(Totgeburt)
M	= mummification	(Mumifikation)
E	= embryonic	(embryonaler)
D	= death	(Tod)
I	= infertility	(Unfruchtbarkeit)
Abort:		Geburt unreifer Früchte vor dem physiologischen Termin (< 110. Tag)
Totgeburt:		voll entwickelte tote Ferkel
Fetaler Tod:		35.–110. Graviditätstag Ferkel mit Skelettanlagen
Mumifikation:		Dehydration im Uterus
Embryonaler Tod:		bis 10. Tag post conc. regelmäßiges bis 35. Tag post conc. unregelmäßiges Umrauschen (Resorption der Frucht möglich)

Ausgehend von der Definition des SMEDI-Syndroms und des Aborts (Tab. 15-9) mit Schäden am Fetus ohne klinische Erscheinungen an der Sau einerseits und beeinträchtigtem Allgemeinbefinden des Muttertiers vor dem Verlust der Früchte andererseits, kommt man zu einer Zuordnung in Frage kommender Ursachen, die in Tabelle 15-10 dargestellt ist.

15.9.1 Pathogenese des SMEDI-Syndroms

Mumifikation, die Dehydratation des im Uterus verbleibenden Fetus, kommt zustande, wenn keine bakteriellen Zersetzungsvorgänge eintreten und wenn ein mineralisiertes Skelett die Resorption verhindert. Wesentliche Ursachen sind intrauterine Virusinfektionen, die den Fetus schädigen, ohne den Geburtsmechanismus des Muttertiers auszulösen. Es wird vermutet, daß einzelne Feten auch dann absterben und mumifizieren können, wenn die Anheftungsfläche ihrer Plazenta für ihre Ernährung nicht ausreicht. Diese Ursache kommt nur bei großen

Tabelle 15-10 SMEDI – Abort

Syndrom	Ätiologie	Symptome
Abort	Brucellose Rotlauf Influenza Pilztoxine Streß Progesteronmangel	Streß Belastung oder Allgemeinerkrankung der Sau (Fieber, Inappetenz Abmagerung)
SMEDI	Leptospirose M. Aujeszky Schweinepest PRRS Enteroviren Parvovirus Reovirus J. Encephal.	Schädigung von Embryonen und Fruchttod (Mumifikation, Lebensschwäche)

Würfen (> 10 Ferkel) in Betracht, während nach Virusinfektionen die Ferkelzahl in der Regel suboptimal ist (< 6).

Frühe Entwicklungsstadien (Blastozysten, Embryonen) werden nach dem Absterben resorbiert. Die Folgen für den Graviditätsverlauf sind von der Zahl überlebender Embryonen und dem Trächtigkeitsstadium abhängig. Die in Tabelle 15-11 wiedergegebenen Daten zum Einfluß der Zahl überlebender Embryonen auf die Gravidität beruhen vorwiegend auf fortpflanzungsphysiologischen Experimenten, sie stimmen aber mit klinischen Beobachtungen bei intrauterinen Virusinfektionen überein.

Virusinfektionen, die den Schweinefetus zwischen dem 35. und 65. Graviditätstag erreichen und ihn nicht töten, können Wachstumsverzögerung (niedriges Geburtsgewicht, Lebensschwäche), Immuntoleranz (ausbleibende Antikörperbildung gegen den

Tabelle 15-11 Intrauterine Virusinfektion

Graviditäts-Tag	Viruswirkung	Graviditätsverlauf	Virologischer Befund am Ferkel
1– 11	Embryonaltod	Östrus 21. Tag	
1– 11	Überleben > 4 Embryonen	Würfe > 4 Ferkel	
12– 35	a) Embryonaltod	Östrus 24.–39. Tag oder Pseudogravidität	
	b) Überleben > 1 Embryo	Würfe < 4 Ferkel Mißbildungen	Teilweise: Virusnachweis in Ferkeln oder Mumien (eher Parvo- als Enterovirus)
35– 65	a) Tod aller Feten	verlängerte Gravidität ≈ 130 Tage Geburt von Mumien	
	b) Tod mehrerer Feten	Geburt zum Termin klinisch gesunde Ferkel + Mumien + Lebensschwäche + Mißbildungen	Selten: Immuntoleranz (Ausscheider)
65– 80	Immunreaktion des Fetus	Normale Wurfgröße klinisch gesunde Ferkel	Antikörper beim Neugeborenen nachweisbar (akt. Immunität)
80–115	keine	Normale Wurfgröße klinisch gesunde Ferkel	Passive (= Kolostral-) Immunität

Erreger, spätere Dauerausscheidung) und Mißbildungen zur Folge haben.

Während das Auftreten von Immuntoleranz und die Erzeugung von Mißbildungen nach intrauteriner Infektion insgesamt selten sind und auch vom Erreger abhängen (vgl. Schweinepest, Myoclonia congenita), ist die Entwicklungshemmung häufig zu beobachten. Sie wird besonders deutlich, wenn die Infektion zunächst einen Fetus erreicht und sich mit zeitlicher Verzögerung im Uterus ausbreitet („horizontale Infektion"). Es werden dann orgelpfeifenartig abgestufte Mumien, kleine, lebensschwache und voll entwickelte Ferkel geboren (Abb. 15-36).

Überleben nur einzelne Ferkel die Infektion, dann setzt die Geburt verzögert und schleppend ein. Sie kann auch durch die übermäßige Größe der Ferkel behindert werden (vergl. Wehenschwäche, Abschn. 16.7). Die Ferkel sterben dann während des Geburtsvorganges, oder sie sind übertragen und infolge Alterung der Planzenta lebensschwach. Im Unterschied dazu weisen pränatal gestorbene Ferkel eingesunkene Augen auf (Dehydratation) und haben infolge Hämolyse braunrot verfärbte Gewebe.

Das Absterben des gesamten Wurfes macht sich oft durch abnehmenden Leibesumfang der tragenden Sau bemerkbar. Die Milchdrüsen werden angebildet, zum physiologischen Geburtstermin setzt die Laktation ein, es kommt aber oft nicht zur Geburt. Die Mumien werden in vielen Fällen zwischen dem 124. und 135. Tag post conceptionem ausgestoßen, können aber auch ähnlich der „Steinfrucht" des Rindes im Uterus verbleiben und zur Dauersterilität führen.

Die Folgeerscheinungen einer intrauterinen Virusinfektion beim Schwein werden recht treffend durch die englische Abkürzung SMEDI (**s**tillbirth = Totgeburt, **m**ummification = Mumifikation, **e**mbryonic = embryonaler, **d**eath = Tod, **i**nfertility = Unfruchtbarkeit) beschrieben. Insofern ist der Begriff SMEDI-Syndrom klinisch sinnvoll. Er bezeichnet aber kein einheitliches, ätiologisch definiertes Krankheitsbild.

Eine Häufung von Abortfällen gehört nicht zum charakteristischen Bild des SMEDI-Syndroms. Erreger des SMEDI-Syndroms werden andererseits in 10% der abortierten Feten gefunden, und experimentelle Infektionen führten teilweise zum Trächtigkeitsabbruch.

Es ist vorstellbar, daß in einem Teil dieser Fälle nichtinfektiöse Abortursachen vorlagen, die Feten jedoch latent infiziert waren. Eine gleichzeitige intrauterine Infektion vieler Feten kurz vor dem Geburtstermin könnte auch über die Kortikosteroidausscheidung der fetalen Nebenniere zum Abort führen (s. u.).

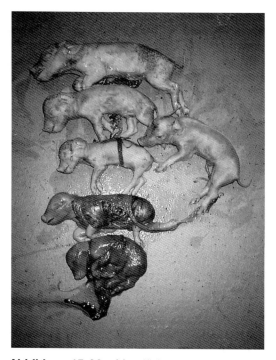

Abbildung 15-36 Mumifizierte und totgeborene Ferkel eines Wurfes beim SMEDI-Syndrom. Die aufeinanderfolgende, „horizontale" Infektion benachbarter Feten im Uterus wird durch die unterschiedliche Körperlänge zur Zeit des Todes deutlich.

15.9.2 Pathogenese des Aborts

Die Vielfalt der Ursachen des Aborts, einer pathologisch vorzeitigen Geburt, ist noch größer als die des SMEDI-Syndroms. Allen gemeinsam ist der vorletzte Schritt der Pathogenese, die Rückbildung der Gelbkörper mit nachfolgendem Absinken des Plasmaprogesteronspiegels, wodurch der Uterus kontraktionsbereit wird und ein im wesentlichen physiologischer Geburtsmechanismus einsetzt. Wahrscheinlich ist auch die Auslösung der Luteolyse durch Prostaglandin $F_{2\alpha}$, das aus der Uterusschleimhaut freigesetzt wird, in allen Abortfällen gegeben. Jedoch kann diese offenbar auf verschiedene Weise ausgelöst werden:
– durch hohe Kortisolspiegel des Fetus (so bei der Geburt),
– durch sehr hohe maternale Kortisolspiegel (Streß, Fieber),
– durch Endometritis (z. B. bei Brucellose).

Östrogene wirken beim Schwein nicht luteolytisch, scheiden also als Abortursache aus. Ungeklärt ist, ob Pilz- oder Bakterientoxine direkt auf die Gelbkörper oder das Endometrium einwirken können. Bisher muß man von der Vorstellung ausgehen, daß solche Faktoren, ebenso wie die hochfieberhaft verlaufenden Infektionskrankheiten, hohe Umgebungstemperatur und hochgradige Erregung oder Anstrengung, als Streß wirken, d.h. zur Ausschüttung von Nebennierenrindenhormonen führen (Abb. 15-37).

Dem Abort geht in der Regel eine Periode gestörten Allgemeinbefindens oder hochgradiger Belastung der Sau voran, beim SMEDI-Syndrom fehlt diese. Das Absterben von Feten an sich ist keine Abortursache. Es gibt aber Erreger, die sowohl intrauterine Infektion mit Mumifikation als auch Aborte auslösen können, z. B. Leptospiren, bei Aujeszkyscher Krankheit und bei Europäischer Schweinepest. Nach Hyperthermie, als Folge hoher Umgebungstemperatur, traten ebenfalls Mumifikation und Aborte auf.

Als Hilfsursache saisonal gehäufter Abortfälle im Frühherbst wird neben Unter-

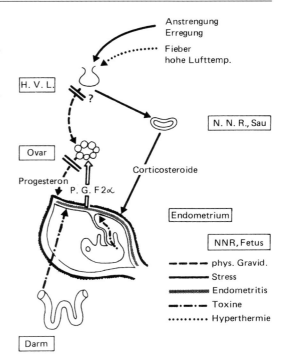

Abbildung 15-37 Pathomechanismen der Abortauslösung beim Schwein. Die dargestellten Zusammenhänge sind theoretisch plausibel, jedoch nur teilweise experimentell erklärt (s. a. Tab. 15-11).

ernährung und Kältestreß eine verminderte LH-Ausschüttung angesehen, der die gleiche hypothalamisch-hypophysäre Insuffizienz zugrunde liegt wie der saisonalen Infertilität.

Mit dem gelegentlichen Auftreten einzelner Abortfälle ist in größeren Schweinebeständen regelmäßig zu rechnen. Als „normal" zu tolerieren wäre im Jahresdurchschnitt der Abbruch von 2–3 % der Trächtigkeiten. Ausgestoßene Früchte werden bei Einzelaufstallung in der Intensivhaltung eher auffallen als bei Gruppenhaltung oder Einstreu, wo sie verlorengehen. Die Untersuchung von Problemfällen mit serologischen und mikrobiologischen Methoden bleibt überwiegend ergebnislos. Der Nachweis von Bakterien oder Viren in abortierten Feten gelingt höchstens in einem

Drittel der Fälle. Selbst diese sind in der Mehrzahl keine spezifischen Aborterreger, so daß eine indirekte Wirkung, intramortale Besiedelung des Fetus oder zufällige Kontamination nicht auszuschließen sind (Tab. 15-12).

Die sorgfältige Erhebung der Anamnese und die Überprüfung der Haltungsbedingungen zur Feststellung nicht infektiöser Abortursachen sind für die Diagnose daher ebenso wichtig wie die Einsendung von Probenmaterial (Tab. 15-13).

Tabelle 15-12 Abortursachen beim Schwein

2% Aborte im Bestand „normal"	
70% der Abortfälle nicht klärbar!	
In Frage kommen:	
Temperaturextreme	
Aufstallungsfehler	
Rangordnungskämpfe	Streß
Mißhandlungen	
Mangelernährung + Kälte	
Unerkannte Infektionen	Fieber
Verschimmeltes Futter	Toxine
Verschimmeltes Stroh	
15–30% diagnostizierbar:	
Virus- – Aujeszkysche	Fieber, Streß
infektionen Krankheit	bei der Sau
– Schweinepest	
– Influenza	
– PRRS	Hypoxiestreß bei reifen Feten (?)
– PPV ?	Infektionsstreß bei reifen Feten (?)
Bakterien- – Brucellen	Endometritis
infektionen	
– Rotlauf	Fieber
– Leptospiren	
– Listeriose	
– Pasteurellen	Toxinbildung im Fetus
– Streptokokken	
– E. coli	
– A. pyogenes	
– Campylobacter	

Tabelle 15-13 Klinische Differentialdiagnose von Aborten beim Schwein (stets labordiagnostisch absichern!)

Auftreten	Begleitsymptome	Ursachen
Vereinzelt	Keine oder vor wenigen Tagen	Unspezifisch
Gehäuft	Keine oder vor wenigen Tagen	Fieberhafte Erkrankung, Futtervergiftung, Kältestreß
Gehäuft	Allgemeinerkrankung vor 1–5 Wochen	Leptospirose (selten)
	+ Umrauschen	Brucellose (sehr selten)
	+ Mumien und ZNS-Störung	M. Aujeszky
	+ Fieber, Ataxie	Schweinepest
	+ Totgeburten	PRRS

Literatur

AKKERMANS, J. P. W. M. (1986): Solitary cases of abortion and stillbirth in sows. Proc. 9th IPVS Congr. Barcelona, 108.

BIELANSKI, A. and J. I. RAESIDE (1977): Plasma concentrations of steroid hormones in sows infected experimentally with Leptospira pomona or porcine enterovirus strain T1 in late gestation. Res. Vet. Sci. **22**, 28-34.

BROLL, S., A. S. WALDVOGEL, M. ROSSKOPF, L. CORBROZ and A. POSPISCHIL (1993): Investigation of infectious porcine abortion and stillbirth in Switzerland. J. Vet. Med. B. **40**, 641–653.

DONE, J. T., A. E. WRATHALL and CAROL RICHARDSON (1982): Fetopathogenicity of maternal hyperthermia at mid-gestation. Proc. 7th IPVS Congr. Mexico, 211.

DUNNE, H. W. (1975): Abortion, stillbirth, fetal death, and infectious infertility. In: LEMAN, A. D., et al. (eds.), Diseases of Swine, 4th ed., 918-952. Ames: Iowa State University Press.

KIRKBRIDE, C. A. and J. P. MCADARAH (1978): Infectious agents associated with fetal and early neonatal death and abortion in swine. J. Am. Vet. Med. Ass. **172**, 480-483.

KOENEN, F., K. DE CLERCQ and R. STROBBE (1992): Isolation of encephalomyocarditis virus in the offspring of swine with reproductive failure in Belgium. Proc. 12th IPVS Congress, The Hague, 104.

KOENEN, F., K. DE CLERCQ, J. DE LEFEBVRE and R. STROBBE (1994): Reproductive failure in sows following experimental infection with a Belgian EMCV isolate. Vet. Microbiol. **39**, 111-116.

MENGELING, W. L., P. S. PAUL, K. M. LAGER (1993): Clinical update: Virus induced maternal reproductive failure of swine. J. Am. Vet. Med. Ass. **203**, 1268-1272.

WRATHALL, A. E. (1980): Ovarian disorders in the sow. Vet. Bull. **50**, 253-272.

WRATHALL, A. E., C. WRAY, J. BAILEY and D. E. WELLS (1978): Experimentally induced bacterial endotoxaemia and abortion in pigs. Brit. Vet. J. **134**, 225-230.

Virämie auf und kann bis zu 2 Wochen andauern.

Bei tragenden Sauen folgt die Infektion von Feten der Infektion des Muttertiers mit 10–14 Tagen Verzögerung. Die raschen Zellteilungen des embryonalen oder fetalen Gewebes bieten dem Virus optimale Vermehrungsbedingungen. Schäden treten vor allem an den Gefäßendothelien in Erscheinung. Die mütterliche Plazenta ist nicht betroffen, wodurch sich das Ausbleiben von Aborten erklärt. Embryonaltod oder Mumifikation sind nur bei Infektion der Früchte vor dem 70. Trächtigkeitstag zu erwarten, danach werden aktiv Antikörper gebildet und die Entwicklung verläuft ungestört (s. Tab. 15-11).

15.10 Infektion mit dem porzinen Parvovirus (PPV)

Die intrauterine PPV-Infektion gilt heute als die wichtigste Ursache des SMEDI-Syndroms. Besonders gefährdet sind Zuchtherden mit hohem Jungsauenanteil, Betriebe, die deckreife Jungsauen zukaufen sowie neu aus Jungtieren aufgebaute Bestände. Die Zunahme derartiger Betriebsformen hat die Häufigkeit klinisch manifester Infektionen erhöht. Die mit der Bestandsgröße ansteigende Zahl betroffener Sauen läßt zudem die verursachten Verluste deutlicher in Erscheinung treten als in der Vergangenheit.

Ätiologie und Pathogenese

Der Erreger, ein kleines, unbehülltes Virus von einheitlicher Antigenstruktur, ist weltweit verbreitet, hält sich in der Umwelt der Schweine sehr lange und kann Schweine jeden Alters auf oronasalem Wege infizieren. Die Infektion immunkompetenter Schweine verläuft klinisch symptomlos, führt nach 4–6 Tagen zu einer 3 Tage währenden Virämie und erzeugt nach 7–14 Tagen lebenslange Immunität. Virusausscheidung in niedriger Konzentration mit Kot, Speichel, Nasensekret und Sperma tritt gleichzeitig mit der

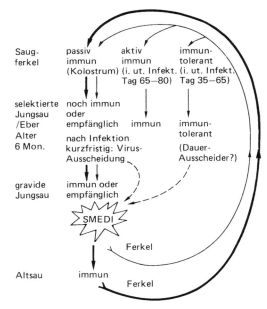

Abbildung 15-38 Kreislauf der Parvovirus-Enzootie. Infolge einer bis zur Geschlechtsreife anhaltenden Kolostralimmunität werden ein Teil der Jungsauen, gelegentlich aber auch Mehrgebärende während der Gravidität infiziert, wodurch es zur intrauterinen Infektion der Früchte kommt. Über längere Perioden wird die Infektion in der Regel durch Reste des sehr haltbaren Virus im Stall aufrechterhalten. Immuntoleranz und Dauerausscheidung sind möglich, wurden aber nur vereinzelt nachgewiesen.

Für das Auftreten des SMEDI-Syndroms ist daher die Infektion empfänglicher Sauen mit PPV in der ersten Hälfte der Trächtigkeit, etwa bis zum 60. Gravidiätstag, erforderlich. Diese wird begünstigt durch die bis zur Pubertät anhaltende, mit dem Kolostrum immuner Mütter übertragene passive Immunität (Abb. 15-38), die eine aktive Immunisierung vor der Gravidität oft verhindert. Hinzu kommt, daß unter modernen Haltungsbedingungen während der Aufzucht auch wenig Gelegenheit besteht, den Erreger aufzunehmen. Es gibt PPV-Stämme geringer Virulenz, die während der ersten Trächtigkeitshälfte zwar intrauterine Infektionen verursachen, aber keinen Fruchttod zur Folge haben. In den betreffenden Ferkeln ist langfristig, auch nach der Geburt, Virus nachweisbar, ohne daß sich Antikörper bilden (Immuntoleranz). Eine Dauerausscheidung des Erregers durch solche Tiere ist möglich und wurde bei einem Eber nachgewiesen.

Aus langjährigen Beobachtungen in geschlossenen Zuchtbeständen, die Sperma PPV-positiver Eber zur Besamung einsetzen, läßt sich jedoch schließen, daß Dauerausscheidung des Erregers durch immuntolerante Tiere und kontaminiertes Sperma keinen wesentlichen Anteil am Infektionsgeschehen haben.

Ratten können durch parenterale Injektion mit dem porzinen Parvovirus infiziert werden und scheiden dann auch Virus aus, jedoch gelang keine orale Übertragung zwischen Ratten oder auf Schweine.

Klinische Symptome und Verlauf

Gehäuftes Umrauschen mit teilweise unphysiologisch verlängerten Intervallen ist als frühestes Symptom der PPV-Infektion zu erwarten. Es läßt sich jedoch nur bei hoher Morbidität (> 30%) des Bestandes eindeutig nachweisen und wird in der Regel erst nach dem gehäuften Auftreten mumifizierter Feten rückblickend erkannt. Die Infektion liegt dann zwei Monate oder länger zurück. Dem allgemeinen Verlauf des SMEDI-Syndroms gemäß, sind im Bestand gleichzeitig oder in der Folge vermehrt kleine Würfe (< 6 Ferkel) mit und ohne Mumien, verzögerte Geburten kleiner Würfe mit lebensschwachen Ferkeln oder vollständig mumifizierte Würfe sowie Dauersterilität unter den Erscheinungen der Pseudogravidität zu erwarten.

Nach einem Krankheitsausbruch mit hoher Morbidität sind die Sauen des Bestandes weitgehend immunisiert. In Betrieben mit Eigenremontierung kommt es frühestens ein Jahr später zur Erkrankung der dann herangewachsenen Jungsauen. Diese kann fortwährend mit niedriger Morbidität oder wellenförmig mit ein- bis mehrjährigen Pausen auftreten.

Ein wellenförmiger Verlauf ist vor allem dann zu erwarten, wenn die Jungtiere vor der Pubertät keine Kontakte untereinander und zum übrigen Bestand haben (Spaltenbodenaufzucht, zugekaufte Jungsauen).

Es ist naheliegend, als Infektionsquelle Tierzugänge aus anderen Betrieben zu vermuten. Wahrscheinlicher ist aber, daß die Infektion in der Regel von Virus ausgeht, das sich von früheren Infektionsfällen her in Schmutzkrusten erhalten hat und zufällig von einem empfänglichen Schwein aufgenommen wurde.

Diagnose und Differentialdiagnose

Für die eindeutige Identifikation des porzinen Parvovirus als Erreger eines SMEDI-Ausbruchs eignen sich besonders der immunfluoreszenzmikroskopische Nachweis des Virusantigens in der Lunge mumifizierter Feten oder der Nachweis von PPV-Antikörpern in Serum oder Gewebsflüssigkeit totgeborener Ferkel aus einem teilweise mumifizierten Wurf. Man legt dazu die Brustorgane des Ferkels in einem Plastikbeutel über Nacht in den Kühlschrank (nicht einfrieren!).

Die Anzüchtung des Virus in Gewebekultur gelingt am ehesten bei den größeren mumifizierten Feten, schlechter aus den früher abgestorbenen, die kein vermehrungsfähiges Virus mehr enthalten. Schwierig wird der Virusnachweis auch durch gleichzeitige Anwesenheit von Antikörpern bei Ferkeln, welche Kolostrum aufgenommen haben, und totgeborenen, die bereits intrauterin Antikörper bilden konnten.

Die serologische Untersuchung von Sauen mit SMEDI-Symptomen ist zur Diagnose ungeeignet, da die meisten Sauen hohe Antikörpertiter aufweisen, deren Entstehungszeitpunkt nur durch zusätzliche Bestimmung der IgM-Antikörper mit einer kürzlich abgelaufenen Infektion in Beziehung gebracht werden kann.

Reaktionen im Hämagglutinations-Hemmungs-Test (HAH) werden bei geschlechtsreifen Schweinen bis zur Titerstufe 1:4 als negativ und ab 1:128 als infektionsbedingt positiv beurteilt. Dazwischen liegende Werte können bei Jungtieren auf maternaler Immunität beruhen. Niedrige Antikörpertiter gegen PPV kommen auch bei Infektion von Tieren zustande, die noch teilweise passiv immun oder durch Vakzination immun waren.

Gegen die Parvovirusinfektion als Ursache intrauterinen Fruchttodes sprechen Aborte und Allgemeinerkrankung der Sau sowie negative PPV-Titer im Blutserum von Sauen, die Mumien geboren haben.

Zur klinischen Differentialdiagnose von intrauterinen Virusinfektionen ist auf fieberhafte Allgemeinerkrankung mit Aborten bei Sauen und erhöhte Mortalität bei Saugferkeln zu achten, die gleichzeitig oder bereits zuvor in Würfen mit Mumien im Bestand auftraten. Diese fehlen bei PPV und Enterovirusinfektion, sind bei Aujeszkyscher Krankheit, Enzephalomyokarditis und Schweinepest dagegen zu erwarten.

Therapie und Prophylaxe

Sobald in einem Bestand gehäuft mumifizierte Ferkel geboren werden, liegt die Infektion länger als zwei Monate zurück und kann bei der Mehrzahl gefährdeter Tiere nicht mehr in ihrem Verlauf beeinflußt werden.

Zwei Folgeerscheinungen jedoch, die schleppende Geburt kleiner Würfe mit großen Ferkeln und dadurch verursachte, hohe perinatale Sterblichkeit sowie die Ausmerzung von Sauen mit pathologisch verlängerter Trächtigkeit und scheinträchtigen Sauen, können durch Geburtsauslösung am 115. Trächtigkeitstag mit geeigneten Prostaglandinpräparaten vermieden werden (s. Geburtsinduktion, Abschn. 16.2). Diese Tiere sind voll zuchttauglich, da die PPV-Infektion keine Schäden am Geschlechtsapparat der Sau hinterläßt.

Die Prophylaxe kann durch Vakzination oder spontane Infektion vor der ersten Gravidität angestrebt werden. Beide werden bei Nachkommen hochimmuner Mütter durch die bis zur Pubertät wirksamen maternalen Antikörper behindert, können also erst mit 6 Monaten eine optimale Wirkung entfalten (Abb. 15-39).

Zuchtschweine, die in Stallungen mit gemeinsamem Mistgang (dänische Aufstallung) heranwachsen und vor der ersten Konzeption in Gruppen auf Einstreu gehalten werden, weisen eine größere Durchseuchungsimmunität und seltener SMEDI-Probleme auf als bei Spaltenbodenaufzucht und Anbinde- bzw. Einzelstandhaltung. Der Kontakt mit Altsauen ist dabei von geringerer Bedeutung als der Kontakt der Jungtiere untereinander und mit einer von Ausscheidungen kontaminierten Umgebung.

Die Vakzination ist angebracht, wenn Gelegenheit zur Spontaninfektion nicht oder nicht ausreichend früh vor der Konzeption besteht. Sie sollte so spät wie möglich im Leben der Jungsau, jedoch mindestens 4 Wochen vor der ersten Bedeckung/Besamung stattfinden, weil mit hohen maternalen Antikörpertitern bei einem Teil der Jungsauen zu rechnen ist.

Deshalb und weil es sich um inaktivierte Impfstoffe handelt, ist nur durch zweimalige Vakzination ein zuverlässiger Impfschutz erzielbar.

Unklar ist bisher, ob von einer Revakzination nach jeder Gravidität oder der Impfung der Eber ein Nutzen zu erwarten ist. Die mit handelsüblichen inaktivierten Vakzinen erzielten Antikörpertiter sind meist niedrig und oft nicht nachweisbar. Da bereits

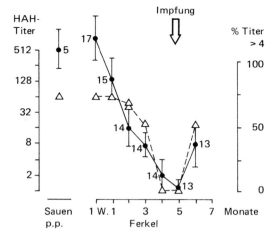

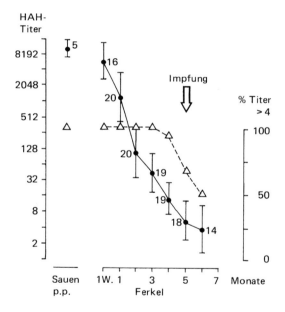

HAH-Titer von 1:8 gegen experimentelle Belastungsinfektion schützten, könnte ein Schutz gegen natürliche Infektionen auch unterhalb serologisch nachweisbarer Reaktionen gegeben sein.

Die orale Verabreichung von mumifizierten Feten und deren Plazenten, die früher empfohlen wurde, kommt wegen des Risikos der Übertragung weiterer, unbekannter Erreger keinesfalls in Betracht. Obwohl viele Betriebe langfristig frei von SMEDI-Symptomen bleiben, enthalten fast alle einen hohen Prozentsatz serologisch positiv reagierender Altsauen, sind also infiziert. Auch unter geschlossenen SPF-Beständen ist PPV-Freiheit selten.

Da das Risiko eines verlustreichen SMEDI-Ausbruches mit der Zunahme serologisch negativ reagierender Sauen im Bestand steigt, sollte nicht PPV-Freiheit, sondern ein möglichst hoher Durchseuchungsgrad bzw. lückenlose Vakzinierung angestrebt werden.

Abbildung 15-39 Verlauf serologischer Antikörper (HAH-Test) gegen Porzines Parvovirus (PPV) bei Sauen und ihren Ferkeln sowie deren Einfluß auf die Vakzinierung und den Infektionsschutz. **Oben:** Nachkommen von Sauen mit relativ niedrigen Serumtitern werden vor der Pubertät empfänglich für eine spontane Infektion (keine schützenden Titer > 1:4 nachweisbar). Nach einmaliger Impfung (Pfeil) entwickelt die Mehrzahl nachweisbare Impftiter. **Unten:** Hohe maternale Titer verhindern spontane Infektion und wirksame Vakzination vor der Geschlechtsreife. (nach ALT u. WITTE, 1985)

Literatur

ALT, M., und K. H. WITTE (1985): Untersuchungen über den Einfluß maternaler Antikörper auf die Vakzination gegen porcines Parvovirus (PPV). Berl. Münch. tierärztl. Wschr. **99**, 257-262.

CARTWRIGTH, S. F. and R. A. HUCK (1967): Viruses isolated in association with herd infertility, abortions and stillbirths in pigs. Vet. Rec. **81**, 196-197.

CUTLER, R., T. W. MOLITOR, T. E. SAUBER and A. D. LEMAN (1982): Role of the rat in the transmission of porcine parvovirus. Am. J. Vet. Res. **43**, 493-496.

GRADIL, C., T. MOLITOR, M. HARDING and B. CRABO (1990): Excretion of porcine parvovirus through the genital tract of boars. Am. J. Vet. Res. **51**, 359-362.

HUYSMAN, C. N., L. A. M. G. VAN LEENGOED, M. C. M. DE JONG and A. L. M. VAN OSTA (1992): Reproductive failure associated with porcine parvovirus in an enzootically infected pig herd. Vet. Rec. **131**, 503-506.

JOHNSON, R. H., C. DONALDSON-WOOD, H. S. JOO and U. ALLENDER (1976): Observations on the epidemiology of porcine parvovirus. Austr. Vet. J. **52**, 80-84.

Joo, H. S. and R. H. Johnson (1976): Porcine parvovirus: A review. Vet. Bull. **46**, 653-660.

Joo, H. S., R. H. Johnson and D. L. Watson (1978): Serological procedures to determine time of infection of pigs with porcine parvovirus. Austr. Vet. J. **54**, 125-127.

Leengoed, L. A. van, J. Vos, E. Gruys, P. Rondhuis and A. Brand (1983): Porcine parvovirus infection: review and diagnosis in a sow herd with reproductive failure. Vet. Quart. **5**, 131-140.

Mengeling, W. L. (1981): Porcine parvovirus infection. In: Leman, A. D., et al. (eds.), Diseases of Swine, 5th ed. Ames: Iowa State University Press.

Plonait, H., P. A. Bachmann, J. Werner und M. Alt (1985): Untersuchungen über den Verlauf der Parvovirusinfektion in geschlossenen Schweinebeständen sowie das Infektionsrisiko durch künstliche Besamung. Tierärztl. Umsch. **40**, 907-914.

Sörensen, K. J. (1982): Porcine Parvovirus: Serological Examinations in Pig Breeding Herds and AI Boar Centres. Nord. Veterinaermed. **34**, 329-333.

Vaarkam P. H., F. Berndsen, C. Augustijn, H. Elsinghorst, M. van der Linden, P. Schröder en J. Vermeer (1984): Parvo bij varkens: over voorkomen en voorkomen. Tijdschr. Diergeneeskd. **109**, 805-814.

Wrathall, A. E., S. F. Cartwright, D. E. Wells and P. C. Jones (1987): Maternally-derived antibodies to porcine parvovirus and their effect on active antibody production after vaccination with an inactivated oil-emulsion vaccine. Vet. Rec. **120**, 475-478.

15.11 Intrauterine Infektion mit porzinen Enteroviren (PEV)

Vier der 13 beim Schwein bekannten Enterovirustypen (z. T. heute als Teschoviren bezeichnet) können intrauterine Infektionen hervorrufen und wurden zeitweise als spezifische Erreger des SMEDI-Syndroms angesehen. Ihre praktische Bedeutung ist wegen nachlassender wissenschaftlicher Bearbeitung unklar geblieben. Angaben zur Epidemiologie und Prophylaxe stützen sich daher zum Teil auf Kenntnisse über den Verlauf von Enterovirusinfektionen beim Schwein im allgemeinen und auf experimentelle Daten.

Ätiologie und Pathogenese

Enteroviren werden in abortierten Feten und bei der Untersuchung von tragenden Schlachtsauen ähnlich häufig gefunden wie das porzine Parvovirus. In termingerecht geborenen Ferkeln gelingt es in der Regel nicht, sie nachzuweisen, doch werden von immunkompetenten Feten (> 70 Tage) Antikörper gebildet.

Eine Pathogenität von PEV-Stämmen, die den Serotypen 1, 3, 6 und 8 angehörten, wurde durch intrauterine Infektion von Feten in mehreren Versuchsreihen erwiesen. Es kam zur Mumifikation und horizontalen Fortpflanzung der Infektion.

Infektionen mit Enteroviren beim Schwein sind weltweit festgestellt worden und verlaufen in der Regel symptomlos (Ausnahmen siehe bei der porzinen enteroviralen Polioenzephalomyelitis, Abschn. 10.3.3, und der Bläschenkrankheit, Abschn. 5.3.1). Das Virus wird oral aufgenommen und besiedelt zunächst die Tonsillen, später das Epithel von Ileum und Dickdarm, ohne Läsionen zu verursachen. Ferkel immuner Mütter werden nach dem Absetzen empfänglich und scheiden das Virus nach Infektion mehrere Wochen bis Monate mit dem Kot aus. Anderen PEV-Typen gegenüber bleiben sie empfänglich, können also auch nach der Geschlechtsreife infiziert werden. Natürlichen intrauterinen Infektionen geht offenbar eine virämische Phase voraus, wie bei der PEV-bedingten Enzephalitis.

Klinische Erscheinungen und Verlauf

Die Folgen der intrauterinen PEV-Infektion gleichen in jeder Beziehung der Wirkung des porzinen Parvovirus.

Die Voraussetzungen für die Infektion tragender Sauen sind allerdings nur dann gegeben, wenn nach der Konzeption ein Kontakt mit einem Virustyp erfolgt, gegen den die

Sau als Läuferschwein keine Antikörper gebildet hat. Diese Bedingungen wären erfüllt, wenn der Erreger neu in den Bestand gelangt (in der Regel durch Tierzugänge, lange Ausscheidung) oder wenn Jungsauen in fremde Bestände eingestellt werden.

Wiederholt aufeinanderfolgende Wellen von SMEDI-Ausbrüchen, welche auch die Altsauen erneut betreffen, müßten durch Einschleppung neuer PEV-Typen möglich sein, wurden aber bisher nicht beschrieben.

Diagnose und Differentialdiagnose

Die Feststellung von Antikörpern in Gewebsflüssigkeit totgeborener Ferkel oder die Immunfluoreszenz sind die aussichtsreichsten Verfahren, Enteroviren als Erreger von SMEDI-Erscheinungen zu identifizieren. Da vier PEV-Serotypen zu berücksichtigen sind und zum Nachweis die Serumneutralisation in Gewebekultur erforderlich ist, sind solche Untersuchungen in der Routinediagnostik nicht verfügbar. Ein Verdacht wäre beim zuverlässigen Ausschluß der PPV-Infektion und eines für diese uncharakteristischen Verlaufs gegeben (mehrfache Erkrankung von Altsauen).

Prophylaxe

Da die Erreger langfristig im Kot ausgeschieden werden und die Schweine früh empfänglich werden, ist mit der Immunisierung benachbart aufgezogener Schweine eines Bestandes zu rechnen. Neu eingestellte Sauen sollten Gelegenheit zur Immunisierung durch Kontakt mit Jungtieren haben. Gegen die Einschleppung neuer Stämme von außen wäre das Prinzip des geschlossenen Bestandes zu empfehlen. Freiheit von Enteroviren war aber auch in der SPF-Schweinehaltung nicht zu erzielen. Impfstoffe wurden bisher nicht verwendet.

Literatur

CROPPER, M., H. W. DUNNE, A. D. LEMAN, A. L. STARKEY and D. C. HOEFLING (1976): Prevalence of antibodies to porcine enteroviruses and porcine parvovirus in body fluids of fetal pigs from small v.s. large litters. J. Am. Vet. Med. Ass. **168**, 233-235.

DUNNE, H. W., J. L. GOBBLE, J. F. HOKANSON, D. C. KRADEL and G. R. BUBASH (1965): Porcine reproductive failure associated with a newly identified „SMEDI" group of picorna viruses. Am. J. Vet. Res. **26**, 1284-1297.

DUNNE, H. W., J. T. WANG and C. M. HUANG (1974): Early in utero infection of porcine embryos and fetuses with SMEDI (entero-) viruses: Mortality, antibody development, and viral persistence. Am. J. Vet. Res. **35**, 1479-1481.

FORMAN, A. J., D. A. PASS and I. D. CONNAUGHTON (1982): The characterisation and pathogenicity of porcine enteroviruses isolated in Victoria. Aust. Vet. J. **58**, 136-142.

HUANG, J., R. F. GENTRY and A. ZARKOWER (1980): Experimental infection of pregnant sows with porcine enteroviruses. Am. J. Vet. Res. **41**, 469-473.

PENSAERT, M. and W. DEMEURICHY (1973): A porcine enterovirus causing fetal death and mummification II. Experimental infection of pregnant sows. Zbl. Vet. Med. B **20**, 760-772.

SINGH, K. V. and E. H. BOHL (1972): The pattern of enteroviral infection in a herd of swine. Can. J. Comp. Med. Vet. Sci. **36**, 243-248.

15.12 Weitere Erreger des SMEDI-Syndroms

Experimentelle intrauterine Infektionen beim Schwein, die zur Mumifikation sowie horizontaler Ausbreitung im Uterus ohne Erkrankung der Muttersau führten, sind auch mit Reovirus, IBR-IPV-Virus und dem Virus der Japanischen Enzephalitis gelungen. Diese Viren wurden auch in spontanen Krankheitsfällen aus geschädigten Früchten isoliert. Das Virus der Japanischen Enzephalitis kann in Europa nicht auftreten, weil die übertragenden Moskitos fehlen. Die beiden anderen Erreger könnten als SMEDI-Ursache in Betracht kommen, wobei Reovirus bei Schweinen weit verbreitet ist und ein weites Wirtsspektrum besitzt, während die Bedeutung des beim Rind wichtigen IBR-IPV-Virus für das Schwein noch unklar ist.

Bei Infektion tragender Sauen mit dem BVD-Virus steht die Geburt von Ferkeln, die sich zu Kümmerern entwickeln, im Vordergrund. Abort und Mumifikation können auftreten.

Literatur

DERBYSHIRE, J. B. and B. A. CAPLAN (1976): The isolation and characterization of a strain of infectious bovine rhinotracheitis virus from stillbirth in swine. Can. J. Comp. Med. Sci. 40, 252-256.

JOO, H. S., S. A. DEE, T. W. MOLITOR and B. J. THACKER (1984): In utero infection of swine fetuses with infectious bovine rhinotracheitis virus (bovine herpesvirus-1). Am. J. Vet. Res. **45**, 1924-1927.

McADARAGH, J. P. and M. G. ROBL (1976): Experimental reovirus infection of pregnant sows. Proc. 4th IPVS Congress, Ames, DD.1.

McFERRAN, J. B. (1981): Reovirus infection. In: Leman, A. D., et al. (eds.), Diseases of Swine, 5th ed., 330-334. Ames: Iowa State University Press

15.13 Brucellose

Brucella suis, der Erreger der Schweinebrucellose, ist weltweit verbreitet, tritt aber in Westeuropa nur noch selten auf, wozu die Keulung befallener Bestände und die bei Intensivhaltung abnehmenden Kontakte mit Wildschweinen und Feldhasen, die häufig infiziert sind, beigetragen haben.

Ätiologie und Pathogenese

Der Erreger, ein kleines gramnegatives Bakterium mit der Fähigkeit, sich in Lymphozyten und Makrophagen zu vermehren, wird vorwiegend oral oder als Deckinfektion übertragen. Nach einer durchschnittlich 2 Wochen (1–7) dauernden Periode der Vermehrung in regionalen Lymphknoten beginnt eine meist 5wöchige (1–34 Wochen) Bakteriämie, wobei weitere Lymphknoten, vor allem aber der Genitaltrakt geschlechtsreifer Eber und Sauen, besiedelt werden. Gelegentlich sind auch Gelenke, Sehnenscheiden und Zwischenwirbelscheiben befallen.

Antikörper treten 6–8 Wochen nach Beginn der Bakteriämie auf. Heilung mit wiederhergestellter Fruchtbarkeit ist bei 75% der Sauen nach 4–6 Monaten zu erwarten.

Orchitis und Infertilität durch gestörte Spermiogenese sind seltener als die Infektion der akzessorischen Geschlechtsdrüsen mit anhaltender Ausscheidung des Erregers. Die Infektion der Uterusschleimhaut ist bei tragenden und nichtträchtigen Sauen möglich und hat eine diffuse katarrhalische Endometritis oder die Bildung miliarer Mikroabszesse zur Folge. Histologisch sind auch Salpingitis und Ovariitis nachweisbar, welche in der Folge die Fertilität beeinträchtigen können.

Beim tragenden Tier wird die Chorionmembran gleichartig verändert. Die Feten bleiben meist frei von der Infektion. Zum Abort kommt es in allen Trächtigkeitsstadien etwa 5 Wochen (3–9 Wochen) nach der Infektion. Die Ausscheidung des Erregers mit dem Vaginalsekret dauert selten länger als einen Monat.

Klinisches Bild und Verlauf

Wenn die Infektion durch den Deckakt eines infizierten Ebers erfolgte, kann gehäuftes Umrauschen 5–8 Wochen nach dem Deckakt als erstes Symptom auftreten, da Frühaborte von wenig Ausfluß begleitet sind, und die Feten leicht übersehen werden. In späteren Trächtigkeitsstadien fallen ödematös bis hämorrhagisch oder auch graubraun, schleimig-eitrige Eihäute auf. Die Feten sind tot, aber sonst nicht geschädigt. In solchen Fällen hält der blutig-eitrige Scheidenausfluß länger an. Weitere klinische Symptome der Brucellose beim Schwein, die nicht immer auftreten, sind Hodenschwellung, Lahmheit oder Nachhandschwäche, als Folge von Orchitis, Arthritis und Tendovaginitis sowie Spondylitis. Fieber ist nicht zu erwarten.

Da der Eber trotz Infektion der Samenblasen befruchtungsfähig ist, und die Sauen nach Ausheilung der Endometritis wieder konzipieren, können die klinischen Erscheinungen drei Monate nach Ausbruch erlöschen. Es werden dann gesunde Ferkel geboren, die nach Abklingen der Kolostralimmunität symptomlos durchseuchen.

Diagnose und Differentialdiagnose
Häufung von Aborten in allen Trächtigkeitsstadien mit veränderten Plazenten und/oder Bewegungsstörungen und Orchitis rechtfertigen den Verdacht auf Brucellose und sollten durch Erregernachweis in der Plazenta sowie serologische Untersuchung von gepaarten Blutproben der abortierenden Sauen überprüft werden. Wegen der langsamen und teilweise nicht nachweisbaren Entwicklung von Antikörpern müssen möglichst viele Tiere zur Zeit des Aborts und vier Wochen danach untersucht werden. Die Untersuchung erfolgt mittels Agglutination (positiv > 1:40 + +) und Komplementbindungsreaktion.

Da der Durchseuchungsgrad einer Herde in der Regel schnell 50–80 % erreicht, sollten einzelne positive Reaktionen zunächst überprüft werden. Das ist vor allem dann erforderlich, wenn der serologischen Untersuchung keine Aborte vorangegangen sind (Exportuntersuchungen und ähnliche Anlässe). Es kann sich dabei um Kreuzreaktionen mit dem beim Schwein nahezu apathogenen Darmbakterium *Yersinia enterocolitica* handeln.

Eine serologische Differenzierung ist durch zusätzliche Untersuchung mit Yersinia als Antigen möglich. Einen Monat später entnommene Proben ergeben meist niedrigere Titer.

Das Auftreten von Mumien und teilweise in der Entwicklung gehemmten Feten spricht gegen Brucellose und sollte den Verdacht auf Aujeszkysche Krankheit, Schweinepest oder Leptospirose lenken. Hohes Fieber vor dem Abort läßt eine akute Infektionskrankheit als Abortursache vermuten.

Prophylaxe und Therapie
Eine Behandlung der Schweinebrucellose ist in Deutschland nicht erlaubt (s. u.). In infektionsgefährdeten Gebieten sind geschlossene Bestände, Quarantänemaßnahmen mit serologischen Kontrollen bei Zuchttierzugängen und dauernde Stallhaltung zu empfehlen. Vakzinierung ist nicht möglich. Dauermedikation mit Antibiotika unterdrückt die Bakteriämie, eliminiert jedoch nicht den Erreger. Die Sanierung von Beständen und Gebieten durch Keulung hat sich als zuverlässig und langfristig wirksam erwiesen.

Gesundheitspolitische Gesichtspunkte
Schweinebrucellose ist in Deutschland anzeigepflichtig und wird durch Keulung des Bestandes bekämpft.

Hierdurch wird nicht nur die Ausbreitung auf weitere Schweinebestände verhindert, sondern auch die Übertragung auf den Menschen, über das (Schlacht-)Rind auf den Menschen sowie auf Hunde und Pferde.

Literatur

DEDEK, J. (1983): Zur Epizootiologie der Schweinebrucellose unter besonderer Berücksichtigung von Erregerreservoiren. Monatsh. Veterinärmed. **38**, 852-856.

DEYOE, B. L. (1981): Brucellosis. In: LEMAN, A. D., et al. (eds.), Diseases of Swine, 5th ed. Ames: Iowa State University Press.

FENSKE, G., und H. PULST (1973): Die epizootologische Bedeutung der Hasen- und Wildschwein-Brucellose. Monatsh. Veterinärmed. **28**, 537-541.

HAWARI, A. D., G. AMTSBERG und G. KIRPAL (1981): Kulturelle und serologische Untersuchungen zum Vorkommen von Yersinia-enterocolitica-Infektionen bei Schweinen und Rindern. Berl. Münch. tierärztl. Wschr. **94**, 404-409.

KOTSCHE, W., und U. STAHL (1967): Schweinebrucellose in einem Schweinegroßbestand. Monatsh. Veterinärmed. **22**, 945-948.

15.14 Leptospirose

Leptospiren sind korkenzieherförmige Bakterien, die bei vielen Tierarten und auch bei Menschen verschiedenartige Erkrankungen hervorrufen, wobei zahlreiche serologisch unterscheidbare Typen in Erscheinung treten, die jeweils bevorzugt bestimmte Tiere befallen, aber auch von anderen und auf andere Spezies übertragen werden können.

Beim Schwein wird das Krankheitsbild von Fetopathie und Trächtigkeitsabbruch bestimmt.

Ätiologie und Pathogenese

Von den 3 beim Schwein pathogenen Leptospirenarten (L. interrogans, L. kirschneri, L. borgpetersenii) werden vor allem *L. pomona* und im geringeren Maße *L. tarassovi, L. canicola* und *L. grippotyphosa* nachgewiesen. Dabei sind serologische Reaktionen als Folge subklinischer Infektion häufiger anzutreffen als erkrankende Schweine.

Hauptansteckungsquelle sind Erreger, die mit dem Harn infizierter Schweine ausgeschieden werden und sich in feuchter Umgebung bis zu 10 Tagen halten können. Im Freien kann die Infektion auch von wildlebenden Fleischfressern, im Stall von Ratten, Mäusen, Hunden sowie Rindern ausgehen. Niedrige Antikörpertiter gegen diese Serovare werden häufig festgestellt, ohne daß Fruchtbarkeitsstörungen im Bestand nachweisbar sind.

Nach Eindringen durch die Schleimhaut kommt es nach 1–2 Wochen zur Bakteriämie, die von 1 oder 2 Tagen Fieber begleitet sein kann und innerhalb einer Woche zur Antikörperbildung führt. Danach finden sich die Erreger nur noch auf dem Epithel der Nierentubuli und werden über Wochen oder sogar Jahre hinweg mit dem Harn ausgeschieden.

Während der Bakteriämie dringen die Erreger auch über die Plazenta in den Fetus ein, in dem sie sich ähnlich wie in der Niere geschützt vor Antikörpern vermehren können und von Plazenta zu Plazenta ausbreiten. Diese Übertragung wird durch den intensiveren Kontakt maternaler und fetaler Membranen in späteren Trächtigkeitsstadien begünstigt und findet im ersten Trächtigkeitsmonat nicht statt.

Infektionen anläßlich des Deckaktes erfolgen wahrscheinlich durch Kontakt mit infektiösem Harn und können ohne Einfluß auf Konzeption und Trächtigkeit ablaufen.

In Abhängigkeit von der Virulenz der Erreger können ein Abort oder termingerechte Geburt mumifizierter und lebensschwacher, aber auch teilweise gesunder Ferkel als Folge einer Leptospireninfektion auftreten.

In der Regel vergehen zwischen experimenteller Infektion und Abort 2–4 Wochen. Als Ursache wird eine Toxinbildung in den Feten angesehen; wie diese auf das Muttertier wirkt, ist ungeklärt.

Die Epidemiologie von *L. bratislava* (auch Serovar *muenchen*, beide zur Serogruppe *australis* gehörend), Serotypen die neuerdings beim Schwein als Erreger von Konzeptionsstörungen neben gelegentlichen Aborten und Totgeburten auffielen, unterscheidet sich von der oben dargestellten durch Persistenz der Keime im männlichen und weiblichen Genitaltrakt und häufiges Fehlen einer serologischen Reaktion trotz Infektion. Die unerkannte Verbreitung dieses Serotyps als lokale Genitalinfektion, ohne Bakteriämie, erscheint möglich.

Serumtiter, die auf eine *L.-bratislava*-Infektion hinweisen, finden sich andererseits zunehmend in Zuchtbeständen ohne Fruchtbarkeitsstörungen, so daß dieser Keim als weitgehend apathogen anzusehen ist und sein serologischer Nachweis vorsichtig zu bewerten ist.

Klinische Symptome und Verlauf

Vorübergehendes Fieber mit Appetitlosigkeit und Diarrhoe in der bakteriämischen Phase der Erkrankung wird meist übersehen, so daß erst Aborte in der 2. Trächtigkeitshälfte und/oder erhöhte perinatale Sterblichkeit und teilweise mumifizierte Würfe bemerkt werden. Die Ausbreitung im Bestand erfolgt langsam, besonders wenn oraler Kontakt mit Harn bei den tragenden Tieren nicht möglich ist.

Seltenere Symptome des akuten, bakteriämischen Stadiums der Leptospirose sind Ikterus, Hämoglobinurie und Meningitis, besonders bei jungen Schweinen.

An abortierten Feten fallen eine blutigsulzige Subkutis und die Ansammlung braunroter Flüssigkeit in den Körperhöhlen auf. Leberschäden in Form herdförmiger Nekrosen sind häufig, ein Ikterus ist seltener zu finden. Die Eihäute weisen außer den durch das Absterben der Feten bedingten keine auffallenden Veränderungen auf.

Die Nieren erkrankter Sauen können mäßig vergrößert sein und bei gelblicher Verfärbung eine bräunliche Sprenkelung zeigen.

Diagnose und Differentialdiagnose

Für Leptospirose sind Spätaborte mit Mumien und erhöhte perinatale Sterblichkeit, die allmählich einsetzen, ohne daß im übrigen Bestand klinische Erkrankungen auffallen, charakteristisch. Differentialdiagnostisch werden die Schweinepest bei Fehlen des anhaltenden Fiebers und die Aujeszkysche Krankheit bei Ausbleiben hoher Saugferkelverluste unter ZNS-Erscheinungen unwahrscheinlich. Beim sogenannten „Spätabort" des PRRS-Syndroms handelt es sich in der Regel um Totgeburten reifer Feten.

Serumproben von Sauen, die abortiert haben, ergeben in der Mikroagglutination Titer, die deutlich über dem bereits als positiv zu bewertenden Titer von 1:100 liegen. Nach Infektion mit *L. bratislava* liegen die Titer dagegen meist niedriger, was durch eine fehlende bakteriämische Phase der Infektion erklärbar wäre.

Wegen der raschen Antikörperbildung ist nach dem Abort kein weiterer Titeranstieg zu erwarten. Gepaarte Proben bei klinisch noch unverdächtigen tragenden Sauen können eher den Nachweis eines akuten Infektionsgeschehens liefern. Der kulturelle Nachweis des Erregers kann an frisch abortierten Feten versucht werden, ist aber langwierig und selten erfolgreich.

Im histologischen Präparat der Niere sind die Erreger nach Silberimprägnierung zuverlässig, wenn auch nicht bei allen Feten des Wurfes darstellbar.

In Deutschland sind Abortfälle durch Leptospireninfektion selten, positive serologische Reaktionen werden dagegen bei Zuchttieruntersuchungen zunehmend gefunden. In solchen Situationen ist eine Infektion mit Serotypen wahrscheinlich, deren niedrige Virulenz sie für Schweine praktisch apathogen macht.

Therapie und Prophylaxe

Die Behandlung mit 25 mg/kg Dihydrostreptomycin oder Tetracyclin i.m., zweimal im Abstand von einer Woche, oder einwöchige Medikation mit Tetracyclin (20–85 mg/kg KM) eliminieren die renale Ausscheidung und erreichen auch die Feten.

Wird die Behandlung aller Tiere des Bestandes verbunden mit der gleichzeitigen Reinigung und Desinfektion des gesamten Stalles sowie ggf. Sperrung von feuchten Ausläufen und Weiden für eine längere Periode, dann müßte hierdurch, in Verbindung mit Nagetierbekämpfung, auch eine Bestandssanierung erreichbar sein. Der Erfolg wäre durch serologische Kontrolle der danach aufgezogenen Jungtiere zu überprüfen.

Eine schnellere Sanierung ist möglich, wenn alle zur Zeit der Behandlung serologisch negativen Jungtiere getrennt aufgezogen werden. Falls zahlreiche tragende Sauen positiv reagieren, werden diese erst nach Geburt und Absetzen der Ferkel ausgemerzt und die Ferkel als Läuferschweine serologisch überprüft (maternale Antikörper). Einzelne serologisch positiv reagierende Tiere in Zuchtbetrieben sollten sofort eliminiert werden.

In Situationen mit hohem Risiko der Reinfektion (Freilandhaltung) kann die Behandlung der tragenden Sauen sinnvoll sein, um die Überlebenschancen der Feten zu verbessern. Gleichzeitig sollte eine zweifache Vakzination der Zuchttiere erfolgen, die von halbjährlicher Nachimpfung gefolgt wird.

Gesundheitspolitische Gesichtspunkte

Für Leptospirose besteht Meldepflicht. Zuchtbestände sollten serologisch frei von Leptospirose sein, da die Virulenz einzelner Leptospirentypen nicht sicher vorhersehbar ist. Eine vom Schwein ausgehende Infektion des Menschen und des Rindes ist möglich, aber selten.

Literatur

AKKERMANS, J. P. W. M., W. K. W. HILL, H. OUWERKERK en J. I. TERPSTRA (1964): Over Leptospira hyos infecties in verband met abortus en steriliteit bij varkens. I. Tijdschr. Diergeneesk. **89**, 741-753.

BAKER, T. F., S. A. MCEWEN, J. F. PRESCOTT and A. H. MEEK (1989): The prevalence of leptospirosis and its association with multifocal interstitial nephritis in swine at slaughter. Can. J. Vet. Res. **53**, 290-294.

BERCOVICH, Z., C. W. SPEK en I. COMYALIUS-ADRIAAN (1983): Het voorkomen van antilichamen tegen enkele Leptospira serotypen bij het varken in Nederland in de periode 1975-1980. Tijdschr. Diergeneesk. **108**, 133-138.

BUGNOWSKI, H., U. STRIEN und F. GOTTSCHALK (1981): Erfahrungen bei der Sanierung des Bestandes einer 1040er Sauenanlage von einer Leptospira-tarassovi-Infektion. Monatsh. Veterinärmed. **36**, 884-888.

CHAPPEL, R. J., R. W. PRIME, B. D. MILLAR, L. J. MEAD, R. T. JONES and B. ADLER (1992): Comparison of diagnostic procedures for porcine leptospirosis. Vet. Microbiol. **30**, 151-163.

DE WAAL, C. A. H., E. G. HARTMANN, B. A. BOKHOUT en L. A. G. M. VAN LEENGOED (1991): Leptospirosebij het varken; kanttekeningen bij de serologische diagnostiek van Leptospira interrogans serotype bratislava. Tijdschr. Diergeneeskd. **116**, 173-179.

ELLIS, W. A., P. J. MCPARLAND, D. G. BRYSON, A. B. THIERMANN and J. MONTGOMERY (1986): Isolation of leptospires from the genital tract and kidneys of aborted sows. Vet. Rec. **118**, 294-295.

SENF, W. (1967): Beitrag zum Leptospirenabort beim Schwein. Monatsh. Veterinärmed. **22**, 135-144.

WALDMANN, K. H. (1990): Verlauf und Bekämpfung der Leptospirose in einem Sauenbestand. Deutsch. tierärztl. Wschr. **97**, 39-42.

WHYTE, P. B. D. (1982): Protection of pregnant swine by vaccination against leptospira infection. Aust. Vet. J. **59**, 41-45.

WRATHALL, A. E. (1975): Reproductive disorders in pigs. Slough: Commonwealth Agricultural Bureaux.

15.15 Saisonale Aborte

Eine Häufung von Abortfällen ohne feststellbare infektiöse Ursachen wird im Spätsommer bis Herbst beobachtet. Die Prädisposition zu diesem Geschehen wird wahrscheinlich durch eine von der Tageslichtdauer abhängig verringerte LH-Ausschüttung und entsprechend erniedrigte Progesteronspiegel bei trächtigen Sauen geschaffen (vgl. Störungen der Ovarfunktion und ihre Therapie, Abschn. 15.4). Als auslösende Faktoren werden Kältestreß (warme Tage, kalte Nächte) in Verbindung mit einer energiearmen Fütterung angesehen, die den einstreulos in Einzelaufstallung gehaltenen Sauen keine ausreichende Thermoregulation gestatten (s. a. Zuchtsauenkachexie, Abschn. 15.7).

Betroffen sind vorwiegend Altsauen mit schlechtem Ernährungszustand. Der Abort kann in allen Graviditätsstadien eintreten, ohne daß die Sau zuvor klinisch erkrankt war. Die Früchte sind frisch und frei von Krankheitsanzeichen.

Wenn die Stalltemperaturen mit Einsetzen kühler Witterung, vor allem nachts, deutlich unter 16 °C fallen, müssen die gefährdeten Sauen als Sofortmaßnahme eine Futterzulage (250–500 g pro Tag) erhalten, wobei magere Tiere besonders zu berücksichtigen sind. Eine Lösung des Problems bringt nur bessere Wärmeisolierung des Gebäudes oder Heizung. Auch Gruppenhaltung und Einstreu verringern den Wärmebedarf.

Literatur

AKKERMANS, I. P. W. M. (1980): Neue Erkenntnisse auf dem Gebiet der Fertilitätsstörungen beim Schwein. Fortschr. Veterinärmed. **30**, 95-98.

LOVE, R. J., G. EVANS and C. KLUPIEC (1993): Seasonal effects on fertility in gilts and sows. J. Reprod. Fert. Suppl. **48**, 191-206.

SANFORD, S. W. (1982): Fall abortions in sows. Can. Vet. J. **23**, 36.

WRATHALL, A. E. (1982): The autumn abortion syndrome. Proc. 7th IPVS Congress, Mexico, 173.

15.16 Spätabort, Totgeburten und perinatale Mortalität infolge PRRS-Infektion (Porcine reproductive and respiratory syndrome)

Im Herbst und Winter 1990 trat in vielen Zuchtbetrieben Nordwestdeutschlands ein neuartiges Krankheitsbild auf, das durch Frühgeburt toter Ferkel sowie hohe Saugferkelverluste charakterisiert war und die Bezeichnung „seuchenhafter Spätabort" erhielt. Es folgte eine rasche Ausbreitung in benachbarte Länder, die im folgenden Jahr England und Dänemark erreichte. In den USA waren ähnliche Erscheinungen bereits seit 1980 unter dem Namen „Mystery disease" bekannt.

Ätiologie und Pathogenese

Die Identifizierung des Erregers gelang schließlich auf Lungenmakrophagen. Er wird als Arterivirus eingeordnet. Seine Herkunft vor 1980 ist ungeklärt. Zwischen europäischen und amerikanischen Isolaten bestehen serologische Unterschiede. Aufnahme und Ausscheidung des Virus erfolgen vorwiegend oronasal. Auch eine Übertragung mit Sperma und Fäzes ist möglich. Die Infektiosität ist hoch und ermöglicht eine aerogene Übertragung zwischen Beständen bis mindestens 3 km. Die Virusausscheidung beginnt mit dem zweiten Tag nach der Infektion und kann über mehrere (in der Regel 1–2) Monate anhalten. Außerhalb des Schweines verliert der Erreger bereits bei 37 °C und mäßiger Abweichung vom pH-Optimum 6,5 in 48 Stunden seine Infektiosität. Geräumte, nicht desinfizierte Ställe blieben jedoch vier Wochen infektiös.

Die Virusvermehrung findet vor allem in den Alveolarmakrophagen der Lunge statt und setzt sich über mindestens einen Monat hinweg fort, obwohl nach einer Woche Serumantikörper nachweisbar sind und nach drei bis fünf Wochen maximale Titer erreicht werden. Erst wesentlich später (4–8 Wochen p. i.) entwickeln sich virusneutralisierende Antikörper. Die Schutzwirkung der Serumantikörper ist gering. Die Zahl der Lungenmakrophagen sinkt nach Infektion auf 50 % und erreicht erst nach 4 Wochen wieder Normalwerte. Offenbar ist damit eine verminderte Resistenz gegenüber Sekundärerregern verbunden, die maßgeblich zur Entstehung des respiratorischen Erscheinungsbildes der PRRS-Infektion bei Jungtieren beitragen (s. Chronisch rezidivierende Pneumonie unter Beteiligung des PRRS-Virus, Abschn. 7.2.3). Eine Immunsuppression findet nicht statt. Im Gegenteil sind die Titer der Serumantikörper gegen enzootische Infektionen nach PRRS-Erkrankung erhöht (z. B. gegen Aujeszkysche Krankheit, PPV, Influenza).

Histologisch nachweisbare Veränderungen sind gering und beschränken sich meist auf Zellinfiltration und Verbreitung der Alveolarsepten (interstitielle Pneumonie) sowie Gefäßschäden und Nekrosen an der maternalen Plazenta mit herdförmiger Trennung maternaler und fetaler Plazenta. Bei einigen Untersuchungen wurden auch Endothelschäden mit Plasmaaustritt und Verlust des Zilienbesatzes der Bronchen gefunden.

In den Feten läßt sich teilweise Virus nachweisen, jedoch finden sich keine Gewebsschäden außer den Folgen akuter Hypoxie bei vollentwickelt totgeborenen Ferkeln. Im Experiment entstehen die typischen Erscheinungen des Spätaborts regelmäßig bei Infektion seronegativer, tragender Sauen, wenn sie in einem späten Stadium (> 80. Tag) der Trächtigkeit erfolgt. Zwischen dem 50. und 70. Tag kommt es teilweise zur Mumifikation und/oder ebenfalls zur Geburt vollentwickelter, totgeborener oder lebensschwacher Ferkel. Die Infektion kann ohne Störung des Allgemeinbefindens der Sau ablaufen. Als Ursache der Totgeburt ist die Hypoxie infolge gestörter Plazentafunktion anzusehen, die während der Austreibungsphase besonders kritisch wird. Eine Auslösung der Frühgeburt durch streßbedingt hohen Kortikoidspiegel der Feten erscheint möglich. Abortauslösung durch Plazentitis oder fieberhafte Allgemeinerkrankung der Sau könnte zu Aborten vor dem 100. Trächtigkeitstag führen, die im Zuge einer PRRS-Infektion auch vorkommen. Da das PRRS-Virus an intrauterin infizierten Feten keine nachweisbaren Veränderungen hervorruft, ist die Mumifikation möglicherweise Folge einer frühen, hochgradigen Störung der Plazentafunktion.

Klinisches Bild und Verlauf

Die Geschwindigkeit der Ausbreitung einer PRRS-Infektion sowie ihre Folgen für das Abferkel- und Aufzuchtergebnis hängen sowohl von der Virulenz des Virus wie von den Haltungsbedingungen ab. Bei Intensivhaltung serokonvertieren die meisten Tiere des Bestandes innerhalb weniger Wochen und Fälle von Spätabort sind über eine Periode von 1–3 Monaten hinweg zu erwarten. Eine Durchseuchung ohne irgendwelche klinische Erscheinungen ist ebenfalls möglich und wurde selbst in der Anfangsphase des PRRS-Seuchenzuges häufig festgestellt. Bei Sauen in Freilandhaltung sind die Symptome milder, nur ein Teil der Sauen wird infiziert, und die Infektion kann spontan erlöschen.

Inzwischen ist mit einer weitverbreiteten Durchseuchungsimmunität zu rechnen, wodurch der Spätabort meist auf Einzelfälle oder zugekaufte Jungsauen beschränkt bleibt. Während die Inkubationsperiode bei experimenteller nasaler Infektion 4–8 Tage beträgt, vergehen von der Einstellung infizierter Tiere bis zu ersten Symptomen im Bestand meist 1–4 Wochen.

In einem schwer von der PRRS-Infektion betroffenen Großbestand steigt die Zahl von Früh- und Totgeburten (100.–110. Trächtigkeitstag) innerhalb einer Woche deutlich an, erreicht nach zwei Wochen ein Maximum und normalisiert sich nach etwa drei Monaten. Mumifizierte Feten nehmen zwei bis drei Wochen nach Infektion zu. Dann kommt es auch teilweise zu einem verzögerten Geburtseintritt. Die Mehrzahl der Geburten, darunter auch Totgeburten, liegt weiter im physiologischen Bereich von 112–116 Tagen.

In vielen Betrieben waren während der Periode klinischer Erkrankung der Sauen auch die Umrauschquote erhöht und die Konzeptionsrate beeinträchtigt. Von Allgemeinerkrankung und/oder Spätabort betroffene Sauen wurden in ihrer späteren Fertilität jedoch nicht nachweislich beeinträchtigt.

Beim Eber verursacht die PRRS-Infektion eine kurze Periode von Allgemeinstörungen, vor allem Inappetenz, wie bei Sauen. Virusausscheidung mit dem Sperma bzw. Genitalsekreten wurde vom dritten Tag nach experimenteller Infektion bis teilweise über 2 Monate nachgewiesen. Die Übertragung durch Besamung mit solchem Sperma gelang jedoch nur in wenigen Fällen und die Verwendung von Sperma aus serologisch PRRS-positiven KB-Stationen ergab kein nachweislich erhöhtes Infektionsrisiko der Empfängerbetriebe. Eine vorübergehende Verschlechterung der Spermaqualität 3–4 Wochen nach Infektion ist zu erwarten.

Die totgeborenen Ferkel sind in der Regel voll entwickelt. Ihre Haut ist meist mit braunem Schleim (Mekonium) bedeckt. Sie können auch kurz zuvor gestorben, leicht dehydriert oder mazeriert sein und in den Fruchthüllen geboren werden.

Zeichen der Unreife sind bei frühgeborenen Feten zu erwarten. Neben mumifizierten kommen auch unterentwickelte Früchte vor. Ein großer Teil der Ferkel wird lebensschwach geboren und stirbt in den ersten Lebenstagen. Bei den anscheinend gesund geborenen Ferkeln treten die im Bestand enzootischen Saugferkelkrankheiten gehäuft und verstärkt auf: Enteritiden verschiedener Genese, Arthritiden und generalisierte Staphylococcus-hyicus-Infektion sowie auch Pneumonie bei jungen Saugferkeln. Diese erhöhte Infektionsanfälligkeit hat bisher keine befriedigende Erklärung gefunden. Eine PRRS-Infektion der Neugeborenen ist anzunehmen, wenn die Sau kurz zuvor infiziert wurde und noch keine Antikörper gebildet hat. Später geborene Ferkel sind durch Kolostralantikörper geschützt.

Vermehrte Blutungsneigung, die anläßlich der Eisendextraninjektion auffällt, sowie Unterhautödeme an Augenlidern und Halsunterseite sind möglicherweise direkte Folgen einer PRRS-Infektion, die zu Gefäßschäden und/oder Thrombozytopenie geführt hat.

Diagnose und Differentialdiagnose

Der klinische Verdacht einer PRRS-Infektion ergibt sich aus dem Zusammentreffen von zahlreichen Totgeburten, vorübergehenden Allgemeinstörungen bei Sauen sowie erhöhter Saugferkelmortalität. Ein PRRS-Titeranstieg zwischen Serumproben, die zu Beginn des Ausbruchs bei erkrankten Sauen bzw. bei Abort und drei Wochen danach entnommen wurden, würde die ätiologische Diagnose sichern. Inzwischen stellt jedoch die erstmalige Infektion eines Bestandes eine Ausnahme dar und Serumtiter eignen sich eher zum Ausschluß als zur Bestätigung der PRRS-Ätiologie. Neben den anfänglich eingesetzten Tests, die infizierte Lungenmakrophagen als Antigen verwandten, steht heute ein ELISA als empfindliche und spezifische serologische Methode zur Verfügung. Es gibt jedoch stets Tiere, die offensichtlich infiziert waren, jedoch serologisch nicht reagieren.

Der positive Antikörpernachweis beginnt ein bis zwei Wochen nach Infektion, erreicht sein Maximum 5 bis 6 Wochen p. i. und hält meist 12 Monate an. Manche Tiere werden aber schon nach 4 bis 6 Monaten seronegativ. Um die Infektion eines Bestandes zu erkennen, sind daher mindestens 5 bis 10 Proben von Sauen erforderlich. Die Untersuchung von Einzeltieren kann zu Fehlschlüssen führen. Zum Nachweis fortgesetzter Viruszirkulation werden ältere Läuferschweine untersucht.

Der Virusnachweis gelingt im Zeitraum von zwei Tagen bis zu acht Wochen nach Infektion aus Serum, Lungengewebe und Lymphorganen. Das Material muß frisch sein und kühl gehalten werden. Lebensschwach geborene Ferkel enthalten nur selten Virus. Mumifizierte oder autolytische Feten sind ungeeignet. Die Virusisolierung ist wegen der erforderlichen Lungenmakrophagen sehr aufwendig. Virus-RNA kann auch mittels PCR nachgewiesen werden. In Gewebeproben ist Virusantigen mittels Immunfluoreszenz darstellbar.

Bei der Beurteilung von Einzelfällen kommt PRRS den Umständen nach in Betracht, wenn Totgeburten nicht nur am Ende einer schleppenden Geburt auftreten, sondern regellos einen großen Teil des Wurfes betreffen.

PRRS als Ursache von Würfen mit mumifizierten und unterentwickelten Ferkeln ist zu erwägen, wenn im Bestand regelmäßig gegen AK und PPV geimpft wird.

Termingerechte Totgeburten bei mehreren Sauen eines Abferkelabteils können durch Kohlenmonoxidvergiftung zustande kommen.

Prophylaxe

Obwohl die Virusausscheidung nach Infektion über Monate anhalten kann und die schließlich eintretende Immunität weder sicher nachweisbar ist, noch eine Reinfektion ausschließt, kann für praktische Zwecke davon ausgegangen werden, daß die Zuchttiere eines durchseuchten Bestandes sowie die Saugferkel bis zur dritten Lebenswoche geschützt sind. Bei Haltung der Sauen im Freiland, in kleinen Beständen und bei infektionssicher getrennter Aufzucht der frühabgesetzten Ferkel kann die PRRS-Infektion erlöschen. Das wäre in Gebieten mit hoher Schweinedichte jedoch eher nachteilig, weil das Risiko einer verlustreichen Reinfektion droht, während in durchseuchten Beständen kaum noch Störungen der Trächtigkeit zu erwarten sind. Die entscheidenden Probleme bei chronischer PRRS-Infektion bestehen in der Aufzucht (s. Chronisch rezidivierende Pneumonie unter Beteiligung des PRRS-Virus, Abschn. 7.2.3) und bei der Einstellung von nichtimmunen Jungsauen in den infizierten Zuchtbestand. Zur Prophylaxe stehen Lebend- und Totvakzinen zur Verfügung.

Ferkel werden ab der dritten Lebenswoche geimpft, der Impfschutz soll über die gesamte Mastperiode anhalten. Sauen können in seropositiven Beständen in jedem Stadium der Trächtigkeit vakziniert werden, die Impfung erfolgt reproduktionsorientiert jeweils 3–4 Wochen vor jeder Belegung oder zeitorientiert als Bestandsimpfung alle 4–5 Monate. Bei Impfbeginn empfiehlt sich für einen schnellen Aufbau einer Herdenimmunität und die Senkung des Infektionsdruckes die Bestandsimpfung. Jungsauen sollten vor Integration in eine seropositive Herde erstmalig geimpft werden.

Literatur

DEE, S. A. and H. S. JOO (1994): Prevention of the spread of porcine reproductive and respiratory syndrome virus in endemically infected pig herds by nursery depopulation. Vet. Rec. **135**, 6-9.

DONE, S. H. and D. J. PATON (1995): Porcine reproductive and respiratory syndrome: clinical disease, pathology and immunosuppression. Vet. Rec. **136**, 32-35.

GROßE BEILAGE, E. und TH. GROßE BEILAGE (1993): Epidemiologische Untersuchungen zum Verlauf des Reproduktionsgeschehens nach dem seuchenhaften Spätabort (PRRS/PEARS) in Schweinezuchtbeständen. Dtsch. tierärztl. Wschr. **100**, 32-36.

GROßE BEILAGE, E., N. STOCKHOFE-ZURWIEDEN und H. H. SCHÖTTKER-WEGNER (1992): Der seuchenhafte Spätabort der Schweine – Stand der Untersuchungen. Tierärztl. Praxis **20**, 381-384.

HOPPER, S. A., M. E. C. WHITE and N. TWIDDY (1992): An outbreak of blue-eared pig disease (porcine reproductive and respiratory syndrome) in four pig herds in great Britain. Vet. Rec. **131**, 140-144.

KRAMER, M., J. TEUFFERT, TH. MÜLLER, B. HAAS und V. F. OHLINGER (1993): Untersuchungen zur Epidemiologie des „Porcine Reproductive and Respiratory Syndrome (PRRS)" in Deutschland. Tierärztl. Umsch. **48**, 490-498.

MENGELING, W. L., K. M. LAGER and A. C. VORWALD (1994): Temporal characterization of transplacental infection of porcine fetuses with porcine reproductive and respiratory syndrome virus. Am. J. Vet. Res. **55**, 1391-1398.

MEREDITH, M. J. (1995): Porcine reproductive and respiratory syndrome (PRRS). Pig disease information centre, department of clinical veterinary medicine, University of Cambridge, Boehringer Ingelheim.

SCOTT, A. D. and H. S. JOO (1994): Recurrent reproductive failure associated with porcine reproductive and respiratory syndrome in a swine herd. J. Am. Vet. Med. Ass. **205**, 1017-1018.

SWENSON, S. L., H. T. HILL, J. J. ZIMMERMANN, L. E. EVANS, J. G. LANDGRAF, R. W. WILLS, TH. P. SANDERSON, M. J. MCGINLEY, A. K. BREVIK, D. K. CISZEWSKI and M. L. FREY (1994): Excretion of porcine reproductive and respiratory syndrome virus in semen after experimentally induced infection in boars. J. Am. Vet. Med. Ass. **204**, 1943-1948.

TERPSTRA, C., G. WENSVOORT and J. M. A. POL (1991): Experimenal reproduction of porcine epidemic abortion and respiratory syndrome (mystery swine disease) by infection with Lelystad virus: Koch's postulates fulfilled. The Vet. Quart. **13**, 131-136.

TEUFFERT, J., V. F. OHLINGER, E. WOHLFARTH, W. SCHOPECK und B. HAAS (1993): Untersuchungen zum Auftreten des „Porcine Reproductive and Respiratory Syndrome (PRRS)" in Sachsen-Anhalt. Tierärztl. Umsch. **48,** 539-549.

16 Geburt, Puerperium und perinatale Verluste

H. Plonait

16.1 Die physiologische Geburt

Die physiologische Trächtigkeit dauert beim Schwein 114 ± 4 Tage. Es werden im Mittel 10 Ferkel geboren. Die Variationsbreite reicht von 1 bis 20 (Standardabweichung: ± 3 Ferkel). Fleischreiche Rassen in Reinzucht und Miniaturschweine haben meist kleinere, bestimmte chinesische Schweine größere Würfe. Die Würfe von Erstlingssauen sind um durchschnittlich ein Ferkel kleiner als bei Mehrgebärenden.

Die erste auf die herannahende Geburt hinweisende Veränderung ist meist die ödematöse Schwellung der Vulva, die etwa eine

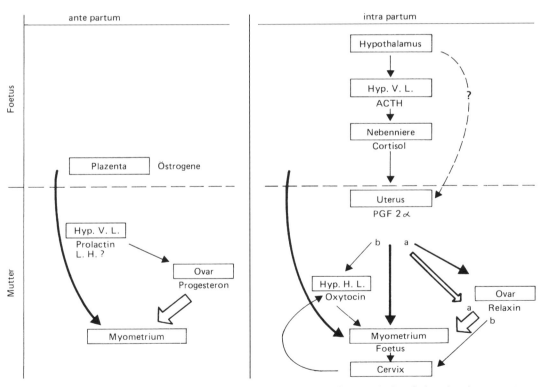

Abbildung 16-1 Hormonwirkungen vor und während der Geburt beim Schwein. Ante partum stellt Progesteron trotz zunehmenden Östrogeneinflusses das Myometrium ruhig. Intra partum wird durch Prostaglandin $F_{2\alpha}$ die Rückbildung der Gelbkörper unter Freisetzung von Relaxin eingeleitet **(a)**. Sobald die Östrogenwirkung am Myometrium gegenüber Progesteron und Relaxin überwiegt **(b)**, kann dieses auf Prostaglandin und Oxytocin mit Kontraktionen reagieren (s. a. Text).

Woche vor der Geburt wahrnehmbar wird. Wie fast alle Geburtsanzeichen bei der Sau, kann dieses Symptom aber auch sehr spät auftreten oder schwach ausgeprägt sein. Zuvor schon ist eine stetige Zunahme der Östrogenkonzentration im Blutplasma meßbar, die von der fetalen Plazenta ausgeht (s. Abb. 16.1).

Das Gesäugeparenchym, welches sich während der Hochträchtigkeit herangebildet hat, wird etwa 48 Stunden vor der Geburt prall. Zu diesem Zeitpunkt findet ein steiler Anstieg des Prolaktinspiegels statt. Milch ist jedoch noch nicht, oder nur in stecknadelkopfgroßen Tröpfchen ermelkbar, die zunächst gelblich und viskös sein können. Reichlicher Milchfluß („im Strahl ermelkbar") setzt etwa 6 Stunden vor Geburt des ersten Ferkels ein und ist Zeichen eines erhöhten Oxytocinspiegels.

Das Verhalten der Sau ist nach Gewöhnung an die Abferkelbox träge, bis sich 24 Stunden vor der Geburt häufiger Lagewechsel, Aufstehen und rudimentäres Nestbauverhalten bemerkbar machen. Dies äußert sich bei Sauen in Laufboxen mit Einstreu in Umhertragen von Stroh im Maul, das auch mit den Füßen zusammengeschoben, jedoch nicht unbedingt zu einem „Nest" angehäuft wird. Im einstreulosen Abferkelkäfig kann es sich in Bewegungsdrang und Scharren mit den Füßen äußern, aber auch gänzlich unterbleiben.

Eine Stunde vor Geburt des ersten Ferkels wird ruhige Seitenlage eingenommen. Durch Bauchpresse unterstützte Wehen, begleitet von Vorführen der Hintergliedmaßen und Schlagen mit dem Schwanz, sind erst kurz vor dem Austritt des Ferkels aus der Schamspalte zu beobachten. 15 Minuten vergehen zwischen der Geburt einzelner Ferkel des Wurfes, jedoch mit großer Variations-

Tabelle 16-1 Anzeichen bevorstehender Geburt

Symptom	Auftreten ante partum
Vulvaödem	4 Tage (7–1)
Pralles Gesäuge	48 h – 24 h
Seröse Sekretion	24 h (48 – 6)
Milchtröpfchen	6 h (24 – 1)
Milchstrahl	<6 h
Lagewechsel Aufstehen Scharren „Nestbau"	24 h
Ruhige Seitenlage	60 – 15 min
Pressen Schwanzschlagen	< 1 min

Tabelle 16-2 Geburtsverlauf beim Schwein (nach Jones, 1966, und Randall, 1972)

Dauer der Geburt (1. – letztes Ferkel)	3 h (25 min – 8 h)	Mittlere Ferkelzahl 11,3
Abstände Ferkel – Ferkel	15 min (1 – 230)	Länger 1. – 2. Ferkel und letzte Ferkel
Vorderendlage	65 % (55 – 75)	
Geburt mit intakter Nabelschnur	65 % (60 – 75)	Im Geburtsverlauf abnehmend
Abreißen der Nabelschnur	4 min (1 – 30)	Abriß nahe der Plazenta
Trocknen der Nabelschnur	12 h	
Erste Milchaufnahme nach Geburt	20 min (3 – 150)	
Nachgeburtsabgang nach letztem Ferkel	4 h (0 – 12)	Zwischen Ferkeln vereinzelt, dann alle übrigen, keine Retention

breite, wobei zum zweiten und zwischen letztem und vorletztem Ferkel besonders lange Pausen liegen können (Tab. 16-1 und 16-2).

Die dem Corpus uteri zunächst liegenden Ferkel werden in der Regel zuerst geboren, meist, aber nicht immer, abwechselnd aus den beiden Uterushörnern. Sie gleiten dabei über die noch haftenden Fruchthüllen der Vorgänger. Es wird nur wenig Fruchtwasser frei, das als schleimig-blutige Flüssigkeit, teilweise mit Mekonium durchsetzt, unmittelbar vor Austreibung eines Ferkels aus der Vulva abfließt, also offenbar als Welle vor dem Ferkel hergeschoben wird.

Durch Röntgenuntersuchungen ist festgestellt worden, daß sich Ferkel im Uterus „überholen" und von der Hinterend- in die Vorderendlage umwechseln können. Letztere ist etwas häufiger, jedoch nur am Anfang der Geburt. Sie bietet keinen Überlebensvorteil. Insgesamt nehmen Totgeburten gegen Ende der Geburt zu, wobei ein Zusammenhang mit vorzeitigem Abriß und Verletzungen der Nabelschnur besteht (s. Perinatale Sterblichkeit, Abschn. 16.14).

Physiologisch ist die Geburt mit intakter Nabelschnur, die nahe der Plazenta abreißt und innerhalb von 12 Stunden eintrocknet.

In Vorderendlage sind die Vordergliedmaßen nach hinten an den Leib gelegt. Bei der Hinterendlage gehen die gestreckten Hinterbeine voran. Beckenendlagen sind selten und verursachen kaum eine Geburtsstörung.

Die Plazenten lösen sich annähernd gleichzeitig und werden innerhalb von vier Stunden nach Geburt des letzten Ferkels ausgestoßen. Bei vorzeitiger Ablösung einzelner Nachgeburten können lebende Ferkel in diese gehüllt zur Welt kommen. Wenn ihre eigene Nabelschnur noch intakt ist, befreien sie sich selbst. Der Vorgang ist als Hängenbleiben und Mitnahme der Eihaut eines geborenen Ferkels erklärbar.

Das hormonelle Signal zur Geburtseinleitung geht, soweit bekannt, von einem ansteigenden Kortisolspiegel sowie einem noch nicht identifizierten hypophysären Faktor der Foeten aus, welche die Uterusschleimhaut veranlassen, durch Ausschüttung von Prostaglandin $F_{2\alpha}$ in die Blutbahn der Sau die Luteolyse einzuleiten. Große Würfe werden nach kürzerer Trächtigkeitsdauer, kleine später und auch schleppend geboren, offenbar in Abhängigkeit von ihrer gemeinsamen Kortisolproduktion.

Das Absinken des Progesteronspiegels ist begleitet von kurzfristiger Relaxinfreisetzung aus den Gelbkörpern, wodurch das Myometrium weiterhin ruhiggestellt wird, bis sowohl Progesteron als auch Relaxin niedrige Werte erreicht haben. Gleichzeitig werden die Zervix und der gesamte weiche Geburtsweg unter Östradiol- und Relaxinwirkung dehnbar. Kontraktionswellen am Uterus werden sowohl von Oxytocin als auch von Prostaglandin $F_{2\alpha}$ ausgelöst, das während der Geburt und erneut im Puerperium in hohen Konzentrationen auftritt.

Die Oxytocinausschüttung wird neurohormonal durch den Ferguson-Reflex bei Dehnung der Cervix uteri und durch den Säugakt stimuliert. Wahrscheinlich hat das bald nach der Geburt einsetzende Saugen der Ferkel einen fördernden Einfluß auf den Geburtsverlauf. Es wirkt auch beruhigend auf erregte Jungsauen, sobald sie es zugelassen haben.

Sauen, die in Laufboxen abferkeln, stecken ihr Hinterteil während der Geburt in die unzugänglichste Ecke des Stalles, ein Verhalten, mit dem das Wildschwein das Neugeborene in den ersten Lebensminuten vor Feinden schützt. Wahrscheinlich ist die in der Abferkelbox erzwungene Zuwendung der Geburtsöffnung zum Stallgang für die Sau hochgradig beunruhigend. Diese Situation kann durch Fernhalten von Fremden und Ruhe im Abferkelstall erleichtert werden. Durch Beschränkung der Versorgungsarbeiten auf den Morgen läßt sich erreichen, daß die Mehrzahl der Sauengeburten am Nachmittag einsetzt und überwacht werden kann. Es ist naheliegend, die Erklärung hierfür im bekannten Antagonismus zwischen Adrenalinspiegel und Oxytocinausschüttung zu suchen. Auch ein mit erhöhtem Kortisolspiegel einhergehender chronischer Streß beeinflußt den Geburtsverlauf.

Sobald die Ferkel geboren sind, hat die Sau das Bestreben, ihren Nachwuchs ständig zu sehen. In der Laufbox steckt sie im Liegen stets den Kopf ins Ferkelnest. Um unnötige Beunruhigung zu vermeiden, sollten die Ferkel ihre warme Liegefläche möglichst nahe dem Kopf der Sau finden, die im Abferkelkäfig fixiert ist, auch wenn die Ferkel dadurch für Pflegearbeiten schlechter erreichbar sind.

Literatur

BÖNING, J. (1979): Untersuchungen zum Geburtseintritt beim Schwein. Tierzucht **33**, 561-563.

COX, D. F. (1964): Genetic variation in the gestation period of swine. J. Anim. Sci. **33**, 746-751.

ENGLISH, P. R., W. J. SMITH and A. MCLEAN (1982): The sow – improving her efficiency, 2nd ed. Ipswich, Suffolk: Farming Press.

FIRST, N. L., J. K. LOHSE and B. S. NARA (1982): The endocrine control of parturition. In: COLE, D. J. A. and G. R. FOXCROFT (eds.), Control of Pig Reproduction, 311-342. London: Butterworth.

GILBERT, C. L., A. B. LAWRENCE, M. FORSLING, J. A. GOODE, T. J. MCGRATH, K. A. MCLEAN and J. C. PETHERICK (1994): Changes in maternal plasma oxytocin and vasopressin at birth are influenced by farrowing environment. Proc. 13th IPVS Congress, Bangkok.

JONES, J. E. T. (1966): Observations on parturition in the sow. Part I: The prepartum phase. Part II: The parturient and post-parturient phases. Brit. Vet. J. **122**, 420-426, 471-478.

KINDAHL, H., R. ALONSO, N. CORT and S. EINARSSON (1982): Release of prostaglandin 2 during parturition in the sow. Zbl. Vet. Med. A **29**, 504-510.

RANDALL, G. C. B. (1972): Observations on parturition in the sow I. Factors associated with the delivery of the piglets and their subsequent behaviour. II. Factors influencing stillbirth and perinatal mortality. Vet. Rec. **90**, 178-186.

SHERWOOD, O. D. (1982): Relaxin at parturition in the pig. In: COLE, D. J. A. and G. R. FOXCROFT (eds.), Control of Pig Reproduction, 343-375. London: Butterworth.

TAVERNE, M. A. M., G. C. VAN DER WEYDEN, P. FONTIJNE, F. ELLENDORFF, C. NAAKTGEBOREN and D. SHMIDT (1977): Uterine position and presentation of mini-pig-fetuses and their order and presentation at birth. Am. Vet. Med. Ass. **38**, 1761-1764.

TAVERNE, M. A. M. (1982): Myometrial activity during pregnancy and parturition in the pig. In: COLE, D. J. A. and G. R. FOXCROFT (eds.), Control of Pig Reproduction, 419-436. London: Butterworth.

VALE, G. T. and W. C. WAGNER (1981): Plasma prolactin in the periparturient sow. Theriogenology **15**, 537-546.

16.2 Geburtsinduktion

Durch Injektion von Prostaglandin $F_{2\alpha}$ und ähnlichen synthetischen Präparaten kann die Gravidität beim Schwein in jedem Stadium abgebrochen werden. Die Injektion kann intramuskulär oder subkutan erfolgen. Ebenso wirksam ist die intravaginale Applikation mittels Besamungskatheter in gleicher Dosierung mit 5–10 ml physiologischer Kochsalzlösung verdünnt. Eine Injektion in die Schamlippen ist wegen der dort durch Verschmutzung gegebenen Infektionsgefahr nicht zu empfehlen.

Nach dem 110. Trächtigkeitstag gegeben, erfolgt eine weitgehend physiologische Geburt und störungsfreie Aufzucht der Ferkel, davor sind Lebensschwäche oder Totgeburt (Frühgeburt, Abort) zu erwarten. Die Indikationen dieser Maßnahme reichen von der Vermeidung überlanger Trächtigkeiten mit schleppendem Geburtsverlauf bei kleinen, teilweise oder vollständig mumifizierten Würfen bis zur Planung eines geburtenfreien Wochenendes. Dazwischen liegt das Bestreben, Abferkelungen während der regulären Arbeitszeit ablaufen zu lassen und dadurch eine bessere Geburtsüberwachung sowie Versorgung der Neugeborenen und der Sau im Puerperium zu ermöglichen.

Eine Verminderung der perinatalen Sterblichkeit und des MMA-Syndroms ist mit der Geburtsinduktion allein nicht zuverlässig erreichbar. Bei schematischer Anwendung können sich sogar höhere Verluste ergeben (Früh- und Totgeburten, gestörter Geburtsablauf).

16.2.1 Prostaglandinwirkung und zusätzliche Einflüsse

Unter optimalen Bedingungen (Präparat, Dosis, Zeitpunkt) ferkeln 80–90 % der behandelten Sauen 15–36 Stunden nach Behandlung, der Rest früher oder später, so daß Spontangeburten anzunehmen sind. Dieser Bereich wie auch das Maximum bei 26 Stunden verschieben sich bei früher Behandlung zu längeren, bei später Behandlung zu kürzeren Intervallen (Behandlung am 111. Tag im Mittel 30 Stunden, am 114. Tag 24 Stunden, vgl. Abb. 16-2).

Nebenwirkungen auf die glatte Muskulatur (Kot und Harnabsatz), den Kreislauf (Hautrötung, Hecheln) sowie Anzeichen von Unruhe (Scharren, Stangenbeißen) werden bei Prostaglandinanalogen seltener als bei Prostaglandin $F_{2\alpha}$ beobachtet (relativ häufig bei Dinoprost). Auch in der Zuverlässigkeit der Geburtsauslösung scheinen Unterschiede zwischen Präparaten zu bestehen. Außerdem sind die sehr großen Unterschiede in der Dosis pro Kilogramm Körpermasse zu beachten.

Durch intramuskuläre Injektion niedriger Dosen von Oxytocin (2,5–5,0 I.E.) oder Carbetocin (0,5 mg) 20 Stunden nach Prostaglandinbehandlung kann eine weitere Einengung des Geburtszeitpunkts erfolgen.

Die Wirkung des Oxytocins zu diesem Zeitpunkt könnte in der Freisetzung von Prostaglandin aus dem Uterus beruhen, da die Halbwertzeit von Oxytocin kurz ist, die Geburt jedoch erst 30 Minuten bis 3 Stunden später beginnt. Falls schon ein hoher Oxytocinspiegel vorliegt (Milch im Strahl ermelkbar), wäre die Oxytocinbehandlung schädlich, weil durch Uterusspasmen der Geburtsablauf gestört werden kann. Auf keinen Fall dürfen die bei Wehenschwäche üblichen Dosen von Oxytocin eingesetzt werden. Die zusätzliche Gabe von Oxytocin ist trotz der erzielbaren Beschleunigung des Geburtseintritts nicht allgemein zu empfehlen, weil ihr häufig Geburtsstörungen folgen, die manuelle Geburtshilfe erfordern.

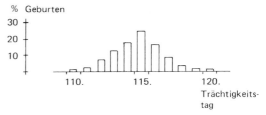
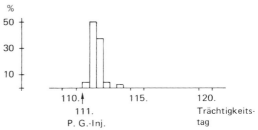
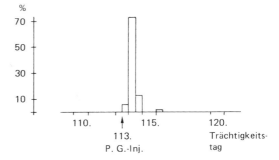

Abbildung 16-2 Beeinflussung des Geburtstermins durch Prostaglandinbehandlung. **Oben:** physiologische Verteilung der Geburtstermine. **Mitte:** Die Geburtsauslösung am 111. Trächtigkeitstag hat eine relativ späte und zeitlich auseinandergezogene Reaktion im Vergleich zu der am 113. Tag zur Folge. (nach Daten von HARING et al. 1965, HOLTZ et al., 1980 und FROYD, 1980)

Unruhe durch Pflegearbeiten im Stall beeinflußt den Zeitpunkt einer mit Prostaglandinen ausgelösten Geburt ähnlich wie den physiologischen Geburtseintritt. Pflegearbeiten und die ohnehin reduzierte Fütterung sollten daher auf die Morgenstunden beschränkt bleiben.

Eine Beschleunigung der Geburt ist auch durch Injektion des β-Blockers Carazolol (1,5–3,0 mg) 20 Stunden nach Prostaglandinanwendung erzielt worden.

16.2.2 Anwendung der Geburtsinduktion

Für jeden Anwendungsbereich gilt, daß das Deckdatum exakt bekannt sein muß, um Verluste durch Frühgeburten zu vermeiden. In Zweifelsfällen (mehrtägige Rausche) gilt der letzte Termin. Sauen, die 111 Tage trächtig sind, werden am frühen Morgen, weiter fortgeschrittene zunehmend im Laufe des Vormittags behandelt, wenn die Geburt vorwiegend in der Tagesarbeitszeit beginnen soll.

Da ohnehin nicht alle behandelten Sauen am Tage abferkeln und bei anderen die Geburt nicht am Tage abgeschlossen ist, könnte die Geburtsinduktion während der Woche auf Tiere beschränkt bleiben, die den 115. Trächtigkeitstag erreicht haben, ohne daß Geburtsanzeichen auftreten, während zum Wochenende alle bis zum 111. Tag erfaßt werden (Injektion am Donnerstag, Geburten am Freitag).

Auf die zwei folgenden Tage entfielen dann nur die relativ seltenen Spontangeburten des 112. und 113. Trächtigkeitstages sowie Sauen, bei denen sich die Geburt nicht auslösen ließ.

Andererseits wären zwei oder drei Geburtstermine pro Woche möglich, zu denen dann auch in der Nacht eine intensive Überwachung vorgesehen wird. Für die Aufzucht überzähliger Ferkel stehen in diesen Perioden außerdem mehr Sauen zur Verfügung.

Ein weiterer Vorteil zeitweiser Anwendung der Geburtsinduktion liegt in der Abkürzung der Belegperiode eines Abferkelstalles um etwa drei Tage. Dabei werden nur die Sauen mit spätem Abferkeltermin behandelt.

Literatur

DIAL, G. D. (1984): Clinical applications of prostaglandins in swine. J. Am. Vet. Med. Ass. **185**, 1523-1530.

FRIENDSHIP, R. M., C. L. TEMPLETON and A. E. DECKERT (1990): An evaluation of vulvomucosal injections of prostaglandins for induction of parturition in swine. Can. Vet. J. **31**, 433-436.

GERICKE, R., und U. HÜHN (1990): Untersuchungen über den Einsatz von Depotocin inj. Spofa zur weiteren Verkürzung der Abferkelperiode nach Geburtsinduktion mit Cloprostenol Jenapharm. Monatsh. Veterinärmed. **45**, 376-378.

HAMMOND, D. and G. MATTY (1980): A farrowing management system using cloprostenol to control the time of parturition. Vet. Rec. **106**, 72-75.

HOFFMANN, H. (1980): Versuche der Geburtseinleitung beim Schwein mit Iliren. Tierärztl. Umsch. **35**, 501-504.

HOLTZ, W., R. SCHMIDT-BAULAIN, H. MEYER and C. WELP (1990): Control of prostaglandin-induced parturition in sows by injection of the beta-adrenergic blocking agent carazolol or carazolol oxytocin. J. Anim. Sci. **68**, 3967-3971.

LEHMANN, H. D. (1984): Pharmakologische Aspekte der Geburtshilfe bei Zuchtsauen. Tierärztl. Umsch. **39**, 487-493.

NOACK, F. R., und K. LUSKY (1983): Untersuchungen zur partiellen Partussynchronisation in einer industriemäßig produzierenden Schweinezucht- und -mastanlage mit dem Prostaglandinpräparat „Enzaprost F". Monatsh. Veterinärmed. **38**, 664-666.

WELP, C. and W. HOLTZ (1985): Induction of parturition with prostaglandin analogs under field conditions. Anim. Reprod. Sci. **8**, 171-179.

WELP, C., W. JÖCHLE and W. HOLTZ (1984): Induction of parturition in swine with a prostaglandin analog and oxytocin: A trial involving dose of oxytocin and parity. Theriogenology **22**, 509-520.

YOUNG, I. M. and M. J. A. HARVEY (1984): Routine induction of farrowing with dinoprost in a commercial sow breeding unit over a year. Vet. Rec. **115**, 539-541.

ZEROBIN, K., und E. EGGENBERGER (1983): Die Verwendung eines Prostaglandinanalogs (Estrumate· ICI) zur Geburtsüberwachung bei Schweinen. Schweiz. Arch. Tierheilk. **125**, 413-421.

16.3 Geburtshilfliche Untersuchung

Beobachtete oder vermutete Störungen des Geburtsablaufs werden in der intensiven Schweineproduktion zunächst vom spezialisierten Tierhalter untersucht und behandelt. Es gehört zu den Aufgaben des Tierarztes, diese Personen sachgerecht zu informieren und auf die Risiken und Grenzen konservativer Geburtshilfe sowie der biotechnischen Beeinflussung der Geburt hinzuweisen. Die Anleitung zu rechtzeitiger, sinnvoller Hilfeleistung bei Geburtsstörungen ist über ihren wirtschaftlichen Nutzen hinaus ein Anliegen des Tierschutzes.

Der Tierhalter sollte eine innere vaginale Untersuchung vornehmen, wenn
- der 115. Tag der Trächtigkeit überschritten ist,
- seit mehr als sechs Stunden Milch im Strahl ermelkbar war, ohne daß Ferkel geboren wurden,
- die Sau neben Anzeichen von herannahender Geburt krank erscheint,
- seit der Geburt des letzten Ferkels mehr als zwei Stunden vergangen sind, ohne daß alle Nachgeburten abgingen und die Sau Appetit zeigte oder aktiv säugte.

Zuvor sollte er die Körpertemperatur der Sau messen und sich durch Auftreiben vom Stehvermögen überzeugen.

Die vaginale Untersuchung erfolgt nach Abwaschen der Genitalregion mit milder Desinfektionslösung. Männer sollten bevorzugt mit der beim Rechtshänder schlankeren linken Hand untersuchen. Wenn die Sau auf der Seite liegt, sollte sie nicht aufgetrieben werden. Man untersucht dann bei Rechtsseitenlage der Sau mit der rechten Hand und umgekehrt.

Die Verwendung eines armlangen Plastikhandschuhs vermeidet das Risiko massiver Keimeinschleppung durch schmutzige Hände. Es ist reichlich Gleitcreme oder Speiseöl zu verwenden (keine Seife!). Zum Auszugsversuch an der liegenden Sau sind beide Arme bis über den Ellenbogen sorgfältig zu waschen, da Geburtshilfe mit Handschuhen kaum möglich ist.

Der Tierhalter wird so imstande sein, zwischen geöffnetem oder geschlossenem weichem Geburtsweg, passierbarem oder verlegtem Beckenring sowie lebensfrischen oder verwesten Ferkeln zu unterscheiden. Er kann dann eine begründete Entscheidung zu Auszugsversuch, Wehenanregung oder Zuziehung des Tierarztes treffen und ggf. telefonisch einen situationsgerechten Vorbericht übermitteln.

Die vaginale Untersuchung sollte unbedingt auf die oben genannten Indikationen beschränkt bleiben. Unnötige Untersuchungen bewirken bei der Sau und im gesamten Abferkelstall durch Beunruhigung eine Streßsituation, die geburtsverzögernd wirkt.

Literatur

RUNNELS, L. J. and L. K. CLARK (1992): Obstetrics. In: Leman: A. D., et al. (eds.), Diseases of Swine, 7th ed., 925-932. Ames: Iowa State University Press.

SCHULZE, W., K. BICKHARDT, W. BOLLWAHN, G. V. MICKWITZ und H. PLONAIT (1980): Klinik der Schweinekrankheiten. Hannover: Verlag M. & H. Schaper.

16.4 Scheidenvorfall

Wie bei anderen Tierarten auch wird die Ausstülpung der Scheidenschleimhaut als Folge einer durch Hormoneinflüsse der Hochträchtigkeit verstärkten Veranlagung zur Schwäche des perinealen Bindegewebes angesehen.

Dem Scheidenvorfall geht oft eine auffällige Ödematisierung des Perinealbereichs und der Vulva voraus (Abb. 16-3). Er wird gelegentlich durch einen zusätzlichen Rektumprolaps kompliziert.

Symptome und Verlauf

Zunächst wird nur im Liegen eine Vorwölbung des dorsalen Scheidendaches in der Schamspalte sichtbar, die sich beim Aufstehen zurückzieht (habitueller Prolapsus vaginae). In schweren Fällen tritt ein ringartiger Wulst aus, der unter Tendenz zur Vergrößerung dauernd aus der Vulva hängt (permanenter Prolaps) und die Sau zur Bauchpresse veranlaßt (Abb. 16-4). In diesem Stadium kann zusätzlich der Mastdarm vorfallen. Der Harnabsatz ist gestört. Diese

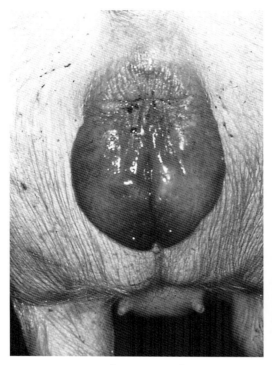

Abbildung 16-3 Übermäßige Ödematisierung der Vulva vor der Geburt (Foto: Klinik für kleine Klauentiere, Hannover)

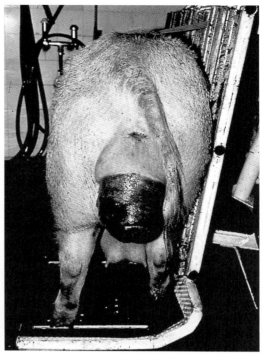

Abbildung 16-4 Scheidenvorfall (Foto: Klinik für kleine Klauentiere, Hannover)

Harnverhaltung macht neben der durch Gefäßstauung zunehmenden Ödematisierung und Verletzungsgefahr der vorgefallenen Organe die unverzügliche Reposition erforderlich.

Differentialdiagnostisch sind die Blasenverlagerung (s. u.) und der nur post partum mögliche Uterusvorfall (Inversio et prolapsus uteri) zu unterscheiden.

Therapie

Unter ausreichender Schmerzausschaltung (Azaperon + Ketamin i.m.) werden die vorgefallenen Anteile von Vagina und ggf. Rektum gereinigt, Verletzungen mit einer gut haftenden Wundsalbe behandelt, durch sanfte Massage zurückverlagert und mit der Faust vollständig eingestülpt.

Um ein Rezidiv zu verhindern, wird die von BÜHNER beim Rind eingeführte Technik angewandt. Das Originalinstrumentarium, Gerlachnadel und Polyamidband, sind notfalls verwendbar, setzen aber recht große Wunden. Durch Verlegung eines doppelt gelegten, synthetischen Nahtmaterials (Stärke 6) mit Hilfe einer großen chirurgischen Nadel oder kleinen Gerlachnadel ist der gleiche Zweck besser erreichbar. Die Ligatur soll die Schamspalte bis auf eine zweifingerstarke Öffnung zusammenziehen. Abweichend von der beim Rind üblichen Versenkung des Knotens in die ventrale Inzision wird die Ligatur über der Haut mit einer Schleife verknotet, um bei der Geburt die Eröffnung ohne chirurgischen Eingriff zu ermöglichen (Abb. 16-5).

Das ggf. ebenfalls reponierte Rektum wird mit einer perianalen Tabaksbeutelnaht zurückgehalten (s. a. Mastdarmvorfall, Abschn. 13.9.4).

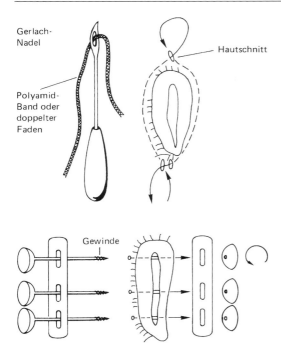

Abbildung 16-5 Behandlung des Scheidenvorfalls der Sau mittels Bühner-Naht und Flessa-Verschluß. Eine modifizierte Bühner-Naht ist zu bevorzugen (s. Text).

Wegen der damit verbundenen Stichkanalinfektionen weniger empfehlenswert ist der Flessa-Verschluß. Man verwendet die kleinere Ausführung für Schafe, muß die Vulva möglichst weit proximal perforieren und auf guten Verschluß des ventralen Vorhofbereichs achten.

Blasenverlagerung

Die ebenfalls in der Hochträchtigkeit auftretende, aber sehr seltene Verlagerung der Harnblase in die Beckenhöhle, ventral und seitlich der Vagina hat eine fluktuierende Vorwölbung der Scheidenschleimhaut aus der Vulva zur Folge, die einem habituellen Scheidenvorfall ähnelt. Der Zustand ist von Harnverhaltung und Drängen begleitet.

Es gelingt nicht, die Blase mit der Hand wieder in die physiologische Position zu schieben. Um den Harnabsatz bis zur Geburt zu sichern, muß ein Gummikatheter mit aufblasbarer Manschette in die Blase eingeführt werden.

Literatur

BOLLWAHN, W. (1992): Surgical prodecures in boars and sows. In LEMAN A. D., et al. (eds.), Diseases of Swine, 7th ed., 957-967. Ames: Iowa State University Press.

HOSPES, R., H. BOSTEDT und A. SOBIRAJ (1993): Analyse der geburtshilflichen Situation beim Schwein aus klinischer Sicht. Tierärztl. Prax. **21**, 209-216.

ROLLWAGE, H. (1973): Praxiserfahrungen mit Stresnil in der Geburtshilfe beim Schwein. Prakt. Tierarzt **54**, 156-159.

SCHULZE, W., und W. BOLLWAHN (1962): Zu den Erkrankungen der Sauen vor, während und nach der Geburt. Dtsch. tierärztl. Wschr. **69**, 641-644.

16.5 Eklampsie

Ein durch Krampfanfälle und Exzitation oder Apathie der Sau ante oder intra partum bestimmtes Krankheitsbild wurde unter extensiven Haltungs- und Fütterungsbedingungen gelegentlich beobachtet. Eklampsie während der Geburt war von Wehenschwäche begleitet. Betroffene Sauen starben meist infolge Kreislaufversagens oder verschleppter Geburt. In der Intensivhaltung tritt die Krankheit nicht auf.

Aus dem Therapieerfolg intravenös verabfolgter Kalziumglukonatlösungen (deren Gabe eine Sedation vorausging) wird geschlossen, daß es sich um eine hypokalzämische Tetanie handelt. Die Analogie zur toxisch-zentralnervös bedingten Eklampsie der Schwangeren beschränkt sich auf die Symptomatik.

Sofern die Trächtigkeitsdauer lebensfähige Feten erwarten läßt (112. Tag), ist nach Kalziuminfusion und kreislaufstabilisierenden Maßnahmen die Schnittentbindung angebracht, nach der keine Rezidive mehr zu erwarten sind.

Literatur

KJELDBJERG, J. (1925): Die puerperale Eklampsie beim Schweine. Berl. tierärztl. Wschr. **49**, 821-825, 865-869.

STEINER, H. (1962): Beitrag zum Geburtskrampf der Schweine. Dtsch. tierärztl. Wschr. **69**, 591-592.

16.6 Pathologischer Geburtsverlauf

Eine Störung der Geburt ist anzunehmen, wenn
- länger als 6 Stunden Milch im Strahl ermelkbar ist,
- über 2 Stunden kein weiteres Ferkel oder alle Nachgeburten zur Welt kamen,
- die Trächtigkeit länger als 116 Tage dauert. Die innere geburtshilfliche Untersuchung: manuell vaginal und, falls erforderlich, rektal, bei hochgradiger Enge oder Verletzungen mit dem Röhrenspekulum, ist dann unerläßlich. Weiteres Abwarten oder medikamentöse Therapie ohne Diagnose sind nicht vertretbar.

Unabhängig von der Ursache der Geburtsstörung, welche durch die Untersuchung geklärt wird, birgt eine lange Dauer der Geburt zunehmende Risiken für Feten und Muttertier.

Man unterscheidet den Zustand der frischen Geburt von dem der relativ frischen oder verschleppten Geburt anhand der Merkmale in Tabelle 16-3 und kann daraus Konsequenzen für die Wirtschaftlichkeit und Behandlungsmaßnahmen ableiten. Bei einer frischen Geburt sind die Gewinnung der Ferkel, konservativ oder durch Schnittentbindung, und die Erhaltung der Sau zur Aufzucht der Ferkel Ziel der Therapie.

Die relativ frische Geburt wäre eine Indikation zur sofortigen Schlachtung, da keine Beeinträchtigung der Fleischverwertung zu erwarten ist, den Kosten einer Operation andererseits kein Nutzen gegenüberstehen würde.

Tabelle 16-3 Stadien gestörten Geburtsablaufs

	Dauer (h)	Ferkel	Plazenten	Muttertier
Frische Geburt	< 6	lebend	in Fuktion	ungestört
Relativ frische Geburt	6 – 12	tot	abgelöst	ungestört
Verschleppte Geburt	> 12	emphysematös	abgelöst	Fieber Kreislaufinsuffizienz

Der Transport von Muttertieren in der Geburt zur Schlachtstätte ist jedoch verboten.

Bei der verschleppten Geburt ist der Kaiserschnitt sinnvoll, um den Wert des Sauenkörpers zu erhalten, der bei der Notschlachtung beanstandet werden müßte. Die Prognose einer konservativen Geburtshilfe bei relativ frischen oder verschleppten Geburten ist – von Ausnahmen abgesehen – infaust, eine rasche Entscheidung demnach geboten.

Die in Deutschland gegebenen rechtlichen und wirtschaftlichen Bedingungen haben für prognostisch ungünstigeSchwergeburten in der Regel die Konsequenz der Euthanasie, eventuell mit der Gewinnung noch lebender Ferkel.

Schwergeburt

Mechanische Geburtshindernisse, die trotz physiologischer Wehentätigkeit die Austreibung der Ferkel unmöglich machen, bestehen beim Schwein in der Regel aus Einengungen des Geburtsweges. Seltener kommen sie durch übermäßig große oder mißgebildete Ferkel zustande.

Diagnose

Die Hand des Untersuchers kann von kaudal nach kranial tastend folgende Hindernisse antreffen (Abb. 16-6):
- persistierendes Hymen;
- Enge des Beckens, die durch geburtsbedingte Quetschung der Weichteile oder

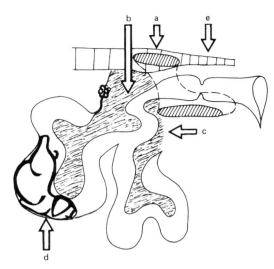

Abbildung 16-6 Geburtshindernisse beim Schwein: a = Beckenring, b = Torsio uteri oder Zervixspange, c = Ventroflexio uteri, d = Mißbildung, die durch mangelnde Beweglichkeit im Uterus und übermäßigen Durchmesser beim Beckendurchtritt die Geburt behindern kann, e = Hymenalring

übermäßige Muskelbildung verstärkt sein kann;
- Spangen- oder Doppelbildungen der Vagina oder Zervix;
- Torsion des Uterus;
- kaiserschnittbedingte Strikturen im Bereich der Bifurkation;
- Ventroflexion des Corpus uteri, meist verbunden mit Wehenschwäche.

Die absolute Enge des knöchernen Geburtsweges als Ursache von Schwergeburten war unter den Bedingungen der traditionellen Schweinehaltung durch Gravidität sehr kleiner, unterentwickelter Sauen, durch osteomalaziebedingte Beckendeformation oder ungeeignete Zuchttiere bedingt. In der intensiven Schweineproduktion sind reinrassige Fleischschweine (Ebermütter) durch übermäßige Beckenbemuskelung hierzu prädisponiert.

Im Gegensatz zu Rind und Schaf ist eine mangelhafte Öffnung oder Weite der Zervix beim Schwein nicht als Geburtshindernis zu erwarten. Enge in diesem Bereich deutet auf Torsio uteri (Milch eingeschossen, Spiralfaltenbildung) oder frühes Öffnungsstadium hin (Milch nur in Tröpfchen ermelkbar, Schleimpfropf der Zervix erhalten).

Seltener stellen mißgebildete Ferkel (Aszites, Doppelmißbildungen oder deformierte Gliedmaßen) das Hindernis dar. Als Folge einer über 12 Stunden dauernden Geburt werden die dann abgestorbenen Ferkel bakteriell zersetzt, gasen ballonartig (emphysematös) auf und sind weder im Uterus noch durch das Becken zu bewegen.

Sehr große Ferkel als Geburtshindernis sind bei kleinen Würfen von Erstlingssauen als Folge des SMEDI-Syndroms zu erwarten. Verlängerte Trächtigkeit und schleppender Geburtseinsatz komplizieren diese Situation.

Fehlerhafte Haltungen oder Stellungen des Feten sind beim Schwein keine Anlässe zur Geburtshilfe. Bei hochgradiger Uterusatonie sind scheinbare Rückenquerlagen möglich.

Therapie
Der persistierende Hymenalring, wie auch Spangen im Geburtsweg lassen sich durch vorsichtiges Dehnen beseitigen.

Die konservative Geburtshilfe durch Zuganwendung am Ferkel kann bei mäßiger Enge des Beckens an ein bis höchstens drei Ferkeln versucht werden. Wenn bereits mehrere Ferkel geboren sind, besteht Aussicht, die Geburt so zu beenden. Auch durch Auszug des ersten Ferkels kann bei schonendem Weiten des Geburtsweges ein physiologischer Fortgang folgen. Ein Kraft erfordernder Auszug führt andererseits zu Schwellungen im Beckenbereich, wodurch die Passage weiterer Ferkel fraglich wird. Zum Auszug wird das Ferkel in Vorderendlage mit zangenartigem Griff von Daumen und Ringfinger in die Augenhöhlen erfaßt. Bei Hinterendlage wird der Mittelfinger zwischen die Tarsalgelenke geschoben (Abb. 16-7 bis 16-9). An die unbedingt erforderliche Verwendung eines Gleitmittels und Sauberkeit sei

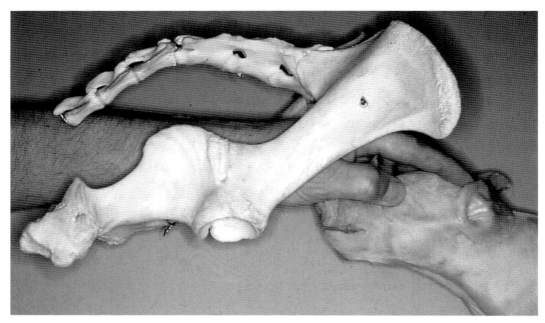

Abbildung 16-7 Manuelle Zughilfe in Vorderendlage. Der Rechtshänder arbeitet nach Möglichkeit mit der schlankeren linken Hand.

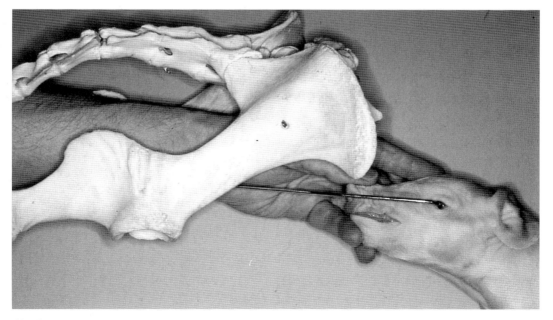

Abbildung 16-8 Anwendung des Hakens nach HOHMANN

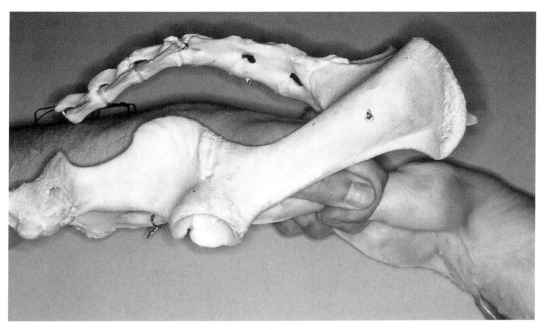

Abbildung 16-9 Manuelle Zughilfe in Hinterendlage

erinnert (s. Geburtshilfliche Untersuchung, Abschn. 16.3).

Als Hilfsmittel dient bei Vorderendlage der Drahthaken nach HOHMANN, der, gegen die Fingerspitzen der Hand gerichtet, eingeführt wird. Nach Einsetzen in den medialen Augenwinkel begleitet die Hand auf der gegenüberliegenden Seite des Kopfes das Ferkel, so daß der eventuell abgleitende Haken auf die Hand trifft und den Geburtsweg nicht verletzen kann. Einfach und gefahrlos anwendbar ist auch die Drahtschlinge nach BREULET, die als Nacken- oder Kieferschlinge sowie an den Hintergliedmaßen angesetzt werden kann.

Auf die Verwendung der Geburtszange nach WITT sollte verzichtet werden, da ihr richtiger Sitz nicht mit der Hand kontrolliert werden kann und Quetschungen im Beckenbereich fast unvermeidlich sind. Die Alternative für den Geburtshelfer mit großen Händen ist die rechtzeitige Entscheidung zum Kaiserschnitt. Auch wenn es ihm nur möglich ist, das Becken von kaudal mit den Fingern abzutasten, kann er beurteilen, ob eine Enge vorliegt oder der Durchtritt normaler Ferkel möglich sein wird.

Literatur

HOSPES, R., H. BOSTEDT und A. SOBIRAJ (1993): Analyse der geburtshilflichen Situation beim Schwein aus klinischer Sicht. Tierärztl. Prax. **21**, 209-216.

RUNNELS, L. J. and L. K. CLARK (1992): Obstetrics. In: LEMAN A. D., et al. (eds.), Diseases of Swine, 7th ed., 925-932. Ames: Iowa State University Press.

SCHULZE, W., und W. BOLLWAHN (1962): Zu den Erkrankungen der Sauen vor, während und nach der Geburt. Dtsch. tierärztl. Wschr. **69**, 685-688.

TILLMANN, H. (1951): Zur Geburtshilfe beim Schwein. Tierärztl. Umsch. **6**, 317-323.

16.7 Wehenschwäche

Während mechanische Geburtshindernisse meist bei erstgebärenden Sauen vorkommen, ist Wehenschwäche eher bei Mehrgebärenden zu erwarten. Man unterscheidet primäre Wehenschwäche (Atonie oder Hypotonie des Uterus) von der sekundären, die nach lang dauernder Wehentätigkeit durch Erschöpfung eintritt.

Die Ursachen primärer Wehenschwäche sind unklar, wenn man vom schleppenden Geburtsverlauf bei sehr kleinen Würfen und der Eklampsie absieht. Wahrscheinlich ist die Erregbarkeit der glatten Muskulatur durch eine vorübergehende Hypokalzämie beeinträchtigt, die auf Fehlregulation bei einsetzender Laktation beruht. Angstzustände und Schmerzen können über Adrenalinausschüttung (Sympathikomimetikum) die Uterusmotorik hemmen.

Auch Endorphine führen zu verringerter Freisetzung von Oxytocin. Die zur Behandlung einer Wehenschwäche erforderlichen unphysiologisch hohen Oxytocindosen sprechen jedoch eher für herabgesetzte Erregbarkeit der Uterusmuskulatur als für einen Oxytocinmangel als Ursache.

Diagnose
Wehenschwäche liegt vor, wenn trotz freien Geburtsweges keine oder nur wenige Ferkel in langen Abständen geboren werden. Das Innere des Uteruskörpers erscheint der untersuchenden Hand weit, die Wand gleichzeitig eigenartig fest, ähnlich einem Autoschlauch. Im Corpus uteri finden sich oft mehrere Ferkel gleichsam übereinandergestapelt, sie können aber auch unerreichbar in den Uterushörnern verbleiben. Manchmal sind Ferkel eher rektal als vaginal ertastbar. Einzelne noch in den Hornspitzen liegende Ferkel können der Untersuchung entgehen, vor allem wenn der Abgang mehrerer Plazenten das Ende der Geburt anzuzeigen scheint. Erst der durch Fäulnis der toten Ferkel entstehende, typisch übelriechende Lochialfluß der verschleppten Geburt klärt dann, zu spät, den Sachverhalt.

Therapie
Die Indikation zur Wehenanregung besteht stets, wenn trotz passierbarem Geburtsweg 6 Stunden nach Einschießen der Milch kein Ferkel geboren wurde oder im Laufe der Geburt länger als 2 Stunden weder Ferkel noch die Nachgeburten ausgetrieben wurden. Wenn im Bestand oder bei bestimmten Sauen ein schleppender Geburtsverlauf erfahrungsgemäß zu erwarten ist, kann eine grundsätzlich 2 Stunden nach Geburtsbeginn oder etwa nach dem 8. Ferkel vorgenommene Wehenförderung dazu beitragen, Totgeburten und perinatale Verluste zu verringern.

Stets ist daran zu denken, daß mit Sauen vor und während der Geburt besonders schonend umgegangen werden muß (Einfluß von Adrenalin, Endorphinen, Streß auf die Geburt s. o.). Es wäre z. B. falsch, Sauen zur Geburtshilfe aufzutreiben oder in einen besser zugänglichen Stand oder Stall zu bringen.

Der entscheidende Wirkstoff zur Wehenanregung beim Schwein ist Oxytocin, das in Dosen von 10–20 Einheiten intramuskulär oder 5 bis höchstens 10 Einheiten intravenös angewandt wird. Wegen der kurzen Halbwertzeit von 3–5 Minuten kann die Wirkung bei langsamer Resorption aus Fettgewebe und schnellem Abbau ausbleiben. Die intravenöse Injektion vermeidet diese Fehlerquelle und ermöglicht die gleichzeitige Gabe von 20–50 ml Kalziumglukonatlösung.

Das Oxytocin darf dabei nicht überdosiert werden, was oft Uterusspasmus mit Geburtsstillstand, gelegentlich auch Erbrechen und durchfallartigen Kotabsatz zur Folge hat.

Die Kalziumlösung kann bei schneller Injektion Herzrhythmusstörungen provozieren. Eine Wiederholung ist, des raschen Abbaus wegen, nach etwa 15 Minuten ohne Nachteile möglich. Um die mit intravenöser Injektion meist verbundene Aufregung der Sau zu vermeiden (Adrenalinwirkung s. o.), ist ein Versuch mit intramuskulärer Oxytocinapplikation zunächst angebracht.

Das synthetische Oxytocinalogon Carbetocin (Depotocin®) ist bei intramuskulärer Applikation ebenso schnell und zuverlässig wirksam, wie bei intravenöser. Die Halbwertzeit beträgt etwa 90 Minuten, die Wirkungsdauer der therapeutischen Dosis von 0,1–0,2 mg mehrere Stunden. Eine Wiederholung, die nicht zu empfehlen ist, bedeutet praktisch eine Dosiserhöhung. In der Wirkung an der gesunden Sau entspricht 1,0 mg Carbetocin 50 I. E. Oxytocin.

Nicht geeignet zur Behandlung der Wehenschwäche sind Mutterkornalkaloide, weil sie Dauerkontraktionen hervorrufen und Prolaktinantagonisten sind. Auch Parasympathikomimetika sind abzulehnen, weil sie Darmspasmen hervorrufen und kreislaufbelastend wirken.

Eine günstige Wirkung auf den Geburtsablauf wurde bei prophylaktischer Gabe des β-Blockers Carazolol (1,5 mg Suacron® i. m., bei ersten Geburtsanzeichen injiziert) festgestellt.

Dieser Effekt wäre durch Ausschaltung haltungsbedingter Adrenalinwirkungen erklärbar, liefert aber keinen nutzbaren Beitrag zur Therapie der Wehenschwäche und würde die Anpassung der Herzleistung an die körperliche Belastung der Geburt behindern. Eine Indikation für Uterusrelaxanzien besteht in der Geburtshilfe beim Schwein selten. Eine günstige Beeinflussung der Geburtsstörung durch Oxytocinüberdosierung erscheint möglich. Auch spontan auftretende, starke Preßwehen können gemildert werden.

Literatur

AYLIFFE, T. R., D. E. NOAKES and J. ROBALO SILVA (1984): The effect of experimental induced hypocalcaemia on uterine activity in the sow during parturition and postpartum. Theriogenology **21**, 803-822.

BERNHARD, A., J. SCHULZ, ST. GUTJAHR und K. EULENBERGER (1993): Indikationen für die Anwendung eines Depotoxytocin-Präparates in der tierärztlichen Praxis. Tierärztl. Umsch. **48**, 446-453.

BOSTEDT, H. and P. R. RUDLOFF (1983): Prophylactic administration of the beta-blocker carazolol to influence the duration of parturition in sows. Theriogenology **20**, 191-196.

CORT, N., S. EINARSSON and S. VIRING (1979): Actions of oxytocin and a long-acting carba-oxytocin-analog on the porcine myometrium in vitro and in vivo. Am. J. Vet. Res. **40**, 430-432.

EULENBERGER, K., J. SCHULZ, ST. GUTJAHR, U. STROHBACH und A. RANDT (1993): Beeinflussung der Geburt bei Schwein und Rind mit Oxytocin, Carbetocin und Carazolol. Wien. tierärztl. Mschr. **80**, 276-279.

FERKET, S. L. and R. R. HACKER (1986): Effect of forced exercise during gestation on reproductive performance of sows. Can. J. Anim. Sci. **65**, 851-859.

FORSLING, M. L., M. A. M. TAVERNE, N. PAIVINI, F. ELSAESSER, D. SMIDT and F. ELLENDORFF (1979): Plasma oxytocin and steroid concentrations during late pregnancy, parturition and lactation in the miniature pig. J. Endocr. **82**, 61-69.

LEHMANN, H. D. (1984): Pharmakologische Aspekte der Geburtshilfe bei Zuchtsauen. Tierärztl. Umsch. **39**, 487-493.

MAFFEO, G., S. GEROLDI, C. CERATI, R. SALVO, L. G. C. NISOLI, C. COLOMBANI and D. VIGO (1990): The use of carbetocine in sows at the beginning of farrowing. Proc. 12th IPVS Congress, The Hague.

MÜNNICH, A., TH. LEOPOLD, H. PHILLIP, W. BUSCH und P. MAASS (1993): Geburtsbeeinflussung bei der Sau mit Monzal. Tierärztl. Umsch. **48**, 453-457.

ZEROBIN, K. (1967): Oxytocin (Syntocinon®) – Dosierung in der Schweinegeburtshilfe. Schweiz. Arch. Tierheilk. **67**, 581-587.

16.8 Schnittentbindung

Die Indikation zum Kaiserschnitt ist gegeben, sobald feststeht, daß die Geburt nicht auf natürlichem Wege beendet werden kann. Dabei ist es ohne Bedeutung, ob ein mechanisches Geburtshindernis (Schwergeburt) oder Wehenschwäche zugrunde liegt. Kontraindikationen sind
– Kreislaufinsuffizienz (Herzfrequenz > 120/min),
– Stehunvermögen der Sau mit ungünstiger Prognose, das die Aufzucht der Ferkel durch die Sau ausschließt,
– fehlende Unterstützung des Tierarztes durch den Tierhalter in der Intensivhaltung. In diesen Fällen ist die Notschlachtung bzw. Tötung zu veranlassen, bei der versucht werden kann, die Ferkel aus der sterbenden Sau zu gewinnen.

Das Vorlagern des Uterus und Entwickeln der Ferkel muß sofort nach der Betäubung der Sau (innerhalb einer Minute und vor dem

Entbluten) erfolgen. Der in der Linea alba (Regio pubis) oder zwischen Kniefalte und Gesäuge (ventrolateral) angelegte Schnitt durch den M. rectus abdominis wird zur Schlachtverwertung oder für den Transport zur Tierkörperverwertung mit Nasenkrampen geklammert.

Operationsvorbereitung
Nach Möglichkeit sollten Enthaarung, Reinigung und erste Desinfektion des Operationsfeldes schon vor der Anästhesie erfolgen, um diese möglichst kurz halten zu können. Eine tiefe und lange Narkose belastet nicht nur die Sau, sondern beeinträchtigt die Überlebenschancen der Ferkel durch Asphyxie, Hypothermie und langen Nachschlaf, der die Kolostrumaufnahme verzögert. Dieses Risiko wird geringer, wenn eine intravenöse Kurznarkose (0,5 mg/kg Azaperon + 10,0 mg/kg Ketamin) oder kurzwirksame Barbiturate (s. Anmerkung Kapitel 3.3) mit der Lumbosakralanästhesie kombiniert werden.

Wegen der geringen körperlichen Belastbarkeit moderner Schweinerassen – Disposition zur Belastungsmyopathie – folgen aufeinander Narkose, Sakralanästhesie, Fixation von Gliedmaßen und Oberkiefer der Sau sowie erneute Desinfektion des Operationsfeldes. Um den Einfluß der Narkose auf Ferkel und Sau minimal zu halten, wäre die Lumbosakralanästhesie an der stehend fixierten Sau mit erst nach deren Wirksamwerden eingeleiteter Narkose vorteilhafter, doch ist dieses Vorgehen nur bei robusten Schweinerassen vertretbar. Die für das Ruhigstellen der Sau in der Endphase der Operation bei nachlassender Narkose sehr wichtige Fesselung an Oberkiefer und Gliedmaßen läßt sich unter Praxisbedingungen auf einer Holzleiter erreichen, mit deren Hilfe die Sau dann in Narkose auch auf einen Tisch gehoben werden kann. Eine, besonders bei mangelhafter Lumbosakralanästhesie, erforderliche Nachdosierung der intravenösen Narkose sollte, wenn irgend möglich, erst nach dem Entwickeln der Ferkel erfolgen. Sie führt zu einem verlängerten Nachschlaf der Sau und ist deshalb auf das zur Beendigung der Operation unentbehrliche Minimum zu beschränken.

Die Verlängerung der Barbituratnarkose hat diese Wirkung nur bei mehrfachem Nachdosieren, durch Akkumulation im Fettgewebe mit verzögerter Freisetzung.

Sobald die Bauchhöhle geöffnet ist, kann die Narkose auch mittels intraabdominaler Applikation verlängert werden – eine Maßnahme, die auch bei Laienassistenz oder bei verlegten Ohrvenen möglich ist. Das Einführen eines Verweilkatheters in die Ohrvene löst dieses Problem allerdings zuverlässiger und ermöglicht eine intraoperative Infusionstherapie sowie später wiederholte Oxytocingaben, ohne die Sau zu erregen.

Operationstechnik
Von den möglichen Schnittführungen wird die Laparotomie in der linken Flanke bevorzugt, weil die Dünndarmschlingen durch den Kolonkegel zurückgehalten werden und bei der Operation nicht stören. Mehrere Muskelschichten im Wundbereich und eine geringere mechanische Belastung fördern die komplikationslose Heilung.

Beim Ventrolateralschnitt im Bereich zwischen linker Kniefalte und Gesäuge werden lediglich Rectusscheide und M. rectus abdominis in Faserrichtung durchtrennt, was eine fast blutungsfreie, sehr übersichtliche Operation ermöglicht. Die geringere Durchblutung hat aber auch eine schwächere Heilungstendenz zur Folge. Mit Narbenbrüchen und Sekretverhaltungen ist gelegentlich zu rechnen. Schnittführung und Nahttechnik entsprechen dem Kaiserschnitt am liegenden Rind der Hannoverschen Schule.

Ein Schnitt in der Linea alba kommt beim Schwein nicht in Frage, da sich Probleme der Lagerung während der Operation und ein hohes Narbenbruchrisiko ergäben, denen kein Vorteil gegenüberstände.

Durchführung der linksseitigen Laparotomie

Der Flankenschnitt wird handbreit ventral der Querfortsätze der Lendenwirbel und handbreit kranial des Hüfthöckers, beginnend auf der linken Flanke, 20–25 cm ventral geführt und sollte etwa handbreit dorsal der Kniefalte enden. Die Haut wird durchschnitten, bevor ein Textilabdecktuch weiträumig die Wunde umgebend angeklemmt wird, um die Orientierung zu erleichtern. Es folgt die Durchtrennung der Bauchmuskulatur mit dem Skalpell. Das nun hervortretende retroperitoneale Fettgewebe wird mit einer Arterienklemme abgezupft, bis ein 3–4 cm breiter Streifen des Peritoneums (+ Fascia transversa) freigelegt ist. Diese Membran wird mit einer Hakenpinzette angehoben und unter Schonung darunterliegender Eingeweide eröffnet. Die Öffnung wird mit der Knieschere unter Fingerkontrolle nach dorsal und ventral erweitert, aber etwas kürzer gehalten als der Haut- und Muskelschnitt, um für die Naht gut zugänglich zu sein. Reichlich abfließende, klare Peritonealflüssigkeit ist zur Zeit der Geburt physiologisch. Gallertige Fibringerinnsel und rötliche Trübung weisen auf zunehmende Permeabilitätsstörung der Blutgefäße hin.

Nachdem ein wasserundurchlässiges Abdecktuch an den Wundwinkeln fixiert wurde, beginnt das Vorlagern des Uterus. Das der Inzision zunächstliegende Ferkel wird ertastet, hervorgehoben und vom Assistenten erfaßt. Der Uterus wird durch Vorlagern weiterer Ferkel allmählich auf dem Abdecktuch ausgebreitet und vom Assistenten mit beiden Armen umrahmt (Arme bis zu den Schultern waschen und desinfizieren). Die beste Übersicht ergibt sich, wenn beide Uterushörner von der Bifurkation bis zu den Ovarien vorgelagert werden können. Macht das Schwierigkeiten, so beschränkt man sich zunächst auf die Bifurkation und das Horn mit den meisten Ferkeln.

Die Gebärmutter wird mit dem Skalpell auf der großen Kurvatur (geringe Blutungsneigung) in der Nähe der Bifurkation geöffnet, um mit diesem Schnitt beide Uterushörner zugänglich zu machen. Wenn möglich, sollten die Ferkel durch Massage des Uterus und nicht durch Hineingreifen entwickelt werden, weil das kaudale Uteruslumen bei Schwergeburten als kontaminiert anzusehen ist und wiederholtes Eingehen der Hand des Operateurs in die Hörner Keime im gesamten Uteruslumen und auf seinen Händen verteilt. Bei Spasmen der Uterusmuskulatur oder fehlendem Fruchtwasser (verschleppte Geburt) ist das Hineinfassen unvermeidlich. Es kann sogar erforderlich werden, den Uterus an mehreren Stellen zu öffnen.

Der leere Uterus wird zur Kontrolle vollständig vorgelagert und zusätzlich das Corpus uteri bis zum Becken abgetastet, um sicher zu sein, kein Ferkel zurückzulassen. Es ist empfehlenswert, in diesem Stadium eine Antibiotikasuspension in das Lumen beider Uterushörner zu injizieren, bevor diese von anhaftenden Blutkoagula gereinigt und bis auf den Inzisionsbereich in die Bauchhöhle versenkt werden. Einfacher, aber weniger zuverlässig, wird das Cavum uteri von der Schnittstelle aus versorgt.

Nach V-förmiger Umstechung und erster Knüpfung wird der Uterus fortlaufend mit resorbierbarem Nahtmaterial Nr. 4 (notfalls weichem Polyamidfaden) mit einer Cushing-Naht (einstülpender Matratzennaht) verschlossen, wobei nach vorsichtigem Anziehen des Fadens und mit gleicher Technik rücklaufend zum Anfang genäht wird.

Es hat sich bewährt, die zur antibakteriellen Versorgung der Bauchhöhle verabreichte Suspension auf den Nahtbereich des Uterus zu applizieren und diesen dann zusammengeklappt in die Bauchhöhle zu schieben. Später eingebrachte Medikamente bleiben in Wundnähe und stören bei der Naht.

Für den Verschluß der Bauchwand gelten allgemeine chirurgische Prinzipien, von denen die lückenlose Naht des Bauchfells und ein taschenfreies Aufeinanderheften von Haut und Muskulatur beim Schwein besondere Beachtung verdienen.

Schnell und in der Praxis vertretbar sind eine fortlaufende Kürschnernaht des Bauchfells mit resorbierbarem Nahtmaterial Nr. 4, gefolgt von vertikalen Matratzennähten mit Polyamid Nr. 6, die Haut und alle Muskelschichten erfassen.

Das dabei gegebene Risiko eines mangelhaften Bauchfellverschlusses und einer von den Hauthefen zum Bauchfell vordringenden Infektion wird vermieden, wenn die Bauchfellnaht vorlaufend als ausstülpende Matratzennaht und erst rückläufig als Kürschnernaht ausgeführt wird. Es folgen Diagonalhefte der Muskelschichten mit Polyamid Nr. 6 und danach erst die Hautnaht, welche allerdings in die Muskulatur hineingreifen sollte, um Taschenbildung zu vermeiden (Abb. 16-10). Es ist anzustreben, keinen Wundkamm der Haut zu bilden, sondern die Schnittränder aneinander zu adaptieren.

Hauthefte beim Schwein werden grundsätzlich sehr straff angezogen, um Taschenbildung zu vermeiden. Eine Gefahr der Drucknekrose besteht nicht. Um Stichkanalinfektionen zu hemmen, werden die geknoteten Hauthefte mit Jodtinktur imprägniert. Eine dauerhafte Wundabdeckung ist beim Schwein nicht möglich, trotzdem sollte zunächst ein Wundspray aufgebracht wer-

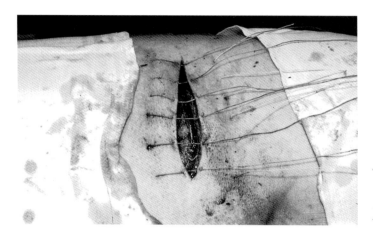

Abbildung 16-10 Haut-Muskel-Naht bei Laparotomie in der Flanke (Schnittentbindung) (Foto: Klinik für kleine Klauentiere, Hannover)

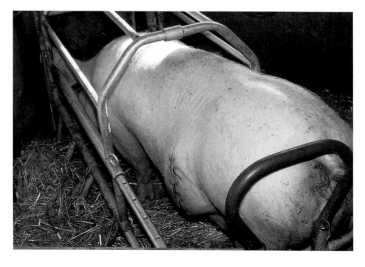

Abbildung 16-11 Serom nach Laparotomie infolge mangelhafter Adaption von Haut und Muskel

den. Ein schonender Transport zur Box und Lagerung mit oben liegender Operationswunde während des Nachschlafs reichen aber offenbar aus, um ernstere Wundinfektionen zu vermeiden.

Als postoperative Komplikationen kommen in Betracht:
- Kreislaufversagen, innerhalb 24 Stunden post operationem, besonders bei Rassen, die zur Belastungsmyopathie neigen;
- Septikämie mit Fieber, toxisch bedingter Kreislaufstörung und Agalaktie vom 2.–4. Tag post operationem;
- Hinterhandschwäche bis Festliegen infolge von Blutungen oder Infektion im Wirbelkanal nach Lumbosakralanästhesie. Diese zeigen oft nach 3 Tagen Besserung, während Bewegungsstörungen durch Läsionen im Geburtsweg oder Transport und Fixierung während der Operation meist eine ungünstige Prognose haben.

Bei der Wundheilung gibt es als Komplikationen das Serom, meist als Folge einer Taschenbildung (s. o. und Abb. 16-11) und die nach Ziehen der Hauthefte auftretende Nahtdehiszenz, die oft bei Sauen mit postoperativer Kreislaufschwäche (Schock) beobachtet wird, aber auch die Folge zu locker angezogener Hauthefte sein kann.

Literatur

BOLLWAHN, W. (1964): Eine kritische Betrachtung der Schnittentbindung beim Schwein unter Allgemeinnarkose oder Rückenmarksanaesthesie. Tierärztl. Umsch. **19**, 3-11.

BOLLWAHN, W. (1980): Schnittentbindung (Sectio caesarea). In: SCHULZE, W., et al. (Hrsg.), Klinik der Schweinekrankheiten. Hannover: Verlag M. & H. Schaper.

FRIENDSHIP, R. M., K. R. METZGER, N. P. ROBINSON and G. S. DOIG (1990): Cesarean section in the sow: A retrospective analysis of litter size and stillbirth rate. Can. Vet. J. **31**, 697-699.

HOSPES, R., H. BOSTEDT und A. SOBIRAJ (1993): Analyse der geburtshilflichen Situation beim Schwein aus klinischer Sicht. Tierärztl. Prax. **21**, 209-216.

WALDMANN, K. H. (1993): Geburtshilfliche Operationen. In: BUSCH, W., und J. SCHULZ, Geburtshilfe bei Haustieren, 475-278. Jena, Stuttgart: Gustav Fischer Verlag.

16.9 Atypische Formen des Geburtsverlaufs

Bereits bei der Darstellung des ovariellen Zyklus und des SMEDI-Syndroms wurde darauf hingewiesen, daß Scheinträchtigkeit infolge Östrogenbehandlung im Zyklus oder vollständiger Fruchttod zur Persistenz der Gelbkörper über eine normale Trächtigkeitsdauer und darüber hinaus führen können. Oft zeigt sich termingerechte Gesäugeanbildung, es kommt aber nicht zur Geburt, oder es folgt eine verspätete Austreibung mumifizierter Feten.

Nach unbeobachteter, gleichzeitiger Geburt von zwei Sauen in Gruppenhaltung können die Ferkel von zwei Sauen ausschließlich von einer Sau gesäugt werden, so daß die andere trotz sichtbarer Geburtsanzeichen scheinbar keine Ferkel geboren hat. Man könnte diesen Vorgang als Adoption oder Ferkelraub bezeichnen.

Außerordentlich selten, aber exakt dokumentiert sind Fälle sogenannter Superfetation und geteilter Geburt („Split parturition"). Dabei werden von einer Sau zwei ausgetragene Würfe im Abstand von 4–98 Tagen geboren (Abb. 16-12). Beschrieben wurden 12 Fälle, bei denen bei einmaliger Bedeckung der erste Wurf nach normaler Trächtigkeitsdauer, der zweite später zur Welt kam. In 11 Fällen wurden die Sauen zweimal gedeckt (Abstand 17–58 Tage) und brachten zwei Würfe in entsprechendem Abstand. Stets handelte es sich um ausgetragene, lebende Früchte und durchschnittliche Ferkelzahlen in beiden Würfen, die auch normal gesäugt wurden. Ähnliche Fälle sind bei anderen Spezies, auch beim Menschen, bekannt.

Das Phänomen ist bei einmaliger Paarung am ehesten mit einer partiellen Embryo-

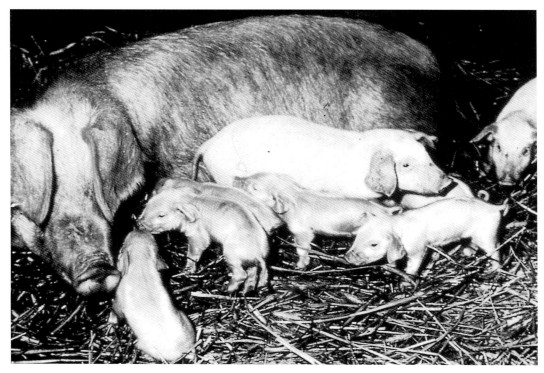

Abbildung 16-12 Superfetation. Eine Sau mit ihren unterschiedlich alten Ferkeln (Foto: Klinik für kleine Klauentiere, Hannover)

nalruhe zu erklären, die bei anderen Spezies physiologisch ist, dann aber alle Embryonen betrifft.

Paarung mit genetisch verschiedenen Ebern an zwei Terminen ergab in einem Fall zweifelsfrei Nachkommen beider Väter. Die hierzu bei Befruchtung und Geburt erforderlichen Vorgänge sind bisher nicht erklärbar.

Literatur

Boss, P. H. (1974): Superfoetation beim Schwein. Schweiz. Arch. Tierheilk. **116**, 249-251.

Stranzinger, G., und R. Fries (1983): Fälle von Superfecundatio und Superfetatio bei Schwein und Rind. Zuchthygiene 18, 112.

Vandeplassche, M. (1969): The physiological explanation of split parturition in the pig and other mammalian species. Ann. d'Endrocrinologie **30**, 328-341.

16.10 Gebärmuttervorfall

Betroffen sind vorwiegend Altsauen mit mäßigem Ernährungszustand nach einer rasch abgelaufenen Geburt. Offenbar sind das Zusammenwirken von Bauchpresse und mangelhafter Retraktion von Uterus und Zervix Voraussetzung für das mit einer Zervixausstülpung beginnende Geschehen. Begünstigend wirkt ein Fußbodenprofil der Abferkelbox, bei dem ein verstärktes Gefälle bereits im Beckenbereich der Sau beginnt. Es kommt zu einer Umstülpung des Uterus (Inversio et prolapsus uteri), die nach kranial fortschreitet, so daß schließlich das Organ mit teilweise ausgestülpten Uterushörnern Y-förmig aus der Scheide hängt (Abb. 16-13). Eine vollständige Ausstülpung wird durch das Ligamentum latum verhindert. Starker

Gebärmuttervorfall

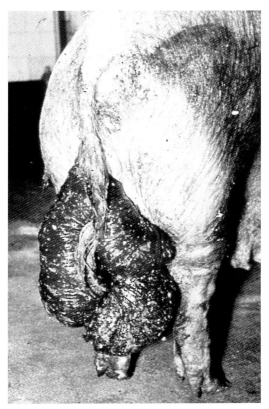

Abbildung 16-13 Gebärmuttervorfall (Foto: Klinik für kleine Klauentiere, Hannover)

Operationstechnik

Vom Versuch einer manuellen Reposition, auch unter Narkose, ohne zusätzliche Hilfsmittel ist nur in Anfangsstadien ein Erfolg zu erhoffen. Beim vollständigen Vorfall ist er aussichtslos und sollte unterbleiben.

Ein zweckmäßiges, wenn auch oft in der Praxis nicht verfügbares Hilfsmittel zur schonenden Kompression ist der Gummibeutel nach KATHER, der, mit Gleitcreme versehen, über das vorgefallene Organ gestülpt und mit dem inneren Rand der Vulva vernäht wird, bevor man von kaudal beginnt, ihn durch Aufrollen über einen Holzstab zu verkleinern. Unterstützt von Beckenhochlagerung und Narkose ist die Reposition meist möglich (Abb. 16-14).

Zug wird auch auf die Gefäßversorgung der Ovarien ausgeübt, die abreißen können.

Durch Abschnürung des Blutrückflusses im Bereich der Vulva nehmen die vorgefallenen Gebärmutteranteile rasch an Umfang zu und weisen eine mürbe, ödematöse Konsistenz auf. Das hier versackte Blut hat einen Volumenmangel im übrigen Kreislauf zur Folge.

Im Gegensatz zum Rind ist der Gebärmuttervorfall bei der Sau stets schwierig zu behandeln und auch bei raschem tierärztlichen Eingreifen risikoreich, weil die operationstechnisch unübersichtliche Situation durch die Kreislauflabilität fleischreicher Schweine zusätzlich erschwert wird. Liegen bereits Anzeichen einer Kreislaufinsuffizienz vor, ist die Schlachtung bzw. Tötung anzuraten.

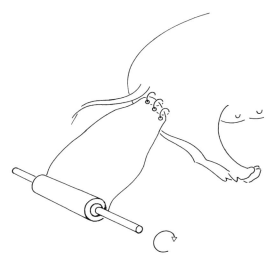

Abbildung 16-14 Reposition des Gebärmuttervorfalls mit dem Beutel nach KATHER (Modifikation von TRUSCHNER)

Sie wird kranial der Scheide mit der geballten Faust fortgesetzt und durch Einleiten von mehreren Litern verdünnter warmer Gleitcreme beendet. Bei unvollständigem Vorfall kann auch durch das Gewicht der eingepumpten Flüssigkeit allein die Reposition versucht werden.

Zur Verhütung eines Rezidivs, das vor allem bei unvollständiger Rückstülpung zu befürchten ist, wird ein Verschluß der Vulva mittels Bühner-Naht angelegt und der Liegeplatz der Sau nach kaudal ansteigend gestaltet. Eine zum Becken leicht ansteigende hölzerne Liegefläche für die Sau während der Geburt wird auch zur Prophylaxe bei gehäuft auftretenden Vorfällen empfohlen.

Ein ebenfalls in der Praxis bewährtes Vorgehen besteht darin, die vorgefallene Zervix nahe der Vulva von dorsal zu öffnen, die Hornspitzen des umgestülpten Uterus aufzusuchen und nacheinander manuell zu reponieren (Abb. 16-15).

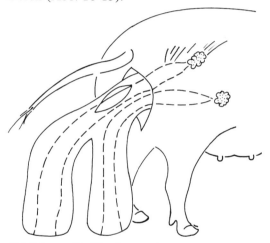

Abbildung 16-15 Reposition des Gebärmuttervorfalls mit dorsaler Eröffnung der Zervix nach BREUER. Abweichend von der Zeichnung erfolgt die Operation an der liegenden Sau bei Beckenhochlagerung.

Vor Reposition des geöffneten Zervixabschnitts erfolgt eine ausstülpende Naht (Serosa auf Serosa, im Endzustand mit Kammbildung zum Lumen der Zervix).

Ein Versuch mit dieser Methode ist vor allem dann zu erwägen, wenn kein Repositionsbeutel zur Verfügung steht. Mißlingt die Reposition wegen fortgeschrittener Ödematisierung, oder lassen perforierende Verletzungen eine Peritonitis befürchten, bleibt die Amputation aller vorgefallenen Teile als letzter Ausweg.

Zuvor muß durch Öffnung im Zervixbereich (s. o.) überprüft werden, ob die Blase oder Darmschlingen mit ausgestülpt wurden. Um einem Volumenmangelkollaps vorzubeugen, ist eine Dauertropfinfusion einzuleiten, da mit dem amputierten Uterus mehrere Liter Blut verlorengehen.

Die Amputation erfolgt nach Ligatur des vorgefallenen Organs im Bereich der Zervix proximal des Kontrollschnitts mit kräftigem elastischem Gummi. Die Ligatur wird am distal reichlich zu belassenden Gewebe mit Heften fixiert und der Stumpf antibiotisch versorgt.

Sind die Voraussetzungen für die unverzügliche und fachgerechte chirurgische Behandlung nicht gegeben, ist bis zur Schlachtung der vorgefallene Uterus an der Vulva abzubinden (möglichst mit elastischem Material) und das vorgefallene Organ mit einem sauberen Plastiksack zu umhüllen.

Literatur

ARTHUR, G. H., D. E. NOAKES and H. PEARSON (1982): Postparturient prolapse of the uterus. In: Veterinary Reproduction & Obstetrics, 5th ed., 257. London: Baillière Tindall.

BREUER, G. (1962): Eine Methode zur Reposition des Uterusvorfalls beim Schwein. Tierärztl. Umsch. **17**, 6.

GREENWOOD, J. (1982): Simplified method of uterine prolapse return in the sow. Vet. Rec. **111**, 377.

GRUNERT, E. (1956): Zur Amputation des invertierten und prolabierten Uterus beim Schwein. Monatsh. Veterinärmed. **11**, 392-394.

KATHER, H. (1954): Ein Hilfsmittel zur Reposition des Uterusprolapses beim Schwein. Dtsch. tierärztl. Wschr. **61**, 392-393.

VANDEPLASSCHE, M., und J. SPINCEMAILLE (1963): Vergleichende Ätiologie und Pathogenese des Prolapsus uteri bei Haustieren. Berl. Münch. tierärztl. Wschr. **76**, 324-328.

16.11 Puerperalpsychose

Ein aggressives Verhalten gegenüber den neugeborenen Ferkeln wird gelegentlich bei

Jungsauen, sehr selten auch bei Mehrgebärenden, beobachtet. Ferkel, die in den Kopfbereich der Sau kommen, die ängstlich-unruhig erscheint, werden offenbar als bedrohliches, fremdes Lebewesen empfunden, gebissen und oft getötet. Als Folge der Erregung ist Geburtsverzögerung durch Adrenalinwirkung zu erwarten.

Die Ursache dieser Erscheinung ist unklar. Das Auftreten bei Töchtern aus Würfen betroffener Sauen, die in andere Bestände kamen, legt eine erbliche Disposition nahe.

Eine Kannibalismusneigung aufgrund von Mangelernährung liegt nicht vor, obwohl tote Ferkel eventuell nach beendeter Geburt gefressen werden (s. u.).

Für die wirksame Behandlung durch Injektion von Psychopharmaka (Azaperon) ist entscheidend, daß zunächst die Ferkel von der Sau entfernt werden, so daß eine gewisse Beruhigung eintritt, bevor das Medikament appliziert wird.

Auch andere Gründe der Beunruhigung sind zunächst zu beseitigen, z. B. noch ungewohnte, erstmalige Anbindung.

Die Ferkel sind erst nach eingetretener Sedation anzusetzen, ggf. können dann auch Milchfluß und Wehentätigkeit mit Oxytocin angeregt werden (s. Wehenschwäche, Abschn. 16.7, und Perinatale Sterblichkeit, 16.14).

Als „Prophylaxe" ist für Problembestände empfohlen worden, vor dem Abferkeltermin ein Kaninchen in das Abferkelabteil zu setzen, um die Erstgebärenden an die Anwesenheit kleiner Lebewesen zu gewöhnen.

Angriffslust säugender Sauen gegenüber Menschen, besonders Betriebsfremden, entspringt dem physiologischen Fürsorgeverhalten. Die Sau kann während solcher Attacken ihre Ferkel durch Tritte verletzen.

Bei Gruppenhaltung säugender Sauen wurde in Einzelfällen beobachtet, daß Ferkel aus anderen Würfen getötet und gefressen wurden. Das Verzehren gestorbener Ferkel ist unter diesen Bedingungen die Regel.

Literatur

DIMIGEN, J., und EVA DIMIGEN (1971): Aggressivität und Sozialverhalten beim Schwein. Dtsch. tierärztl. Wschr. **78**, 461-466.

LEWIS, C. J. and G. A. OAKLEY (1970): Treatment of puerperal psychosis in sows by sedative and anaesthetic drugs. Vet. Rec. **87**, 616-617.

VAN DER STEEN, H. A. M., L. R. SCHAEFFER, H. DE JONG and P. N. DE GROOT (1988): Aggressive behavior of sows at parturition. J. Anim. Sci. **66**, 271-279.

16.12 Mastitis-Metritis-Agalaktie (MMA)-Syndrom

Das Versiegen der zunächst physiologischen Milchsekretion 24–48 Stunden post partum, meist begleitet von Mastitis, Scheidenausfluß und fieberhaft gestörtem Allgemeinbefinden, ist ein Krankheitsbild, das weltweit verbreitet auftritt und vor allem durch Unterernährung der Ferkel erhebliche Verluste verursacht.

Ätiologie und Pathogenese

Bei der Mehrzahl der unter MMA-Erscheinungen erkrankenden Sauen ist eine durch koliforme Bakterien verursachte Mastitis nachweisbar, und Hypogalaktie wie Allgemeinstörungen sind im Experiment durch parenterale, intrauterine oder intramammäre Applikation von Koliendotoxin sowie durch galaktogene Infektion reproduzierbar. Solche Krankheitsfälle können als koliforme Mastitis angesehen werden, wie sie auch beim Rind bekannt ist (s. Bakterielle Infektionen, Abschn. 17.3). Das Fieber wird dabei weitgehend indirekt durch Bildung von endogenen Pyrogenen im Gewebe der Milchdrüse ausgelöst.

Die Kolimastitis ist jedoch nicht die einzige Ursache der für das MMA-Syndrom charakteristischen Hypogalaktie. Bei einem Teil der Fälle waren trotz sorgfältiger Untersuchung aller Gesäugekomplexe weder Entzündungszeichen noch Bakterien nachweisbar. Auch am Uterus ergaben sich keine das Krankheitsgeschehen erklärenden Befunde. Die Drüsenalveolen solcher Tiere enthalten zum Teil noch das physiologisch nur vor der Geburt dort auftretende eosinophile Sekret.

Obwohl es naheliegt, diesen Zustand als rein hormonell bedingte Laktationsstörung anzusehen, widerspricht dem das gleichzeitig meist vorhandene Fieber.

Scheidenausfluß und bakterielle Besiedelung des Uterus stehen insgesamt nur in einem losen Zusammenhang mit Hypogalaktie und Allgemeinstörungen. Insofern ist der Begriff MMA-Syndrom irreführend. Weder ist im Experiment das typische Krankheitsbild durch intrauterine Infektion reproduzierbar, noch finden sich regelmäßig histologische Anzeichen von Endometritis bei Sauen mit Scheidenausfluß. Soweit eitrige Endometritiden entstehen, sind sie – bei mangelhafter Ausheilung – wahrscheinlich für die folgende Konzeption von größerer Bedeutung als für die Laktation. Es ist jedoch nicht ausgeschlossen, daß in besonderen Situationen das Krankheitsgeschehen durch Endometritis bestimmt wird.

Infektionen und eitrige Entzündungen der Harnorgane, vor allem der Blase, nehmen im Puerperium an Intensität und Häufigkeit zu. Ihre Rolle als prädisponierender Faktor für das MMA-Syndrom ist noch umstritten. Sie kommen als Reservoir für koliforme Keime in Frage, die über harnverschmutzte Liegeflächen galaktogen in die Milchdrüse eindringen können oder auch aszendierend den Uterus besiedeln. Außerdem könnten sie in Form unerkannter Zystitis und Pyelonephritis das Allgemeinbefinden belasten und sekundär die Milchleistung verringern.

Als Hinweis darauf, daß eine Prädisposition für das MMA-Syndrom besteht, die über das Fehlen spezifischer Infektionsimmunität hinausgeht, kann die bereits zur Zeit der Geburt vorliegende Hypotonie der glatten Muskulatur gedeutet werden, die zu Obstipation und verlängerter Geburtsdauer führt. An MMA erkrankende Sauen haben im Mittel größere Würfe und eine verlängerte Trächtigkeitsdauer.

Von diesen Befunden ist der Zusammenhang zwischen großen Würfen und langer Geburtsdauer verständlich, und es überrascht auch nicht, daß im Gefolge schleppender Geburten gehäuft eitriger Scheidenausfluß auftritt. Dieser findet sich jedoch, wie erwähnt, bei gesunden Sauen und Hypogalaktiefällen annähernd gleich häufig. Die verlängerte Trächtigkeitsdauer in Verbindung mit großen Würfen läßt dagegen einen unphysiologischen Ablauf in der hormonellen Steuerung der Geburt vermuten.

Die Beeinflußbarkeit der MMA-Häufigkeit durch Diät (Überfütterung, Mangelfütterung) und Haltungstechnik (Umstallung, Bewegungsmangel) spricht ebenfalls für ein bereits ante oder intra partum einsetzendes Krankheitsgeschehen. Auch bei klinisch-chemischen und hämatologischen Untersuchungen fanden sich Unterschiede zwischen gesunden und Hypogalaktie entwickelnden Sauen. So waren 48 Stunden post partum Östradiol- und Kortisolkonzentrationen im Blutplasma erhöht, Prolaktin und Thyroxin dagegen erniedrigt. Hierin scheint sich eine Verzögerung der intra partum eintretenden Veränderungen bei den für die Laktation wichtigen Hormonen zu zeigen.

Die Ausschüttung von Prolaktin durch TRH-Stimulation wird durch Behandlung mit Koliendotoxin im Experiment unterdrückt. Gleichzeitig kommt es zum Anstieg des Plasmakortisolspiegels. Die Serumproteinkonzentration ist durch gesteigerte Anteile von α-Globulin und Albumin erhöht.

Die Blutsenkungsreaktion erwies sich bereits vor der Geburt als beschleunigt gegenüber gesunden Sauen.

Eine herabgesetzte Fähigkeit, normale Blutglukosespiegel bei Fasten aufrechtzuerhalten, konnte bei später erkrankenden Sauen auch schon vor der Geburt nachgewiesen werden. Kranke Tiere weisen im Mittel erniedrigte Blutglukose- und Serumkalziumkonzentrationen auf.

Diese Befunde tragen zwar zum Verständnis der Pathogenese bei, erlauben jedoch keine Schlüsse auf die primäre Ätiologie. Falls dem MMA-Syndrom eine gemeinsame Ursache zugrundeliegen sollte, so käme dafür die Hypothese einer bereits ante partum einsetzenden Toxinresorption aus dem Darm in Frage, für die eindeutige experimentelle Beweise bisher allerdings fehlen.

Zusammenfassend läßt sich feststellen, daß
1. der Begriff MMA-Syndrom zu Mißverständnissen Anlaß geben kann, da der Anteil der „Metritis" am Krankheitsgeschehen gering ist. Die Bezeichnung wird hier wegen ihres verbreiteten Gebrauchs beibehalten.
2. verschiedene Krankheitsprozesse in wechselndem Maße zur Hypogalaktie und Allgemeinerkrankung beitragen und daß von diesen der akuten koliformen Mastitis in der Regel die entscheidende Rolle zukommt.
3. Sauen, bei denen post partum Hypogalaktie auftritt, bereits in oder vor der Geburt Unterschiede zu physiologisch laktierenden aufweisen, die eine Disposition zur Erkrankung vermuten lassen.
4. weiterhin weder die Ätiologie dieser Disposition geklärt, noch die Alternative ausgeschlossen ist, bei der verschiedene Ursachen durch ihr Wirksamwerden im Puerperium ein einheitliches Krankheitsbild vortäuschen würden.

Klinisches Bild und Verlauf

Das MMA-Syndrom tritt bevorzugt auf:
- bei mehrgebärenden und übergewichtigen Sauen;
- nach reichlicher Fütterung, Mangelfütterung oder Futterwechsel zur Zeit der Geburt;
- nach Umstallung kurz vor der Geburt allgemein, besonders aber Wechsel von Auslauf zu Abferkelkäfig bzw. Anbindung;
- in neu aufgebauten Beständen bei Jungsauen, auch bei einheitlicher Herkunft;
- nach schleppendem Geburtsverlauf;
- in Beständen mit zahlreichen Harnwegsinfektionen ($\geq 10^5$ Keime/ml) bei den tragenden Sauen.

Das pathognomonische Symptom versiegender Milchsekretion (Hypogalaktie, Agalaktie) macht sich im Anschluß an eine zunächst physiologische Laktation meist 24–48 Stunden nach der Geburt bemerkbar, indem die Sau durch Brustlage den Zugang zu den Zitzen verwehrt oder seltener als im physiologischen Rhythmus von 50–90 Minuten säugt, und die Ferkel in der Zwischenzeit vergeblich zu saugen versuchen. Unruhiges Umherlaufen der Ferkel zwischen den Säugezeiten, oft auch zum Kopf der Sau, und Suchen nach Flüssigkeit auf dem Stallboden sind ebenfalls erste Anzeichen von Milchmangel. Die bald einsetzende Dehydratation der Ferkel zeigt sich durch Hautfaltenbildung am Thorax, rauhes Haarkleid und eingefallene Flanken. Besonders bei suboptimaler Stalltemperatur setzen dann hypoglykämisches Koma mit Apathie, schließlich Ruderbewegungen in Seitenlage ein. Die Aufnahme ungeeigneter Flüssigkeit löst Diarrhoe mit beschleunigter Dehydratation aus.

Ein dem MMA-Syndrom gleichendes Versiegen der Milchproduktion später als 4 Tage nach der Geburt ist selten, wird aber gelegentlich beobachtet.

Die in Abschnitt 17.3.1 ausführlich dargestellten Symptome akuter Mastitis lassen sich in der Mehrzahl der Fälle an einzelnen oder mehreren Gesäugekomplexen feststellen, wobei die kaudalen Komplexe bevorzugt und im Krankheitsverlauf oft zuerst betroffen sind. Neben Umfangsvermehrung, Wärme, Berührungsempfindlichkeit und evtl. Hautrötung, ist die fehlende Verschieblichkeit der Haut über dem Drüsenparenchym (= subkutanes Ödem) ein empfindlicher Indikator für Mastitis.

Die Milch der betroffenen Drüsen läßt sich auch nach Oxytocingabe oft nur tropfenweise ermelken und hat dann seröse bis quarkartige Konsistenz. Weniger veränderte Proben weichen vom physiologischen pH Wert (= 6,4) des Puerperiums in alkalischer Richtung ab (s. Abb. 17-2). Falls die Sau wegen Schmerzen im Gesäuge das Säugen verweigert, kommt es in den gesunden Mammakomplexen zur Milchstauung mit praller Konsistenz, aber verschieblicher Haut und zunächst nur wenig verändertem pH-Wert.

Ein Teil der MMA-Fälle verläuft, wie oben erwähnt, ohne Mastitis. Das Gesäuge erscheint dann kleiner oder schlaff. Als auffällige Symptome einer Allgemeinerkrankung werden Temperaturerhöhung, Futterverweigerung und Apathie beobachtet.

Schwere Verlaufsformen sind von toxisch bedingten Kreislaufstörungen begleitet (Dermographie, Zyanose, injizierte Episkleralgefäße). Herz- und Atemfrequenz sind erhöht. Das Stehvermögen kann beeinträchtigt sein.

Da die Erkrankung – auch unbehandelt – selten tödlich verläuft, fielen pathologisch anatomische Befunde nur im Rahmen wissenschaftlicher Untersuchungen an. Sie bestätigen das häufige Vorkommen herdförmiger eitrig-nekrotisierender Mastitis und die Seltenheit eindeutig nachweisbarer Endometritis. Bemerkenswert ist, daß bei schweren Verlaufsformen oft entzündliche Veränderungen an Niere und Blase sowie degenerative Prozesse an Leber, Herz- und Skelettmuskulatur gefunden wurden. Mit Belastungsmyopathie als Komplikation des MMA-Geschehens ist demnach bei streßempfindlichen Rassen zusätzlich zur Kreislaufbelastung durch Koliendotoxin zu rechnen. Da die Kolimastitis eine Tendenz zu rascher Selbstheilung aufweist und die bakterielle Besiedelung des Uterus sowie die „hormonell" bedingte Hypogalaktie die Sau wenig belasten, besteht in der Regel keine Lebensgefahr für die Sau, es sei denn, die Krankheit wäre durch unerkannte Zystitis, Nephritis oder Myopathie kompliziert. Eine unterlassene, verspätete oder erfolglose Therapie hat jedoch stets Rückbildungsvorgänge an den von Milchstauung betroffenen Gesäugekomplexen zur Folge, die nach 24 Stunden einsetzen und irreversibel sind.

Diagnose und Differentialdiagnose

Wenn bereits eine Hypogalaktie vorliegt, wird sich die Diagnose auf das gleichzeitige oder bereits vorangegangene Auftreten von Fieber (> 39,4 °C) und gestörtem Allgemeinbefinden (Futterverweigerung) stützen.

Auszuschließen sind dabei verschleppte Geburten (übelriechender Ausfluß), phlegmonös verlaufende Wundinfektionen im Geburtsweg und fieberhafte Allgemeinerkrankungen. Agalaktie ohne Temperaturanstieg ergibt sich durch Gesäugehypoplasie (z. B. Ergotismus) und Störung des Säugreflexes. Futterverweigerung bei physiologischer oder subnormaler Temperatur im Puerperium läßt eine Harnwegsentzündung vermuten.

Es ist jedoch unsicher, ob die Milchleistung wieder hergestellt werden kann, wenn die Therapie erst nach Auftreten der Hypogalaktie einsetzt.

In Beständen mit häufigem Vorkommen des MMA-Syndroms wird meist das Ansteigen der Rektaltemperatur über 39,4 °C als frühes Krankheitsanzeichen und Therapiekriterium gewertet.

Während und kurz nach der Geburt sind höhere Temperaturen physiologisch (Abb. 16-16). Gelegentlich werden anhaltende Temperaturerhöhungen post partum beobachtet, die weder von auffallender Allgemeinerkrankung noch von Hypogalaktie begleitet werden. Sie gehen spätestens nach dem Absetzen der Ferkel auf Normalwerte

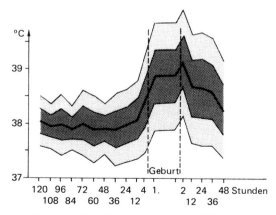

Abbildung 16-16 Verlauf von Mittelwerten und Normalbereich ($\bar{x} \pm 2s$) der Körpertemperatur gesunder Sauen vor, während und nach der Geburt (nach SCHÖNING, 1987)

zurück und werden durch den Laktationsstoffwechsel verursacht (s. Laktationshyperthermie, Abschn. 16.13).

Eine Hypogalaktie bei ungestörtem Allgemeinbefinden kann auch durch mangelhafte Wasserversorgung der Sau bedingt sein. Während der Geburt und im Puerperium trinken viele Sauen zu wenig, weil sie zu träge sind, Selbsttränken zu bedienen. Das zweimal tägliche Auffüllen der Tröge mit dem Wasserschlauch gehört daher zur Routine der Betreuung von Sauen im Puerperium.

Therapie

Eine allgemein anerkannte Behandlung von MMA-Erkrankungsfällen erfolgt mittels:
– parenteraler Chemotherapie mit Wirkung gegen gramnegative Erreger,
– antiphlogistischer und analgetischer Behandlung klinisch apparenter Mastitis,
– periodisch wiederholter Oxytocininjektion.

Zusätzlich kommen in Frage:
– vorsichtig dosierte Parasympathomimetika bei Obstipation,
– intravenöse und subkutane Gabe von Kalziumglukonat,
– intrauterine Applikation von Chemotherapeutika oder involutionsanregenden Lösungen.

Chemotherapie

Alle parenteral verträglichen, gegen gramnegative Erreger wirksamen Chemotherapeutika sind grundsätzlich zur Behandlung des MMA-Syndroms geeignet. Da diese Keimgruppe zur Resistenzentwicklung neigt, ist bestandsweise die geeignete Substanz möglichst anhand des Antibiogramms zu ermitteln. Wenn die Behandlung innerhalb von 12 Stunden nicht zur klinischen Besserung geführt hat, ist der Wirkstoff zu wechseln.

Seitdem feststeht, daß die Krankheitserscheinungen entscheidend von der Keimbesiedelung der Milchdrüse bestimmt werden, die sogar innerhalb desselben Tieres verschiedene Bakterienarten oder Serotypen von E. coli umfassen kann, erscheint die allgemein übliche Heranziehung von Zervixtupfern für die Resistenztestung als wenig verläßliche Basis für die Chemotherapie.

Diese Tupfer sind jedoch zuverlässiger frei von Kontamination durch Fäkalkeime zu gewinnen als Milchproben von erkrankten Drüsen, und die isolierten Keime könnten als repräsentativ für das Verhalten pathogener, koliformer Keime im Bestand gelten.

Eine Orientierung über die Therapiechancen gebräuchlicher Chemotherapeutika gegenüber koliformen Keimen, die aus der Zervix oder der Milchdrüse MMA-kranker Sauen isoliert wurden, gibt die Zusammenfassung von drei Untersuchungsreihen in Tabelle 16-4.

Tabelle 16-4 Chemotherapieresistenz coliformer Bakterien (% der Stämme) bei MMA

	BERT-SCHINGER u. M., 1977	AMTS-BERG, 1984	AWAD-MASAL-MEH u. M., 1990
Untersucht wurden	80 Stämme	91 Stämme	107 Stämme
	% davon resistent		
Ampicillin	10	17	26
Tetracyclin	81	54	84
Sulfonamide	100	93	
Trimethoprim + Sulfonamid	0	23	49
Streptomycin	79	76	79
Gentamicin	0	0	0
Kanamycin		15	
Neomycin	4	13	14
Polymyxin B	1	3	
Enrofloxacin			0
Nicht mehr zur Behandlung von Schweinen zugelassen:			
Chloramphenicol	5	33	36
Furazolidon	6		

Antiphlogistische Behandlung

Die Entzündungsherde in der Milchdrüse verursachen starke Schmerzen, weshalb der Säugakt verweigert wird. Das führt nicht nur zu Nahrungsmangel bei den Ferkeln, sondern auch zur Milchstauung in den gesunden

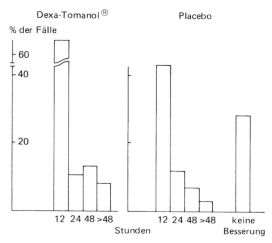

Abbildung 16-17 Wirkung einer Kortikosteroid-Antipyretika-Kombination* auf die Normalisierung der Milchleistung beim MMA-Syndrom der Sau. Die Säulen geben den Prozentsatz von Patienten wieder, die innerhalb der Zeitabschnitte klinisch geheilt wurden. (OSSKO u. WALSER, 1979)

* Keine Zulassung in Deutschland

Gesäugekomplexen, die bereits 24 Stunden später eine Rückbildung des Drüsenepithels bewirken kann. Dämpfung der Entzündung und Analgesie lassen sich durch Injektion von Kortikosteroiden oder Meloxicam erreichen (Abb. 16-17). Grundsätzlich sind alle Präparate, welche die Prostaglandin-E-Synthese hemmen und dadurch fiebersenkend wirken (nichtsteroidale Analgetika, Antipyretika) indiziert.

Oxytocininjektion

Der Säugreflex ist nicht nur bei Schmerzen, sondern auch bei fieberbedingter Apathie erschwert auslösbar. Um die – wenn auch vermindert – gebildete Milch den Ferkeln zugänglich zu machen, ist Oxytocin indiziert, das in Dosen von etwa 5 I.E. intravenös oder bis zu 20 I.E. intramuskulär appliziert wird.

Oxytocin muß wegen seiner kurzen Wirkungsdauer für jeden Säugakt erneut verabfolgt werden. Eine mehrstündige Wirkung ist mit Carbetocin (0,1–0,2 mg) zu erreichen. Höhere Dosen von Oxytocin erzeugen eine Verkrampfung der Uterusmuskulatur und können Diarrhoe und Erbrechen auslösen. Eine maßvolle Steigerung der Motorik kann als erwünschte Nebenwirkung angesehen werden. Parasympathomimetika, evtl. auch Prostaglandinpräparate, im Puerperium angewandt, haben den gleichen Zweck.

Kalziumbehandlung

Die parenterale Gabe von Kalziumglukonat beim MMA-Syndrom läßt sich durch das Vorliegen mäßiger Hypokalzämie bei einem Teil dieser Erkrankungsfälle sowie der Wiederherstellung der Wehenfunktion durch die Kombination von Oxytocin mit Kalzium in Fällen von Uterusatonie, die auf Oxytocin allein nicht ansprechen, begründen. Etwa 10 ml der praxisüblichen Kalziumglukonatlösung sind auch zur Verdünnung von Oxytocin bei der intravenösen Injektion zu empfehlen.

Intrauterine Behandlung

Eine intrauterine Chemotherapie ist beim MMA-Syndrom nach Spontangeburten entbehrlich, da die Keimflora im Uterus keinen entscheidenden Einfluß auf den Krankheitsverlauf hat. Ausnahmen bilden Patienten, bei denen manuelle Geburtshilfe geleistet wurde und mit massiven Infektionen sowie Traumen zu rechnen ist. Uterusinfusionen mit großen Mengen warmer Flüssigkeit, die vor allem tonussteigernd wirken, sind unmittelbar post partum als Prophylaxe empfohlen worden (s. Abschn. „Prophylaxe"). Eine Therapieverbesserung kann davon nicht erwartet werden.

Prophylaxe

Da eine zuverlässige, wirksame Prophylaxe gegen das MMA-Syndrom nicht zur Verfügung steht, ist die Kombination von Maßnahmen empfehlenswert, die der Bestandssituation entsprechend variiert werden sollte und stets durch eine frühzeitige Therapie trotzdem erkrankter Tiere zu ergänzen ist. Da letztlich nicht das Befinden der Sau, son-

dern die verlustlose Aufzucht der Ferkel über die Wirtschaftlichkeit entscheidet, ist die postnatale Versorgung der Ferkel in die Prophylaxe einzubeziehen. Es ergeben sich so drei Bereiche der MMA-Prophylaxe:
- Haltungstechnik der Sau ante, intra und post partum;
- medikamentöse Prophylaxe und Metaphylaxe;
- Versorgung der neugeborenen Ferkel.

Haltungstechnik

Die hochtragende Sau sollte nicht zu fett sein, da bei solchen Tieren Wehenschwäche und schwere Verlaufsformen des MMA-Syndroms gehäuft vorkommen.

Spätestens am 110. Trächtigkeitstag muß die Sau in die zuvor gereinigte und desinfizierte Abferkelbox eingestellt sein. Frühe Gewöhnung an den Abferkelstall beugt streßbedingten Störungen der Geburt und der Darmmotorik vor. Die Desinfektion der Liegefläche trägt der Gefahr einer galaktogen aufsteigenden Gesäugeinfektion als wesentliche Ursache der Mastitis Rechnung.

Die Lufttemperatur im Abferkelstall soll 18 °C nicht wesentlich über- oder unterschreiten. Die über 30 °C liegende Optimaltemperatur für neugeborene Ferkel darf nur im Bereich des Ferkelnestes herrschen.

Fußbodenheizung oder gute Wärmedämmung im Liegebereich der Sau sind schädlich (Hyperthermie).

Vom 112. Trächtigkeitstag an wird die tägliche Futterration von 2,5 kg Schrotmischung auf 500 g herabgesetzt. Wenn möglich, ist das energiereiche Schrot durch Kleie zu ersetzen, peripartal ein Alleinfutter mit etwa 12 % Rohfasergehalt anzubieten oder das Füttern ganz einzustellen, jedoch muß reichlich Wasser angeboten werden. Spätester Zeitpunkt für den Futterentzug ist der Beginn der Milchbildung (sobald winzige Tropfen ermelkbar sind). Fasten ist das zuverlässigste Mittel zur Verringerung pathologischer Temperaturerhöhungen post partum (Abb. 16-18) und erfaßt auch Fälle, die nicht mit Mastitis einhergehen.

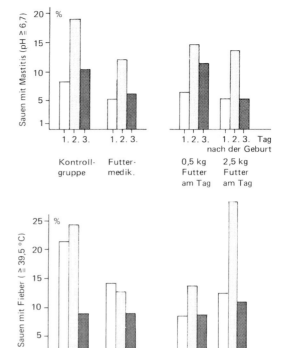

Abbildung 16-18 Prophylaktische Wirkung antibakterieller Futtermedikation oder Futterreduktion ante partum, beurteilt nach der Häufigkeit von Fieber (Rektaltemperatur ≥ 39,5 °C) oder Mastitis (Milch-pH-Wert ≥ 6,7) an den auf die Geburt folgenden Tagen. Fieber wird von beiden Maßnahmen, Mastitis nur durch Medikation beeinflußt. (nach SCHÖNING, 1987)

Auch nach abgeschlossener Geburt ist die Futterration erst allmählich auf die der Ferkelzahl entsprechende Menge zu erhöhen.

Die Geburt sollte überwacht werden, ohne die Sau zu stören. Das wird erleichtert, wenn nach den nur am Morgen durchgeführten Pflegearbeiten im Abferkelstall Ruhe und Dämmerlicht eingehalten werden, weil viele Geburten dann auf den Nachmittag fallen. Sauen, deren Geburt über 5 Stunden dauert, sind als erhöht MMA-gefährdet anzusehen.

Medikamentöse Behandlung

Im Gegensatz zu den geschilderten Haltungsmaßnahmen, die allgemeine Gültigkeit haben, sind bei der medikamentösen Vorbeugung des MMA-Syndroms mehrere Ansätze möglich. Im Vordergrund steht die chemotherapeutische Metaphylaxe, die wie bei der Therapie vorwiegend gegen die koliformen Mastitiserreger gerichtet ist. Grundsätzlich sind Substanzen zu wählen, die eine Wirkung gegen gramnegative Keime versprechen, bei oraler Gabe resorbiert werden und systemisch wirken sowie in die Milch gelangen. Übersicht siehe Tabellen 16-4 und 16-5.

Für die Problematik aussagefähiger Antibiogramme gilt das gleiche wie bei der Therapie. Die Herstellung eines Fütterungsarzneimittels, das etwa vom 110. Trächtigkeitstag bis zum 5. Tag post partum zu verabreichen wäre, ist aufwendig und in der Wirkung nicht optimal, da zur Zeit der höchsten Gefährdung die Fütterung stark eingeschränkt werden muß. Eine exaktere Dosierung der Arzneimittelvormischung erfolgt mit Hilfe eines Meßbechers direkt in den Trog der Sau. Der Zeitraum kann durch Beginn der Medikation am 112. Tag oder am Tag der Geburt verkürzt werden.

Die Wirkung oraler Metaphylaxe ist oft unzuverlässig, weil viele Sauen schlecht schmeckende oder ungewohnte Futterzusätze (z.B. Enrofloxacin) nicht fressen. Die Aufnahme ist, besonders bei erstmaligem Einsatz eines Wirkstoffs oder einer Vormischung, zu kontrollieren.

Chemotherapeutische MMA-Metaphylaxe mittels Injektion beschränkt sich meist auf den Tag der Geburt. Hierbei ist die enterale Resorbierbarkeit ohne Bedeutung, wodurch sich das Spektrum verwendbarer Substanzen erweitert.

Aufgrund der Typenvielfalt koliformer Keime, die aus dem Gesäuge MMA-kranker Sauen isoliert wurden, ist eine Vakzination ante partum wenig erfolgversprechend. Bei ausweglos erscheinenden Bestandsproblemen durch Mehrfachresistenz kann der Einsatz einer stallspezifischen Vakzine aus den für das Antibiogramm isolierten Keimen 6–5 und 3–2 Wochen ante partum versucht werden. Ähnlich unsicher ist die prophylaktische Injektion von Koli-Immunserum.

Tabelle 16-5 Chemotherapie des MMA-Syndroms

Wirkstoff	Therapeutischer Einsatz	
	oral	parenteral
Amoxicillin	+	+
Ampicillin	+	+
Enrofloxacin	–	+
Tetracyclin	+	+
Sulfadimidin	+	+
Trimethoprim + Sulfonamid	+	+
Dihydrostreptomycin	–	+
Gentamicin	–	+
Spectinomycin	–	+
Neomycin	–	?
Colistin	–	+

Wechselnde Beurteilung als prophylaktische Maßnahme erfährt die Infusionsbehandlung des Uterus post partum. Während einige Autoren damit die Häufigkeit puerperaler Erkrankungen nachhaltig senken konnten, sahen andere keinen Erfolg. Wichtig scheint hier die Infusion großer Mengen (1–2 l) von etwas über körperwarmer Flüssigkeit zu sein, die tonisierend auf den Uterus wirkt. Es wurden sowohl physiologische Kochsalzlösung wie auch Lotagen®-Lösung (2,5 % des Konzentrats) verwendet. Wegen der untergeordneten Bedeutung der Uterusflora für das MMA-Geschehen ist durch die Infusion von Chemotherapeutika keine Wirkungsverbesserung zu erwarten. Die Dauer des eitrigen Lochialflusses wird durch Chemotherapie allerdings verkürzt und das Risiko späterer Infertilität wahrscheinlich verringert. Auch Mutterkornpräparate post partum werden unterschiedlich beurteilt und könnten u. U. die Prolaktinausschüttung hemmen.

Weitverbreitet und nachweislich bei der Prophylaxe puerperaler Temperaturanstiege wirksam ist die orale Gabe von 90–150 g Natriumsulfat (3–5 Eßlöffel Glaubersalz) pro Tag im gleichen Zeitraum wie bei der chemotherapeutischen Metaphylaxe. Die Behandlung richtet sich gegen die als Begleitsymptom des MMA-Geschehens auftretende

Obstipation. Eine indirekte Beeinflussung intestinaler Toxinbildung oder der Uterusmotorik sind vorstellbar, aber unbewiesen.

Als Nebenwirkung der Geburtsinduktion mit Prostaglandinpräparaten verringert sich in der Regel der Prozentsatz von Sauen mit erhöhter Körpertemperatur post partum. Es ist unklar, ob damit auch Hypogalaktiefällen vorgebeugt wird. Der Effekt könnte auch durch selteneres Auftreten von Laktationshyperthermie infolge verringerter Futteraufnahme zustande kommen.

Versorgung der Ferkel
Hungernde Ferkel sind durch Energiemangel besonders kälteempfindlich und leiden noch stärker unter Flüssigkeitsmangel, der sie oft zur Aufnahme ungeeigneter Flüssigkeiten (Jauche, Sauenfutter) treibt. Ein optimales Ferkelnest und eine leicht auffindbare Tränkschale mit sauberem Wasser helfen den Ferkeln, unerkannte oder therapieresistente Hypogalaktiezustände der Sau ohne Schaden zu überstehen. In größeren Beständen ist das Umsetzen an Ammen innerhalb der ersten drei Lebenstage problemlos, solange die Erkrankungsrate niedrig bleibt.

Wenn viele Sauen erkranken und in Kleinbetrieben können die neuentwickelten Kalttränken mit haltbarem Milchersatz aus einer umsetzbaren Schalentränke, besser noch computergesteuerte, automatische künstliche Ferkelammen mit Warmtränke, die bisher sehr arbeitsaufwendige Fütterung junger Saugferkel erleichtern.

Von nicht verderblicher Kalttränke abgesehen, gelten folgende Regeln für mutterlose Ferkelaufzucht:
– erste Mahlzeit unbedingt Kolostrum (Amme in 1. Laktationswoche);
– nur Sauenmilchersatz (notfalls Babymilch, Kuhmilch führt zu Durchfall);
– von Beginn aus der Schale tränken (Nukkelflasche wird leichter angenommen, ist aber zu arbeitsaufwendig);
– 50 ml pro Ferkel in 2 Stunden Abstand (nachts 1–2 x, ab 2. Woche 5 x täglich);
– Milch stets frisch und warm neu bereiten, Reste verwerfen;
– ständig Trinkwasser anbieten (bei Hypogalaktie zuverlässigste Maßnahme).

Mutterlose Ferkel kann man mit 3 x täglicher Fütterung am Leben erhalten. Sie wachsen jedoch sehr langsam. Auch eine ständig angebotene Kalttränke reicht nicht aus, weil sie meist energiearm ist.

Literatur

AMTSBERG, G. (1984): Ergebnisse bakteriologischer Zervixtupferuntersuchungen bei puerperal erkrankten Sauen. Tierärztl. Umsch. **39**, 479–484.

AWAD-MASALMEH, M., W. BAUMGARTNER, A. PASSERNIG, R. SILBER und F. HINTERDORFER (1990): Bakteriologische Untersuchungen bei an puerperaler Mastitis (MMA-Syndrom) erkrankten Sauen verschiedener Tierbestände Österreichs. Tierärztl. Umsch. **45**, 526-535.

BÄCKSTROM, L., A. C. MORKOC and W. JOHNSON (1980): Antibacterial drugs in prevention of mastitis-metritis-agalactia syndrome in the sow. Proc. 6th IPVS Congr., Copenhagen, 70.

BERNER, H. (1984): Die Bedeutung von Harnwegsinfektionen für die Entstehung der puerperalen Endometritis beim Schwein. Tierärztl. Umsch. **39**, 450-458.

BERTSCHINGER, U. (1984): Neue Aspekte der Pathogenese der puerperalen Mastitis. Tierärztl. Umsch. **39**, 458-461.

BERTSCHINGER, H. U. and J. POHLENZ (1992): Coliform mastitis. In: LEMAN, A. D., et al. (eds.), Diseases of Swine, 7th ed., 511-517. Ames: Iowa State University Press.

BERTSCHINGER, H. U., E. BÜRGI und V. ENG (1990): Senkung der Inzidenz von puerperaler Mastitis bei der Sau durch Schutz des Gesäuges vor Verschmutzung. Schweiz. Arch. Tierheilk. **132**, 557-566.

BÖNING, J., M. FRITZSCH, BARBARA BÖNING und H.-J. KUBSCH (1976): Untersuchungen über das Auftreten von Puerperalerkrankungen industriemäßig gehaltener Sauen. Monatsh. Veterinärmed. **31**, 124-129.

BOLLWAHN, W., F. MERGENTHAL und B. SCHULTE (1990): Die Anwendung von Estrumate® zur Geburtseinleitung und MMA-Prophylaxe bei Sauen. Prakt. Tierarzt **71** (6), 56-64.

CARR, J. (1988): Post parturient problems in swine. In Pract. **10**, 225-230.

CERNE, F., J. JERKOVIC and C. DEBELJAH (1984): Influence of Finadyne on some clinical signs of MMA. Proc. 8th IPVS Congr. Ghent, 290.

CHAREONSIRISUTHIGUL, T., G. KIRPAL und G. AMTSBERG (1979): Untersuchungen zur Biochemie, Serologie, Pathogenität und Antibiotikaresistenz an Escherichia-coli-Stämmen von gesunden und an Mastitis-Metritis-Agalaktie-Syndrom erkrankten Sauen. Berl. Münch. tierärztl. Wschr. **92**, 409-416.

DEKUIJTER, K., J., H. M. VERHEIJDEN, A. PIJPERS and J. BERENDS (1986): Pathogenesis of coliform mastitis in the sow. Proc. 9th IPVS Congr., Barcelona, 95.

GARCIA, M. C., N. L. FIRST, O. J. GINTHER and J. J. RUTLEDGE (1980): Effect of gram-negative bacterial endotoxin, oxytocin and dexamethasone on lactation in sows. Proc. 6th IPVS Congr., Copenhagen, 67.

GÖRANSSON, L. (1989): The effect of feed allowance in late pregnancy on the occurrence of agalactia post partum in the sow. J. Vet. Med. **36**, 505-513.

HAMMERL, J., G. WOLF und H. BERNER (1995): Klinische Untersuchungen zur Wirkung des Paramunitätsinducers Baypamun als Prophylaxe beim MMA-Komplex der Sau. Tierärztl. Umsch. **50**, 383-386.

JONES, J. E. T. (1979): Acute coliform mastitis in the sow. Vet. Ann. **19**, 97-101.

LINDEMANN, D. E. G. und W. BOLLWAHN (1995): Hinweise zur Dosierung von Glaubersalz bei Zuchtsauen. Dtsch. tierärztl. Wschr. **102**, 73-75.

Ossko, und K. Walser (1979): Doppelblindversuch über die Wirksamkeit des Kombinationspräparates Dexa-Tomanol® bei akuter Mastitis und pathologischem Euterödem des Rindes sowie bei puerperaler Septikämie der Schweine. Tierärztl. Umsch. **34**, 482-488.

PLONAIT, H., A. WILMS-SCHULZE KUMP, and GABRIELE SCHÖNING (1986): Prophylaxis of the MMA-syndrome by antibacterial medication and restricted feeding. Proc. 9th IPVS Congr., Barcelona, 96.

RINGARP, N. (1960): Clinical and experimental investigations into a postparturient syndrome with agalactia in sows. Acta Agr. scand. Suppl. 7, Stockholm.

ROSS, R. F., A. P. ORNING, R. D. WOODS, B. J. ZIMMERMANN, D. F. COX and D. L. HARRIS (1981): Bacteriologic study of sow agalactia. Am. J. Vet. Res. **42**, 949-955.

SCHÖNING, G., und H. PLONAIT (1990): Metaphylaxe und Therapie des MMA-Syndroms der Sauen mit Baytril®. Dtsch. tierärztl. Wschr. **97**, 5-10.

SMITH, B. B. and W. C. WAGNER (1985): Effect of Escherichia coli endotoxin and thyrotropin-releasing hormone on prolactin in lactating sows. Am. J. Vet. Res. **46**, 175-180.

STORK, M. G. (1980): The use of Trimethoprim/Sulphonamide combination drugs to control mastitis, metritis and agalactia of bacterial origin. Proc. 6th IPVS Congr., Copenhagen, 71.

VARADIN, M., P. NIKOLIC, M. JOVIC and E. DUMISEVIC (1980): Prevention of puerperal disorders in sows. Proc. 6th IPVS Congr., Copenhagen, 69.

WESEMEIER, H., W. HÖLZEL, H. VÖLKER, CHRISTIANE BATHKE, SIGRID SIGGELKOW und G. HOFFMANN (1975): Pathologische und mikrobiologische Befunde bei puerperalgestörten Sauen – ein Beitrag zur Pathogenese der Puerperalerkrankungen. Monatsh. Veterinärmed. **30**, 814-820.

16.13 Laktationshyperthermie

Bei den zur rechtzeitigen Erkennung des MMA-Syndroms üblichen Temperaturmessungen fällt auf, daß viele Sauen im Puerperium und während der gesamten Laktation Rektaltemperaturen aufweisen, die als fieberhaft gelten ($\geq$ 39,5 °C), ohne daß ihr Allgemeinbefinden oder das Säugen der Ferkel dabei gestört sind. Nach Absetzen der Ferkel kehren die Temperaturwerte immer zu dem Normalbereich für Zuchtsauen (38,8 ± 0,3 °C) zurück.

Ätiologie

Aus der Beobachtung, daß sich diese Erscheinung vorwiegend bei Ad-libitum-Fütterung relativ kleiner und gutgenährter Sauen zeigt, wird geschlossen, daß die Temperaturregulation dieser Tiere durch die bei der Verdauung freiwerdende Stoffwechselenergie überfordert wird. Dadurch steigt die Körpertemperatur und gleichzeitig wird die Wärmeabgabe an die Umgebung erleichtert.

Das wird verständlich, wenn man bedenkt, daß die Milchleistung einer Sau pro Kilogramm Körpermasse der einer Hochleistungskuh entspricht. Züchterisch wird eine hohe Milchleistung der Sau durch die Forderung von hohen Wurfgewichten bei frühem Absetztermin ständig weiter gesteigert.

Im Verlauf des Tages wird, bei zweimaliger Fütterung, das Maximum der Körpertemperatur am Nachmittag erreicht. Bei den betroffenen Sauen gibt es jedoch von Tag zu Tag starke Unterschiede und die naheliegende Korrelation zur täglichen Futteraufnahme und der Stalltemperatur ist nur statistisch nachweisbar.

Diagnose und Differentialdiagnose

Laktationshyperthermie ist zu vermuten, wenn im Puerperium oder im Verlauf der Laktation erhöhte Körpertemperaturen bei ungestörtem Allgemeinbefinden auftreten, die weder auf antibakterielle Chemotherapie noch auf Behandlung mit Antipyretika reagieren.

Schweinepest und PRRS sind in Betracht zu ziehen, wenn das Fieber auf Antipyretika reagiert und Allgemeinstörungen wie Inappetenz, Hautverfärbung oder Diarrhoe bei einem Teil der Verdachtsfälle vorkommen.

Durch Verminderung des Futterangebots auf 2 x 0,5 kg bzw. Angebot von Kleie statt energiereichem Laktationsfutter sowie Messung am Morgen vor der ersten Fütterung ergeben sich deutlich niedrigere Rektaltemperaturen, meist im Normalbereich. In Betrieben mit einem hohen Anteil von MMA-Verdachtsfällen ist zunächst zu überprüfen, ob die Fütterung während der Geburt entsprechend vermindert wurde. Einmalige Futterreduktion während der Laktation beeinträchtigt die Versorgung der Ferkel nicht, sofern der Sau ausreichend Wasser angeboten wird. Hieraus kann man auch schließen, daß nicht der Stoffwechsel der Milchbildung, sondern die Verdauung der für die Laktation erforderlichen Futtermenge die Temperaturerhöhung verursacht.

Das Erkennen und die Differentialdiagnose der Laktationshyperthermie sind vor allem wichtig, um unnötige und scheinbar wirkungslose MMA-Metaphylaxe zu vermeiden. Daneben sollte die Futterzuteilung auf die Ferkelzahl und den Ernährungszustand der Sau abgestimmt, also nicht schematisch rationiert oder ad libitum erfolgen. Die Lufttemperatur im Abferkelstall sollte 20 °C möglichst nicht übersteigen, um den Sauen die Wärmeabgabe zu erleichtern.

Literatur

ELMORE, R. G., E. MARTIN, J. L. RILEY and T. LITTLEDIKE (1979): Body temperature of farrowing swine. J. Anim. Vet. Med. Ass. **174**, 620-622.

HENDRIX, W. F., K. W. KELLY, C. T. GASKIN and R. G. BENDEL (1978): Changes in respiratory rate and rectal temperature of swine near parturition. J. Anim. Sci. **47**, 188-191.

KELLY, K. W. and S. E. CURTIS (1978): Effect of heat stress on rectal temperature, respiratory rate and activity rates in peripartal sows and gilts. J. Anim. Sci. **46**, 356-361.

ULMER-SHAKIBAEI, C. (1995): Untersuchungen zur Ätiologie und Differentialdiagnose der Laktationshyperthermie der Sau. Berlin: Freie Universität, Diss.

ULMER-SHAKIBAEI, C., und H. Plonait (1992): Untersuchungen zur Laktationshyperthermie der Sau. Tierärztl. Umsch. **47**, 605-611.

16.14 Perinatale Sterblichkeit

Etwa 15 % aller Ferkel werden tot geboren oder sterben während der ersten drei Lebenstage. Je ein Sechstel davon ist durch intrauterine Infektionen (s. Fruchttod und Abort, Abschn. 15.9) oder Darminfektionen (vor allem Kolidiarrhoe) verursacht. Der Rest stirbt während des Geburtsvorganges, wird erdrückt oder verendet infolge Unterernährung und Unterkühlung. Über 30 % perinatale Verluste, besonders durch Totgeburten, können bei erstmaliger PRRS-Infektion eines Sauenbestandes auftreten (s. Spätabort, Totgeburten und perinatale Mortalität infolge PRRS-Infektion, Abschn. 15.16).

Die nichtinfektiösen perinatalen Verluste werden von den meisten Schweineproduzenten als unvermeidlich hingenommen,

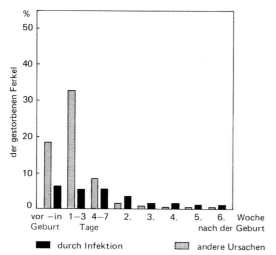

Abbildung 16-19 In der perinatalen Periode überwiegen nichtinfektiöse gegenüber infektiösen Ursachen der Ferkelverluste. Der angegebene Prozentsatz bezieht sich auf alle Ferkel, die tot geboren wurden oder bis zum Absetzen verendeten. (nach SVENDSEN et al., 1986)

gefährdet. In diesen Fällen sichert die termingerechte Geburtsauslösung (s. u.) einen zügigeren Geburtsablauf.

Wesentlich häufiger sterben Ferkel erst während der Austreibungsphase. Vielfach schlägt das Herz noch, die Atmung setzt aber nicht ein oder erlischt nach wenigen schwachen Zügen. Auch in diesen Fällen besteht ein Zusammenhang mit der Geburtsdauer und vor allem mit der Wurfgröße (Abb. 16-20 und 16-21). Deutlich gehäuft treten sie unter dem zuletzt geborenen Drittel des

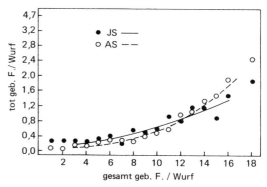

Abbildung 16-20 Durchschnittliche Anzahl der Totgeburten in Beziehung zur Wurfgröße (PRANGE, 1981)

obwohl sie sich bei Kenntnis der Ursachen und geeigneten Gegenmaßnahmen durchaus verringern ließen (Abb. 16-19, s. Tab. 16-7).

16.14.1 Totgeburt

Zu unterscheiden ist zunächst zwischen Mumifikation – mehr oder weniger ausgeprägter Eintrocknung unreifer Feten – und der Geburt toter, vollentwickelter Ferkel.

Von diesen stirbt nur ein kleiner Teil schon im Uterus, kenntlich an grauer Haut und hämolytisch verfärbtem Gewebe und in fortgeschrittenen Fällen Autolyse. Ursache sind schleppende bis verschleppte Geburten. Todesursache ist die aussetzende Funktion der Plazenta. Diese Fälle wären durch Geburtsüberwachung erkennbar und bei Behandlung aufgrund vaginaler Untersuchung weitgehend beeinflußbar (s. Wehenschwäche, Abschn. 16.7). Übertragene Ferkel aus sehr kleinen Würfen sind ebenfalls

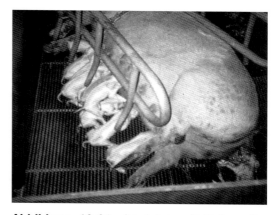

Abbildung 16-21 Im letzten Drittel großer Würfe bewegungsarm gehaltener Sauen häufen sich Totgeburten. Hinter der Vulva der Sau ein totes Ferkel und Nachgeburt

Tabelle 16-6 Vor Geburt gerissene Nabelschnur (RANDALL, 1972)

Geburtsverlauf	% der Ferkel
1. Drittel	21
2. Drittel	43
3. Drittel	58
Bei Totgeburt	94

Tabelle 16-7 Mortalität bis zum Absetzen (NIELSEN U. M., 1974) – Daten von 14 390 Ferkeln

	% Anteil an Verlusten	% geborener Ferkel	Bestandsmittelwerte
Totgeboren	26,1	5,9	2,6 – 8,7
Erdrückt, verletzt	18,0	4,0	1,3 – 6,6
Verhungert, zu klein	11,8	2,6	0,7 – 4.6
Magen-Darm-Erkrankungen	11,0	2.7	0,6 – 4,5
Pneumonie	4,5	1,1	0 – 2,0
Arthritis, Meningitis	6,2	1,4	0,4 – 3,5
Gen. bakt. Infektionen	2,7	0,6	0,3 – 1,7
Kongenitale Defekte	5,2	1,2	0,5 – 2,4
Sonstige Erkrankungen	10,8	2,4	
Ursache unbekannt	2,8	0,6	
		22,6	14,8 – 27,3

Wurfes auf (Tab. 16-6). Fast immer ist die Nabelschnur bei Austreibung des Ferkels bereits abgerissen und meist auch verletzt. Es liegt nahe, die Ursache in einer mangelhaften Retraktion (Verkürzung) des Uterus während der Geburt zu suchen, wodurch die Strecke von der Plazenta zur Vulva für die in den Hornspitzen liegenden Ferkel länger als die Nabelschnur wird. Zudem sind Nabelschnüre unterschiedlich lang ausgebildet.

Diese Ferkel sind, abgesehen von fehlenden Lebensäußerungen, unverändert. Ihre Haut ist häufig mit Mekonium verschmutzt, der Magen kann Fruchtwasser enthalten. Falls die Lunge, bei der Sektion in Wasser getaucht, nicht untersinkt, handelt es sich um lebensschwach geborene Tiere, die bereits geatmet hatten. Ein Teil der später durch Erdrücken, Verhungern oder Infektionen sterbenden Ferkel wird wahrscheinlich intra partum vorgeschädigt, ohne daß es auffällt oder später nachweisbar ist (Tab. 16-7).

Prädisponierend für eine hohe Totgeburtenrate wirkt die Haltung in Freßliegeboxen oder Anbindung während der Trächtigkeit. Sauen mit Bewegungsmöglichkeit verlieren demgegenüber weniger Ferkel intra partum.

Ob eine Förderung der physiologischen Uteruskontraktion durch prophylaktische Medikation, z. B. mit Parasympathomimetika, angestrebt werden sollte, bleibt trotz positiv verlaufener Versuche fraglich. Unerwünschte Nebenwirkungen auf die Geburt, den Allgemeinzustand und die Laktation sind beim gegenwärtigen Kenntnisstand nicht auszuschließen.

Geburtsüberwachung und Wehenanregung nach etwa dem fünften Ferkel oder einer Stunde Geburtsstillstand (bei freiem Geburtsweg) sind in Beständen mit mehr als 5 % Totgeburten zu empfehlen.

Auch durch Injektion von β-Blockern (Adrenalinantagonisten) kurz vor Geburtsbeginn oder Spasmolytika nach Geburt des ersten Ferkels können die Geburtsdauer und die Totgeburtenrate verringert werden.

Die Kontrolle des Geburtsablaufs wird in größeren Beständen nur während der Tages-(Arbeits)zeit möglich sein. Durch Beschränkung der Pflegearbeiten im Abferkelstall auf den frühen Morgen und folgende Ruhe bei Dämmerlicht setzen die meisten Geburten spontan am Nachmittag ein.

Die Geburtsinduktion mittels Prostaglandinpräparaten ermöglicht einen dem Arbeitsablauf weitgehend angepaßten Geburtsbeginn (s. Anwendung der Geburtsinduktion, Abschn. 16.2.2).

Wiederbelebungsversuche an scheinbar totgeborenen Ferkeln würden eine fortlaufende Überwachung und sofortiges Eingreifen erfordern. Ihre Erfolgsaussichten und Realisierbarkeit erscheinen zweifelhaft.

16.14.2 Perinatale Sterblichkeit lebend geborener Ferkel

Unmittelbar nach der Geburt kommt es zu einem Abfall der Körpertemperatur, der an die Energiereserven des Ferkels um so höhere Anforderungen stellt, je niedriger die Umgebungstemperatur ist. Unterkühlung kann zum Tod im hypoglykämischen Koma führen (s. Hypoglykämie und Hypothermie der Saugferkel, Abschn. 10.6.1). Die entscheidende Rolle der Wärmeverluste wird oft nicht erkannt, da der Tod schließlich durch Erdrücken, Verhungern oder Infektionskrankheiten erfolgt. Besonders die lebensschwachen, untergewichtigen oder im Verhältnis zu den Zitzen überzähligen Ferkel sind gefährdet.

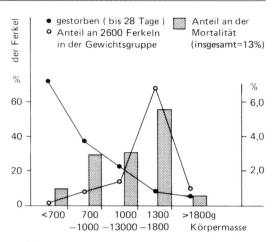

Abbildung 16-23 Aufzuchtverluste lebendgeborener Ferkel in Abhängigkeit vom Geburtsgewicht. Ferkel mit 700–1300 g Geburtsgewicht haben entscheidenden Anteil an den Aufzuchtverlusten. Sie könnten unter optimalen Umweltbedingungen jedoch überleben. (nach Daten von MEYER et al., 1976)

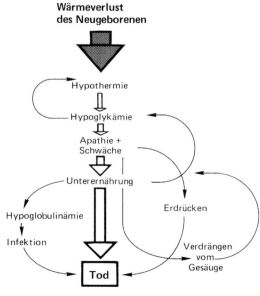

Abbildung 16-22 Wärmeverlust als Auslöser einander verstärkender Störungen, die schließlich zum Tod neugeborener Ferkel führen

Die durch Hypoglykämie und Hypothermie verursachte Apathie hat geringere Milchaufnahme und damit sowohl mangelhafte Energieversorgung als auch schwächere Immunitätsübertragung durch Kolostralantikörper zur Folge. Damit beginnt eine Kettenreaktion, aus der es für das betroffene Ferkel kein Entrinnen gibt (Abb. 16-22).

Eine zusätzliche Infrarotlampe, die bei herannahender Geburt hinter der Sau aufgehängt wird, kann die Unterkühlung kleiner und lebensschwach geborener Ferkel vermeiden helfen.

Die perinatal und im weiteren Verlauf der Säugeperiode zu erwartenden hohen Verluste von Ferkeln mit geringem Geburtsgewicht (Abb. 16-23) lassen sich in größeren Beständen durch Umsetzen an geeignete Ammensauen, in Kleinbetrieben durch ständiges Angebot einer Kalttränke verringern.

Auf kurze Beobachtungsintervalle, Betreuung schwacher Ferkel und die Bereitschaft zur schonenden geburtshilflichen Untersuchung sollte jedoch auch bei planmäßiger Anwendung der oben genannten Maßnahmen nicht verzichtet werden.

Literatur

BILLE, N., N. C. NIELSEN, J. L. LARSEN and J. SVENDSEN (1974): Preweaning mortality in pigs. 2. The perinatal period. Nord. Veterinearmed. **26**, 294-313.

BÖNING, J., und J. DUCKERT (1978): Untersuchungen zur medikamentellen Verkürzung der Geburtsdauer beim Schwein. Monatsh. Veterinärmed. **33**, 446-449.

DREIHSIG, K. (1987): Technologisch-biologische und veterinärhygienische Möglichkeiten zur Verbesserung der Ferkelgesundheit und Aufzuchtergebnisse. Tierzucht **41**, 189-192.

ENGLISH, P. (1985): Saugferkelverluste von 15 Prozent sind zu hoch. top agrar 11/85, 24-29.

ENGLISH, P. R., W. J. SMITH and A. MCLEAN (1982): The sow – improving her efficiency, 2nd ed. Ipswich, Suffolk: Farming Press.

MEYER, H., H. KRÖGER und B. SAGEL (1976): Untersuchungen über die Variationsursachen des Geburtsgewichtes bei Ferkeln sowie die Körper- und Blutzusammensetzung untergewichtiger Ferkel. Dtsch. tierärztl. Wschr. **83**, 438-448.

NIELSEN, N. C., K. CHRISTENSEN, N. BILLE and J. L. LARSEN (1974): Preweaning mortality in pigs. I. Herd investigations. Nord. Veterinaermed. **26**, 137-150.

PRANGE, H. (1981): Entstehung und Verhütung prä-, peri- und postnataler Verluste in der Ferkelproduktion. Fortschrittsberichte, Akademie der Landwirtschaftswissenschaften, Band 19, Heft 9.

RANDALL, G. C. B. (1972): Observations on parturition in the sow. I. Factors associated with the delivery of the piglets and their subsequent behaviour. II. Factors influencing stillbirth and perinatal mortality. Vet. Rec. **90**, 178-186.

RUDLOFF, P. R., und H. BOSTEDT (1984): Einfluß des Betablockers Carazolol (Suacron) auf die Sauengeburt. Tierärztl. Prax. **12**, 443-449.

SPRECHER, D. J. and A. D. LEMAN (1975): Effects of parasympathicomimetics on porcine stillbirth. Am. J. Vet. Res. **36**, 1331-1333.

SVENDSEN, J., L. S. SVENDSEN and A.-C. BENGTSSON (1986): Reducing perinatal mortality in pigs. In: LEMAN A. D., et al. (eds.), Diseases of Swine, 6th ed., 813-825. Ames: Iowa State University Press.

16.15 Kohlenmonoxidvergiftung

Ätiologie und Pathogenese

Das geruchlose Kohlenmonoxid (CO) entsteht bei unvollständiger Verbrennung in den zur Stallheizung benutzten Gasstrahlern infolge verstopfter Luftzufuhr oder zu niedrigem Gasdruck.

Tödliche Vergiftungen sind bei Tier und Mensch durch Konzentrationen im Bereich von 1000 ml/m³ (= ppm) zu erwarten, wobei zunächst frequente Atmung und Benommenheit vorangehen (Risikobereiche s. Abschn 9.5.6). Wenn Sauen nahe dem Geburtstermin Kohlenmonoxid einatmen, treten im Konzentrationsbereich von 100–200 ml/m³ vermehrt Totgeburten auf. Darüber kommt es zu Frühgeburten toter, voll entwickelter Ferkel bei einem hohen Prozentsatz der Sauen im betroffenen Stallabteil.

Bei 200 ml/m³ CO in der Stalluft baut sich im Laufe von zwei Stunden eine Belastung von 20 % Karboxyhämoglobin im Blut der Sau auf und bleibt dann auf diesem Niveau, bei dem die Sauerstoffversorgung des maternalen Organismus noch durch Hyperventilation und Erhöhung der Herzleistung gesichert ist, die Feten aber so geschädigt werden, daß sie die zusätzliche Hypoxie, die während des Geburtsvorganges eintritt, nicht überstehen.

Die in einem Teil der Fälle beobachtete Frühgeburt beruht wahrscheinlich auf streßbedingter, fetaler Kortikosteroidausschüttung (s. Pathogenese des Aborts, Abschn. 15.9.2).

Als Folge experimenteller fetaler CO-Vergiftung wurde histologisch die Vermehrung extramedullärer hämatopoetischer Zentren in der Leber sowie Ödeme, Blutungen und Nekrosen im Zentralnervensystem festgestellt.

Diagnose

Der Verdacht ergibt sich bei Häufung von Totgeburten voll entwickelter oder geringgradig unreifer Ferkel in Stallabteilen, die mit Gasstrahlern beheizt und nur wenig belüftet sind. Die toten Ferkel weisen im frischen Zustand hellrot-kirschfarbenes Blut, nach Autolyse lachsfarbenes Gewebe und hellrote Ergüsse in den großen Körperhöhlen auf. Der Nachweis von mehr als 2 % Karboxyhämoglobin in solchen Flüssigkeiten oder mehr als 10 % im Blut der Sau kann den Verdacht bestätigen. Zur Einsendung sind die Probengefäße unter Zusatz eines Antikoagulans randvoll zu füllen und luftdicht zu verschließen sowie zu kühlen, aber nicht einzufrieren.

Die Untersuchung des Blutes von Sauen ist nur dann sinnvoll, wenn in der Stalluft weiterhin ein erhöhter CO-Gehalt vorliegt, der dann auch mittels Gasspürgerät meßbar wäre. Bei ausreichender Frischluft verschwindet das Kohlenmonoxid innerhalb von 3 Stunden aus dem Blut. Bei den betroffenen Sauen sind, abgesehen von der einige Tage zu frühen Geburt, keine Krankheitsanzeichen zu erwarten.

Die akute Kohlenmonoxidvergiftung mit toxischen Konzentrationen im Bereich von 1000 ml/m^3 und mehr (0,1 %!) ist von Apathie, Ataxie und frequenter Atmung begleitet.

Das Blut noch lebender Tiere ist hellrot, bei der Sektion fallen wie beim Feten hellrote Gewebsverfärbungen sowie Hyperämie von Organen und Gehirn auf.

Einen Sonderfall der Kohlenmonoxidvergiftung stellt die Rauchgasvergiftung bei Stallbränden dar, wo die Schädigung nicht nur durch Reizwirkung des Rauches und Kohlendioxids, sondern durch Kohlenmonoxid entsteht, das bei weitem am gefährlichsten ist. Als charakteristische Verhaltensstörung tritt dabei Gleichgültigkeit gegenüber der Gefährdung auf, die sich beim Tier in Apathie, beim Menschen („Garagentod") als Willenlosigkeit äußert.

Tolerierbar sind in der Stalluft direkt beheizter Räume maximal 30 ml/m^3 (= 30 ppm) Kohlenmonoxid. Die Messung erfolgt mit Gasspürröhrchen (Hersteller: Drägerwerk, Lübeck).

Literatur

DOMINICK, M. A. and T. L. CARSON (1983): Effects of carbon monoxide exposure on pregnant sows and their fetuses. Am. J. Vet. Res. **44**, 35-40.

KÄSEBIETER, H. J., W. BOLLWAHN und H. G. HILLIGER (1985): Kohlenmonoxidvergiftung bei Saugferkeln (Fallbericht). Prakt. Tierarzt **66**, 379.

KELLER, H. (1976): Hoher Kohlenmonoxydgehalt der Stalluft als Ursache von Totgeburten beim Schwein. Schweiz. Arch. Tierheilk. **118**, 425-428.

KELLEY, J. D., T. L. CARSON and B. R. ADRIAN (1982): Carboxyhemoglobin values in swine relative to carbon monoxide exposure: Guidelines for monitoring animal and human health hazards in swine-confinement buildings. Am. J. Vet. Res. **43**, 813-816.

SCHLECHT, H. (1971): Ein Beitrag zur Kohlenmonoxydvergiftung beim Schwein. Wien. tierärztl. Mschr. **58**, 263-264.

STADLER, E. (1973): Kohlenmonoxydvergiftung in einem Ferkelerzeugerbetrieb. Prakt. Tierarzt **54**, 337-338.

16.16 Angeborene Schäden

Obwohl in diesem Buch die wichtigsten konnatalen Defekte im Kapitel des betroffenen Organsystems dargestellt sind, ist hier eine zusammenfassende Darstellung angebracht, die Einblick in die Gesetzmäßigkeiten und Ursachenkomplexe vermitteln soll.

16.16.1 Häufigkeit und Art der Defekte

Es überrascht nicht, daß äußerlich sichtbare Körperveränderungen – Mißbildungen – am häufigsten beobachtet und beschrieben wurden. Ferner haben angeborene Schäden innerer Organe in Sektionsberichten und -statistiken ihren Niederschlag gefunden. Wesentlich seltener festgestellt wurden Stoffwechseldefekte, obwohl diese in Analogie zum Menschen oder den in dieser Hinsicht auch genauer untersuchten Hunden zwar selten, aber in Vielfalt zu erwarten wären.

Von den etwa 150 beim Schwein beschriebenen konnatalen Defekten sind rund 30 in

Tabelle 16-8 Ätiologie der häufigsten angeborenen Defekte beim Schwein

	Auftreten in % geb. Tiere	Ätiologie genetisch	toxisch alimentär	infekt.	Letal bei % betroffener
Atresia ani	0,4 – 0,6	+			100 (> ♀)
Hernia inguinalis	0,4 – 1,0	+			≈ 10
Hernia umbilicalis	0,1 – 0,2	+			≈ 10
Defekte des ♀ Genitaltrakts	3,3	?			0
Hermaphroditismus	0,1 – 0,6	+			0
Kryptorchismus	0,2 –	+			0
Myoclonia congenita	0,2	+	+	+	≈ 50
Skelettanomalien (Arthrogrypose)	0,3	+	+		100
„Grätschen"	0,5 –	+	?		≈ 50
Herzdefekte	0,4 – 0,5		?	?	≈ 80

ihrer Ätiologie aufgeklärt, worüber die im Literaturteil dieses Kapitels zitierten Übersichten näher informieren können. Es liegt nahe, daß die Ursachen der häufiger vorkommenden Abweichungen besser aufgeklärt sind. Für die weitere Erörterung mag daher eine Auswahl von diesen (Tab. 16-8) sinnvoll sein.

16.16.2 Multiple Ätiologie gleichartiger Defekte

Ohne hierauf im einzelnen einzugehen – Beispiele wären unter dem betreffenden Krankheitsbild nachzulesen – ist es zweckmäßig, genetische, toxische und alimentäre sowie infektiöse Ursachen zu unterscheiden. Gleichzeitig muß festgestellt werden, daß weitgehend identische Bilder mehrere Ursachen haben können, wie z. B. Myoclonia congenita (Ferkelzittern) und Arthrogrypose (Krummsteifbeinigkeit). Die histologische, teilweise auch virologische oder biochemische Untersuchung deckt hier zwar meist Unterschiede auf. In der Regel wird sich die ätiologische Aufklärung aber auf die Anamnese, besonders der Epidemiologie, stützen müssen.

Die wichtigsten Kriterien zur Differentialdiagnose der Ursachen konnataler Defekte sind folgende:

– hereditär: über längere Zeit, bei einem Teil der Würfe (Sauen), als Nachkommen desselben Ebers, im Mittel etwa 25 % des Wurfes betreffend.
– toxisch oder infektiös: innerhalb von 1–2 Monaten, bei zahlreichen Würfen, oft den gesamten Wurf betreffend. Voran geht oft eine Periode, in der vermehrt lebensschwache Ferkel und unregelmäßiges Umrauschen auftraten.
– alimentär: nach langfristiger (2 Trächtigkeitsperioden), einseitiger oder extensiver Fütterung (z. B. nach schlechter Ernte im folgenden Frühjahr), mit wechselnder Häufigkeit und Intensität der Veränderungen auftretend.
– unklärbar: Im Bestand selten und nur einzeln im Wurf auftretend, sofern nicht typische Erbdefekte.

Erst bei bekannter Ätiologie ist eine wirksame Prophylaxe möglich. Da diese bei genetisch bedingten Defekten langwierig und kostspielig ist, verdient der Aspekt der Erbhygiene besondere Beachtung.

16.16.3 Erkennung und Ausmerzung von Anlageträgern

Während das Erkennen dominant vererbter Eigenschaften keine Schwierigkeit bereitet (z. B. Haarlosigkeit), ist der Nachweis ver-

Tabelle 16-9 Erkennung von Ebern mit pathologischen Erbanlagen durch Testpaarungen vor K. B.-Einsatz
Erkennung durch Zeugung mindestens 1 defekten Ferkels
Geforderte Irrtumswahrscheinlichkeit $p < 0,05$
Angenommener Erbgang: autosomal-rezessiv

Paarung mit	% Anlageträger	Erforderliche Würfe (à 8 Ferkel)
bekannten Anlageträgern	100	2
Töchtern oder Geschwistern	≈ 50	5
Stichprobe der Population mit 0,1 % Defekten (= Merkmalsträgern)	6	53
0,5 %	13	24
1,0 %	18	17
2,0 %	24	12

Quelle: P. GLODEK, Göttingen, Seminarumdruck Haustiergenetik

deckter Erbanlagen beim Schwein dadurch erschwert, daß bei den wirtschaftlich wichtigen Defekten kein einfach rezessiver Erbgang vorliegt. In der Regel ist die Zahl der Merkmalsträger geringer als nach einer 1:2:1-Aufspaltung nach Paarung von Anlageträgern zu erwarten wäre. Die Angaben der Tabelle 16-9, welche auf der Annahme einer einfach rezessiven Vererbung aufbauen, sind daher etwas zu optimistisch, geben in Ermangelung exakter Daten aber eine Vorstellung der in Betracht kommenden Tierzahlen. Das Ziel, Zuchttiere auf Erbgesundheit zu überprüfen, bevor sie viele Nachkommen haben, ist naheliegend, aber schwer realisierbar. Die Anpaarung an bekannte Merkmalsträger oder deren Verwandte wäre zwar effektiv, aber nicht für alle in Frage kommenden Erbfehler gleichzeitig und nur mit hohem Aufwand, nämlich einer Testherde, realisierbar, in der dann gehäuft Erbfehler auftreten. Üblich ist die Auswertung der beim normalen Zuchteinsatz auftretenden Defekte mit Ausschluß von der Zucht, sobald merkmalstragende Nachkommen vorliegen. Dieses Verfahren setzt voraus, daß Anlageträger verbreiteter Defekte relativ häufig vorkommen. Am Beginn erbhygienischer Maßnahmen ist daher ein guter Fortschritt zu erwarten, jedoch steigt die Zahl erforderlicher Paarungen in dem Maße, wie die Anlageträger ausgemerzt werden. Die Grenze des auf diesem Wege Erreichbaren dürfte bei 0,1 % Merkmalsträgern liegen.

Diese Situation könnte sich ändern durch Verfahren, die eine direkte Erkennung der Anlageträger mit molekulargenetischen Methoden (Beispiel MHS-Gen), auf immunologischer Basis (wie bei Blutgruppen) oder biochemisch ermöglichen würden (wie bei manchen Stoffwechseldefekten des Menschen).

Erheblich erschwert wäre die Erkennung von Anlageträgern, wenn Umweltfaktoren (toxisch-alimentär) oder Infektionen gleichartige Defekte hervorrufen würden (Phänokopien). Glücklicherweise scheint das für die wirtschaftlich wichtigen Erbdefekte Atresia ani, Hernien, Kryptorchismus und Hermaphroditismus nicht zuzutreffen.

Man muß jedoch damit rechnen, daß Umweltfaktoren die Häufigkeit des Auftretens erblicher Defekte beeinflussen, wenn die genetische Anlage dafür vorhanden ist (Erb-Umwelt-Interaktion).

16.16.4 Strahlenschäden

Unter der Annahme, daß für das Schwein ähnliche Strahlenrisiken wie für den Menschen gelten, kann eine merkliche Erhöhung der Mißbildungsrate durch die bisher aufgetretenen, über die natürliche Radioaktivität hinausgehenden Belastungen ausgeschlossen werden.

Dies ergibt sich aus der Überlegung, daß die auf den Menschen einwirkende, umweltbedingte Strahlenbelastung normalerweise 125 millirem pro Jahr beträgt. Schäden am Embryo durch Bestrahlung während der

Organdifferenzierung oder eine Verdoppelung der Mutationsrate wären erst im Bereich von 10–100 Rad (= 0,1–1,0 Gray) zu erwarten. Im Falle von Gammastrahlen ist Rad = rem. Nachweisbare Effekte würden also das 100fache der natürlichen Strahlenbelastung eines Jahres innerhalb kurzer Zeit voraussetzen.

Wahrscheinlich würde auch das noch nicht bemerkt werden, da die spontane Mutationsrate wesentlich geringer als die Frequenz der verbreiteten Erbfehler ist und meist unauffällige Merkmale betrifft. Die Strahlenschäden am Embryo gleichen denen toxischer Genese, wie stummelförmige Gliedmaßen (Dysmelie) oder Gaumenspalten, und sind insofern unspezifisch.

Literatur

ALT, M. (1987): Korrelationen zwischen pathognomonischen Symptomen der intrauterinen Parvovirusinfektion bei der Sau und deren Beziehung zum Auftreten connataler Mißbildungen bei Ferkeln. Züchtungskunde **59**, 63-75.

BILLE, N. and N. C. NIELSEN (1977): Congenital malformations in pigs in a post mortem material. Nord. Veterinaermed. **29**, 128-136.

HALL, E. J. (1976): Radiation and Life. Oxford: Pergamon Press.

HUSTON, R., G. SAPERSTEIN, D. SCHOENEWEIS and H. W. LEIPOLD (1978): Congenital defects in pigs. Vet. Bull. **48**, 645-675.

MULLEY, R. C. and M. J. EDWARDS (1984): Prevalence of congenital abnormalities in pigs. Austr. Vet. J. **61**, 116-120.

SCHMIDT, P., und C.-U. V. MICKWITZ (1964): Zur Häufigkeit und Pathologie der kongenitalen Herzfehler bei Schwein und Rind. Monatsh. Veterinärmed. **19**, 541-546.

SWATLAND, H. J. (1974): Developmental disorders of skeletal muscle in cattle, pigs and sheep. Vet. Bull. **44**, 179-202.

TEIGE, J. (1957): Congenital malformations of the Müllerian ducts and sinus urogenitalis in pigs. Nord. Veterinaermed. **9**, 609-629.

WIESNER, E., und S. WILLER (1974): Veterinärmedizinische Pathogenetik. Jena: VEB Gustav Fischer Verlag.

16.17 Myxödem

Nach meist verlängerter Trächtigkeit werden von klinisch gesunden Sauen Ferkel mit hohem Geburtsgewicht geboren, die Unterhautödem und mangelhafte Behaarung aufweisen. Bald nach der Geburt entwickelt sich hochgradige Dyspnoe mit Maulatmung, wobei die Tiere grunzend quieken. Sie sterben während des ersten Lebenstages. Die Sektion ergibt Ödeme und Blutungen in Unterhaut und Organen. Die Schilddrüse ist kleiner als normal, die Lungen sind dunkel und sinken im Wasser unter. Jod- und Thyroxingehalt des Serums sind subnormal.

Der Defekt wurde im Zuchtversuch mit klinisch gesunden Eltern reproduziert und tritt im rezessivem Erbgang bei beiden Geschlechtern auf.

Eine Therapie bei den Saugferkeln ist nicht möglich. Prophylaktisch sind Eltern und Geschwister erkrankter Ferkel von der Zucht auszuschließen.

Klinisch gleichartige Erscheinungen entstehen durch Jodmangelernährung und gestörte Thyroxinsynthese.

Während eine primäre Jodmangelversorgung bei Verwertung betriebseigener Getreide oder Hackfrüchte in der Schweinefütterung nur auf jodarmen Böden (meeresfern, Granituntergrund, z. B. Alpen) zu erwarten ist, kann durch Verfütterung von Rapsextraktionsschrot ein sekundärer Mangel durch Hemmung der Jodresorption und der Proteinbindung des Jods im Organismus entstehen.

Zu erwarten sind Mangelerscheinungen, wenn der Anteil von Rapsextraktionsschrot mit hohem Glukosinatgehalt, heute meist außereuropäischer Herkunft, bei Mastschweinen 5 % und bei Zuchtschweinen 3 % der Ration übersteigt.

Bei Masttieren werden Futterverzehr und Zunahmen gesenkt (Hypothyreose), Zuchtsauen bleiben, abgesehen von vermehrten Fruchtbarkeitsstörungen, klinisch gesund, bringen jedoch nach verlängerter Trächtigkeit Ferkel mit Symptomen des Myxödems und der Haarlosigkeit zur Welt (s. o.). Überlebenden Ferkeln wachsen die fehlenden Haare meist innerhalb einer Woche nach. Sie entwickeln sich zu Kümmerern, die ein verkürztes Längenwachstum mit „Dackelbeinen" aufweisen. Die Symptome können aber auch mit zunehmendem Alter abklingen, nachdem sie mit 4 Wochen einen Höhepunkt erreichten.

Zur Diagnose dient der Nachweis einer vergrößerten Schilddrüse mit Hyperplasie des Follikelepithels. Im Blutplasma liegt der Thyroxin (T_4)-Gehalt bei Neugeborenen unter 300 nmol/l, bei Absatzferkeln unter 400 nmol/l und bei Sauen unter 150 nmol/l. Zur Substitution sind über den Normalbedarf von 0,1–0,3 mg/kg (= ppm) Jod im Trockenfutter hinaus bis zu 0,5 mg/kg bei Mastschweinen und bis zu 1,0 mg/kg bei Sauen erforderlich, um die Schadwirkung glukosinatreichen Rapsextraktionsschrotes zu kompensieren. Der neugezüchtete, sogenannte 00-Raps ist weitgehend unschädlich.

Es gibt demnach drei Formen des Myxödems der Ferkel, eine erbliche und die primäre oder sekundäre fütterungsbedingte. Die Schilddrüse ist bei der erblichen Form kleiner, bei der fütterungsbedingten vergrößert.

Differentialdiagnostisch ist die erbliche Haarlosigkeit zu beachten, die nicht mit Ödemen oder Atemstörungen einhergeht und einem dominanten Erbgang folgt.

Der gedrungene Körperbau mit deformierten Gliedmaßen überlebender Ferkel ähnelt dem Bild der erblichen Rachitis.

Nach dem älteren Schrifttum sind anscheinend erbliche und ernährungsbedingte Fälle wiederholt aufgetreten, aber auch Fälle von Eisenmangelanämie als Myxödem angesehen worden.

Literatur

GÜRTLER, H. (1987): Ernährungsbedingte Erkrankungen von Ferkeln, Mast- und Zuchtschweinen. In: NEUNDORF/SEIDEL (Hrsg.), Schweinekrankheiten, 3. Aufl. Stuttgart: Ferdinand Enke Verlag.

KÖRBER, R., R. WENZEL, H. VÖLKER und H. BIERBACH (1978): Zur Ätiologie, Pathogenese, Diagnostik und Bekämpfung von Jodmangelerkrankungen der Zuchtschweine. Monatsh. Veterinärmed. **33**, 858-863.

LIEBISCH, H. (1948): Ätiologie und histologische Untersuchungen über das enzootische Myxödem der neugeborenen Ferkel. Wien. tierärztl. Mschr. **35**, 193-198, 249-263.

SCHÖNE, F., G. JAHREIS, H. LÜDKE, B. GROPPEL, E. KIRCHNER und H.-D. BOCK (1986): Hypothyreose bei Sauen und Ferkeln nach Fütterung einer Kartoffel-Rapsextraktionsschrot-Silage. Arch. exp. Vet. Med. **40**, 507-519.

WELCH, H. (1925): Haarlosigkeit und Kropf bei neugeborenen Haustieren. Münch. tierärztl. Wschr. **76**, 1-7; 17-22.

WRATHALL, A. E., J. BAILEY, D. E. WELLS and C. N. HERBERT (1977): Studies on the barker (neonatal respiratory distress) syndrome in the pig. Cornell Vet. **67**, 545-589.

17 Erkrankungen des Gesäuges

H. Plonait

17.1 Untersuchungsmethoden

Adspektion: Beim Neugeborenen ist auf Zitzennekrose oder östrogenbedingte Schwellung der Drüsenanlage zu achten. Anläßlich der Selektion von Zuchtschweinen (auch der Eber) sind Zitzenzahl (mindestens 14), regelmäßige Anlage (fehlende sowie Nebenzitzen) sowie das Auftreten von Stülpzitzen Auswahlkriterien (Abb. 17-1). An der Sau sind Umfang der Gesäugeanbildung, Hautrötung als Entzündungsanzeichen, Rückbildung einzelner oder aller Drüsenkomplexe und nach der Laktation hervortretende Knoten als Symptome von abszedierender Mastitis oder Aktinomykose festzustellen. Nicht selten kommt es zu Verletzungen der Zitze, und mehrere Hautkrankheiten treten an der dünnen, unbehaarten Haut des Gesäuges bevorzugt auf.

Palpation: Auch am prallen, laktierenden Gesäuge ist die Haut gesunder Mammakomplexe leicht über dem körnig-festelastischen Drüsengewebe zu verschieben. Ein subkutanes Ödem, das diese Verschieblichkeit aufhebt, ist bei Mastitis oft von Wärme und Druckempfindlichkeit begleitet und unregelmäßig über die Gesäugeleiste verteilt. Ein übermäßiges Geburtsödem ist selten und breitet sich vom Perineum auf die kaudalen Komplexe verlaufend aus.

Dorsal der letzten Mammakomplexe beidseits des Gesäuges sind die flachen, physiologisch etwa hühnereigroßen Mammarlymphknoten palpierbar. Sie sind auf dem Gesäugeparenchym verschieblich und durch Abheben abgrenzbar. Ihre drüsenähnliche Struktur und Konsistenz kann das Auffinden erschweren. Bei Mastitis der abdominalen Drüsenkomplexe sind sie meist vergrößert.

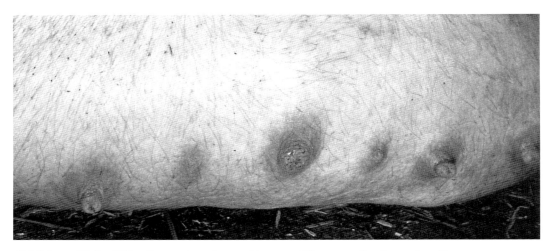

Abbildung 17-1 Stülpzitze und zwei verschlossene Zitzen am Gesäuge einer Sau

Chronische Entzündungsherde (Granulome, Abszesse) werden am rückgebildeten Gesäuge palpierbar. Durch Aktinomykose verursacht, haben sie, zum mindesten teilweise, eine enge Verbindung mit Haut und Hautläsionen.

Als chronisch-abszedierende Mastitis stehen sie eng mit der Zitze und den Milchgangstrukturen in Zusammenhang. Menge und Leichtigkeit, mit der Milch gewonnen werden kann, hängen, abgesehen vom Laktationsstadium, in erster Linie von der Auslösung des Säugereflexes ab. In einem Zusammenspiel von Lockruf der Sau und Gesäugemassage durch die Ferkel kommt es auf dem Wege eines neurohormonalen Reflexes zur Oxytocinausschüttung aus dem Hypophysenhinterlappen, wodurch für 30 Sekunden Milchfluß einsetzt. Dieser Reflex kann bei Vertrautheit der Sau mit dem Untersucher durch manuelle Massage des Gesäuges ausgelöst oder durch Injektion von Oxytocin ersetzt werden (5 I. E. i. v. oder 10–20 I. E. i. m.). Physiologisch ist dann Milch im Strahl aus zwei Zitzenkanälen jeder Zitze zu ermelken.

Milchproben: Da sichtbare Änderungen der Milchqualität selten sind, empfiehlt sich als einfachste Überprüfung die Messung des pH-Wertes mit Teststreifen (Spezial-Indikatorpapier, pH 6,4–8,0 Merck). Alkalische Abweichungen weisen auf Sekretionsstörungen hin. Die Verlaufskurve des Milch-pH-Wertes während der Laktation ist zu beachten (Abb. 17-2).

Wertvoll als Grundlage gezielter Behandlung (Antibiogramm) ist auch die bakteriologische Untersuchung, die wegen der Verschmutzungsgefahr eine sorgfältige Reinigung und Alkoholdesinfektion (Erfrischungstuch) vor der Entnahme und möglichst an Proben von mehreren Zitzen und Sauen im Bestand erfolgen sollte.

Die Milchprobe wird nach Verwerfen der ersten Milchstrahlen/Tropfen in einem waagerecht gehaltenen, sterilen Röhrchen oder mit einem bakteriologischen Tupfer aufgefangen.

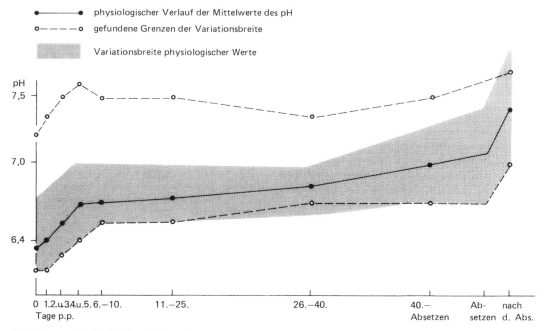

Abbildung 17-2 Verlauf der physiologischen pH-Werte der Sauenmilch und deren Variationsbreite während der Laktation

Für wissenschaftliche Untersuchungen wurden auch Biopsien (Histologie, Bakteriologie) sowie Zellzählung und Zelldifferenzierung in Milchproben durchgeführt (s. akute Mastitis und MMA-Syndrom).

Literatur

CROSS, B. A., R. F. W. GOODWIN and I. A. SILVER (1958): A histological and functional study of the mammary gland in normal and agalactic sows. J. Endocrinol. **17**, 63-74.

ELLENDORFF, F., M. L. FORSLING and D. A. POULAIN (1982): The milk ejection reflex in the pig. J. Physiol. Lond. **333**, 577-594.

GLAWISCHNIG, E. (1964): Das puerperale Schweineeuter und seine klinischen Veränderungen während der Laktation. Wien. tierärztl. Mschr. **51**, 576-596, 675-702.

JONES, J. E. T. (1979): Acute coliform mastitis in the sow. Vet. Ann. **19**, 97-101.

SCHULZE, W., und H. PLONAIT (1962): Über den pH-Wert der Sauenmilch, seine Änderungen im Verlauf physiologischer und gestörter Laktation sowie deren klinische Bedeutung. Wien. tierärztl. Mschr. **49**, 101-127.

WEGMANN, P. (1985): Zur Pathogenese der Colimastitis beim Mutterschwein. Zürich: Vet.-med. Fakultät, Diss.

17.2 Erbliche und angeborene Störungen

17.2.1 Stülpzitzen (Inverted nipples)

Bei den betroffenen Tieren entwickelt sich anstelle des physiologischen Zitzenkegels eine Einsenkung, die von einem flachen Wall umgeben ist. Die am Saugferkel noch nicht feststellbare Veränderung ist zur Zeit der Geschlechtsreife am deutlichsten ausgeprägt. Es wurde beobachtet, daß ein Teil derartiger Zitzen im Laufe der Gravidität doch noch physiologische Form annimmt. Falls nicht, ist das Säugen der Ferkel an diesen Mammakomplexen unmöglich. Da Käufer von Zuchtschweinen diesen Mangel beanstanden, entsteht für die Verkäufer bei hohen Befallsraten ein ernstes wirtschaftliches Problem.

Stülpzitzen sind bevorzugt in der Nähe des Nabels, symmetrisch auf beiden Seiten und bei benachbarten Zitzen zu finden. Beim Eber werden sie in gleicher Form, aber seltener beobachtet.

Ätiologie

Stülpzitzen kommen durch Hypoplasie des bindegewebigen Zitzenkörpers und der Zitzenzisterne zustande, der eine erbliche Veranlagung zugrunde liegt (Abb. 17-3). Hierauf weisen der unterschiedliche Befall von Schweinerassen und -linien hin. Schätzun-

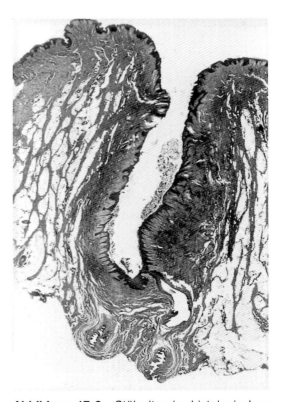

Abbildung 17-3 Stülpzitze im histologischen Bild. Links neben dem Ende der kraterförmigen Epidermiseinstülpung ist die verkürzte, gewundene Zitzenzisterne angeschnitten, die kurz darunter in die Zisternengänge übergeht, welche an ihrem gefälteten Epithel erkennbar sind.

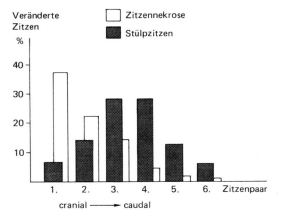

Abbildung 17-4 Häufigkeit des Vorkommens von Zitzennekrose beim Saugferkel und Stülpzitzen bei der Jungsau an verschiedenen Lokalisationen der Gesäugeleiste. Die deutlich ungleiche Verteilung spricht gegen einen pathogenetischen Zusammenhang.

gen der Heritabilität ergaben h^2-Werte zwischen 0,2 und 0,4. Beim Menschen ist eine vergleichbare Anomalie bekannt, für die ebenfalls von einer familiären Häufung berichtet wurde. Unbefriedigende Fortschritte der Gegenselektion und genetisch schwer erklärbare Häufungen des Auftretens geben jedoch Anlaß, exogene Hilfsursachen zu vermuten. Ein Zusammenhang mit der Zitzennekrose ist wegen unterschiedlicher Lokalisation am Gesäuge unwahrscheinlich (Abb. 17-4). Eine traumatische oder entzündliche Genese läßt sich auch wegen fehlender Narbengewebsbildung ausschließen.

Prophylaxe
Weder weibliche noch männliche Schweine, die Stülpzitzen aufweisen, sollten zur Weiterzucht Verwendung finden. Für die Erzeugung von Mastschweinen können Eber mit Stülpzitzen toleriert werden, während Mütter von Mastschweinen nach der Pubertät mindestens 12 physiologische Zitzen aufweisen müssen. Maßnahmen zur Vermeidung der Zitzennekrose (s. Abschn. 17.4.2) haben keine Besserung des Stülpzitzenproblems gebracht.

Literatur

GÜNTHER, C., K. DÄMMRICH und H. PLONAIT (1985): Morphologie der sogenannten Stülpzitzen beim Schwein im Vergleich zum histologischen Bild der normalen Zitze. Züchtungskunde **57**, 256-266.

HITTEL, J. (1984): Genetische und umweltbedingte Einflüsse auf die Ausprägung von Zitzenanomalien beim Schwein. Göttingen: FB Argrarwiss., Diss.

MAYER, J. (1994): Genetische Parameter von Gesäugeanomalien beim Schwein. München-Weihenstephan: Technische Universität, Diss.

MOLENAT, M., et B. THIBAULT (1977): Héritabilité, du nombre de fausses tetines chez la truie. Journées Rech. Porcine en France, 69-73.

NORDBY, J. E. (1934): Congenital defects in the mammae of swine. J. Heredity **25**, 499-502.

STEFFENS, S. (1992): Untersuchung zur Morphologie und Pathogenese von Zitzenkörperanomalien (Stülpzitzen) des Schweines. Hannover: Tierärztliche Hochschule, Diss.

17.2.2 Zitzenmängel und -schäden (Teat malformations)

Trotz der großen Bedeutung einer ausreichenden Zahl funktionsfähiger Zitzen für die Ferkelaufzucht gibt es kaum genaue Beschreibungen der verschiedenen Erscheinungsformen mangelhafter Zitzen- und Gesäugeausprägung oder Untersuchungen über ihre Ursachen.

Neben der Zitzennekrose und der Zitzenhypoplasie („Stülpzitze"), die in besonderen Abschnitten besprochen werden, unterscheidet man noch folgende Formen:
– Rudimentäre Zitzen mit unterentwickeltem Zitzenkörper, die mit wenig oder keinem Drüsengewebe in Verbindung stehen, treten unregelmäßig zwischen voll entwickelten Zitzen oder paarig am Ende des Gesäuges auf. Letztere werden auch als Afterzitzen bezeichnet.
– Zwischenzitzen sind voll entwickelt mit Drüsengewebe, aber nicht paarweise angelegt. Sie können auch in unmittelbarer

Nachbarschaft eines Zitzenpaares auftreten und werden dann Beizitze genannt.
- Verschlossene Zitzen können durch Verletzungen oder Entzündungen entstehen. Ihr Drüsengewebe wird vor der Geburt voll entwickelt, bildet sich dann aber rasch zurück (Abb. 17-1). Wenn die kranialen Zitzen betroffen sind, ist eine Zitzennekrose im Ferkelalter wahrscheinlich die Ursache.
- Infantile Zitzen am gesamten Gesäuge ohne entwickeltes Drüsengewebe zur Zeit der Geburt werden als Folge einer hormonalen Entwicklungsstörung gedeutet. Gehäuftes Auftreten im Bestand legt den Verdacht einer Mutterkornvergiftung nahe (s. Ergotismus, Abschn. 17.4.1).

Literatur

DONE, J. T. (1980): Zitzenmängel beim Schwein. Dtsch. tierärztl. Wschr. **87**, 437-439.

17.3 Bakterielle Infektionen

17.3.1 Akute Mastitis (Mastitis)

Die fast ausschließlich im Puerperium diagnostizierten akuten Mastitiden der Sau sind als der wesentliche Faktor des MMA-Syndroms anzusehen (s. Abschn. 16.12). Seltener werden sie während der weiteren Laktation und nur vereinzelt am rückgebildeten Gesäuge festgestellt (Abb. 17-5).

Ätiologie und Pathogenese

Die Untersuchung von Milch- und Gewebsproben entzündeter Drüsenkomplexe im Puerperium der Sau ergab überwiegend koliforme Keime (Tab. 17.1). Sowohl von *Escherichia coli* als auch von *Klebsiella pneumoniae* wurden mehr als 30 Serotypen isoliert, die oft gleichzeitig in verschiedenen Drüsen derselben Sau oder auch als Mischinfektion und zusammen mit anderen Keimen auftra-

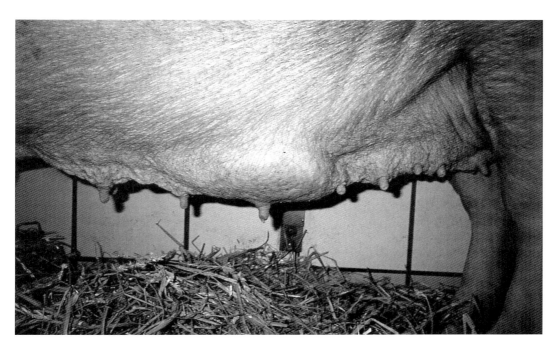

Abbildung 17-5 Akute Mastitis am rückgebildeten Gesäuge. Es kann auch ein großer Teil der Gesäugeleiste betroffen sein.

Tabelle 17-1 Bakteriologische Befunde bei der Untersuchung von Milch oder Milchdrüsengewebsproben im Puerperium. Escherichia coli und Klebsiellen wurden vorwiegend in Verbindung mit klinischen oder histologischen Anzeichen von Mastitis und mit hoher Keimzahl isoliert (*davon 22 aus mehreren Zitzen, ** davon 78 E.-coli-Reinkultur)

Autoren	BERT-SCHINGER et al. (1977)	RINGARP (1960)	ROSS et al. (1981)
Probenzahl Sauen insgesamt	319	167*	666
davon	26	167	24
klin. krank	23	167	13
E. coli	90	115**	77
Klebsiella spp.	14	5	8
β-häm. Strep.	4	16	38
α-häm. Strep.	4		15
Staphyl. spp.	8		91
Sonstige	14	31	

ten. Es besteht der Eindruck, daß Klebsiellen besonders infektiös sind (experimentelle Infektion durch den Zitzenkanal mit 120 Keimen) und schwerwiegende Veränderungen erzeugen können. Dies gilt auch für einen Teil der Infektionen mit *E. coli.* Streptokokken und Staphylokokken werden seltener, vorwiegend aus geringgradig entzündeten oder histologisch unverändert erscheinenden Drüsen isoliert.

Ein vorwiegend exsudativer Charakter der Mastitis mit geringer Beiligung des Interstitiums, das Vorkommen verschiedener Bakterienspezies und -subtypen bei einem Tier sowie die oftmals zuerst an kaudal gelegenen Drüsen einsetzenden Entzündungserscheinungen lassen auf eine galaktogene Infektion schließen, die wahrscheinlich von Kot, Harn oder Genitalsekreten, möglicherweise auch der Einstreu (Klebsiellen in Holzspänen) ausgeht.

Die Krankheitserscheinungen (im Falle des MMA-Syndroms auch Fieber, Hypogalaktie und gestörtes Allgemeinbefinden) werden durch das Endotoxin der Enterobakteriazeen hervorgerufen. Es besteht eine offenbar nicht immunologisch bedingte Disposition bzw. Resistenz gegenüber der Infektion.

Als Erreger enzootisch auftretender akuter Mastitiden mit Tendenz zu chronischem Verlauf und Gesäugeveränderung im weiteren Verlauf der Laktation bzw. bei tragenden Sauen wurden in Einzelfällen β-hämolysierende Streptokokken bzw. *Arcanobacterium pyogenes* (*Actinomyces pyogenes*) ermittelt.

Mehrere Veröffentlichungen über das MMA-Syndrom erwähnen beiläufig das Vorkommen von Mastitis und Agalaktie in späteren Laktationsstadien. Es bestehen jedoch weder über diese Fälle gesicherte Erkenntnisse, noch über die wahrscheinlich weitverbreitete Erkrankung einzelner Drüsen ohne Allgemeinstörung.

Klinisches Bild und Verlauf

Nur hochgradig entzündete Mammakomplexe zeigen adspektorisch wahrnehmbare Veränderungen: Schwellung, gespannte, gerötete Haut sowie fühlbare Wärme, Induration, Schmerz und Dermographismus. In solchen Fällen ist auch der Säugakt gestört (s. MMA-Syndrom, Abschn. 16.12). Aus den Zitzen veränderter Drüsen läßt sich dann nur wenig seröse bis dickflüssige Milch ermelken, was leicht übersehen wird, wenn einer der beiden Teilkomplexe nicht betroffen ist.

Pathologisch-anatomisch treten auf der Schnittfläche des sagittal aufgetrennten Gesäuges unregelmäßige, graurötliche Entzündungsherde mit festerer Konsistenz von unterschiedlicher Ausdehnung im blasseren gesunden Drüsenparenchym in Erscheinung. Dem Schweregrad der Mastitis entsprechend finden sich ferner ein subkutanes Ödem sowie Schwellung der Mamma- und Darmbeinlymphknoten.

Histologisch liegt eine eitrig-katarrhalische Entzündung vor, in deren Zentrum es zur Nekrose mit neutrophiler Demarkation kommen kann. In den Ausführungsgängen finden sich Entzündungszellen und desquamierte Epithelien.

Obwohl bei der akuten, koliformen Mastitis eine Tendenz zu rascher Selbstheilung mit Verschwinden der Erreger aus der Milchdrüse besteht, ist der Ausgang unbehandelter Fälle ungewiß, da in nicht besäugten Mammakomplexen nach 24 Stunden Rückbildungsvorgänge einsetzen, die dann auch das gesunde Gewebe betreffen. Außerdem werden nekrotische Bezirke unter Abszeßbildung demarkiert (s. Chronisch-abszedierende Mastitis, Abschn. 17.3.2).

Mastitiden, die ohne Allgemeinerkrankung der Sau oder Hypogalaktie verlaufen, bleiben meist unbemerkt. Ihr Vorkommen im Puerperium wurde als Zufallsbefund bei scheinbar gesunden Tieren festgestellt. Man muß damit rechnen, daß sie auch im weiteren Verlauf der Laktation auftreten und die Milchsekretion einzelner Komplexe beeinträchtigen.

Diagnose und Differentialdiagnose
Oft gestattet die palpatorische Feststellung einer infolge subkutanen Ödems nicht verschieblichen Haut die Diagnose einer adspektorisch unauffälligen Mastitis. Ein physiologisches Gesäugeödem ist selten und erstreckt sich vom hochgradig ödematisierten Perineum gleichmäßig auf den kaudalen Gesäugebereich, während die von Mastitis betroffenen Komplexe unregelmäßig verteilt sind. Bei Milchstauung (ohne Mastitis) ist das Drüsenparenchym prall unter der verschieblichen Haut fühlbar. Die Schwellung von Mammalymphknoten ist ebenfalls als Hinweis auf eine Mastitis zu werten.

Als Hilfsmittel zur Erkennung subklinischer Mastitis kommen in Betracht:
– Messung des pH-Wertes der Milch: Während der ersten drei Tage post partum sind Werte von 6,7 als verdächtig und $\geq 7,0$ als Mastitissymptom zu werten. Später weist auch die Milch von Drüsen in Rückbildung höhere pH-Werte als die laktierender auf, und die physiologische Milch wird ebenfalls alkalischer (bis pH 7,0, s. Abb. 17-2).
– Bestimmung des Zellgehalts ($> 10^7$ Zellen/ml) und des Anteils neutrophiler Leukozyten ($> 60\%$ im Ausstrich): Auch hier gleichen sich die Befunde unbesäugter Drüsen drei Tage nach der Geburt denen mastitiskranker an, sind also nur im Puerperium eindeutig.
– Bakteriologische Untersuchung von Milchproben: Nach sorgfältiger Reinigung der Zitze mit steriler Verbandgaze und Alkohol wird Oxytocin injiziert, der erste Milchstrahl verworfen und nur ein weiterer waagerecht in das zuvor mit der Öffnung nach unten gehaltene Probenröhrchen oder auf einen Tupfer gemolken.

Wegen der geringen Ergiebigkeit kranker Drüsen und des Kontaminationsrisikos sind möglichst Proben von mehreren Komplexen zu entnehmen. Weil das Ergebnis der bakteriologischen Untersuchung erst mit Verzögerung vorliegt, ist es vor allem als Grundlage gezielter Bestandsbehandlung (Antibiogramm) wertvoll.

Therapie und Prophylaxe
Da eine lokale Behandlung nicht in Betracht kommt, beruht die Therapie von Mastitiden beim Schwein auf der systemischen Anwendung antibakterieller Substanzen und Antiphlogese bzw. Schmerzlinderung (s. MMA-Syndrom, Abschn. 16.12).

Ausgedehnte akute Mastitiden mit Neigung zu chronischem Verlauf während der Laktation oder bei tragenden Sauen sind in einem möglichst frühen Stadium mittels parenteraler Behandlung zur Abheilung zu bringen. Solche Sauen sollten anschließend beim Absetzen oder ante partum eine Futtermedikation mit dem gleichen Wirkstoff erhalten, um Rezidive zu vermeiden.

Gegenüber *Arcanobacterium pyogenes* hat sich dabei auch eine stallspezifische Vakzine als prophylaktisch wirksam erwiesen. Eine Immunisierung gegen koliforme Erreger erscheint wegen serologischer Vielfalt der Keime und auch aufgrund fehlender Wirkung bei der Kolimastitis des Rindes wenig aussichtsreich.

Reinigung, Trockenhalten und Belegung der Abferkelboxen im Rein-Raus-Verfahren mit Desinfektion sind bei Bestandsproblemen akuter Mastitis sorgfältig einzuhalten. Falls die Vermutung zutreffen sollte, daß Sekrete und Fäkalien der Sau selbst eine wesentliche Infektionsquelle darstellen, muß der Erfolg allerdings vorsichtig eingeschätzt werden. Hinzu kommt wahrscheinlich eine Übertragung durch die Ferkel beim Saugen, solange keine Saugordnung besteht.

Literatur

BERTSCHINGER, H. U., J. POHLENZ und I. HEMLEP (1977): Untersuchungen über das Mastitis-Metritis-Agalaktie-Syndrom (Milchfieber) der Sau. II. Bakteriologische Befunde bei Spontanfällen. Schweiz. Arch. Tierheilk. **119**, 223-233.

GLAWISCHNIG, E. (1964): Das puerperale Schweineeuter und seine klinischen Veränderungen während der Laktation. Wien. tierärztl. Mschr. **51**, 576-596, 675-702.

JONES, J. E. T. (1976): Bacterial mastitis and endometritis in sows. Proc. 4th IPVS Congr. Iowa, E6.

LAKE, S. G. and J. E. T. JONES (1970): Post-parturient disease in sows associated with Klebsiella infection. Vet. Rec. **87**, 484-485.

MIDDLETON-WILLIAMS, D. M., J. POHLENZ, G. LOTT-STOLZ und H. U. BERTSCHINGER (1977): Untersuchungen über das Mastitis-Metritis-Agalaktie-Syndrom (Milchfieber) der Sau. I. Pathologische Befunde bei Spontanfällen. Schweiz. Arch. Tierheilk. **119**, 213-222.

PERSSON, A. (1984): Udder status during the lactation period in healthy sows and in sows affected with agalactia post partum. Proc. 8th IPVS Congr. Ghent, 285.

RINGARP, N. (1960): A post-parturient syndrome with agalactia in sows. Acta agric. scand. Suppl. 7.

ROSS, R. F., R. L. HARMON, BARBARA J. ZIMMERMANN and THERESA F. YOUNG (1983): Susceptibility of sows to experimentally induced Escherichia coli mastitis. Am. J. Vet. Res. **44**, 949-954.

WEGMANN, P., and H. U. BERTSCHINGER (1984): Sequential cytological and bacteriological examination of the secretions from sucked and unsucked mammary glands with and without mastitis. Proc. 8th IPVS Congr. Ghent, 287.

17.3.2 Chronisch-abszedierende Mastitis (Mammary abscesses)

Im Gegensatz zur puerperalen Mastitis weiß man über chronische Veränderungen des Gesäugeparenchyms und Gangsystems wenig. Sie fallen bei Palpation des rückgebildeten Gesäuges der Sau als knotige bis strangartige Gebilde auf, die mit der Zitze in engem Zusammenhang stehen, unter der Haut jedoch verschieblich sind (Abb. 17-6 und 17-7).

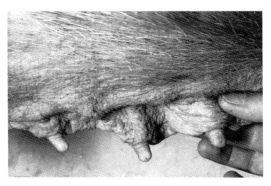

Abbildung 17-6 Bei der Palpation des rückgebildeten Gesäuges fallen chronische Mastitiden als knotige bis strangartige Gebilde auf, die in enger Verbindung mit der Zitze stehen. Bei der Sektion erweisen sich die Veränderungen als Abszesse oder Mikroabszesse.

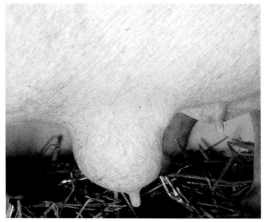

Abbildung 17-7 Hochgradige, chronisch-abszedierende Mastitis

Dies unterscheidet sie von der Aktinomykose, bei der ein Teil der Knoten stets mit der Haut oder Hautläsionen eng verbunden ist. Bei der postmortalen Untersuchung erweisen diese Veränderungen sich meist als Abszesse oder Mikroabszesse, die oft von einer eitrigen Mastitis und Galaktophoritis begleitet sind. Derartige Veränderungen werden bei etwa 20 % der zur Schlachtung kommenden Sauen gefunden.

Bei bakteriologischer Untersuchung des Abszeßinhalts wurden vorwiegend *Arcanobacterium* (*Actinomyces*) *pyogenes*, Streptokokken, gramnegative Anaerobier der Gattungen Bacteroides und Fusobacterium sowie Clostridien isoliert. Koliforme Keime lagen seltener, jedoch vorwiegend in Reinkultur vor.

Während der Trächtigkeit palpatorisch veränderte Drüsenkomplexe weisen in der folgenden Laktation erhöhte Milch-pH-Werte auf, woraus auf eine Sekretionsstörung geschlossen werden kann.

Unklar ist, ob ein Zusammenhang mit puerperalen Mastitiden besteht. Das erhöhte Rezidivrisiko ehemals MMA-erkrankter Sauen legt das nahe.

Literatur

BOLLWAHN, W., und D. MEERMEIER (1989): Häufigkeit und Diagnostik chronischer Gesäugeveränderungen bei Zuchtsauen. Berl. Münch. tierärztl. Wschr. **102**, 223-227.

DELGADO, J. A. and J. E. T. JONES (1981): An abattoir survey of mammary gland lesions in sows with special reference to the bacterial flora of mammary abscesses. Brit. Vet. J. **137**, 639-643.

JORSAL, S. E. (1986): Epidemiology of the MMA-syndrome. A field survey in Danish sow herds. Proc. 9th IPVS Congress, Barcelona, 93.

STRAUSS-ELLERMANN, H. (1985): Klinische und pathomorphologische Befunde an der nicht laktierenden Milchdrüse des Schweines und deren Bedeutung für die folgende Laktation. Berlin: Freie Univ., Fachber. Veterinärmed., Diss.

17.4 Haltungsbedingte Schäden

17.4.1 Ergotismus (Ergotism)

Die *Secale cornutum* (Mutterkorn) genannten, violetten Dauerformen (Sklerotien) des Pilzes *Claviceps purpurea* finden sich in den Ähren befallenen Getreides und gelangen mit den Körnern ins Tierfutter. Gehäufter Befall tritt auf bei mangelhafter Reinigung des Saatgutes, längerer Monokultur, feuchtem Frühjahr und spätreifen Weizensorten.

Ätiologie und klinisches Bild

Mutterkorn enthält zahlreiche Alkaloide (Lysergsäurederivate), welche die Gefäß- und Uterusmotorik beeinflussen sowie im Zentralnervensystem Dopaminrezeptoren stimulieren, wodurch u. a. Erbrechen und Hemmung der Prolaktinfreisetzung bewirkt werden können. Letztere scheint die wesentliche Wirkung der Mutterkornalkaloide beim Schwein zu sein, da bei Verfütterung von befallenem Getreide an tragende Sauen die Gesäugeentwicklung vollständig ausbleibt, so daß es zur Agalaktie kommt. Die Trächtigkeitsdauer ist um etwa 5 Tage verkürzt, die Ferkel sind unterentwickelt, werden teilweise totgeboren oder verenden bald.

Nach Praxisbeobachtungen und Fütterungsversuchen sind diese Folgen bei Anteilen über 0,1 % Mutterkorn an der Ration zu erwarten, wenn die Gabe einen Monat vor dem Geburtstermin einsetzt. Ein Wechsel zu einwandfreiem Futter im gleichen Zeitraum vermeidet Schäden. Während des Puerperiums betroffener Sauen wurden gehäuft Anzeichen von Endometritis (Ausfluß, Fieber) beobachtet, im weiteren Verlauf Umrauschen und Unfruchtbarkeit. Die bei anderen Spezies als Folge der Mutterkornaufnahme beobachteten Erscheinungen Absterben peripherer Körperteile, zentralnervöse Reiz- und Ausfallerscheinungen sowie Abort konnten beim Schwein experimentell nicht ausgelöst werden und sind auch nicht durch zuverlässige Praxisbeobachtungen belegt.

Ferkel vertrugen 10 % Mutterkorn (Alkaloidgehalt 300 mg/kg) im Futter über 70 Tage ohne funktionelle oder Organschäden. Die Wirkstoffe wurden zu 90 % resorbiert und im Organismus vollständig abgebaut. Auch bei Verfütterung von 0,25–4,0 % des Pilzes an Sauen während der Frühträchtigkeit waren keine Störungen der Implantation oder Embryonalentwicklung nachweisbar.

Therapie und Prophylaxe

Die durch Ergotismus beim Schwein verursachte Agalaktie ist durch Oxytocingabe nicht beeinflußbar.

Auch in geringen Konzentrationen mutterkornhaltiges Getreide darf nicht an hochtragende und laktierende Sauen verfüttert werden. Der futtermittelrechtlich zulässige Gehalt von 0,1 % ist bereits als gefährlich anzusehen. Mastschweine jeden Alters können befallenes Getreide unbedenklich verwerten.

Literatur

BAILEY, J., A. E. WRATHHALL and P. G. MANTLE (1973): The effect of feeding ergot to gilts during early pregnancy. Brit. Vet. J. **129**, 127-133.

BARNIKOL, H., S. GRUBER, A. THALMANN und H. L. SCHMIDT (1982): Mutterkornvergiftung beim Schwein. Tierärztl. Umsch. **37**, 324-332.

NORDSKOG, A. W. and R. T. CLARK (1945): Ergotism in pregnant sows, female rats and guinea pigs. Am. J. Vet. Res. **6**, 107-116.

WHITTMORE, C. T., R. C. MACER, J. U. MILLER and P. G. MANTLE (1976): Some consequences of the ingestion by young and growing pigs of feed contaminated with ergot. Res. Vet. Sci. **20**, 61-69.

17.4.2 Zitzennekrose der Saugferkel (Teat necrosis)

Im Laufe der ersten Lebenstage bildet sich um die Basis der Zitze eine ringförmige Braunfärbung, die mit einer Einschnürung einhergeht. Die Veränderung kann zurückge-

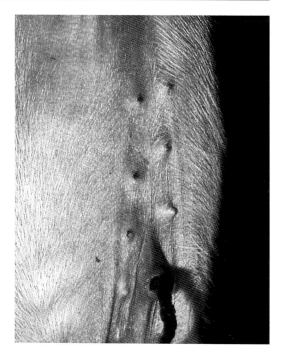

Abbildung 17-8 Zitzennekrose am 2. Lebenstag eines Saugferkels. Ringförmige Braunfärbung oder trockene Nekrose der kranial des Nabels gelegenen Zitzen (Foto: Klinik für kleine Klauentiere, Hannover)

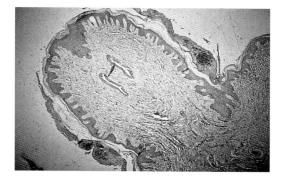

Abbildung 17-9 Zitzennekrose im histologischen Bild. Die ringförmige Nekrose und Einschnürung an der Zitzenbasis beginnt an der Epidermis. (Foto: Institut für Pathologie der Tierärztlichen Hochschule Hannover)

hen oder zur Nekrose der Zitze führen, die abfällt und eine rasch epithelisierende Hautläsion zurückläßt. Weibliche Tiere sind häufiger als männliche betroffen (Abb. 17-8 und 17-9).

Ätiologie
Wahrscheinlich sind rauhe Fußböden und heftige Massagebewegungen am Euter der Muttersau entscheidend an der Entstehung der Zitzennekrose beteiligt. Hierauf weisen die oft gleichzeitig zu findenden Schürfwunden an den Streckseiten der Extremitäten und das bevorzugte Auftreten an den thorakalen Zitzenpaaren hin (Abb. 17-4).

Die Ätzwirkung von Desinfektionsmittelresten oder alkalischen Fußbodenbestandteilen (Zement) sowie eine erbliche oder durch Östrogeneinfluß bedingte Disposition kommen als unterstützende Faktoren infrage und könnten das wechselnd häufige Auftreten erklären.

Prognose
Anscheinend beeinträchtigt die Zitzennekrose nicht immer die spätere Entwicklung physiologischer Zitzen. Vor allem kann sie nicht als Ursache sogenannter Stülpzitzen angesehen werden, da diese vorwiegend in der Nabelgegend (3. und 4. Zitzenpaar) auftreten, während die Zitzennekrose die kranialen thorakalen Zitzen bevorzugt und die folgenden mit rasch abnehmender Häufigkeit betrifft (Abb. 17-4).

Das gelegentlich beobachtete Fehlen der kranialen Zitzen eines sonst regelmäßig ausgebildeten Gesäuges ist jedoch als Folge hochgradiger Zitzennekrose anzusehen. Ebenso können derartig geschädigte Zitzen verschlossene Ausführungsgänge aufweisen. Allerdings sind solche Veränderungen bei Sauen wesentlich seltener als die Zitzennekrose bei Ferkeln.

Prophylaxe
Wegen des vermuteten Zusammenhangs mit der Entstehung von Stülpzitzen wurde empfohlen, die Zitzenleiste mit Heftpflaster zu überkleben. Versucht wurde auch das Überstreichen rauher oder ätzender Fußböden mit Latexfarbe, das sich auch auf das Auftreten von Schürfwunden günstig auswirken kann. Andererseits fördert ein glatter Boden die Stehschwierigkeiten sogenannter Grätschferkel.

Insgesamt scheinen diese Maßnahmen nicht erforderlich, zumal sie keine Besserung des Stülpzitzenproblems ergeben.

Literatur

FROSETH, J. A., B. A. BAARDSON, C. W. LEATHERS and P. B. ANDERSON (1982): Nipple necrosis in newborn piglets. Proc. 7th IPVS Congress, Mexico, 235.

PENNY, R. H. C., M. J. EDWARDS and R. MULLEY (1971): Clinical observations of necrosis of the skin of suckling piglets. Austr. Vet. J. **47**, 529-537.

PENNY, R. H. C. and A. I. WRIGHT (1972): Teat necrosis in neonatal piglets. Vet. Ann. **13**, 78-82.

RICHARDSON, J. S. (1974): Deficient and defective teats. Research and Development Report No. 2. Pig Improvement Company, Fyfield Wick.

17.4.3 Trittverletzungen am Gesäuge (Teat damage)

Im Gesäugebereich unterhalb der Kniefalte werden oft Haut- und Zitzenverletzungen beobachtet. Sie kommen vor allem bei älte-

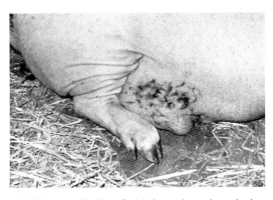

Abbildung 17-10 Schürfwunden dorsal des Gesäuges im Kniefaltenbereich durch Trittverletzung

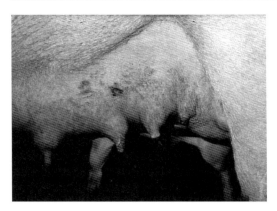

Abbildung 17-11 Zitzenverletzung und Gesäugerückbildung im Kniefaltenbereich bei herabhängendem Gesäuge

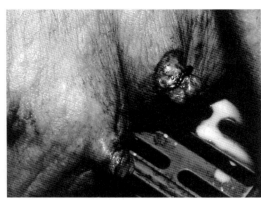

Abbildung 17-12 Quetschwunden und Thelitis an kaudalen, herabhängenden Zitzen

ren Sauen mit herabhängendem Gesäuge während der Laktation, gelegentlich aber auch während der Trächtigkeit vor. Gleichzeitig finden sich in diesem Bereich des Gesäuges Drüsenkomplexe, die unentwickelt oder rückgebildet erscheinen (Abb. 17-10 und 17-11).

Die Haut- und Zitzenläsionen bestehen in Schürf- und Quetschwunden, die offenbar beim Aufstehen der Sau durch Einklemmen von Hautfalten oder Zitzen zwischen Klaue und Fußboden zustande kommen (Abb. 17-12). Zur Verletzung kommt es wahrscheinlich beim Aufstehen aus der Seitenlage durch die unter dem Gesäuge befindliche Klaue. Begünstigend wirken lange, scharfkantige Klauen sowie Fußböden und Einzelaufstallungen, die das Aufstehen erschweren. Die Rückbildung von Mammakomplexen in diesem Bereich könnte die Folge des Eindringens von Erregern chronischer Mastitis durch geschädigte Zitzenkanäle sein. Abhilfe ist langfristig in der züchterischen Selektion gegen herabhängende Gesäuge zu sehen. Kurzfristig sollten Problembestände durch Klauenpflege und Verbesserung der Sauenaufstallung versuchen, die Schäden zu vermindern. Sauen mit hochgradig geschädigtem Gesäuge sind nach dem Absetzen auszumerzen, da eine Besserung bis zur folgenden Laktation nicht zu erwarten ist.

Literatur

ABDEL AZIZ, M., R. ROCHE and E. KALM (1995): Genetic and environmental factors associated with firmness of the mammary gland in sows using quasi-loglinear and linear models. Arch. Tierzucht **38**, 665-671.

18 Erkrankungen und Operationen an den Fortpflanzungsorganen des Ebers

H. Plonait

18.1 Untersuchung der Geschlechtsorgane und der Zuchttauglichkeit des Ebers

Anlaß der Untersuchung ist entweder die Vorbereitung eines chirurgischen Eingriffs – meist der Kastration – oder die Prüfung auf Zuchttauglichkeit. Bei letzterer ist die klinische Untersuchung Teil eines wesentlich umfassenderen Untersuchungsganges.

18.1.1 Klinischer Untersuchungsgang

Bei der Adspektion sind zunächst Anzeichen erhöhter Erregbarkeit (zum Unfallschutz ggf. auch ein Vorbericht der Aggressivität) zu beachten, daneben Symptome herabgesetzter Kreislaufbelastbarkeit (Operationsrisiko) sowie Bewegungsstörungen, die den Deckakt oder die spätere Mast beeinträchtigen würden.

Im Skrotalbereich können Hautveränderungen, besonders Narben oder Fisteln, und Asymmetrie oder auch eine dem Alter nicht entsprechende Größe der Hoden als pathologische Befunde auftreten. Unklar ist, ob die unregelmäßig höckerige Skrotalhaut älterer Eber als pathologisch anzusehen ist (Abb. 18-1). Am Präputium kommt es durch Harnansammlung im Präputialdivertikel zur Umfangsvermehrung, die von blutigem Ausfluß durch Bildung von Ulzera begleitet sein kann.

Durch Palpation der Präputialgegend von außen können der Harn entleert und die Umfangsvermehrung von einem Nabelbruch unterschieden werden. Der vordere Teil der Präputialhöhle und der Präputialbeutel sind beim geschlechtsreifen Eber der digitalen Exploration zugänglich, bei der Verengungen (Phimose), Leukoplakien und Ulzera fühlbar werden. Die Ringfalte am Übergang vom

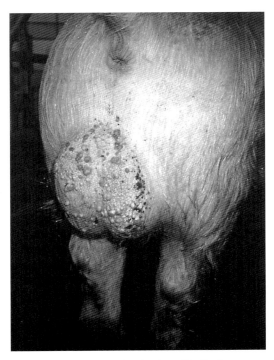

Abbildung 18-1 Höckerige Veränderungen der Skrotalhaut eines alten Ebers, die sich histologisch als Hämangioendotheliome erwiesen

kranialen zum kaudalen Abschnitt der Präputialhöhle ist beim Jungeber für den Zeigefinger nur knapp oder noch nicht zu passieren, dahinter wird ggf. die Penisspitze fühlbar. Nach kaudal fortschreitend ist der Verlauf des Penis durch die Haut bis zur Regio pubis ertastbar. Dort finden sich auch die Leistenlymphknoten lateral des letzten Zitzenpaars. Deutliche Vorwölbungen in diesem Bereich können durch Inguinalhernien (i. d. R. weich und durch den Leistenring reponierbar), Hodenektopie (elastisch mit Hoden- und Nebenhodenanteil) oder postoperative Sekretansammlungen entstehen.

Am Skrotum ist die Konsistenz und Verschieblichkeit der Haut, des Processus vaginalis und seines Inhalts zu überprüfen. Der physiologische Hoden ist an seiner glatt-elastischen Konsistenz vom dorsal gelegenen, unregelmäßig rundlichen Nebenhodenschwanz zu unterscheiden. Als pathologisch sind Ödeme der Unterhaut, fehlende Verschieblichkeit, Flüssigkeitsansammlung im Processus vaginalis (Hydrozele) sowie undeutliche Abgrenzbarkeit von Hoden und Nebenhoden zu beachten. Vergrößerung und Druckempfindlichkeit des Hodens weisen auf akute, derbe Konsistenz auf chronische Orchitis hin. Knotige Veränderungen im Nebenhoden durch Samenstauung (Spermatozele) sind beim Eber selten. Der Hoden geschlechtsreifer Jungeber sollte mindestens 10 cm lang sein, kleinere Organe sind als hypoplastisch anzusehen. Eine schlaffe Hodenkonsistenz ist oft mit mangelhafter Spermaqualität verbunden.

Kastrationsnarben sind nach früher Kastration kaum wahrnehmbar. Sie treten bei Massage der Haut als helle Linien hervor. Entzündliche Ergüsse nach Kastration können den Processus vaginalis plastisch ausfüllen und einen Hoden mit angedeutetem Nebenhoden vortäuschen. Oft, aber nicht immer, besteht dann eine Verwachsung mit der Hautnarbe.

Vertrauensvolle Eber legen sich nach Massage der Gesäugeleiste in Seitenlage nieder (wie beim Säugreflex der Sau) und können so palpatorisch untersucht werden. Bis zum Läuferalter ist das Hochheben an den Hintergliedmaßen angebracht.

Die adspektorische Untersuchung des Penis kann anläßlich der Spermagewinnung oder durch Auslösen der Erektion mittels manueller Massage des M. urethralis kranial der Bulbourethraldrüsen vom Rektum her versucht werden. Sicherer und gefahrloser für den Untersucher gelingt die Vorlagerung unter Azaperon + Ketamin-Analgesie. Von kaudal her durch die Haut massierend wird die Penisspitze aus dem Präputium geschoben, mit einem sauberen Tuch oder Gaze erfaßt und in ganzer Länge vorgelagert (Abb. 18-2). Die Narkose erzeugt eine Neigung zum spontanen Penisvorfall. Hierauf muß nach der Untersuchung und anläßlich von Kastrationen geachtet werden. Der Penis ist sorgfältig ins Präputium zurückzuschieben,

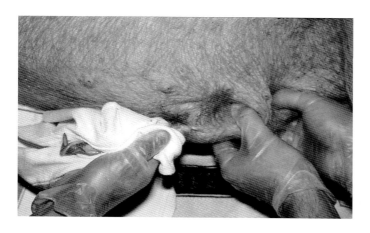

Abbildung 18-2 Vorlagern des Penis unter Narkose. Der Penis wird durch Massage im Bereich der Flexura sigmoidea aus dem Präputium geschoben und die Penisspitze, sobald sichtbar, von einem Helfer mit einem sterilen Tuch erfaßt und weiter vorgezogen.

da rasch ödematöse Schwellungen oder Verletzungen zu erwarten sind.

Das bei einsetzender Geschlechtsentwicklung über 40 kg Körpermasse unter Testosteronwirkung beginnende Wachstum der Bulbourethraldrüsen wird auch von abdominal gelegenen Hoden ausgelöst. Es kann zur Unterscheidung von Kastraten und Kryptorchiden ausgenutzt werden. Zur rektalen Exploration wird der Zeigefinger schräg nach dorsal eingeführt (auch bei der Temperaturmessung zu beachten). Entwickelte Bulbourethraldrüsen bedecken die beim Kastraten tastbare, am zuckenden M. urethralis erkennbare Harnröhre von dorsal.

Mittels Endoskopie können die Präputialhöhle, die Penisspitze und das Präputialdivertikel betrachtet werden, nachdem diese Hohlräume durch Einblasen von Luft über eine Trokarhülse entfaltet wurden. Fixation in Seitenlage oder Narkose sind Voraussetzung.

18.1.2 Untersuchung der Zuchttauglichkeit

Die Deck- und Befruchtungsfähigkeit ist eine in der Regel beim Verkauf von Zuchtebern zugesicherte Eigenschaft, die vor allem anläßlich von Reklamationsfällen, aber auch in Form von Ankaufsuntersuchungen für wertvolle Tiere oder zur Aufklärung von Fruchtbarkeitsstörungen in Zuchtbeständen überprüft werden muß.

Hierbei sind neben der klinischen Untersuchung (s. o.) die Aufnahme des Vorberichts, die Prüfung des Deckverhaltens sowie die Gewinnung und Untersuchung des Spermas vorzunehmen.

Die Futterqualität ist bezüglich des Nährstoffgehalts (besonders der essentiellen Aminosäuren) und Verderbs sowie schädlicher Bestandteile (z. B. Ochratoxin) zu überprüfen.

Die Anamnese wird zum Fruchtbarkeitsstatus des Bestandes, zum Deckergebnis des Patienten, zur Häufigkeit seines Deckeinsatzes (Zahl der Sprünge, nicht der Sauen) sowie zu vorangegangenen Krankheiten erhoben.

Zur beweiskräftigen Feststellung einer mangelhaften Befruchtungsfähigkeit sind schriftliche Unterlagen über das Zuchtgeschehen und deren sorgfältige Auswertung unerläßlich.

Das Befruchtungsergebnis eines Ebers ist, wenn möglich, im Vergleich zur Fruchtbarkeit von Sauen desselben Bestandes zu beurteilen, die von anderen Ebern gedeckt wurden. Nach vorangegangener Überbelastung, Streßzuständen oder akuter Erkrankung herabgesetzte Fruchtbarkeit ist in der Regel reversibel und entsprechend zu bewerten.

Hinweise auf das Vorkommen erblicher Defekte bei den Nachkommen (oder nahen Verwandten), die sich aus dem Vorbericht ergeben, schließen eine Verwendung zur Weiterzucht und den KB-Einsatz aus. Solche Eber sind allenfalls noch zur Erzeugung von Mastschweinen im Natursprung tolerierbar.

Die Prüfung des Deckverhaltens muß in einer dem Eber vertrauten Umgebung mit günstiger Bodenbeschaffenheit ohne vorherige Beunruhigung (z. B. intensive Untersuchung oder Blutentnahme) erfolgen. Im Regelfall ist die Prüfung an einer Sau mit deutlichem Duldungsreflex vorzunehmen. Notfalls kann bei weiblichen Mastschweinen mit Gonadotropinen ein Zyklusstart vorgenommen oder durch Östradiolbehandlung ein symptomatischer Östrus ausgelöst werden. Die Prüfung des Deckaktes am Phantom ist nur bei Eignungsprüfung für die künstliche Besamung von Bedeutung. Die Annahme des Phantoms hängt hochgradig vom Training des Ebers und der Entsamungstechnik des Untersuchers ab.

Die Prüfung an einer brünstigen Altsau ist zur eindeutigen Aufdeckung von Störungen des Deckverhaltens vorteilhaft, weil sie sich bei Annäherung des Ebers ruhiger verhält als Jungsauen, der Aufsprung ist jedoch durch ihr höheres Becken erschwert.

Die Samengewinnung wird erleichtert, wenn die Größenverhältnisse von Eber und Sau einander angepaßt sind, z. B. durch Tieferstellen einer Altsau für einen Jungeber oder bei vermuteter Bewegungsstörung.

Die Samenentnahme erfolgt, indem nach dem Aufsprung der Penis mit der trichterförmig kurz vor das Präputium gehaltenen behandschuhten Hand aufgefangen und fixiert wird. Der maximal ausgeschachtete Penis wird seitlich abgeleitet und durch pulsierende Kompression mit der Hand die Ejakulation ausgelöst. Die Ejakulation beginnt etwa 20 Sekunden, nachdem der Penis fixiert wurde. Die Mindestdauer der Ejakulation sollte 4 Minuten betragen. Das keimreiche Vorsekret wird nicht aufgefangen. Zur Trennung des Spermas vom gelatinösen Bulbourethraldrüsensekret dient ein Trichter mit Gazefilter oder Siebboden.

Eine festgestellte Unfähigkeit, den Deckakt auszuführen, kann auf pathologischen Zuständen an Penis oder Präputium, schmerzhaften Bewegungsstörungen oder primären Störungen des Sexualverhaltens beruhen. Dem verkürzten Deckakt liegen meist Bewegungsstörungen oder Kreislaufschäden zugrunde. Diesbezügliche Befunde sind daher bei der Allgemeinuntersuchung besonders sorgfältig zu erheben.

Literatur

BOLLWAHN, W., und D. GROVE (1972): Die klinisch-andrologische Untersuchung von Zuchtebern. Prakt. Tierarzt **53**, 182-186.

CLARK, L. K., S. D'ALLAIRE, and A. D. LEMAN (1986): Reproductive system: Reproductive examination of the male. In: Leman, A. D., et al. (eds.), Diseases of Swine, 6th ed. Ames: Iowa State University Press.

GRAUVOGL, A. (1961): Überprüfung der männlichen Geschlechtsfunktionen beim Schwein. Zuchthygiene **5**, 275-281.

18.2 Impotentia generandi und herabgesetzte Fertilität

18.2.1 Erkrankungen der Geschlechtsdrüsen (Orchitis, Epididymitis)

Entzündliche Veränderungen der Hoden (Orchitis), der Nebenhoden (Epidydimitis) oder der akzessorischen Geschlechtsdrüsen kommen beim Schwein als Folge spezifischer Infektionen (Brucellose, Tuberkulose), infizierter Skrotalwunden (Periorchitis) sowie

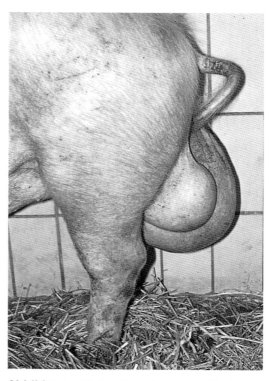

Abbildung 18-3 Orchitis. Die Umfangsvermehrung kann durch Sekretansammlung im Proc. vaginalis und/oder Schwellung des Hodens zustande kommen. Meist ist der Hoden nicht im Proc. vaginalis verschieblich (mit der Tunica vaginalis verklebt), und die Haut ist infolge einer Periorchitis (entzündlichem Ödem) nicht über der Tunica vaginalis verschieblich.

möglicherweise als Spätfolgen der Polyserositis vor, haben jedoch insgesamt eine sehr geringe Bedeutung. Als palpatorische Befunde sind diffuse oder knotige, derbe Konsistenz, fehlende Verschieblichkeit des Hodens im Processus vaginalis, Ansammlung von Flüssigkeit im Processus vaginalis und entzündliche Schwellung der Subkutis im Skrotalbereich zu erwarten (Abb. 18-3).

Häufiger sind ein- oder beidseitige Hodenhypoplasie oder -atrophie, die bis zur Mikrorchie geht, bei welcher der betroffene Hoden palpatorisch unauffindbar sein kann (s. Kryptorchismus, Abschn. 18.6). Solche Befunde können als Fehlentwicklung bei physiologischer Gewebestruktur oder als Folge abgelaufener Entzündung mit bindegewebiger Induration auftreten.

Es liegt nahe, daß die vorgenannten Veränderungen in engem Zusammenhang mit Fruchtbarkeitsstörungen und Spermamängeln zur Beobachtung kommen. Bei solchen Untersuchungen fallen auch Eber mit besonders schlaffem Hodenparenchym auf. Die ätiologischen Zusammenhänge sind jedoch meist unklar und kaum systematisch untersucht worden. Hierzu trägt bei, daß Eber mit sichtbaren Mängeln der Hodenausprägung in der Regel nicht als Zuchttiere zum Einsatz kommen und daß andererseits klinische Symptome unbeachtet bleiben, solange die Fruchtbarkeit erhalten ist.

18.2.2 Pathospermie und Oligozoospermie (Semen quality)

Sofern der Deckakt physiologisch abläuft, läßt ein deutlich erhöhter Prozentsatz umrauschender Sauen Spermamängel als Ursache der Impotentia generandi bzw. herabgesetzter Fertilität vermuten. Es ist erstaunlich, wie lange manchmal befruchtungsunfähige Eber in einem Bestand unbemerkt bleiben, wenn mehrere Eber unkontrolliert zum Einsatz kommen. Andererseits sollte der Verdacht sich auf einen statistisch beweiskräftigen Prozentsatz von Umrauschern nach Erstbelegung (bzw. -besamung) stützen. Wenn z. B. 6 von 10 Sauen umrauschen, ist (mit p < 0,05) zu erwarten, daß der Umrauscherprozentsatz bei weiteren Bedeckungen über 25 % liegen wird.

Man geht davon aus, daß die in der Tabelle 18-1 angegebenen Grenzwerte der Spermaqualität bei einmaliger Untersuchung erreicht werden müssen, obwohl Schwankungen als physiologisch angesehen werden können, denn an Zuchttiere ist die Forderung einer zuverlässigen Befruchtungsfähigkeit zu stellen.

Tabelle 18-1 Mindestwerte der Spermaqualität von Ebern (nach BOLLWAHN u. GROVE, 1972)

Volumen (ohne Bulbourethraldrüsensekret)	100 ml
Dichte (dünnmilchig)	100 Giga/l (=100 000/μl)
Vorwärts- und Ortsbewegung	> 70 %
Pathologische Formen (ohne Plasmatropfen)	< 20 %

Ausnahmen bilden die Überbeanspruchung (mehr als 2 Sauen = 4 Deckakte pro Woche beim Jungeber unter 1 Jahr und mehr als 3 Sauen = 6 Deckakte beim Alteber). Eine anhaltende Überbelastung muß für den untersuchten Eber anhand der Deckliste für den Zeitraum der unfruchtbaren Belegungen und vor der Samenentnahme ausgeschlossen werden.

Eine reversible Verschlechterung der Spermaqualität ist durch zurückliegende akute Infektionskrankheiten und hohe Umgebungstemperaturen möglich. Erholung ist nach 6–8 Wochen zu erwarten (Dauer der Spermatogenese 35 Tage und Nebenhodenpassage 10 Tage).

Auch anhaltend suboptimale Haltungsbedingungen, wie Hitzebelastung, oder chronische Krankheiten (z. B. Räudebefall) beeinflussen die Spermaqualität ungünstig.

Literatur

Brömel, J. (1977): Zehnjährige Erfahrungen mit spermatologischen Untersuchungen fertilitätsgestörter Eber im Einzugsbereich des Staatlichen Veterinäruntersuchungsamtes Kassel. Prakt. Tierarzt **58**, 649-652.

Clark, L. K., S. D'Allaire and A. D. Leman (1986): Reproductive System. In: Leman, A. D., et al. (eds.), Diseases of Swine, 6th ed., 101-143. Ames: Iowa State University Press.

Ewald, C., und A. Heer (1989): Beobachtungen zur Spermabeschaffenheit von 4 Ebern während der Aufnahme mykotoxinhaltigen Futters (Ochratoxin A) und nach Futterumstellung. Berl. Münch. tierärztl. Wschr. **102**, 261-266.

Hoffmann, H. (1980): Gewährschaftsuntersuchungen auf Zuchttauglichkeit. Dtsch. tierärztl. Wschr. **87**, 466-468.

Köhler, H. (1971): Kritische Auswertung der zuchthygienischen Untersuchungen an Deckebern im Bezirk Gera. Monatsh. Veterinärmed. **26**, 409-415.

Larsson, K., L. Malmgren and S. Einarsson (1988): Exposure of boars to elevated ambient temperature – consequences for hormone secretion, sperm morphology and fertility. Pig News and Information **9**, 27-30.

Leidl, W. (1983): Gestörte Fruchtbarkeit beim Eber. In: Küst, D., und F. Schaetz (Hrsg.), Fortpflanzungsstörungen bei den Haustieren, 6. Aufl. Stuttgart: Ferdinand Enke Verlag.

Wohlfarth, E., und W. Seffner (1968): Die Hodenhypoplasie beim Eber. Fortpfl. Haust. **4**, 309-327.

18.3 Erkrankungen der Präputialhöhle

18.3.1 Dilatation des Präputialbeutels (Dilatation of the preputial sac)

Aus ungeklärten Gründen kommt es bei manchen Ebern, oft bereits während der Pubertät, zur Ansammlung von Harn im Präputialdivertikel ähnlich Abbildung 18-4. Der Zustand ist durch Ausdrücken der Umfangsvermehrung leicht zu beseitigen, rezidiviert aber alsbald und kann zu Be-

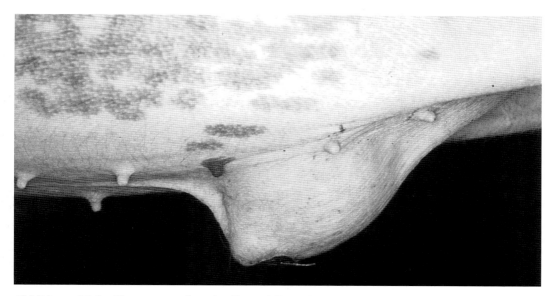

Abbildung 18-4 Harnansammlung im Präputialbeutel, hier durch Nekrose und Striktur der Präputialöffnung

anstandungen beim Zuchttierverkauf führen. Hierzu besteht insofern Anlaß, als manche dieser Eber den Penis bei Erektion in den herabhängenden Präputialbeutel einführen und dort ejakulieren. Falls das wiederholt eintritt, aber auch zur keimarmen Gewinnung von Sperma oder aus ästhetischen Gründen (männliche Zwergschweine als Heimtiere), kann durch Resektion des Präputialdivertikels Abhilfe geschaffen werden (s. u.).

18.3.2 Präputialbeutelgeschwüre (Preputial ulceration)

Bei geschlechtsreifen Ebern werden häufig Schleimhautveränderungen im Präputialbeutel angetroffen, die von rundlichen Schleimhautverdickungen aufgrund pathologischer Verhornung (Dyskeratose, Leukoplakie) bis zu papillomartigen Wucherungen und kraterförmigen, teilweise blutenden Ulzera reichen können (Abb. 18-5). Die Ätiologie ist unklar, doch scheinen sowohl eine Reizwirkung durch bakterielle Zersetzung des Inhalts wie infektiöse Prozesse möglich. *Actinobaculum (Actinomyces, Eubacterium) suis* wird hier z. B. häufig gefunden, wenn auch ohne erkennbare Beziehung zu Krankheitserscheinungen (s. Zystitis, Abschn. 14.2.1). Die von den Ulzera ausgehenden Entzündungsprozesse sind schmerzhaft, können auf das Präputium übergreifen (Posthitis) und die Präputialöffnung verengen (Paraphimose), wodurch der Deckakt unmöglich oder der Schmerzen wegen verweigert wird.

Die Diagnose von Ulzera erfolgt durch digitale Exploration der Präputialhöhle, wobei sich statt der strukturlos weichen physiologischen Schleimhaut derbe Strukturen ertasten lassen.

Zur Resektion des Präputialbeutels haben sich zwei Techniken bewährt. Bei der älteren wird in Narkose ein ca. 10 cm langer Hautschnitt seitlich der Präputialöffnung angelegt und nach Durchtrennen der Präputialmuskulatur der schmetterlingsförmige Präputialbeutel unter Schonung der übrigen Präputialstrukturen freipräpariert (Abb. 18-6).

Nach Fixation und Verschluß des Divertikelhalses mit einer Arterienklemme

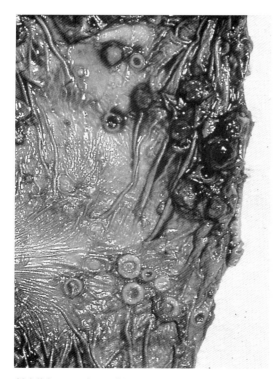

Abbildung 18-5 Hämorrhagische Ulzera der Präputialbeutelschleimhaut (Foto: Klinik für kleine Klauentiere, Hannover)

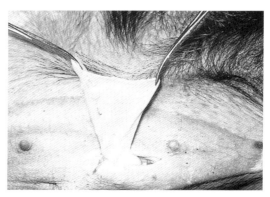

Abbildung 18-6 Exstirpation des Präputialdivertikels: perkutane Methode (Foto: Klinik für kleine Klauentiere, Hannover)

wird der Schleimhautsack abgesetzt und die Öffnung mit einer einstülpenden Naht verschlossen. Die entstandene Höhle wird nach antibakterieller Versorgung mit Catgutheften gerafft, um Serombildung zu verhindern. Aus gleichem Grund wird die Präputialmuskulatur in die kammbildende Hautnaht einbezogen.

Wesentlich einfacher gestaltet sich die Resektion, wenn das Präputialdivertikel durch die Präputialöffnung mit Arterienklemmen erfaßt und vorgelagert wird (Abb. 18-7). Eine Schleimhautfalte des Divertikels wird mit der Außenseite der gebogenen Klemme erfaßt und vorsichtig vorgelagert. Mit einer zweiten Klemme wird die Vorlagerung vollendet. Ebenso verfährt man auf der gegenüberliegenden Seite. Zur Resektion und Naht wird der Hals des Divertikels außerhalb der Präputialöffnung mit einer geraden Klemme fixiert.

Eine Behinderung des Deckaktes durch die Exstirpation des Präputialdivertikels ist nach komplikationsloser Abheilung nicht zu erwarten.

18.3.3 Entzündung der Präputialschleimhaut (Posthitis)

Sie tritt in Form chronischer Entzündung der Vorhaut und Penisschleimhaut (Balanoposthitis) in Erscheinung, wobei die entzündeten Lymphfollikel als tiefrote Knötchen erscheinen und der Schleimhaut eine reibeisenartige Struktur verleihen. Die so verän-

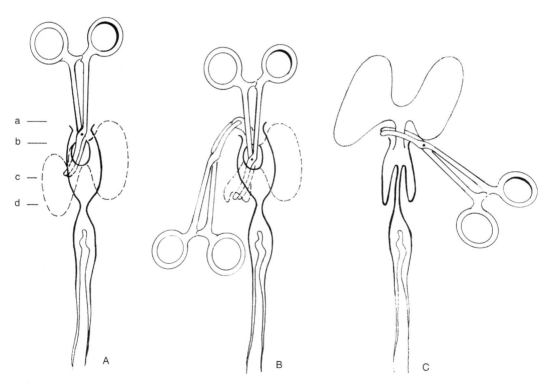

Abbildung 18-7 Resektion des Präputialdivertikels nach LAWHORN u. M. (1994).
a = Präputialöffnung, b = Eingang des Präputialdivertikels, c = Schleimhaut des Präputialdivertikels, d = Übergang von kranialen zum kaudalen Teil der Präputialhöhle; A, B, C = Ablauf der Operation (s. Text)

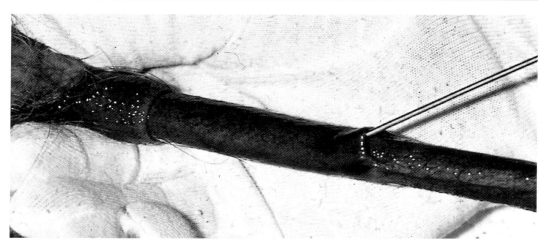

Abbildung 18-8 Chronische Balanoposthitis mit Verwachsung der Präputialschleimhaut mit dem Penis (Foto: Klinik für kleine Klauentiere, Hannover)

derte Schleimhaut neigt zur Blutung während des Deckaktes oder der Samenentnahme (Hämatospermie), es kann zur Behinderung der Erektion durch Verwachsung von Penis- und Präputialschleimhaut kommen, oder die ringartige Verengung zwischen der hinteren und vorderen Abteilung der Präputialhöhle, seltener der Präputialöffnung, behindert durch entzündliche Schwellung oder Striktur das Ausschachten (Abb. 18-8).

Die Diagnose erfolgt durch Inspektion des erigierten Penis anläßlich der Samengewinnung, oder, falls der Deckakt wegen Schmerzen verweigert wird, durch Vorlagerung des Penis unter Azaperon + Ketamin-Analgesie. Eine Phimose kann mittels digitaler Exploration, ggf. auch in Narkose endoskopisch festgestellt werden. Es ist zu beachten, daß die oben erwähnte ringartige Verengung beim Jungeber noch physiologisch so eng sein kann, daß sie von einem Männerfinger nicht passierbar ist.

Die follikuläre Schleimhautentzündung wird durch wiederholtes Auftragen von milde desinfizierenden und entzündungshemmenden Salben auf den ausgeschachteten bzw. vorgelagerten Penis behandelt. Die Prognose für Strikturen und Verwachsungen ist ungünstig.

18.3.4 Vorfall der Präputialschleimhaut (Prolapse of the preputial mucosa)

Die Ausstülpung des vorderen Abschnitts der Präputialschleimhaut ist eine seltene Störung, die durch Reposition unter Narkose und zeitweiliges Anlegen einer Tabaksbeu-

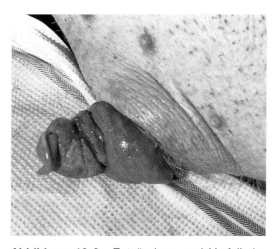

Abbildung 18-9 Entzündung und Vorfall der Präputialschleimhaut (Foto: ZIMMERMANN, Bern)

telnaht um die Präputialöffnung oder Resektion der vorgefallenen Schleimhaut behandelt werden kann. Das chirurgische Vorgehen gleicht dem bei der Amputation eines vorgefallenen Mastdarms nach MÖLLER-FRICK (s. Mastdarmvorfall, Abschn. 13.9.4) (Abb. 18-9).

Literatur

BOLLWAHN, W. (1971): Vorfall der Präputialschleimhaut bei einem Eber (Bildbericht). Dtsch. tierärztl. Wschr. **78**, 8.

BOLLWAHN, W., und H. A. SCHOON (1980): Klinik und Histopathologie der Präputialbeutelgeschwüre (Ulcus diverticuli praeputialis) des Ebers. Dtsch. tierärztl. Wschr. **87**, 48-53.

EVANS, L. E. and T. L. CLARK (1976): Abnormalities and injuries of the boar's penis. Proc. 4th IPVS Congress, Ames, D. 12.

LAWHORN, B., P. D. JARRETT, G. F. LACKEY, M. CRABILL, J. G. PELOSO and A. STEINER (1994): Removal of the preputial diverticulum in swine. J. Am. Vet. Med. Ass. **205**, 92-96.

WIERINGA, W., en J. M. V. M. MOUWEN (1983): Het ulcus diverticuli praeputialis bij het varken. Tijdschr. Diergeneesk. **108**, 751-760.

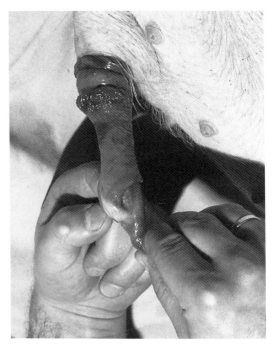

Abbildung 18-10 Persistierendes Frenulum (Foto: Klinik für kleine Klauentiere, Hannover)

18.4 Erkrankungen des Penis

18.4.1 Penishypoplasie und persistierendes Frenulum (Hypoplasia of the penis, Persisting preputial frenulum)

Beim Frühkastraten ist der Penis wenig entwickelt, und die Trennung der Serosablätter der Präputialhöhle bleibt unvollständig. Die Lösung erfolgt auch beim Jungeber teilweise erst im Laufe der Pubertät, so daß Behinderung des Ausschachtens durch Schleimhautspangen zwischen Glans penis und Präputialschleimhaut oder ein erigiert zu kurz erscheinender Penis Folgen einer verzögerten Reifung oder bleibenden Hypofunktion der Gonaden sein können. Die Diagnose und, im Fall des Frenulum persistens, die Therapie mittels Durchtrennung erfolgen nach Vorlagern des Penis unter Azaperon + Ketamin (Abb. 18-10).

18.4.2 Erektionsschwäche (Erection failure)

Obwohl Schlaffheit des erigierten Penis und nur teilweises Ausschachten die Folge von primärer Libidoschwäche oder von Schmerzen beim Deckakt sein können, liegt etwa der Hälfte solcher Fälle eine abnorme Gefäßverbindung zwischen Corpus cavernosum penis und den Venen der Penisschleimhaut zugrunde. Hierdurch wird der für die Versteifung ausreichende Druck im Schwellkörper nicht erreicht, oder dieser fällt zu schnell wieder ab. Bei einem Teil betroffener Eber ist die

Oberfläche des ausgeschachteten Penisanteils tiefrot und schmerzhaft bei Berührung.

Bei manueller Samengewinnung erweist sich das Sperma in der Regel nach Menge und Qualität als physiologisch. Es bestehen Übergänge zwischen milden Formen, bei denen der natürliche Deckakt noch bei Hilfestellung ausgeführt werden kann, bis hin zur Unfähigkeit, den Penis auszuschachten. Differentialdiagnostisch sind mechanische Behinderungen des Ausschachtens und Ejakulation in den Präputialbeutel in Betracht zu ziehen.

Eine Therapie ist nicht möglich und auch zuchthygienisch nicht wünschenswert, da die Beobachtung familiär gehäuften Auftretens eine erbliche Genese nahelegt.

18.4.3 Penisverletzungen – Hämospermie (Penis injuries)

Blutungen an oder aus der Penisspitze führen zur Blutbeimengung zum Sperma und wegen der spermatoziden Eigenschaft des Blutes zu beeinträchtigter Fruchtbarkeit. In der Regel setzen solche Blutungen erst während der Erektion ein, oder sie verstärken sich dabei, so daß sie bemerkt werden.

Während bei extensiver Gruppenhaltung von Sauen und Ebern Bißverletzungen als Ursache genannt werden, sind Schleimhautverletzungen beim Deckakt auch durch das rauhe Haarkleid der Sau möglich.

Eine Knickung des Penisschaftes durch heftige Erektion in den Präputialbeutel oder Fehldeckung kann durch folgende Schmerzen oder Narbenbildung den Deckakt behindern, aber auch zu Ruptur von Gefäßen, Hämatombildung und Hämospermie führen (Abb. 18-11). Die Ursache einer bei Erektion einsetzenden Blutung aus der Harnröhre ist meist nicht zu klären. Wesentliche Therapiemaßnahme ist sexuelle Ruhigstellung über mehrere Wochen durch Gestagengabe und Einzelaufstallung, die im Falle sichtbarer Verletzungen durch chirurgische Versorgung unterstützt wird. Die Prognose oberflächlicher Verletzungen ist günstig. Blutungen aus der Harnröhre heilen etwa zur Hälfte aus.

Literatur

ASHDOWN, R. R., S. W. BARNETT and G. ARDALANI (1982): Impotence in the boar 2: Clinical and anatomical studies on impotent boars. Vet. Rec. **110**, 349-356.

BONTE, P., P. SIMOENS, I. MOYAERT and M. CORYN (1986): Primary erection failure in boars: Clinical and postmortem findings. Proc. 9th IPVS Congr., Barcelona, 109.

GLOSSOP, CH. (1987): Penile injuries in the boar. In Pract. **9**, 211-215.

KING, R. G. (1980): Surgical repair of persistent bleeding penis injuries. Proc. 6th IPVS Congr., Copenhagen, 57.

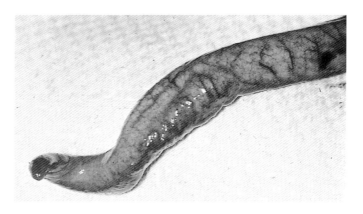

Abbildung 18-11 „Penisfraktur" (Foto: Klinik für kleine Klauentiere, Hannover)

TREU, H., H. HILLMANN und W. BOLLWAHN (1972): Hämospermie bei Zuchtebern. Dtsch. tierärztl. Wschr. **79**, 424-426.

WOHLFARTH, E. (1990): Zur Persistenz des Frenulum praeputii beim Eber. Berl. Münch. tierärztl. Wschr. **103**, 406-409.

18.5 Störungen des Sexualverhaltens (Abnormal sexual behaviour)

Eine herabgesetzte Libido liegt vor, wenn der Eber gegenüber einer duldungsbereiten Sau in geeigneter und gewohnter Umgebung nach 10 Minuten keine sexuelle Erregung mit präkopulatorischem Verhalten zeigt oder nach 15 Minuten noch keinen Aufsprungversuch unternimmt.

Die Libidostörung kann in gänzlichem Desinteresse, Aggressivität, die bis zur Verletzung der Sau geht, oder Ersatzhandlungen, wie Fressen und Wühlen in der Streu, bestehen. Auch Aufsprungversuche vom Kopf oder von der Seite der Sau her sind hierzu zu zählen.

Die Ursachen sind keineswegs immer primäre Verhaltensstörungen, sondern können auf Lahmheit, schmerzhaften Veränderungen am Genitalapparat, ungünstiger Umgebung beim Deckakt oder fehlerhaftem Umgang mit dem Eber beruhen. Erst wenn diese Faktoren durch sorgfältige Untersuchung ausgeschlossen wurden, ist eine konstitutionelle Libidoschwäche anzunehmen.

Bei davon betroffenen Jungebern werden in der Regel keine auffallend niedrigen Testosteronwerte im Blutplasma festgestellt, und mit einer Androgenbehandlung ist auch keine zuverlässige Verhaltensänderung zu erreichen. Aussichtsreicher erscheint es, die 30 Minuten nach einer Behandlung mit Prostaglandinanalogen einsetzende Libidosteigerung im Sinne eines positiven Verhaltenstrainings zu nutzen. Die Ausnutzung erotisierender Teilfunktionen des Paarungsablaufs, wie Massage von Lenden- und Genitalbereich, Zurschaustellung eines Rivalen oder dessen Geschlechtsaktes sowie Unterstützung oder Imitation positiver Reaktionen der Sau auf die Annäherung des Ebers, können ebenfalls versucht werden.

Weitere Störungen der Sexualfunktion des Ebers bestehen in:
– Onanie mit Ausschachten oder Ejakulation in den Präputialbeutel,
– Ejaculatio praecox, vor Verankerung in der Zervix einsetzender Samenfluß und
– Homosexualität mit in den After ausgeführten Deckakten bei Gruppenhaltung geschlechtsreifer Jungeber.

Der vorzeitige Abbruch des Deckaktes, vor Absetzen des Bulbourethraldrüsensekrets, ist nicht als Verhaltensstörung zu interpretieren, sondern wird in der Regel auf schmerzhaften Gliedmaßenerkrankungen oder Kreislaufinsuffizienz beruhen. Die Erscheinungsformen der Arthrosis deformans einerseits und Belastungsmyopathie andererseits sind hier besonders zu beachten.

Literatur

BOLLWAHN, W., und D. GROVE (1972): Die klinisch-andrologische Untersuchung von Zuchtebern. Prakt. Tierarzt **53**, 182-186.

GRAUVOGL, A. (1961): Überprüfung der männlichen Geschlechtsfunktionen beim Schwein. Zuchthygiene **5**, 275-281.

GRAUVOGL, A. (1970): Libidoschwäche und verhaltensphysiologische Aphrodisierung beim Eber. Berl. Münch. tierärztl. Wschr. **83**, 276-277.

SZUROP, I., A. NAGY and W. JÖCHLE (1985): Stimulation of libido in pubertal and mature boars with prostaglandin $F_{2\alpha}$ analogs: Clinical observations. Zuchthygiene **20**, 83-86.

18.6 Kryptorchismus (Cryptorchidism)

Obwohl der Begriff lediglich auf eine verborgene (kryptos), unphysiologische Lage des Hodens hinweist, ist tatsächlich das

Verbleiben eines oder beider Hoden in der Bauchhöhle während der embryonalen Entwicklung gemeint. Insofern ist die Bezeichnung „Binneneber" präziser. Andere unphysiologische Positionen werden mit dem Begriff Hodenektopie beschrieben. Die Erscheinung gehört mit einer Frequenz von 0,2–2,0 % der männlichen Tiere zu den häufigsten konnatalen Defekten beim Schwein. Ihre wirtschaftliche Bedeutung ergibt sich aus der eberartigen Geruchsbeeinflussung des Fleisches betroffener Tiere, die vom abdominal gelegenen Hoden ausgeht.

Ätiologie

Kryptorchismus ist ein erblicher Defekt, der eine Störung der Gubernakulumfunktion auslöst, wodurch ein- oder beidseitig der Descensus testiculorum unterbleibt. In der Regel wird dann auch kein Processus vaginalis ausgebildet (s. u.). Hoden, die sich in der Bauchhöhle entwickeln, weisen bei weitgehend physiologischer Gestalt (Hoden, Nebenhoden und Samenleiter) keine Spermiogenese in den Samenkanälchen auf. In den Interstitialzellen werden jedoch Testosteron und dessen Derivat Androstenon, der typische Ebergeruchsstoff, gebildet. In geschlossenen Herden ergaben sich durch Inzuchtpaarungen bis zu 31 % Kryptorchiden unter den männlichen Tieren. Der Erbgang entspricht einem quantitativen, multifaktoriell bedingten Merkmal, das bei Überschreiten eines Schwellenwerts phänotypisch in Erscheinung tritt. Die Heritabilität wurde mit $h^2 = 0,5$ bestimmt.

Es ist auch ein offenbar nicht erblicher „später Kryptorchismus" beschrieben worden, bei dem die Ferkel bei der Geburt beide Hoden im Skrotum aufwiesen, jedoch während der Jugendentwicklung dann ein Hoden nicht mehr palpierbar war. Der fehlende Hoden war teilweise degeneriert (s. Abschn. „Diagnose und Differentialdiagnose"), oder er fand sich in der Bauchhöhle.

Klinisches Bild

Vom Fehlen eines oder beider Hoden im Skrotum abgesehen, gleichen Kryptorchiden normalen männlichen Schweinen in Geschlechtsorganen und Verhalten. Wird der skrotal gelegene Hoden bei Ferkeln entfernt, dann sind sie bis zur einsetzenden Geschlechtsreifung nicht von Kastraten zu unterscheiden.

Diagnose und Differentialdiagnose

Lassen sich beim Ferkel einer oder beide Hoden palpatorisch weder im Skrotum noch in der Inguinal- oder Kniefaltengegend auffinden, so ist der Verdacht des Kryptorchismus gegeben. Grundsätzlich können Mikrorchie, Hodenektopie (Abb. 18-12), vorangegangene Kastration oder Hypoplasie eines Hodens den Zustand des Kryptorchismus vortäuschen. Eine Überprüfung ist beim Ferkel nur im Laufe der mittels Inguinalschnitt vorgenommenen Kastration möglich. Dabei wird zunächst überprüft, ob ein Processus vaginalis ausgebildet ist. Führt er, Ductus deferens und Gefäßstrang enthaltend, zum Skrotum, so können Kastration, Mikrorchie oder Hodenatrophie infolge Orchitis vorliegen, wovon man sich durch Vorlagern und Eröffnen des Processus vaginalis überzeugen kann (Technik s. Hernia scrotalis und

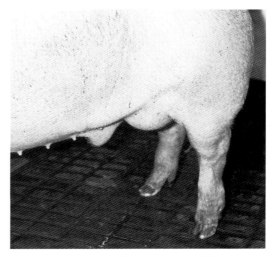

Abbildung 18-12 Ectopia testis. Hoden und Proc. vaginalis befinden sich medial der Kniefalte. Oft sind sie nur palpierbar, aber am stehenden Tier nicht sichtbar.

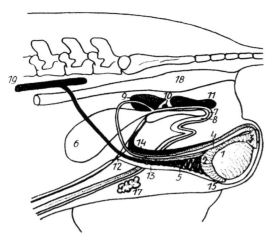 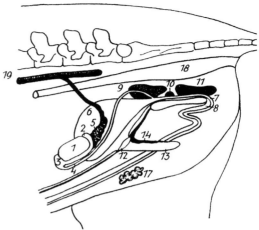

Abbildung 18-13 Geschlechtsorgane beim Eber.

1 = Hoden
2 = Nebenhoden
3 = Nebenhodenschwanz
4 = Samenleiter
5 = Gefäßstrang
6 = Blase
7 = Harnröhre
8 = Penis
9 = Samenblasendrüse
10 = Prostata

Abbildung 18-14 Geschlechtsorgane beim Binneneber, abdominaler Kryptorchismus mit unvollständigem Proc. vaginalis.

11 = Bulbourethraldrüse
12 = Leistenring
13 = Proc. vaginalis
14 = M. cremaster externus
15 = Skrotum
16 = Endgranulom des Proc. vaginalis
17 = Leistenlymphknoten
18 = Rektum
19 = Aorta

Hernia inguinalis, Abschn. 13.3.3, Abb. 13-7). Die anatomischen Verhältnisse sind in den Abbildungen 18-13 bis 18-16 dargestellt. In seltenen Fällen enthält der Processus vaginalis nur den Nebenhodenschwanz und eine Schleife des Ductus deferens (Abb. 18-16). Auch ein in der Bauchhöhle zurückgebliebener Hoden kann atrophisch und deshalb schwer auffindbar sein. Man verfolgt dann, nach Öffnung der Bauchhöhle vom Blasenhals ausgehend, den stets vorhandenen Samenleiter zu seinem Ursprung und kann so auch stark veränderte oder entfernt gelegene Hoden identifizieren. Wird diese Überprüfung nicht durchgeführt, ist die Annahme einer Hodenaplasie oder Dreihodigkeit in Streitfällen schwer aufrecht zu erhalten.

Bei Patienten über 40 kg ergibt sich mit beginnender Pubertätsentwicklung durch Untersuchung der Bulbourethraldrüsen eine weitere Möglichkeit der Diagnose des Kryptorchismus. In diesem Alter beginnen sich die Bulbourethraldrüsen als sekundäres Geschlechtsmerkmal unter dem Einfluß des Testosterons zu entwickeln und unterscheiden sich in ihrer Größe von denen eines Frühkastraten. Bei der Palpation mit dem Zeigefinger vom Rektum finden sich beim Kastraten strohhalmstarke Bulbourethraldrüsen zu beiden Seiten der Harnröhre. Diese erreichen auch beim Schlachtschwein von 100 kg höchstens Bleistiftstärke. Ab 40 kg (12 Wochen) ergeben sich zunächst relative Größenunterschiede (Strohhalm: Kleinfinger) zwischen Frühkastraten und Kryptorchiden bzw. Ebern. Beim geschlechtsreifen Eber und Kryptorchiden (100 kg, 6 Monate) bedecken die daumenstarken Bulbourethraldrüsen dann vollständig die Harnröhre, so

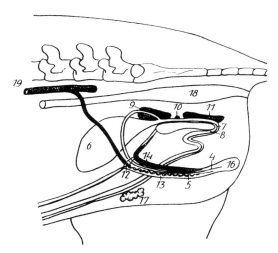 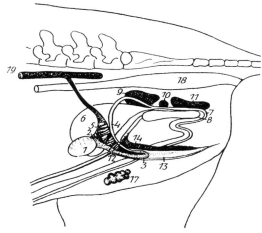

Abbildung 18-15 Geschlechtsorgane beim Frühkastraten.

1 = Hoden
2 = Nebenhoden
3 = Nebenhodenschwanz
4 = Samenleiter
5 = Gefäßstrang
6 = Blase
7 = Harnröhre
8 = Penis
9 = Samenblasendrüse
10 = Prostata

Abbildung 18-16 Unvollständig abdominaler Kryptorchismus.

11 = Bulbourethraldrüse
12 = Leistenring
13 = Proc. vaginalis
14 = M. cremaster externus
15 = Skrotum
16 = Endgranulom des Proc. vaginalis
17 = Leistenlymphknoten
18 = Rektum
19 = Aorta

(Abb. 18-13 bis 18-17 aus SCHULZE und BICKHARDT, 1965)

daß die durch reflektorisches Zucken des M. urethralis erkennbare Harnröhre nicht mehr palpierbar ist (Abb. 18-17).

Man kann bei einem ausreichend alten männlichen Schwein mit unentwickelten Bulbourethraldrüsen sicher sein, daß keine die Schlachtverwertung beeinträchtigende Pheromonproduktion stattfindet. Der Patient ist also kastriert oder die eventuell vorhandenen Hoden sind funktionslos (Mikrorchie, Fibrose nach Orchitis). Sind die akzessorischen Geschlechtsdrüsen entwickelt, dann ist hormonell aktives Hodengewebe vorhanden, oder es war bis zur Geschlechtsreife vorhanden. Die Position des Hodens oder der Zeitpunkt einer Eberkastration sind demnach nicht feststellbar.

Damit die Kastration von Kryptorchiden im operationstechnisch günstigen Alter von 6–8 Wochen durchgeführt werden kann, müssen Tiere mit abnormen Befunden am Skrotum bei der Kastration gekennzeichnet (Ohrlochung oder Kerbe) und der ggf. erreichbare Hoden muß belassen werden. Teilweise Kastration und fehlende Kennzeichnung beidseitiger Kryptorchiden erschweren die spätere Erkennung. Das Fehlen oder Vorhandensein von Kastrationsnarben ist dabei diagnostisch annähernd wertlos. Differentialdiagnostisch erwähnenswert sind Fälle einseitiger Funikulitis mit gut verheilten Kastrationsnarben, bei denen die Form der Samenstrangveränderung einen Hoden vortäuscht.

Therapie und Prophylaxe

Die Kastration von Kryptorchiden ist zur Sicherung der Schlachttauglichkeit erforderlich und, solange sie am hängenden Tier von inguinal durchführbar ist (< 40 kg KM), auch

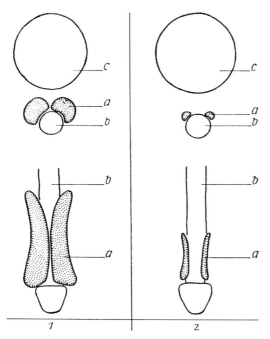

Abbildung 18-17 Lage und Größe der paarig angelegten Bulbourethraldrüsen beim geschlechtsreifen Kryptorchiden (1) und Frühkastraten (2); **oben:** Querschnitt, **unten:** Aufsicht.
a = Bulbourethraldrüse, b = Harnröhre, c = Rektum

wirtschaftlich. Bei größeren Tieren ist sie unter den Bedingungen der rationalisierten Schweineproduktion unwirtschaftlich, weil Eröffnung und Verschluß des Leistenringes dann schwierig werden, so daß nach diagnostischer Operation zur Überprüfung des Proc. vaginalis im Leistenbereich die Kastration durch Laparotomie in der Flanke erfolgen muß.

Aufgrund der erblichen Genese sind Wurfgeschwister und Eltern von Kryptorchiden von der Zucht auszuschließen. Durchführbarkeit und Erfolg solcher Maßnahmen bleiben aber wegen der quantitativen Vererbung hinter den theoretischen Erwartungen für die Selektion gegen einen Mendelschen Erbfaktor zurück, daher zählt Kryptorchismus auch weiterhin zu den häufigsten Defekten beim Schwein.

Operationstechnik

Der Patient wird nach mindestens zwölfstündigem Fasten mit den Hintergliedmaßen hängend an der Leiter fixiert und der Bereich zwischen den Kniefalten vom Skrotum bis zum Nabel als Operationsfeld vorbereitet (s. Abb. 13-7). Die Schmerzausschaltung erfolgt mittels Azaperon + Ketamin-Analgesie. Nach 6–8 cm langen Hautschnitten beiderseits lateral des letzten Zitzenpaares (kranial des Schambeinrandes) wird mit beiden Zeigefingern stumpf in die Tiefe präpariert, wobei die Leistenlymphknoten zu schonen sind. Nach Durchtrennung der Lamina femoralis, bei der ein Scherenschlag hilfreich sein kann, wird der nun freiliegende äußere Leistenring auf Vorhandensein eines Proc. vaginalis überprüft. Skrotal gelegene Hoden werden samt Proc. vaginalis vorgelagert und nach doppelter Ligatur abgesetzt (s. Hernia scrotalis und Hernia inguinalis, Abschn. 13.3.3). Ein voll ausgebildeter Proc. vaginalis ohne skrotal palpierbaren Hoden wird nach Vorlagerung auf seinen Inhalt überprüft (s. Abschn. „Diagnose und Differentialdiagnose") und ebenfalls nach Ligatur abgesetzt, falls eine vorangegangene Kastration oder Mikrorchie vorliegt. In seltenen Fällen von Hodenektopie kann der Proc. vaginalis auch nach kranial ziehen.

Die Vorlagerung inguinal oder abdominal gelegener Hoden gelingt manchmal durch Zug am rudimentär, zipfelartig ausgebildeten Proc. vaginalis, wodurch die Exploration der Bauchhöhle vermieden werden kann. Anderenfalls dient der eröffnete Proc. vaginalis dazu, mit dem Finger in die Bauchhöhle einzugehen, wobei der Leistenkanal meist mit der Schere nach kranial erweitert werden muß. Indem man mit dem kranial gestreckten Finger von dorsal nach ventral an der Bauchwand entlangstreicht, gelingt es oft, den an einem eigenen Gekröse zwischen Niere und Beckeneingang hängenden Hoden zu ertasten und nach außen zu ziehen. Ist das erfolglos, wird der Schnitt verlängert, um Übersicht zu schaffen.

Bleibt der Hoden unauffindbar, wird die Blase vorgelagert und der dorsal in den Blasenhals mündende Samenleiter zum Hoden rückverfolgt. Der vorgelagerte Hoden wird nach Drehung um 180° an seinem Aufhängeband mit einer Arterienklemme fixiert, proximal davon wird eine doppelte Ligatur mit Polyamid (Nr. 4) angelegt und abgesetzt.

Anschließend wird nach antibakterieller Versorgung der Bauchhöhle mit 1–3 Diagonalheften (Polyamid Nr. 4) die Bauchdecke bzw. der Leistenring verschlossen. Hierbei ist es wichtig, das Peritoneum mit der Naht zu erfassen und den kranialen Wundwinkel besonders sorgfältig zu vernähen, um Narbenbrüche zu vermeiden. Das wird erleichtert, wenn das Peritoneum beider Seiten von einem Assistenten mit Arterienklemmen gefaßt und gehalten wird. Alle Hefte werden, stets von lateral nach medial stechend, mit atraumatischer Nadel über dem in die Bauchhöhle eingeführten linken Finger gesetzt und erst anschließend gemeinsam geknotet, um Zugänglichkeit und Übersicht zu wahren.

Wurde der Leistenring nach kranial erweitert, wozu auch meist der Hautschnitt verlängert werden muß, dann erfolgt eine Hautnaht als vertikale Matratzennaht unter Erfassung der darunterliegenden Bauchmuskulatur zumindest im kranialen Bereich der Operationswunde. Der kaudale Wundwinkel bzw. die nur zum Aufsuchen des Proc. vaginalis angelegten Hautwunden können offen bleiben, da sie während des Nachschlafs verkleben. Falls aber eine Belästigung des Patienten durch Boxgenossen nach der Operation zu befürchten ist, können sie mit Knopfheften verschlossen werden. Resorbierbares Nahtmaterial wird hier verwendet, damit das Ziehen der Hauthefte notfalls unterbleiben kann. Es kommt aber gelegentlich zu Fadenfisteln und Sekretstauungen.

Sollte sich auf der Seite des abdominalen Hodens kein rudimentärer Processus vaginalis finden, dann kann die Bauchhöhle mit dem Zeigefinger geöffnet werden, den man in den Leistenkanal einführt und im Moment maximaler Inspiration des Patienten ruckartig in Richtung der gegenüberliegenden Schulter vorstößt. Bei langsamem Einführen kann sich das Peritoneum von der Bauchwand ablösen, wodurch für das Ertasten des Hodens und die spätere Naht ungünstige Bedingungen entstehen. Eine sehr übersichtliche Operationssituation ergibt ein Schnitt durch die Bauchdecke kraniomedial zum intakt belassenen Leistenring. Nachteilig ist dabei der zweifache oder nach kranial verlängerte Hautschnitt.

Häufigste postoperative Komplikation ist ein entzündliches Ödem der Wundränder, das keiner Behandlung bedarf, solange keine Störung des Allgemeinbefindens (Appetitlosigkeit, Apathie, Fieber) auffällt. Diese, wie auch gelegentlich zu erwartende Anzeichen von Peritonitis, erfordern eine systemische antibakterielle Chemotherapie.

Patienten, bei denen ein mutmaßlich vorhandener Hoden nicht entfernt werden konnte, sind dauerhaft zu kennzeichnen (Tätowierung, Ohrlochung) und nach Ausheilung zu schlachten. Auch wenn hodenähnliches Gewebe (Nebenhodenteile, Lymphknoten?) in anatomisch unklarer Situation gefunden wurde, ist so zu verfahren, um Haftungsansprüchen zu entgehen. Werden diese Regeln, einschließlich systematischen Vorgehens während der Operation beachtet, dann bleiben Schadensfälle auf die äußerst seltene echte Polyorchidie beschränkt, bei der die Hoden außerdem in der Regel mißgebildet sind.

Literatur

DIMIGEN, J., und W. SCHULZE (1970): Zur Entwicklung der Bulbourethraldrüsen beim Schwein und ihre Bedeutung für die Kryptorchidendiagnostik. Dtsch. tierärztl. Wschr. **77**, 529-552.

FREDEEN, H. T. and J. A. NEWMAN (1968): Cryptorchid condition and selection for its incidence in Lacombe and Yorkshire pigs. Can. J. Anim. Sci. **48**, 275-284.

HUSTON, R., G. SAPERSTEIN, D. SCHONEWELS and H. W. LEIPOLD (1978): Congenital defects in pigs. Vet. Bull. **48**, 645-675.

MIKAMI, H. and H. T. FREDEEN (1979): A genetic study of cryptorchidism and scrotal hernia in pigs. Can. J. Genetics Cytol. **21**, 9-19.

MIRLE, P. (1988): Die Kryptorchiden-Operation beim Schwein am hängenden Tier. Monatsh. Veterinärmed. **43**, 347-348.

SCHULMAN, A. (1963): Cryptorchidism in pigs in Finland. Finsk. Vet. Tidskr. **69**, 349-358. Ref. in: Vet. Bull. **34**, 391 (1964).

SCHULZE, W., und K. BICKHARDT (1965): Zur Erkennung und Behandlung des Kryptorchismus beim Schwein. Dtsch. tierärztl. Wschr. **72**, 436-442.

VOGEL, G. (1952): Diagnose des Kryptorchismus beim Schwein. Tierärztl. Umsch. **7**, 189-196.

WENSING, C. J. G. (1980): Developmental anomalies, including cryptorchidism. In: MORROW, DAVID A. (ed.), Current Therapy in Theriogenology, 583-589. Philadelphia, London, Toronto: W. B. Saunders.

18.7 Die Kastration männlicher Schweine (Castration)

Indikation

In den Leydig-Zwischenzellen der Hoden geschlechtsreifer Schweine wird neben Testosteron auch Androstenon gebildet, das mit dem Speichel ausgeschieden als Pheromon auf die Sau sexuell stimulierend wirkt. Sein Geruch wird vom Menschen, besonders von Frauen, als unangenehm empfunden und beeinträchtigt infolge Speicherung im Fett die Schlachtverwertung von Ebern über 40 kg Körpermasse. Die Kastration dient also beim Schwein, im Gegensatz zu anderen Tierarten, weniger der sexuellen Ruhigstellung als der Fleischqualität.

Das schnellere Wachstum von Ebern bei gleichzeitig größerem Fleischanteil im Vergleich zu Kastraten war andererseits Anlaß vieler Versuche, die Kastration durch frühe Schlachtung spätreifer Rassen, Selektion geruchsarmer Typen oder Hormonbehandlung zu vermeiden.

Die Toleranz der Konsumenten und Gesetzgeber gegenüber diesen Bestrebungen ist in den Ländern Europas unterschiedlich mit nachgebender Tendenz. Da aber Ebergeruch von empfindlichen Personen in warmen Fleischgerichten stets beanstandet wird, dürfte hochwertiges Schweinefleisch so nicht produzierbar sein.

Voruntersuchung

Die Kastration ist ein schmerzhafter Eingriff, für den im Alter über 4 Wochen eine Narkose tierschutzrechtlich vorgeschrieben ist. Das Allgemeinbefinden der Kastranden muß also eine Narkose zulassen, wobei auf Symptome vorliegender Kreislaufstörung besonders zu achten ist. Auch bei jüngeren Tieren sollte die Kastration wegen der damit verbundenen Kreislaufbelastung evtl. auch Wundinfektion nur bei ungestörtem Allgemeinbefinden und nicht in der dem Absetzen vorangehenden oder folgenden Woche vorgenommen werden. Bei Durchfall oder Hautinfektionen ist zusätzlich eine Kontamination der Wunde zu erwarten.

Von der Kastration im Saugferkelalter sind Tiere mit Hodensackbrüchen oder Kryptorchismus auszunehmen. Aus operationstechnischen Gründen werden sie nach dem Absetzen kastriert. Beim Zuchteber ist die Periorchitis als Kontraindikation anzusehen.

Ferkelkastration

Die Kastration gegen Ende der ersten Lebenswoche hat den Vorzug, das Ferkel weni-

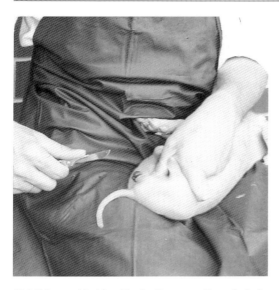
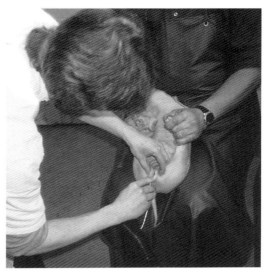

Abbildung 18-18 Kastration von Saugferkeln in der 1. Lebenswoche ohne Hilfsperson. Der Daumennagel schützt vor zufälliger Schnittverletzung.

Abbildung 18-19 Kastration älterer Saug- und Absetzferkel mit einem Helfer. Die linke Hand des Operateurs muß außerhalb der Schnittrichtung des Skalpells bleiben.

ger zu belasten, da die kleinere Operationswunde sehr schnell heilt und auch weniger zu Wundinfektionen mit Abszeß- oder Fistelbildung neigt. Hinzu kommt, daß sie ohne Hilfsperson durchgeführt werden kann, wenn das Ferkel zwischen den Knien, mit der linken Hand (Abb. 18-18) oder in speziellen Vorrichtungen gehalten wird.

Es sind verschiedene Schnittführungen, u. a. querlaufend mit gleichzeitiger Eröffnung beider Hodensäcke praxisüblich. Anstelle eines Skalpells kann auch eine scharfe Beißzange (Seitenschneider) benutzt werden.

Nachteilig ist, daß in diesem Alter Hodensackbrüche leicht übersehen werden, da der Darm bei Muttermilchernährung wenig Raum einnimmt. An die Sorgfalt und der kleineren Hoden wegen auch an das Geschick des Tierproduzenten, der die Kastration vornimmt, stellt ein früher Kastrationszeitpunkt allerdings erhöhte Anforderungen.

Ältere Saugferkel bzw. Absetzferkel werden auf dem Rücken liegend von einem Helfer an allen vier Gliedmaßen auf den Knien gehalten. Der Kopf des Ferkels wird an die Brust gedrückt oder unter den linken Arm geklemmt. In dieser Position können größere Ferkel auch auf einem Tisch gehalten werden (Abb. 18-19). Die Industrie bietet verschiedene Geräte zum Fixieren ohne Hilfe an.

Nach Besprühen des Skrotums mit Desinfektionslösung (z. B. Jodtinktur) und ggf. Abwischen von Schmutz mit Zellstoff, werden die Hoden mit der linken Hand nach kaudal gedrückt und mit einem bis ins Hodengewebe geführten Schnitt freigelegt. Es können zwei Schnitte parallel zur Rhaphe scroti für jeden Hoden oder nur ein medianer Schnitt gesetzt werden, aus dem die Hoden nacheinander entwickelt werden.

Der Processus vaginalis muß so weit geöffnet werden, daß die Tunica vaginalis nicht mit dem Hoden zusammen aus der Hautwunde vorgepreßt wird. Nun wird der Hoden erfaßt, ohne den Wundbereich sonst zu berühren, und mit dem Skalpell wird das Mesorchium durchtrennt (bzw. bei einhändiger Operation vorsichtig abgezogen). Die

Durchtrennung des Samenstranges kann durch Schaben mit dem Skalpell oder mit einem kleinen Emaskulator erfolgen. Abbinden des Samenstranges erübrigt sich. Eine lokale antibakterielle Chemotherapie mit Spray oder Suspension ist angebracht. Die Hautwunden bleiben offen.

Vom Ergebnis gleichwertig, aber in der Durchführung etwas schwieriger, ist die Kastration am Ferkel, das mit dem Bauch zum Operateur an den Hinterbeinen hängend gehalten wird. Bei größeren Ferkeln können Kopf oder Brustkorb vom Helfer zwischen die Beine geklemmt werden. Der Operateur schiebt dann die Hoden durch Druck von kaudal in die Regio pubis. Das weitere Vorgehen ist gleich.

Sobald aus Altersgründen (4 Wochen) eine Narkose vorgeschrieben ist, kann die Kastration von Läuferschweinen auch mit bedecktem Samenstrang von der Regio inguinalis aus erfolgen. Die Technik entspricht der Operation einer Skrotalhernie ohne Naht des Leistenringes.

Eberkastration

Zur Kastration erwachsener Eber ist die Schnittführung in der Regio pubis mit Wundverschluß zu empfehlen, weil sie bei sorgfältiger Ausführung wesentlich seltener von Wundinfektionen gefolgt ist als die Öffnung des Skrotums. Eine beanstandungsfreie Schlachtverwertung von abgekörten Jungebern ist frühestens vier Wochen nach der Kastration, bei Altebern nicht vor 8 Wochen zu erwarten. Auch Sexualtrieb und Aggressivität gehen erst allmählich zurück.

Zur Schmerzausschaltung dient die Azaperon + Ketamin-Analgesie, ggf. verbunden mit der Extradural-Anästhesie. Der Eber wird (für den rechtshändigen Operateur) auf die linke Seite gelagert und die rechte Hintergliedmaße nach vorn ausgebunden (Abb. 18-20) oder an einem Strick von einem Helfer, der hinter dem Rücken des Tieres steht, angehoben. Während der Vorbereitung der Regio pubis als Operationsfeld ist dieser Schenkel trocken zu halten, damit kein Waschwasser herabtropft.

Der linke (unten liegende) Hoden wird als erster in die Regio pubis geschoben. Die linke Hand des Operateurs ist dabei mit einem sterilen Handtuch bedeckt, wodurch eine direkte Berührung des schwer zu reinigenden Skrotums vermieden wird (Abb. 18-21). Der Schnitt wird median bis ins Hodenparenchym geführt und so weit verlängert, daß der Hoden vorfällt. Er wird von einem Helfer mit der (Billroth-)Hakenzange nahe des Nebenhodenschwanzes erfaßt und nach kranioventral angehoben. Das Mesorchium wird hierdurch angespannt, und dies

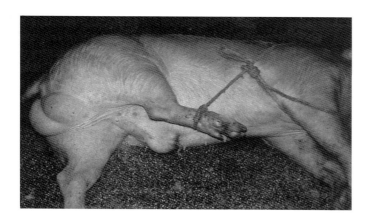

Abbildung 18-20 Ausbinden einer Hintergliedmaße zur Kastration erwachsener Eber

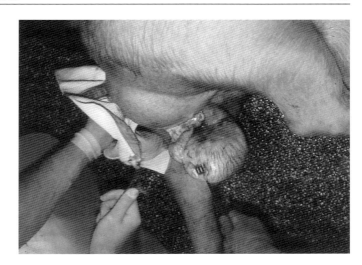

Abbildung 18-21 Kastration eines Ebers. Der unten liegende linke Hoden wird mit der linken Hand in die Regio pubis geschoben. Ein Helfer greift den Hoden mit der Hakenzange.

ermöglicht es, die Vaskularisation des Ligamentum testis proprium zu beurteilen. Falls eine Ligatur erforderlich ist, wird sie mit atraumatischer Nadel angelegt und leicht an der Tunica vaginalis angeheftet. Dann werden Ligamentum und Mesorchium mit der Schere durchtrennt. Möglichst weit proximal wird nun eine doppelte Ligatur des Samenstranges angelegt, die aus einem kräftigen Polyamidfaden besteht und durch Einschluß einer „Gewebsbrücke" gegen Abgleiten gesichert wird. Etwa 2 cm distal davon wird der Samenstrang mit Emaskulator abgesetzt.

Ebenso wird auch mit dem zweiten Hoden verfahren. Entscheidend für einen komplikationsfreien Heilungsverlauf ist es, jede Berührung der Wunde mit den Händen zu vermeiden (ausschließlich instrumentelles Arbeiten), keine Gewebsteile (Processus vaginalis) aus dem Bereich der Hautwunde herauszuziehen und ggf. entstandene Blutkoagula mit sterilen Tupfern zu entfernen.

Dann werden die Ränder der Procc. vaginales mit der Pinzette aufgesucht (eventuell mit Arterienklemmen gefaßt) und das Cavum vaginale antibakteriell versorgt. Die Hautwunde wird mittels eines mittig plazierten Knopfheftes eingeengt. Da die Fäden in der Regel nicht gezogen werden können, ist auch für Hauthefte resorbierbares Nahtmaterial zu empfehlen.

Postoperative Schwellungen sind in der Hälfte der Fälle zu erwarten, meist aber kühl und schmerzlos (Ödeme). Sie bedürfen dann keiner Behandlung. Sofern sich Anzeichen phlegmonöser Entzündung und fieberhafte Allgemeinerkrankung einstellen, ist parenterale antibakterielle Chemotherapie angebracht. Auch bei hochgradiger Schwellung ist es weder sinnvoll noch möglich, die Operationswunde erneut zu eröffnen. Klaffende Wundränder mit eitriger Sekretion, die sich durch mangelhafte Adaptation ergeben, sind unbedenklich und können mit Spraypräparaten behandelt werden.

Werden abgekörte bzw. ausselektierte Jungeber in großer Zahl kastriert, so kann auf Samenstrangligatur und Nähte eventuell verzichtet werden. Allerdings muß dann der Tierbesitzer trotz Anwendung des Emaskulators auf ein erhöhtes Nachblutungsrisiko hingewiesen werden. Die Operation ist dann als Einmannmethode durchführbar, wobei der Operateur in Schrittstellung über dem auf der rechten Seite liegenden Tier steht und die obenliegende Gliedmaße mit seinem linken Ellenbogen nach kaudal schiebt. Bei Nachblutungen, die sich durch Blässe und Mattigkeit des Patienten nach Erwachen aus der Narkose zeigen, ist die nachträgliche Unterbindung des im Proc. vaginalis verlaufenden Samenstranges nach Inguinalschnitt möglich.

Literatur

ASSEN, H. V. D. (1975): Die Kastration des Ebers von einem Hautschnitt in der Medianlinie der Regio pubis aus. Prakt. Tierarzt **11**, 659-660.

BILKEI, B. (1989): Kastration der Saugferkel mit Halbquerschnitt in der Regio inguinalis. Prakt. Tierarzt **70**, (8), 39-41.

FLOEHR, W. (1982): Erfahrungsbericht über die Narkose von Ebern mit Hypnodil/Stresnil i.v. und einer nach Dietz und Dorn variierten Kastrationsmethode. Prakt. Tierarzt **12**, 1082-1088.

GATZMANN, L. (1984): Vergleichende Untersuchungen an scrotal und pubikal kastrierten Ferkeln. Hannover: Tierärztl. Hochschule, Diss.

MARX, D., und S. BRAUN (1990): Auswirkungen der Kastration männlicher Ferkel. Prakt. Tierarzt **71**, (11), 29-36.

VÖHRINGER, K. (1962): Ein weiterer Beitrag zur Kastration des geschlechtsreifen Ebers. Monatsh. Veterinärmed. **17**, 774-776.

WALDMANN, K. H., K. OTTO und W. BOLLWAHN (1994): Ferkelkastration – Schmerzempfindung und Schmerzausschaltung. Dtsch. tierärztl. Wschr. **101**, 81-132.

WHITE, R. G., J. A. DESHAZER, C. J. TRESSLER, G. M. BORCHER, S. DAVEY, A. WANINGE, A. M. PARKHURST, M. J. MILANUK and E. T. CLEMENS (1995): Vocalization and physiological response of pigs during castration with or without a local anesthetic. J. Anim. Sci. **73**, 381-386.

18.8 Funikulitis (Funiculitis)

Als Folge einer infizierten Kastrationswunde kommt es zu einer chronischen, eitrigen Entzündung des Samenstrangstumpfes und des Processus vaginalis, die das Vorhandensein eines Hodens vortäuschen oder bruchsackartigen Umfang annehmen kann. Diese Komplikation war in der Vergangenheit, als die Ferkel erst im Absetzalter und unter unhygienischen Umständen kastriert wurden, häufiger als bei sachgerechter Frühkastration. Betroffene Tiere sind in ihrem Verkaufswert gemindert, da der Verdacht des Kryptorchismus naheliegt. Durch umfangreiche Entzündungsprozesse kann das Allgemeinbefinden beeinträchtigt sein.

Die Veränderungen können in einem knotenartigen Granulom des Samenstrangstumpfes oder Abszeß bestehen, die den Processus vaginalis ausfüllen und annähernd Hodenform haben. Das derbe, walnuß- bis hühnereigroße Gebilde ist meist, aber nicht immer, im Bereich der Kastrationsnarbe mit der Haut verwachsen. Erheblich größeren Umfang haben Veränderungen, bei denen sich ein entzündliches Ödem des Processus vaginalis und des Samenstranges entwickelt, das sich bis zum Leistenring erstrecken kann. In solchen Fällen besteht meist eine Fistelöffnung am Ort der Kastrationswunde (Samenstrangfistel).

Differentialdiagnostisch sind im Fall des Samenstranggranuloms (-abszesses) der Kryptorchismus und die chronische Orchitis auszuschließen. Das erfolgt durch Nachweis der Kastrationsnarbe, sorgfältige Palpation (Hoden und Nebenhodenstruktur), bei Tieren über 40 kg auch Palpation der Bulbourethraldrüsen. Große Umfangsvermehrungen derber Konsistenz können auch auf Verwachsung oder fibrinöser Verklebung der Darmschlingen (Peritonitis adhaesiva) eines Hodensackbruches beruhen, die in seltenen Fällen auch zusammen mit einer Samenstrangfistel vorkommen. Die Darmschlingen sind dann nicht reponierbar, ihr breiiger Inhalt unterscheidet sich palpatorisch vom prallderben Befund der Funikulitis. Ebenfalls prall und nicht reponierbar ist der Inhalt einer inkarzerierten Hernie. Druckempfindlichkeit und hochgradige Allgemeinstörungen unterscheiden diesen seltenen Befund vom chronischen Geschehen der Samenstrangentzündung. Schwellungen des Skrotal- und Inguinalbereichs nach Hodensackbruchoperation beruhen teils auf Ansammlung entzündlichen Sekrets mit Fluktuation und/oder entzündlichem Ödem mit teigiger Konsistenz.

Die Tendenz zur Selbstheilung der chronischen Samenstrangentzündung ist bei Veränderungen bis Hühnereigröße zweifelhaft, bei größeren nicht gegeben, so daß auch bei ungestörtem Allgemeinbefinden eine Therapie angebracht ist.

Vor allem aus wirtschaftlichen Erwägungen wird sie in der Regel konservativ durch Injektion antibakteriell wirksamer Chemotherapeutika in das indurierte Gewebe bestehen. Man bedient sich einer Dosierspritze und verteilt insgesamt etwa die zur systemischen Behandlung erforderliche Dosis auf mehrere Depots, wobei von den weniger betroffenen inguinalwärts gelegenen Anteilen ausgegangen wird.

Veränderungen von Faustgröße oder mehr können mit gutem Erfolg exstirpiert werden. Am narkotisierten, an den Hintergliedmaßen hängenden Patienten wird ein spindelförmiger Schnitt angelegt, dessen kaudaler Winkel die Fistelöffnung bzw. Kastrationsnarbe umfaßt. Der Processus vaginalis wird zunächst inguinalwärts im noch unveränderten Bereich freigelegt und abgebunden. Danach wird stumpf nach kaudal präpariert, wobei möglichst viel intaktes Bindegewebe und Haut am Tier verbleiben sollten. Bei Erguß von Abszeßinhalt auf das Wundgebiet ist eine Reinigung mit milder Desinfektionslösung und Tupfern vorzunehmen. Die Infektionsneigung ist trotz solcher Zwischenfälle bei einer Nahttechnik, die Taschenbildung vermeidet, überraschend gering. Wichtig ist daher, daß nach antibiotischer Versorgung der Wundfläche Haut und Wundboden mit vertikalen Matratzennähten aneinander geheftet werden. Dabei sind der Verlauf des Penis und die Schenkelmuskulatur zu schonen.

Vor Beginn dieser Operation, wie auch der konservativen Behandlung, ist die Differentialdiagnose zur verwachsenen Hernie sorgfältig zu stellen. Inzisionen ohne Exstirpation sind kontraindiziert, da sie den Entzündungsherd nicht beseitigen, aber eine neue Infektionspforte schaffen. Bei deutlicher Fluktuation kann eine Punktion mit weitlumiger Kanüle, die auch diagnostischen Wert hat, der Instillation von Antibiotika vorangehen.

Literatur

MESSERLI, W. (1958): Eine neue Behandlung der Samenstrangfistel beim Schwein. Schweiz. Arch. Tierheilk. **100**, 200-202.

18.9 Sterilisation und Penisverlagerung (Teaser boars)

Befruchtungsunfähige Eber mit erhaltener Libido und Pheromonproduktion werden in Deckzentren zur sexuellen Stimulation der Sauen und Prüfung des Duldungsreflexes eingesetzt.

Die Sterilisation erfolgt mittels Durchtrennung der Samenleiter nach Ligatur im Bereich der Regio pubis. Das ist schon im Saugferkelalter möglich, ohne später die Libido zu beeinträchtigen. Das Aufsuchen der Processus vaginales und die Wundversorgung ähneln sonst denen bei der Kastration des Ebers.

Die danach einsetzende Samenstauung hat eine Vergrößerung und oft auch Induration der Nebenhoden zur Folge. Der Deckakt wird weiterhin ausgeführt und sollte dem Eber in ausreichendem Maße gestattet werden, um ihn lenkbar zu erhalten. Ein ähnlicher Effekt wäre durch Aufzucht von beidseitigen Kryptorchiden oder Entfernen des skrotal gelegenen Hodens einseitiger Kryptorchiden erreichbar, da die abdominal gelegenen Hoden steril sind, jedoch Androgene produzieren.

Wenn befürchtet wird, daß durch derartige unfruchtbare Deckakte Infektionen des Genitaltraktes übertragen werden könnten, sind auch Eingriffe am Penis möglich, die eine Immission unmöglich machen.

Das Ausschachten wird verhindert, indem der chirurgisch zwischen Präputium und Flexura sigmoidea freigelegte Penis nach Vorlagern einer Schleife um 180° gedreht und in dieser Position an der Kreuzungsstelle vernäht wird. Die Naht muß dabei die Tunica albuginea oberflächlich erfassen und darf nicht den Schwellkörper verletzen.

Möglich wäre auch eine seitliche Verlagerung der Präputialöffnung, wie sie für Suchbullen entwickelt wurde.

Es werden entweder ein kreisförmiger Hautbezirk um die Präputialöffnung sowie das Präputium mobilisiert und subkutan zu einer gleichgroßen lateralen Öffnung gezogen, oder das Präputium wird samt Penis an einem zungenförmigen Hautlappen belassen, der in einen seitlich gerichteten Hautschnitt eingepaßt wird. Wenn das verlagerte Organ vor dem Setzen der Hautnähte auf dem Wundboden angeheftet wird, verläuft die Heilung weitgehend reaktionsfrei.

Nach dem Tierschutzrecht der Bundesrepublik Deutschland gehören die geschilderten Eingriffe nicht zu den für das Schwein genannten Ausnahmen vom Amputationsverbot. Die Operation muß im Einzelfall unerläßlich sein. Es ist zu klären, ob der gleiche Zweck sich durch Haltung von Kryptorchiden oder die sorgfältige Überwachung intakter Jungeber beim Probesprung erreichen ließe.

Literatur

ARKINS, S. L. H. THOMPSON, J. R. GILES, T. CAMCHO and B. D. HOSMON (1989): Bilateral removal of the cauda epididymides in the neonatal pig as a technique for creating teaser boars. J. Anim. Sci. **67**, 15-19.

DIETZ, O., H. GÄNGEL und W. RICHTER (1974): Die Sterilisation des Ebers und des Hengstes. Monatsh. Veterinärmed. **29**, 906-909.

ROMMEL, W., I. MEHLHORN und J. ERICES (1977): Feststellung und Stimulation der Brunstvorgänge beim Schwein durch Probieber mit operativ verkürztem Penis. Monatsh. Veterinärmed. **32**, 43-46.

SCHMIDT, V., W. BUSCH, R. TEUSCHER und J. WOLLRAB (1975): Operationen am männlichen Geschlechtsapparat. In: DIETZ, O. et al. (Hrsg.), Anästhesie und Operationen bei Groß- und Kleintieren. Stuttgart: Ferdinand Enke Verlag.

19 Infektionsschutz, Sanierung und planmäßige Bestandsbehandlung

H. Plonait

19.1 Einleitung

Es genügt nicht, klinisch erkennbare Krankheiten der Schweine wirksam zu behandeln, um wirtschaftliche Verluste zu verhindern und den Tieren unnötige Leiden zu ersparen. Bereits subklinische Erkrankung vermindert die Leistung und beeinträchtigt das Wohlbefinden. Viele pathologische Zustände bei Schweinen sind keiner Therapie zugänglich, sobald sie entstanden sind. Ihr Auftreten ist aber bei Kenntnis der Produktionsbedingungen vorhersehbar und durch geeignete Präventivmaßnahmen zu beeinflussen.

19.2 Offener oder geschlossener Bestand?

Den in der Tierproduktion auftretenden Krankheitserscheinungen liegen ätiologisch vier Faktorengruppen zugrunde: Genetik, Haltung, Ernährung und Infektion. Für die Infektionsausbreitung in der Schweinehaltung ist der Tierverkehr zwischen den Beständen eine entscheidende Voraussetzung, da die wirtschaftlich wichtigen Erreger direkt oder indirekt von Schwein zu Schwein übertragen werden.

Um vorhandene Stallkapazitäten voll auszunutzen oder am züchterischen Fortschritt anderer Bestände ohne Verzögerung teilzunehmen, wären ständige Tierzugänge beliebiger Herkunft vorteilhaft. Dieses Vorgehen ermöglicht auch die Spezialisierung des Betriebes auf ausschließliche Mast (ohne Ferkelerzeugung), Ferkelerzeugung (ohne Jungsauenaufzucht) oder Eigenleistungsprüfung von Zuchttieren verschiedener Herkunft. Den offensichtlichen betriebstechnischen Vorteilen eines derartigen offenen Bestandes steht der Nachteil gegenüber, alle zufällig in den Herkunftsbetrieben ablaufenden Infektionen einzuschleppen.

Die Erfahrung hat ergeben, daß dieses Risiko von vielen Mastbetrieben in Kauf genommen wird, während Ferkelerzeuger und besonders Zuchtbestände ihre Tierzugänge und deren Herkünfte so weit wie möglich einschränken müssen, um Tiere mit optimalem Gesundheitszustand anbieten zu können.

Deshalb wird von Zuchtbetrieben das Prinzip des geschlossenen Bestandes angestrebt. Die Zufuhr neuen genetischen Materials erfolgt über Sperma (KB), Embryotransfer oder pränatal gewonnene Ferkel (SPF-Verfahren). Ein Restrisiko der Infektion bleibt allerdings auch mit diesen Maßnahmen verbunden (Abb. 19-1).

Hinzu kommt die Infektionsübertragung aus benachbarten Beständen durch die Luft (Abluft, Gülle), freilebende Tiere (Nager, Katzen, Insekten) oder Fahrzeuge zum Abtransport von Schlacht- und Zuchttieren, Futtermittelanlieferung und Personenverkehr.

Die aerogene Übertragung von Virusinfektionen (AK, Influenza, PRRS) hat in Gebieten mit hoher Schweinedichte eine große Bedeutung gewonnen.

In geschlossenen Beständen bis etwa 100 Sauen erlöschen einige Infektionen spontan, andere können durch Behandlung oder Schlachtung serologisch positiver Reagenten eliminiert werden. Räumung und Neuaufbau, möglichst über das SPF-Verfahren, sind –

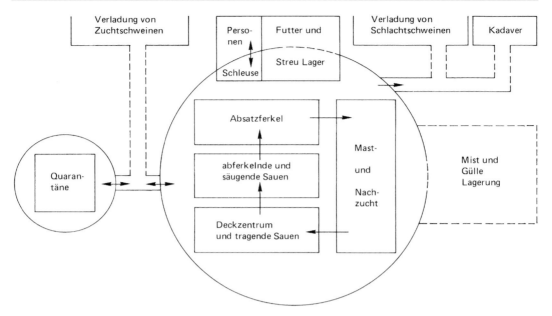

Abbildung 19-1 Schema eines geschlossenen Bestandes. Die Stallanlage ist allseitig von Maschendrahtzaun oder Mauern umgeben. Alle Personen, auch Betriebsangehörige, wechseln bei Betreten der Anlage mindestens die Oberkleidung. Für Futter (Streu) und Gülle (Mist) sind Übergabestellen (Zwischenlager) einzurichten, die von außen beschickt bzw. entleert werden. Es gibt desinfizierbare Verladerampen, welche ohne Mithilfe des Stallpersonals bedient werden können (möglichst entfernt vom Stall, mit Warteboxen für die Tiere, Gefälle nach außen).

falls unumgänglich – vom Kapitalbedarf her realisierbar.

Den Vorteilen der so gewonnenen Infektionsfreiheit stehen eine zeitweilig unvollständige Ausnutzung der Stallkapazität, erhöhter Aufwand bei der Zufuhr genetischen Materials und im Falle der KB oft herabgesetzte Fruchtbarkeit gegenüber.

Industrielle Großbetriebe müssen zur Risikoverminderung als geschlossene Bestände angelegt werden. Da sie meist eine eigene Zuchtherde, Vermehrungsstufe und Mast umfassen, entfällt das mit Tierzugängen verbundene Risiko. Sie stellen aber nicht die infektionsärmste Produktionsweise dar, da bereits beim Aufbau oder später zufällig eingedrungene Infektionen in der Regel nicht spontan erlöschen und eine Räumung wegen des erforderlichen Kapitalbedarfs kaum möglich ist.

Ein Reinzuchtbetrieb mit eigener Mast kann die Grundsätze des geschlossenen Bestandes weitgehend verwirklichen. In der Hybridzucht erfolgen Zuchttiervermehrung, Ferkelerzeugung und Mast meist in getrennten Betrieben, die als offene Bestände anzusehen sind. Sanierung und Isolierung der Zuchtbestände vor zufälliger Infektion, regelmäßige Gesundheitsüberwachung und konsequente Organisation des Tierverkehrs in „Einbahn"-Lieferketten gewinnen dadurch erhöhte Bedeutung.

Man kommt dadurch zu Produktionssystemen, die das Infektionsrisiko minimieren und einen definierten Gesundheitsstatus aufrecht erhalten.

19.3 Das SPF- und andere Sanierungsverfahren

Im Inneren des Uterus und der Eihäute sind die Ferkel bis zur Geburt frei von enzootisch im Bestand vorkommenden bakteriellen und parasitären Krankheiten. Werden sie kurz zuvor unter sterilen Bedingungen gewonnen und isoliert aufgezogen, so können sie zum Aufbau von Beständen dienen, die frei von den meisten wirtschaftlich wichtigen Infektionserregern sind. Wird danach das Freisein des Bestandes von bestimmten (spezifizierten) Krankheitserregern (Pathogenen) durch regelmäßige Untersuchungen bestätigt, so bezeichnet man die Schweine des Bestandes als spezifiziert pathogenfrei (Tab. 19-1).

Dieses Verfahren ist nicht frei von praktischen, theoretischen und terminologischen Problemen, die vor allem daher rühren, daß ein sicherer Ausschluß der wichtigsten chronischen Infektionen von Schweinen wie Mykoplasmen-Pneumonie (EP), Actinobacillus-Pleuropneumonie (APP) und Dysenterie schwierig ist.

Damit ist das Kriterium der spezifizierten Erregerfreiheit in den entscheidenden Punk-

Tabelle 19-1 Übersicht der Sanierungsmethoden

Verfahren	Prinzip	Wirkungsspektrum	Technische Voraussetzungen
SPF-Verfahren	Pränatale Gewinnung, isolierte Aufzucht der Ferkel	Endo- und Ektoparasiten, bakterielle Erreger (außer ubiquitären), Viren teilweise	Operation, Aufzuchtlabor (SPF-Ammen), Räumung des Bestandes
Medikation und Frühabsetzen („medicated early weaning")	Sauen werden a. p. u. p. p. chemoth. beh., Ferkel nach 5 Tagen isoliert aufgezogen	Endo- und Ektoparasiten, bakterielle Erreger, Viren teilweise	Isolierställe für Geburt und Aufzucht, Räumung des Bestandes
„Sterilgeburt"	Ferkel werden bei Geburt aufgefangen und isoliert aufgezogen	Wie SPF-Verfahren, nur unsicherer	Geburtsüberwachung Aufzuchtlabor (SPF-Ammen), Räumung des Bestandes
Riemser Hüttenverfahren „Schwedische Sanierung" Altsauenhaltung	Nur EP-unverdächtige Würfe von Altsauen zur Bestandsergänzung	Enzootische Pneumonie (Klinische EP-Erscheinungen verschwinden, gegen R.a. unwirksam)	6 Monate keine Mastschweine und Jungsauen halten, Einzelaufstallung der Würfe
Ektoparasitensanierung	Wiederholte Kontaktinsektizidanwendung Beh. mit Avermectinen	Räudemilben, Läuse	3 x im Abstand von 10 Tagen gesamten Bestand und Stall behandeln, Auslaufsperre
Leptospirosesanierung	Ausmerzung serologisch positiver Reagenten nach Chemotherapie	Leptospiren	Mehrfache serologische Untersuchung, tägliche Desinfektion, Auslaufsperre
Ausscheider-Kontrolle nach abgelaufener Virusinfektion (Einstellung der Vakzinierung)	Serologische Untersuchung empfänglicher Jungtiere	Morbus Aujeszky	Mehrfache serologische Untersuchung, Ausmerzung der Reagenten, geschlossener Bestand

ten unter Praxisbedingungen nur mit hohem Aufwand nachweisbar und die Bezeichnung SPF-Schweine oder SPF-Bestände fragwürdig.

Virusinfektionen gegenüber ist das SPF-Verfahren unsicher, obwohl durch Verwendung immuner Sauen das Risiko intrauteriner Infektion weitgehend ausgeschlossen werden kann.

Es steht andererseits außer Zweifel, daß mit diesem Verfahren aus chronisch infiziertem Zuchtmaterial sanierte Bestände gewonnen werden, deren Gesundheitszustand und Leistung beträchtlich über dem anderer klinisch gesund erscheinender Schweine liegen, und daß diese Eigenschaften bei Haltung im isoliert gelegenen, geschlossenen Bestand langfristig erhalten bleiben.

Die Kosten der SPF-Sanierung sind hoch. Sie entstehen nur zum geringen Teil durch sterile Gewinnung der Ferkel, obwohl die Sau beim Hysterektomieverfahren immer sofort und beim Hysterotomieverfahren meist auch anschließend geschlachtet wird (Abb. 19-2).

Wesentlich aufwendiger als Investition und im Betrieb ist das Labor zur kolostrumfreien Aufzucht der Ferkel, die nicht nur der Isolierung der Ferkel vor der Infektion durch die Mutter dient, sondern ihrem Schutz vor ubiquitären Keimen bis zum Einsetzen der aktiven Immunisierung (Abb. 19-3).

Noch größer sind die Kosten durch Räumung infizierter Betriebe von allen Schweinen und den Produktionsausfall bis zum Verkauf der ersten Nachkommen.

Die kolostrumfrei aufgezogenen Schweine – auch Primärtiere genannt – wachsen sehr schnell und neigen zu Skelettdeformationen, die Dekubitus oder Geburts-

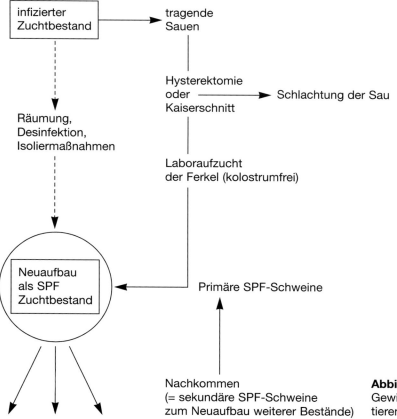

Abbildung 19-2 Ablauf der Gewinnung von SPF-Primärtieren bei Laboraufzucht

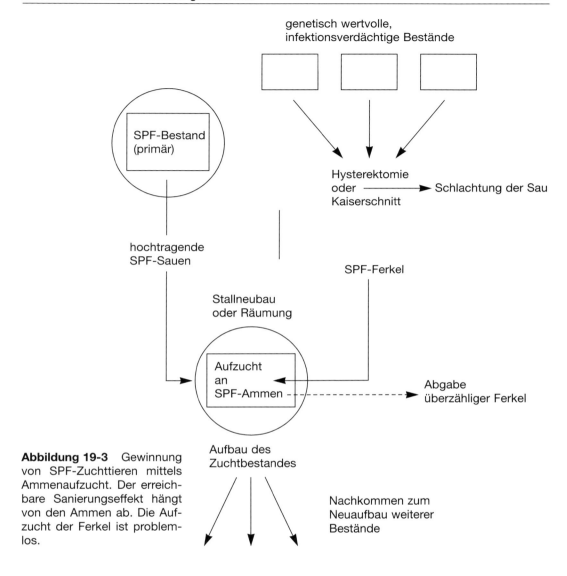

Abbildung 19-3 Gewinnung von SPF-Zuchttieren mittels Ammenaufzucht. Der erreichbare Sanierungseffekt hängt von den Ammen ab. Die Aufzucht der Ferkel ist problemlos.

schwierigkeiten zur Folge haben können. Sie bleiben auch anfällig gegenüber Infektionen mit ubiquitären Erregern. Ihre Nachkommen – die Sekundärtiere – sind offenbar an die Keimflora des Bestandes angepaßt. Sie entwickeln sich ebenfalls überdurchschnittlich schnell, worauf durch verhaltene Fütterung Rücksicht genommen werden muß.

Bereits bestehende SPF-Bestände können pränatal gewonnene Ferkel zur Bestandsergänzung an gleichzeitig abferkelnden Sauen aufziehen, die als Ammen dienen, und so die Laboraufzucht wie die Risiken der Primärtierhaltung umgehen.

Eine wesentliche Verringerung des Produktionsausfalls bei SPF-Sanierung wird bei Haltung der Primärtiere bis zur Geschlechtsreife durch spezialisierte Aufzuchthöfe erreicht.

Die Verwendung von SPF-Sekundärtieren zum Neuaufbau von Zuchtbeständen oder zur Ergänzung von gesundheitlich problemlosen Produktionsbetrieben macht keine Schwierigkeiten. Weder bei den Tieren selbst noch bei ihren Nachkommen ist zu erwarten, daß sie krankheitsanfälliger als Neuzugänge aus nicht sanierten Beständen sind, wenn die weiter unten für Quarantäne und Adaptation gegebenen Empfehlungen beachtet werden.

Durch fortgesetzte Chemotherapie bei isoliert gehaltenen Sauen und ihren Ferkeln, die mit 5 Tagen abgesetzt und isoliert aufgezogen wurden, konnte ein im Ergebnis dem SPF-Verfahren nahekommender Sanierungserfolg mit geringerem Aufwand erreicht werden (Medicated early weaning, MEW).

Als Alternative zur pränatalen Gewinnung von Ferkeln durch Hysterotomie oder Hysterektomie ist von verschiedenen Autoren das Auffangen der Ferkel bei Geburt („Sterilgeburt") beschrieben worden. Bei diesem Verfahren stehen unwesentliche Einsparungen einem erheblich erhöhten Infektionsrisiko gegenüber, das bei technischem oder menschlichem Versagen den gesamten Sanierungserfolg in Frage stellt.

Das vor 50 Jahren entwickelte Riemser Hüttenverfahren ging von der Beobachtung aus, daß die meisten Würfe von Altsauen eines Bestandes mit klinisch manifester Enzootischer Pneumonie bei getrennter Aufzucht in Strohhütten gesund blieben. Der gleiche Erfolg kann auch bei Stallhaltung erreicht werden, wenn für etwa 6 Monate auf die Haltung von Mastschweinen und Jungsauen verzichtet wird. Geringe Belegdichte, günstiges Stallklima und mykoplasmenwirksame Chemotherapie bei allen Sauen vor Beginn der ersten Geburt tragen zum Erfolg bei, der meist in langfristigem Ausbleiben klinischer Symptome von Enzootischer Pneumonie besteht.

Ein Fortbestehen der Infektion mit *Mycoplasma hyopneumoniae* muß durch wiederholte Kontrolluntersuchungen ausgeschlossen werden.

Zur Bekämpfung der Rhinitis atrophicans gilt diese Methode als ungeeignet.

Die Sanierung eines Bestandes von Ektoparasiten, insbesondere Räude, ist schwieriger als allgemein angenommen wird, gelingt aber durch dreimalige Behandlung aller Tiere, Ställe und Geräte eines Bestandes im Abstand von jeweils 10 Tagen mit geeigneten Akariziden.

Leptospirose kann durch serologische Untersuchung aller geschlechtsreifen Tiere in monatlichen Abständen und sofortige Ausmerzung aller positiv reagierenden erreicht werden, wenn durch getrennte Haltung der Jungtiere und täglich mehrfache Desinfektion aller Flächen, die mit dem Harn von Zuchttieren in Berührung kommen, und chemotherapeutische Metaphylaxe das Weiterlaufen der Infektion verhindert wird. Wenn bei den Zuchttieren keine neuen Reagenten mehr auftreten, ist der Sanierungserfolg durch serologische Untersuchung aller Tiere des Bestandes zu überprüfen (Jungtierhaltung auf ein Minimum zur Bestandsergänzung einschränken).

Beim Auftreten von falsch-positiven serologischen Brucellosereaktionen, verursacht durch *Yersinia enterocolitica*, oder positiven Befunden im Serumneutralisationstest gegenüber Schweinepest nach Infektion mit dem Pestivirus der Bovinen Virusdiarrhoe genügt die Merzung der serologisch positiven Tiere.

Der Sanierung gleichzusetzen ist die Durchseuchung eines Bestandes mit Viren, die gute Immunisierung und geringe Tendenz zur Dauerausscheidung haben. Beispiele von allerdings geringer Aktualität wären TGE und MKS. Soweit nicht von seiten der Veterinärbehörden die Räumung des Bestandes angeordnet wird, kann durch serologische Untersuchung von Absatzferkeln, die nach Erlöschen der klinischen Symptome geboren wurden, überprüft werden, ob sich noch Ausscheider im Bestand befinden. Während dieser Zeit darf kein Lebendimpfstoff im Bestand eingesetzt werden, und Totimpfstoff darf zumindest nicht bei den zum Test dienenden Tieren in Anwendung kommen.

Noch sicherer und wirtschaftlicher gelingt die Sanierung durch Merzung serologisch infektionsverdächtiger Tiere des Bestandes, wenn markierte Impfstoffe eingesetzt werden (z.B. M. Aujeszky).

19.4 Sanierungseffekt bei arbeitsteiliger Ferkelproduktion (Multiple isolated site production, Segregated early weaning, Sow pool system)

Immunität der Saugferkel durch kolostrale Antikörper und ihr Schutz vor Infektion durch gleichzeitig gehaltene Jungtiere sind die Wirkungsprinzipien mehrerer bewährter Sanierungsverfahren (Riemser Hüttenaufzucht, Altsauensanierung, Medicated early weaning). Ähnliche Bedingungen ergeben sich bei der arbeitsteiligen Schweineproduktion, die zur Bereitstellung großer Zahlen gleichalter, aneinander gewöhnter Ferkel für die Mast im Rein-Raus-Verfahren entwickelt wurde. Ein Sanierungseffekt läßt sich dabei erzielen, wenn

1. große Gruppen von Sauen gleichzeitig abferkeln,
2. die Ferkel früh, vor dem folgenden Abferkeltermin abgesetzt und
3. die Absatzferkel in einem getrennt gelegenen Stall aufgezogen werden.

Dieses Vorgehen wurde in Süddeutschland in Form der „arbeitsteiligen Ferkelproduktion" (Abb. 19-4), in Schweden als sogenanntes „Sow-pool-System" (Abb. 19-5) und in den

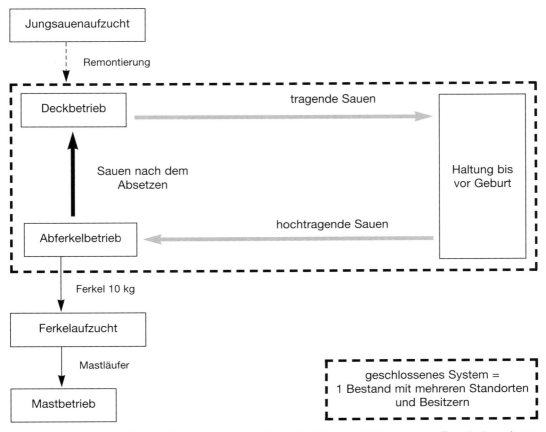

Abbildung 19-4 Arbeitsteilige Ferkelproduktion in Baden-Württemberg. Es sind mehrere Abferkelbetriebe und Aufzuchthöfe beteiligt, die im Rein-Raus-Verfahren belegt werden.

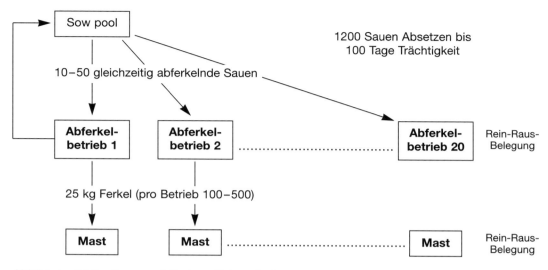

Abbildung 19-5 Sow-pool-System (Schweden)

USA unter der Bezeichnung „Multiple isolated site production" entwickelt. Eine entscheidende Verbesserung des Gesundheitszustandes der aufgezogenen Ferkel ohne Medikation oder Vakzination ergab sich in Süddeutschland und Schweden als Nebeneffekt. In den USA ging man vom „Medicated early weaning" aus, verlegte systematisch die Absetztermine (ohne Medikation bei Sau und Ferkeln) und organisierte das Verfahren als laufende Produktion im Großmaßstab (Segregated early weaning). Zu einer sicheren Sanierung sind für einzelne Erreger unterschiedliche Absetztermine ermittelt worden (Tab. 19-2). Nach erfolgter Sanierung kann das Absetzen auch wieder später erfolgen, teilweise werden dann auch Saugferkel verschiedener Altersstufen auf einem Standort gehalten, wie sie sich durch Abferkeln im Wochenrhythmus ergeben. Grundsätzlich erfolgen jedoch Abferkelung, Aufzucht und Mast auf getrennten Standorten (Multiple isolated site production).

Entscheidender Unterschied zu den bisher üblichen Sanierungsmethoden ist die Integration der Sanierung in die laufende Produktion. Es treten keine finanziellen Verluste durch Leerstehzeiten und Produktionsausfall auf, und die Sanierung wird ständig ohne zusätzlichen Aufwand wiederholt. Zukünftig werden sich die dafür erforderlichen großen Tierzahlen mit zunehmender Rationalisierung der Schweineproduktion zwangsläufig ergeben, und getrennte Standorte sind auch zur Verringerung der Umweltbelastung erforderlich. Die arbeitsteilige Schweineproduktion an getrennten Standorten im Rein-Raus-Verfahren ist wahrscheinlich auch der einzige Weg, über den die Forderung der Verbraucher nach hygienisch optimalen Schlachttieren (Salmonella, Yersinia usw.) und Aufzucht ohne metaphylaktische Medikation erfüllt werden kann.

Tabelle 19-2 Empfohlenes Absetzalter zur erfolgreichen Eliminierung von Infektionskrankheiten (nach CONNOR, 1994)

Krankheit/Erreger	Tage
A. pleuropneumoniae	16
M. hyopneumoniae	21
PRRS	21
B. bronchiseptica	10–12
P. multocida	10–12
Streptococcus suis Typ II	< 5
Leptospira (L. pomona)	10
TGE	21
PRV (Aujeszkysche Krankheit)	21
PPV (Parvovirus)	21

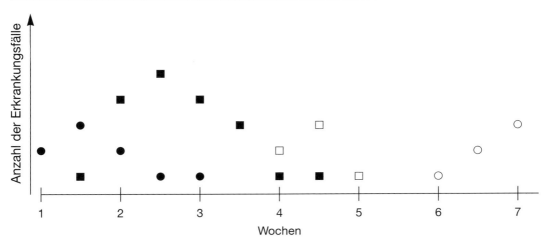

Abbildung 19-6 Erkrankungsfälle (Behandlungen) bei mangelhafter Metaphylaxe in der spezialisierten Ferkelaufzucht (nach Daten von Lünebach)
● (Koli)-Enteritis; ■ Pneumonie; □ 2.P-Welle; ○ Dysenterie

Eine planmäßige Metaphylaxe beim Absetzen und/oder bei der Einstellung zur Mast ist andererseits unerläßlich (Abb. 19-6), wenn große Zahlen von Ferkeln in einem Betrieb mit Enzootieproblemen geboren und aufgezogen werden oder wenn die Ferkel von vielen kleinen Ferkelerzeugerbetrieben an Mäster oder Ferkelaufzuchthöfe geliefert werden (Abb. 19-7).

19.5 Infektionsschutz des geschlossenen Bestandes

Erfahrungen im Aufbau und Betrieb von geschlossenen Beständen wurden vor allem bei SPF-Sanierungsprogrammen gesammelt. Wesentliches Merkmal sind jedoch nicht

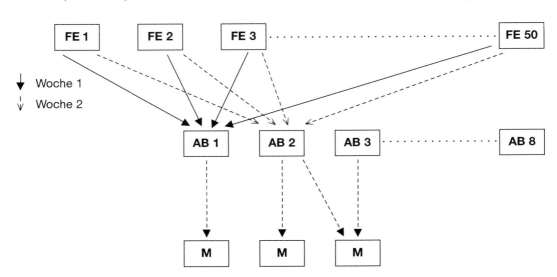

Abbildung 19-7 Spezialisierte Ferkelaufzucht mit Belegen der Aufzuchtbetriebe (AB) mit Ferkeln aus zahlreichen Betrieben (FE)

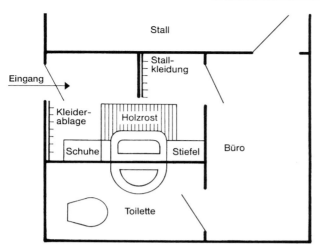
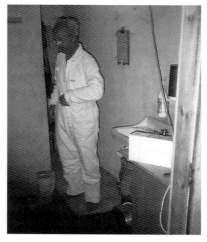

Abbildung 19-8 und 19-9 Umkleideschleuse im geschlossenen Bestand

SPF-Gesundheitskriterien, sondern die auf ein genetisch unvermeidliches Minimum beschränkten Tierzugänge. Ein ausreichender Infektionsschutz ergibt sich erst bei Einhaltung folgender Voraussetzungen:
- minimale Tierzugänge,
- keine andere Schweinehaltung oder Ausbringung von deren Gülle näher als 500 m,
- gegen Fahrzeuge, Personen und freilebende Tiere geschlossene Anlage,
- Umkleideraum für Pflegepersonen und Besucher (Abb. 19-8 und 19-9),
- Verladerampen für Zucht- und Schlachttiertransporte (Abb. 19-10),
- geschlossener Quarantänestall außerhalb der Anlage,
- Verlademöglichkeit für Futter, Streu, Kot, Gülle ohne Befahren der Anlage (Abb. 19-10).

Derartige Einrichtungen sind zwar für die Aufrechterhaltung des durch SPF-Sanierung erreichten Gesundheitszustandes erforderlich, ebenso sinnvoll sind sie aber für wertvolle Zuchtbestände und große Zucht-Mast-Bestände. Sofern die Stallgebäude von anderen Schweinehaltungen entfernt liegen und sich mit einem Zaun zu einer geschlossenen Anlage zusammenfassen lassen, sind die

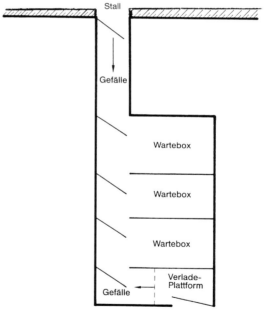

Abbildung 19-10 Verladerampe eines geschlossenen Bestandes (Abb. 19-8 bis 19-10 aus PLONAIT, 1992, in GLODEK, Schweinezucht, Ulmer)

übrigen Voraussetzungen meist mit vertretbarem Aufwand zu schaffen und einzuhalten (Abb. 19-1). Minimale Tierzugänge werden erreicht durch:

- pränatale Gewinnung und Ammenaufzucht der benötigten Zuchttiere, Embryotransfer;
- künstliche Besamung mit Versand- oder Gefriersperma (möglichst von SPF-Ebern);
- Quarantäne von Zuchttieren (SPF-Herkunft, serologische Untersuchung, Kontaktversuch, antiparasitäre und chemotherapeutische Metaphylaxe, Immunisierung).

19.6 Risikominderung durch vertikale Integration

Die Verwirklichung eines geschlossenen Bestandes ist für Betriebe in der Nachbarschaft anderer Schweineställe, bei Spezialisierung auf Hybrid-Ferkelerzeugung und für Mastbestände nicht möglich.

In diesen Fällen trägt die Zusammenarbeit von vertikalen Produktionsketten Züchter – Ferkelerzeuger – Mäster zur Minderung des Infektionsrisikos bei, wenn die Tierzugänge eines Betriebes stets aus demselben Herkunftsbestand kommen und mit betriebseigenen Fahrzeugen transportiert werden (Abb. 19-11).

Wenn bei vertikaler Integration die Trennung von Ferkelerzeugung und Mast auch auf der Zuchtstufe eingehalten wird, d. h. die Zucht und Aufzucht in getrennten Beständen erfolgen, dann erleichtert dies im Infektionsfall die Sanierung. Der durch Räumung und Neuaufbau des Bestandes eintretende Produktionsausfall läßt sich auf 4 Monate verringern, während er bei einem herkömmlichen Zuchtbetrieb fast ein Jahr beträgt.

Da die Empfängerbetriebe auf optimale Kapazitätsauslastung Wert legen, müssen die Lieferbetriebe im Normalfall einen Überschuß produzieren, der anderweitig abgesetzt wird. Tun sie dies nicht, dann sind zeitweilige Lieferschwierigkeiten unvermeidlich, welche die Empfängerbetriebe dazu veranlassen, Tiere anderer Herkunft einzustellen.

Besondere Schwierigkeiten bestehen in der bäuerlichen Schweineproduktion bei der

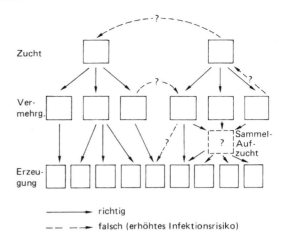

Abbildung 19-11 Prinzip des Einbahn-Tierverkehrs zur Verringerung des Infektionsrisikos in der vertikal integrierten Schweineproduktion. Die gestrichelten Transportrichtungen können klinisch inapparente Infektionen verbreiten und durch Kombination fakultativ pathogener Keime verschiedener Herkunft klinische Erkrankungen auslösen. Der Schutz gegen zufällige Infektionseinschleppung muß auf den oberen Stufen der „Zuchtpyramide" besonders zuverlässig sein, da eine unerkannte Infektion auf alle belieferten Betriebe verbreitet würde (Prinzip des geschlossenen Bestandes).

Belieferung von Mastbetrieben, da großen Mastkapazitäten meist zu kleine Ferkelerzeuger als Partner gegenüber stehen.

19.7 Horizontale Gesundheitssicherung

Im Gegensatz zu der von kommerziellen Schweineproduzenten bevorzugten und besonders für die Hybridzucht erforderlichen vertikalen Integration herrschen in der bäuerlichen Schweinehaltung in Deutschland horizontale Zusammenschlüsse in Form von Zuchtverbänden, Ferkelerzeugergemeinschaften und Mastkontrollringen vor.

Diese haben in Zusammenarbeit mit den Schweinegesundheitsdiensten eine gesundheitliche Überwachung und Beratung ihrer Mitgliedsbetriebe organisiert, deren Ziel ein einheitlicher Gesundheitsstatus ist, wobei an Herdbuchbetriebe meist höhere Anforderungen als an Ferkelerzeuger gestellt werden (z. B. R.a.-Freiheit).

Infektionsverdächtige Bestände werden von den Absatzveranstaltungen ausgeschlossen und in der Regel durch Räumung und Neuaufbau saniert. Dabei kommt teilweise auch das SPF-Verfahren zur Anwendung. Dieses Vorgehen hat zu beträchtlichen Verbesserungen des Gesundheitszustandes in der bäuerlichen Schweinehaltung beigetragen.

Da Zusammenschlüsse von Betrieben der gleichen Produktionsweise erfaßt werden, ohne auf ihre Beziehungen zu Liefer- oder Abnehmerbeständen Einfluß zu nehmen, kann man hier von einer horizontalen Gesundheitssicherung sprechen.

Die Freizügigkeit der Betriebe im Tierverkehr bei horizontaler Gesundheitssicherung ergibt einen großen absatztechnischen Vorteil: Es entfällt die Anpassung der Bestandskapazitäten aneinander, welche in der vertikalen Integration Schwierigkeiten macht. Dieser Vorzug ist gleichzeitig die entscheidende Schwäche dieser Konzeption. Beim gegenwärtigen Stand der diagnostischen Methodik und mit dem verfügbaren Personal ist weder eine Definition des Gesundheitsstatus noch eine lückenlose Überwachung aller angeschlossenen Bestände möglich. Das Infektionsrisiko des einzelnen Bestandes, welches durch Tierzugänge entsteht, ist daher kaum vorausbestimmbar. Hinzu kommt, daß auch die sonstigen Maßnahmen zum Infektionsschutz weitgehend dem Ermessen des Betriebsleiters anheimgestellt sind.

19.8 Tierzugänge und Tierlieferungen

Alle Tierzugänge sollten zunächst getrennt vom Bestand eingestellt werden. Hierfür sprechen zwei Gründe:

- alle Zugänge sind infektionsverdächtig, wenn auch in sehr verschiedenem Grade;
- alle Bestände haben eine eigene Erregerflora, an welche die Zugänge durch allmähliche Immunisierung adaptiert werden müssen. Bei Zusammenbringen von Tieren verschiedener Herkunft kommt der Austausch mitgebrachter Erreger hinzu.

Dauer und Form der getrennten Aufstallung richten sich nach dem vorwiegend angestrebten Zweck. So wird im geschlossenen Zuchtbestand der Gesichtspunkt der Quarantäne im Vordergrund stehen.

Einzelne wertvolle Zuchttiere werden für 3 bis 6 Wochen außerhalb der Zuchtanlage in einem geschlossenen Stall mit Vorraum für Futter, Streu, Geräte und Schutzkleidung untergebracht. Dieser Stall soll nur mit Schutzkleidung, nicht öfter als nötig und möglichst nicht von den im Bestand tätigen Personen betreten werden.

Die Quarantänezeit kann zu Kontrolluntersuchungen (Serologie, Kontaktversuch) und Metaphylaxe (Räude, Endoparasiten, Dysenterie) genutzt werden. Akute Infektionen, die noch vom Herkunftsbestand oder vom Transport herrühren, können inzwischen erlöschen. Seuchenausbrüche im Herkunftsbestand werden zwischenzeitlich erkannt und gemeldet.

Der Adaptation an den Empfängerbestand wird durch Kontakttiere (gleichzeitig mit der Infektionskontrolle), Kotkontakt und eventuelle Vakzination (vor allem Rotlauf und Parvovirose, weiterhin Influenza oder PRRS Rechnung getragen.

Bei der Hereinnahme großer Tierzahlen in Produktionsbetriebe ist eine Quarantäne gegen hochinfektiöse Erreger nicht realisierbar. Deshalb stehen die Gesichtspunkte der Adaptation und Metaphylaxe im Vordergrund. Eine bezüglich Räumen, Geräten und Abgängen getrennte Aufstallung ist trotzdem im Interesse einer störungsfreien Einschleusung in den Produktionsprozeß wichtig. Der erforderliche Stallraum kann auch zur Mast von Altsauen oder als Krankenstall genutzt werden, wenn keine Tierzugänge erfolgen.

Tabelle 19-3 Vorbeugende Behandlung neu eingestellter Zuchttiere

Zeitpunkt	Erreger	Maßnahme	Wirkstoffe	Bemerkungen
Bei Ankunft	Ektoparasiten	Insektizide, Waschung, „pour on" Injektion	organische P-Ester Avermectine	In räudefreien Beständen 3 x im Abstand von 10 Tagen wiederholen
1. Woche	Endoparasiten	Anthelminthika oral (Injektion)	Siehe Tabellen 4-1 und 13-3 Anthelminthika	Frei von Helminthen angelieferte Sauen nach 8 Wochen und vor dem Abferkeln behandeln
1. bis 3. Woche	Bakterielle Erreger von Infektionen der Atmungsorgane	Futtermedikation	Breitspektrum-Chemotherapie Siehe Tab. 7-4	Nur bei Verdacht akuter Erkrankung im Herkunftsbestand, Schutzwirkung fragwürdig
1. bis 3. Woche	Brachyspira hyodysenteriae	Futtermedikation	Siehe Abschn. 13.5.6 Chemotherapie der Schweinedysenterie	Nur bei Verdacht auf akute Erkrankung im Herkunftsbestand, Schutzwirkung fragwürdig
2. Woche	Erysipelothrix rhusiopathiae	Vakzination	Apathogener Lebend- oder Totimpfstoff	Bei Rotlauferkrankungen im Bestand 2 x vakzinieren
2. Woche	Bestandsspezifische Flora des Digestions- und Genitaltrakts	Kontakt mit Kot von Absatzferkeln, Eihäuten, Mumien	U. a. E. coli, Enteroviren, Parvovirus	In Beständen mit Strongyloidesbefall Altsauenkot, sonst Risiko galaktogener Infektion der 1. Würfe
Mindestens 2 Wochen vor dem Deckakt	Aujeszky-Virus Leptospiren	Vakzination	Lebendimpfstoff, Totimpfstoff	Nur in verseuchten Großbetrieben
Mindestens 2 Wochen vor dem Deckakt	Parvovirus	Vakzination	Totimpfstoff	In gefährdeten Beständen 2 Impfungen, eine bereits im Lieferbetrieb

Jungsauen sollten als Zuchtläufer oder nach der Selektion, jedoch nicht „deckreif" angeliefert werden. Der nach Transport oft eintretende erste Östrus wird notiert, aber nicht zur Belegung genutzt, da er meist kleine Würfe ergibt. Den Zeitraum bis zur folgenden Brunst bleiben die Sauen in Absonderung. In der ersten Woche nach Ankunft können Blut- und Kotproben für Kontrolluntersuchungen entnommen werden sowie metaphylaktische Behandlungen gegen Räude, Endoparasiten, chronische Atemorganinfektionen und Dysenterie erfolgen. In der zweiten Woche erhalten die Sauen Gelegenheit zum Kontakt mit Kot von Absatzferkeln.

In der Regel wird gegen Rotlauf und Parvovirose, gebietsweise auch gegen Aujeszkysche Krankheit vakziniert (Übersicht der Behandlungsmaßnahmen s. Tab. 19-3).

Bei Bezug geschlechtsreifer Tiere sollten die Impfungen möglichst schon im Lieferbetrieb erfolgt sein.

Einige Tage vor dem errechneten zweiten Brunsttermin kommen sie ins Deckzentrum, werden dort in Boxen eingestellt, die durch Gitterstäbe Gelegenheit zu Kontakt mit Eber und Altsauen bieten.

Grob fehlerhaft ist es, zugekaufte Sauen sogleich in den Abferkelstall einzustellen, da hier optimale Übertragungsmöglichkeiten auf die Neugeborenen bestehen. Tragende Sauen sollten möglichst nicht eingestellt werden, da intrauteriner Fruchttod durch latente Virusinfektionen (SMEDI) und hochgradige Anfälligkeit des ersten Wurfes gegen Enteritiden und Atemorganinfektionen zu befürchten sind. Falls das wirtschaftlich unumgänglich ist, sollten die Sauen 70–80 Tage tragend sein. Die Feten sind dann immunkompetent, und die Sauen können noch Antikörper gegen die bestandsspezifische Flora bilden.

Beim Neuaufbau von Beständen können tragende Sauen, Jungsauen und Zuchtläufer aus nur einem Lieferbetrieb gleichzeitig eingestellt werden, um bei Erhaltung des immunologischen Gleichgewichts einen zügigen Produktionsanlauf zu ermöglichen.

Mit infektiösen Störungen der Trächtigkeit (PPV, PRRS) und fieberhaften Puerperalstörungen ungeklärter Genese ist allerdings bei Jungsauen neu aufgebauter Bestände trotz sorgfältiger Vakzination und Desinfektion zu rechnen.

Bei der Einstellung von Absatzferkeln oder Läuferschweinen zur Mast entfällt der Quarantäneaspekt. Trotzdem sollte mindestens der Vormaststall in voneinander getrennte Abteilungen gegliedert sein („Kammstallprinzip"), die schubweise im Rein-Raus-Verfahren nach zwischengeschalteter Reinigung und Desinfektion belegt werden. Dies erleichtert den Ferkeln die Überwindung von Infektionen, die noch aus dem Herkunftsbestand, von Kontakten auf dem Transport oder gleichzeitig eingestellten Ferkeln herrühren. Sehr wichtig hierfür sind auch gutes Stallklima und metaphylaktische Behandlungen.

Folgende Reihenfolge der Maßnahmen ist angebracht, soweit sie erforderlich sind (Behandlungsplan in Tab. 19-4):
– Tranquilizerbehandlung;
– äußerliche oder systemische Behandlung gegen Ektoparasiten;
– Bildung von Gruppen gleichschwerer Tiere. Gruppengröße gleich Mastgruppe oder ein Mehrfaches, um spätere Umgruppierungen zu vermeiden;
– Metaphylaxe von Atemorganinfektionen, Kolienteritis, Kolienterotoxämie und Dysenterie durch Futtermedikation über 3-14 Tage (Trinkwassermedikation oder Injektionsbehandlung sind auch möglich);
– Futterqualität des Herkunftsbestandes beibehalten; falls unbekannt, zunächst erhöhten Rohfaseranteil, niedrige Säurebindungskapazität und verhaltene Fütterung;
– Endoparasitenbehandlung in der 10. Lebenswoche (Askariden, Oesophagostomum);
– Umstellung in den Mittel-Endmaststall mit 30 bis 40 kg (bei ungünstigen Umweltbedingungen höhere Gewichte).

Für den erfolgreichen Verlauf der Vormast sind zugluftfreie Liegeflächen mit guter Wärmeisolierung, möglichst Stroheinstreu und Lufttemperaturen um 20 °C wichtiger als die lückenlose Einhaltung des Rein-Raus-Prinzips.

Selbst primitiv eingerichtete Altbauten, welche diese Forderungen erfüllen, führen in der Vormast zu weit besseren Erfolgen als die sofortige Einstellung in den Mittel-Endmaststall. Die in diesen Ställen vorgesehenen Läuferboxen erfüllen meist nicht die Bedürfnisse von Ferkeln an ein günstiges Stallklima.

Mit dem Abtransport von Tieren aus dem Bestand sind zwei verschiedenartige Risikofaktoren verbunden:
– Verluste durch Belastungsmyopathie (Transporttod, Rückenmuskelnekrose) oder Gliedmaßenschäden;
– Infektionsgefahr für den Bestand, die von verschmutzten Fahrzeugen, darauf befindlichen Tieren anderer Herkunft und dem Begleitpersonal ausgeht.

Sofern nicht alle Tiertransporte mit betriebseigenen Fahrzeugen erfolgen, muß davon

Tabelle 19-4 Vorbeugende Behandlung zugekaufter Mastläufer

Zeitpunkt	Erreger	Maßnahme	Wirkstoffe	Bemerkungen
Bei Ankunft	Ektoparasiten	Insektizid-, „pour on"- oder Sprühbehandlung (Injektion)	organische P-Ester (Avermectine)	Wenn das Gewicht es zuläßt, ist Tauchbehandlung sicherer
Bei Ankunft	Erysipelothrix rhusiopatiae	Vakzination	Vakzine (Lebendimpfstoff nicht während Futtermedikation)	Nur in gefährdeten Großbetrieben. Erste Rotlaufimpfung 2 Wochen vorher beim Ferkelerzeuger
Bei Ankunft	(Kämpfe bei Gruppenbildung)	Tranquilizerprämedikation	Azaperon i. m.	Besser noch vor Transp. Gegen Rangordnungskämpfe nur Teilwirkung
1 bis 3 Wochen	bakterielle Erreger von Infektionen der Atmungsorgane	Futtermedikation (Trinkwassermedikation, Injektion)	Systemisch wirkende Chemotherapeutika s. auch Ra, EP	Ggf. Nebenwirkung der Präparate gegen E. coli oder Dysenterie ausnutzen
1 bis 3 Wochen	E. coli	Futtermedikation (Trinkwassermedikation)	Gegen gramnegative Keime wirks. Stoffe, z. B. Enrofloxacin, Tetracyclin, Colistin	Antibiogramm wegen wechselnder Keimflora wenig informativ. Teilweise Resorption des Präparats erwünscht (siehe oben)
1 bis 6 Wochen	Brachyspira hyodysenteriae	– „ –	Siehe Abschn. 13.5.6 Chemotherapie der Schweinedysenterie	Nach 1 bis 3 Wochen mit halber Dosis fortsetzen, falls keine Umstellung in saubere Boxen
10. Lebenswoche oder später	Helminthen	Anthelminthika oral (Injektion)	Siehe Tabellen 4-1 und 13-3 Anthelminthika	Frühere Behandlung gegen Askariden und Oesophagostomum wirkungslos
10. – 12. Lebenswoche (kurz nach Ankunft)	M. Aujeszky, APP, EP, Influenza	Vakzination	Tot- oder Lebendimpfstoff	Aujeszkysche Krankheit unter Beachtung veterinärpol. Maßnahmen und ggf. maternaler Immunität

ausgegangen werden, daß die Transportfahrzeuge infektionsverdächtig sind und gelegentlich (auch bei gegenteiliger Absprache) bereits Schweine anderer Herkunft geladen haben.

Falls ein Schweineproduzent um Infektionsschutz bemüht ist, darf er diese Fahrzeuge nicht an den Stall heranfahren lassen und den Begleitpersonen auch keinen Zutritt gewähren.

Um trotzdem eine zügige Verladung zu gewährleisten, ist eine 25 m vom Stall entfernte Verladerampe anzulegen, zu der ein Treibgang von etwa 50 cm Breite führt. In der Nähe der Verladerampe oder darauf sind mehrere wettergeschützte Warteboxen vorzusehen, in denen Schweine aus verschiedenen Mastboxen getrennt untergebracht werden, um Kämpfe zu vermeiden.

Wenn in Altbauten die Verladung in Stallnähe unvermeidlich ist, sollte der Verladeplatz wenigstens einige Meter vom Stall entfernt eingerichtet werden.

Verladerampe und Warteboxen sollten desinfizierbar sein. Sind die Reinigung und Desinfektion nicht gewährleistet, so sollte für Tierzugänge und Zuchttierverkäufe ein zweiter Verladeplatz vorhanden sein.

Die Laderampe ist bei Frostwetter unbedingt von Schnee und Eis freizuhalten. Das ist unter -16 °C besonders schwierig, da dann auch ein Eis-Salz-Gemisch gefriert (Propangasbrenner oder Gasstrahler zum Abtauen, kein Warmwasser, das zu erneuter Eisbildung führt). Eis schützt Infektionserreger vor chemischer Desinfektion und konserviert sie. Es sind Desinfektionsmittel zu verwenden, die auch bei Kälte wirksam sind (z. B. organische Säuren).

19.9 Bestandsgliederung zur Hemmung enzootischer Infektionen

Trotz jahrzehntelanger Anwendung von Sanierungsverfahren sind chronische Infektionskrankheiten in den meisten Schweinebeständen weiterhin nachweisbar. Im Gegensatz zum Zuchtbestand, der Erregerfreiheit anstreben sollte, werden sie in Produktionsbetrieben nur dann zur Ursache wirtschaftlicher Verluste, wenn sie in klinisch manifester Form auftreten. Da zuverlässig wirksame Sanierungsmaßnahmen stets mit Produktionsausfall und erheblichem Aufwand verbunden sind, ist es oft wirtschaftlich vorteilhafter, die Infektion aus der akuten in eine latente Verlaufsform zurückzudrängen. Hierzu dienen:
– kurzfristig: Metaphylaxe und Desinfektion;
– langfristig: Bestandsgliederung und bessere Haltungsbedingungen.

In der freien Natur sind der Ausbreitung von Infektionen durch Revierbildung und jahreszeitliche Periodizität der Fortpflanzung Grenzen gesetzt. Die Intensivhaltung von Haustieren führt zu kontinuierlichen Fortpflanzungsvorgängen zahlreicher Individuen auf engem Raum. Es entstehen ständig neue Generationen empfänglicher Jungtiere.

Diese durchlaufen im Produktionsprozeß eine Reihe von Stallräumen, deren Klima und Einrichtung ihrer Alters- und Nutzungsgruppe angepaßt sind. In diesen Räumen finden Krankheitserreger ideale Bedingungen für die Passage von Tier zu Tier und zur Anreicherung in der Umwelt, da ständig neue empfängliche Individuen eingestellt werden. Die Lösung dieses Problems besteht in der Gliederung der Stallräume in getrennte Abteilungen, die im Rein-Raus-Verfahren belegt werden. Räumliche Trennung und Periodizität des biologischen Prozesses, die in der Natur als Infektionsprophylaxe wirken, werden dabei mit technischen Mitteln nachgeahmt.

Wirksam ist die Bestandsgliederung vorwiegend gegen folgende Enzootien:
— im Abferkelstall: chronische Atemorganinfektionen, Kolidiarrhoe, Rotavirusinfektion (teilweise auch MMA-Syndrom der Sauen, Polyarthritis und Endoparasiten der Saugferkel);
— bei Absatzferkeln: Kolidiarrhoe, chronische Atemorganinfektionen, Dysenterie;
— im Vormaststall: chronische Atemorganinfektionen, Dysenterie.

Gegen chronische Atemorganinfektionen ist bereits die getrennte Unterbringung der Absatzferkel von den Saugferkeln und der Vormasttiere von der Mittel-Endmast wirksam.

Bau und Betrieb mehrerer kleiner Ställe statt eines großen verursachen höhere Kosten. Die Ausnutzung vorhandenen Stallraums wird beim Rein-Raus-Verfahren geringer, da während der Reinigung und Desinfektion keine Tiere in der Abteilung untergebracht werden können. Weiterer Stallraum bleibt frei, weil die termingerechte Bereitstellung vollständiger Gruppen für die Neubelegung nicht immer gelingt. Die Bestandsgliederung sollte daher nur in Bereichen verwirklicht werden, wo die Infektionshemmung deutliche Vorteile bringt: während der Geburts- und Säugeperiode, für Absatzferkel und in der Vormast. Erst bei industriellen Größenordnungen wird auch die Gliederung weiterer Bereiche sinnvoll.

Die Herrichtung getrennter Abteilungen für Absatzferkel (Flatdecks) oder die Vormast (notfalls in Altbauten) und deren periodische Belegung ist auch in kleineren Betrieben möglich. Die Unterteilung der Abferkelkapazität führt erst dann zu echtem Rein-Raus-Betrieb, wenn mindestens 6 Abteile in wöchentlichem Rhythmus belegt und geräumt werden. Dies erfordert Bestände mit über 100 Sauen (Abb. 19-12). Konzepte, welche die Einhaltung des Rein-Raus-Verfahrens auf Kosten geringerer Ausnutzung der Abferkelkapazität vorsehen (z. B. bei wechselweiser Belegung von zwei Abferkelställen), werden in der Praxis stets zugunsten kontinuierlicher Belegung aufgegeben, sind also unrealistisch.

Bei der Planung und im Betrieb getrennter Stallabteile ist darauf zu achten, daß die beabsichtigte Trennung der Räume nicht durch gemeinsame Entmistungsanlagen, Stallgeräte oder Personenverkehr auf der Liegefläche der Tiere wieder aufgehoben wird.

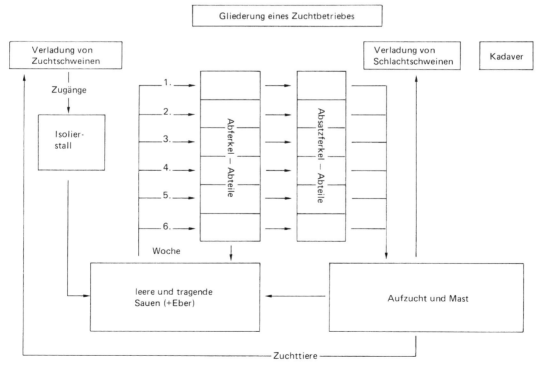

Abbildung 19-12 Bestandsgliederung als infektionshemmende Maßnahme innerhalb eines Schweinezuchtbestandes. Nur bei Einhaltung des Rein-Raus-Prinzips in der Belegung und bei Ausschaltung einer Infektionsverschleppung zwischen den Abteilen ist eine Prophylaxewirkung erzielbar.

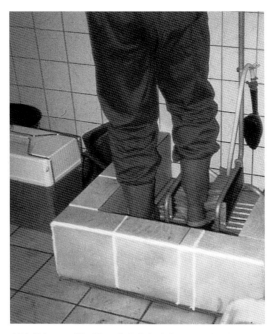

Abbildung 19-13 Stiefelreinigung als Voraussetzung wirksamer Desinfektion zur Einschränkung der Infektionsübertragung zwischen Stallabteilen

Desinfektionsbecken vor Stallabteilungen haben nur dann einen Sinn, wenn Waschgelegenheiten für Stiefel (Abb. 19-13) und Hände (Wasserhähne und Seifenspender) in der Nähe sind.

19.10 Metaphylaktische Behandlung

Die wichtigsten chronischen Bestandserkrankungen bei Schweinen – Enzootische Pneumonie, Rhinitis atrophicans, Polyarthritis der Saugferkel, Koliruhr, Kolienterotoxämie, Dysenterie, MMA-Syndrom, Endo- und Ektoparasiten – sind chemotherapeutischer Behandlung zugänglich. Es ist daher naheliegend, ihr Auftreten zu verhindern, indem alle Tiere des Bestandes während der erfahrungsgemäß gefährdeten Lebensabschnitte behandelt werden. Für dieses Vorgehen hat sich der Begriff Metaphylaxe eingebürgert. Sie unterscheidet sich von der Prophylaxe, welche gegen den Erreger der Krankheit schützt, und der Therapie, die nach Auftreten von Krankheitssymptomen einsetzt.

Tabelle 19-5 Vorbeugende Behandlung von Sauen in der perinatalen Periode

Zeitpunkt	Erreger	Maßnahme	Wirkstoffe	Bemerkungen
5 und 3 Wochen ante partum	E. coli	Vakzination	Formolvakzine (stallspezifisch oder polyvalent)	Bei Chemotherapieresistenz von Kolidiarrhoe (evtl. MMA-Syndrom)
3 bis 6 Tage vor Einstellen (10 Tage a. p.)	Helminthen	Anthelminthika (Injektion)	Siehe Tabelle 4-1 und 13-3 Anthelminthika (Ivermectin, Levamisol)	Nur Teilwirkung gegen Strongyloides und Oesophagostomum (Ausnahme Ivermectin)
Einstellung bis 3 Tage post partum	Koliforme Bakterien, Streptokokken (MMA-Syndrom)	Futtermedikation oder Injektion 1 x post partum	Tetracyclin, Sulfamethazin, Trimethoprim, Chinolonderiv.	Teilwirkung gegen Koliruhr der Ferkel durch Ausscheidung über die Milch
12 Stunden post partum	MMA-Syndrom	Uterusinfusion	– " – auch Lugol, Lotagen®, NaCl-Lösung 1% warm	

Metaphylaxe verhindert weder die Infektion noch die Verbreitung des Erregers, bewirkt aber einen klinisch latenten Verlauf und verringert den Infektionsdruck in der Population. Es gibt Hinweise für die Annahme, daß während der Metaphylaxe eine immunologische Auseinandersetzung mit dem Erreger stattfindet.

Metaphylaxe wird erforderlich, wenn das Infektions- und Erkrankungsrisiko nicht durch Sanierung und optimale Haltungsbedingungen beherrscht werden kann. Sie ist ein Notbehelf, der Kosten verursacht und vom Schweinefleischkonsumenten abgelehnt wird.

Metaphylaxe wird planmäßig an allen Tieren des Bestandes während bestimmter Phasen des Produktionsablaufs durchgeführt. Darstellung und Begründung metaphylaktischer Maßnahmen gegen bestimmte Krank-

Tabelle 19-6 Vorbeugende Behandlung von Saugferkeln

Zeitpunkt	Erreger	Maßnahme	Wirkstoffe	Bemerkungen
1. Lebenstag	Mycoplasma hyopneumoniae	Antibiotika-Injektion	Tylosin Spiramycin Tiamulin Tetracyclin	Wiederholung 7. – 10. und 14. – 20. Lebenstag, Futtermedikation kommt zu spät
1. Lebenstag	Bordetella bronchiseptica, Pasteurella multocida	Chemotherapeutika-Injektion (intranasale Applikation)	Nach Antibiogramm oder wie oben, auch Trimethoprim, Lincomycin-Spectinomycin	Wiederholung s. oben, auch intranasale Applikation, Trinkwassermedikation
2. bis 3. Lebenstag	(haltungsbedingte Fe-Mangel-Situation)	Injektion (oral)	Fe-Dextran und andere Fe-Komplexverbindungen	Orale Behandlung erfordert mehrfache Wiederholung, Spontanaufnahme ist unzuverlässig
4. Lebenstag	Strongyloides ransomi	Anthelminthika oral (Injektion)	Benzimidazole, Ivermectin, Levamisol	Bei starker galaktogener Infektion Wiederholung am 7. und 14. Lebenstag, einmalige Behandlung 7. Tag
7. und 14. Lebenstag	Bordetella bronchiseptica, Pasteurella multocida, M. hyopneumoniae	Injektion	Vakzine	Optimaler Schutz bei zusätzlicher Vakzinierung der Sau ante partum, auch gegen Sekundärinfektion bei E P
2. und 4. Lebenswoche	E. coli (Kolidiarrhoe der Absatzferkel, Kolienterotoxämie)	Injektion (oral)	Formolvakzine (inaktivierte Kultur)	Schutz der Neugeborenen nur durch Immunisierung der Sau oder Immunserum
Beginn der Zufütterung bis nach dem Absetzen	Bakterielle Erreger von Infektionen der Atmungsorgane	Futtermedikation (Trinkwassermedikation)	Chemotherapeutika nach Antibiogramm s. auch Ra, EP	Nur als Fortsetzung der Injektionsbehandlung. Ohne diese unwirksam, da kranke Ferkel spät und wenig Futter aufnehmen

heiten finden sich in den entsprechenden Kapiteln unter den Abschnitten „Therapie" und „Prophylaxe".

In den Tabellen 19-5 bis 19-7 wird eine Übersicht gegeben, die sich am Produktionsablauf orientiert. Die Richtwerte der Tabellen 4-3 und 19-8 zur Futtermedikation mit chemotherapeutisch wirksamen Substanzen beruhen weitgehend auf Praxiserfahrungen, die experimentell schwer überprüfbar sind.

Angaben zur Anwendung von Anthelminthika finden sich in den Tabellen 4-1 und 13-4. Bei Trinkwassermedikation wird davon ausgegangen, daß dreimal so viel Wasser wie Trockenfutter aufgenommen wird (gilt nicht bei Diarrhoe oder hoher Stalltemperatur). Der für Medikamente und ihre Anwendung erforderliche Kostenaufwand läßt sich im voraus berechnen und mit der zuvor meist durchgeführten Therapie an klinisch kranken Tieren vergleichen. Die tatsächliche Wirkung der Metaphylaxe ist meist nicht zu ermitteln, da unbehandelte Kontrollgruppen aus arbeitstechnischen und psychologischen Gründen nur selten eingehalten und ausgewertet werden. Gruppen unbehandelter Tiere würden zudem das mit Metaphylaxe angestrebte Wirkungsprinzip verminderten Infektionsdruckes („Erregerverdünnung") aufheben, wodurch auch bei den

Tabelle 19-7 Vorbeugende Behandlung von Absatzferkeln und Mastläufern

Zeitpunkt	Erreger	Maßnahme	Wirkstoffe	Bemerkungen
1. Woche vor Absetzen beginnend	E. coli	Steigerung des Rohfaseranteils im Futter	Faser- und Quellstoffe	Nur bei Absetzen nach der 4. Lebenswoche
Vom Absetzen über 1 bis 3 Wochen	E. coli	Futtermedikation (Trinkwassermedikation)	Nach Antibiogramm, z. B. Colistin, Tetracyclin, Zinkoxid*	Nach 1. Woche evtl. mit halber Dosis fortsetzen. Bei Chemotherapieresistenz Vakzination der Saugferkel
Vom Absetzen über 1 bis 6 Wochen	Brachyspira hyodysenteriae	– „ –	siehe Abschn. 13.5.6 Chemotherapie der Schweinedysenterie	Nach 1 bis 3 Wochen mit halber Dosis fortsetzen
Beginn der Zufütterung bis zu 3 Wochen nach dem Absetzen	Bakterielle Erreger von Infektionen der Atmungsorgane	Futtermedikation	Chemotherapeutika nach Antibiogramm, s. auch Ra., EP	Als systemische Nebenwirkung von Präparaten zur E. coli- oder Dysenteriemetaphylaxe
10. Lebenswoche	Ektoparasiten	Sprüh-, Aufguß- oder orale Behandlung (Injektion)	organische P-Ester (Avermectine)	Keine Dauerwirkung, Avermectine auch anthelminthisch wirksam
10. Lebenswoche	Helminthen	Anthelminthika oral (Injektion)	Siehe Tabellen 4-1 und 13-3 Anthelminthika	Frühere Behandlung gegen Askariden und Oesophagostomum wirkungslos
Umgruppierungen, Stallwechsel	Kämpfe, Transportstreß	Tranquilizerprämedikation	Azaperon i. m.	Nur „Revierverhalten", nicht Rangordnungskämpfe werden verhindert

* Keine Zulassung zur Behandlung von Schweinen

Tabelle 19-8 Dosierung chemotherapeutischer Futterzusätze

Substanz	Dosierung von Reinsubstanz beim Läufer (20 kg KGW*) mg/kg Futter**	Resorption bei oraler Gabe
Amoxicillin	400	+
Ampicillin	400– 800	+
Apramycin	120– 260	–
Colistin	100	–
Doxycyclin	250	+
Lincomycin	200	+
Neomycin	200	–
Spectinomycin	44	+
Sulfadimidin	1000–2000	+
Tetracyclin	400–1700	+
Tiamulin	160–200	+
Tilmicosin	200–400	+
Trimethoprim-Sulfonamid	600	+
Tylosin	100–200	+
Valnemulin	60–240	+

* 1 kg Futteraufnahme pro Tag
** muss bei schwereren Schweinen in Abhängigkeit von der aufgenommenen Futtermenge angepaßt werden
Zeichenerklärung: + gut, – nicht resorbiert

behandelten Tieren ein schlechteres Ergebnis zustande käme.

Das Wirkungsspektrum metaphylaktischer Behandlungen umfaßt Krankheitskomplexe, deren Auftreten stark von haltungstechnischen Maßnahmen abhängig ist. Da diese entweder langfristige Investitionen erfordern (Stallabteilungen, Wärmedämmung, Lüftung, Heizung) oder sehr arbeitsaufwendig sind (Reinigung, Desinfektion, Einstreuwechsel), besteht der betriebswirtschaftliche Wunsch, diese Faktoren durch Metaphylaxe zu ersetzen. In der Praxis ist eine derartige Austauschbarkeit nur beschränkt gegeben:
– Die Wirkung der zur Metaphylaxe verwendeten chemotherapeutischen Substanzen läßt nach längerem Einsatz infolge Resistenzbildung nach.
– Betriebe mit schlechter Haltungstechnik vernachlässigen meist auch die Durchführung metaphylaktischer Behandlungen.
– Optimale Umweltbedingungen vermindern das Infektionsrisiko im Bestand langfristig, während Metaphylaxe kurzfristige Störungen des Gleichgewichts zwischen Erreger und Wirt überbrückt, die sich aus produktionstechnisch unvermeidlichem Streß oder periodischer Zufuhr neuer Erreger (Tierzugänge) ergeben.

19.11 Vakzination und Durchseuchung

Die aktive Immunisierung gegen seuchenhaft oder enzootisch verlaufende Infektionskrankheiten der Schweine hat mit steigender Bestandsgröße und Intensivierung des Tierverkehrs an Bedeutung gewonnen.

Während vor drei Jahrzehnten in Deutschland nicht einmal Rotlauf, Schweinepest oder MKS die Weiterentwicklung und den planmäßigen Einsatz von Impfstoffen zu rechtfertigen schienen, so müssen heute zahlreiche virale und bakterielle Erreger in Betracht gezogen werden.

Vakzination ist ökonomisch, zumindest kurzfristig, günstiger als eine Sanierung und ökologisch frei von den Rückstands- und Re-

Tabelle 19-9 Termine für die Impfung von Sauen

Lebensmonat	5	6		8		12		14–15	
Jungsauen Aufzucht	Selektion	Zukauf Umstall		Bedeckg. KB	1. Trächtigk.	Geburt	Säugezeit	Bedeckg. KB	2. Trächtigk.

Impfplan Aujeszkysche Krankheit (AK)

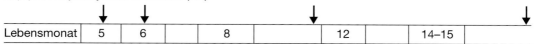

Lebensmonat	5	6		8		12		14–15	

Impfplan Influenza (I) und Rotlauf (R)

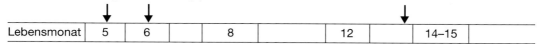

Lebensmonat	5	6		8		12		14–15	

Impfplan Parvo/SMEDI (P)

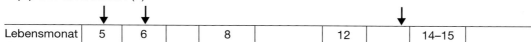

Lebensmonat	5	6		8		12		14–15	

Impfplan Kolidiarrhoe (C) und Rhinitis atrophicans (R. a.)

Lebensmonat	5	6		8		12		14–15	

<u>Keine</u> Impfung durchführen

		Transport		Bedeckung Frühträchtigkeit		Vor/nach Geburt		Vor Absetzen bis Frühträchtigkeit	

sistenzproblemen medikamentöser Metaphylaxe.

Impfungen erfolgen entweder in bestimmten Altersgruppen bzw. Abschnitten des Reproduktionszyklus nach einem Impfplan (Tab. 19-9) oder gleichzeitig bei allen Tieren des Bestandes im Rahmen der Seuchenbekämpfung.

In Anbetracht der zunehmenden Bedeutung von Immunisierungsverfahren soll die folgende Übersicht nicht auf derzeit und in Deutschland verfügbare Impfmethoden beschränkt bleiben, sondern es werden auch ausländische Erfahrungen und im Versuchsstadium befindliche Entwicklungen mitberücksichtigt. Einleitend wird stets der spontane Verlauf der Infektion charakterisiert.

Hinweise zur praktischen Anwendung von Immunisierungsmethoden und Literaturquellen finden sich in den Abschnitten zu den bestimmten Krankheitsbildern.

Aujeszkysche Krankheit (AK)
Obwohl die AK-Infektion in Kleinbeständen spontan erlöschen kann, wird sie in betroffenen Beständen in der Regel enzootisch. Die regelmäßige Vakzination schützt vor wirtschaftlichen Schäden. Zuchtbestände werden meist mit Totimpfstoffen, Mastbetriebe mit Lebendimpfstoffen vakziniert. Unter Impfschutz mit markierten Vakzinen ist eine Sanierung durch Elimination der serologisch Feldvirus-positiven Schweine möglich. Wegen des Risikos aerogener Infektion hat in Gebieten mit hoher Schweinedichte nur die Flächensanierung Aussicht auf dauerhaften Erfolg.

Actinobacillus-Pleuropneumonie (APP)
Die enzootische Infektion mit virulenten Serotypen von *Actinobacillus pleuropneumoniae* ist in der Schweineproduktion, besonders der Mast weit verbreitet. Die bisher verfügbaren Impfstoffe können die Erkrankung von Mastschweinen nicht verhindern, sondern nur den Verlauf mildern.

Bordetella bronchiseptica und toxinogene Pasteurella multocida (R. a.)
Nach Infektion eines Bestandes mit Rhinitis atrophicans (R. a.) ist ein langwieriger, enzootischer Verlauf mit Tendenz zur Abschwächung zu erwarten.

Totimpfstoffe zur parenteralen Prophylaxe der Rhinitis atrophicans werden bei Sauen allein oder Sauen und Ferkeln angewandt.

Die Wirkung ist der chemotherapeutischen Metaphylaxe gleichwertig, erreicht jedoch ebenfalls keine Erregerfreiheit. Eine Bestandssanierung ist durch kontinuierliche Impfung und gleichzeitige Merzung bakteriologisch positiver Tiere möglich. Die Impfung von Ferkeln scheint auch gegenüber Sekundärinfektionen der Enzootischen Pneumonie wirksam zu sein.

Clostridium perfringens Typ C
Langwierig enzootischer Verlauf ist die Regel.

Neben den für Schweine zugelassenen Vakzinen (z. T. in Kombination) können auch der zur Prophylaxe der Enterotoxämie bei Schafen entwickelte Totimpfstoff zur Immunisierung der Sauen sowie antitoxisches Serum zum Schutz der Ferkel verwendet werden.

Coronavirus-Infektionen (TGE, EVD)
Auftreten und Bedeutung dieser – in der Vergangenheit periodisch – verlustreich viele Bestände heimsuchenden Infektionen, besonders der TGE, haben sich verringert. Die Infektion erlischt in kleineren Beständen spontan und hinterläßt Immunität, die auch später geborene Ferkel schützt. Auch die weitverbreitete, symptomlos verlaufende PRCV-Infektion immunisiert gegen TGE. Zwischen TGE und EVD besteht keine Kreuzimmunität.

Totimpfstoffe gegen TGE zur parenteralen Applikation schützen wegen ungenügender IgA-Stimulierung mangelhaft. Bisher erprobte Lebendimpfstoffe sind wegen hoher Restvirulenz nur in bereits infizierten Beständen einsetzbar. Oral anwendbare apathogene Lebendvakzinen befinden sich in der Entwicklung.

Täglich wiederholte orale Gabe von Rekonvaleszentenserum kann zum Schutz gefährdeter Saugferkel dienen.

E.-coli-Infektion
Pathogene Serotypen des ubiquitären Erregers *E. coli* verursachen in Abhängigkeit von Haltungsbedingungen und Immunitätslage die Erkrankung.

Stallspezifische Formalin-inaktivierte Erreger und Formol-Adsorbat-Mischvakzinen häufig vorkommender Stämme sowie aus Fimbrienantigen oder Enterotoxin hergestellte Impfstoffe werden eingesetzt. Die polyvalente Mutterschutzimpfung gegen Kolidiarrhoe hat sich in Problembeständen bewährt. Orale Gabe von *E.-coli*-Immunserum wird gegen Kolidiarrhoe bei Neugeborenen verwendet. In Erprobung befindet sich die orale Verabreichung hitzeinaktivierter *E.-coli*-Präparate gegen Kolidiarrhoe.

Ein Toxoid-Impfstoff gegen Kolienterotoxämie hat sich experimentell als wirksam erwiesen. Seine Herstellung ist jedoch aufwendig. Die Erfolgsaussichten stallspezifischer Vakzinen gegen Kolienterotoxämie und das MMA-Syndrom sind zweifelhaft.

Glässersche Krankheit, Polyserositis
Der Erreger *Hämophilus parasuis* ist weitverbreitet und verursacht in Großbeständen als Mischinfektion, in SPF-Beständen gelegentlich auch als Monoinfektion, erhebliche Morbidität. Totvakzinen auf Ganzzellbasis werden zum Schutz von Ferkeln vor Belastungssituationen (Absetzen, Transport) und Einstellung von SPF-Zuchttieren in konventionelle Bestände eingesetzt. Wegen der Vielfalt von Serotypen, die sich auch regional unterscheiden, können stallspezifische Vakzinen wirksamer als Handelspräparate sein.

Influenza
Die Schweineinfluenza ist hochinfektiös und erlischt nach Durchseuchung des Bestandes. Es stehen Totvakzinen gegen beide bei Schweinen vorkommende Subtypen des Erregers zur Verfügung, deren Anwendung bei Mastläufern und Zuchtsauen empfohlen wird.

Leptospirose
Die Leptospirose nimmt in betroffenen Beständen einen chronischen Verlauf ohne Selbstheilungstendenz. Die Existenz zahlreicher Serotypen ist zu beachten.

Eine Impfung gegen Leptospirose ist prinzipiell möglich, jedoch in Deutschland nicht zugelassen.

Maul- und Klauenseuche (MKS)
Rasche Durchseuchung mit Immunitätsbildung ist die Regel.

Die zur Impfung von Rindern entwickelte Adsorbatvakzine schützt nur 50 % der Schweine vor experimenteller Infektion. Bei großflächigem Einsatz gelingt es jedoch, die Ausbreitung der MKS zu verhindern. Bessere Schutzwirkung ergeben Konzentratvakzinen und Adjuvanszusätze. Für den praktischen Erfolg sind hohe Dosen monovalenten Antigens wichtig. Lebendvakzinen weisen Restvirulenz auf.

Mykoplasmen-Pneumonie (EP)
Die Infektion mit *Mycoplasma hyopneumoniae* ist in nahezu allen Beständen, die kein SPF- oder ähnliches Sanierungsverfahren angewandt haben, enzootisch.

Die klinische Wirkung der zur Impfung im Saugferkel- bis Absetzalter verfügbaren Vakzinen ist befriedigend, obwohl in der Mast auch andere (virale) Erreger eine Schrittmacherrolle für Sekundärinfektionen ausüben können. Die Häufigkeit und Ausdehnung chronischer Lungenläsionen gehen zurück. Entsprechend verbessern sich die Zunahmen.

Parvovirusinfektion (PPV)
Die Infektion empfänglicher, tragender Sauen, vor allem Jungsauen, führt zu intrauterinem Fruchttod, der in geschlossenen Beständen periodisch, bei Zukauf oder Neuaufbau mit hoher Morbidität auftreten kann.

Es stehen Totimpfstoffe zur Verfügung, die im 7. Lebensmonat möglichst zweimal appliziert werden sollten. Revakzination während der Laktation wird empfohlen. Die Schutzwirkung ist trotzdem nicht zuverlässig.

Porcine Reproductive and Respiratory Syndrome (PRRS)
Nach Ausbreitung über Europa ist der Erreger in vielen Schweinebeständen enzootisch. Zur Prophylaxe stehen sowohl Lebend- als auch Totvakzinen zur Verfügung. Nach Einsatz von Lebendvakzinen ist die Ausbreitung von Impfvirus im Bestand beobachtet worden.

Rotlauf
Der Erreger ist ubiquitär und führt in Streßsituationen zur Erkrankung. Es stehen Formaldehyd-Aluminiumhydroxyd-Totimpfstoffe und Lebendimpfstoffe in Form apathogener Erreger zur Verfügung.

Die Anwendung erfolgt parenteral und bei Lebendimpfstoff auch als Aerosol. Rotlaufserum wird vorwiegend therapeutisch in Kombination mit Penicillin eingesetzt.

Salmonellose

Die Infektion erlischt bei konsequentem Rein-Raus-Verfahren unter guten Haltungsbedingungen spontan. Die gegen *S. choleraesuis* und *S. typhimurium* entwickelten Vakzinen werden als unterstützende Bekämpfungsmaßnahme bei Sauen und Läuferschweinen infizierter Bestände eingesetzt.

Schweinepest

Die Infektion nimmt in betroffenen Beständen einen chronischen Verlauf ohne Selbstheilungstendenz.

Die verfügbaren Lebendimpfstoffe vereinen eine rasch eintretende gute Schutzwirkung mit geringer Restvirulenz. Weil die erzeugten Impfantikörper serologisch nicht von der Feldvirusinfektion unterscheidbar sind, werden sie in der Europäischen Gemeinschaft nicht mehr eingesetzt. Gentechnisch markierte Impfstoffe zur problemlosen Eindämmung von KSP-Ausbrüchen stehen seit kurzem zur Verfügung. Diese enthalten totes Antigen und wirken deshalb langsamer und schwächer als der Lebendimpfstoff.

Literatur

ALEXANDER, T. J. L. and D. L. HARRIS: Methods of disease control. In: LEMAN, A. D., et al. (eds.), Diseases of Swine, 7th ed., 808-836. Ames: Iowa State University Press.

ALEXANDER, T. J. L., K. THORNTON, G. BOON, R. J. LYSONS and A. F. GUSH (1980): Medicated early weaning to obtain pigs free from pathogens endemic in the herd of origin. Vet. Rec. **106**, 114-119.

DANNER, K. (1991): Immunprophylaxe beim Schwein: Impfstoffe und Impfpraxis. Tierärztl. Umsch. **46**, 638-648.

GINDELE, H. R., E. BECK, W. D. KÖPPEN und W. HAMEL (1976): 10 Jahre SPF-Programm in Baden-Württemberg – Erfahrungen und Ausblick. Züchtungskunde **48**, 217-226.

GLOSTER, J., A. I. DONALDSON and M. N. HOUGH (1984): Analysis of a series of outbreaks of Aujeszky's disease in Yorkshire in 1981-82: The possibility of airborne disease spread. Vet. Rec. **114**, 234-239.

HARE, W. C. D. (1991): Hygienic applications of biotechnical measures in pigs. Reprod. Dom. Anim. **26**, 9-13.

HARRIS, D. L. (1988): Alternative approaches to eliminating endemic diseases and improving performance of pigs. Vet. Rec. **123**, 422-423.

HORSCH, F. CH. KRETZSCHMAR, D. LEOPOLDT und TH. BLAHA (1989): Die planmäßige Bekämpfung von Schweineseuchen unter Mitwirkung des Schweinegesundheitsdienstes der DDR. Monatsh. Veterinärmed. **44**, 711-717.

KELLER, H. (1973): 10 Jahre Herdensanierung mit spezifisch-pathogen-freien (SPF)-Schweinen. Zürich: Univ., Veterinärmed. Fak., Habil.-Schr.

PANNWITZ, S., E. UECKER und H. BLOHM (1971): Erfahrungen bei der Bekämpfung der Leptospirose der Schweine unter besonderer Berücksichtigung der Leptospira-pomona-Infektion. Monatsh. Veterinärmed. **26**, 924-927.

PLONAIT, H. (1976): Präventivmaßnahmen in der Schweineproduktion. Züchtungskunde **48**, 477-486.

PLONAIT, H. (1990): Sanierung von Schweinezuchtbeständen – Methoden, Zuverlässigkeit, Anwendbarkeit. Tierärztl. Umsch. **45**, 521-526.

PLONAIT, H., und H. R. GINDELE (1995): Management und gesundheitliche Aspekte der spezialisierten Ferkelaufzucht. Tierärztl. Umsch. **50**, 316-321.

PRANGE, H., und J. BERGFELD (1975): Veterinärmedizin und industriemäßige Schweineproduktion. Jena: VEB Gustav Fischer Verlag.

SCHONEWEIS, D. A. and S. C. HENRY (1982): Theory and practice of immunoprophylaxis in swine. J. Am. Vet. Med. Ass. **181**, 1154-1157.

STÄRK, K. D. C., H. KELLER und E. EGGENBERGER (1992): Risk factors for the reinfection of specific pathogen-free pig breeding herds with enzootic pneumonia. Vet. Rec. **131**, 532-535.

WITTE, K. H., A. S. HAZEM und K.-H. BÄHR (1974): Tilgung eines Ausbruchs von Transmissibler Gastroenteritis (TGE) in einem Schweinezuchtbetrieb durch Sperrmaßnahmen. Zbl. Vet. Med. B **21**, 501-508.

ZIMMERMANN, W., W. ODERMATT und P. TSCHUDI (1989): Enzootische Pneumonie (EP): Die Teilsanierung EP-reinfizierter Schweinezuchtbetriebe als Alternative zur Totalsanierung. Schweiz. Arch. Tierheilk. **131**, 179-191.

20 Anhang

Infektion mit dem Porzinen Circovirus Typ 2 (PCV2) (Porcine Circovirus)

M. WENDT

Während ein apathogenes porzines Circovirus (Typ 1, PCV1) schon seit längerer Zeit (1974) als Kontaminante einer permanenten Schweinenierenzellinie (PK15) bekannt ist, wurde die Isolierung eines neuen Circovirus (Typ 2, PCV2) zunächst 1998 in Kanada, kurze Zeit später auch in Nordamerika, Europa und Asien beschrieben. Mit der PCV2-Infektion wird ein Krankheitsbild bei Absetz- und Mastschweinen in Verbindung gebracht, das Anfang der 90er Jahre zunächst in Kanada beobachtet und später als „Postweaning Multisystemic Wasting Syndrome" (PMWS) bezeichnet wurde. Das Krankheitsbild kann mit verschiedensten Symptomen wie Kümmern, Dyspnoe, Lymphknotenschwellung, Blässe, Ikterus und Durchfall einhergehen und ist nicht einheitlich. In Deutschland wurde die Infektion mit PCV2 1999 erstmals beschrieben und ist mittlerweile weit verbreitet.

Ätiologie und Pathogenese

Bei dem PCV2 handelt es sich um ein kleines (17–20 nm), ikosaedrales, nicht behülltes Virus, das zur Familie der Circoviridae gehört und ein typisches einsträngiges zirkuläres DNA-Genom besitzt. Es unterscheidet sich hinsichtlich seiner DNA-Sequenz deutlich vom PCV1 (80% Gesamthomologie). Die PCV2-Infektion wurde beim Schwein mittlerweile experimentell reproduziert, dabei entstanden bei einer Monoinfektion mit Circoviren lediglich typische histologisch feststellbare Veränderungen, die auch bei Auftreten der klinischen Erkrankung (PMWS) gefunden werden. Ein ausgeprägtes klinisches Krankheitsbild wurde nur in Kombination mit Sekundärinfektionen erzeugt (PPV, PRRSV). Dies entspricht den Erfahrungen aus dem Feld, wobei Infektionen mit dem PCV2 völlig latent verlaufen können, jedoch massive Krankheitserscheinungen in Verbindung mit verschiedensten Koinfektionen auftreten.

Eine transplazentare Übertragung des Virus kann als gesichert angesehen werden, scheint aber im Gegensatz zur horizontalen Transmission keine wesentliche Bedeutung für die Verbreitung der Infektion zu haben. Über die Virusausscheidung liegen bislang wenig Erkenntnisse vor. Nach experimenteller Infektion gnotobiotischer Ferkel konnte PCV2 in Kot, Speichel und Augentupfern nachgewiesen werden. Das Virus ist nach Infektion in zahlreichen Organen zu finden. Alterationen finden sich dabei regelmäßig im Bereich der lymphatischen Organe, der Lunge, der Niere und der Leber. Die besondere Affinität des Virus zu lymphatischem Gewebe läßt die Vermutung zu, daß die Infektion eine Immunsuppression hervorrufen und damit Sekundärinfektionen begünstigen kann.

Klinisches Bild und Verlauf

Gewöhnlich erkranken Schweine im Alter von 4–14 Wochen, besonders oft sind Absetzferkel betroffen. Das klinische Bild ist geprägt durch Kümmern, respiratorische Symptome (Dyspnoe, evtl. Husten, Niesen, Nasenausfluß, Augenausfluß) und Lymphknotenschwellung. Weniger häufig werden Blässe, Durchfall, Ikterus, Hautveränderungen und Ödembildung (Kopf, Unterbauch, Gliedmaßen) beobachtet. Die Morbidität beträgt in der Regel 5–10%, kann aber in einzelnen Beständen über 50% erreichen. 80% (± 20 %) der erkrankten Schweine verenden. Eine stärkere Symptomatik ist in Beständen mit Managementproblemen zu erwarten (Klimamängel, Überbelegung, kontinuierliche Aufstallung, mangelnde Hygiene).

Darüber hinaus wird das sogenannte „Porcine Dermatitis and Nephropathy Syndrome" (PDNS) mit der PCV2-Infektion in Verbindung gebracht. Die Ätiologie ist nicht eindeutig geklärt, es wird eine Immunkomplex-Erkrankung vermutet. Jedoch können am PDNS erkrankte Schweine vermehrt in Betrieben mit PMWS-Symptomatik und Isolierung von PCV2 beobachtet werden. In PCV2-infizierten Beständen kann das PDNS bei bis zu 1 % der erkrankten Tiere auftreten. Klinisch stehen massive Hautblutungen im Vordergrund, die dem typischen Bild der Klassischen Schweinepest sehr ähnlich sind. Betroffene Tiere sind inappetent, bewegen sich nur ungern und können Fieber aufweisen. Eine Erholung ist innerhalb von 7–10 Tagen möglich. Die Letalität beträgt bei Schweinen, die jünger als 3 Monate sind, etwa 30%, bei älteren Tieren erreicht die Sterblichkeit bis zu 100%.

Über einen Nachweis von PCV2 wird außerdem in einzelnen Fällen von Fruchtbarkeitsstörungen (Aborte, Totgeburten, lebensschwache Ferkel) sowie bei an Myoclonia congenita (Ferkelzittern) erkrankten Saugferkeln berichtet. Ob dabei tatsächlich eine ursächliche Beteiligung von Circoviren gegeben ist, erscheint fraglich.

Diagnose und Differentialdiagnose

Aufgrund des oft eher unspezifischen klinischen Bildes läßt sich nur eine Verdachtsdiagnose erstellen, zumal die Infektion von verschiedensten viralen und bakteriellen Sekundärinfektionen überlagert werden kann. Andererseits sind latente Infektionen möglich. Der Erregernachweis wird in der Routinediagnostik mit Hilfe der PCR geführt, gelingt aber auch mittels in situ Hybridisation, Immunhistochemie oder Gewebekultur. Virusmaterial kann insbesondere in Lymphgewebe sowie in anderen Organen, wie Lunge, Leber oder Niere, nachgewiesen werden. In Nasentupfern und Blut ist der Erreger nur zeitweilig aufzufinden. Ob das Virus am Krankheitsgeschehen beteiligt ist, sollte anhand pathomorphologischen und pathohistologischen Befunden beurteilt werden.

Bei der Sektion fallen der Kümmererhabitus, eventuell Blässe und Ikterus des Tierkörpers auf. Die Lunge ist verfestigt und nicht kollabiert. Histologisch besteht eine multifokale interstitielle Pneumonie mit Verdickung der Alveolarsepten sowie lymphohistiozytären perivaskulären und peribronchialen Infiltraten, häufiger ist auch eine proliferative, nekrotisierende Pneumonie (PNP) zu beobachten. Bei bakteriellen Sekundärinfektionen herrscht das Bild einer katarrhalisch-eitrigen Pneumonie vor. Typischerweise besteht eine generalisierte Lymphadenopathie, wobei die Körperlymphknoten stark vergrößert sein können. In Lymphknoten und anderen Lymphorganen, wie Tonsillen, Peyersche Platten, Milz oder Thymus, wird eine lymphozytäre Depletion festgestellt, die von einer lymphohistiozytären Infiltration und mehrkernigen Riesenzellen, in frühen und mittleren Krankheitsstadien auch von zytoplasmatischen, basophilen Einschlußkörperchen begleitet wird. Die Nieren können vergrößert und blaß sein und zeigen weißliche Herde. Im histologischen Bild dominiert eine interstitielle Nephritis. Die Leber weist oft nur geringgradige Veränderungen im Sinne einer periportalen Hepatitis auf. In schweren Fällen kommt es zu Fibrose und hochgradigen Leberzellnekrosen, die von einem Ikterus begleitet sein können. Ist der Magen-Darm-Trakt beteiligt, ist mit Magenulzera oder Enteritiden zu rechnen, die mit Zottenatrophie und Kryptnekrosen einhergehen. Sporadisch werden nichteitrige Meningoencephalitis, Myocarditis oder Pankreatitis beobachtet.

Das porzine Dermatitis- und Nephropathie-Syndrom (PDNS) geht mit teils flächenhaften, teils umschriebenen Hautblutungen einher, die besonders an den Hintergliedmaßen und im Perinealbereich lokalisiert sind. Daneben fallen petechiale Blutungen an den Nieren sowie blutig imbibierte, vergrößerte Lymphknoten auf. Histologisch lassen sich eine nekrotisierende Dermatitis sowie eine systemische nekrotisierende, granulomatöse Vaskulitis nachweisen. An der Niere zeigen sich eine nekrotisierende Glomerulonephritis sowie eine lymphohistiozytäre interstitielle Nephritis. Weitere pathologische Organbefunde, wie bei der PCV2-Infektion beschrieben, können vorliegen.

Labordiagnostisch können neben unauffälligem weißem Blutbild sowohl Leukopenien als auch extreme Leukozytosen (bis 50 G/l) auftreten. Ausgeprägte Nierenalterationen lassen sich anhand von erhöhten Creatinin- und Harnstoffkonzentrationen im Blut belegen. Leberschädigungen gehen mit erhöhten Aktivitäten von ASAT und GLDH einher. Anämien lassen sich oft im Zusammenhang mit Magengeschwüren nachweisen.

Der Nachweis von Antikörpern gegen das PCV2 ist mittels Immunfluoreszenztest oder ELISA möglich.

Differentialdiagnostische Überlegungen zum PMWS hängen von der Ausprägung des klinischen Bildes ab. Besondere Berücksichtigung müssen Erkrankungen finden, die mit mangelnden Gewichtszunahmen und schlechter Futterverwertung einhergehen, wie chronische Atemwegs- und Durchfallerkrankungen. Bei Verdacht auf das Vorliegen vom PDNS muß auf jeden Fall eine Schweinepestinfektion ausgeschlossen werden. Des weiteren kommen septikämischer Rotlauf sowie Gerinnungsstörungen (Cumarinvergiftung, Vitamin-K-Mangel) in Frage.

Therapie und Prophylaxe

Therapeutische Maßnahmen oder Vakzinen gegen die PCV2-Infektion sind zur Zeit nicht verfügbar. Prophylaktisch stehen Maßnahmen zur Verbesserung des Managements (Rein-Raus-Verfahren, Reinigung und Desinfektion, kein Mischen von unterschiedlichen Herkünften) und der Haltungsbedingungen (Klima, Belegdichte) und zur Vermeidung von möglichen Sekundärinfektionen (Futtermedikation, Impfungen, Schadnagerbekämpfung) im Vordergrund. Kümmerer sollten frühzeitig gemerzt werden.

Literatur

ALLAN, G. M., and J. A. ELLIS (2000): Porcine circoviruses: a review. J. Vet. Diagn. Invest. **12**, 3-14.

ELLIS, J., L. HASSARD, E. CLARK, J. HARDING, G. ALLAN, P. WILLSON, J. STROKAPPE, K. MARTIN, F. MCNEILLY, B. MEEHAN, D. TODD and D. HAINES (1998): Isolation of circovirus from lesions of pigs with postweaning multisystemic wasting syndrome. Can. Vet. J. **39**, 44-51.

ELLIS, J., S. KRAKOWKA, M. LAIRMORE, D. HAINES, A. BRATANICH, E. CLARK, G. ALLAN, C. KONOBY, L. HASSARD, B. MEEHAN, K. MARTIN, J. HARDING, S. KENNEDY and F. MCNEILLY (1999): Reproduction of lesions of postweaning multisystemic wasting syndrome in gnotobiotic piglets. J. Vet. Diagn. Invest. **11**, 3-14.

HINRICHS, U., V. F. OHLINGER, S. PESCH, L. WANG, R. TEGELER, F. E. J. DELBECK und M. WENDT (1999): Erster Nachweis einer Infektion mit dem porzinen Circovirus Typ 2 in Deutschland. Tierärztl. Umsch. **54**, 255-258.

KENNEDY, S., D. MOFETT, F. MCNEILLY, B. MEEHAN, J. ELLIS, S. KRAKOWKA and G. M. ALLAN (2000): Reproduction of lesions of postweaning multisystemic wasting syndrome by infection of conventional pigs with porcine circovirus type 2 alone or in combination with porcine parvovirus. J. Comp. Pathol. **122**, 9-24.

ROSELL, C., J. SEGALÉS, J. A. RAMOS-VARA, J. M. FOLCH, G. M. RODRÍGUEZ-ARRIOJA, C. O. DURAN, M. BALASCH, J. PLANA-DURÁN and M. DOMINGO (2000): Identification of porcine circovirus in tissues of pigs with porcine dermatitis and nephropathy syndrome. Vet. Rec. **146**, 40-43.

TSCHACHTSCHAL, J. (2000): Epidemiologie, klinische Erscheinungsformen, Pathomorphologie und Diagnostik der porzinen Circovirusinfektion. Hannover, Tierärztl. Hochsch., Diss.

Sachwortverzeichnis

Die **halbfetten** Seitenzahlen verweisen auf eine ausführliche Behandlung des jeweiligen Stichwortes, die *kursiven* Seitenzahlen auf eine Tabelle oder eine Abbildung.

A
α-Globulin 494
α-Tocopherol 162f, 256
Abdomen
–, Auftreibung *325*
– –, tympanische 382
–, Fluktuation 311
Abferkelbetrieb *555f*
Abferkelbox 472, 473, 520
Abferkelkäfig 472, 474, 495
Abferkelkapazität 565
Abferkelliste *412*, 415
Abferkeln
–, (im) Wochenrhythmus 556
Abferkelquote *413*
Abferkelstall 473, 565
–, Abkürzung der Belegperiode 476
–, Gewöhnung 499
Abkühlung
–, kurzfristige 11
Abluft 549
–, -führung **18f**
–, Keimausbreitung 22
–, -öffnung 17f
–, -reinigung 19
–, Umweltbelastung 21f
Abmagerung 357, 364, 366f, 375, 377, 390, 392
–, plötzliche 352
Abort 95, 101, 107, 124, *198*, 209f, 219, 272, 345, 356, 378, *379*, 381, 390, 415f, *450*, **450**, 452, **453**, 461, 463, 474f, 507
–, -auslösung
– –, Pathomechanismus *453*
–, infektiöser 142
–, nichtinfektiöse Ursachen 452
–, saisonaler 422, **465**
–, Spät- 126, 142
–, (des) toten Ferkels 466
Absatzferkel 562, 564f
–, Prophylaxe 568
Abscesses *siehe* Abszeß
Absetzalter *556*
Absetz-Beleg-Intervall 416, **428**, 442
Absetzen 408, 416, *443*, 570, 572
–, frühes 442, 503

Absetz-Östrus-Intervall 400, *405*, *413*, *428*
Abszeß 32, 52, 61, **70f**, 263, 514, 519, *520*, 543, 546
–, (des) Halslymphknotens 70
–, (an der) Injektionsstelle 71
–, Mikro- 75
–, multipler 32, 71
–, (im) Wirbelkanal 70, *236*
Acepromazin 493
ACTH *siehe* Hormon, adrenokortikotropes
Actinobacillus
–, pleuropneumoniae 113, **131**, 209, 571
–, -Pleuropneumonie (APP) 124, **131–135**, 551, 556, *563*, **571**
Actinobaculum suis 387, 389f, *447*, 448, 531
–, Infektion 391
–, (in der) Präputialhöhle 389
Actinomyces 389
–, pyogenes *siehe* Arcanobacterium pyogenes
–, suis (syn.: Eubacterium bzw. Actinobaculum suis) *siehe* Actinobaculum suis
Actinomycosis *siehe* Aktinomykose
Adaptation 554, 560
Adenomatosekomplex **355–357**
–, intestinaler 309
–, porziner intestinaler 355
Adhäsionsperitonitis 316, 320f, 435
Adrenalin 166, 244, 473, 484f, 493
–, Antagonist 505
Adventitious bursae *siehe* Schleimbeutelbildung
Aerosol 113, 126
–, Vakzinierung 109, 134
Aflatoxikose **378–380**
Aflatoxin *376*, 378, *379*
African swine fever *siehe* Schweinepest, afrikanische
After
–, -klaue
– –, Abriß 291
–, -losigkeit **314**
–, -membran 315

–, -schleimhaut
– –, Rötung 311
–, -zitze 516
Agalaktie 209, 233, 489, 495, 518, 521f
Aggressivität 31, 79, 525, 536, 544
–, (der) säugenden Sau 493
Akarizide 80f, 554
Akridinorange-Färbung 186
Aktinomykose **74–77**, 417, 513f, 521
Aktivitätstremor 205
Aktivkohle *siehe* Carbo medicinalis
Alanin-Lysin-Transferase *175*, 378
Albendazol 368
Albumin 494
Alkalische Phosphatase (AP) *175*
Allgemeinbefinden 7
–, Merkmale 6
–, ungestörtes 39
Allgemeinerkrankung 277, 285
–, fieberhafte 32, 93–110
Allyl-Trenbolon 407
ALT *siehe* Alanin-Lysin-Transferase
Alter 174
–, -(s)gruppe 569
Altrenogest 407
Altsau
–, anöstrische 408
–, Haltung *551*
–, Sanierung *551*, 555
Amaranthus retroflexus **393f**
Ameisensäure 346, 383
Aminosäure
–, essentielle 428, 527
Amme 234, 501, 506
–, -(n)aufzucht 136
–, IgA 339
Ammoniak 13, **16**
–, -emission 22
–, -gehalt 20
–, (und) gestörte Zilienfunktion 113
Ampicillin 57, *58*, 219, 221, 278, 294, 391, *497*, 500
Amprolium 370
Amputationsverbot 72, 548
Amtstierarzt 1, 96, 103

Anaerobier
–, gramnegative 521
Analgetika 284, 286, 294
–, nichtsteroidale 498
Analyseautomaten 172
Anämie 62, 114, 158, 360, 363, 366f, 373, 381, 390, 394
–, hämolytische 169f, 185
–, hämorrhagische 169
–, hypochrome 170
– –, mikrozytäre 188, 192
–, hypoplastische 169f, 182
–, isohämolytische 174
–, normochrome 170
Anamnese **2–4**
Anaphrodisie 364, 438
Anaphylaxie 408
Anästhesie
–, Lokal- 47
–, Lumbosakral- **47f**
–, spinale 47
Androgene 271, 547
Androstenon 537, 542
Anemometer
–, thermisches 13
Angiopathie
–, zerebrospinale 309
Angst
–, (vor) Betreuer 428
–, -zustand 484
Anisozytose 189
Ankaufsuntersuchung 527
Ankylose 106, 285
–, (des) Klauengelenks 293
Anlageträger *510*
–, Erkennung **509f**
Anorexie 394
Anöstrie 416, **429**, 439
Anstrengung 175, 428
Anthelminthika 360, 361, *561*, *563*, *566f*, 568
–, Langzeitbehandlung 55, 360
Anthrax *siehe* Milzbrand
Antibiogramm 57, 118, 131, 278, 280, 286, 346, 387, 448, 497, 500, 514, 519, 567f
Antibiotika *567*
–, mykoplasmenspezifische 284
–, (bei einer) Routineoperation 318
–, Spray 290
–, -suspension 487, 293f
Antihistaminika 89, 291, 342, 408
Antikoagulanzien
–, kalziumbindende 299
Antikörperschutz
–, maternaler 73
Antipyretika 94, 99, 125, 498, 503
Anulozyten 189
Anus praeter naturalis
–, inguinaler 315

Anzeigepflicht 65, 67, 96, 103, 105, 210, 214–216, 462
Apathie 199, *200*, 208, 213, 232, 377f, 394, 479, 495f, 506, 508, 541
Aphonie *siehe* Stimmlosigkeit
Aphthen 66
–, (durch) Viren 65
Apophyseolysis 258, 262, **272–274**
–, Röntgenbild *272*
–, (des) Sitzbeinhöckers 264, 298
APP *siehe* Actinobacillus-Pleuropneumonie
Appetitlosigkeit 27
Applikation
–, intranasale *567*
–, orale *50*, *567*
–, pernasale **50**, *50*
–, perorale 119
–, rektale 51
Arbeitszeit 474, 476, 505
Arcanobacterium
–, pyogenes 70, 75, 164, 222, 224, 237, 277, 284f, 294, *447*, *454*, 518f, 521
Arsanilsäure 228, *376*
–, -vergiftung *198*, 199f, **228f**
Arteria
–, carotis
– –, Punktion 180
–, femoralis
– –, Verletzung 318
–, iliaca 419
–, uterina *418*
Arterivirus 466
Arthritis 220, 279f, 341, 461, 467, *505*
–, acuta serofibrinosa 284
–, aseptica 265, 285
–, purulenta **284–286**
– –, Röntgenbild 285
Arthrogrypose *siehe* Skelettanomalie
Arthropathia deformans 266–270, 272, 283, 297
Arthrose 265
Arthrosis deformans *267*, 298, 536
–, Röntgenbild 269
–, tarsi 262
Arzneimittelgesetz 8
ASAT *siehe* Aspartataminotransferase
Askaridose **359–362**, 568
Aspartataminotransferase 171, *174f*, **240**, 377f
Aspergillus
–, flavus 378
–, ochraceus 392
–, parasiticus 378
Asphyxie 486

AST *siehe* Aspartataminotransferase
Asymmetrie
–, digitale **276f**
Aszites 171, 376f
Ataxie 100f, *198*, *200f*, 204, 208, 215, 220, 227, 229–232, 262, 280, 286, 342, 393, 508
Atem
–, -frequenz 114, *93*
–, -geräusch 115
–, -lähmung 231
–, -organ 568
– –, Erkrankung **111**
– –, Infektion 562
– – –, bakterielle *561*, *563*, *567*
– – –, chronische 564
–, -stillstand durch Vagusreizung 46f
–, -typ 114
Atmung
–, frequente 507
Atresia
–, ani 311, **314f**, *509*
– –, recti 314f
Atresie
–, (der) Follikel 427f
Atropin 374
–, -sulfat 231
Ätzwirkung 523
Aufblähung 311, 375
Aufgußbehandlung *568*
Aufsprungversuch 536
Aufzucht
–, -betrieb *557*
–, -hof 553, *555*
–, kolostrumfreie 552
–, -labor *551*
–, -verlust *506*
Augenlid
–, geschwollenes 126
–, Ödem 341
Augenwinkel
–, (und) Sekretstraßen 146
Augenzittern 201, 208, 216, 220, 230
Aujeszkysche Krankheit (AK) *198*, 199, 200–202, *200*, **206–213**, 451, 453, *454*, *551*, 554, *556*, *561*, *563*, *570*
–, Vakzination **570f**
Aujeszky-Virus 124, 203, *561*
Aural haematoma *siehe* Othämatom
Ausfallerscheinung 201
–, motorische *200*, 213, 215, 220, 227
Ausfallrate der Sauen 416
Auskultation **152**
–, (am) Kehlkopf 116
–, (der) Lunge **115**
–, (am) Nasenrücken 116

Auslauf 89, 149, 360, 362, 368, 415, 428, 464, 495, *551*
Ausmerzung 431
Ausschachten 548
Ausscheider 347, 357, 360
Ausschuhen 67, **289–291**
Austreibungsphase 504
Auszugsversuch 477
Autoimmunreaktion 136
Avermectine 80, 360, 364, *551*, *561*, *563*, *568*
Azaperon 44f, 48, 478, 486, 493, 526, 540, 544, *563*, *568*
–, -Metomidat 436
– –, -Narkose 46
Azidose 159, 188, 245, 308
–, metabolische 151, 241, 244, 249
Azyklie 415, *424*, 425

B
β-Blocker 159, 250, 475, 485
Bordetella bronchiseptica *556*
Babesiose **185**
Bacillus anthracis 104
Bacitracin 350, 383
Bäckereiabfall 375
Backsteinblattern 106, **107**
Bacteroide(s) 521
–, species 70
–, vulgatus 351
Bakterien
–, -infektion *454*
–, koliforme *566*
Bakteriurie 387, 390, 447f
Balanoposthitis 532, *533*
Balantidiose (Balantidium coli) 351, **369**
Ballaststoffe 372
Ballenhorn
–, Wucherung 288
–, zerklüftetes 289
BALT siehe Bronchus-associated lymphoid tissue
Bananenkrankheit 246
Bandschleifgerät *289*
Bandwurmzyste **367f**
Barbiturat 48, 436, 544
–, klassisches 45
–, -narkose 44f, 486, 540
–, N-methyliertes 45
–, Thio- **45**
Bauch
–, -bruch **323**
–, -decke 311
– –, Palpation (der) 311
–, -flechte 64
–, -presse 472, 477
– –, (und) mangelhafte Retraktion 490
Baumwollsamen *376*, 378

Beatmung
–, künstliche 46
Becken
–, -bereich
– –, Schwellung 481
–, -deformation 299
– –, osteomalaziebedingte 481
–, -endlage 473
–, Enge 480
–, -hochlagerung 491
–, -knochen 264
–, -ring 477
–, -symphyse 418
Bedeckung 406, 428, *570*
Befruchtung
–, optimale 444
Befruchtungsfähigkeit 527, 529
Behaarung
–, mangelhafte 511
Behandlung
–, analgetische 497
–, chemotherapeutische 566
–, (des) einzelnen Tieres **49–54**
–, Endoparasiten-
– –, Dosis 55
–, Injektions-
–, intranasale *51*
–, Langzeit- 55, 360
–, (durch) Medikation von Futter **54–59**
–, metaphylaktische 562, **566–569**
–, orale 50, *567f*
–, parenterale 119
–, -(s)plan **7f**
–, Sprüh- 49, *563*, *568*
–, Tauch- 49
–, Vor- **3**
–, Zwangs-
– –, orale 49
Beinschwäche 266–270
Beinspreizen **254**
Beißholz 50, 310
Belastung 175
–, -(s)myopathie 43f, 151, 162, 171, 179, 181, 239f, *240*, 242, 264, 331, 489, 496, 536, 562
– –, Disposition (zur) 486
–, -(s)rehe *288*, 291
Belegbereich 554
Belegliste siehe Deckregister
Belegung 414, 416
–, unfruchtbare 529
Beleuchtung
–, -(s)dauer 22f
–, -(s)intensität 22
– –, Verringerung 33
–, Stärke
– –, Messung 23
Benommenheit 507
Bentonit siehe Tonerde
Benzimidazole *567*

Berührungsempfindlichkeit 220
Besamung 406, 428
–, duldungsorientierte (DOB) *407*
–, künstliche (KB) 136, 391, 414, 416
–, termingerechte 410
–, terminorientierte 406
–, -(s)zeitpunkt
– –, optimaler *445*
Bestand
–, Behandlung
– –, planmäßige 549–574
–, -(s)besichtigung **5f**
–, -(s)betreuung 1, **8–10**
–, -(s)erkrankung
– –, chronische 566
–, geschlossener 6, 114, 549, *550*, 557, *558f*
–, Gliederung **564**, 565
–, -(s)größe 569f
–, -(s)räumung *551*
–, -(s)sanierung 111, 210, 552
–, -(s)untersuchung 2–8
– –, (und) Betreuungsvertrag 8
Beta-Methyl-Digoxin 159
Betäubung 485
Beton
–, Ätzwirkung 87
–, -fußboden 234
Betreuungsaufwand 414
Bewegung
–, -(s)aktivität 33, 201
–, -(s)mangel 494
–, -(s)möglichkeit 416
– –, fehlende 268
–, -(s)störung 417, 489, 525, 528
– – –, chronische 86
Bilirubin 170f, *174*, 377f
Bilirubinurie 377
Bindegewebe
–, perineales 477
Binneneber **537**, *538*
Biotin 428
–, -mangel 61, **82–84**, 287, 289, 290, 310, 417
Bißverletzung 417
–, (im) Masseterbereich 234
Black-Box-Modell 197
Bläschenkrankheit *65f*, 290, 310
Blase 422
–, -(n)epithel
– –, hämorrhagisches 389
– –, nekrotisches 389
–, -(n)hals 538, 541
–, -(n)infektion
– – –, iatrogen bedingte 388
–, -(n)lähmung 229
–, -(n)perforation **396f**
–, -(n)punktion 388
–, vergrößerte 419
–, -(n)verlagerung 387, **479**

–, -(n)wand
– –, ödematöse 389
– – –, verdickte 423
Blässe 62, 356, 373, 382
Blastozyste 443, 446, 448, 451
Blindheit 227, 229, 232
Blockwirbel *301*, 302
Blut 423
–, -ausstrich 170, 183, 185f
–, -bestandteile
– –,Untersuchungsergebnisse 174–176
–, -bild
– –, rotes 175
– –, weißes 175
–, -druck 151, 164, 166
–, -entnahme 51, **176**
– –, Komplikation 180f
– –, (und) Nachblutung 179
– –, (aus der) Ohrvene 177
– –, (aus der) Schwanzvene 177
– –, (aus der) Vena
– – –, cava cranialis *42*, 179f
– – –, jugularis 178f
– –, (und) Streß 175
– –, streßfreie 176
– –, (aus) Venenverweilkatheter 181f
–, -gerinnung
– –, gestörte 193
–, -glukosekonzentration 494
–, Meßgröße
– –, geregelte 169
– –, ungeregelte 169
–, Meßwerte
– –, Variation (der) 176
–, -probe
– –, (und) Versandbehälter 173
–, -senkungsreaktion 494
–, -untersuchung
– –, Indikation (für die) **169–171**
– –, (und) Referenzwerte *175*
–, -verlust 188
–, -volumen 165
–, -zellen
– –, -Zählgerät 172
–, -zyste 429
Blutung
–, (nach) Injektion 95
–, periartikuläre 194
–, petechiale 101, 184, 232, 378
–, spontane 376
–, subkutane 95
Blutungsneigung 185, 193, 468
Border disease 97
Bordetella bronchiseptica 130, 143, 567
–, -Pneumonie **130f**
–, Vakzination 571
Borsten 61, 375
Bösartigkeit beim Zuchteber 82

Bouton 100
Bovine Virusdiarrhoe 97
Brachygnathia superior 143
Brachyspira
–, hyodysenteriae 338, **351**, 353f, *561*, 568
–, innocens 351
–, pilosicoli **353**
Bradykardie 231
Braunüle 51
Breifutterautomat 28f
Bromociclen 231
Bronchialepithelien
–, Hyperplasie 138
Bronchitis 148
–, katarrhalische 138
–, -Laryngitis
– –, Therapie 56
Bronchoalveolarlavage 118
Bronchopneumonie 114, 138, 220, 224
–, fibrinopurulente 221
–, fieberhafte 186
Bronchosekretolytika 139
Bronchoskopie 117
Bronchus-associated lymphoid tissue (BALT) 112
Brucella suis 358, 447, **461**
Brucellose 237, *451*, 453, *454*, **461f**, 528
Bruchpforte 316, 321
Bruchsack 316
–, äußerer 316, 320
–, innerer 316, 320
Brüllhusten 114
Brunst 390, **399**, 408
–, -beobachtung
– –, mangelhafte 431
–, -kontrolle 406, 428
–, -losigkeit **429**, 431
–, stille 415, 425, 428f
–, symptomlose 416
–, -synchronisation 407f, 410, 430
Bühner-Naht 386, *479*, 492
Bulbourethraldrüse 527, 538, *540*
Burn *siehe* Verbrennung
Bursa auxiliaris
 siehe Schleimbeutelbildung
Bursa ovarica 419, 425
Butterfly-Kanüle 178
BVD-Virus 100, 461

C
Ca/P-Verhältnis 300
Caecum 381
Campylobacter *454*
–, hyointestinalis 355
–, sputorum 355
Carazolol 475, 485
Carbadox 57
Carbaminoylcholin 374, 498

Carbetocin 475, 484, 498
Carbo medicinalis 232
Caustic lesion *siehe* Verätzung
Cervix uteri 418, *418*, 473
Chemotherapeutikum *563*, *567f*
–, antibakteriell wirksames 541, 547
–, mykoplasmenwirksames 139
Chemotherapie 94, 147, 448, *551*, *561*
–, antibakterielle 147, 346, 503, 519, 545
– –, lokale 544
–, intrauterine 498
–, mykoplasmenwirksame 554
–, parenterale 342, 497
–, Resistenz 338, *568*
– –, (von) koliformen Bakterien *497*
–, (über) Trinkwasser 343
Chimäre 433
Chinolonderivat *566*
Chlamydieninfektion **142**
Chloramphenicol *497*
Chlorid *175*
Chlormadinonazetat 535
Chlorpromazin 493
Chlortetrazyklin/Tylosin/ Sulfonamid-Kombination 133
Cholesterin *175*
Chondrodysplasie 274
Chondrosis dissecans 267
Choriongonadotropin 407–409, 427, 432
Chromosomendefekt *444*
Circovirus 126, 203
–, porcines
– –, Typ 1 (PCV1) 575
– –, Typ 2 (PCV2) 575
Citrinin *379*, 392
CK *siehe* Kreatinkinase
Claviceps purpurea 521
Clearance im Respirationstrakt 111
Closantel (Flukiver®)368
Clostridien 521
Clostridium
–, perfringens *312*, 337, 351
– –, Typ A 349, 382
– –, Typ C *313*, **348**
– – –, Antitoxin 350
– – –, Vakzination **571**
–, tetani 217
CO *siehe* Kohlenmonoxid
CO_2 *siehe* Kohlendioxid
Coccidiosis *siehe* Kokzidiose
Colistin 57, *58*, *500*, *563*, *568f*
Conchendegeneration 143
Conium maculatum *siehe* Schierling, gefleckter
Coronavirus *313*, 324, 326, 331
–, -infektion 308
– –, Vakzination **571**
–, respiratorisches 128–130

Sachwortverzeichnis

–, (und) transmissible Gastroenteritis 128
Corpus
–, albicans 405, *424*
–, cavernosum penis
– –, abnorme Gefäßverengung 534
–, haemorrhagicum 429
–, luteum 419, 424, 428, 438, siehe auch Gelbkörper
– –, graviditatis 405
–, uteri 473, 484
Corticosteroid *430*
Cortisol 473
Cumachlor 193
Cumarinvergiftung 312
Curettage
–, chemische 448
Cyanamid *376*
Cysticerus
–, cellulosae 368
–, tenuicollis 368

D

3,5-Dinitro-o-Toluamid siehe Zoalen
Darm
–, Abstrich 313
–, bestandesspezifische Flora *561*
–, -blutung 193
–, -infektion 312, 503
– –, Diagnose *313*
–, -motorik 342, 372
–, -ruptur 417
–, -spasmen 485
–, -veränderung
– –, Lokalisation (der) *312*
Dauerausscheidung 100, *455*, 456, 554
Dauerbrunst *379*, 438
Dauersterilität 452, 456
Dauertropfinfusion 492
Deckakt 270f, 389, 415, 446, 448, 463, 525, 529, 532f, 547
–, ungünstige Umgebung 536
–, verkürzter 528, 536
Deckbetrieb *555*
Deckdatum 476
Deckeinsatz 527
Deckergebnis 527
Deckfähigkeit 527
Deckinfektion 461
Deckregister (Belegliste) *412*, 415, 529
Deckstall 6
Deckverhalten
–, Prüfung 527
Deckverletzung 387f, **396f**
Deckzeitpunkt
–, optimaler 400
Deckzentrum 405, 408, 416, 432, 547, 561

Defekt
–, angeborener 384, *509*
–, erblicher 182, 314, 316, 320, 511, 527, 537
–, genetisch bedingter 509
–, (des) Genitalorgans 434
–, kongenitaler *505*
–, konnataler 323, **508**
–, (des) weiblichen Genitaltrakts *509*
Dehydratation 62, 308, 312, 328, 333, 349, 352, 387, 392
–, (der) Ferkel 495
–, isotone 58, 338
Dekubitus siehe Drucknekrose
Demodikose **81**
Dermatitis
–, ulzerierende **91**
Dermatomykose **77f**
Dermatosis vegetans **63**
Dermographie **156**, 496
Descensus testiculorum 537
Desinfektion 95, 103, 105, 211, 214, 219, 520, *551*, 554, 562, 564f, *566*, 569
–, -(s)becken 566
–, (bei) Kälte 564
–, -(s)lösung 543, 547
–, -(s)mittel
– –, schwefelkohlenstoffhaltiges 369
Desoxynivalenol *379*, 380f
Dexamethason 109, 280, 286
DFD (dark, firm, dry) siehe Fleisch
Diacetoxyscirpenol 380
Diagnose 7
–, Bestands- 8
Diarrhoe 165f, **307**, 312, 333, 341f, 345, 349, 356, 364, 366f, 370f, 377, *379*, 392, 394, 495, 498, 568
–, diätetische **372**
–, Fäulnis- **372**
–, Gärungs- **372**
–, Hypersekretions- 307f, 345
–, osmotische 308, 334
–, sekretorische 338
Diazepam *563*, *568*
Dickbeinigkeit **275f**
Dickdarm
–, fibrinöser *313*
–, hämorrhagischer *313*
–, -petechien *313*
–, -schleim 352
–, -ulzera *313*
Digoxin 109
Dihydrostreptomycin 57, *58*, 464, *500*
Dikumarol 193
Dinitroverbindung *376*
Dinoprost 475
Diöstrus 405, 417–419, 423, 448
Disposition
–, erbliche 272, 493, 523

–, genetische 287
Distorsion 285
DOB siehe Besamung, duldungsorientierte
Dopaminrezeptor 521
Doppelsohlenbildung 289
Doramectin 149, 360, 366f
Drahthaken nach HOHMANN 483
Drahtschlinge nach BREULET 483
Dreihodigkeit 538
Drohschmatzen 40
Drucknekrose 61, 85, **87f**, 263, 271, 284, 302, 552
Duldung
–, -(s)bereitschaft 405
–, -(s)periode 405
–, -(s)phase 405, 444, *445*
–, -(s)reflex 399, 438, 446, 527, 547
Dunkelhaltung 22f, *400*
Dünndarm *313*
–, blutgefüllter 382
–, -epithel 308
–, hämorrhagischer *313*
–, nekrotischer *313*
Durchfall 188, 225, 229, 231, 233, 235, 307, 312, 333, 345, 363, 370f, 375, 378
–, blutiger 351
–, schleimiger 351
– –, blutiger 352
–, übelriechender 100, 328
Durchseuchung 554, **569–573**, 572
–, Immunität 330
Duroc *400*
Dysenterie 62, *312f*, *337*, **350–355**, *551*, *557*, 560, 562, 564, 566
–, Metaphylaxe 56, *568*
–, subklinische 372
–, Therapie 56
Dyskeratose 291, 531
Dysmelie siehe Gliedmaßen, stummelförmige
Dysmetrie 201
Dyspnoe 114, 124, 129, 132, 137, 148, 152, 158, 191, 195, 209, 216, 227, 231, 360, 373, *379*, 394, 511
–, inspiratorische 122

E

Early Pregnancy Factor 2, *421*
Eber *538*
–, befruchtungsunfähiger 547
–, Einsatz 414
–, fehlerhafter Umgang 536
–, Fleisch 542
–, Geruch *399*, 537, 542
–, Gruppenhaltung 535
–, Kastration **544–546**
–, -kontakt *399f*, 416
–, Nutzung 406

–, Penisverlagerung **547f**
–, Rangordnungskampf 36, 41
–, Schlachtverbot 542
–, Sperma 456
–, Sterilisation **547f**
–, Zuchttauglichkeit 525–528
Echinococcus
–, cysticus **367**
–, granulosus **367**
Echolotverfahren 420
Eckzähne
–, Abkneifen 36
–, Abschleifen 36
–, Kürzen 72, 77
Ectopia testis *537*
Edelschwein *174*
EDTA 172, 299
EIA siehe Enzymimmunoassay
Eierstockatrophie 428
Eierstöcke 424, siehe auch Ovar
–, Entartung
– –, zystöse 419, 429
–, rektale Untersuchung 429
–, ruhende 425
–, vergrößerte 431
–, zyklische Veränderung 423
Eierstockruhe 429, 432
Eigenleistungsprüfung 549
–, (beim) Jungeber 268
Eigenremontierung 414
Eileiter 422, 444
–, -divertikel 425
–, postmortale Untersuchung **425**
–, -verschluß *444*, **449f**
Eimeriainfektion 369
Einbahn-Tierverkehr 550, *559*
Einmalkanüle für die Blutentnahme 177
Einschlußkörper
–, intranukleärer 122
–, Kern- 210
–, -rhinitis **121–123**
Einstellungsmetaphylaxe
–, antibakterielle 56
–, (mit) Sulfonamid 194
Einstreu 25, 457, 465
–, pumpfähige 289
–, Sägespäne 25
–, Stroh 25
–, Torf 25
–, Wechsel 569
Eintauchnährboden 387, 390
Einzelaufstallung 465
Einzelstandhaltung 457
Eisen *175*, 192
–, -applikation 190, 257
–, -bilanz 188
–, -bindungskapazität 188f
–, -dextran 189
– –, (und) anaphylaktische Reaktion 190

–, Injektion 394
–, -mangel
– –, -anämie 170, **188–192**, 376
– –, latenter 188
– –, Prophylaxe 188
– –, sekundärer 170
–, -reserve 188
–, Schadwirkung 190
–, Speicher- 188
Eiter 285
Eiweiß 423
–, hochwertiges 428
–, -vergiftung 342
Eizelle 444
Ejaculatio praecox 536
Ejakulation 528
–, (in den) Präputialbeutel 536
EKG siehe Elektrokardiogramm
Eklampsie **479f**, 484
Ektoparasiten *551*, 554, *561*, 562, *563*, 566, *568*
–, Sanierung *551*
Ekzem
–, nässendes 72
–, seborrhoisches 72
Elektrokardiogramm **152**
Elektrolyt
–, -bilanz 308
–, -Glukose-Lösung *329*, 370
– –, isotonische 330
–, -verlust 307
Elektronenmikroskopie *313*
ELISA 210, *313*, 468
Ellenbogengelenk 263, 265
Embryo 447, 451
–, -transfer 549, 559
Embryonalentwicklung 432
Embryonalsterblichkeit 427, **443–450**
Embryonaltod 405, 415, 426, 448, *451*, 455
Emphysem
–, lobuläres 148f
Endocarditis valvularis 107, 157
Endokarditis 158, 221, 428
Endometritis 210, 417, *444*, **447**, *447*, 448, 453, *454*, 461, 494, 521
–, puerperale 389, 449
–, -Zervizitis 417
Endoparasiten 428, *551*, 560, *561*, 564, 566
–, -befall 442
–, Behandlung 562
– –, Dosis 55
Endorphin 428, 484
Endoskopie 527
Endotoxin 341, 345, 351, 518
Energie
–, -mangel 501
–, -versorgung 428

Enrofloxacin 57, 139, 345, 391, *497*, *500*, *563*
Entbluten 486
Enteritide
–, fibrinöse 341
Enteritis 309, *312*, *312*, 371f, 467, 562
–, blutige 219
–, Differentialdiagnose *312*
– –, (nach) Altersgruppen *337*
–, hämorrhagische 105, *379*
–, katarrhalische 358f
–, nekrotisierende 309, *313*, 348, 355
–, (der) Saugferkel
– –, hämorrhagische 312
– – , nekrotisierende **348–350**
–, ulzerierende 345
Enterohämorrhagisches Syndrom (durch Darmverlagerung) **382f**
–, Hefegärung 382
Enteropathie
–, chronische 62
–, proliferative **355–357**
Enterotoxämie (beim Schaf) 571
Enterotoxin 341, 571
–, -bildung 335
Enterovirus 214, *561*
–, porzines **459–460**
Entwurmung 54, 359
–, Behandlungszeitpunkt 54
Enzephalitis 219, 237, 325
–, Japanische *451*, 460
–, nichteitrige 65
Enzephalomalazie 341
Enzephalomyelitis **214**
–,-virus
– –, hämagglutinierendes 324
Enzephalomyokarditis 160, 164
Enzymimmunoassay 425
Eosinophile siehe Granulozyten
EP siehe Mykoplasmen-Pneumonie
Eperythrozoonose 91, **185**, 185–187
Epidemiologie **3**
Epidermitis
–, vesikuläre 73
Epididymitis 528
Epikarditis 163
Epiphysenfuge 266, 274, 297
Epiphyseolysis 258, 262, 264, **270–272**, *271*, 298
Episkleralgefäß 496
Epitheliogenesis imperfecta **63**
Erbdefekt 64, *276*
–, (beim) Ferkelzittern 203
–, pathologischer *510*
–, rezessiver 203
Erbgang
–, geschlechtsreversibel autosomaler 434
–, rezessiver 511

Erbhygiene 509
Erblichkeit 63f, 86, 90
Erbrechen 132, *198*, 208, 227, 229,
    231, 311, 327, 333, 372, 375,
    377f, *379*, 380f, 394, 484, 498
–, (der) Saugferkel **324–326**, *325*
Erb-Umwelt-Interaktion 510
Erdauslauf 361, 367
Erde 188, 190, 219, 372
Erdnüsse
–, verschimmelte *376*, 378, *379*
Erdrücken 505f
Erektion 535
–, -(s)behinderung 533
–, -(s)schwäche **534f**
Ergotismus 233, *379*, **521f**
Erhaltungsbedarf 442
Erkundung
–, -(s)trieb 309
–, -(s)verhalten 40
Ernährung *400*
–, energiereiche 441
–, -(s)zustand 27, 62, 417, 441
– –, schlechter 465
Erreger 571
–, bakterieller *551*
–, -flora 560
–, -freiheit
– –, spezifizierte 551
–, gramnegative 497
–, hämatogene Streuung 285
–, koliforme 519
–, Verdünnung 568
–, ubiquitäre 553
Ersatzhandlung 536
Erstbelegungsalter *401*, *413*
Erstferkelalter *413*
Erstgebärende 493
Erstlingssau 442, 471, 481
Erysipelas *siehe* Rotlauf
Erysipelothrix
–, insidiosa 164
–, rhusiopathiae 106, *561, 563*
–, tonsillarum 106
Erythroblasten 188
Erythromycin 57
Erythropoese 188
Erythrozyten *173*
Escherichia coli 277, 308, *312f*,
    333, 335, *337*, 341, 372, 389, *447*,
    448, *454*, 517f, *561, 563*, 566,
    568
–, (der) Absatzferkel 567
–, Chemotherapie 338
–, enteropathogene 341
–, Immunserum 571
–, Infektion
– –, Vakzination **571**
– – –, orale Verabreichung 571
–, -Septikämie **340**
–, Serotypen 341

ESP *siehe* Schweinepest,
    europäische
Eubacterium suis
    siehe Actinobaculum suis
Euthanasie 304, 480
EVD *312*, *337,* 571
Exophthalmus 162
Exsikkose 234, 328, 336
Exsudative epidermitis
    siehe Staphylococcus hyicus
Extradural-Anästhesie 544
Extrasystole **153**, 157
Exzitation 44f, 479

F
Fachtierarzt für Schweine 9
Facial necrosis *siehe* Nekrose im
    Lippen- und Beckenbereich
Fadenfistel 319, 541
Fasciola hepatica **368**
Fat necrosis *siehe* Fettnekrose
Fäulnisdiarrhoe *372*
Fazialislähmung *224*
Fe-Dextran 189, *567*
Febantel 149
Fehldosierung 226, 229, 230
Fehlmischung 226, 228, 230, 232
Fehlverhalten des Schweines
–, aggressives 31
Feldhase 461
Fenbendazol 55, 149, 360, *361*, 363,
    367
Ferguson-Reflex 473
Ferkel 416
–, abgesetzte pro Wurf *413*
–, abgestorbene 481
–, Auffangen bei der Geburt
    (Sterilgeburt) 554
–, -aufzucht *555*
– –, -hof 557
– –, isolierte *551*
– –, spezialisierte *557*
–, emphysematöse 481
–, Erdrücken (des) 442
–, -erzeuger 549, 557, 559f
–, -fressen 31
–, Gewinnung
– –, pränatale *551*, 552, 553
–, -grippe 135
–, große (übermäßig/sehr) 480f
–, insgesamt geborene 416
–, Kastration **542–544**
–, Laboraufzucht *552*
–, lebensschwache 466, 506, 509
–, mißgebildete 480f
–, mutterlose 501
–, -nest 233, 474, 501
– –, Optimaltemperatur 499
–, pränatal gestorbene 452
–, -produktion
– –, arbeitsteilige *555*

–, -ruß 72
–, (pro) Sau und Jahr *413*
–, tote (pro Wurf) *413*
–, totgeborene 416, *452*, 521
–, übertragene 504
–, überzählige 506
–, Unterernährung 493, *413*
–, Verlust 503
–, Zahl pro Wurf 443
–, -zittern *198*, *200*, 203–205, **203**,
    204, 231, *452*, *509*
Ferritin 188
Fertilität
–, Kennzahlen 411
–, -(s)störung
– –, Untersuchung (der) 411
–, -(s)unterschiede
– –, genetische 416
Fesselgelenk 263
Festliegen 205, 217, 273, 285, 489
Fetalpulsdetektor 420
Feten 426
–, abortierte 452
–, intrauterin infizierte 467
–, mumifizierte 416, 456
Fetopathien 416, 463
–, infektiöse 432
Fett
–, -geschwulst 90
–, -nekrose **89f**
–, -oxydation 233
–, ranziges *376*
–, -resorptionsstörung 333
–, -säure 307
– –, -peroxyde 162
– –, ungesättigte 161, 190, 257, *376*
Fibringehalt der Synovia 265
Fibrinogen *175*
Fieber 62, **93**, 95, 107, 124, 129,
    132, 186, 215, 278, 280,
    293, 312, 316, 319, 321, 345,
    356f, 360, *379*, 453, *454*, 463,
    480, 489, 493, 496, *499*, 518,
    521, 541
Fimbrien 341
–, Antigen 335, 339, 571
Finnen 368
Fistel 292f, 525, 543
–, (bei) Arthritis purulenta 285
–, -öffnung 546f
Flächen
–, -impfung 212
–, -sanierung 571
Flanke
–, eingefallene 495
Flatdecks 565
Fleisch
–, bakteriologische Untersuchung
    347
–, DFD- (dunkles, festes und
    trockenes) 241, **244**, 249

–, -fresser 463
–, -geruch
– –, Abweichung 435, 537
–, -hygiene 347f, 357f, 573
–, -qualität 9, **242**, 542,
    siehe auch PSE-Fleisch
–, Salmonellenkontamination
    348
–, -schwein 270, 481
Flessa-Verschluß *479*
Fliege 69
–, Bekämpfung 82
Flubendazol 149, 360, *361*, 363,
    365ff
–, Behandlungsdauer 55
Fluor albus
    siehe Scheide, Ausfluß
Fluorid 172
Flushing 442
Flüssigfütterung 28, 375, 383
Flüssigkeitsmangel 501
Flüssigkeitsverlust 165
Follikel 405, 419, 428
–, -atresie 424, **427**, 429, 438
–, -bildung 407f
–, polyovulärer 429
–, -reifungshemmung 438
–, Tertiär- 404, 420, 423, *424*, 425,
    427f
–, -zyste 407, 425, 427, 429f
Foot and mouth disease
    siehe Maul- und Klauenseuche
Foramen lumbosacrale 47
Formalin 366
–, -Adsorbat-Mischvakzine 571
–, Vakzine *567*
– –, polyvalente *566*
– –, stallspezifische *566*
Fortpflanzung
–, (und) jährliche Periodizität 564
–, kontinuierliche 564
–, Physiologie **401**
–, -(s)leistung
– –, Beschreibung 417
–, -(s)störung 411
Fötus 473
Fraktur 171, 264, 298, *303*
–, -anfälligkeit 305, 396
–, Oberschenkel- 305
–, traumatische 305
Freemartinismus 434
Freilandhaltung 96, 99, 103, 283,
    359, 464, 467
Frenulum persistens **534f**
Freßliegebox 428
Freßplatz 28
Freßstimmung 28
Frucht
–, -hülle 473
–, -resorption *451*
–, -tod

– –, intrauteriner 185, 415, 450, 562,
    572
–, -wasser 473, 487, 505
Fruchtbarkeit 83, 441
–, herabgesetzte 527, 535, 550
–, Kennzahlen **414–417**
–, Schwankung 414
–, Störung 209, 363, 511, 527,
    529
–, Veranlagung
– –, genetische 410, 414
Frühabsetzen 428, *551*
Frühgeburt siehe Abort
Frühkastrat 538, *539*
Frühträchtigkeit 522, *570*
FSH siehe Hormon,
    follikelstimulierendes
Fuchs 206, 213
Fumarin 193
Fumonisin *379*
–, Vergiftung **149f**
Fundusdrüsenatrophie 188
Fungal skin diseases siehe
    Dermatomykose
Funikulitis **546f**
Funktionskörper 419, 424, 428f
Furazolidon *497*
–, Vergiftung *198*, **230f**
Furosemid 226
Fürsorgeverhalten 493
Fusarientoxin 28, 381
Fusarium 380
–, moniliforme 149
–, roseum 438
Fusobacterium 521
–, necrophorum 71f, 294, 351
–, species 70, 75
Fußbad 289f
Fußboden 6
–, rauher 523
Futter *550*, 558, 560
–, -analyse 228, 230, 232, 265, 299
–, -angebot 28f
–, -aufnahme 27, **28f**, 309, 501
– –, „Auseinanderwachsen" 28
– –, (des) Läufers 55
– –, (der) tragenden Sau 55
–, ballastreiches 442
–, -fehlmischung 225
–, Geflügel- 232
– –, Geschmack 28, 300, 442
–, -lagerung 6, 362
–, -medikation 54, 142, 280, 284,
    329, 347, 519, *561*, 562, *563*,
    566–*568*
– –, (von) Anthelminthika **54–56**
– –, antibakterielle **56f**, *499*, 569
– –, prophylaktische 59, 139, 343
– –, Wirkstoff 56
–, -mittel
– –, Fischmehl 347, *376*

– –, Gartenbohne 28
– –, Gerste *379*
– –, Getreide
– – –, -schrot *376*
– – – –, faserarmes 373
– –, Grünfutter *376*
– –, leicht vergärbares 375
– –, Tierkörpermehl 347
–, Probeentnahme 6
–, -prüfung
– –, grobsinnliche 29
–, -qualität 27, **29f**, 416, 527
– –, produktionsbegleitende
    Kontrolle 30
–, -reduktion 503
– –, ante partum *499*
–, rohfaserreiches 343, 442
–, Starter- 56
–, verdorbenes 312
–, verschimmeltes 392, 432, *454*
–, -verteilung 6
–, -verweigerung 27f, 230, 374,
    379, 496, *569*
–, -verwertung 79, 442
–, -wechsel 219, 341, 372, 428
– –, (zum) Geburtszeitpunkt 495
– –, nutritiver 354
Fütterung 3f, 174, 297, *312*, *400*
–, Abruf- 442
–, Ad-libitum- 28, 268, 502
–, Anamnese 272, 299
–, Arzneimittel 55, 500
–, -(s)bedingung
– –, extensive 479
–, einmal tägliche 375, 382f
–, energiearme 465
–, energiereiche 442
–, extensive 300, 509
–, -(s)fehler *198*, 372
–, Flüssig- 28
–, -(s)hygiene 346
–, restriktive 29, 269, 389
–, Technik 3, 28
–, Vorrichtung 6

G
γ-Glutamyltransferase *175*
Galaktophoritis 521
Galle
–, Abflußstörung 376
–, -(n)gang
– –, -(s)proliferation 378
– –, verdickter 368
–, -(n)stauung siehe Ikterus
Gammastrahlen 511
Gang
–, schwankender 224
–, steifer 231
Ganzzellvakzine 339
Garagentod 508
Gärungsdiarrhoe **372**

Sachwortverzeichnis 587

Gasbildung
–, Gülle 16
Gasheizung
–, Fehlfunktion 195
Gasspürgerät 20, 508
Gasstrahler 507
Gastritis 345
Gastroenteritis 232
–, hämorrhagische 336
–, katarrhalisch-hämorrhagische 395
–, transmissible 234, *313*, **326–331**
Gaumenspalte **314**, 511
Gebärmuttervorfall **490–492**
–, Reposition 491f
Geburt 272f, 387, 389, 391, 416f, **471–473**, 497, *570*
–, Abschluß 419
–, Anzeichen 472
–, Auslösung 457, **474**, 475, 504
–, Dauer 494, 504
–, frische 480
–, -(s)gewicht 234, 451, *506*
–, -(s)hilfe
– –, konservative 477, 480f
– –, manuelle 475, 498
–, -(s)hindernis 480, *481*, 483, 485
–, Induktion **474f**, 501, 505
–, Ödem 513
–, schleppende 457, 481, 494, 504
–, Stillstand 484
–, Störung 416, 480, 552
–, Termin **475**, 476
–, Überwachung 474, 504f, *551*
–, Verlauf *472*, 474
– –, pathologischer 474f, **480–483**
– –, schleppender 474, 484, 495
–, verschleppte 479f, 484, 487
–, Verzögerung 493
–, -(s)weg
– –, Einengung 480
– –, Enge des knöchernen 481
– –, weicher 473, 477
–, -(s)zange nach WITT 483
Gehör 39
Gelbkörper 405, 419f, 423f, 429–431, 443, 473, *siehe auch* Corpus luteum
–, persistierender 429, **432**
–, -phase 407, 429
–, Rückbildung 403, 446, 453
–, sezernierender 425
–, -zahl 427
Gelbspritzmittel *376*
Gelenk
–, -entzündung 277
– –, eitrige 277, 284f
– –, Fluktuation 278
–, -flüssigkeit 265, 280
– –, serofibrinös veränderte 283
–, -füllung
– –, serös-blutige 282

– –, vermehrte 220
–, hämatogene Besiedlung 284
–, -kapselentzündung 277
–, -knorpel
– –, Überbelastung 266
– –, Ulzeration 277
–, -punktion 221, 264, 268, 278
–, -rotlauf 106, 261
–, -sack 265
–, -schwellung 193, 282
–, -verletzung
– –, perforierende 284
Genitalinfektion 390, 463
Genitaltrakt
–, Epithelhyperplasie 438
–, Größenzunahme 438
–, -infektion 389
–, postmortaler Befund *422*
Gentamicin 219, 345, *497*, *500*
Gerinnungsstörung 166, 577
Geruch 14, 16
–, -(s)belästigung 17, 19, **21**
– –, (und) Mindestabstand 21
–, -(s)schwelle 14
–, -(s)sinn 39
Gesäuge 73, 75, *472*
–, -anbildung 417, 513
–, Befund 424
–, -infektion 499
–, Knotenbildung 357
–, -massage 514
–, -ödem
– –, physiologisches 519
– –, Rückbildung 517, 520, *524*
–, Schwellung *439*
–, Trittverletzung (am) **523f**
Geschlechtsreife **400**, 539
Geschmack
–, -(s)abweichung 28
–, (des) Futters 57
–, -(s)korrigens 28
Gestagene 417, 429f, 446
Gesundheit
–, -(s)management 7
–, -(s)sicherung
– –, horizontale **559f**
–, -(s)status 560
– –, definierter 550
–, -(s)überwachung 550
Gibbus *303f*
Giemen 115
Glässersche Krankheit 73, 142, 221, **279–281,** 341, 529
–, Vakzination **572**
Glaubersalz 500
GLDH *siehe* Glutamat-Dehydrogenase *175*
Gleitmittel 477, 481, 491
Gliazellen
–, Schwellung (der) *203*
–, Verminderung (der) *203*

Gliedmaßen
–, -gelenk 280
–, -bewegung
– –, fetale 275
–, -defekt
– –, angeborener 275
–, -erkrankung
– –, schmerzhafte 536
–, Fraktur **305**
–, Umfangsvermehrung 280
–, -schäden 27, 562
–, stummelförmige (Dysmelie) 511
Glomeruli
–, toxische Schäden 387
Glomerulonephritis 387, 395
Glukokortikoid 166, 429
Glukoneogenese 233
Glukose 171, *174*, 393
–, -lösung 234
–, -Natrium-Resorptionsmechanismus 308
Glukosinat 511
Glukosurie 392
Glutamat-Dehydrogenase *175*
Glutathionperoxidase 162, 255
Glykosaminoglykan 269
GnRH *siehe* Gonadotropin releasing hormone
Goldhafer 395
Gonaden 435
–, -hypofunktion 534
Gonadohysterektomie 435
Gonadotropin *402*, 404, 407, 427f, 430, 527
–, artfremdes 408
–, -behandlung 427, 429, *430*, 431
–, -defizit 442
–, releasing hormone 402, 409, 429, *430*, 432
–, -sekretionshemmung 407
–, -stimulation 430
Gonitis 262
Gossypol 161, 255, *376*
Graafscher Follikel 404, 420, 424, 427, 429f, 443
Granulom 514, 546
–, (in der) Subkutis 74
Granulosazelle 430
Granulozyten **173**, *225*, 265
Grätschferkel **252f**, 261, 509, 523
Gravidität *424*, 429, 432
–, Diagnose 419f, 426
–, physiologische 432
Greasy pig disease *siehe* Staphylococcus hyicus
Großpellets 374
Gruppenhaltung 428, 465
–, extensive (Sau/Eber) 535
–, (von) geschlechtsreifen Jungebern 536
–, (von) Sauen 35

– –, säugenden 493
GT *siehe* γ-Glutamyl-Transferase *175*
Gülle 29, 389, 549, *550*, 558
–, (und) ESP-Virus 97
–, -gasvergiftung 16
–, geruchshemmender Zusatz *376*
–, Versprühen 103
Güstzeit 431, *443*

H
H$_2$O *siehe* Wasserdampf
H$_2$S *siehe* Schwefelwasserstoff
Haar
–, -ausfall 83
–, -balgmilbe 81
–, -ball 375
–, Grannen- 61
–, -kleid
– –, Braunfärbung 261
– –, rauhes 495
–, -losigkeit **64**, 263, 511
– –, (bei) Hängebauchschweinen 64
–, -verlust 227
–, -wechsel 61
Haemophilus parasuis **279**
–, Serotypen 279
Haematopinus suis 81
Haemorrhagie *379*
HAH *siehe* Hämagglutinations-Hemmungs-Test
Hairless pigs *siehe* Haarlosigkeit
Hakenzahn
–, Abkneifen 36
–, Abschleifen 36
–, Kürzen 72
Halbwirbel 302
Halothan 242
–, -narkose 44, 202
Halsbügel 88
Haltung
–, -(s)bedingungen 564, 567
– –, (für die) Sau **416**
– –, ungünstige 411, 428
–, einstreulose *11*, 26
Hämagglutinations-Hemmungs-Test 457
Hämangioendotheliom 525
Hämatokrit 170, *173*, 189, 195, 225
Hämatom
–, subkutanes 193f
Hämatoporphyrie **182**
Hämaturie 390
Hämoglobin *173*, 188, 192, 194
–, -gehalt 170, 189
Hämoglobinurie 185, 463
Hämokonzentration 329
Hämolyse 170, 172f
Hämolysin 351
Hämophilie **182**

Hämophilus
–, parasuis 572
–, -Pleuropneumonie **131**
Hämorrhagie 183, 194
Hämosiderin 188
Hämospermie 533, **535f**
Hampshire *400*
Hangbeinlahmheit 261
Hängebauchschwein 44
Harn
–, -blase **423**
– –, Entzündung 396
– –, Punktion 54
– –, Ruptur 396
– –, Untersuchung
– – –, postmortale 423
– –, Verlagerung in die Beckenhöhle 479
–, Blutbeimengung 396
–, blutig-eitriger 390
–, Eiterflocken 423
–, Katheter 387f
–, Gesamtkeimzahl 390
–, -grieß 387, 396
–, -leiter 419
– –, Verstopfung mit Urat 396
–, -organ
– –, eitrige Entzündung 494
–, pH-Wert 388
– –, Absenkung 391
–, Proteingehalt 390
–, Reflux 389
–, -röhre
– –, Blutung 535
– –, dilatierte 435
– –, -(n)öffnung 423
–, -sediment 387, 395, 423, *447*, 448
– –, (und) Immunofluoreszenz-technik 390
–, -stauung 387
–, -stein 396
–, -stoff 171, *174*, 388, 392
– –, Konzentration 390
– –, Retention *siehe* Urämie
– –, Teststreifen 423, 447
–, trüber 390
–, -untersuchung 387, 390
– –, bakteriologische 423
–, -verhaltung 478f
–, -wegsinfektion 387–389, 396, 428, 448, 495
– –, Therapie 56
Hausapotheke des Tierarztes
–, Verordnung 8
Haut
–, -abschürfung 78, 85
–, -blässe 189
–, -blutung
– –, punktförmige 101
–, -erosion **87f**

– –, gelenknahe 284
–, Faltenbildung 495
–, -geschabsel 79
–, haarlose 261
–, -läsion 521
–, -nekrose 107
– –, (an den) Lippen 310
–, Pigmentierung 61
–, Sensibilität 199, 224
–, -temperatur 62
–, -untersuchung **61f**
–, -veränderung
– –, papulöse 78
– –, stallbodenbedingte **85f**
–, (des) Wildschwein(s) 61
HCG *siehe* Choriongonadotropin
HCH *siehe* Hexachlorzyklohexan
Helminthen *563*, *566*, *568*
Hepathopathien 171
Hepatitis
–, cysticercosa *siehe* Bandwurmzyste
–, parasitica 171
Hepato Quick *175*
Hepatosis *siehe auch* Leberschaden
–, diaetetica 162, 171, 226
Heritabilität 267, 516, 537
Hermaphroditismus 429, **433–438**, *434*, *509*
–, verus 433
Hernia
–, abdominalis **323f**
–, inguinalis **315–320**, *509*
–, scrotalis **315–320**
–, umbilicalis **320–323**, *509*
–, ventralis *siehe* Bauchbruch
Hernie 311
–, inkarzerierte 316f, 319
–, Operationstechnik 317
–, postoperative 323
–, traumatische 311, 323
–, Ventral- 323
Herpesvirus 121
–, porzines 206
Herz
–, -arrhythmie 153
–, -defekt *509*
–, fetales 420
–, -frequenz *93*, 151, **152**, 158
–, -insuffizienz 62, 108, 114, 152, 155, **156**, 158f, 164, 179, 216, 244, 249
–, -klappe 106
–, -minutenvolumen 164
–, -muskelschaden 67
–, -rhythmusstörung 484
–, -stoß **152**
–, -tamponade 180
–, -ton **152**
Hexachlorzyklohexan (HCH)-Derivat 231, *561*, *563*, *568*

Hinterendlage 473, 481
Hintergliedmaßen
–, Entlastung 262
Hinterhandschwäche 489
Hirse 378, *379*
Hitzebelastung 529
Hitzestreß 12
Hitzschlag 12
Hoden 433, 525f, 537
–, abdominal gelegener 547
–, -aplasie 538
–, -ektopie 526, 537, 540
–, -gewebe
– –, hormonell aktives 539
–, -hypoplasie 529
–, Konsistenz
– –, schlaffe 526, 529
–, -sackbruch 315, 542
–, -schwellung 209, 357, 461
Hog cholera
    siehe Schweinepest, klassische
Holzspäne
–, Einstreu 357
Homosexualität 536
Hormon
–, adrenokortikotropes 429, *430*
–, follikelstimulierendes 402, 407
–, luteotropes 402, 429, *430*
– –, präovulatorischer Anstieg 427, 430
– –, Ausschüttung
– – –, verminderte 430, 453, 465
–, somatotropes 271
Hornkluft 67, **289–291**
Hornspalte 83, 263, *288*, **289–291**
Hüftgelenk 264
Hund 213, 351, 362, 367f, 433, 462f, 508
–, Spulwurmarten 360
Hundesitz 108, 137
Husten 112, 114, 129f, 148, 191, 209, 280, 360
–, schmerzhafter 124, 132
–, trockener 136
–, Typen 116
Hyaluronat 265
Hybrid
–, -Ferkelerzeugung 559
–, -sau 400, 441
–, -zucht 9, 550
Hydrothorax 150
Hydrozele 526
Hymen 417, 480f
Hyostrongylose **362f**
Hyostrongylus rubidus *361*, **362**, 363
Hyperästhesie 200, 216
Hyperkaliämie 157, **245**, 393
Hyperkalzämie 30, 300, 394f
Hyperkeratose 63, 78
–, (an der) Lippe 381

–, (an der) Präputialöffnung 381
–, (an der) Zunge 381
Hypernatriämie 225
Hyperöstrogenismus *379*, 425, 432, **438–441**, *439*
Hyperparathyreoidismus
–, sekundärer 270, 297, 299
Hyperthermia during lactation
    siehe Laktationshyperthermie
Hyperthermie 62, 93, 159, **245**, *453*, 499
–, maligne 44
Hyperventilation 114, 507
–, kompensatorische 115
Hypofertilität
–, saisonale 427
Hypogalaktie 72, 124, 233, 493, 495, 518
–, hormonell bedingte 496
Hypoglykämie 199, 308, 328, 506
–, (des) Saugferkels *198*, *200*, **233–235**
Hypokalzämie 200, 298, 484, 498
Hypophosphorämie 395
Hypophysenabszeß **198**, **224**
Hypophysenvorderlappen *402*, 430
Hypothalamus *402*
–, -Hypophysen-System 427
Hypothermie 11, 486, 506
–, (des) Saugferkels **233–235**
Hypothyreose 511
Hypotrichie **64**
Hypovolämie 234
Hypoxie 188, 231, *454*, 466, 507
Hysterektomie 136, *553*, 554
–, Verfahren 552
Hysterotomie 136, 554
–, Verfahren *552*

I
IBR-IPV-Virus 460
Ikterus 62, 149, 185f, 359, 376, 378, *379*, 463, 575
–, hämolytischer 185, 192
Ileitis
–, hämorrhagische 345
–, regionale 355
Ileum
–, Blutaustritt 380
–, Petechien *313*
–, Veränderung
– –, fibrinös-nekrotische 370
Immission 548
Immunfluoreszenz 210, 214, *313*, 456, 460
Immunisierung 458, 460, 468, 559f
–, aktive 552, 569
–, (der) Sau 570f
Immunperoxidase 210, *313*
Immunreaktion des Fetus *451*

Immunserum 346, *567*
Immunsuppression *379*, 381
Immuntoleranz 451f, 455f
Impfplan 569, *570*
Impfstab 53
Impfstoff 140, **569**, 571
–, Adsorbat- 109
–, Applikation 1
–, bestandsspezifischer 74
–, Kombinations- 572
–, Lysat 573
–, markierter 554, 573
–, serotyp-spezifischer 339
Impfung 211, 284, 561
–, (gegen) Parvovirus *458*
–, (der) Sau *570*, 571
Implantationsstörung 448
Impotentia
–, coeundi 266, *444*
–, generandi 415, *444*, **528–530**
In-vitro-Resistenz 118
Inaktivitätsatrophie 262, 271
Inappetenz 229, 235
Infektion 14, 493
–, aerogene 3, 111, 123, 207, 549, 571
–, Aerosol- 22, 129
–, Ausbreitung 549
–, diaplazentare 98, 100, 103
–, -(s)druck 111, 136, 211, 279, 349, 360, 567, 568
–, galaktogene 365f, 518, *567*
–, (des) Genitaltraktes 547
–, hämatogene 87
–, horizontale 452, 459
–, intrauterine 121, 452, *455*, 459f, 503, 552
– –, (mit) Schweinepocken 68
–, -(s)kette innerhalb des Bestandes 6
–, -(s)krankheit 93, 506
– –, chronische 442
– –, enzootische 111, 569
–, -(s)prophylaxe 564
–, -(s)risiko 6, 420, *559*, 560, 569
– –, (durch) Fahrzeuge 549, 558f, 562
– –, (durch) Gülle 22
– –, (durch) Nager 549
–, -(s)schutz 6, 549–574
– –, (des) geschlossenen Bestandes **557–559**
–, SMEDI-Syndrom 100
Infertilität 434, 461
–, saisonale 453
Infiltrationsanästhesie 294, 541
Influenza **123f**, *451*, *454*, 560, *563*, *570*
–, Vakzination **572**
Infrarotlampe 506
–, (und) Verbrennung 88

Infusion
–, intrauterine **51**
–, -(s)therapie 391, 486
Inguinalhernie 526
Inguinallymphknotenschwellung 293
Injektion *563, 567*
–, -(s)behandlung 54, 562
– –, (in den) ersten (beiden) Lebenswochen 139, 147
–, epidurale 53
–, intraabdominale 42, 53f
–, intradermale 53
–, intrakutane 53
–, intramuskuläre 41, 49, 51–53
– –, (in die) Nackenmuskulatur 52
– –, (in die) Oberschenkelmuskulatur 53
–, intratestikuläre 544
–, intravenöse **51**
–, subdurale 53
–, subkutane 41
– –, (in die) Kniefalte 53
– –, (in den) Ohransatz 53
Inkarzeration 311, 316, *321*
Inkoordination 237
Insektizid *561*
–, -Vergiftung **231f**
Insemination 405
Integration
–, vertikale 559f
Intensivhaltung 427
Interesselaut 40
Interöstrus *402*, 405, *424*, 432
Intersexe 433
–, echte 433
Inversio uteri 490
Ionophor(e) 255
–, -Antibiotika **162**, 239
Iridoviren 94
Isoagglutinine 184
Isofenphos 231
Isolierstall *565*
–, (für) Aufzucht *551*
–, (für) Geburt *551*
Isospora suis **369**
Ivermectin 55, 80f, 149, 360, *361*, 363f, 366f, *566f*

J

Jejunum
–, fibrinös-nekrotische Veränderung 370
Jod 511f
–, -mangelernährung 511
–, -tinktur 543
Juckreiz 78, 206, 209
Jugularvenenkatheter 181
Jungeber 545, 548
–, Eigenleistungsprüfung 549

Jungsau 400, **414**, 416, 432, 441, 493, 495, 561f, 572
–, Anteil 414f
–, Aufzucht *555*
–, Belegung 406
–, unbelegte 414
–, Unfruchtbarkeit 434
–, Wurf 277
–, zugekaufte 456

K

Kachexie 62, *441*
–, (der) Zuchtsau 442
Kadaver *550, 565*
–, Lagerung 3
Kaiserschnitt 480, 485, *522, 553*
–, postoperative Komplikationen 489
Kalb 333, 362, 371
Kalium 171, *174*
Kalk
–, kohlensaurer 298
Kälteagglutinin 185f
Kältestreß 11f, 26, 113, 279, 453, 465
Kältezittern 201
Kalttränke 501, 506
Kalzinose 300
Kalziphylaxie 190, 258, 394, 395
Kalzium 84, 171, *174*, 270, 272, 296f, 299
–, -glukonat 300, 374, 479, 484, 497f
–, -karbonat 300, 395
–, -mangel 271, 297f, *299*
– –, -osteopathie 305, siehe auch Hyperparathyreoidismus
–, -phosphat 395
– –, -stein 396
–, -phytat-Komplex 300
–, Überdosierung 300
Kammstallprinzip 562
Kampf 568
–, (bei) Gruppenbildung *563*
Kanamycin *497*
Kaninchen 207
Kannibalismus 12f, 16, 23, 26, 31f, 79, *236*, 284, 302, *304*
–, (am) Ohr 73
–, (am) Rumpf 73
Kapillarfüllungszeit **156**
Karboxyhämoglobin 507
Kardiomyopathie 157f, 161, 245
Karpalbeugehaltung 262
Karpalgelenk 263, 265f
–, faßbeiniges 274
–, vorbiegiges 274
Kartoffel 372
–, -stärke 375
Kastenstand 44, 415, 418

Kastration 277, 316, 435, 526, **542–546**
–, (des) Absatzferkels *543*
–, (des) erwachsenen Ebers *544*
–, (von) Hermaphroditen 316
–, (von) Kryptorchiden 316
–, (durch) Laparotomie 540
–, -(s)narbe 526, 539, 546f
–, (mit) Samenstrang
– –, bedecktem 544
–, (des) Saugferkels *543*, 546
–, (s)wunde 70, 217, 284, 546
KATHER
–, Gummibeutel nach ~ 491
Katze 213, 360, 362, 381, 549
Kaubewegung 231
Kaukrampf 310
KB siehe Besamung, künstliche
Kehlkopf *117*
Keilwirbel 302
Keim
–, fakultativ pathogener *559*
–, koliformer 517, 521
–, luftgetragener 14
–, -träger 220, 347
–, ubiquitärer 552
Kernlinksverschiebung 170, 222
Ketamin 44, 48, 294, 478, 486, 533f
–, Analgesie 526, 540, 544
Keuchhusten 130
Kieferschlagen 310
Klagelaut 213
Klaue
–, After-
– –, Abriß 291
–, -(n)amputation 46, **294f**
–, asymmetrische 276
–, -(n)erkrankung **287–296**
–, -(n)gelenk 263
–, -(n)horn
– –, Nekrose 227
– –, Veränderung 417
–, Pflege 524
–, pigmentierte 287
–, -(n)rehe **291**
–, -(n)schaden 26, 85
–, -(n)schneider *288*
–, Stall- **287f**, 290
–, Verband 290, 293f, **295f**
–, Verfärbung bei Parakeratose *85*
Klebsiella pneumoniae 517
Klebsiellen 389, *447*, 518
Kleinhirn
–, -abszeß 222
–, -hypoplasie 100, *203f*
Klitoris
–, penisartig vergrößerte *434*, 435
Kloakenbildung (Rektovaginalfistel) 314f
Klysma 51

Sachwortverzeichnis

Kniegelenk 264f
Knochen
–, -biopsie 265
–, -bruch **305**
–, -mark 188
– –, Schädigung 169
–, -weiche 296
Knorpelusuren 285
Knötchenwurm **364f**
Kochsalz
–, -Glukose-Lösung 308
–, -lösung 566
– –, physiologische 391
–, -vergiftung *198*, 199, *200*, 201f, 225f
Kohlendioxid 13, **16**, 20
Kohlenhydrate 307, 442
–, schwer verdauliche 372
Kohlenmonoxid 13, 507
–, -Vergiftung **195, 507f**
– –, (beim) Menschen 195
Kohlenwasserstoffe
–, chlorierte *198,* 231
– –, -Vergiftung 231
Kokzidienoozyste 369
Kokzidiose 309, *313*, 337, **369–371**
Kokzidiostatikum 232
Kolidiarrhoe 191, 308, *313*, **335–340**, 503, 564, *566*, 570, 571
Koliendotoxin 493f, 496
–, -schock 336
Kolienteritis 335, *557*, 562
–, Metaphylaxe 56
Kolienterotoxämie *198, 200*, 201, 309, 336, **341–344**, 562, 566, *567*, 571
–, Metaphylaxe 56
–, Risiko 300
–, Spätfolgen 237
Kolik
–, Erscheinung 360
–, Symptom 206
Kolimastitis 496
Koliruhr siehe Kolidiarrhoe
Kolisepsis 336, **340f**
Kolitis 344, 369
–, fibrinös-hämorrhagische 352
–, hämorrhagische 351
Kolitoxinschock **341**, 342
Kolliquationsnekrose 289
Kolon
–, Torsion 311, **383**
–, Ulzera *313*
Kolostralimmunität 208, *455*, 506
Kolostralmilchprobe 138
Kolostrum 501
–, Aufnahme 486, 506
Koma 199, *200*, 213, 234
–, hypoglykämisches 495, 506
Kondenswasser 15

Konjunktivalschleimhaut
–, blasse 189
Kontakt
–, -insektizid
– –, Anwendung *551*
– –, -pour-on-Behandlung *563*
–, -versuch 559f
Kontusion 285
Konzeption 441, *443*, 467
–, -(s)rate 405
–, -(s)störung *379*, 415, 427
Koordinationsstörung 229, *230*, 235
Kopfhochreißen 213
Kopfschiefhalten 202, 219, 222f
Koprophagie 82, 194
Koprostase 299
Kornea
–, -reflex 199
–, -trübung 88
Körper(kern)temperatur **93**, 232
–, erhöhte 99
–, Maximum 503
–, Ruhewerte *93*
–, (der) Sau 477
Kortikosteroid 125, 139, 284, 286, 291, 498
–, -behandlung 429
–, fetale Ausschüttung 507
–, -spiegel
– –, erhöhter 428
Kortisol 453, 473, 494
Kot 558
–, Kontakt 560
–, -probe
– –, Gewinnung 311
– –, Untersuchung 312
–, -qualität *312*
–, (des) Saugferkels 311
–, -verhalten 27
–, Wassergehalt 307, 312
Krampf 100, 216, 231, 377
–, -anfall 479
– –, epileptiformer 225
– –, tonisch-klonischer 231
–, (der) Kaumuskulatur 208, *209*
–, klonischer 45, *198, 200*, 201, 204, 208, *209*, 220, 225, 232, 237
–, tonischer 45, *198, 200*, 201, 208, 217f, 220
Krankenstall 560
Krankschlachtung 347
Kreatinin *175*, 390, 392
Kreatinkinase (CK) 162, 171, 173, *174*, **240**, 243, 246, 249, 256, 258, 377
–, -Aspartataminotransferase-Quotient 162, **240**, 243, 246, 249, 256, 258, 377
–, -test **248**
Kreisbewegung 202, 208, 219, 222, 225

Kreislauf
–, -belastung, Operationsrisiko 525, 542
–, -insuffizienz 205, 376, *480*, 485, 491, 536
–, -schwäche
– –, postoperative (Schock) 489
–, -störung
– –, periphere 114, 232
– –, toxisch bedingte 489, 496
–, -versagen 273, 329, 390, 479, 489
Krepitation 271, 273
Kreuzungssau *428*
Krongelenk 263
Krummsteifbeinigkeit **275**, 314, 509
–, Ätiologie *276*
Krüppelohr 90
Kryptorchide 433, 527, 547
Kryptorchismus 509, **536–542**
Kryptosporidieninfektion **371**
Küchenabfall 65, 98, 225, siehe auch Speiseabfall
Kumarinderivate 193
–, Vergiftung mit **193f**
Kümmern 62, *198*
–, (des) Saugferkels **324–326**, *325*
Kupfer *175*
–, -gehalt
– –, (des) Blutes 192
– –, (der) Leber 192
–, -sulfat 57, 192
–, -vergiftung 192f, **192**, *376*
Kupieren 277
–, (des) Schwanzes 32, 72
Kyphose 262, *301*, 303, *304*

L
Labor
–, humanmedizinisches 173
Lahmheit 193, 227, 262, 270, 273, 277, 282f, 285, 292, 298f, 303, *444*, 461, 536
Lähmung 191, 195, 201, 206, 208, 215, 262, 286, 303
–, (der) Hintergliedmaßen 32
–, (der) Kehlkopfmuskulatur 216
–, (der) Zungenmuskulatur 216
Laktat 171, *174*, 239, 243
–, -dehydrogenase (LDH) *175*
Laktation 174, *424*, 441, 484, *514*, 572
–, -(s)anöstrus 405, 425
–, -(s)dauer *405*
–, -(s)hyperthermie **502f**
–, -(s)stoffwechsel 497
–, -(s)störung
– –, hormonell bedingte 494
Laktazidose 151, 157f, 164, 166, 242, **244**, 245

Lamina femoralis 436
Landrasse *174*, 400
Laparotomie 435
–, (in der linken) Flanke 486
–, Haut-Muskel-Naht *488*
–, (in der) Linea alba 437
Large white *400*
Laryngitis 114
Laryngoskopie 117
Laryngospasmus 298
Latex-Agglutination *313*
Laufbelastung 151
Laufbucht 415, 472f
Läuferschwein 310, 562, 573
Laus 61, 68f, 186, *551*
–, -befall **81f**
–, Eier 62
Lautäußerung 199
–, (des) Schweines **39**
Lawsonia intracellularis *313*, **355**, 356
LDH *siehe* Laktatdehydrogenase
Lebendimpfstoff 109, 127, 346, 554, *561*, *563*, 570f, 572f
Lebensschwäche 451, 474
Leber 368
–, -egel
– –, Befall (Fascioliasis) **368f**, 377
– –, großer **368**
–, Milchfleck (Milk spots) 359, *359*
–, -nekrose 192, 219, 378, *379*
– –, miliare 344
–, -ödem 162
–, -schaden 149, **376–378**, 377, *379*
– –, toxischer *376*
–, -stauung 162
–, -tran *376*
–, -tumor *379*
–, -zirrhose 171, 377
Lederhautquetschungen 288
Lederzecke 94, 185
Leg weakness 267
Leiden *siehe auch* Tierschutz
–, unnötiges 549
Leistenbruch **315**
Leistenlymphknoten 436, 526
Leistenring 436
Leistungsförderer
–, Überdosierung 30
Leptomeningitis
–, nichteitrige 221
Leptospira
–, bratislava 399, 448f, 463f
–, canicola 463
–, grippotyphosa 463
–, interrogans 463
–, pomona 463, *556*
–, tarassovi 463
Leptospiren 453, *551*, *561*
Leptospirose *200*, 376, 387, *451*, *454*, **462–465**, 554

–, Sanierung *551*
–, Vakzination **572**
Letalfaktor 276, 314
Leukoblasten 170
Leukopenie 95, 98, 101, 381
Leukoplakien 525, 531
Leukose 170, **182f**
Leukozyten *173*, 265, 423
Leukozytose 170, 222
Levamisol 149, 360, *361*, 363, 365, *566f*
Levomethadon 48
LH *siehe* Hormon, luteotropes
Libido 547
–, herabgesetzte 536
–, -schwäche 534
Licht **22–24**, *400*
–, -intensität 23, 416
–, infrarotes 23
–, -programm 23, 427
–, sichtbares 22
–, ultraviolettes 23, 89
–, (als) Zeitgeber 22f
Lidschlagreflex 46, 199
Liege
–, -fläche
– –, beheizte 26
– –, planbefestigte 25
– –, zugluftfreie 562
–, -schwiele 26
–, -verhalten 261
Ligamentum
–, interarcuale 47
–, latum 419, 436
Lincomycin 57, *58*, 139, 282, 284, 353, 356, *567*
Linea alba 323
Linearscanner 420, 431
Lipom in der Subkutis **90**
Lippen 310
Liquor
–, cerebrospinalis 47, 220, 280
– –, Untersuchung 202
–, -entnahme 221
Listeria monocytogenes 219
Listeriose *198*, *200*, **219**, 376, *454*
Lochialfluß
– –, eitriger 500
– –, übelriechender 484
Lokalanästhesie **47**
Lordose 303, *304*
Lotagen *566*
–, -Lösung 448
Luft
–, -bestandteile **13f**
–, -brunnen 17
–, -feuchtigkeit **15f**
– –, niedrige 114
–, -geschwindigkeit **12f**
–, -temperatur im Abferkelstall 499
–, -verteilung 17

– –, (im) Stall 13
–, Zug- 12
Lüftung 569
–, Bemessung 19
–, Überprüfung 20
–, Verfahren **17**
Lugolsche Lösung 448, *566*
Lumbosakralanästhesie **47f**, 294, 486, 489
Lunge
–, Auskultationspunkte *116*
–, -(n)entzündung **114**
–, Immunreaktion (in der) 112
–, -(n)insuffizienz 156
–, -(n)läsion
– –, chronische 572
–, -(n)makrophagen 126, 466
–, -(n)ödem 114, 149f, **155**, 158, 166, 210, 245, 310, 342, *379*
–, -(n)spülprobe 117
–, -(n)stauung **155**
–, -(n)wurmbefall **148f**
Luteinzelle 430
Luteolyse **403**, 407, 453, 473
Luxmeter 23
Lymphadenitis 344
Lymphfollikel
–, entzündetes 532
Lymphknoten
–, (und) blutige Marmorierung 101
–, -schwellung 518
Lymphopenie 171
Lymphosarkom 114
Lymphozytose
–, relative 171
Lysergsäure *379*, 521

M
Magen
–, -dilatation 311
–, -entleerung 373
–, -geschwür 311, **373**
–, -schleimhautreizung 311
–, -sonde 374
–, -torsion **383**
–, -ulkus 312, 362, **373f**
–, -wand
– –, Ganglienzelldegeneration 325
– –, Ödem 341
–, -wurm
– –, roter **362**
–, -überladung 311, 342, 372, 383
Magen-Darm-Erkrankung 505
Magen-Darm-Wurmbefall 417
–, Behandlung *361*
Magnesium *175*
–, -Ammonium-Phosphat 395
Mais 149, *376*, 378, *379*, 438
Malabsorption 307
–, Diarrhoe 308

Maldigestion 307, 312
Mammakomplex
–, entzündeter 518
–, Rückbildung 519, 524
Mammalymphknoten 513, 519
Mangelernährung *400*, *454*
Mangelfütterung 494
Markervakzine 211, 570, 573
Massage
–, (der) Gesäugeleiste 526
–, (des) Musculus urethralis 526
Mast 550, *556*
–, -bestand 549, *555*, 559, 570
–, -darm
– –, Stenose **384**
– –, Striktur **384**, 385
– –, Vorfall **384–386**, 438
– – –, Resektion 385
–, Kontrollring 559
–, -läufer *563*, 572
–, -leistung 360
– –, (und) Gruppengröße 34
– –, Prophylaxe *568*
–, -schwein 571f
–, Sterilität 310, 400, 417, *424*, 425, 428
Mastitis 493, *499*, 518, 521
–, abszedierende 513
–, akute 495, **517–520**
–, chronisch(e) 417, 521, 524
– –, -abszedierende 514, **520f**
–, eitrig-nekrotisierende 496
–, koliforme 493, 495, 519
–, -Metritis-Agalaktie (MMA) 389, 500, 513
– –, Metaphylaxe 56, 500
– –, -Syndrom 56, 474, **493–502**, 517, 564, *566*, 571
– – –, Chemotherapie 500
Maulatmung 108, 511
Maulbeerherzkrankheit 171
Maulgatter 50, 310
Maulkeil 310
Maulschleimhautentzündung 88
Maul- und Klauenseuche *65*, **66–68**, 160, 310
–, (beim) Rind 66
–, Vakzination **572**
Maus 207, 351, 463
Mebendazol 360
Medicated early weaning 551, 554–556
–, -Prinzip 140
Medikamente
–, Abgabe verschreibungspflichtiger 9
Meerschweinchen 351
Megakaryozyten 184
Mehrfachresistenz 500
Mehrgebärende 471, 484, 493
Mekonium 473, 505

Melasse 375
Meldepflicht 219
Menadion siehe Vitamin K_3
Menichlorpholan 368
Meningitis *198*, *200*, 202, 220, **222–224**, 282, 341, 463, *505*
–, eitrige 220
Meningoencephalitis non purulenta 101
Meningoenzephalitis 219, 224
–, eosinophile 232
–, fibrinopurulente 279
–, nichteitrige 210
Mensch 188, 213, 220, 297, 333, 357f, 368, 462, 465, 508
–, -(en)bandwurm 368
–, Infektionsgefahr 105f
–, (und) Influenzapandemie 123
–, rheumatischer Zustand 107
Merkmalsträger *510*
Merzung serologisch positiver Tiere 554
Mesenteriallymphknoten
–, Nekrosen 381
–, Schwellung
– –, ödematöse 345
Mesorchium 543, 545
Metaphylaxe 74, *556*, 560, 562, 564, 566–569
–, (beim) Absetzen 556
–, antiparasitäre 559
–, chemotherapeutische 500, 554, 559, 571
–, (bei) Einstellung zur Mast 556
–, (in der) spezialisierten Ferkelaufzucht *557*
–, medikamentöse 54
Metastrongylus
–, apri 148
–, pudendotectus 148
–, salmi 148
Methallibur 407
Methämoglobin 194f
Metöstrus 405, *424*, 445
Methionin 391
Methyldigoxin 249
Methylenblaulösung 195
Metomidat 45, 48
MEW
siehe Medicated early weaning
MHS 241
–, -Gen 242
– –, -Test **248**
Microsporum nanum 77
Mikroabszeß 75
Mikroagglutination 186
Mikroangiopathie 162, 227
Mikrofraktur 266, 268
Mikrohämaturie 387
Mikroklima 233f
Mikrorchie 529

Mikrothromben 106, 162, 165
Milch *518*
–, erste Aufnahme *472*
–, -drüse
– –, -(n)anlage 438
– –, -(n)aplasie *379*
– –, -(n)gewebsprobe *518*
– – –, -(n)schwellung *379*
–, Einschießen 484
–, -ersatz 501
–, -fleck 360
–, -fluß *472*, 493, 514
–, -fütterung 308
–, -leistung der Sau 503
–, -mangel 87, 495
–, -nahrung 311
–, -pH-Wert *499*, 514, 519, 521
–, -probe 497
– –, bakteriologische Untersuchung 514, 519
– –, (und) Zellzählung 515
–, -säure 243f
–, -sekretion
– –, Versiegen (der) 493, 495
–, -stauung 496f, 519
–, (im) Strahl ermelkbare 477, 480, 514
–, Zellgehalt 519
Milz
–, -brand **104**
–, -ruptur 383
–, -schwellung 345
–, -torsion 383
Mineralstoff 372
–, -mangel 171
– –, -osteopathie 265, **296–301**, 303
–, Überdosierung 28, 296
–, -versorgung 305
–, -wechsel und Homöostase 171
–, -zusatz 299
Minimum-Maximum-Thermometer 12, 20
Mininaturschwein 44, 375, 471
Minnegesang *399*
Miosis 231
Mißbildung *451*, 452, 508
–, amniogene 314
–, -(s)rate *510*
Mißtrauensschnaufen 40
Mist *550*
Mittel-Endmast 564
–, -stall 562
MKS 554
MMA *siehe* Mastitis-Metritis-Agalaktie
Molke
–, Fütterung 382
–, Konzentrat 375
–, salzhaltige 225
Monensin 161, 255
Monozyten *173*

Morbidität
–, hohe 572
Morbus maculosus 186
Mortalität
–, (des) Ferkels *505*
–, perinatale 126
–, (durch) PRRS-Infektion **466–469**
Moskito 460
Mouldy corn toxicosis 381
Mücke 80
Mucosal disease *siehe* Bovine Virusdiarrhoe
Mukopolysacharid *siehe* Hyaluronat
Müllersche Gänge 433
Mumie 416, 464
Mumifikation 101, 209, 415, 429, *450*, 452, 455, 459, 461, 466, 504
Muskel
–, -aktion
– –, krampfartige 234
–, -atrophie 241, 246, 252
–, -degeneration 190, 239, **245**, 256
– –, ernährungsbedingte 201, 226
– – –, (des) Sauferkels 190
–, -enzym 239
–, -faser **239**, 243, 249, 256
– –, Nekrose **245**
–, -krampf 217
–, -nekrose *240*, 241, 249
– –, Rücken-~ **241**, 246
–, -rigor 202
–, -riß 253
–, -schaden 271
–, -schwellung 246
–, -spasmen 190, 231
–, -trauma 171
–, -tremor 205, 216, 230, 234, 241, 256
–, -zittern 208, 213, 231, 234, 246
Muskulatur
–, Hypotonie der glatten ~ 494
–, Zuckung 206
Mutationsrate 511
Mutterkorn (Secale cornutum) 521
–, Alkaloid 485, 500
–, Vergiftung 517
Muttermilch 233
Muttertier
–, Vakzination 74, 339, 571
Mycoplasma
–, granularum 283
–, hyopneumoniae **135**, 554, 556, *567*, 572
–, hyorhinis 143, 222, **281**
–, hyosynoviae 283
Mycotoxikose *379*
Mydriasis 231
Myelinbildungsstörung *203*
Myelitis *200*
–, eitrige 237
Myelomalazie *200*

–, (nach) Lumbalanästhesie 236
Myelomeningitis 237
Mykobakterien 357
Mykoplasmen 265, *447*
–, -Pneumonie (EP) **135**, 551, *563*
– –, Metaphylaxe 56
– –, Vakzination **572**
–, -Polyarthritis **283f**
–, -Polyserositis **281–283**
Mykotoxikose 312
Mykotoxin 378, 438
Myoclonia congenita *siehe* Ferkelzittern
Myoglobin 188
Myokarddegeneration 395
Myokarditis 160f, 221
Myometrium 473
Myopathie 171, 201, 239f, 496
–, Belastungs- 43f, 151, 162, 171, 179, 181, 239, **241–251**, 264, 331, 489, 496, 536, 562
Myostreß **248**
Mystery disease 466
Myxödem **511f**

N
Nabel
–, -abszeß 311, 320, *321*
–, -arterie 420
–, -bruch **321**
– –, (und) Hautnekrose 88
– –, Operation
– – –, Schnittführung *322*
– – – –, Wirtschaftlichkeit 321
–, -entzündung 284, 341
–, -infektion 70
– –, experimentelle 336, 340
–, -schnur *472*
– –, (vor der) Geburt gerissene *505*
Na-bicarbonat 159
Nachblutungsrisiko 545
Nachgeburt 473, 477, 480, 484
–, Abgang *472*
Nachschlaf 45, 486
NaCl-Lösung 391, *566*
Nager 549, *siehe auch* Schadnager
Nagetierbekämpfung 211, 464
Nährboden
–, Eintauch- (für Urinuntersuchung) 29, 387
Nahtdehiszenz 489
Narasin 161, 255
Narbe 525
–, -(n)bruch 323, 437, 486, 541
Narkose 43, 232, 294, 317, 319, 321, 375, 486, 491, 526, 533, 542
–, Atemdepression 45
–, Azaperon-Metomidat-
–, Barbiturat- 44f
–, (und) Blutdruckabfall 45
–, Dosierung 46

–, Halothan- 44
–, Indikation **44**
–, Überdosierung 45
–, Überwachung 199
–, Verlängerung 45
Nase
–, -(n)ausfluß 148, 209
– –, blutig-schaumig 132
– –, serös 144
–, -(n)bluten 144, 184, 193
–, -flügelatmen 114
–, Katarrhe 114
–, -(n)muschel
– –, -atrophie 142, 144
– –, -hypoplasie 143
–, -(n)querschnitt 145
–, -(n)rückenödem 341
–, -(n)scheidewandreflex 46, 199
–, -(n)tupferprobe *117*, 146
–, -(n)veränderung
– –, jahreszeitliche Schwankungen 143
–, -(n)verbiegung 143
Natrium 171, *174*
–, -arsanilat 228
–, -EDTA 172
–, -Heparinat 171
–, -sulfat 500
Nebelgerät 13
Nebenhodenschwanz 526
Nebenzitze 513
Negri-Körperchen 214
Nekrose 190, 274
–, (im) Lippen- und Backenbereich **71f**
–, miliare 210
Neomycin 57, *58*, 356, 358, *497*, 500, 569
Nephritis 496
–, fibrosierende interstitielle 389
–, interstitielle 387, 395
Nephropathie 395
–, mykotoxische **392f**
–, toxische *379*
Nervensystemmodell *199*
Nervus
–, fibularis
– –, Schädigung 191
–, tibialis
– –, Schädigung 191
Nerz 206
Nestbauverhalten 472
Neuaufbau 560
–, (des) Bestandes 562
Neugeborenes 571
–, Schutz *567*
Neurotoxin 217, 341
Neurotransmitter 402
Neurovirulenz 214
Neutropenie 182
Neutrophile *siehe* Granulozyten

NH₃ siehe Ammoniak
Nieren
–, -abszeß 388
–, -atrophie 393
–, -fibrose *379*, 393
–, -funktionstest 388
–, -schaden 377, 392
– –, fortgeschrittener 390
– –, irreversibler 388
–, -schwellung 393
–, -versagen 166, 300, 328, *379*
Niesen 112, 114, 122, 130, 144, 209
Nissen 81
Nitrat
–, Gehalt des Grünfutters 194
–, -N (im) Trinkwasser 194
Nitrit
–, -N (im) Trinkwasser 194
–, -Probe 387, 390
–, -Vergiftung **194f**
Nitroimidazole 353, 369
Noradrenalin 166, 244
Normalwerte
–, (im) Blut des Schweines **173**
–, (im) Plasma des Schweines **174f**
Normoblasten 170, 189
Notschlachtung 480, 485
Nymphomanie **432f**
Nystagmus siehe Augenzittern

O
Oberflächensensibilität
–, herabgesetzte 227, 236
Oberkiefer
–, -schlinge 42
–, Verkürzung (des) 144
Oberschenkelkopfablösung
 siehe Epiphyseolysis
Oberschenkelfraktur 305
Obstipation 312, 494, 497, 501
Ochratoxin *379*, 392, 527
Ödem 190, 225f
–, (der) Darmwand 418
–, entzündliches 546
–, -krankheit 336, **341**, 342
–, periartikuläres 283
–, perirenales *379*, 392
– –, (durch) Fuchsschwanzvergiftung **393f**
–, postoperatives 545
–, subakutes 495, 518f
–, subkutanes 513, 526
–, (der) ventralen Bauchwand 393
Oesophagostomum 562, *566*, *568*
–, dentatum 364
–, quadrispinulatum 364
–, species *361*
Ohr
–, -kerbe 539
–, -lochung 539, 541
–, -muschel

– –, Absterben (der) 107
–, -rand 51
–, -spitze
– –, Beknabbern 31
–, Venenkatheter 181
Olaquindox 57, 161
Oldenburger Schweineseuche 326
Oligospermie *444*
Onanie 536
Ontario Encephalitis 324
Oozyste 369
Operation
–, -(s)feld 436, 486, 540, 544
–, (ohne) Narkose 319
–, -(s)risiko 486, 525, 542
Opisthotonus 202, 208, 216, 220, 227
Orchitis 142, 461, **528f**, *528*
–, chronische 526
Organverkalkung 300
Organophosphate 231, siehe auch
 Phosphorpräparate, organische
Organophosphorous insecticides
 siehe Phosphorpräparate,
 organische
Ornithose 142, 376
Orthomyxovirus 123
Ösophagostomose **363f**
Ösophagusstriktur 373
Osteonekrose 395
Osteopetrose 395
Osteoblastenhemmung 143
Osteochondrose 262, 265, **266**, 267, 303
–, -Syndrom siehe Arthropathia
 deformans
–, -Vergiftung *299*
Osteochondrosis 266–270
Osteodystrophia fibrosa 297
Osteoidüberschuß 297
Osteolyse *293*
Osteomalazie 297
Osteomyelitis 236, 274, 285, **286f**, 293
–, (im) Beckenbereich 287
–, (des) Brustwirbels *302*
–, (des) Kreubeins *303*
–, purulenta 284
–, Ulna- 286
–, (des) Wirbel
– –, -körpers 286, *304*
Östradiol 402, **404**, 408, **425**, 430–432, 438, 473, 494
–, -behandlung 527
–, pränatal gebildetes *439*
Östrogen 407, 428, 430, 446, 453, *471*, 523
–, -behandlung 432
–, -synthese im Tertiärfollikel 430
Östronsulfat **426**, 447
–, -ausscheidung 426

Östrus 399, *402*, 404f, 408, 417–419, 423, *424*, 425, 430, 442–444, *445*, 561
–, anovulatorischer 405
–, Beeinflussung durch die Umwelt *400*
–, -erkennung 400
–, -intervall
– –, verlängertes 444
–, -kontrolle 406, **444–446**
–, symptomatischer 527
Othämatom **90f**
Otitis *198*, *200*, 202, **222–224**
–, interna 222, *223*, 224
–, media 222, 224
Ovar 417–419, 424, 429, 433
–, -atrophie 428, 442
–, Befund nach Schlachtung 424
–, -diagnostik 420
–, Funktionsstörung 415, 427–433
–, Inaktivität *424*, 428
–, rektaler Befund 419
–, zystische Veränderung 415, 424f, 440
Ovarialzyste **429**, 431f
–, Pathogenese *430*
Ovarien *418*, 422, **423–425**, 428
–, Mißbildung 429
–, Untersuchung 408
– –, postmortale 423
Ovariitis 461
Ovulation 404f, 407, 424, 430, 444, *445*
–, (und) Choriongonadotropin 409
–, (und) LH-Gipfel 409
–, -(s)induktion **406**
–, -(s)rate 400, 405, 427, 446, *447*
Oxalat 172
Oxalsäure 392
Oxytocin *471*, 473f, 484, 486, 493, 498, 514, 519
–, Injektion 497

P
Paarung 405
–, -(s)termin **444–446**
Panaritium 263, 289, 290
–, oberflächliches (Panaritium cutaneum) **291f**, *292*
–, tiefes (Panaritium articulare et ossale) *292*, **292–294**
Pantothensäuremangel *198*, *200*, 201, **235**
Panzytopenie 170
Paradeschritt 201, 230, 235, 262
Parakeratose 30, 63, **84f**, 300
–, (an der) Lippe 381
–, (an der) Präputialöffnung 381
–, (an der) Zunge 381
Paralyse *200*, 201, 213, 220, 231, 235–237

Paraphimose 531
Parasitenlarve
–, wandernde 113, 359, 265
Parasympathomimetikum 485, 497, 498, 505
Parese 101, *198*, *200*, 201, 215, 219, 227, 229, *230*, 232, 235–237, 342
–, spastische 232
Parvovirose 560f
Parvovirus *451*, *556*, *561*
–, porzines *454*, **455–459**, 562
–, Vakzination 570, **572**
Pasteurella multocida 113, 124, 143, 209, 222, *556*
–, toxinbildende 142, 571
Pasteurellen 98, *447*, 454
Pathospermie *444*, **529f**
PCR *siehe* Polymerase-Kettenreaktion
PCV *siehe* Circovirus, porzines
PDNS *siehe* Porcine dermatitis and nephropathy syndrome
Pechräude 72
Peitschenwurm *313*, *361*, **367**
Penicillin 109, 133, 219, 221, 223, 274, 278, 280, 286f
–, Benzathin- 292f
–, Benzyl- 294
–, G 57
–, -Streptomycin 139
Penicillium
–, crustosum 206
–, simplicissimum 206
Penis 526
–, -erkrankung *444*
–, -fraktur 535
–, -hypoplasie **534**
–, -schaftknickung 535
–, -untersuchung 526
–, -verlagerung beim Eber 399, **547f**
–, -verletzung **535f**
–, -vorfall
– –, spontaner 526
–, Vorlagerung *526*, 533
–, zu kurz erscheinender 534
Penitrem A 206
Perforationsrisiko 418
Perikarditis 157f, 221, 279
Perimetritis 435
Perinealbereich
–, Ödematisierung 477, 519
Periorchitis 282, 528, 542
Periostitis 285
Peristaltik 307
Peritonealflüssigkeit 487
Peritonitis 262, 279f, 282, 311, 396, 541
–, adhaesiva 317, *321*, 546
Perkussionsschall 311

Permeabilitätsstörung 156, 165f
Peroxid 256, *376*
Personen
–, -schleuse 550, 558
–, -verkehr 3, 113, 136
– –, (auf der) Liegefläche 565
P-Ester
–, organische *561*, *563*, *568*
Pestivirus 97
PEV *siehe auch* Enteroviren, porzine
–, -PEM *198*
Pferd 213, 462
Phänokopie 510
Phantom 527
Phenothiazinderivat *563*
Phenylbutazon 109, 294
Pheromon *400*, 539, 542, 547
Phimose 525, 533
Phlegmone 52, 61, 190, 319, 545
Phosphat 171
–, anorganisches 297
–, lösliches 300
Phosphatase
–, alkalische 171, *174*, 270, 272, 299, 378, 395
Phosphor *174*, 270, 296f, 299
–, anorganischer 171, 299
–, -ausscheidung
– –, umweltbelastende 300
–, -bestimmung 299
–, Bioverfügbarkeit 300
–, -mangel *299*
– –, -ernährung 297
–, -präparate
– –, organische 231, 300
–, -säureester 80f, **231**
– –, organische 231
– –, Vergiftung *198*, 231
Photosensibilisierung 89, 376
Phoxim 231
Phylloerythrin *siehe* Grünfutter
Phytase 84, 298, 300
Phytin 84, 298
Phytomenadion 194
Phytoöstrogen 438
PIA *312, 337*
Picornavirus *65*, 66
Piephacke 261
Piétrain 242
–, Creeper Syndrome 205
Pilztoxine *451*
Piperazin *361*, 365
Pityriasis rosea **64**
Plasma 172
–, -expander 374
Plastik
–, -injektor 49
–, -handschuh 477
Plazenta 426, 473
–, -abgang 484

–, fetale 472
–, Funktion 466
–, veränderte 462
Plazentationsfläche 446, *447*, 450
Plazentitis 210, 467
Pleuritis 114, 163, 221, 279f, 282
–, adhäsive 133
Pleuropneumonie 131
PMSG *siehe* Stutenserumgonadotropin
Pneumonie 26, 62, 73, **114**, 126, 142, 208, 222, 281, 373, 428, 467, *505*, 557
–, abszedierende 32
–, chronische 359
–, enzootische **135–141**, 146, *551*, 554, 566
– –, (und) Sekundärinfektion 571
–, Fremdkörper (FK)- **139**
–, -herde in den Zwerchfellappen 133
–, herdförmige 345
–, interstitielle 142, 210, 395, 466
–, nekrotisierende 126, 576
–, proliferative 126, 576
–, Riesenzell- 63
–, sekundäre bakterielle
– –, Therapie 56
PNP *siehe* Pneumonie, proliferative, nekrotisierende
Pocken 61, 68
Pockenartiger Ausschlag 73
Pododermatitiden 83
Pododermatitis
–, aseptica diffusa *siehe* Klauenrehe
–, haemorrhagica *287f*, 289
Poikilozytose 189
Pökellake 225
Polioenzephalomyelitis 215
–, nichteitrige 216
–, porzine enterovirale **214**
Poliomyelomalazie 227, 342
Polyamidnetzimplantation 322
Polyarthritis 73, 107, 201, 279, 564, 566
–, eitrige 87
–, metastatische 277, 284
–, purulenta 278
–, (des) Saugferkels **277–279**
–, serofibrinöse 221
Polychromasie 189
Polydaktylie **276f**
Polydipsie 191, 392, 394
Polymerase-Kettenreaktion 138, 210, *313*
Polymyxin B *497*
Polyorchidie 541
Polyserositis
siehe Glässersche Krankheit
Polyspermie 444
Polyurie 191, *379*, 388, 392, 394

Porcine dermatitis and nephropathy syndrome (PDNS) 576, 577
Porcine intestinal adenomatosis siehe Adenomatosekomplex, porziner intestinaler
Porcine reproductive and respiratory syndrome siehe auch PRRS
–, Vakzination **572**
Porcine respiratory corona virus 128, 326, siehe auch PRCV
Porzines Circovirus siehe Circovirus, porzines
Posthitis 531, **532f**
Postweaning multisystemic wasting syndrome (PMWS) 575
Pour-on-Verfahren 49, 80, *561*
PPV siehe Parvovirus, porzines
Präputialbeutel 322
–, Dilatation **530f**
–, -geschwür **531f**
–, Harnansammlung *530*
–, Resektion 531
Präputialdivertikel *321*, **530**
Präputialfalte *434*, 435
Präputialhöhle 526
–, (und) Harnansammlung 311, 525
Präputialöffnung
–, Striktur (der) *530*
–, Verätzung 88
–, Verlagerung
– –, seitliche 548
Präputialschleimhaut
– –, Entzündung **532f**
– –, Vorfall **533f**
Präputialspülung 449
Präputium *321f*
–, Schwellung 438
Präventivmaßnahmen 549
PRCV-Infektion 571
Preßwehe 485
Probe
–, -(n)entnahme 7
– –, (und) Regreßanspruch 30
–, -(n)versand 172f
Probiereber 399, 547
Processus vaginalis 436, siehe auch Bruchsack, innerer
–, rudimentär ausgebildeter 540
Produktqualität beim Zuchttier 9
Produktion
–, -(s)ablauf 567f
–, -(s)ausfall 552, 556, 559, 564
–, -(s)daten 3, **4**, 411f
–, -(s)kette
– –, vertikale 559
Progesteron *402*, *421*, **425**, 429, *430*, 431f, 446f, 451, *453*, *471*, 473
Proktitis
–, ulzerative 384
Prolaktin 404, 472, 494, 500

–, -hemmung 485, 521
Prolapsus
–, uteri 490
–, vaginae 477
Proöstrus 399, *402*, 405, *445*
Propionsäure 383
Prostaglandin *402*, *430*, 448, 457, 498, 501, 536
–, E 94, 309
–, $F_{2\alpha}$ **403**, 407, *421*, 432, 446, 453, 473f
– –, intravaginale Applikation 474
Protein 192, 372, 393
Proteinurie 387
Proteus species 387, 389
Protokoll
–, -führung **8**
PRRS 124, 416, *454*, **466f**, 503, *556*, 560, 562
–, -Virus und Pneumonie **126–128**
PSE-Fleisch (pale, soft and exudative) 241f, *244*, 245, 249
Pseudogravidität *379*, *424*, 426, 429, 432, 438, 440, 456
Pseudohermaphroditismus masculinus 433
Pseudomangelrachitis
–, hereditäre 297
Pseudowut 206
Psittakose 142
PSS 241
Psychopharmaka 34, 493
Pubertät **400**, 538
–, Induktion **408**, 429
–, -(s)östrus *424*
Puerperalerkrankung 277, 448, 562
Puerperalpsychose 31, **492f**
Puerperium 389, 473, 494, 497, 517, *518*, 521
Pulpitis 284
–, eitrige 310
–, gangränosa nach Abkneifen der Eck- und Hakenzähne *36*
Puls
–, -defizit **152**
–, -detektor 420
Pulsecho-Sonographie siehe Schnittbildverfahren
Pupille
–, Reflex 199
–, Weite 46, 229
Purpura
–, thrombozytopenische 170, **183**, 184
Pyämie 302
Pyelitis 389
Pyelonephritis 387, **388–392**, 419, 494
Pyobazillose 70, 237
Pyometra 435, *436*, 437

Pyrogene 93
–, endogene 493
Pyruvat *175*

Q

Qualitätssicherung
–, integrierte 4, 5
Quarantäne 140, *550*, 554, 558f
Quecksilbervergiftung *198*, 199, *200*, **232f**
Querschnittslähmung 106, 199, 201, *236*, 264, 342

R

R. a. siehe Rhinitis atrophicans
Rabies siehe Tollwut
Rachenabszeß 114
Rachitis 297
–, erbliche 298
Radfahrbewegung 342
Radialislähmung 262
Radioaktivität
–, natürliche 510
Rangordnung 34
–, -(s)kampf 31, **34–37**, 90, 113, 310, 416, *454*, **568**
– –, (bei) neugeborenen Ferkeln 71
– –, (zwischen) Sauen *34*
Rapsschrot 28, 511
Rasselgeräusch 115
Ratte 206, 351, 456, 463
Rauchgasvergiftung 508
Räude 61, 222f, 417, 530, *551*, 554, 560
–, Diagnostik 62
–, Pech- 72
–, Sarkoptes- **78–81**
Rauhhaariger Fuchsschwanz 393
Räumung *553*, 560
–, (des) infizierten Betriebes 552
Rausche **399**, siehe auch Brunst, Östrus
–, mehrtägige 476
Reflex 197
–, -auslösung 201
–, -losigkeit 199, 201
Regenwurm als Zwischenwirt 148
Rehe 261, 263, 288
–, Belastungs- **288**, 291
–, toxische 291
Rehydratation
–, orale 308, **329**, 334, 353
Reibegeräusch
–, pleurales 280
Rein-Raus-Verfahren 3, 113, 147, 278, 346, 359, 406, 520, 555f, 562, 564f, 573
Reittest *445*, 446
Reizerscheinung 201, 209
–, motorische *200*

Rekonvaleszentenserum 571
Rektaltemperatur 7, 93, 234
Rektaluntersuchung 390, *421*
Rektovaginalfistel
  siehe Kloakenbildung
Rektum
–, -prolaps 311, *379*, 477
–, -stenose 311, *325*, 346
–, -striktur 311
–, (der) Sau 418
–, vorfall 384
Relaxin *471*, 473
Reovirus *451*, 460
Repellens-Wirkung
–, Desoxynivalenol 381
Repellenzien 33
Reproduktionszyklus 569
Resistenz
–, Entwicklung 57, 59, 497, 569
–, genetische 335
–, Prüfung 353, 390
–, Schwächung 279
Resorption
–, perkutane 49
–, Störung 349
– –, (im) Dünndarm 312
– –, tubuläre 394
Respirationstrakt
–, Schlachtbefund 111
Restvirulenz 572f
Revakzination 572
Revier
–, Verhalten 564, *568*
–, Verteidigung 34, 40
Rhabdoviren 213
Rhagaden am Mundwinkel 83
Rhinitis 122
–, atrophicans **142**, 222f, 566, *570*
– –, -Freiheit 560
– –, Metaphylaxe 56
– –, progressive **142–148**
– –, Vakzination 571
–, eitrige 114
–, katarrhalische 143
Rhinoskopie 117
Rhodococcus equi 358
Riemser
–, Hüttenverfahren (Schwedische Sanierung) *551*, 554f
Riesenzelle 139
Rind 206, 213, 357, 381, 460, 462f, 465, 481
Rinnenmesser 290
Risiko
–, -faktor 113
–, -gruppe 7
–, -kennzahl 113
Rodentizid 193
Rohfaser
–, -angebot 372
–, -anteil 562, *568*

Röntgen
–, -aufnahme 265, 268, 293, 304
–, -untersuchung 287
Rotavirus 3*12f*, 332, *337*
–, Infektion 308, **332–335**, 564
Rotlauf 61, 91, **105–110**, 157, 199, 236, 285, *451*, *454*, 560, *561*, *570*
–, Vakzination **572**
Rübe 372
Rubratoxin *379*
Rücken
–, -mark 203, 236, 304
–, -muskelnekrose 199, **241**, 246, 262, 562
–, -querlage 481
–, -verkrümmung 301
Rückgratverbiegung 303
Rückstandsproblem 9, 408, 440, 569
Rückwärtslaufen 202, 225, 232
Ruderbewegung 208, 220, 222, 227, 230, 495
Rugae palatinae 49
Ruhe
–, -haltung 261
–, -wert 7, 175
Ruhigstellung
–, sexuelle 535

S
Saatbeizmittel
–, quecksilberhaltiges 232
Säbelscheidentrachea 114
Sägebockstellung 217, *218*
Saisonalität
–, Abort 422, 465
–, (und) askaridenbedingte Leberveränderung 359
–, Hypofertilität 427
Salinomycin 161, 255
–, -Vergiftung 201, 354
Salmonella
–, choleraesius 344, **345**, 573
–, typhimurium 344, **345**, 347, 384, 573
–, typhisuis 344
Salmonellen 98, *313*, 556
–, -infektion **344–348**
Salmonellose 309, *312f*, *337*, **344–348**
–, Therapie 56
–, Vakzination **573**
Salpingitis 461
Salpinx 425
Saluretika 226
Samen
–, -gewinnung 527, 529, 533
–, -leiter 538, 541, 547
–, -stauung (Spermatozele) 526, 547
–, -strang 544, 546
– –, -fistel 546

Sanierung 549–574, 556, 567
–, Effekt **555–557**
–, Verfahren **551–554**
Sarcoptes suis 78
Sarkoptesräude **78–81**
Sarkozystose **254**
Sau 414, 416, 565, 571–573
–, Prophylaxe *566*
–, Identifikation 414
–, Immunisierung 570
–, -(en)milch *514*
– –, Eisengehalt (der) 188
– –, -ersatz 235, 501
–, nichttragende **415**, 416
–, -(en)planer 411, *413*
–, tragend geschlachtete **415**, 416
Sauerstoffmangel 14
Säugakt 473, 518
Säugereflex 498, 514
Säugezeit *443*
Saugferkel 310, 564, 566, 571f
–, Prophylaxe *567*
–, Verlust *413*
Saugordnung 520
Säure
–, -bindungskapazität 300, 372, 562
–, organische 57, 346, 383
Schadgas 13, 20, 113f
–, -konzentration 6
– –, Grenzwerte *14*
Schadnager 207, 347
–, Bekämpfung 211
Schaf 362, 481
Schalm-Test 519
Schamlippe
–, Schluß (der)
– –, mangelhafter 417
Scheide
–, -(n)ausfluß **447**, *447*, 448f, 461, 493
–, -(n)schleimhaut 477
– –, Histologie 426
– –, Zytologie 426
–, -(n)sekret
– –, Leitfähigkeit 400
–, -(n)vorfall **477–479**
–, -(n)vorhof 423
Scheinträchtigkeit 404
Scheuerstelle 263
Schierling
–, gefleckter 314
Schilddrüse 511f
–, Aktivität 407
Schildern 262
Schimmelpilztoxin *376*
Schlacht
–, -abfall
– –, Verfütterung 98, 375
–, -befund **4**
– –, Rückmeldung 1

Sachwortverzeichnis

–, -hygiene 348
–, -schweineverladung *550*
–, -tauglichkeit 539
–, -tier
– –, hygienisch optimales 556
–, -verbot 105
–, -verwertung 304, 486, 544
– –, (des) Ebers 542
Schlachtung 491, *552*
Schlaf 39, 204
Schleim
–, -beutel
– –, akzessorischer 87, 263, 268
–, -haut des Respirationstraktes 112
–, -pfropf
– –, physiologischer 417
Schlucklähmung 201f, 208, 214
Schlund
–, -kopflähmung 213
–, -muskulatur
– –, (und) Spasmus 217
–, -sonde
– –, Anwendung 50, 310
–, Verstopfung 310f, **374f**
Schmerz 484
–, -ausschaltung 1, 44, 478
Schmierinfektion 448f
Schnittbildverfahren 420
Schnittentbindung 46, 479f, **485–489**
Schnüffelkrankheit **143**
Schnupfen
–, ansteckender 121
Schock 62, 152, 158f, 165f, 387
–, kardiogener 165, 245
Schonen 262
Schrecklaut 41
Schulter
–, -gelenk 263
–, -gurt 88
Schuppen
–, -bildung 61, 83, 417
Schürfwunde
–, (an den) Extremitäten 234, 523
–, (im) Kniefaltenbereich *523*
Schutzkleidung 5, 560
Schwanz
–, Absterben (des) 107
–, -amputation 33
–, -beißen 31, 70, *236*, 237
–, -nekrose beim Saugferkel **91**
–, -vene 177f
Schwefelwasserstoff 13, **16**
Schwein(e)
–, -dichte 113, 549, 571
–, -dysenterie 311f
–, -fleischkonsum 567
–, -gesundheitsdienst 1, 559
–, Hängebauch- 44
–, Haltung
– –, intensive 430

– –, -(s)verordnung 14, 23, 27–29, 33
–, -influenza **123–125**, 572
–, -lähmung
– –, ansteckende **215**, 216
–, Läufer- 310
–, -laus 81
–, Mast- 310
–, Mininatur- 44, 375
–, -pest 61, 171, *198*, *200*, 201, 309, *451*, 452f, *454*
– –, afrikanische **94–97**, 102
– –, europäische (ESP) 95, *312f*, 337
– –, Infektion 204
– – –, intrauterine 203
– –, klassische 95, **97–104**
– –, Vakzination 102, **573**
–, -pocken **68–70**
–, Produktion
– –, arbeitsteilige 555f
– –, bäuerliche 4, 559
– –, vertikal integrierte *559*
–, -seuche
– –, Oldenburger ~ 326
–, spezifiziert pathogenfrei 280, 551
–, Wild- siehe auch Wildschwein
– –, Immobilisierung (des) 44
Schwellkörper 534
Schwergeburt 275, 442, 480f, 485
Schwiele 61
Schwirren der A. uterina 419
Secale cornutum siehe Mutterkorn
Sedation 232, 479
Sediment 390
Sehfähigkeit 199
Seifenspender 566
Seitenzwangslage 208, *209*, 220, 230
Sekret
–, -spur
– –, (am) Schenkel 417
– –, (am) Schwanz 417
–, -stauung 319, 486, 541
– –, (am) ventralen Schamwinkel 417
Sektion 312
Sekundärerreger 139, 142
Sekundärinfektion 124, 136
Selbsttränke 29
Selen 163, 255f
–, -bedarf 226
–, (im) Blut 228
–, -gehalt in der Leber 228
–, -mangel 161f, 239, **255**
–, (in der) Niere 228
–, -vergiftung *198*, 199, *200*, 201, **226–228**
Seminalplasma 399
Septikämie 95, 105, 219f, 280, 345, 489

Serom 323, 489, 532
–, (nach) Laparotomie *488*
Serositis 282
Serpulina siehe Brachyspira
Serum 171
–, antitoxisches 571
–, -eisenspiegel 189
–, -kalzium 494
–, -protein *174*
–, Versand 172
Seuche
–, anzeigepflichtige 65, 67, 103, 105, 210, 214, 216, 462
–, Bekämpfung 569
–, -(n)gefahr 173
Sexualverhaltensstörung 536
Shaker pigs 203
SHDH *175*
Shiga-like Toxin 341
Siebanalyse 374
Silage 219
Sinusitis 114, 122
Sitzbeinhöckerablösung
 siehe Apophyseolysis
Skelett
–, -anomalie (Arthrogrypose) *509*
–, -deformation 297, 552
–, Muskulatur und Denervationsatrophie 205
Skoliose 303, *304*
Skrotalhaut
–, höckrige 525
Skrotalhernie
 siehe Hodensackbruch
Skrotalwunde
–, infizierte 528
Skrotum 319, 435
SMEDI-Syndrom 416, 432, **450**, 452, 459, 481, *570*
Sohlen
–, -geschwür 289
–, -nekrose *287*
Sommerinfertilität 427, *428*
Somnolenz 199, 234
Sonnenbrand 23, 61, **89**
Sonographie 388, 420f, *421*
–, transkutane *421*, 431
–, transrektale *419*, *431*
Sopor 199
Sow-pool-System 555, *556*
Spalten
–, -boden 26, 261, 268
– –, -aufzucht 456f
– –, Mängel 290f
–, (und) Wärmeableitung 26
Spasmolytika 505
Spat des Pferdes 266
Spätabort 126, 142, 464, **466–469**
–, seuchenhafter 466
Spätreife
–, genetisch bedingte 427

Spectinomycin 57, *58*, 358, *500, 567*
Speichel *209*, 227, 231f
–, -fluß 202, 213f, 310, 374
Speichereisen 188
Speise
–, -abfall 3, 65, 94, 99, 103, 225
– –, Erhitzen 103
Spekulum 417
Sperma 456, 466, 528, 549
–, -gewinnung 526
–, -Lebensfähigkeit *445*
–, -qualität 392, 467, 529
–, -untersuchung 527
Spermiogenese 209, 433, 529
–, gestörte 461
SPF
–, -Ammen *551, 553*
–, -Bestand 458, 552
–, -Ferkel 552, *553*
–, -Sanierung **551f**, 557f
–, -Verfahren 133, 140, 366, 549, **551**, 560
–, -Tier
– –, Einstellung 572
Sphaerophorus necrophorus 71
Spiramycin 57, *58*, 139, *567*
Spirochäte 71
–, Diarrhoe (Spirochaetal diarrhoea) *337,* **353**
Spondylarthritis 199
Spondylarthrose 199
Spondylitis 106, 199, 302, 461
Spondylose 303
Sporozoiten 369
Spreizen 253
–, Bein- **254,** *siehe auch* Grätschferkel
Sprühbehandlung 49, *563*, *568*
Sprunggelenk 264f
Spulwurm 359
Stachybotryotoxikose *379*
Stall
–, -abteilungen 113, 264f
–, -boden **25f**, 290
–, -brand 508
–, -ganglüftung 20
–, -klaue 262f, **287f**, *288*, 290
–, -klima 6, **11–24**, 113, 140, 147, 554, 562
–, Staub 13f, *siehe auch* Staubemission
–, -temperatur 6, 11f, 416, 442
– –, Behaglichkeitszonen *11*
– –, hohe 427, 568
– –, Wechsel 428, *568*
Standortlaut 40
Stangenbeißen 428
Staphylococcus hyicus 31, 61, 71
–, -Infektion **72–74**, 310, 396, 467
– –, Therapie 56

Staphylokokken 75, 277, 285, 389, 518
–, -Vakzine 278
Starterfuttermedikation
–, anthelminthische 56
Staubemission
–, (und) allergische Erkrankung 22
Stauung
–, -(s)anästhesie
– –, intravenöse 294
–, -(s)leber 376
Steatorrhoe 312, 333
Stechfliege 80
Stehvermögen der Sau 477, 485
Stein
–, -frucht 452
–, -galle 263, 289
Stellung
–, (der) Hintergliedmaßen
– –, säbelbeinige 262
–, hundesitzige 261, 268, 271, 273
Sterblichkeit
–, perinatale 457, 463, 474, **503–507**
Stereotypien 428
Sterilisation des Ebers **547f**
Sterilität 328
Stichkanalinfektion 488
Stiefelreinigung 566
Stigmata 424
Stilben 438
Stillbrünstigkeit 408, 431
Stimmbandnekrose 394
Stimmlosigkeit 201, 208, 342, 394
Stoffwechsel
–, -defekte 508
–, -käfig 44
Strahlen
–, -risiko 510
–, -schaden **510f**
– –, (am) Embryo 511
Streckkrampf 232
–, tonischer *218*
Streptococcus
–, suis 163f, 277
– –, Typ II **220f**, *556*
Streptokokken 75, 108, 222, 237, 277, 284f, 389, *447*, 448, *454*, 518, 521, *566*
–, Gruppe E 70
–, -meningitis 199, *200,* 201f
– –, enzootische *198,* **220–222**
–, -Vakzine
– –, stallspezifische 278
Streß 151, 215, 219, 221, 373, 428f, 430f, *451,* 453, *454,* 477, 484, 569
–, -anfälligkeit 248
–, Kälte- 11f, 26, 113, 279, 453, 465
–, Myo- 248
–, psychischer 175

–, resistenzmindernder 282
–, Umstellungs- 279
Streu *550*, 558, 560
Striktur 533
Stroh 372, 374, 562
–, verschimmeltes 25, *379*, *454*
Strömungsprüfröhrchen 13
Strongyloides *312*, *337*, *566*
–, ransomi *313, 361,* 365
Strongyloidose 309, *313,* **365–367**, 561
Strophanthin 109, 159, 249
Stufenkontrolle bei Salmonelleninfektion 347
Stülpzitze 417, 513, **515f**, 523
Stutenserumgonadotropin 407–409, 427, 429
Stützbeinlahmheit 67, 261, 289, 291, *292*
Subcutaneous lipoma *siehe* Lipom in der Subkutis
Sucheber 446, 547
Suchprofil 169
Sulfadimidin 57, *58,* 194, 280, 356, *500,* 569
Sulfaguanidin *58*
Sulfamethazin *566*
Sulfonamid *58*, 194, 219, 278, 358, 370, *497,* 569
Sunburn *siehe* Sonnenbrand
Superfetation *490*
Superovulation 408, 410, 427
Suppositorium 51
Surfactant 112
Swine pox *siehe* Schweinepocken
Swine vesicular disease *siehe* Bläschenkrankheit
Sympatikotonus 157
Symphysenriß 258, 264
Synovia 265, 267
–, leukozytenhaltige 277
–, serofibrinöse 285
Synovialis
–, (und) fibröse Umwandlung 277
–, (und) Zottenhypertrophie 282
Synovialitis 285

T
T-2-Toxin 380
Tabaksbeutelnaht
–, zirkumanale 386
Tachykardie **153**, 166
Tachypnoe 158
Taenia
–, hydatigena **368**
–, solium **368**
Tageslichtlänge 427
Tagesrhythmus 93
Tail necrosis *siehe* Schwanznekrose, Saugferkel
Talfan disease 215

Tarsalgelenk 264f, 266, 268
Taschenbildung 488f
Tätowierung 541
Tauchbehandlung 49
Teerderivat 376
Teigball 375
Teilsanierung 140
Temperatur **11f**, *400*
–, -erhöhung 101
–, extreme 6, *454*
–, -liste 12
–, -regulation 94
–, Rektal- 7, **93**
–, -schwankung 11
–, -verlauf 12
Tendovaginitis 461
Tertiärfollikel 404, 419, 423, *424*, 425, 427f
–, atretischer 438
Teschener Krankheit 200f, **215**, 216
Teschen Talfan disease *200*, 216
Test
–, -paarung *510*
–, -streifen 387
Test and removal 211
Testosteron 433, 527, 536f, 542
Tetanie
–, hypokalzämische 479
Tetanospasmin *siehe* Neurotoxin
Tetanus *198*, 200, *200*, 202, **217f**
Tetracyclin 57, *58*, 139, 142, 187, 278, 280, 284, 290, 293, 300, 356, 358, 383, 391, 449, 464, *497*, *500*, *563*, 566–568, 569
TGE *312*, *337*, 554, *556*
–, Vakzination 571
THAM 159
Thelitis *524*
Thermo-Hygrograph 12
Thermometer 93
–, Minimum-Maximum- 12, 20
Thermoregulation 201, 233, 465
–, evaporative 15
–, soziale 442
Thiamylal 48, 294
Thin sow syndrome 417, 442
Thiobarbiturat **45**
Thrombinzeit *175*
Thrombozyten *173*, *175*
Thrombozytopenie 182f, 184, 468
Thyreotropin releasing hormone 407
Thyroxin 494, 511f
Tiamulin 57, *58*, 139, 161, 255, 284, 353f, 356, *567*, 569
Tiefstreu 107, 291, 305, 357
Tier(e)
–, -arzt 485
– –, Amts~ 1
– –, Aufgaben **1f**, 476
– –, Zuziehung (des) 477
–, freilebendes 558

–, /Freßplatz-Verhältnis 28
–, -körper
– –, -mehl 104, 347
– –, Verwertung 486
–, -lieferung **560–564**
–, -schutz 43, 86, 389, 396, 477, 542, 548f
– –, -gesetz 32, 44, 72, 319
–, Transport 126, 562
–, -verkehr 113, 136, 549, 569
– –, Einbahn- 9, 550, 559
–, -versuch 176
–, -zugang 3, 132, 198, 549f, 558, **560–564**, *561*, 569
– –, Prophylaxe 561, *563*
Tiletamin 44, 48
Tod
–, embryonaler *450*, 452
–, (des) neugeborenen Ferkels **503f**, *506*
Todesfall
–, plötzlicher 107, 132, 373, 375, 382, **383**
Togavirus *313*
Tokopherol 190
Tollwut *198*, 199, *200*, 201f, **213f**
Toltrazuril 370
Tonerde 380
Tonsillen
–, Salmonellenisolierung 346
–, Tupferproben 116
Tontaubenscherben 376
Top dressing 49
Torsion
–, (des) Kolonkegels **383f**
–, (des) Magens **383f**
Torsio uteri **481**
Totenstarre 244f
Totgeburt 126, 195, *450*, 452, *454*, 463, **466–469**, 473, 474, 484, 503, **504–506**, 507
Totimpfstoff 554, *561*, *563*, 570f
–, (und) Schweineinfluenza 125
Toxocara
–, canis 362
–, cati 362
Toxoid
–, -Impfstoff 218, 339, 350, 571
Trachealtupfer 117
Tracheitis 114
Trächtigkeit 174, 471
–, Abbruch 408, 448, 452, 463
–, Dauer 473, 521
–, Diagnose **420f**, 425
–, Störung 450f
–, verlängerte 481, 494, 511
Tränke 6, 29, 226, 501
–, unzugängliche 396
Tranquilizer 562, *563*, 568
Translokation
–, autosomale 433

– –, (von) Y-Genen 433
Transponder 29
Transport 270f, 428, *570*, 572
–, -bestimmungen 286
–, -fahrzeug 3
–, -medium 146, 418
–, (des) Muttertieres 480
–, -rausche 400
–, -streß 113, *568*
–, -tod 241, 562
–, -unfähigkeit 271
Trauern der Sau in Kastenständen 261
Treiben des Schweines 40
Tremor 201, 231
–, erblich bedingter 205
–, (der) Hinterschenkelmuskulatur 206
–, kongenitaler 314
–, Kopf- 229
–, (beim) Mastschwein 205f
–, (der) Schwanzmuskulatur 206
–, (beim) Zuchtschwein 205f
Treponema *siehe auch* Brachyspira
–, hyodysenteriae 351, *563*
TRH *siehe* Thyreotropin releasing hormone
Trichinose **254**
Trichlorfon
–, -Intoxikation 203
Trichobezoare **375**
Trichophyton mentagrophytes 77
Trichothecene 413
Trichothecentoxikose *379*, **380–382**
Trichuris suis
siehe Peitschenwurm
Trichurose 309, **367**
Triglyzeride *175*
Trimethoprim *58*, *497*, 566f, 569
–, -Sulfonamid 57, 139, 280, 391
–, -Sulfadiazin 278
Trinkwasser 391
–, -aufnahme 56, 58
– –, mangelnde 387
–, -medikation 54, 56, **58**, 139, 284, 346, 562, *563*, 567f, 568
– –, Algenwachstum 58
– –, Dosierung 58
– –, Vorlaufbehälter 58
– –, -versorgung
– –, restriktive 389, 396
– –, Störung 225
Trippeln 262, 298
TRIS 159
Trismus
–, (und) Spasmus 217
Trisomie 433
Trockenchemiegerät 172
Trypanosomose 185
Trypsininhibitor
–, (im) Kolostrum 349

Tuber ischiadicum 272
Tuberkulinprobe 357
Tuberkulose 237, **357f**, 528
Tubulonephrose 395
Tumorzelle 183
Tupferprobe
–, (aus der) Nasenhöhle 116
–, (aus den) Tonsillen 116, 310
–, (aus der) Trachea 116
Tylosin 58, 139, 194, 282, 284, 353, 356, *567*
–, -citrat 57
–, -phosphat 57
–, -tartrat 57
Tympanie *314*
–, (bei) Hefegärung **375f**
Typhlitis 344, 369

U
Überbeanspruchung
–, sexuelle 529
Überbelastung Herz 157
Überbiß 144
Überfütterung 494
Übererregbarkeit 231f
Übertragen 415f
Übertragung
–, aerogene 113, 132, 136, 142f, 326, 466, 549
–, genitale 142
–, (auf das) Neugeborene 562
–, orale 142
Ulcerative dermatitis
  siehe Dermatitis, ulzerierende
Ulna-Osteomyelitis 286
Ulnaosteochondrose **274f**
Ulnaosteomyelitis *275*
Ultraschall *421*
–, -diagnostik 415, **419–422**, 432
–, -Speckdickenmessung 442
Ulzera
–, (und) Magenschleimhaut 363, 373
–, Präputialdivertikel 525, 531
Umgruppierung 568
Umkleideschleuse *558*
Umrauschen 209, 381, 415f, *424*, *428*, 429, 431, **443**, *444*, 449, *454*, 456, 461, 521
–, unregelmäßiges 509
Umrauschintervall *404*, *413*
Umrauschquote *413*, *443*, 449, 467, 529
Umstallung 494f
Umstellungsstreß 279
Unfallschutz 525
Unfruchtbarkeit 450, 452, 521
Unkraut
–, -bekämpfung *376*
–, -samen 28, *376*
Unterbiß 144
Unterernährung 453, 503

Unterhautödem 468, 511
Unterkühlung 503, 506
Untersuchung
–, (des) Bestands 8
–, -(s)gang 2
–, geburtshilfliche **476f**, 480, 506
–, klinische 7
–, rektale 418
–, serologische *551*, 554, 559
–, sonographische
– –, (der) Ovarien **419**
–, vaginale 477, 504
Unwillensknurren 40
Urämie 387, 389, 393
Urat 395
Ureteröffnung
–, Versagen der Klappenfunktion 389
Ureteritis 387, *447*
Urolithiasis 387, 396
Urtikaria 186
Uteringefäß 420
Uterus 422, **423**, 447f, 490
–, -amputation 436, 492
–, -aplasie 435
–, -atonie 481, 484, 498
–, (mit) Harn gefüllter (Urometra) 423
–, -infusion 448f, 498, 500, *566*
–, -inhalt
– –, bakteriologischer 423
–, -involution 405
–, -körper 417, 484
–, -motorik 484, 521
–, -muskulatur
– –, Spasmen 475, 484, 487
–, -relaxanzien 485
–, -retraktion 505
–, -schleimhaut 448, 473
–, -sekret 423
–, -torsion 481
–, -umstülpung 490
–, -untersuchung
– –, postmortale 423
– –, rektale 419
–, -ventroflexion 481
–, -veränderung
– –, zyklusbedingte 423
–, vergrößerter 439, *440*

V
Vacciniavirus 68
Vagina 422f, 429, 431, 447
Vaginalbiopsie *421*, **426**
Vaginalschlauch 418
Vaginitis 210
Vaginoskopie **417f**
Vagusreizung 180
Vakzination 125, 281, 457, 464, 551, 560, *561*, 562, *563*, *566*, **569–573**, 573

–, (bei der) hochtragenden Sau 147
–, orale 339, 343
–, parenterale 343
–, (des) Rindes 573
–, (des) Saugferkels *568*
Vakzine 134, 139, 468, *567*, 571–573
–, Aerosol- 51, 134
–, markierte 103, 210, 570
–, Outer membrane 134
–, stallspezifische 221, 500, 519, 571f
Vasektomie 399
Vasodilatation 166
Vasokonstriktion 166
Vasotoxin 309, 341
Vena auricularis lateralis 51
Vene
–, -(n)katheter 51, 175
–, -(n)stauung **153**
Ventralhernie 323
Ventroflexio uteri *481*
Ventrolateralschnitt 323, 486
Verätzung **88**, 289, 310
–, (durch) Branntkalk 88
–, (durch) Kalkmilch 88
–, (in der) Maulhöhle 377
–, (durch) Natronlauge 88
–, (durch) Salpetersäure 88
–, (in der) Speiseröhre 377
Verbrauchskoagulopathie 98
Verbrennung **88**
Vererbung *siehe* Defekt, erblicher
–, einfach rezessive 510
Verfettung *441*
Verhalten 197
–, aggressives 209, 492
–, -(s)anomalie
– –, haltungsbedingte **31–37**
–, (gegenüber dem) Betreuer 416
–, (von) Schweinen 39
–, -(s)training des Ebers
– –, positives 536
Verhungern 505f
Verkalkung
–, dystrophische 394
–, (von) Organen 191
Verladerampe *550*, *558*, 564
Verladung
–, (des) Schlachtschweins *565*
–, (des) Zuchtschweins *565*
Verletzung
–, (im) Masseterbereich 31, 36
–, (der) Sau *35*
–, (der) Schamlippe 31
–, (des) Zahnfleisches 36
–, (der) Zunge 36
Verluste
–, perinatale 416, 441, 484, 503
Verotoxin 341

Verruculogen 206
Verteidigungslaut 40
Verwachsung 316
Verweilkatheter 486
Verzehren gestorbener Ferkel 493
Vesicular exanthema *65*
Vesicular stomatitis *65*
Vesikulärkrankheit
 siehe Bläschenkrankheit
Vestibulitis *447*
Vestibulum 418, 447, 449
Vibrio coli 351
Vibrionendysenterie 351
Virginiamycin 350
Virus
–, Calici- *65*
–, -diarrhoe
– –, bovine 554
– –, enzootische 234
– –, epizootische *313*, **331f**
–, Entero- *65*
–, -infektion *454*, 551f
– –, intrauterine 416, 450, **451**
– –; latente 562
–, Picorna- *65*, 66
–, Rhabdo- *65*
–, -träger 124, 207
Vitamin
–, A 255, 428
– –, -Mangel 310, 314
–, B 235
–, D 299, 396
– –, -Mangel 296f, *299*
– –, -Vergiftung **394f**
–, D$_3$ 190, 272, 296, 300
–, E 190, 257, 428
– –, -Mangel **161**, 162, 239, **255**, 256
–, K 374
– –, -Mangel **193f**, 312
– –, -Resorption
– – –, verminderte 376
Volumenmangel im Kreislauf 491
Vomiting and wasting disease
 siehe Erbrechen der Saugferkel
Vomitoxin
 siehe Desoxynivalenol
Vorbehandlung **3**
Vorbericht **2**
Vorderendlage *472*, 481
Vormast 562, 564f
Vorsekret 528
Vulva 399, 471, 477
–, Adspektion 417
–, Hyperämie 438
–, knospenartig runde 435
–, -ödem *472*, *478*
–, Schwellung *379*, 438, *439*
–, -sekret 390, 399, 521
– –, eitriges 435

W
Wachstum
–, -(s)stimulans 192
–, -(s)verzögerung 145
Waldmann-Verfahren 140
Warfarin 193
Wärme
–, -dämmung 569
–, -isolierung 562
–, -verlust 12, 234
Warnlaut 39
Wartebox
–, wettergeschützte 564
Wartezeit 8
Warzenschwein 94
Waschgelegenheit
–, (für) Hände 566
–, (für) Stiefel 566
Wasser
–, -angebot 29, 329
–, -aufnahme 27, 29
–, -ausscheidung 307
–, -bedarf
– –, minimaler 29
–, -bilanz 308
–, -dampf 13, **15f**, 20
–, Keime
– –, koliforme 29
–, -mangel 192
–, -qualität **29**
–, Schnellteststreifen 29
–, -Trockenfutter-Verhältnis 29
–, -verlust
– –, enteraler 228
–, -versorgung 3, 28, **29**
– –, (und) Harnwegsinfektion 29, 391
– –, mangelhafte 228, 497
– –, (der) Sau
– – –, laktierenden 29, 497
– – –, tragenden 29
Water deprivation
 siehe Kochsalzvergiftung
Wehen 472, 493
–, Anregung 477, 484, 505
–, -schwäche 475, 479, 481, **483–485**, 485
Weide 362, 368, 464
–, -gang 89, 149
–, -haltung 185, 368
Weizen 375, *379*
Wildschwein 37, 39, 94, 96, 99, 148, 188, 213, 233, 357, 362, 427, 461, 473
–, Behandlung von Räude 80
–, (und) Endoparasiten 80
–, Immobilisierung 44
–, Impfung 103
Wirbel
–, -arthritis 302
–, -arthropathie 303

–, -abszeß 199, 258
–, -blutleiter 47
–, -deformation
– –, adaptive 303
–, -entzündung 302
–, -erkrankung 262
–, -fraktur 199, 258, 264, 302
–, -kanal
– –, Abszeß *236*
–, -luxation 302
–, -osteomyelitiden 302
–, -säule 264, 266
– –, -(n)erkrankung **301–305**
Wirkstoff
–, (gegen) Endoparasiten 55, 361
–, (gegen) lungenpathogene Erreger *120*
–, Wasserlöslichkeit 57
Wirkung
–, teratogene 407
Wolffsche Gänge 433
Wundinfektion 489, 541–544
Wundstarrkrampf *siehe* Tetanus
Wurf *443*
–, Ausgleich 234, 442
–, -gewicht
– –, hohes 503
– –, -größe **416**, *447*, *494*, **504**
– –, (und) genetischer Effekt 446
–, kleiner **443**, 447, 449, 456, 484, 504
–, mumifizierter 432, 456, 463, 474
Würgen 310, 374

X
Xylazin 48

Y
Yersinia 556
–, -enterocolitica 462, 554
– –, -Infektion **358f**
–, pseudotuberculosis 351, 358

Z
Zähne
–, Abkneifen 277
–, -knirschen 311, 381, 394
–, Schaden 310
Zearalenon *379*, **438**
–, -toxikose 432, 439
Zehen
–, -spitzengang 108, *271*
–, Verband **295**
Zellkultur 210, 214, *313*
Zellzählung
–, automatische 173
Zerebrospinalflüssigkeit 282
Zervix 399, 417f, 422, **423**, 431, 447f, 473

–, -schleimpfropf 481
–, -sekret
– –, eitriges 423
–, (und) Septen als
 Konzeptionshindernis 423
–, -spange *481*
–, -tupfer 448, 497
– –, bakteriologische Ergebnisse 423
– –, -probe **417**
–, Untersuchung
– –, postmortale 423
Zervizitis 417, *447*
Ziege 433
Zilie 136
–, -(n)aktivität
– –, (in den) Atemorganen 15
–, -(n)funktion 126
–, -(n)lähmung 16
Zink 175, 192
–, -karbonat 85
–, -mangel 84
–, -oxid 343, *568*
–, -resorption 300
Zirrhose 376
Zitrat 172, 299
Zitterkrankheit 100, 201, **203**, 360
–, erbliche 204
–, (durch) unbekannte Viren 204
Zittern 378
Zitzen 514–515
–, infantile 517
–, -läsion 67
–, -mängel **516f**
–, -nekrose 87, 513, *516*, **522f**
–, rudimentäre 516
–, -verletzung **523f**, *524*
–, -zahl 233, 417, 513
Zoalen 232
–, -Farbtest 232

–, -Vergiftung *198*, **232**
Zolazepam 44, 48
Zottenatrophie 372
Zucht
–, -bestand 549f, 570
– –, geschlossener 560
– –, infizierter *552*
– –, Neuaufbau (des) 553
–, -betrieb
– –, Gliederung *565*
–, -buchführung 411, *412*, 417
–, Fortschritt 549
–, -kondition 62, 417, 441
–, -läufer 561f
–, -pyramide *559*
–, -sau 572
– –, Kachexie **441–443**
– –, Körpermasseentwicklung *441*
–, -tauglichkeit **527f**
– –, (des) Ebers 525–528
–, -tier
– –, -Kauf 564
– –, (mit) SPF-Herkunft 559
– –, Verladung 550
–, -verband 559
–, -wahl 269, 435
Zugluft 11f, 17, 234
Zuluft
–, -führung **17f**
–, -kanal 18
–, -öffnung 17
–, -verteilung 20
Zunahme 572
–, herabgesetzte 394
–, tägliche 79, 300
Zwangsbehandlung
–, orale 49
Zwangsbewegung 202
Zwangslüftung 17

Zwangsmaßnahmen **41–44**
–, Angstschrei 41
–, (beim) Läuferschwein 42
–, (beim) Saugferkel 41
Zweiwochendurchfall 334
Zwergfadenwurm **365**
Zwergschwein 531
Zwickenbildung 434
Zwischenwirbelscheibenvorfall 199, 236
Zwischenzitze 516
Zwitter **433**, 435
Zyanose 62, 152f, **156**, 158, 227, 232, 245, 390, 496
Zyklus 425f
–, -blockade 430
–, -dauer *404*
–, -induktion **406**, **408**, 421, 429f, 527
–, ovarieller 399–406, *402*, 433
– –, Störung (des) 438
–, -ruhe *424*
–, -steuerung **406–410**, 429, 432
–, symptomlos verlaufender 425, 428
Zyste 408, 420, 424, **429**, 430, 446
–, -(n)bildung 408, 446
– –, genetische Disposition zur 431
–, induzierte 430f
–, (und) Schlachtbefund 432
Zystitis 387, **388–392**, 396, 419, 423, 494, 496
–, hämorrhagische 388f
–, katarrhalisch-eitrige 389
–, -Pyelonephritis 448
Zystoskopie 388
Zytomegalievirus **121**, 143
Zytotoxine 131